高级卫生专业技术资格考试用书

妇产科学习题集

（含解析）（第2版）

（副主任医师/主任医师）

主　编　严　滨　吕恽怡

副主编　李海英　李　冰

编　者（按姓氏笔画排序）

马　军　王玉秋　孔南迁　白雪影　吕　军
吕恽怡　牟　丽　严　滨　李　冰　李海英
杨　杰　宋　伟　张晓雯　周　颖　高菲菲
黄莉莉　蔡玉艳

U0951950

中国协和医科大学出版社

北　京

图书在版编目（CIP）数据

妇产科学习题集：含解析 / 严滨，吕恽怡主编. —2 版. —北京：中国协和医科大学出版社，2023. 7

（高级卫生专业技术资格考试用书）

ISBN 978-7-5679-1756-9

Ⅰ. ①妇…　Ⅱ. ①严…　②吕…　Ⅲ. ①妇产科学-资格考试-习题集　Ⅳ. ①R71-44

中国版本图书馆 CIP 数据核字（2021）第 109430 号

高级卫生专业技术资格考试用书

妇产科学习题集（含解析）（第 2 版）

主　　编：严　滨　吕恽怡
责任编辑：张秋艳
封面设计：邱晓俐
责任校对：张　麓
责任印制：张　岱

出版发行：中国协和医科大学出版社
（北京市东城区东单三条 9 号　邮编 100730　电话 010-65260431）
网　　址：www. pumcp. com
经　　销：新华书店总店北京发行所
印　　刷：三河市龙大印装有限公司

开　　本：787mm×1092mm　1/16
印　　张：48
字　　数：1030 千字
版　　次：2023 年 7 月第 2 版
印　　次：2023 年 7 月第 1 次印刷
定　　价：218. 00 元

ISBN 978-7-5679-1756-9

前 言

为进一步深化卫生专业技术职称改革工作，不断完善卫生专业技术职务聘任制，根据中共中央组织部、人事部、卫生部《关于深化卫生事业单位人事制度改革的实施意见》（人发〔2000〕31 号）文件精神和国家有关职称改革的规定，人事部下发《关于加强卫生专业技术职务评聘工作的通知》（人发〔2000〕114 号），高级卫生专业技术资格采取考试和评审结合的办法取得。为了更好地帮助广大考生复习备考，编者根据多年的临床实践，结合考试的实际情况，编写了这本《妇产科学习题集（含解析）》（第 2 版）。

本书涵盖高级卫生专业技术资格考试的所有相关内容及考试题型。全书共二十二章，内容包括女性生殖系统解剖、女性生殖系统生理、妊娠生理与妊娠诊断等。题型包括 A1 型题、A2 型题、A3/A4 型题、B 型题、X 型题、案例分析题。

本书第 1 版出版后，受到广大读者的一致好评，也帮助众多考生顺利通过高级卫生专业技术资格考试。为了更好地服务读者，提升图书品质，出版了第 2 版图书。本书在第 1 版的基础上，补充了详尽的解析，以帮助考生理解及记忆。同时对上一版中存在的不足与疏漏之处进行了修订与补充。

本书实用性强，可用于考前复习和自测，以便考生顺利通过考试。

尽管力臻完善，但书中难免存在疏漏和不足之处，敬请广大读者批评指正，以便进一步修正。

编 者

2023 年 5 月

目 录

第一章　女性生殖系统解剖

一 A1 型题

1. 耻骨联合长为
   A. 4.4cm
   B. 3.8cm
   C. 4.0cm
   D. 4.2cm
   E. 3.6cm
2. 维持子宫的正常位置主要依靠
   A. 子宫的 4 对韧带
   B. 腹腔内器官的支撑
   C. 膀胱和直肠的支撑
   D. 盆底肌肉及其上下筋膜的支撑
   E. 子宫的 4 对韧带和盆底肌肉、筋膜的支托作用
3. 输卵管结构从内向外排列分别为
   A. 间质部、壶腹部、峡部和伞部
   B. 峡部、间质部、壶腹部和伞部
   C. 峡部、壶腹部、间质部和伞部
   D. 间质部、峡部、壶腹部和伞部
   E. 壶腹部、峡部、间质部和伞部
4. 临床上寻找卵巢血管的标志是
   A. 卵巢子宫索
   B. 卵巢系膜
   C. 子宫阔韧带
   D. 卵巢固有韧带
   E. 卵巢悬韧带-卵巢门
5. 骨盆的关节包括
   A. 耻骨联合、骶髂关节与骶尾关节
   B. 耻骨联合与骶髂关节
   C. 耻骨联合与骶尾关节
   D. 骶髂关节与骶尾关节
   E. 骶尾关节
6. 子宫的正常位置为
   A. 轻度后倾后屈位
   B. 轻度前倾前屈位
   C. 前倾前屈位
   D. 后倾后屈位
   E. 水平位
7. 右侧卵巢动脉来自
   A. 髂总动脉
   B. 髂外动脉

C. 髂内动脉　　D. 腹主动脉
E. 肾动脉

8. 保持子宫不向下脱垂的主要结构是
A. 阔韧带　　B. 圆韧带
C. 子宫骶韧带　　D. 主韧带
E. 骨盆漏斗韧带

9. 妇科手术在处理以下哪些组织时最易损伤输尿管
A. 骨盆漏斗韧带、主韧带、圆韧带　　B. 主韧带、骨盆漏斗韧带、子宫动脉
C. 子宫动脉、子宫骶韧带、卵巢固有韧带　　D. 输卵管系膜、卵巢固有韧带、子宫动脉
E. 圆韧带、子宫骶韧带、子宫动脉

10. Ⅱ期子宫内膜癌的淋巴转移最易发生在
A. 髂总淋巴结　　B. 骶前淋巴结
C. 腹股沟淋巴结　　D. 闭孔淋巴结
E. 腹主动脉旁淋巴结

11. 会阴组织由外向内依次为
A. 皮肤、皮下脂肪、肛门外括约肌
B. 皮肤、皮下脂肪、筋膜、部分肛提肌和会阴中心腱
C. 皮肤、皮下脂肪、肛提肌
D. 皮肤、皮下脂肪
E. 皮肤、筋膜

12. 会阴侧切时，切断的肌肉不包括
A. 部分会阴深横肌　　B. 球海绵体肌
C. 会阴浅横肌　　D. 坐骨海绵体肌
E. 部分肛提肌

13. 女性骨盆最少见的是
A. 女型骨盆　　B. 男型骨盆
C. 扁平骨盆　　D. 混合型骨盆
E. 类人猿型骨盆

14. 子宫动脉下支供应
A. 阴道　　B. 子宫颈与阴道
C. 子宫体、子宫颈与阴道上段　　D. 子宫颈与阴道上段
E. 子宫峡部、子宫颈与阴道

15. 肛提肌的组成从前内向后外分别为
A. 耻尾肌、髂尾肌和坐尾肌　　B. 坐尾肌、耻尾肌和球海绵体肌

C. 耻尾肌、髂尾肌和球海绵体肌
D. 坐尾肌、耻尾肌和坐骨海绵体肌
E. 耻尾肌、髂尾肌和坐骨海绵体肌

16. 判断中骨盆是否狭窄的重要指标是
A. 髂嵴间径
B. 髂棘间径
C. 骶耻外径
D. 坐骨结节横径
E. 坐骨切迹宽度

17. 髂内动脉前干分支不直接供血的是
A. 卵巢
B. 子宫
C. 阴道
D. 输卵管
E. 会阴

18. 阴道动脉来自
A. 肾动脉
B. 腹主动脉
C. 髂外动脉
D. 髂内动脉
E. 髂总动脉

19. 进行广泛性子宫切除术时，不容易损伤输尿管的操作是
A. 切断主韧带
B. 切断圆韧带
C. 分离输尿管隧道
D. 切断子宫骶韧带
E. 切断骨盆漏斗韧带

20. 女性外生殖器包括
A. 大阴唇、小阴唇和阴道前庭
B. 大阴唇、小阴唇、阴道口和处女膜
C. 阴阜、大阴唇、小阴唇、阴蒂及阴道前庭
D. 阴阜、大阴唇、小阴唇、阴蒂、尿道口和阴道口
E. 阴阜、大阴唇、小阴唇、阴蒂、前庭大腺、尿道口和阴道口

21. 子宫动脉上支又分为
A. 卵巢支与输卵管支
B. 子宫底支、子宫体支与子宫颈支
C. 子宫颈支、子宫体支与阴道支
D. 子宫底支、卵巢支与输卵管支
E. 子宫体支、卵巢支与输卵管支

22. 正常成年女性的子宫厚度为
A. 1~2cm
B. 2~3cm
C. 3~4cm
D. 4~5cm
E. 5~6cm

23. 维持子宫前倾的韧带是
A. 阔韧带
B. 圆韧带

C. 主韧带　　D. 子宫骶韧带
E. 圆韧带+子宫骶韧带

24. 舟状窝位于
A. 阴蒂与尿道口之间　　B. 小阴唇与处女膜之间
C. 尿道口与阴道口之间　　D. 阴道口与阴唇系带之间
E. 大阴唇后方与阴道口之间

25. 育龄期妇女的卵巢大小为
A. 3cm×2cm×1cm　　B. 4cm×3cm×2cm
C. 4cm×3cm×1cm　　D. 4cm×2cm×1cm
E. 5cm×4cm×3cm

26. 关于骨盆底形态学特征，下列说法恰当的是
A. 外层为盆膈　　B. 肛门外括约肌属盆膈范畴
C. 中层为泌尿生殖膈　　D. 球海绵体肌有松弛阴道的作用
E. 肛提肌是组成骨盆底部大的肌肉

27. 骨盆出口横径是指
A. 坐骨结节中段外侧缘之间的距离　　B. 坐骨结节后端外侧缘之间的距离
C. 坐骨结节后端内侧缘之间的距离　　D. 坐骨结节前端内侧缘之间的距离
E. 坐骨结节前端外侧缘之间的距离

28. 盆腔淋巴分为
A. 髂内、髂外、髂总与骶前淋巴组　　B. 髂淋巴组、骶前淋巴组与腰淋巴组
C. 髂内、髂外及髂总淋巴组　　D. 髂内、髂外与骶前淋巴组
E. 髂淋巴组与骶前淋巴组

29. 支配女性外生殖器的神经主要为
A. 会阴神经　　B. 痔下神经
C. 外阴神经　　D. 阴部神经
E. 阴蒂背神经

30. 关于正常骨产道，下列说法正确的是
A. 骨盆入口前后径比横径大　　B. 中骨盆平面是骨盆最小平面
C. 中骨盆平面横径比前后径大　　D. 骨盆入口平面是骨盆的最宽平面
E. 站立时骨盆入口平面与地面平行

31. 横行于子宫颈两侧和骨盆侧壁之间的韧带是
A. 阔韧带　　B. 主韧带
C. 圆韧带　　D. 子宫骶韧带
E. 卵巢固有韧带

32. 终止于大阴唇前端的子宫韧带是

A. 阔韧带
B. 骨盆漏斗韧带
C. 主韧带
D. 圆韧带
E. 子宫骶韧带

33. 骨盆外测量骶耻外径的后标志点为

A. 第5腰椎棘突
B. 米氏菱形窝的上角
C. 腰骶部菱形窝的中央
D. 髂嵴连线中点上1.5cm
E. 髂后上棘连线中点下2.0~2.5cm

34. 成年女子子宫颈管的长度为

A. 1.0~2.0cm
B. 2.0~2.5cm
C. 2.5~3.0cm
D. 2.5~3.5cm
E. 3.0~3.5cm

35. 女性内、外生殖器的血液供应主要来自

A. 卵巢动脉、子宫动脉、阴道动脉和外阴动脉
B. 卵巢动脉、子宫动脉、阴道动脉和髂外动脉
C. 卵巢动脉、子宫动脉、阴道动脉和髂内动脉
D. 卵巢动脉、子宫动脉、阴道动脉和阴部内动脉
E. 卵巢动脉、子宫动脉、阴道动脉和腹壁下动脉

36. 子宫骶韧带的前端是在

A. 子宫颈上侧方
B. 子宫颈后面侧方
C. 子宫颈两侧
D. 子宫后面侧方
E. 子宫颈后面上侧方

37. 关于阴道，下列说法正确的是

A. 后穹隆顶端与直肠子宫陷凹贴近，后者是腹腔最低部分
B. 上端包绕子宫颈，下端开口于阴道前庭前部
C. 阴道壁仅由黏膜与弹力纤维构成
D. 黏膜由复层鳞状上皮细胞所覆盖，有腺体
E. 后壁短于前壁

38. 衡量胎先露下降程度的重要指示点是

A. 坐骨棘
B. 骶尾关节
C. 子宫颈外口
D. 胎先露最低点
E. 坐骨结节间径中点

39. 卵巢门是指

A. 卵巢连接于子宫的部位
B. 卵巢系膜连接于输卵管的部位

C. 卵巢固有韧带连接于卵巢的部位
D. 卵巢系膜连接于阔韧带后叶的部位
E. 卵巢系膜连接于阔韧带前叶的部位

40. 子宫动脉可分为
A. 子宫体支与输卵管支
B. 子宫体支与子宫颈-阴道支
C. 子宫底支、子宫体支与子宫颈支
D. 子宫底支、卵巢支与输卵管支
E. 子宫支、卵巢支与输卵管支

41. 关于女性生殖器黏膜上皮，下列说法正确的是
A. 子宫内膜为柱状上皮
B. 输卵管黏膜为复层高柱状上皮
C. 阴道黏膜上皮为单层鳞状上皮
D. 子宫颈管黏膜为复层鳞状上皮
E. 子宫颈阴道部黏膜为高柱状上皮

42. 关于卵巢形态学特征，下列描述恰当的是
A. 卵巢表面无腹膜
B. 皮质内不含卵泡
C. 成年女性卵巢重约10g
D. 卵巢白膜是一层平滑肌组织
E. 髓质内含数以万计的始基卵泡

43. 加强盆底托力的肌肉是
A. 肛提肌
B. 球海绵体肌
C. 会阴浅横肌
D. 会阴深横肌
E. 坐骨海绵体肌

44. 关于成年女性子宫的形态学特征，下列描述恰当的是
A. 宫腔容量20ml
B. 长度7~8cm
C. 宫体：宫颈=1：2
D. 重约100g
E. 子宫上部较子宫下部稍窄

45. 女性内生殖器包括
A. 阴道、子宫、输卵管、卵巢和盆腔结缔组织
B. 阴道、子宫、输卵管、卵巢及其血管
C. 阴道、子宫颈、子宫、输卵管和卵巢
D. 阴道、子宫、输卵管和卵巢
E. 子宫、输卵管和卵巢

46. 将卵巢与子宫连接的韧带是
A. 圆韧带
B. 主韧带
C. 骨盆漏斗韧带
D. 阔韧带
E. 卵巢固有韧带

47. 子宫动脉上支为
A. 子宫底支
B. 子宫支

C. 子宫体支
D. 卵巢支
E. 输卵管支

48. 子宫骶韧带起始于
A. 子宫颈的侧上方
B. 子宫体下部后侧方
C. 子宫颈后面的侧方
D. 子宫颈前面的侧方
E. 子宫颈后面的上侧方

49. 关于子宫峡部的叙述，正确的是
A. 峡部下端为解剖学内口
B. 峡部黏膜为高柱状上皮
C. 非妊娠期女性长约 3cm
D. 指子宫体与子宫颈之间最狭窄的部分
E. 妊娠末期形成子宫下段，临产后可上移一横指

50. 会阴体的厚度是
A. 1～2cm
B. 2～3cm
C. 3～4cm
D. 4～5cm
E. 5～6cm

51. 关于子宫肌层的叙述，不正确的是
A. 非妊娠期厚约 0. 8cm
B. 由平滑肌束及弹力纤维组成
C. 肌层是子宫体壁的 3 层结构中最厚的一层
D. 子宫收缩时血管被压缩，能有效地制止产后出血
E. 肌纤维的分布外层多为纵行，内层多为网状结构，中间为环行

52. 关于输卵管各部的叙述，正确的是
A. 输卵管全长约 25cm
B. 间质部外侧为壶腹部
C. 峡部比间质部的管腔狭窄
D. 通过子宫壁内的部分为间质部
E. 伞部为输卵管宽大部分

53. 关于阴道前庭解剖结构的叙述，正确的是
A. 有尿道外口和阴道口通过
B. 前庭区内有肛门通过
C. 前庭大腺开口于小阴唇和大阴唇之间
D. 阴蒂位于前庭内，含丰富的神经末梢
E. 前庭大腺位于大阴唇后部，妇科检查时可扪及

54. 未生育过的成年女性，其子宫大小、子宫腔容积分别为
A. 8cm×6cm×4cm，10ml
B. 7cm×5cm×3cm，10ml
C. 7cm×5cm×3cm，5ml
D. 10cm×8cm×6cm，5ml
E. 5cm×3cm×2cm，3ml

55. 子宫动脉为
A. 髂总动脉分支
B. 髂外动脉后干分支

C. 髂外动脉前干分支
D. 髂内动脉前干分支
E. 髂内动脉后干分支

56. 卵巢表面覆盖有
A. 浆膜
B. 结缔组织
C. 卵巢白膜
D. 卵巢皮质
E. 生发上皮

57. 以下骨盆腔的径线中，最短的是
A. 入口斜径
B. 入口前后径
C. 出口前后径
D. 中骨盆横径
E. 中骨盆前后径

58. 女性自高处摔下伤及外阴部，最易发生血肿的部位是
A. 阴蒂
B. 阴阜
C. 会阴部
D. 大阴唇
E. 小阴唇

59. 关于女性生殖系统解剖，叙述错误的是
A. 卵巢动脉自髂内动脉分出
B. 正常成人子宫体与子宫颈的比例是 2∶1
C. 子宫颈的淋巴主要汇入闭孔及髂内外淋巴结
D. 输尿管在距离子宫颈内口水平旁 2cm 处与子宫动脉交叉
E. 外生殖器主要由阴部神经支配，内生殖器则由自主神经支配

60. 骶耻外径的距离是指
A. 耻骨联合至第 5 腰椎棘突
B. 耻骨联合上缘中点至第 5 腰椎棘突下
C. 耻骨联合中点至米氏菱形窝上角下 1.5cm
D. 耻骨联合中点至髂后上棘连线中点上 1.5cm
E. 耻骨联合上缘中点至米氏菱形窝上角上 1.5cm

61. 正常输卵管的长度为
A. 8～14cm
B. 10cm 左右
C. 10～18cm
D. 15～20cm
E. 20cm 左右

62. 骨盆最小平面前面为耻骨联合下缘，两侧为坐骨棘，后面是
A. 骶岬
B. 骶骨下端
C. 骶尾关节
D. 第 4～5 骶椎间
E. 第 3～4 骶椎间

63. 骨盆出口是
A. 由 1 个三角形组成
B. 由 2 个大小不等的三角形组成
C. 由 2 个在同一平面的三角形组成
D. 由 3 个大小不等的三角形组成
E. 由共用 1 条边的 2 个不同平面的三角形组成

64. 关于女性生殖器解剖，叙述不正确的是
A. 子宫颈管上皮为高柱状上皮
B. 阴道上皮为复层鳞状上皮
C. 输卵管上皮细胞均为带纤毛的细胞
D. 卵巢的表面由单层立方上皮覆盖，称为生发上皮
E. 宫颈管外口复层鳞状上皮和柱状上皮交界处是宫颈癌好发的部位

65. 属于海绵体组织的是
A. 阴阜
B. 阴蒂
C. 小阴唇
D. 大阴唇
E. 处女膜

二 A2 型题

1. 患者，女性，26 岁。初产妇，妊娠 38 周。骨盆外测量：骶耻外径 18.5cm，髂嵴间径 27cm，坐骨结节间径 7.5cm。则该孕妇的骨盆诊断为
A. 单纯扁平骨盆
B. 佝偻病性扁平骨盆
C. 均小骨盆
D. 漏斗骨盆
E. 男型骨盆

2. 患者，女性，30 岁。半小时前外阴部被踢伤，现外阴部出现肿块，且疼痛难忍，不能行走。最可能的诊断是
A. 前庭大腺血肿
B. 阴蒂血肿
C. 阴阜血肿
D. 大阴唇血肿
E. 小阴唇血肿

3. 患者，女性，33 岁。从高处摔下，呈骑跨式伤及外阴部，疼痛难忍，出现外阴血肿，最易发生的部位在
A. 阴阜部
B. 阴蒂部
C. 小阴唇
D. 大阴唇
E. 会阴部

4. 患者，女性，28 岁。初产妇，妊娠 40 周。规律宫缩 10 小时见胎头拨露，欲行会阴侧切术，会切到的盆底肌肉有
A. 会阴深横肌、球海绵体肌、耻尾肌
B. 会阴深横肌、坐骨海绵体肌、耻尾肌

C. 尿生殖膈下筋膜、髂尾肌、会阴深横肌　D. 会阴浅横肌、会阴深横肌、坐尾肌
E. 球海绵体肌、耻尾肌、会阴深横肌

5. 患者，女性，30 岁。孕 1 产 0，妊娠 29 周。骨盆测量：髂嵴间径 26cm，髂前上棘间径 25cm，骶耻外径 18.5cm，坐骨结节间径 9cm，骶岬不突，骶骨弧度中等，坐骨棘内突，坐骨切迹宽，耻骨弓角度 100°。该孕妇骨盆属于
A. 女型骨盆　B. 男型骨盆
C. 扁平骨盆　D. 均小骨盆
E. 漏斗骨盆

三 A3/A4 型题

（1~3 题共用题干）

患者，女性，33 岁。6 个月前发现外阴部肿块，近 3 日出现疼痛。体温 38℃，在大阴唇后有一囊性肿物，大小为 7cm×5cm×4cm，表面红、肿、热，触痛明显，有波动感。

1. 此种情况最可能的诊断是
A. 前庭大腺炎　B. 前庭大腺囊肿
C. 外阴肿瘤　D. 前庭大腺脓肿
E. 外阴囊肿

2. 此种情况最恰当的处理方式是
A. 观察　B. 局部热敷
C. 局部用抗生素湿敷　D. 行切开引流术并用抗生素控制感染
E. 抗生素控制感染，暂不考虑行切开引流术

3. 此种情况不恰当的处理方式是
A. 卧床休息　B. 囊肿切除
C. 选用广谱抗生素　D. 确定病原体
E. 中药活血化瘀治疗

（4~5 题共用题干）

患者，女性，27 岁。初产妇，孕 1 产 0。妊娠 40 周，因腹胀 4 小时，胎头先露，部分入盆，跨耻征可疑。阴道骶耻内径大于 12cm，骶骨凹度呈中度弧形，两侧坐骨棘内突，坐骨切迹小于 2 指，骶尾关节活动良好，耻骨弓角度 75°。

4. 此种情况下诊断应考虑
A. 正常骨盆　B. 扁平骨盆
C. 均小骨盆　D. 畸形骨盆
E. 漏斗骨盆

5. 该孕妇的分娩方式应考虑

A. 择期剖宫产
B. 产钳助产
C. 自然阴道分娩
D. 由孕妇和家属确定
E. 先试产，出现产程停滞后再剖宫产

四 B 型题

（1～4 题共用备选答案）

A. 纤毛细胞
B. 无纤毛细胞
C. 楔状细胞
D. 未分化细胞
E. 基底细胞

1. 不属于输卵管黏膜上皮的是
2. 具有分化功能的是
3. 有助于运送卵子的是
4. 具有分泌作用的是

（5～7 题共用备选答案）

A. 泌尿生殖膈
B. 会阴浅筋膜
C. 中心腱
D. 盆腹膜
E. 盆膈

5. 盆底的浅层肌肉的肌腱在阴道外口与肛门之间会合形成
6. 覆盖于耻骨弓与坐骨结节之间的三角形平面上的是
7. 是盆底最里面最坚韧的一层，由肛提肌及其筋膜组成的是

（8～10 题共用备选答案）

A. 生发上皮
B. 高柱状上皮
C. 鳞状上皮化生
D. 复层鳞状上皮
E. 有纤毛的高柱状上皮

8. 阴道黏膜是
9. 子宫颈管黏膜是
10. 输卵管黏膜是

（11～14 题共用备选答案）

A. 圆韧带
B. 主韧带
C. 阔韧带
D. 子宫骶韧带

E. 骨盆漏斗韧带

11. 从子宫颈到骨盆侧壁的是
12. 从子宫角前面至大阴唇前端的是
13. 维持子宫前倾的主要韧带为
14. 卵巢动静脉从哪条韧带中穿过

（15~17 题共用备选答案）

A. 从耻骨联合下缘中点，通过两侧坐骨棘连线中点达骶骨处的距离
B. 耻骨联合上缘中点至骶岬前缘正中间的距离
C. 骶尾关节至坐骨结节间径的垂直距离
D. 两侧坐骨棘之间的距离
E. 坐骨结节间的距离

15. 骨盆出口横径是指
16. 骨盆后矢状径是指
17. 骨盆真结合径是指

（18~21 题共用备选答案）

A. 子宫骶韧带
B. 骨盆漏斗韧带
C. 阔韧带
D. 圆韧带
E. 主韧带

18. 保持子宫底前倾位置的韧带是
19. 固定子宫颈位置的韧带是
20. 将子宫颈向后上方牵引的韧带是
21. 含有卵巢血管的韧带是

（22~24 题共用备选答案）

A. 9cm
B. 10cm
C. 11cm
D. 13cm
E. 15cm

22. 坐骨棘之间的距离是
23. 骨盆入口平面横径的距离是
24. 骨盆入口平面前后径的距离是

（25~27 题共用备选答案）

A. 入口呈扁平状，横径长而前后径短，耻骨弓宽

B. 骨盆入口略呈三角形，两侧壁内聚，耻骨弓较窄

C. 入口略呈圆形，横径较前后径稍长，耻骨弓较宽

D. 入口呈卵圆形，前后径较横径稍长，耻骨弓较窄

E. 入口呈肾形，骶骨下段向后移，尾骨呈钩状，耻骨弓宽

25. 女型骨盆的形态为

26. 男型骨盆的形态为

27. 扁平骨盆的形态为

（28~30 题共用备选答案）

A. 肾动脉　　B. 卵巢动脉

C. 髂总动脉　　D. 髂内动脉前干分支

E. 髂内动脉前干终支

28. 阴道动脉来自

29. 阴部内动脉来自

30. 子宫动脉来自

（31~36 题共用备选答案）

A. 生殖隆突　　B. 尿生殖窦

C. 尿生殖褶　　D. 中肾旁管

E. 生殖结节

31. 小阴唇来自

32. 大阴唇来自

33. 阴蒂来自

34. 阴道下 1/3 来自

35. 输卵管来自

36. 子宫来自

（37~40 题共用备选答案）

A. 扁平骨盆　　B. 女型骨盆

C. 男型骨盆　　D. 混合型骨盆

E. 类人猿型骨盆

37. 骨盆入口呈横椭圆形，入口横径稍长于前后径，耻骨弓较宽，坐骨棘间径≥10cm，此为

38. 骨盆入口略呈三角形，两侧壁内聚，坐骨棘突出，耻骨弓较窄，骶骨较直而前倾，此为
39. 骨盆入口呈卵圆形，入口前后径长于横径，两侧壁稍内聚，坐骨棘较突出，耻骨弓较窄，此为
40. 骨盆入口呈扁椭圆形，耻骨弓宽，骶骨失去正常弯度，此为

（41~43题共用备选答案）

A. 腰淋巴结
B. 腹股沟淋巴结
C. 腹股沟浅淋巴结
D. 腹股沟深淋巴结
E. 闭孔淋巴结与髂淋巴结

41. 阴道下段的淋巴汇入
42. 阴道上段、子宫颈的淋巴汇入
43. 子宫体及底部与输卵管、卵巢淋巴汇入

（44~48题共用备选答案）

A. 子宫静脉
B. 子宫动脉
C. 左卵巢静脉
D. 右卵巢静脉
E. 卵巢动脉

44. 来自髂内动脉前干的是
45. 汇入髂内静脉的是
46. 汇入下腔静脉的是
47. 来自腹主动脉的是
48. 汇入左肾静脉的是

（49~51题共用备选答案）

A. 阴蒂淋巴
B. 会阴淋巴
C. 髂内淋巴
D. 输卵管淋巴
E. 阴道上段淋巴

49. 注入腹股沟浅淋巴结的是
50. 注入腹股沟深淋巴结的是
51. 汇入腰淋巴结的是

五 X型题

1. 下列关于骨盆的说法，恰当的是

A. 真骨盆是胎儿娩出的通道
B. 假骨盆与产道关系密切

C. 骨盆可分为 4 个假想平面
D. 女型骨盆宽而浅，有利于胎儿娩出
E. 以耻骨联合下缘、髂耻线及骶岬前缘连线为界，将骨盆区分为真骨盆与假骨盆

2. 女性外生殖器淋巴可分为
A. 髂淋巴组
B. 腰淋巴组
C. 腹股沟深淋巴结
D. 腹股沟浅淋巴结
E. 骶前淋巴组

3. 阴部内动脉包括
A. 痔下动脉
B. 痔上动脉
C. 会阴动脉
D. 阴唇动脉
E. 阴蒂动脉

4. 女性生殖器的邻近器官有
A. 阑尾
B. 乙状结肠
C. 输尿管
D. 膀胱
E. 直肠

5. 关于女性生殖器的邻近器官，叙述正确的有
A. 增大的子宫常压迫左侧的输尿管
B. 女性的尿道短而直，容易引起尿路感染
C. 异常分娩时最多见的损伤为膀胱阴道瘘
D. 阑尾炎和右侧的附件炎可以相互影响
E. 施行子宫切除术，结扎子宫动脉时容易损伤输尿管

6. 肛提肌的作用包括
A. 加强尿道括约肌
B. 加强肛门括约肌
C. 加强阴道括约肌
D. 加强盆底托力
E. 加强腹肌

7. 会阴体的特征包括
A. 伸展性很大
B. 是盆底的一部分
C. 内层为会阴中心腱
D. 厚 3~4cm，呈圆形
E. 指肛门和阴道口之间的软组织

8. 对于子宫峡部描述恰当的是
A. 在非妊娠期长约 1cm
B. 是子宫体与子宫颈之间最狭窄的部位
C. 临产后子宫下段长 7~10cm
D. 峡部的上端称为组织学内口
E. 峡部的下端称为解剖学内口

9. 女性外阴的解剖开口有
A. 巴氏腺
B. 宫颈口
C. 阴道口
D. 肛门
E. 尿道口

10. 阴道下段的血供可来自

A. 子宫动脉下支　　B. 阴部内动脉

C. 阴道动脉　　D. 痔中动脉

E. 子宫动脉上支

六 案例分析题

（1~4 题共用题干）

患者，女性，26 岁。已婚，孕 0 产 0。因“停经 45 天，恶心、呕吐 5 天”于 2022 年 4 月 10 日入院，平时月经周期不规律，30~40 天一次，4 天干净，末次月经 2023 年 2 月 23 日。既往有“胃病”史，否认糖尿病史。5 天前出现嗜睡、乏力、乳胀、恶心、呕吐，呕吐物为胃内容物，频繁，不能进食，无腹泻，偶有下腹坠痛，无阴道出血。

1. 为了明确诊断，该患者首先应做的检查有

A. 血常规　　B. 尿常规

C. 便常规　　D. 尿妊娠试验

E. 血清淀粉酶测定　　F. 血糖测定

2. 该患者尿常规示尿酮体（++），尿妊娠试验阳性，考虑的诊断是

A. 葡萄胎　　B. 妊娠剧吐

C. 先兆流产　　D. 急性胃炎

E. 急性盆腔炎　　F. 不完全流产

3. 为确诊，进一步应做的检查是

A. 胸部 X 线检查　　B. 肝肾功能检测

C. 妇科 B 超　　D. 妇科检查

E. 血糖测定　　F. 血压测定

4. 若诊断为妊娠剧吐，首先做何处理

A. 保胎　　B. 清宫术

C. 药物流产　　D. 人工流产

E. 补充能量，对症支持治疗　　F. 不做任何措施

参考答案与解析

一、A1 型题

1. D【解析】在骨盆的前方，两耻骨之间由纤维软骨连接，称为耻骨联合。正常人的耻

骨联合长度平均为 4.2cm。

2. E【解析】子宫的正常位置依靠子宫韧带及骨盆底肌和筋膜的支托作用，任何原因引起的盆底组织结构破坏或功能障碍均可导致子宫脱垂。

3. D【解析】输卵管为一对细长而弯曲的肌性管道，为卵子与精子结合场所及运送受精卵的通道。位于阔韧带上缘内，内侧与子宫角相连通，外端游离呈伞状，与卵巢相近，全长 8~14cm。根据输卵管的形态，由内向外分为间质部、峡部、壶腹部和伞部 4 部分。

4. E【解析】临床上寻找卵巢血管的标志是卵巢悬韧带-卵巢门。卵巢悬韧带内含卵巢血管、淋巴管、神经丛、结缔组织和平滑肌纤维，为手术时寻找卵巢血管的标志。

5. A【解析】骨盆的关节包括耻骨联合、骶髂关节及骶尾关节。

6. B【解析】当膀胱空虚时，成人子宫的正常位置呈轻度前倾前屈位。

7. D【解析】卵巢为一对扁椭圆形的性腺，卵巢动脉自腹主动脉分出。左侧卵巢动脉还可来自左肾动脉。

8. D【解析】主韧带又称子宫颈横韧带，在阔韧带的下部，横行于子宫颈两侧和骨盆壁之间，为一对坚韧的平滑肌和结缔组织纤维束，是固定子宫颈位置、防止子宫脱垂的主要结构。

9. B【解析】妇科手术在处理主韧带、骨盆漏斗韧带、子宫动脉时最易损伤输尿管。

10. D【解析】淋巴转移是子宫内膜癌的主要转移途径，Ⅱ期子宫内膜癌的淋巴转移最易发生在闭孔淋巴结。

11. B【解析】广义的会阴是指封闭骨盆出口的所有软组织，前起自耻骨联合下缘，后至尾骨尖，两侧为耻骨降支、坐骨升支、坐骨结节和骶结节韧带。狭义的会阴又称为会阴体，是指位于阴道口和肛门之间的楔形软组织，厚 3~4cm，由表及里为皮肤、皮下脂肪、筋膜、部分肛提肌和会阴中心腱。

12. D【解析】会阴中心腱由部分肛提肌及其筋膜和会阴浅横肌、会阴深横肌、球海绵体肌及肛门外括约肌的肌腱共同交织而成。妊娠后期会阴组织变软，有利于分娩。分娩时需保护会阴，避免发生裂伤。

13. B【解析】男型骨盆在女性较少见。骨盆入口略呈三角形，两侧壁内聚，坐骨棘突出，耻骨弓较窄，坐骨切迹窄并呈高弓形，骶骨较直而前倾，导致出口后矢状径较短。因男型骨盆盆腔呈漏斗形，往往造成难产。

14. D【解析】子宫血管的供应主要来自子宫动脉。子宫动脉为髂内动脉前干分支，在腹膜后沿骨盆侧壁向下向前行，穿越阔韧带基底部、宫旁组织到达子宫外侧（距子宫峡部水平）约 2cm 处横跨输尿管至子宫侧缘。此后分为上、下两支：上支称子宫体支，较粗；下支称子宫颈-阴道支，较细，分布于子宫颈及阴道上段。

15. A【解析】肛提肌是位于骨盆底的成对扁阔肌，向下、向内合成漏斗形，肛提肌构成骨盆底的大部分。每侧肛提肌自前内向后外由耻尾肌、髂尾肌和坐尾肌三部分组成。在骨盆底肌肉中，肛提肌起最重要的支持作用，又因肌纤维在阴道和直肠周围交织，有加强肛门括约肌和阴道括约肌的作用。

16. E【解析】连接骨盆各部之间的韧带中，有两对重要的韧带，一对是骶、尾骨与坐骨结节之间的骶结节韧带，另一对是骶、尾骨与坐骨棘之间的骶棘韧带，骶棘韧带宽度即坐骨切迹宽度，是判断中骨盆是否狭窄的重要指标。妊娠期受性激素影响，韧带松弛，有利于分娩。

17. A【解析】子宫动脉和阴道动脉来自髂内动脉前干分支，阴部内动脉来自髂内动脉前干终支，三者供应子宫、输卵管、阴道、会阴等的血液。子宫动脉至子宫角处分成子宫底支和输卵管支，分布于子宫底和输卵管，最后移行于卵巢支，虽与卵巢动脉末端吻合，但卵巢血管来自卵巢动脉，起自腹主动脉，因此卵巢并不是髂内动脉直接供血。

18. D【解析】阴道动脉为髂内动脉前干分支，分布于阴道中下段前后壁、膀胱顶及膀胱颈。

19. B【解析】参见 A1 型题第 9 题解析。故切断圆韧带时不容易损伤输尿管。

20. C【解析】女性外生殖器指生殖器的外露部分，又称外阴，位于两股内侧间，前为耻骨联合，后为会阴，包括阴阜、大阴唇、小阴唇、阴蒂和阴道前庭。

21. D【解析】子宫动脉于阴道上子宫颈部（侧穹隆上方）分为上、下两支。上支较粗，沿子宫侧壁迂曲上行，称子宫体支，行至子宫角处又分为子宫底支、卵巢支及输卵管支。下支较细，分布于子宫颈及阴道上部，称子宫颈-阴道支，向下与阴道动脉和阴部内动脉相吻合。

22. B【解析】子宫是有腔壁厚的肌性器官，呈前后略扁的倒置梨形，重 50~70g，长 7~8cm，宽 4~5cm，厚 2~3cm，容量约 5ml。子宫体与子宫颈的比例因年龄和卵巢功能而异，青春期前为 1∶2，生育期妇女为 2∶1，绝经后为 1∶1。

23. E【解析】圆韧带由结缔组织与平滑肌组成，其肌纤维与子宫肌纤维连接，有维持子宫前倾位置的作用。子宫骶韧带短厚有力，向后向上牵引子宫颈，维持子宫前倾位置。

24. D【解析】阴道前庭为一菱形区域，前为阴蒂，后为阴唇系带，两侧为小阴唇。阴道口与阴唇系带之间有一浅窝，称为舟状窝（又称为阴道前庭窝），经产妇受分娩影响，此窝消失。

25. C【解析】育龄期妇女卵巢大小约 4cm×3cm×1cm，重 5~6g，灰白色；绝经后卵巢逐渐萎缩变小变硬，妇科检查时不易触到。

26. C【解析】骨盆底由多层肌肉和筋膜构成，封闭骨盆出口，承托并保持盆腔脏器（如内生殖器、膀胱及直肠等）于正常位置。骨盆底由外向内分为 3 层。外层位于外生殖器及会阴皮肤及皮下组织的下面，由球海绵体肌（又称阴道括约肌）、坐骨海绵体肌、会阴浅横肌、肛门外括约肌组成。中层为泌尿生殖膈，由上下两层坚韧的筋膜及其间的一对会阴深横肌和尿道括约肌组成。内层为盆膈，是骨盆底最坚韧的一层，由肛提肌及其内、外面各覆一层筋膜组成。自前向后依次有尿道、阴道和直肠穿过。

27. D【解析】出口横径指两侧坐骨结节内侧缘的距离，也称坐骨结节间径，平均长约9cm，是胎先露部通过骨盆出口的径线，与分娩关系密切。

28. B【解析】盆腔淋巴分为3组：①髂淋巴组，由闭孔、髂内、髂外及髂总淋巴结组成。②骶前淋巴组，位于骶骨前面。③腰淋巴组，也称腹主动脉旁淋巴组，位于腹主动脉旁。

29. D【解析】外生殖器的神经主要由阴部神经支配。由第Ⅱ、Ⅲ、Ⅳ骶神经分支组成，含感觉和运动神经纤维，走行与阴部内动脉途径相同。在坐骨结节内侧下方分成会阴神经、阴蒂背神经及肛门神经（又称痔下神经）3支，分布于会阴、阴唇及肛门周围。

30. B【解析】骨产道指真骨盆，是产道的重要组成部分，其大小及形状与分娩关系密切。骨盆腔分为骨盆入口平面、中骨盆平面及骨盆出口平面3个假想平面，即通常所称的骨盆平面。骨盆入口平面是真假骨盆的交界面，共有4条径线：入口前后径（11cm），入口横径（13cm），入口斜径（左斜径、右斜径，12.75cm）。中骨盆平面为骨盆最小平面，其大小与分娩关系最为密切，共有2条径线：中骨盆横径（10cm），中骨盆前后径（11.5cm）。骨盆出口平面共有4条径线：出口前后径（11.5cm），出口横径（9cm），出口前矢状径（6cm），出口后矢状径（8.5cm）。

31. B【解析】参见A1型题第8题解析。

32. D【解析】子宫的圆韧带经腹股沟管止于大阴唇前端。有维持子宫前倾位置的作用。

33. B【解析】骶耻外径是指第5腰椎棘突下至耻骨联合上缘中点的距离。第5腰椎棘突下相当于米氏菱形窝的上角，或相当于髂后上棘连线中点上2.0~2.5cm，或相当于髂嵴连线中点下1.5cm。

34. C【解析】子宫颈内腔呈梭形，称为子宫颈管。成年女子子宫颈管的长度为2.5~3.0cm。

35. D【解析】女性内、外生殖器的血液供应主要来自卵巢动脉、子宫动脉、阴道动脉和阴部内动脉。

36. E【解析】子宫骶韧带起自子宫体和子宫颈交界处后面的上侧方，向两侧绕过直肠到达第2、3骶椎前面的筋膜。韧带外覆腹膜，内含平滑肌、结缔组织和支配膀胱的神经，广泛性子宫切除术时，可因切断韧带和损伤神经引起尿潴留。子宫骶韧带短厚有力，向后向上牵引子宫颈，维持子宫前倾位置。

37. A【解析】阴道位于真骨盆下部中央，上端包绕子宫颈阴道部，下端开口于阴道前庭后部。子宫颈与阴道间的圆周状隐窝，称为阴道穹隆。按其位置分为前、后、左、右4个部分，其中后穹隆最深，与盆腔最低的直肠子宫陷凹紧密相邻，临床上可经此穿刺或引流。

38. A【解析】胎先露下降程度以胎头颅骨最低点与坐骨棘平面的关系表明，坐骨棘平面是判断胎头高低的标志。胎头颅骨平坐骨棘平面时，以“0”表达；在坐骨棘平面上1cm

时，以“-1”表达；在坐骨棘平面以下 1cm 时，以“+1”表达，以此类推。

39. D【解析】卵巢的前缘借系膜连于子宫阔韧带后叶，此缘中部有血管、神经等出入，称为卵巢门。

40. B【解析】参见 A1 型题第 14 题解析。

41. A【解析】①子宫内膜又叫子宫黏膜，为单层柱状上皮。②输卵管黏膜层由单层高柱状上皮组成，含有纤毛细胞和分泌细胞。③阴道黏膜为复层鳞状上皮，无腺体，受性激素影响而有周期性变化。④子宫颈管黏膜为单层高柱状上皮，黏膜层腺体可分泌碱性黏液，形成子宫颈管内黏液栓，堵于子宫颈外口。子宫颈管黏膜受卵巢激素影响发生周期性变化。⑤子宫颈阴道部被覆复层鳞状上皮。

42. A【解析】①卵巢表面无腹膜。②皮质是卵巢的主体，由大小不等的各级发育卵泡、黄体和它们退化形成的残余结构及间质组织组成。③成年女子的卵巢重 5~6g。④卵巢白膜是一层致密纤维组织。⑤髓质由疏松结缔组织及丰富的血管、神经、淋巴管以及少量与卵巢韧带相延续的平滑肌纤维构成。

43. A【解析】参见 A1 型题第 15 题解析。

44. B【解析】参见 A1 型题第 22 题解析。

45. D【解析】女性内生殖器包括阴道、子宫、输卵管和卵巢。由于个体之间的差异及生育史、年龄、疾病因素等，这些器官在形态、大小、相对位置上可有较大差别。

46. E【解析】卵巢内侧与宫角之间的阔韧带稍增厚，称为卵巢固有韧带或卵巢韧带，将卵巢与子宫连接。

47. C【解析】参见 A1 型题第 14 题解析。

48. E【解析】参见 A1 型题第 36 题解析

49. D【解析】子宫体与子宫颈之间形成的最狭窄的部分，称为子宫峡部，在非妊娠期长约 1cm，其上端因解剖上狭窄，称为解剖学内口；其下端因在此处子宫内膜转变为子宫颈黏膜，称为组织学内口。妊娠期子宫峡部逐渐伸展变长，妊娠末期可达 7~10cm，形成子宫下段，成为软产道的一部分，也是剖宫产术常用切口部位。

50. C【解析】参见 A1 型题第 11 题解析。

51. E【解析】子宫肌层较厚，非妊娠期厚约 0.8cm，由大量平滑肌组织、少量弹力纤维与胶原纤维组成，分为 3 层：①内层：肌纤维环行排列，痉挛性收缩可形成子宫收缩环。②中层，肌纤维交叉排列，在血管周围形成“8”字形围绕血管，收缩时可压迫血管，有效地制止子宫出血。③外层，肌纤维纵行排列，极薄，是子宫收缩的起始点。

52. D【解析】输卵管全长 8~14cm。根据输卵管的形态，由内向外分为间质部、峡部、壶腹部和伞部 4 部分。①间质部：潜行于子宫壁内的部分，长约 1cm，管腔最窄。②峡部：在间质部外侧，细而较直，管腔较窄，长 2~ 3cm。③壶腹部：在峡部外侧，壁薄，管腔宽大且弯曲，长 5~8cm，内含丰富皱襞，受精常发生于此。④伞部：在输卵管最外侧端，长

1.0~1.5cm，开口于腹腔，管口处有许多指状突起，有“拾卵”作用。

53. A【解析】阴道前庭是女性外阴部位于两侧小阴唇之间的裂隙区域。在此区域内，有以下结构：①前庭球，由具有勃起性的静脉丛组成。②前庭大腺，位于大阴唇后部，向内开口于阴道前庭后方小阴唇与处女膜之间的沟内。性兴奋时分泌黏液起润滑作用。正常情况下不能触及。③尿道外口。④阴道口。

54. C【解析】参见 A1 型题第 22 题解析。

55. D【解析】参见 A1 型题第 14 题解析。

56. E【解析】卵巢表面无腹膜，由单层立方上皮覆盖，称为生发上皮。

57. D【解析】参见 A1 型题第 30 题解析。

58. D【解析】大阴唇皮下组织松弛，脂肪中有丰富的静脉、神经及淋巴管，若受外伤，容易形成血肿，非常疼痛。

59. A【解析】卵巢动脉自腹主动脉发出，供应卵巢、输卵管和子宫角的血液。

60. B【解析】参见 A1 型题第 33 题解析。

61. A【解析】输卵管位于阔韧带上缘内，内侧与子宫角相连通，外端游离呈伞状，与卵巢相近，全长 8~14cm。

62. B【解析】骨盆中段平面又称中骨盆平面，是骨盆的最小平面，大小与分娩关系最为密切。其前面为耻骨联合下缘，两侧为坐骨棘，后面是骶骨下端。

63. E【解析】骨盆出口平面由 2 个近似三角区组成。这 2 个三角区不在同一平面上，但有 1 条共同的基线，即在两侧坐骨结节之间的 1 条线。后三角的顶点是骶骨的尖端，两侧是骶结节韧带和坐骨结节。前三角的顶点是耻骨联合下缘，两侧是耻骨降支。

64. C【解析】输卵管黏膜层的上皮主要由纤毛细胞和分泌细胞组成，夹在纤毛细胞之间的分泌细胞游离面无纤毛。

65. B【解析】阴蒂位于两小阴唇顶端下方，与男性阴茎同源，由海绵体构成。

二、A2 型题

1. D【解析】患者骨盆入口各径线值正常，出口平面狭窄，坐骨结节间径缩短，应诊断为漏斗骨盆。

2~3 D、D【解析】参见 A1 型题第 58 题解析。

4. A【解析】会阴侧切术通过切开会阴组织，延长阴裂，避免会阴复杂裂伤，利于胎儿快速娩出。会阴侧切时会切到会阴深横肌、球海绵体肌、耻尾肌，过深过大的侧切会伤及部分肛提肌。

5. A【解析】女型骨盆为女性正常骨盆，最适宜分娩。髂骨翼宽而浅，入口横径较前后径稍长，耻骨弓较宽，坐骨棘间径≥10cm。依据题干信息，该孕妇为女型骨盆。

三、A3/A4 型题

1. D【解析】依据题干信息，患者外阴部肿胀，出现疼痛，表面红肿热痛，可扪及肿块，有波动感，触痛明显。最可能的诊断是前庭大腺脓肿。

2. D【解析】前庭大腺脓肿形成后，应立即切开引流并做造口术，并给予抗生素控制感染。

3. B【解析】前庭大腺囊肿切除术用于前庭大腺囊肿的手术治疗，该患者不需要。

4. E【解析】漏斗骨盆入口各径线值正常，特点为中骨盆及骨盆出口平面均明显狭窄，使坐骨棘间径和坐骨结节间径缩短，坐骨切迹宽度（骶棘韧带宽度）<2横指，耻骨弓角度<90°，坐骨结节间径加出口后矢状径<15cm。依据题干，该患者应考虑为漏斗骨盆。

5. A【解析】漏斗骨盆往往造成难产。对于胎龄虽小、胎肺已成熟、估计有存活希望的胎儿，为减少阴道分娩所致的颅内损伤可考虑剖宫产，但应充分向家属交代预后。

四、B型题

1. E【解析】输卵管黏膜上皮细胞分为纤毛细胞、无纤毛细胞、楔状细胞、未分化细胞，不包含基底细胞。

2. D【解析】未分化细胞又称游走细胞，是上皮的储备细胞。

3. A【解析】纤毛细胞的纤毛摆动，能协助运送受精卵。

4. B【解析】无纤毛细胞有分泌作用，又称分泌细胞。

5. C【解析】骨盆底的外层位于外生殖器及会阴皮肤及皮下组织的下面，由会阴浅筋膜及其深面的3对肌肉及一括约肌组成。此层肌肉的肌腱汇合于阴道外口与肛门之间，形成中心腱。

6. A【解析】骨盆底的中层为泌尿生殖膈，由上、下两层坚韧的筋膜及其间的一对会阴深横肌及尿道括约肌组成，覆盖于由耻骨弓、两侧坐骨结节形成的骨盆出口前部三角形平面的尿生殖膈上，又称三角韧带，其中有尿道和阴道穿过。

7. E【解析】盆膈由肛提肌和尾骨肌及其上方和下方的筋膜构成，它将盆腔和会阴隔开。盆膈构成漏斗形或吊床形的盆腔底，正中切面似一个倒置的V字形，并形成坐骨肛门窝的顶。盆膈是盆底最里面最坚韧的一层。

8~10 D、B、E【解析】参见A1型题第41题解析。

11. B【解析】参见A1型题第8题解析。

12~13 A、A【解析】圆韧带为圆索状，长12~14cm。起自双侧子宫角的前面，穿行于阔韧带与腹股沟内，止于大阴唇前端。圆韧带由结缔组织与平滑肌组成，其肌纤维与子宫肌纤维连接，可使子宫底维持在前倾位置。

14. E【解析】阔韧带有前后两叶，其上缘游离，内2/3部包绕输卵管（伞部无腹膜遮盖），外1/3部包绕卵巢动静脉，形成骨盆漏斗韧带，又称卵巢悬韧带，内含卵巢动静脉。

15. E【解析】参见A1型题第27题解析。

16. C【解析】骨盆后矢状径是指骶尾关节至坐骨结节间径的垂直距离，平均约为8.5cm。

17. B【解析】骨盆真结合径即入口前后径，为耻骨联合上缘中点至骶岬前缘正中间的距离，平均长约 11cm。

18. D【解析】圆韧带可使子宫底维持在前倾位置。

19. E【解析】主韧带起固定子宫颈位置的作用。

20. A【解析】子宫骶韧带短厚有力，向后向上牵引子宫颈，维持子宫前倾位置。

21. B【解析】参见 B 型题第 14 题解析

22~24 B、D、C【解析】参见 A1 型题第 30 题解析。

25. C【解析】参见 A2 型题第 5 题解析。

26. B【解析】参见 A1 型题第 13 题解析。

27. A【解析】扁平骨盆入口呈扁椭圆形，入口前后径短而横径长。耻骨弓宽，骶骨失去正常弯度，变直向后翘或深弧型，因此骶骨短而骨盆浅。

28~30 D、E、D【解析】参见 A1 型题第 17 题解析。

31. C【解析】小阴唇位于大阴唇内部，来自尿生殖褶。

32. A【解析】大阴唇来自生殖隆突，是自阴阜向下、向后止于会阴的一对隆起的皮肤皱襞，其外形根据所含脂肪量的多少而不同。一般女性的大阴唇长 7~8cm，宽 2~3cm，厚 1.0~1.5cm。

33. E【解析】阴蒂来自生殖结节，是小而长且有勃起功能的小体，位于两侧小阴唇顶端下，由阴蒂头、阴蒂体和两侧阴蒂脚所组成。阴蒂头显露于阴蒂包皮和阴蒂系带之间，直径很少超过 0.5cm，神经末梢丰富，极敏感。

34. B【解析】一般认为阴道上 2/3 来自中肾旁管及结节，下 1/3 来自尿生殖窦。

35~36 D、D【解析】无论男女，在生殖嵴外侧都有中肾管和中肾旁管。当生殖腺分化时，这两对管道发生不同演变，在女性，中肾管退化成遗迹，中肾旁管发育成女性内生殖器官。其经过：当胚胎发育到第 6 周，中肾旁管形成，左右各一。管的头段与腹腔相通，形成输卵管部；中段向内向下斜行，演化为子宫底部和体部；管的两侧合并形成子宫颈及阴道上段。胎儿 12 周末时子宫壁增厚，形成阴道穹隆。胎儿 16 周时，子宫肌层形成。胎儿 24 周末开始有子宫腔上皮、腺芽，至足月子宫内膜腺体已完善。中肾旁管尾段形成阴道上段，最尾端与尿生殖窦相接，于胎儿 12 周时形成副中肾结节，两者相通，形成阴道下段。尿生殖窦上皮增生，形成环状薄膜，称为处女膜。

37. B【解析】参见 A2 型题第 5 题解析。

38. C【解析】参见 A1 型题第 13 题解析。

39. E【解析】类人猿型骨盆入口呈长椭圆形，骨盆入口、中骨盆和骨盆出口的横径均缩短，前后径稍长。坐骨切迹较宽，两侧壁稍内聚，坐骨棘较突出，耻骨弓较窄，骶骨向后倾斜，故骨盆前部较窄而后部较宽。骶骨往往有 6 节且较直，故骨盆较其他类型深。

40. A【解析】参见 B 型题第 27 题解析。

41. C【解析】阴道下段淋巴主要汇入腹股沟浅淋巴结。

42~43 E、A【解析】阴道上段淋巴回流基本与子宫颈淋巴回流相同，大部分汇入髂内及闭孔淋巴结，小部分汇入髂外淋巴结，经髂总淋巴结汇入腰淋巴结和/或骶前淋巴结。子宫底、输卵管、卵巢淋巴大部分汇入腰淋巴结，小部分汇入髂内外淋巴结。子宫体前后壁淋巴可分别回流至膀胱淋巴结和直肠淋巴结。子宫体两侧淋巴沿圆韧带汇入腹股沟浅淋巴结。

44. B【解析】参见 A1 型题第 14 题解析。

45. A【解析】子宫两侧弓形静脉汇合为子宫静脉，然后流入髂内静脉，最后汇入髂总静脉。

46. D【解析】卵巢静脉是经过卵巢，最终静脉血流向肾静脉的静脉组织，右侧卵巢静脉汇入下腔静脉。

47. E【解析】参见 A1 型题第 7 题解析。

48. C【解析】左侧的卵巢静脉汇入左肾静脉，因肾静脉较细，容易发生回流受阻，故左侧的盆腔静脉曲张更多见。

49. B【解析】腹股沟浅淋巴结分上下两组，上组沿腹股沟韧带排列，收纳外生殖器、阴道下段、会阴及肛门部的淋巴；下组位于大隐静脉末端周围，收纳会阴及下肢的淋巴。其输出管大部分汇入腹股沟深淋巴结，少部分汇入髂外淋巴结。因此，会阴淋巴注入腹股沟浅淋巴结。

50. A【解析】腹股沟深淋巴结位于股静脉内侧，收纳阴蒂、腹股沟浅淋巴，汇入髂外及闭孔等淋巴结。

51. D【解析】腰淋巴组也称腹主动脉旁淋巴组，位于腹主动脉旁。输卵管淋巴汇入腰淋巴结。

五、X 型题

1. AD【解析】①真骨盆是胎儿娩出的骨产道，可分为骨盆入口、骨盆腔及骨盆出口三部分。所以，选项 A 正确。②假骨盆与产道无直接关系，但其某些径线的长短关系到真骨盆的大小，测量假骨盆的径线可作为了解真骨盆情况的参考。所以，选项 B 错误。③骨盆腔为一前短后长的弯曲圆柱形管道，由上至下分为骨盆入口平面、中骨盆平面、骨盆出口平面 3 个假想平面。所以，选项 C 错误。④骨盆是胎儿娩出时必经的骨性产道，其大小、形态与分娩密切相关。通常女型骨盆较男型骨盆宽而浅，有利于胎儿娩出。所以，选项 D 正确。⑤骨盆以耻骨联合上缘、髂耻缘及骶岬上缘的连线为界，可分为假骨盆和真骨盆两部分。所以，选项 E 错误。

2. CD【解析】女性外生殖器淋巴分为深浅两部分。①腹股沟浅淋巴结：参见 B 型题第 49 题解析。②腹股沟深淋巴结：参见 B 型题第 50 题解析。

3. ACDE【解析】阴部内动脉为髂内动脉前干终支，经坐骨大孔的梨状肌下孔穿出骨盆腔，环绕坐骨棘背面，经坐骨小孔到达坐骨肛门窝，并分出 4 支：①痔下动脉，分布于直肠下段及肛门部。②会阴动脉，分布于会阴浅部。③阴唇动脉，分布于大、小阴唇。④阴蒂动脉，分布于阴蒂与前庭球。

4. ACDE【解析】女性生殖器的邻近器官有阑尾、输尿管、膀胱、直肠、尿道。

5. BCDE【解析】女性妊娠期子宫增大，腹压增加，但是很少压迫输尿管，引起输尿管狭窄。所以，选项 A 错误，其余选项都是正确的。

6. BCD【解析】参见 A1 型题第 15 题解析。

7. ABCE【解析】肛门和阴道口之间的软组织即为会阴体，是盆底肌群的一部分，包括阴茎海绵体、尿道海绵体、阴道壁及外肛门括约肌等组成。会阴体内层的中央部分可以看作是一个由纤维结缔组织和平滑肌组成的中心腱，贯穿整个会阴体。但会阴体并不是精确定义下的圆形结构，其形状和大小因个体差异而有所不同。所以，选项 D 错误，其余选项均正确。

8. ABC【解析】参见 A1 型题第 49 题解析。

9. ACE【解析】女性外阴的解剖开口有巴氏腺、阴道口、尿道口。

10. BD【解析】阴道上段由子宫动脉子宫颈-阴道支供应，阴道中段由阴 道动脉供应，阴道下段主要由阴部内动脉和痔中动脉供应。

六、案例分析题

1. ABCD【解析】育龄妇女，停经史明确，有早孕反应，首先需要做尿妊娠试验排除有无妊娠，且患者出现相关胃肠道等症状，需要行血、尿及便常规化验完善检查。

2. ABD【解析】患者停经史明确，恶心呕吐严重，尿酮体阳性，不排除妊娠剧吐或葡萄胎可能。患者既往有“胃病”史，亦不能排除急性胃炎。

3. BCD【解析】对怀疑妊娠的妇女，需要妇科检查、B 超辅助诊断，且患者恶心呕吐严重，不能进食，可能为电解质紊乱，需要行肝肾功能检查。

4. AE【解析】妊娠剧吐治疗需要保胎，补充能量，对症支持治疗，防治并发症。

女性生殖
系统生理

第二章　女性生殖系统生理

一 A1 型题

1. 下列器官或组织中，不受激素影响的是
   A. 胰腺　　B. 垂体
   C. 乳腺　　D. 阴道
   A. 骨骺区
2. 卵泡生长发育中，卵母细胞周围的细胞变为方形，并增生成为
   A. 卵泡外膜细胞　　B. 卵泡内膜细胞
   C. 黄体细胞　　D. 颗粒细胞
   E. 卵细胞
3. 反映卵巢有排卵功能的检查是
   A. 基础体温呈单相型　　B. 子宫颈黏液有羊齿状结晶
   C. 子宫内膜呈增生期变化　　D. 子宫内膜呈分泌期变化
   E. 阴道脱落细胞反映为轻度雌激素影响
4. 下列关于女性甾体激素的说法，恰当的是
   A. 因骨架与胆固醇相同，又名胆固醇激素
   B. 卵巢主要合成及分泌雌酮和雌三醇
   C. 雄烯二酮仅由正常女性卵巢分泌
   D. 孕激素含 18 个碳原子，雌激素含 21 个碳原子
   E. 雄激素含 19 个碳原子，雌激素含 18 个碳原子
5. 成熟卵泡的直径为
   A. 3mm　　B. 5mm
   C. 10mm　　D. 18~25mm
   E. 26~30mm
6. 雌激素和孕激素对下丘脑及脑垂体前叶的反馈是
   A. 雌激素（负反馈），孕激素（正反馈）　　B. 雌激素（正反馈），孕激素（负反馈）
   C. 雌激素（负反馈），孕激素（负反馈）　　D. 雌激素（负反馈），孕激素（正负反馈）
   E. 雌激素（正负反馈），孕激素（负反馈）

7. 人绒毛膜促性腺激素（hCG）的产生来自
   A. 细胞滋养层细胞　B. 合体滋养层细胞
   C. 真蜕膜　D. 底蜕膜
   E. 羊膜
8. 关于卵巢生理的叙述，恰当的是
   A. 排卵后由于孕激素的中枢性升温作用，基础体温升高
   B. 卵泡成熟度与子宫颈黏液分泌量呈平行关系
   C. 整个月经周期中只出现 1 次雌激素高峰
   D. 排卵后阴道上皮出现大量角化细胞
   E. 成熟卵泡的持续时间是一定的
9. 黄体发育到达高峰的时间是
   A. 排卵前 2~3 天　B. 排卵后 5~6 天
   C. 排卵前 7~8 天　D. 排卵后 7~8 天
   E. 排卵后 12~14 天
10. 不属于孕激素生理作用的是
   A. 加强输卵管平滑肌节律性收缩的振幅　B. 使基础体温升高 0.3~0.5℃
   C. 对下丘脑和垂体有负反馈作用　D. 能抑制子宫颈黏膜分泌黏液
   E. 使阴道上皮细胞脱落加快
11. 下丘脑-垂体-甲状腺轴对垂体分泌催乳素（PRL）的影响是
   A. 促甲状腺激素释放激素（TRH）抑制催乳素分泌
   B. 促甲状腺激素释放激素刺激催乳素分泌
   C. 甲状腺激素（TH）抑制催乳素分泌
   D. 促甲状腺激素（TSH）抑制催乳素分泌
   E. TSH 刺激催乳素分泌
12. 检查阴道上皮细胞以估计激素水平，适宜的取材部位是
   A. 阴道上段侧壁　B. 阴道下 1/3 段
   C. 阴道前庭　D. 子宫颈表面
   E. 阴道后穹隆
13. 月经来潮后，子宫内膜再生来自
   A. 致密层　B. 海绵层
   C. 功能层　D. 蜕膜层
   E. 基底层
14. 下列说法恰当的是
   A. 绝经后女性因卵巢功能衰退，体内无雌激素

B. 女性有月经来潮即说明有排卵
C. 甾体激素不能称为类固醇
D. 孕激素是雄激素的前身物质
E. 卵巢不分泌雄激素

15. 关于雌激素的周期性变化，下列说法恰当的是
A. 随着卵泡发育成熟，雌激素分泌逐渐增多
B. 卵泡开始发育时，雌激素处于中等水平
C. 黄体退化时，分泌量急剧上升
D. 排卵前分泌量突然减少
E. 排卵后分泌量继续减少

16. 卵巢内类固醇激素（甾体激素）的合成途径是
A. 胆固醇→雌激素→雄激素→孕激素
B. 胆固醇→孕激素→雌激素→雄激素
C. 胆固醇→孕激素→雄激素→雌激素
D. 胆固醇→雄激素→孕激素→雌激素
E. 胆固醇→雌激素→孕激素→雄激素

17. 血中垂体促性腺激素含量最高的时期是
A. 月经来潮前期
B. 绝经后 3 年
C. 新生儿期
D. 青春期
E. 老年期

18. 为了解雌激素水平，进行阴道脱落细胞检查，最理想的取材部位是
A. 阴道前庭
B. 阴道后穹隆
C. 阴道下 1/3 段侧壁
D. 阴道中 1/3 段前壁
E. 阴道上 1/3 段前壁

19. 属于子宫内膜分泌中期镜下特征的是
A. 见到顶浆分泌
B. 子宫内膜呈海绵状
C. 腺上皮细胞呈立方形或低柱状
D. 腺上皮细胞核下开始出现含糖原小泡
E. 内膜腺体开口面向宫腔，有糖原等分泌物溢出

20. 使子宫内膜从增生期变为分泌期的主要因素是
A. 下丘脑分泌卵泡刺激素释放激素（FSH-RH）和黄体生成素释放激素（LH-RH）的作用
B. 卵巢分泌雌激素和孕激素的共同作用
C. 垂体分泌促性腺激素的作用
D. 卵巢分泌雌激素的作用
E. 卵巢分泌孕激素的作用

21. 不属于甾体激素的是

A. 雌酮　　B. 睾酮
C. 雌二醇　　D. 卵泡刺激素
E. 孕酮

22. 周期性变化不受性激素影响的是
A. 宫颈黏液　　B. 子宫内膜
C. 阴道上皮细胞　　D. 输卵管黏膜
E. 卵巢生发上皮

23. 缩宫素和血管升压素的贮存和释放是在
A. 卵巢　　B. 肾上腺
C. 下丘脑　　D. 垂体前叶
E. 垂体后叶

24. 下列检查卵巢功能准确性最高的方法是
A. B 超检查　　B. X 线检查
C. 基础体温测定　　D. 阴道细胞学检查
E. 子宫内膜病理检查

25. 卵子完成第 1 次成熟分裂是在
A. 受精时　　B. 排卵期
C. 出生时　　D. 青春期
E. 胚胎 8~10 周

26. 血管升压素的合成部位为
A. 卵巢　　B. 肾上腺
C. 垂体前叶　　D. 垂体后叶
E. 下丘脑视上核

27. 成熟卵泡的结构由外向内分别为
A. 颗粒细胞、卵泡腔、卵丘和放射冠
B. 卵泡外膜、卵泡内膜、卵泡腔、卵丘、颗粒细胞放射冠和透明带
C. 卵泡内膜、颗粒细胞、卵泡腔、卵丘和放射冠
D. 卵泡外膜、颗粒细胞、卵泡腔、卵丘和放射冠
E. 卵泡外膜、卵泡内膜、颗粒细胞、卵泡腔、卵丘、放射冠和透明带

28. 月经中期正反馈作用于下丘脑-垂体系的激素为
A. 雌激素　　B. 孕激素
C. 雄激素　　D. 前列腺素
E. 促性腺激素

29. 下列关于催乳素的叙述，恰当的是

A. 为糖蛋白激素
B. 由神经垂体催乳细胞分泌
C. 功能与促进乳汁合成有关
D. 是由 166 个氨基酸组成的激素
E. 促甲状腺激素释放激素能抑制催乳素分泌

30. 关于卵泡的发育与成熟，叙述正确的是
A. 临近青春期或青春期后，颗粒细胞增生，细胞表面的卵泡刺激素（FSH）受体增多
B. 在 FSH 的作用下，卵泡间质细胞分成三层卵泡膜细胞
C. 在孕激素的作用下，颗粒细胞膜上合成 FSH 受体
D. 卵泡膜细胞内的芳香化酶将雄激素转变为雌激素
E. 每一月经周期中有 5~10 个生长卵泡发育成熟

31. 对于女性生殖系统生理，下列说法恰当的是
A. 月经来潮时，基础体温可升高 0.3~0.5℃
B. 正常月经的第 23 天子宫内膜为晚分泌期
C. 排卵一般发生于月经周期第 14 天
D. 月经来潮时子宫内膜自基底层剥脱
E. 排卵后的卵泡叫闭锁卵泡

32. 关于排卵期的宫颈黏液，叙述正确的是
A. 量少
B. 黏稠
C. 拉丝度大
D. 镜下可见椭圆体
E. 水分少

33. 雌激素的降解产物是
A. 雌酮
B. 求偶素
C. 雌三醇
D. 雌二醇
E. 激情素

二 A2 型题

1. 患者，女性，29 岁。13 岁初潮，以往月经周期规律，周期 35 天，持续 6 天。预测排卵日应在
A. 第 14 天
B. 第 17 天
C. 第 21 天
D. 第 25 天
E. 第 29 天

2. 患者，女性，15 岁。13 岁月经初潮，现月经周期无规律性。下列说法错误的是
A. 可能是因为雌激素水平不足以引起 LH 的高峰
B. 初潮后最初 2 年无排卵性月经周期常见
C. 已初步具有生育能力，生殖系统功能发育已完善

D. FSH 分泌逐渐增多出现正反馈现象

E. 该患者无须用药物治疗

3. 患者，女性，29 岁。结婚 3 年正常夫妻生活（不分居，未避孕）未孕。为了解卵巢功能，决定做阴道细胞学涂片检查。医师考虑采样和分析结果时，下列说法错误的是

A. 排卵前在雌激素作用下增生、角化

B. 阴道黏膜的变化在阴道中 1/3 处最明显

C. 阴道黏膜受雌激素、孕激素的变化而改变

D. 排卵前阴道细胞富含糖原，并被阴道杆菌分解而呈酸性

E. 排卵后在孕激素作用下上皮细胞大量脱落

4. 患者，女性，20 岁。未有月经来潮，但内外生殖器发育正常。以下检查关系不紧密的是

A. TSH 测定　　B. 染色体检查

C. 催乳激素（PRL）测定　　D. FSH、LH 测定

E. 糖代谢的检查

5. 患儿，女，14 岁。月经来潮 1 年，但只来潮 3 次，经期 6 天。最近 2~6 个月，经血色红，无血块。经期有腰痛，下列处理方式恰当的是

A. 雌激素、孕激素周期治疗　　B. 少量雌激素周期治疗

C. 经期适当休息，勿做剧烈运动　　D. 经期口服氨基己酸

E. 经期服用丹参片

6. 患者，女性，49 岁。月经周期紊乱 1 年，现停经 1 个多月，基础体温单相，宫颈黏液呈典型羊齿植物叶状结晶，相应的子宫内膜表现应是

A. 增生期图像　　B. 分泌早期图像

C. 分泌中期图像　　D. 分泌晚期图像

E. 萎缩型图像

7. 患者，女性，35 岁。带环 2 年，不规则少量出血 13 天。若支持异位妊娠诊断，子宫内膜可表现为

A. 增生期　　B. 分泌期早期

C. 分泌期分泌功能不足　　D. 蜕膜样改变

E. 增生过长

三 A3/A4 型题

（1~3 题共用题干）

患者，女性，33 岁。13 岁月经初潮，以往月经周期规律，周期 30 天，经期 5 天。结婚 5 年，夫妻同居，有正常性生活，至今未受孕。末次月经 5 月 24 日。

1. 从理论推算，该患者排卵日应在

A. 6月1日左右
B. 6月7日左右
C. 6月12日左右
D. 6月14日左右
E. 6月21日左右

2. 判断该患者有无排卵，最简便的检查方法是
A. 尿孕二醇测定
B. 孕激素试验
C. 基础体温测定
D. 子宫内膜活检
E. 放射免疫法测定血浆中LH

3. 若该患者有排卵，检查结果能反映体内已受孕激素影响的是
A. 阴道上皮表层细胞角化
B. 基础体温呈单相型
C. 子宫内膜呈增生期图像
D. 宫颈黏液出现羊齿植物叶状结晶
E. 子宫内膜腺上皮细胞出现核下空泡

（4~5题共用题干）

患者，女性，51岁。月经周期不规律近3年。近期月经周期40天，经期长短不一，血流量大；基础体温呈单相型；宫颈黏液羊齿状结晶，呈持续高度影响。

4. 此种情况子宫内膜最有可能表现为
A. 增生期
B. 分泌期
C. 子宫内膜增生症
D. 增生期+分泌期
E. 分泌期分泌功能不足

5. 最能明确诊断的检查是
A. B超
B. 宫腔镜检查
C. 性激素水平测定
D. 诊断性刮宫
E. 宫颈细胞检查

（6~7题共用题干）

患者，女性，46岁。以往月经周期规律。近一年来经期延长12~14天，血流量大。30天前曾行诊断性刮宫（诊刮），未发现子宫内膜癌变。此次再次阴道出血20多天，血红蛋白80g/L。妇科检查未发现异常。基础体温呈单相型。

6. 该患者诊断应考虑为
A. 无排卵性异常子宫出血
B. 子宫内膜下肌瘤
C. 子宫内膜炎
D. 排卵性异常子宫出血
E. 血液疾病

7. 对该患者的治疗原则是
A. 止血、调经、促排卵
B. 调整周期、减少出血

C. 调整垂体和性腺功能
D. 减少出血
E. 加强营养

四 B 型题

（1～4 题共用备选答案）

A. 促进阴毛与腋毛生长
B. 抑制腺垂体 FSH 分泌
C. 使阴道上皮细胞增生角化
D. 使阴道上皮细胞脱落加快
E. 能直接调控卵巢的周期性变化

1. 雄激素的作用有
2. 孕激素的作用有
3. 雌激素的作用有
4. 抑制素的作用有

（5～7 题共用备选答案）

A. 卵泡刺激素
B. 黄体生成素
C. 催乳素
D. 雌激素
E. 孕激素

5. 卵泡早期分泌量少，其后逐渐增高，高峰以后降低，黄体期再度升高。该激素是
6. 卵泡前半期分泌少，以后逐渐上升，4 小时迅速升高出现分泌陡峰，24 小时后骤降，黄体期维持低水平。该激素是
7. 卵泡早期血含量甚微，排卵后分泌量增加，7～8 天后逐渐下降。该激素是

（8～12 题共用备选答案）

A. 孕激素
B. 雌激素
C. 雄激素
D. FSH
E. LH

8. 促进乳腺腺泡发育的是
9. 颗粒细胞上有其受体，结合后可激活芳香化酶活性的是
10. 减缓子宫内膜的生长和增殖，抑制阴道的增生和角化的是
11. 协同 FSH 促进卵泡发育的是
12. 卵泡膜细胞有其受体，结合后使细胞内胆固醇合成睾酮和雄烯二醇的是

（13～17 题共用备选答案）

A. 儿茶酚胺
B. β-内啡肽

C. 孕激素
D. 雌激素
E. GnRH

13. 刺激 GnRH 分泌的是
14. 受垂体促性腺激素和卵巢激素反馈调节的是
15. 抑制 GnRH 分泌的是
16. 小剂量对下丘脑产生负反馈作用的是
17. 对下丘脑和垂体有负反馈作用，抑制促性腺激素分泌的是

（18～20 题共用备选答案）

A. 致密层
B. 海绵层
C. 基底层
D. 海绵层与致密层
E. 海绵层与基底层

18. 患者人工流产后长期闭经，而基础体温为双相，原因是（　　）子宫内膜遭到破坏
19. 在整个月经周期中无明显变化，月经期并不脱落的是
20. 随月经周期而有周期性变化的是

（21～24 题共用备选答案）

A. 雌激素
B. 孕激素
C. 雄激素
D. FSH
E. LH

21. 促进子宫内膜增生的是
22. 促进子宫内膜由增生期变为分泌期的是
23. 具有合成蛋白作用的是
24. 可活化颗粒细胞内芳香化酶的是

（25～27 题共用备选答案）

A. 增生期
B. 分泌早期
C. 蜕膜样改变
D. 增生过长
E. 分泌期分泌功能不足

25. 患者，女性，25 岁。月经周期 30 天，经期 6 天。现月经周期第 19 天，双相，此种情况子宫内膜的改变为
26. 患者，女性，34 岁。带环 3 年，不规则少量出血 15 天，刮取子宫内膜，出现哪种表现则支持异位妊娠的诊断
27. 患者，女性，40 岁。月经周期 20～40 天，经期 7～10 天。血流量大，子宫颈黏液结晶

呈现持续雌激素高度影响，此种情况的改变为

（28~31 题共用备选答案）

A. 雄激素
B. 孕激素
C. 雌激素
D. 儿茶酚胺
E. 小剂量缩宫素

28. 使子宫对缩宫素敏感的是
29. 可引起子宫节律性收缩的是
30. 主要来自肾上腺，少量来源于卵巢的是
31. 妊娠早期由黄体产生，8~10 周由合体滋养细胞产生的是

（32~35 题共用备选答案）

A. 绝经过渡期
B. 围绝经期
C. 绝经后期
D. 老年期
E. 绝经

32. 月经永久性停止称为
33. 绝经后的生命时期称为
34. 卵巢功能开始衰退直至绝经后 1 年内的时期称为
35. 卵巢功能开始衰退直至最后 1 次月经的时期称为

五 X 型题

1. 排卵时随卵细胞一同排出的有
A. 放射冠
B. 透明带
C. 卵泡内膜细胞
D. 卵泡外膜细胞
E. 小部分卵丘的颗粒细胞

2. 同排卵有关的内分泌调节包括
A. LH、FSH 高峰
B. 雄激素的协同作用
C. GnRH 作用
D. 孕激素的协同作用
E. 雌激素高峰对垂体、下丘脑产生正反馈作用

3. 雌激素的生理作用是
A. 促进乳腺管增生
B. 促进钙质在骨质中沉积
C. 通过中枢神经系统有升温作用
D. 使宫颈口变松，黏液分泌增多
E. 促进乳腺腺泡发育成熟

4. 关于女性的基础体温叙述，正确的是

A. 每天测体温，连成曲线即为基础体温
B. 孕激素能兴奋下丘脑的体温调节中枢，使体温升高
C. 基础体温出现双相是排卵的重要指标
D. 若高温相<11 天，属于黄体过早萎缩
E. 体温上升幅度<0. 3℃，可能是黄体发育不良

六 案例分析题

（1~5 题共用题干）

患者，女性，28 岁。初孕妇，妊娠 14 周。门诊查体时发现宫高平脐，多普勒胎心仪听到两个频率不同的胎心音，怀疑为双胎妊娠。

1. 首选辅助检查手段中，可确诊的是
A. CT
B. B 超
C. 宫腔镜
D. 腹腔镜
E. 腹部 X 线摄片
F. 血常规

2. 建议孕妇妊娠期应注意的事项有
A. 定期产前检查
B. 妊娠晚期避免过劳
C. 30 周后多卧床休息
D. 补充足够的蛋白质、维生素、铁剂、钙剂等
E. 多喝水
F. 以上说法都不对

3. 如果妊娠 37 周时发现合并急性羊水过多，孕妇腹部过度膨胀，呼吸困难，严重不适。则正确的处理是
A. 观察
B. 终止妊娠
C. 给予保胎药物
D. 经腹穿刺放羊水
E. 给予吲哚美辛治疗
F. 卧床休息

4. 如果妊娠 39 周临产，骨盆测量正常大小，胎先露为头，头位，则需要注意的是
A. 注意子宫收缩情况
B. 严密观察产程进展
C. 做好抢救新生儿的准备
D. 严密观察胎心、胎位变化
E. 安抚产妇亲属的情绪
F. 以上情况均不必注意

5. 如果第一胎儿娩出后，则下一步处理应是
A. 胎盘侧脐带必须立即夹紧
B. 无须在腹部将第二个胎儿固定
C. 行阴道检查，了解第二个胎儿先露部

D. 助手应在腹部将第二个胎儿固定成纵产式

E. 若等待 15 分钟时无宫缩，可静脉滴注缩宫素促进子宫收缩

F. 以上处理均正确

参考答案与解析

一、A1 型题

1. A【解析】胰腺不受激素影响。胰腺是与消化道相通连的最大腺体，是人体内参与同化作用的最主要、最复杂的器官之一，由外分泌部和内分泌部组成。外分泌部分泌胰液（酶和碳酸氢盐），促进消化和吸收；内分泌部分泌激素，参与调节体内糖代谢和维持内环境稳定。

2. D【解析】始基卵泡的梭形前颗粒细胞分化为单层立方形细胞之后成为初级卵泡。与此同时，颗粒细胞合成和分泌黏多糖，在卵子周围形成一透明环形区，称为透明带。

3. D【解析】有排卵的妇女基础体温应呈双相型而非单相型。所以，选项 A 错误。子宫颈黏液的变化是排卵前为羊齿状结晶，排卵后变为椭圆体。所以，选项 B 错误。排卵后子宫内膜发生分泌期变化，所以，选项 D 正确而 C 不正确。排卵后阴道脱落细胞应反映孕激素的影响，而非雌激素的影响。所以，选项 E 错误。

4. E【解析】甾体激素属类固醇激素。所以，选项 A 错误。卵巢主要合成及分泌雌酮、雌二醇、雌三醇。雄烯二酮在女性体内由卵巢和肾上腺分泌。所以，选项 B 和 C 错误。孕激素含 21 个碳原子，雄激素含 19 个碳原子，雌激素含 18 个碳原子。所以，选项 D 错误而 E 正确。

5. D【解析】成熟卵泡大小的正常值是在 18~25mm。通过 B 超监测卵泡发育到 18mm 以上时，认为是成熟。如果卵泡发育并未达到 18mm 就出现排卵现象，意味着出现卵泡发育不良的情况，很有可能会影响到正常的妊娠。

6. E【解析】雌激素可通过对下丘脑和垂体的正负反馈调节，控制促性腺激素（GTH）的分泌；孕激素在黄体期对下丘脑、垂体有负反馈作用，抑制促性腺激素分泌。

7. B【解析】人绒毛膜促性腺激素（hCG）是胎盘的合体滋养层细胞分泌的一种糖蛋白，由 α 和 β 二聚体的糖蛋白组成。

8. A【解析】孕激素可兴奋下丘脑体温调节中枢，使基础体温在排卵后升高 0.3~0.5℃。临床上以此作为判定排卵日期的标志之一。

9. D【解析】排卵后 7~8 天（相当于月经周期第 22 天左右），黄体体积和功能达到高峰，直径 1~2cm，外观黄色。

10. A【解析】孕激素一般在雌激素作用的基础上发挥效应。其生理作用如下。①子宫

肌：降低子宫平滑肌兴奋性及其对缩宫素的敏感性，抑制子宫收缩，有利于胚胎及胎儿宫内生长发育。②子宫内膜：使增生期子宫内膜转化为分泌期内膜，为受精卵着床做好准备。③子宫颈：使宫口闭合，黏液分泌减少，性状变黏稠。④输卵管：抑制输卵管平滑肌节律性收缩的振幅。⑤阴道上皮：加快阴道上皮细胞脱落。⑥乳房：促进乳腺腺泡发育。⑦下丘脑、垂体：孕激素在月经中期具有增强雌激素对垂体黄体生成素（LH）排卵峰释放的正反馈作用；在黄体期对下丘脑、垂体有负反馈作用，抑制促性腺激素分泌。⑧体温：兴奋下丘脑体温调节中枢，可使基础体温在排卵后升高0.3~0.5℃。临床上以此作为判定排卵日期的标志之一。⑨代谢作用：促进水钠排泄。

11. E【解析】下丘脑-垂体-甲状腺轴对垂体分泌催乳素的影响是促甲状腺激素（TSH）刺激催乳素分泌。

12. A【解析】在月经周期中，阴道黏膜呈现周期性改变，这种改变在阴道上段最明显。排卵前，阴道上皮在雌激素的作用下，底层细胞增生，逐渐演变为中层与表层细胞，使阴道上皮增厚；表层细胞出现角化，其程度在排卵期最明显。

13. E【解析】月经来潮以后子宫内膜的再生，是由于月经来潮以后，卵巢分泌的雌激素水平开始增加，在雌激素的作用下会导致子宫内膜从基底层开始增生修补而逐渐增厚。

14. D【解析】孕激素一般在雌激素作用的基础上发挥效应，孕激素是雄激素的前身物质。

15. A【解析】卵泡开始发育时，雌激素分泌量很少；至月经第7天卵泡分泌雌激素量迅速增加，于排卵前达高峰；排卵后由于卵泡液中雌激素释放至腹腔使循环中雌激素暂时下降，排卵后1~2天，黄体开始分泌雌激素使循环中雌激素又逐渐上升，在排卵后7~8天黄体成熟时，循环中雌激素形成又一高峰。此后，黄体萎缩，雌激素水平急剧下降，在月经期达最低水平。

16. C【解析】在黄体生成素的刺激下，卵泡膜细胞内胆固醇经线粒体内细胞色素P450侧链裂解酶催化，形成孕烯醇酮。孕烯醇酮或通过先合成脱氢表雄酮再合成雄烯二酮，或通过先合成孕酮再合成雄烯二酮，雄烯二酮再转化为睾酮，再由睾酮转变为雌二醇，即胆固醇→孕激素→雄激素→雌激素。

17. B【解析】血中垂体促性腺激素含量最高的时期是绝经后3年。绝经后由于雌激素水平降低，促性腺激素水平升高。

18. E【解析】阴道上1/3段前壁是进行阴道脱落细胞检查最理想的取材部位。

19. A【解析】子宫内膜分泌中期是月经周期的第20~23天。糖原空泡自细胞核下逐渐向腺腔移动，突破腺细胞顶端胞膜，排到腺腔，称顶浆分泌，为分泌中期的组织学特征，此过程历经7天。内膜分泌活动在月经中期黄体生成素（LH）峰后7天达高峰，与胚泡种植时间同步。月经周期的第21~22天为胚泡种植的时间，此时另一突出的特征是子宫内膜基质高度水肿，此变化是由于雌、孕激素作用于子宫内膜产生前列腺素使毛细血管通透性增加所致。

20. E【解析】使子宫内膜从增生期变为分泌期主要是卵巢分泌孕激素的作用。孕激素一般在雌激素作用的基础上发挥效应。

21. D【解析】甾体激素主要包括：①肾上腺皮质激素。②性激素：a. 雄激素，有睾酮、雄酮、雄二酮和脱氢异雄酮；b. 雌激素，包括雌酮、雌二醇、雌三醇；c. 孕激素（孕酮）。

22. E【解析】阴道黏膜上皮、子宫内膜、输卵管黏膜均受卵巢性激素分泌的影响，发生周期性改变。宫颈黏膜在形态上没有明显的周期性变化，但其分泌物却发生周期性变化。卵巢生发上皮无周期性改变。

23. E【解析】垂体后叶是垂体中间部和神经部的合称，在结构和功能上都与下丘脑有密切关系。神经部不具有分泌功能，而是一个储存激素的场所，它储存有两种激素——血管升压素（抗利尿激素）和缩宫素，分别由下丘脑合成分泌并输送至神经部。血管升压素（抗利尿激素）具有促进血压升高和抗利尿的作用。缩宫素具有促使子宫收缩和乳腺泌乳的作用。

24. E【解析】子宫内膜病理检查可以了解卵巢有无排卵及黄体功能，是检查卵巢功能准确性最高的方法。

25. B【解析】出生时，约 70 万个初级卵母细胞处于初级卵泡中等待完成减数分裂，发育成有功能的卵母细胞。经过 10~14 年，女性青春期开始，每月有少数初级卵母细胞被激活并开始生长，但通常情况下只有一个初级卵母细胞能够继续进行减数分裂，产生第一极体和次级卵母细胞。在卵巢中卵泡的发育、成熟、排放成周期变化，一个周期约 28 天，减数第一次分裂发生在排卵期，一般是第 10~14 天，4 天时间。

26. E【解析】参见 A1 型题第 23 题解析。

27. E【解析】排卵前卵泡的结构从外到内依次为：①卵泡外膜，为致密的卵巢间质组织，与卵巢间质无明显界限。②卵泡内膜，从卵巢皮质层间质细胞衍化而来，细胞呈多边形，较颗粒细胞大。此层含丰富血管。③颗粒细胞，细胞呈立方形，细胞间无血管存在，营养来自外周的卵泡内膜。④卵泡腔，腔内充满大量清澈的卵泡液和雌激素。⑤卵丘，呈丘状突出于卵泡腔，卵细胞深藏其中。⑥放射冠，直接围绕卵细胞的一层颗粒细胞，呈放射状排列。⑦透明带，在放射冠与卵细胞之间有一层很薄的透明膜，称透明带。

28. A【解析】雌激素对下丘脑产生负反馈和正反馈两种作用。①在卵泡期早期，一定水平的雌激素负反馈作用于下丘脑，抑制促性腺激素释放激素（GnRH）释放，并降低垂体对 GnRH 的反应性，从而实现对垂体促性腺激素脉冲式分泌的抑制。②在卵泡期晚期，随着卵泡的发育成熟，当雌激素的分泌达到阈值（≥200pg/ml）并维持 48 小时以上，雌激素即可发挥正反馈作用，刺激 LH 分泌高峰。在黄体期，协同孕激素对下丘脑有负反馈作用。

29. C【解析】催乳素（PRL）是由腺垂体的催乳细胞分泌的由 198 个氨基酸组成的多

肽激素，具有促进乳汁合成的功能。PRL的分泌主要受下丘脑释放入门脉循环的多巴胺（PRL抑制因子）抑制性调节。促甲状腺激素释放激素（TRH）也能刺激PRL的分泌。当GnRH的分泌受到抑制时，可出现促性腺激素水平下降而PRL水平上升，临床表现为闭经泌乳综合征。另外，有些甲状腺功能减退的妇女可能由于TRH升高而出现泌乳现象。

30. A【解析】临近青春期，原始卵泡开始发育，在卵细胞成长的同时，周围的梭形细胞变为方形，并由单层增生成复层，因其细胞质内含有颗粒，称颗粒细胞。颗粒细胞增生很快，卵细胞最后被多层无血管的颗粒细胞群所围绕，并可出现含有液体的空腔，这时卵泡周围的间质细胞亦环绕卵泡排列，并逐渐增厚形成两层卵泡膜，即卵泡内膜与卵泡外膜，这时的卵泡称生长卵泡。

31. C【解析】①月经来潮时体温下降0.2~0.3℃，到排卵时体温通常又降低0.2℃，此后则突然升高。②子宫内膜分泌期是指月经周期的第15~28天，可以分为分泌早期、分泌中期和分泌晚期，分泌晚期相当于月经周期的第24~28天。③排卵一般发生在月经周期的第14天左右。④基底层为靠近子宫肌层的1/3内膜，不受卵巢性激素影响，不发生周期变化。⑤排卵后卵泡消失。闭锁卵泡是指无法排卵，发育成熟后直接进入退化过程的卵泡。

32. C【解析】宫颈黏液的周期性变化：宫颈黏膜腺细胞分泌的黏液在卵巢性激素的影响下也有明显的周期性改变。雌、孕激素可调节宫颈黏膜腺细胞的分泌功能。月经来潮后，体内雌激素水平降低，此时宫颈管分泌的黏液量很少。随着雌激素水平提高，黏液分泌量不断增加，至排卵期宫颈分泌的黏液变得非常稀薄、透明，拉丝度可达10cm以上。宫颈黏液涂片干燥后置于显微镜下检查，可见羊齿植物叶状结晶。这种结晶在月经周期第6~7日即可出现，到排卵期结晶形状最清晰而典型。排卵后受孕激素影响，黏液分泌量逐渐减少，质地变黏稠而混浊，拉丝度差，易断裂。涂片检查可发现结晶逐步模糊，至月经周期第22日左右，完全消失，而代之以排列成行的椭圆体。临床上根据宫颈黏液检查，可了解卵巢的功能状态。

33. C【解析】雌三醇是雌二醇和雌酮的降解产物，活性最弱。雌二醇是女性体内生物活性最强的雌激素。

二、A2型题

1. C【解析】根据月经周期计算排卵期：月经周期正常的女性，排卵的日子实际上是相对固定的，应该是在下一次月经来潮前的14天左右。

2. C【解析】月经周期的规律性由女性体内雌激素和孕激素水平的变化调节。正常情况下，卵泡发育成熟并释放出卵子需要LH的高峰来促进。因此，如果雌激素水平不足以引起LH高峰，则可能导致月经周期无规律性。初潮后的最初2年，月经周期通常会出现无规律或者间歇性的排卵不稳定，虽然已初步具备生育能力，但生殖系统仍处于不断发育、调整和适应的过程中。此时，女性体内FSH的分泌逐渐增加，卵泡开始发育，并且释放出更多的雌激素，这种现象被称为“正反馈”。通常经5~7年建立规律的周期性排卵，月经才逐渐正常，因此短期内出现无规律性不一定需要药物治疗。

3. B【解析】阴道上段黏膜对性激素最敏感，临床上常检查阴道上 1/3 段阴道侧壁脱落细胞，了解体内雌激素浓度和有无排卵。所以，选项 B 错误，其余选项内容都是正确的。

4. E【解析】糖代谢紊乱的患者需要进行糖代谢的检查，与本例患者关系不大。

5. C【解析】女孩第一次月经来潮称月经初潮，是青春期的一个里程碑，标志着卵巢产生的雌激素已足以使子宫内膜增殖，在雌激素达到一定水平而有明显波动时，引起子宫内膜脱落即出现月经。此时中枢对雌激素的正反馈机制尚未成熟，卵泡即使能发育成熟也不能排卵，故月经一般无一定规律，甚至可反复发生无排卵性异常子宫出血。经 5～7 年建立规律的周期性排卵后，月经才逐渐正常。经期应适当休息，勿做剧烈运动。

6. A【解析】宫颈黏液受较高水平雌激素作用时，涂片检查可见清晰而典型的羊齿植物叶状结晶，此时，子宫内膜受雌激素作用表现为增生期内膜图像。

7. D【解析】若提示异位妊娠诊断，刮取子宫内膜可出现蜕膜样改变，即子宫内膜像妊娠期子宫内膜，建议检查血清 β-hCG 确诊。

三、A3/A4 型题

1. C【解析】排卵日推算方法参见 A2 型题第 1 题解析。

2. C【解析】参见 A1 型题第 8 题解析。

3. E【解析】月经周期第 15～19 天为子宫内膜分泌早期，此期子宫内膜开始受孕激素、雌激素影响，内膜腺体更长，弯曲更明显，腺上皮细胞开始出现含糖原的核下空泡，为该期的组织学特征；间质水肿，螺旋小动脉继续增生、弯曲。

4. C【解析】患者 51 岁，处于围绝经期，月经异常表现为月经周期不规律，经期长短不一，血流量大。基础体温呈单相型提示无排卵。宫颈黏液羊齿状结晶，呈持续高度影响提示子宫内膜受雌激素作用表现为增生期内膜。最有可能的是子宫内膜增生症。月经异常是本病突出症状之一。

5. D【解析】子宫内膜增生症的诊断依赖于子宫内膜组织学检查。取材的方法包括：内膜活检、扩宫刮宫术、负压吸宫术、宫腔镜检查。

6. A【解析】无排卵性异常子宫出血主要发生于青春期和围绝经期，其特点是月经周期紊乱，经期长短不一，血量时多时少，甚至大量出血，反复发作。出血多者可致贫血。

7. A【解析】无排卵性异常子宫出血的治疗原则是止血，并根据患者不同的要求，制订诱导排卵或控制周期的用药方案。

四、B 型题

1. A【解析】雄激素的作用：①对女性生殖系统的影响。自青春期开始，雄激素分泌增加，促使阴蒂、阴唇和阴阜的发育，促进阴毛、腋毛的生长。但雄激素过多会对雌激素产生拮抗作用，如减缓子宫及其内膜的生长和增殖，抑制阴道上皮的增生和角化。长期使用雄激素，可出现男性化的表现。雄激素还与性欲有关。②对机体代谢功能的影响。雄激素能促进蛋白合成，促进肌肉生长，并刺激骨髓中红细胞的增生。在性成熟期前，促使长骨骨基质生长和钙的保留；性成熟后可导致骨骺的关闭，使生长停止。可促进肾远曲小管对水、钠的重吸收并保留钙。

2. D【解析】参见 A1 型题第 10 题解析。

3. C【解析】雌激素的生理作用如下。①子宫肌：促进子宫肌细胞增生和肥大，使肌层增厚；增进血运，促使和维持子宫发育；增加子宫平滑肌对缩宫素的敏感性。②子宫内膜：使子宫内膜腺体和间质增生、修复。③子宫颈：使子宫颈口松弛、扩张，子宫颈黏液分泌增多，性状变稀薄，富有弹性，易拉成丝状。④输卵管：促进输卵管肌层发育及上皮的分泌活动，并可加强输卵管肌节律性收缩的振幅。⑤阴道上皮：使阴道上皮细胞增生和角化，黏膜变厚，并增加细胞内糖原含量，使阴道维持酸性环境。⑥外生殖器：使阴唇发育、丰满、色素加深。⑦第二性征：促使乳腺管增生，乳头、乳晕着色，促进其他第二性征的发育。⑧卵巢：协同 FSH 促进卵泡发育。⑨下丘脑、垂体：通过对下丘脑和垂体的正负反馈调节，控制促性腺激素的分泌。⑩代谢作用：促进水钠潴留；促进肝脏高密度脂蛋白合成，抑制低密度脂蛋白合成，降低循环中胆固醇水平；维持和促进骨基质代谢。

4. B【解析】在卵泡液中可分离到 3 种多肽，根据它们对 FSH 产生的影响不同，分为抑制素、激活素和卵泡抑制素（FST）。它们既来源于卵巢颗粒细胞，也产生于垂体促性腺细胞，与卵巢甾体激素系统一样，构成调节垂体促性腺激素合成与分泌的激活素-抑制素-卵泡抑制素系统。抑制素的主要生理作用是选择性地抑制垂体 FSH 的产生，包括 FSH 的合成和分泌，另外，它也能增强 LH 的活性。

5. D【解析】参见 A1 型题第 15 题解析。

6. B【解析】促黄体素（LH）通常在女性月经周期的卵泡前半期分泌少，然后逐渐增加。在排卵前后的突出峰值是指 LH 的分泌陡峰，这个过程通常发生在周期第 14 天左右。此时 LH 的分泌量急剧上升，且持续时间很短，只有约 4 小时，24 小时后开始急速下降。在黄体期，LH 维持低水平，一直持续到次月月经来临前。

7. E【解析】卵泡期卵泡不分泌孕酮，排卵前成熟卵泡的颗粒细胞在 LH 排卵峰的作用下黄素化，开始分泌少量孕酮，排卵后黄体分泌孕酮逐渐增加至排卵后 7~8 日黄体成熟时，分泌量达最高峰，以后逐渐下降，到月经来潮时降到卵泡期水平。

8. A【解析】孕激素可以促进乳腺腺泡发育。

9. D【解析】FSH 是卵泡发育必需的激素，主要生理作用有：①直接促进窦前卵泡及窦卵泡颗粒细胞增殖与分化，分泌卵泡液，使卵泡生长发育。②激活颗粒细胞芳香化酶，合成与分泌雌二醇。③在前一周期的黄体晚期及卵泡早期，促使卵巢内窦卵泡群的募集。④促使颗粒细胞合成分泌胰岛素样生长因子（IGF）及其受体、抑制素、激活素等物质，并与这些物质协同作用，调节优势卵泡的选择与非优势卵泡的闭锁退化。⑤在卵泡期晚期与雌激素协同，诱导颗粒细胞生成 LH 受体，为排卵及黄素化作准备。

10. C【解析】参见 B 型题第 1 题解析。

11. B【解析】雌激素可以协同 FSH 促进卵泡发育。

12. E【解析】LH 与卵泡膜细胞 LH 受体结合后可使胆固醇形成睾酮和雄烯二酮，后两者进入颗粒细胞内成为雌激素的前身物质。

13. A【解析】去甲肾上腺素（儿茶酚胺）促进 GnRH 的释放，β-内啡肽和 5-羟色胺抑制 GnRH 的释放，多巴胺对 GnRH 的释放则具有促进和抑制双重作用。

14. E【解析】下丘脑是下丘脑-垂体-卵巢轴（HPO）的启动中心，GnRH 的分泌受垂体促性腺激素和卵巢性激素的反馈调节，包括起促进作用的正反馈和起抑制作用的负反馈调节。

15. B【解析】参见 B 型题第 13 题解析。

16. D【解析】参见 A1 型题第 28 题解析。

17. C【解析】参见 A1 型题第 10 题解析。

18~20 C、C、D【解析】子宫内膜分为 3 层，致密层、海绵层和基底层。内膜表面 2/3 为致密层和海绵层，统称为功能层。功能层是胚胎植入的部位，受卵巢激素变化的调节，具有周期性增殖、分泌和脱落性变化。基底层靠近肌层，不受卵巢激素的周期性调节，不发生剥脱，在月经后再生并修复子宫内膜创面，重新形成子宫内膜功能层。如果基底层遭到破坏，在月经来过以后就不能再生和修复，无法重新形成功能层，可导致闭经。

21. A【解析】参见 B 型题第 3 题解析。

22. B【解析】参见 A1 型题第 10 题解析。

23. C【解析】参见 B 型题第 1 题解析。

24. D【解析】参见 B 型题第 9 题解析。

25. B【解析】参见 A3/A4 型题第 3 题解析。

26. C【解析】子宫内膜蜕膜样改变支持异位妊娠的诊断。

27. D【解析】子宫内膜增生过长，子宫颈黏液结晶呈现持续雌激素高度影响。

28. C【解析】参见 B 型题第 3 题解析。

29. E【解析】缩宫素结合到子宫肌上的缩宫素受体，激活磷脂酶 C，从膜磷脂释放出三磷酸肌醇和二酯酰甘油，升高细胞内钙的水平，使子宫节律性收缩。

30. A【解析】女性雄激素主要来自肾上腺。卵巢也能分泌部分雄激素，包括睾酮、雄烯二酮和脱氧表雄酮。

31. B【解析】B【解析】孕激素是一种甾体激素，妊娠早期由卵巢妊娠黄体产生。妊娠 8~10 周后，胎盘合体滋养细胞开始产生孕激素。

32. E【解析】卵巢功能完全衰竭时，月经永久性停止，称绝经。

33. C【解析】绝经后期指绝经后的生命时期。

34. B【解析】1994 年，WHO 将围绝经期定义为从卵巢功能开始衰退直至绝经后 1 年内的时期。

35. A【解析】卵巢功能开始衰退直至最后 1 次月经的时期称为绝经过渡期。

五、X 型题

1. ABE【解析】排卵时随卵细胞一同排出的有放射冠、透明带及小部分卵丘内的颗粒细胞。

2. ACDE【解析】雄激素的协同作用与排卵无关。

3. ABD【解析】参见 B 型题第 3 题解析。

4. BCDE【解析】基础体温的测定需每天睡醒后的同一时间（在起床和吃任何东西之前）测量，所以，选项 A 说法不恰当，其余选项都是正确的。

六、案例分析题

1. B【解析】在临床应用方面，B 超可以清晰地显示各脏器及周围器官的各种断面像，由于图像富于实体感，接近于解剖的真实结构，所以应用超声可以早期明确诊断。

2. ABCD【解析】双胎妊娠时，应增加产前检查的次数，每次监测宫高、腹围和体重。注意多休息，尤其是妊娠最后 2~3 个月，要求卧床休息，防止跌伤意外。卧床时最好取左侧卧位，增加子宫、胎盘的血供，减少早产的可能。还应加强营养，尤其是注意补充铁、钙、蛋白质、维生素等，以满足妊娠的需要。

3. B【解析】胎龄不足 37 周、胎肺不成熟，应尽量延长妊娠周数。妊娠已有 37 周且合并急性羊水过多，孕妇腹部过度膨胀，呼吸困难，应立即终止妊娠。

4. ABCD【解析】临产开始的标志为规律且逐渐增强的子宫收缩，持续约 30 秒，间歇 5~6 分钟，同时伴随进行性子宫颈管消失、宫口扩张和胎先露部下降。用强镇静药物不能抑制宫缩。应连续观察宫缩，每次观察时间不能太短，至少要观察 5 次宫缩。严密观察产程进展，严密观察胎心、胎位变化，做好抢救新生儿的准备。

5. ACDE【解析】胎儿娩出后，宫底降至脐平，产妇略感轻松，宫缩暂停数分钟后再次出现。胎盘侧脐带必须立即夹紧，行阴道检查，了解第二个胎儿先露部，助手应在腹部将第二个胎儿固定成纵产式，若等待 15 分钟时无宫缩，可静脉滴注缩宫素促进子宫收缩。

第三章　妊娠生理与妊娠诊断

一 A1 型题

1. 在孕妇腹壁上听诊，与胎心率一样的声响是
   A. 子宫杂音　　B. 胎动杂音
   C. 腹主动脉音　　D. 脐带杂音
   E. 胎盘血流杂音
2. 孕妇骨盆测量数值最大的是
   A. 对角径　　B. 髂棘间径
   C. 髂嵴间径　　D. 骶耻外径
   E. 坐骨结节间径
3. 关于胎儿附属物的构成，下列说法不恰当的是
   A. 脐带一端连于胎儿腹壁脐轮，另一端附着于胎盘母体面
   B. 羊膜为光滑、无血管、无神经、无淋巴的半透明薄膜
   C. 胎盘由羊膜、叶状绒毛膜和底蜕膜构成
   D. 叶状绒毛膜是构成胎盘的主要部分
   E. 胎膜是由羊膜和平滑绒毛膜组成
4. 诊断宫内早期妊娠最可靠的辅助检查方法是
   A. 宫颈黏液涂片干燥后镜检　　B. 阴道脱落细胞学检查
   C. B 超检查　　D. 基础体温测定
   E. 尿妊娠试验
5. 正常妊娠满 28 周末，胎儿体重大约为
   A. 500g　　B. 1000g
   C. 1500g　　D. 2000g
   E. 2500g
6. 不能推算出预产期的项目是
   A. 早孕反应开始出现的日期　　B. 开始察觉胎动的日期
   C. 末次月经第 1 日　　D. 测量子宫长度值
   E. 测量腹围值

7. 当停经3个月，子宫远大于妊娠月数时，鉴别正常妊娠、多胎、异常妊娠的最好办法是
A. 腹部X线检查
B. 胎儿心电图检查
C. 超声多普勒检查
D. B超显像法
E. 羊水甲胎蛋白测定

8. 妊娠40周，胎心率正常的范围是
A. 100~140次/分
B. 110~150次/分
C. 110~160次/分
D. 130~170次/分
E. 140~180次/分

9. 关于人绒毛膜促性腺激素的叙述，恰当的是
A. 分子量约为5万
B. 由绒毛滋养细胞分泌
C. 为糖蛋白激素，糖分子量占70%
D. 有与黄体生成素相似的生物活性
E. 至妊娠14~16周血清浓度达高峰，持续1~2周后下降

10. 关于早期妊娠症状，正确的是
A. 停经是妊娠的特有症状
B. 早期妊娠女性会出现下腹痛
C. 尿频现象会伴随整个妊娠期
D. 早孕反应不是每个孕妇都会出现的症状
E. 妊娠后受雌激素的影响，除乳房逐渐增大外无其他变化

11. 胎儿血液含氧量最低的血管是
A. 静脉导管
B. 下腔静脉
C. 脐动脉
D. 肺静脉
E. 主动脉

12. 关于B超检查诊断早期妊娠，正确的是
A. 超声多普勒在增大的子宫区内能听到单一高调的胎心音，胎心率在120次/分左右即可诊断为早期妊娠
B. 超声最早确定妊娠的依据是子宫内出现妊娠囊
C. 腹部B超比阴道B超诊断早期妊娠可提前1周
D. 超声最早确定妊娠的依据是听到胎心搏动
E. 妊娠囊在妊娠3周时可以出现

13. 孕妇过度通气的主要原因是
A. 孕激素对呼吸中枢的刺激
B. 由腹式呼吸转变为胸式呼吸
C. 母体血内二氧化碳分压增高
D. 妊娠中期耗氧量增加30%~40%
E. 横膈升高，膈肌上下活动度增加

14. 在孕妇腹壁上听诊，节律与母体心率相一致的声音是
A. 胎心音
B. 胎动音
C. 脐带杂音
D. 肠蠕动音

E. 子宫血流杂音

15. 孕妇骨盆外测量数值量小的是

A. 骶耻外径　　B. 髂嵴间径

C. 髂棘间径　　D. 粗隆间径

E. 出口横径

16. 初孕妇自觉胎动，多数开始于

A. 妊娠 12~14 周　　B. 妊娠 15~17 周

C. 妊娠 18~20 周　　D. 妊娠 21~23 周

E. 妊娠 24~26 周

17. 月经规律的女性常用的推算预产期的根据是

A. 妊娠早期妇科检查时子宫的大小　　B. 早孕反应的开始时间

C. 末次月经开始之日　　D. 末次月经干净之日

E. 初觉胎动的时间

18. 头先露中最常见的是

A. 枕先露　　B. 额先露

C. 面先露　　D. 复合先露

E. 前囟先露

19. 停经 35 天的女性，为确定是否宫内妊娠，最合适的检查方法是

A. 多普勒超声诊断　　B. 尿妊娠试验

C. 孕酮试验　　D. 盆腔检查

E. B 超检查

20. 对于蜕膜的描述，恰当的是

A. 受精卵着床后，宫颈黏膜发生蜕膜变　　B. 蜕膜细胞是由致密层蜕膜样细胞增大形成

C. 包蜕膜最终发育成胎盘的母体部分　　D. 真蜕膜高度伸展，缺乏营养而退化

E. 底蜕膜为胎盘的组成部分

21. 下列关于臀位的说法，最正确的是

A. 容易发生胎膜早破　　B. 单臀位发生率最低

C. 早产发生率低于足月产　　D. 新生儿死亡率与枕前位相同

E. 脐带脱垂发生率不比头位高

22. 关于人胎盘催乳素的叙述，恰当的是

A. 是糖蛋白激素　　B. 分子量约为 3.5 万

C. 由滋养细胞分泌　　D. 可以在孕妇血浆中测出

E. 母血胎盘催乳素值与胎盘大小成反比

23. 国内统一的围产期的时间范围是

A. 妊娠 20 周至产后 1 周
B. 妊娠 20 周至产后 2 周
C. 妊娠 28 周至产后 1 周
D. 妊娠 28 周至产后 2 周
E. 妊娠 28 周至产后 4 周

24. 正常妊娠的生理改变是
A. 促性腺激素水平升高
B. 血浆蛋白水平降低
C. 醛固酮水平降低
D. 皮质醇水平降低
E. 甲状腺激素水平降低

25. 早期自然流产最常见的原因是
A. 子宫肌瘤
B. 子宫畸形
C. 母体内分泌失调
D. 胎盘功能欠佳
E. 胎儿染色体异常

26. 乳房出现的与妊娠无关的变化是
A. 乳晕皮脂腺肥大，形成蒙氏结节
B. 可以挤出稀薄黄色液体
C. 乳头增大并变黑
D. 乳头凹陷
E. 乳晕变黑

27. 关于妊娠期母体血液的变化，下列说法正确的是
A. 红细胞增加多于血浆增加
B. 血液处于高凝状态
C. 血浆脂质减少
D. 白细胞稍减少
E. 血浆蛋白增多

28. 早期妊娠出现最早及最重要的症状是
A. 恶心呕吐
B. 停经
C. 尿频
D. 腹痛
E. 乳房胀痛

29. 对于胎盘功能的叙述，不恰当的是
A. 通过简单扩散进行 O_2、CO_2交换
B. 血浆蛋白为大分子，不能通过胎盘
C. 分子量<250 的物质以简单扩散的方式通过胎盘
D. 免疫球蛋白 G 的分子量较大，不能通过胎盘
E. 在胎盘内进行物质交换的部位主要在血管合体膜

30. 首选诊断早期妊娠的辅助检查方法是
A. 基础体温测定
B. 尿妊娠试验
C. 孕酮试验
D. 阴道脱落细胞学检查
E. 宫颈黏液涂片干燥后镜检

31. 胎儿循环系统的特点之一是

A. 有两条脐静脉
B. 脐静脉汇入肝脏
C. 右心的血有 1/3 通过肺脏
D. 入右心为含氧量低的静脉血
E. 脐动脉内为含氧量高的动脉血

32. 正常妊娠满 12 周时，子宫底位于
A. 腹部不能触及
B. 脐耻之间
C. 脐下 2 横指
D. 耻骨联合上刚能触及
E. 耻骨联合上 2~3 横指

33. 关于胎心音，下列说法正确的是
A. 妊娠 18~20 周用一般听诊器可经孕妇腹壁听到
B. 妊娠 24 周以后，在胎儿肢体侧听得最清楚
C. 胎心率与孕妇心率近似
D. 为单音响吹风样杂音
E. 多伴有杂音

34. 对于胎盘催乳素（hPL）的叙述，恰当的是
A. 随妊娠进展而增加，直至妊娠末期
B. 主要由朗格汉斯细胞分泌
C. 葡萄胎时，hPL 升高
D. 是一种甾体激素
E. 可用于促排卵

35. 脐血 S/D 在妊娠晚期的正常值为
A. >2
B. <2
C. <3
D. >3
E. <4

36. 关于胎儿发育过程，下列说法恰当的是
A. 妊娠 8 周末，从外观可分辨男女
B. 妊娠 20 周末，胎儿体重约为 500g
C. 妊娠 24 周末，胎儿体重约为 1000g
D. 妊娠 32 周末，胎儿体重约为 2000g
E. 妊娠 36 周末，胎儿体重约为 2500g

37. 在脐耻之间手测可以触及宫底时应该是
A. 妊娠 12 周末
B. 妊娠 14 周末
C. 妊娠 16 周末
D. 妊娠 18 周末
E. 妊娠 20 周末

38. 关于妊娠期子宫的变化，下列说法正确的是
A. 妊娠 40 周子宫血流量 70%~75%供应胎盘，20%~25%供应子宫蜕膜层
B. 子宫肌细胞肥大，胞质内充满具有收缩活性的肌动蛋白与肌球蛋白
C. 子宫肌壁厚度由非妊娠时的约 1cm 至足月时增加一倍
D. 妊娠期 Braxton Hicks 收缩宫内压力约为 25mmHg

E. 妊娠40周时子宫血流量为300~500ml/min

39. 关于胎儿血液循环，下列说法恰当的是
A. 左心室的血液流入动脉导管
B. 脐静脉血含氧浓度比肺动脉血高
C. 脐动脉于出生后闭锁成为肝圆韧带
D. 肺动脉血液小部分经动脉导管流入主动脉
E. 上腔静脉血大部分通过卵圆孔流入左心房

40. 关于妊娠期孕妇泌尿系统变化，下列说法正确的是
A. 输尿管蠕动增加
B. 夜尿量少于日尿量
C. 泌尿系统肌张力降低
D. 孕妇易发生左侧肾盂肾炎
E. 肾小管对葡萄糖再吸收能力相应增加

41. 关于早期妊娠的辅助检查，下列说法正确的是
A. BBT双相高温持续2周不降，早期妊娠的可能性大
B. B超显示于妊娠第5周后即可见妊娠环
C. 宫颈黏液涂片检查可见羊齿状结晶
D. 妊娠7~8周超声多普勒呈阴性
E. 乳胶凝集实验有凝集现象

42. 妊娠8周时的B超特点是
A. 可见妊娠囊，不具人形
B. 有胎芽，不能分辨出眼、耳、鼻
C. 可见人形，胎体明显大于头
D. 有胎心搏动，频率偏快，140~160次/分
E. 可见胎儿搏动，频率偏慢，100~120次/分

43. 对于妊娠期钙、铁代谢的描述不恰当的是
A. 妊娠期约需铁500mg，孕妇铁储备不足，易发生缺铁性贫血
B. 母体缺铁时，通过胎盘运输的铁会相应减少
C. 胎儿钙主要在妊娠末3个月内积累
D. 胎儿发育需大量的钙、铁
E. 近足月胎儿体内含钙约30g

44. 妊娠早期羊水的主要来源是
A. 母体血清经胎膜进入羊膜腔的透析液
B. 胎儿尿液
C. 胎儿皮肤
D. 胎儿肺
E. 胎膜

45. 关于胎儿在子宫内的姿势，下列说法不恰当的是
A. 整个胎体呈椭圆形
B. 颏部贴近胸壁
C. 四肢屈曲交叉于胸腹前
D. 胎头俯屈
E. 脊柱直伸

46. 关于受精卵的发育、运行及着床，下列说法正确的是

A. 精子获能是精子通过女性生殖道时接触子宫内膜白细胞，而解除顶体酶上的去获能因子
B. 受精后第5天受精卵分裂成为实心细胞团的桑葚胚
C. 受精后的第8天进入子宫腔，第10天开始植入
D. 受精卵着床时透明带尚未消失
E. 卵子受精发生于输卵管的峡部

47. 关于早期妊娠的诊断，下列说法正确的是
A. 育龄期女性，平时月经规律，一旦月经过期10天，应疑为妊娠
B. 月经过期未来潮，孕酮试验阳性，应疑为妊娠
C. 哺乳期女性月经尚未恢复，不会再次妊娠
D. 子宫增大稍软是确定早期妊娠最可靠的依据
E. 于停经6周左右都具有早孕反应

48. 发育为胎盘母体部分的是
A. 底蜕膜
B. 包蜕膜
C. 真蜕膜
D. 羊膜
E. 绒毛膜

49. 关于胎盘的构成，下列正确的是
A. 羊膜、滑泽绒毛膜、包蜕膜
B. 羊膜、叶状绒毛膜、底蜕膜
C. 羊膜、包蜕膜、叶状绒毛膜
D. 羊膜、底蜕膜、滑泽绒毛膜
E. 羊膜、真蜕膜、叶状绒毛膜

50. 关于胎儿心音，下列说法恰当的是
A. 为单音
B. 常伴有脐带杂音
C. 胎儿心率与孕妇心率近似
D. 妊娠24周后，在胎儿肢体侧听得最清楚
E. 初孕妇在妊娠18~20周经腹壁可闻及

51. 在进行脐静脉穿刺时，穿刺点通常选在
A. 脐带中间任何一点均可
B. 距脐带进入胎盘处1~2cm
C. 距脐带进入胎儿处1~2cm
D. 距脐带进入胎盘处3~5cm
E. 距脐带进入胎儿处3~5cm

52. 关于妊娠期母体心血管系统的变化，下列说法恰当的是
A. 心脏向左下方移位
B. 下肢静脉压无明显变化
C. 收缩压无明显变化，舒张压稍偏低
D. 孕妇心排血量对活动的反应与非妊娠期相同
E. 妊娠期心脏听诊闻及收缩期杂音可诊断心脏异常

53. 关于妊娠期母体生理变化，叙述不恰当的是
A. 不哺乳者垂体催乳素产后3周降至非妊娠期的水平
B. 肾盂肾炎和胆石症发作与高水平孕激素有关
C. 由于胰岛素分泌减少，妊娠期易患糖尿病
D. 妊娠32~34周心排血量及血容量达高峰
E. 黄体功能于妊娠10周后由胎盘取代

54. 关于胚层的形成，下列说法正确的是
A. 囊胚植入后，中心囊腔内的细胞团发育为两层
B. 近滋养层细胞者形成内胚层
C. 外胚层的腔形成卵黄囊
D. 内胚层的囊形成羊膜腔
E. 近中央者形成外胚层

55. 胎儿姿势是指
A. 胎儿先露部的指示点与母体骨盆的关系
B. 胎儿身体长轴与母体长轴的关系
C. 最先进入骨盆入口的胎儿部分
D. 胎儿身体各部在子宫内的姿势
E. 胎儿位置与母体骨盆的关系

56. 羊水的pH约为
A. 6.5　　B. 6.8
C. 7.2　　D. 8.0
E. 9.0

57. 胎盘基本形成的时间约在
A. 妊娠4周　　B. 妊娠8周
C. 妊娠12周　　D. 妊娠14周
E. 妊娠18周

58. 根据胎儿身长判定妊娠周数，恰当的是
A. 妊娠20周末，胎儿身长为25cm　　B. 妊娠24周末，胎儿身长为28cm
C. 妊娠28周末，胎儿身长为31cm　　D. 妊娠32周末，胎儿身长为34cm
E. 妊娠40周末，胎儿身长为45cm

59. 关于妊娠期母体血液的改变，下列说法恰当的是
A. 血容量于妊娠10周开始增加，妊娠36周达高峰
B. 白细胞计数增多，中性粒细胞减少
C. 网织红细胞轻度减少

D. 血浆纤维蛋白原稍减少

E. 红细胞沉降率加快

60. 关于羊水的来源与吸收，下列说法恰当的是

A. 妊娠 18 周以后主要是母体血清经胎膜进入羊膜腔的透析液

B. 妊娠中期以后，羊水渗透压逐渐增高

C. 胎儿尿液是妊娠早期羊水的主要来源

D. 胎儿的消化道是吸收羊水的重要途径

E. 脐带不吸收羊水

61. 胎盘小叶的个数为

A. 8 个　　B. 10 个

C. 18~20 个　　D. 22 个

E. 24 个

62. 同妊娠期乳房变化无关的激素是

A. 雌激素　　B. 胰岛素

C. 孕激素　　D. 催乳素

E. 甲状腺素

63. 对于受精卵的叙述不恰当的是

A. 依靠输卵管蠕动和纤毛推动被送入宫腔

B. 在输卵管运送期间分裂成桑葚胚

C. 经桑葚胚发育为晚期囊胚

D. 着床在子宫内膜海绵层

E. 最外层是滋养层

64. 关于妊娠期乳房变化，下列说法恰当的是

A. 大量雌激素刺激乳腺腺泡发育　　B. 大量孕激素刺激乳腺腺管发育

C. 妊娠晚期可有乳汁分泌　　D. 初乳为淡黄浓稠液体

E. 乳头增大，乳晕变黑

65. 妊娠时维持黄体功能最重要的激素为

A. hCG　　B. FSH

C. LH　　D. 孕激素

E. 雌激素

66. 胎盘合成的激素不包括

A. hPL　　B. hCG

C. 雌激素　　D. 孕激素

E. 肾上腺皮质激素

67. 关于妊娠期母体凝血功能的叙述，正确的是
A. 血浆纤维蛋白原增加 50%
B. 血小板数增加 2 倍
C. 凝血因子Ⅺ、Ⅻ增加
D. 血液处于低凝状态
E. 纤溶活性增加

68. 关于妊娠期循环系统变化，下列说法恰当的是
A. 妊娠晚期心率休息时每分钟增加 5 次
B. 心脏容量至妊娠末期约增加 30%
C. 心排血量自妊娠 20 周逐渐增加
D. 心排血量至妊娠 32 周达高峰
E. 妊娠晚期舒张压一般偏高

69. 正常情况下，于妊娠期间不增加的凝血因子是
A. 凝血因子Ⅶ
B. 凝血因子Ⅷ
C. 凝血因子Ⅸ
D. 凝血因子Ⅺ
E. 凝血因子Ⅹ

70. 羊水中不含的物质是
A. 胎儿胎脂
B. 胎儿上皮细胞
C. 胎儿毛发
D. 激素和酶
E. 绒毛

71. 关于胎动不正确的说法是
A. 妊娠晚期胎动可稍减少
B. 胎动与胎盘血流状态有关
C. 胎动减少，为胎儿宫内慢性缺氧的一种表现
D. 胎动减少至胎动消失往往历时数日至 1 周左右
E. 胎动完全停止到胎心消失，往往超过 48 小时

72. 对于受精卵发育与植入描述，恰当的是
A. 精子到达输卵管与卵子相遇，顶体外膜破裂释放出顶体酶，称为精子获能
B. 孕卵植入后蜕膜产生“早孕因子”，抑制母体淋巴细胞活性
C. 获能的精子穿透初级卵母细胞的透明带，为受精的开始
D. 囊胚与子宫肌层间的蜕膜为真蜕膜
E. 妊娠期的子宫内膜称为蜕膜

73. 正常妊娠 38 周时的羊水量约为
A. 600ml
B. 800ml
C. 1000ml
D. 1200ml
E. 1500ml

74. 正常脐带内有
A. 一条脐动脉，一条脐静脉
B. 一条脐动脉，两条脐静脉

C. 两条脐动脉，两条脐静脉
D. 两条脐动脉，一条脐静脉
E. 两条脐动脉

75. 新生儿发病率最低的染色体疾病是
A. 克兰费尔特（Klinefelter）综合征
B. 特纳（Turner）综合征
C. 18-三体综合征
D. 21-三体综合征
E. 13-三体综合征

76. 关于妊娠期子宫的变化，下列说法恰当的是
A. 肌细胞于早期增生，数目增加
B. 子宫下段于妊娠后期增长速度最快
C. 子宫下段于临产后可伸展至7~10cm
D. 足月的子宫重量增加10倍，约500g
E. 足月的子宫腔容量增加20倍，约1000ml

77. 关于胎盘分泌的酶的叙述，不恰当的是
A. 缩宫素酶为糖蛋白
B. 缩宫素酶至妊娠末期达高峰
C. 缩宫素酶由合体滋养细胞产生
D. 耐热性碱性磷酸酶由合体滋养细胞产生
E. 耐热性碱性磷酸酶随妊娠进展而逐渐减少

78. 关于妊娠足月胎盘的大体结构，下列说法不恰当的是
A. 重450~650g
B. 呈圆形或椭圆形
C. 中间厚，边缘薄，有胎儿面和母体面
D. 胎儿面有羊膜覆盖，脐带附着于中央、边缘或胎膜上
E. 母体面被绒毛膜隔成若干浅沟，分成母体叶

79. 正常足月妊娠的脐带平均长度是
A. 30cm
B. 40cm
C. 55cm
D. 60cm
E. 70cm

二、A2型题

1. 初孕妇，30岁。妊娠38周，腹部子宫呈椭圆形，胎先露部较软且不规则，胎心在脐上偏左，此种情况的胎先露应是
A. 肩先露
B. 臀先露
C. 面先露
D. 枕先露
E. 颏先露

2. 患者，女性，30岁。妊娠41周，无产兆。宫高35cm，枕左前（LOA），胎头入盆，胎心率135次/分。2周前尿雌三醇（E_3）值为16mg/24h，今日测为8mg/24h，应考虑为
A. 胎儿宫内窘迫
B. 胎儿生长迟缓

C. 脐带受压　　D. 胎盘功能减退

E. 胎儿过度成熟

3. 患者，女性，27岁。月经迟延1周，结婚8个月，正常夫妻生活无避孕。既往月经正常、规律，子宫颈软、着色，子宫正常大小，双附件（-）。对于早期诊断妊娠快速准确的方法是

A. B超　　B. 放射免疫测定β-hCG

C. 基础体温　　D. 听胎心

E. 尿hCG测定

4. 患者，女性，29岁。因停经21周，疑为妊娠。关于确诊妊娠，下列最不可靠的是

A. 子宫增大与妊娠月份相符　　B. 自觉有胎动

C. 触诊可有胎头浮动感　　D. 听诊有清晰的胎心音

E. 盆腔B超检查见有胎心搏动

5. 患者，女性，27岁。以往月经规律，现停经48天。从前日起呕吐，厌油食，伴有轻度尿频，可能的诊断是

A. 病毒性肝炎　　B. 膀胱炎

C. 继发性闭经　　D. 妊娠剧吐

E. 早期妊娠

6. 患者，女性，28岁。月经规律，周期28天，末次月经4月1日。下列说法错误的是

A. 预产期约在次年1月8日

B. 排卵期约在4月15日

C. 超声下能观察到原始心脏搏动的时间约在5月19日

D. 若受孕，孕卵着床时间约在6月1日

E. 正常排卵周期黄体功能仅限于14天内

7. 患者，女性，26岁。末次月经记不清。自觉3周前开始胎动，检查子宫长度为23cm，比较符合实际的妊娠周数应是

A. 14~16周　　B. 17~19周

C. 20~22周　　D. 23~25周

E. 26~28周

8. 患者，女性，28岁。既往月经规律，停经17周，耻骨联合上方扪及一包块，首选的辅助检查是

A. 血hCG测定　　B. 腹部CT

C. 腹部B超　　D. 尿妊娠试验

E. 腹部X线摄片

9. 初孕妇，27岁。妊娠36周，阴道流水3小时。阴道少量流水，色清，pH>7.0，胎心率

140 次/分，微弱宫缩，宫口未开，估计胎儿重 2700g。以下处理方式不正确的是

A. 卧床休息，置消毒会阴垫

B. 破膜 12 小时给予抗生素

C. 破膜 24 小时后不临产，则给予缩宫素静脉滴注

D. 注意羊水性状，观察胎心音变化

E. 给予硫酸镁静脉滴注以抑制宫缩，保胎治疗

10. 初孕妇，25 岁。月经周期规律，末次月经第 1 日是 2021 年 10 月 26 日，计算预产期应是

A. 2022 年 9 月 2 日　　B. 2022 年 9 月 4 日

C. 2022 年 8 月 2 日　　D. 2022 年 8 月 4 日

E. 2022 年 9 月 5 日

11. 初孕妇，26 岁。孕 1 产 0，末次月经不清。产科检查量子宫高 32cm，腹围 94cm，子宫底在剑突下 2 横指，胎头未入盆，胎心位于脐下左下方。其妊娠周数最不可能为

A. 34 周　　B. 36 周

C. 40 周　　D. 30 周

E. 42 周

12. 经产妇，35 岁。妊娠 37 周，产前检查胎背位于母体腹部左侧，胎心位于左上腹，子宫底可触及浮球感，诊断胎方位为

A. 骶右前（RSA）　　B. 枕左横（LOT）

C. 骶左前（LSA）　　D. 枕左前（LOA）

E. 枕左后（LOP）

13. 患者，患者，30 岁。停经 16 周，阴道少量暗红色出血 12 天，检查子宫底耻上未及，多普勒经腹未测到胎心。为明确诊断最主要的辅助检查是

A. 羊膜镜检查　　B. 血 hCG 测定

C. 阴道镜检查　　D. 尿妊娠试验

E. B 超检查

14. 患者，女性，28 岁。以往月经规律，周期 28~30 天，经期 4 天。现停经 50 天，孕酮试验无出血，此病最可能的诊断是

A. 宫颈粘连　　B. 卵巢早衰

C. 继发闭经　　D. 早期妊娠

E. 子宫内膜炎症

15. 患者，女性，33 岁。因停经 60 天，要求检查是否妊娠。下列检查最不妥当的是

A. 尿妊娠试验　　B. 测基础体温

C. 孕酮试验　　D. 盆腔 B 超检查

E. 宫颈黏液检查

16. 患者，女性，33岁。月经周期规律为28天。现停经2个多月，昨日起少量阴道出血。尿妊娠试验（+）。为了解胎儿情况给予B超检查。如胚胎发育正常，B超显像图可观察到

A. 初具人形，可见心脏搏动
B. 可辨认胎盘及脐带
C. 能分辨五官和性别
D. 能看到胎动
E. 能看到胎儿的呼吸

17. 患者，女性，37岁。现月经延期17天，伴恶心呕吐。宫口闭，子宫正常大小，两侧附件阴性。首选的处理方式方法是

A. 盆腔CT检查
B. 口服甲羟孕酮
C. 基础体温测定
D. 尿妊娠试验
E. 血孕酮测定

18. 患者，女性，39岁。已婚已育。月经紊乱近1年，现停经58天，于停经42天时曾肌内注射孕酮20mg/d，连续5天。停药后月经仍未来潮。此种情况首先要明确的诊断是

A. 早期妊娠
B. 卵巢早衰
C. 继发闭经
D. 宫颈粘连
E. 子宫内膜结核

19. 患者，女性，31岁。结婚5年未孕，以往月经周期规律，现停经43天。近一周觉乳房胀痛，尿妊娠试验（±），基础体温曲线示高温相已达26天，最可能的诊断是

A. 月经前期
B. 早期妊娠
C. 子宫性闭经
D. 卵巢早衰
E. 垂体性闭经

20. 患者，女性，27岁。妊娠21周。从未感到有胎动，多普勒胎心仪测到胎心率148次/分。有关胎动的描述，不正确的是

A. 首次感到胎动的时间在妊娠18~20周
B. 经产妇感到胎动的时间早于初产妇
C. 胎动过频或过少均提示胎儿有缺氧
D. 胎动12小时>10次为正常
E. 胎儿死亡前2天胎动消失

21. 患者，女性，32岁。二胎妊娠39周，临产10小时，宫口开全1小时，胎头未下降。腹部胎儿肢体在右前方明显触及，胎背在左后方，耻骨联合上触及胎头，不能推动，额隆突明显。此种情况做阴道检查可以出现

A. 胎头矢状缝与骨盆斜径一致，后囟在右方
B. 胎头矢状缝与骨盆横径一致，后囟在右方
C. 胎头矢状缝与骨盆斜径一致，后囟在左方
D. 胎头矢状缝与骨盆横径一致，后囟在左方

E. 胎头矢状缝与骨盆前后径一致，后囟在后方

22. 患者，女性，16 岁。月经周期紊乱，经期长短不一已有 6 个月。肛门、子宫发育正常，双侧附件未见异常。首选的辅助检查是

A. B 超检查　　B. 基础体温测定

C. 刮宫　　D. X 线检查

E. 生殖内分泌值测定

23. 初孕妇，30 岁。妊娠 11 周，两日前开始发热、腹痛、腹泻，诊断为急性胃肠炎，需用抗生素治疗。关于孕妇用药，下列说法不正确的是

A. 脂溶性高的药物也容易通过胎盘

B. 分子小的药物能很快通过胎盘

C. 药物在胎儿血液中的代谢及排泄与孕妇相同

D. 任何途径给孕妇药物都会通过胚盘达到胎儿体内

E. 有些小分子量的药物与血浆蛋白结合后分子量变大，而减慢通过胎盘速度

24. 患者，女性，33 岁。停经 60 天，两日前阴道开始出血，一日前出现下腹痛。子宫增大如鹅蛋大小，宫口闭。为确诊，下列检查最有意义的是

A. 尿妊娠试验　　B. A 型超声

C. 诊断性刮宫　　D. B 超

E. 基础体温测定

25. 初孕妇，24 岁。末次月经 2022 年 5 月 12 日，于 2022 年 12 月 15 日检查子宫高 25cm 枕右前位，胎心率正常，血压 160/110mmHg，尿蛋白 2. 8g/24h。此种情况应是

A. 妊娠满 30 周，子宫底高度符合正常情况

B. 妊娠满 30 周，子宫底高度低于正常情况

C. 妊娠满 31 周，子宫底高度符合正常情况

D. 妊娠满 31 周，子宫底高度低于正常情况

E. 妊娠满 32 周，子宫底高度低于正常情况

三 A3/A4 型题

（1~2 题共用题干）

患者，女性，33 岁。婚后夫妻生活和谐，平时月经周期规律，周期 28 天。末次月经 7 月 1 日，现已停经 40 天。

1. 为确定是否妊娠，首选的检查是

A. 尿妊娠试验　　B. 孕酮试验

C. 血孕酮测定　　D. 血人胎盘催乳素测定

E. 妊娠特异性 B 蛋白测定

2. 若确诊为早期妊娠，下列不正确的是
   A. 排卵时间约在 7 月 15 日
   B. 受精卵着床约在 7 月 18 日
   C. B 超可发现妊娠环的最早时间约为 8 月 5 日
   D. B 超可看到胎心搏动的最早时间约为 8 月 12 日
   E. 预产期为次年 4 月 8 日

（3~6 题共用题干）

初孕妇，27 岁。妊娠 42 周，自觉胎动减少已 3 天。血压 110/70mmHg，枕左前位，无头盆不称征象。

3. 该孕妇可以省略的检查项目是
   A. Bishop 子宫颈成熟度评分　　B. 胎儿监护仪监测胎心变化
   C. 查血 hCG 值　　D. 测量子宫长度和腹围
   E. B 超监测
4. 为能恰当处理，最重要的检查项目是
   A. 测羊水肌酐值　　B. 测羊水脂肪细胞百分率
   C. 测羊水胆红素类物质值　　D. 测孕妇尿液雌激素/肌酐比值
   E. 测羊水卵磷脂/鞘磷脂比值
5. 不能证明胎盘功能低下的项目是
   A. 测胎儿头皮血 pH　　B. 羊膜镜观察羊水性状
   C. 超声多普勒检查胎心数　　D. 测孕妇血胎盘催乳素值
   E. 胎儿监护仪行缩宫素激惹试验
6. 经上述检查证实胎盘功能减退，羊水过少，此种情况最恰当的处理方式应是
   A. 刺激乳头诱发宫缩　　B. 行剖宫产术结束分娩
   C. 静脉滴注缩宫素使其经阴道分娩　　D. 左侧卧位，吸氧，等待自然分娩
   E. 静脉滴注维生素 C，吸氧，等待自然分娩

（7~9 题共用题干）

患者，女性，26 岁。平素月经规律，周期为 27 天。末次月经为 2022 年 6 月 7 日，于 2022 年 7 月 7 日来院，3 天前出现少量阴道血性分泌物，无腹痛。

7. 本患者首先应做的检查为
   A. 尿 hCG 检查　　B. 尿常规检查
   C. 诊断性刮宫　　D. 基础体温检查
   E. 宫颈黏液涂片

8. 假设该女性患者已妊娠，确诊宫内妊娠应选择
   A. 行子宫颈黏液检查
   B. 行妇科检查看子宫是否增大变软
   C. 最早在停经 7 周时行阴道 B 超检查，看子宫内妊娠囊
   D. 最早在停经 6 周时行阴道 B 超检查，看子宫内妊娠囊
   E. 最早在停经 5 周时行阴道 B 超检查，看子宫内妊娠囊
9. 若此种情况患者于停经 6 周行 B 超检查，子宫内未见妊娠囊，见左附件区低回声包块，应高度怀疑
   A. 葡萄胎　　B. 左卵巢囊肿
   C. 左卵巢黄体　　D. 左输卵管积水
   E. 左附件异位妊娠

（10~11 题共用题干）

初孕妇，36 岁。宫内妊娠 33 周发现胎儿生长受限（FGR）。

10. 胎心监护为有反应性，子宫颈评分 7 分，以下治疗不恰当的是
   A. 吸氧　　B. 卧床休息
   C. 口服复合氨基酸　　D. 人工破膜引产
   E. 右旋糖酐+复方丹参静脉滴注
11. 治疗 1 周复查无应激试验（NST）无反应型，胎儿脐带血流 S/D>5，下列措施恰当的是
   A. 继续原治疗　　B. 人工破膜引产
   C. 立即行剖宫产术　　D. 继续适量补充维生素 E
   E. 先予地塞米松促胎肺成熟后再行剖宫产术

（12~15 题共用题干）

患者，女性，36 岁。宫内妊娠 15 周，既往 2 次妊娠，均在 2 个月左右自然流产，夫妇双方外观及智力正常，丈夫染色体核型检查为 14 号与 21 号染色体平衡易位，女方正常。

12. 导致女方 2 次自然流产最可能的原因为
   A. 年龄大　　B. 免疫因素
   C. 孕激素水平不足　　D. 胚胎染色体异常
   E. 子宫发育异常
13. 此次妊娠最重要的下一步检查为
   A. 胎儿镜检查　　B. 羊水穿刺检查
   C. 脐血穿刺　　D. 绒毛活检
   E. B 超检查

14. 此患者可得到正常核型胎儿的概率是
A. 1/4
B. 1/8
C. 1/2
D. 1/6
E. 1/12

15. 此患者胎儿可发生同父源一样的染色体核型的概率是
A. 1/2
B. 1/4
C. 1/6
D. 1/8
E. 1/12

四 B 型题

（1~4 题共用备选答案）
A. 枕骨
B. 臀部
C. 颏骨
D. 骶骨
E. 肩胛骨

1. LOA 的先露部指示点为
2. LSA 的先露部指示点为
3. LSCA 的先露部指示点为
4. LMT 的先露部指示点为

（5~8 题共用备选答案）
A. 脐耻之间
B. 脐上 1 横指
C. 脐上 3 横指
D. 脐与剑突之间
E. 剑突下 2 横指

5. 妊娠 16 周末，子宫底高度在
6. 妊娠 28 周末，子宫底高度在
7. 妊娠 32 周末，子宫底高度在
8. 妊娠 36 周末，子宫底高度在

（9~11 题共用备选答案）
A. 易化扩散
B. 简单扩散
C. 滤过作用
D. 主动运输
E. 通过血管合体膜裂隙或通过细胞膜内陷吞噬

9. 葡萄糖在胎盘内进行交换及转换的方式是
10. 氨基酸、钙、铁等在胎盘内进行交换及转换的方式是

11. 氧气、二氧化碳、水、钠、钾在胎盘内进行交换及转换的方式是

（12～14 题共用备选答案）

A. 黑加征
B. 早孕反应
C. 蒙氏结节
D. 仰卧位低血压综合征
E. Braxton Hicks 收缩

12. 妊娠 12～14 周起，子宫出现不规则的无痛性收缩，是指
13. 乳晕着色，乳晕上皮脂腺肥大形成小隆起，是指
14. 停经 6 周左右出现恶心、晨起呕吐等症状，可能为

（15～17 题共用备选答案）

A. 胎先露
B. 枕先露
C. 胎产式
D. 胎姿势
E. 胎方位

15. 最先进入骨盆入口的胎儿部分为
16. 胎儿身体纵轴与母体纵轴的关系称为
17. 胎儿先露部的指示点与母体骨盆的关系称为

（18～20 题共用备选答案）

A. 胎盘
B. 胎膜
C. 羊膜
D. 脐带
E. 羊水

18. 具有保护胎儿和母体功能的是
19. 构成胎盘的胎儿部分，属于胎盘最内层的是
20. 含有甾体激素代谢需要的多种酶活性，与羊水吸收有很大关系的是

（21～23 题共用备选答案）

A. 阴道
B. 子宫颈
C. 输卵管伞部
D. 子宫内膜和输卵管
E. 输卵管峡部及壶腹部交界处

21. 精子获能的主要部位是
22. 拾取卵子的主要部位是
23. 卵子在（　　）位置等待受精

（24～26 题共用备选答案）

A. 体重
B. 腹围
C. 早孕反应
D. 初觉胎动
E. 末次月经第一天

24. 平素月经规律的女性推算预产期的主要根据是
25. 判断孕妇体内有无隐性水肿的项目是
26. 妊娠 18～20 周会出现

（27～29 题共用备选答案）

A. 子宫内膜腺上皮细胞核下出现含糖原小泡
B. 宫颈黏液干燥镜下见羊齿植物叶状结晶
C. 阴道脱落细胞为底层细胞和中层细胞
D. 基础体温呈双相曲线且高温相 20 天
E. 子宫内膜腺上皮细胞呈高柱状

27. 排卵后可见
28. 早期妊娠时可见
29. 卵巢功能明显衰退可见

（30～32 题共用备选答案）

A. 真蜕膜、叶状绒毛膜、滑泽绒毛膜
B. 底蜕膜、叶状绒毛膜、羊膜
C. 底蜕膜、真蜕膜、壁蜕膜
D. 底蜕膜、包蜕膜、真蜕膜
E. 羊膜、绒毛膜

30. 构成胎盘的是
31. 构成胎膜的是
32. 依据受精卵与蜕膜的部位关系，将蜕膜分为

（33～35 题共用备选答案）

A. 妊娠 36 周起
B. 妊娠 30 周后
C. 妊娠 24～36 周
D. 妊娠 24 周后
E. 妊娠 16～20 周

33. 抽羊水做细胞染色体检查最合适的时期是
34. 做骨盆径线内测量最合适的时期是
35. 腹部检查能区别胎头、胎体的最早时期是

（36~38 题共用备选答案）

A. 胎头位于子宫底部，胎心位于脐右下方
B. 胎头在耻骨上方，胎心位于脐左下方
C. 胎头在上方，胎心位于胎左上方
D. 胎头在下方，胎心位于脐右下方
E. 胎头在脐左侧，胎心靠近脐下方

36. 横位的表现是
37. 枕左前位的表现是
38. 骶左前位的表现是

（39~41 题共用备选答案）

A. 黄体功能不足　B. 萎缩型子宫内膜
C. 子宫内膜复杂性增生　D. 子宫内膜单纯性增生
E. 子宫内膜不规则脱落

39. 月经周期正常，经期延长，月经第 6 日刮宫见分泌期反应的内膜，应考虑是
40. 月经周期缩短，不易受孕或妊娠早期流产，应考虑是
41. 短时间停经，经血量多且经期延长，应考虑是

（42~46 题共用备选答案）

A. 3600ml/h　B. 450~650ml/min
C. 800ml　D. 500~700ml
E. 5000ml

42. 妊娠足月胎儿每日吞咽羊水量为
43. 妊娠足月时子宫血流量为
44. 妊娠足月时羊水量为
45. 通过胎盘母儿间的液体交换量约为
46. 妊娠 40 周时子宫腔容量为

（47~50 题共用备选答案）

A. 绒毛检查　B. B 超检查
C. 脐血穿刺　D. 羊水穿刺检查
E. 外周血分离胎儿细胞

47. 对胎儿创伤性最大的检查手段为
48. 检查胎儿心脏异常最准确的为

49. 最容易出现染色体核型嵌合的为
50. 胎儿丢失率为0.5%的检查为

（51~55题共用备选答案）

A. 羊水中的肌酐值≥176.8μmol/L
B. 羊水中的甲胎蛋白值>200g/ml
C. 羊水中的胆红素类物质值<0.02
D. 羊水中的含脂肪细胞出现率>20%
E. 羊水中的卵磷脂/鞘磷脂比值≥2

51. 提示胎儿为无脑畸形的是
52. 提示胎儿皮肤成熟的是
53. 提示胎儿肝成熟的是
54. 提示胎儿肾成熟的是
55. 提示胎儿肺成熟的是

（56~58题共用备选答案）

A. 第6~8周
B. 第10周
C. 第32~34周
D. 第34~36周
E. 第30周

56. 妊娠期母体血容量达到高峰时间为
57. 妊娠期母体血容量开始增加的时间为
58. 妊娠期母体心排血量开始增加的时间为

（59~62题共用备选答案）

A. 底蜕膜
B. 包蜕膜
C. 真蜕膜
D. 滑泽绒毛膜
E. 叶状绒毛膜

59. 与囊胚滋养层接触的蜕膜为
60. 覆盖在囊胚上面的蜕膜为
61. 构成胎盘母体部分的是
62. 构成胎盘胎儿部分的是

（63~65题共用备选答案）

A. 1.7%
B. 1/2
C. 0.6%
D. 1%
E. 3%

63. 35 岁高龄孕妇，胎儿染色体畸变发生 21-三体综合征的概率为
64. 生育过染色体异常胎儿的孕妇，再出现染色体异常胎儿的概率为
65. 性连锁隐性遗传病基因携带者，其女胎为携带者的概率为

五 X 型题

1. 对于母儿之间的物质交换，下列说法恰当的是
   A. 在胎盘内进行物质交换的部位，主要在血管合体膜
   B. 血管合体膜主要有合体滋养细胞、绒毛间质、毛细血管基底膜和毛细血管内皮细胞 4 层组成的薄膜
   C. 分子量<250 的物质，容易通过血管合体膜
   D. 在胎盘内，葡萄糖的转运属于简单扩散
   E. 母血与胎儿血液并不直接相通，隔着绒毛毛细血管壁、绒毛间质和绒毛表面细胞层
2. 胎儿生物物理监测的内容包括
   A. NST　　B. 肌张力
   C. AFV　　D. 胎盘成熟度
   E. 胎动
3. 对于妊娠期血液改变，下列说法恰当的是
   A. 血容量增加　　B. 血液呈高凝状态
   C. 血小板无变化或稍减少　　D. 血胆固醇水平降低
   E. 红细胞沉降率增快
4. 对于胎盘合成的甾体激素，下列说法恰当的是
   A. 主要有孕激素和雌激素
   B. 雌激素由胎儿-胎盘单位产生
   C. 孕激素于妊娠末期 24 小时尿中排出量<5mg
   D. 胎儿肾上腺及肝脏产生雌激素前身物质，是胎盘合成雌三醇的主要来源
   E. 测定孕妇血、尿或羊水中的雌三醇值，是为了了解胎儿在宫内的状况
5. 诊断妊娠活胎的方法有
   A. B 超检查可见胎心搏动　　B. 触摸腹部可感觉有胎动
   C. 测量宫高腹围均在正常范围内　　D. 胎儿心电图显示较规律的图形
   E. 听到胎心音，120~160 次/分
6. 对于脐带，下列说法恰当的是
   A. 脐带有 2 根脐动脉和 1 根脐静脉　　B. 脐带表面由羊膜包围
   C. 脐静脉之氧分压低于脐动脉　　D. 脐带杂音之速率与胎心率相同
   E. 妊娠足月（40 周末），脐带长度一般为 55cm

7. 对于羊水，下列说法恰当的是
   A. 羊水可被胎儿吞咽
   B. 羊水中含有胎儿尿液
   C. 羊水中胆红素水平随妊娠进展而下降
   D. 妊娠 16 周后，可见少量羊水出入呼吸道
   E. 羊水中含肌酐是病态
8. 对于妊娠期代谢变化，下列说法恰当的是
   A. 脂类代谢——血脂升高
   B. 蛋白质代谢——负氮平衡
   C. 糖代谢——胰岛素分泌增加
   D. 钙及磷——妊娠后期需要增加
   E. 铁——妊娠最后 3 个月需要量增加
9. 对于正常妊娠，下列说法恰当的是
   A. 孕吐多出现在妊娠第 6 周前后
   B. 自觉胎动多自妊娠第 20 周左右开始
   C. 最早在妊娠 16 周可以经腹壁听到胎心
   D. 免疫学妊娠试验于妊娠第 8~10 周时阳性率最高
   E. 超声多普勒在停经 7~8 周时即可听到胎心
10. 对于着床，下列说法恰当的是
   A. 透明带在着床前消失
   B. 囊胚与子宫内膜的结合称为着床
   C. 孕卵着床一般在受精后的第 8~9 天
   D. 着床的先决条件是囊胚和子宫内膜发育同步化
   E. 细胞滋养层（即朗格汉斯细胞层）能分泌一种蛋白溶解酶，侵蚀子宫内膜，有利于着床
11. 关于新生儿的变化，下列说法恰当的是
   A. 卵圆孔在生后数分钟开始关闭，多在生后 1 年时完全闭锁
   B. 肺动脉与主动脉弓之间的动脉导管闭锁成为动脉韧带
   C. 脐动脉与相连的腹下动脉形成腹下韧带
   D. 脐静脉的末支闭锁成静脉韧带
   E. 脐静脉闭锁成肝圆韧带
12. 关于正常妊娠的辅助诊断，下列说法恰当的是
   A. 双相型基础体温高温相持续 2 周未降
   B. 超声显像法于妊娠第 5 周即可见妊娠环
   C. 妊娠 7~8 周超声多普勒检查阳性
   D. 乳胶凝集抑制试验无凝集现象
   E. 孕酮试验阴性
13. 关于妊娠子宫底的高度，下列说法恰当的是

A. 妊娠 3 个月末于耻骨联合上可以触到

B. 妊娠 5 个月末位于脐下 1 横指

C. 妊娠 10 个月位于剑突下 1 横指

D. 妊娠 7 个月末位于脐上 3 横指

E. 妊娠 9 个月剑突下 2 横指

14. 关于卵子受精植入的叙述，正确的是

A. 受精后卵细胞称孕卵

B. 受精后的第 3 天形成桑葚胚

C. 着床为囊胚侵入子宫内膜的过程

D. 由 3 个胚层进一步发育成囊胚

E. 妊娠 3 个月末于耻骨联合上可以触到

15. 对于受精，下列说法恰当的是

A. 性交后 1~3 天的精子具有受精能力

B. 受精通常是在输卵管壶腹部进行的

C. 卵母细胞在受精前已完成第二次成熟分裂

D. 卵子排出后如 24 小时不受精，则开始变性

E. 精子在受精前在女性生殖道内有一个获能过程

16. 骨盆入口平面，胎头矢状缝与母体骨盆左斜径一致的胎位包括

A. ROA

B. ROP

C. LOA

D. LOP

E. LOT

17. 对于胎儿附属物的构成，下列说法恰当的是

A. 脐带一端连于胎儿腹壁，另一端附着于胎盘母体面

B. 羊膜是光滑、无血管、无神经淋巴的透明膜

C. 胎盘由羊膜、叶状绒毛膜和底蜕膜构成

D. 叶状绒毛膜是构成胎盘的主要部分

E. 胎膜是由羊膜及平滑绒毛膜组成

18. 受精卵着床的必备条件有

A. 必须有足够的雌激素和孕激素

B. 透明带必须消失

C. 定位、黏着和穿透

D. 囊胚滋养层分出合体滋养层细胞

E. 囊胚和子宫内膜必须同步发育并相互配合

19. 对于胎盘功能，下列说法恰当的是

A. 免疫球蛋白 G 可通过胎盘，使胎儿出生后短期内具免疫力

B. 分泌大量雌激素和孕激素，参与母体妊娠期各系统改变

C. 凡分子量<250 者，可经单纯扩散在母儿间自由交换

D. 具有良好的防御功能，细菌、病毒均不能通过

E. 合体细胞分泌大量胎盘催乳素，促进胎儿发育

20. 关于胎儿在于宫内的姿势，下列说法恰当的是

A. 胎头俯屈
B. 整个胎体呈椭圆形
C. 四肢屈曲交叉于胸腹前
D. 颏部贴近胸壁
E. 脊柱直伸

21. 下列说法是早期妊娠体征的是

A. 子宫较正常为大
B. 可闻及胎心音
C. 子宫颈紫蓝色，变软
D. 乳头、乳晕着色
E. 可触及胎儿肢体

22. 声音频率与母体心率一致的是

A. 脐带杂音
B. 胎心音
C. 腹主动脉杂音
D. 胎动音
E. 子宫杂音

六 案例分析题

（1~7 题共用题干）

患者，女性，30 岁。孕 2 产 0，妊娠 34 周。发现腹部较大 1 个月入院，无其他不适。产检：腹部较妊娠月份大，胎心音遥远感。

1. 可能的诊断是

A. 多胎妊娠
B. 巨大胎儿
C. 急性羊水过多
D. 慢性羊水过多
E. 妊娠合并子宫肿瘤
F. 葡萄胎

2. 入院 B 超检查：羊水过多。临床上羊水量超过多少，称羊水过多

A. 800ml
B. 1000ml
C. 1500ml
D. 2000ml
E. 2500ml
F. 2600ml

3. 引起羊水过多的病因不清，可能的原因有

A. 妊娠糖尿病
B. Rh 血型不合
C. 孕妇严重贫血
D. 特发性羊水过多
E. 多胎妊娠
F. 胎儿畸形

4. 入院后予积极处理，关于羊水过多合并正常胎儿的处理方法中正确的是

A. 一次性放羊水量不超过 300ml
B. 一次性放羊水量不超过 1500ml
C. 症状严重孕妇（胎龄不足 37 周）应穿刺放羊水

D. 症状轻可继续妊娠，注意休息，低盐饮食

E. 保守治疗妊娠已过 37 周，在确定胎儿成熟的情况下，可人工破膜

F. 不能应用镇静药

5. 诊断羊水过多，需做的辅助检查有

A. B 超

B. 羊膜囊造影

C. 腹部 CT 检查

D. 甲胎蛋白的检测

E. 三维、四维彩超

F. 血常规检查

6. 入院后经中药及镇静治疗后，孕妇有腹胀不适。B 超羊水增多明显，决定穿刺放羊水，下列正确的有

A. 胎龄<37 周时，应穿刺放羊水

B. 一次放羊水量不超过 1500ml

C. 在 B 型超声监测下进行，定位穿刺点

D. 用 15~18 号腰椎穿刺针经腹羊膜腔穿刺放羊水

E. 不宜过快，每小时 500ml 左右

F. 宜快，每小时 1500ml 左右

7. 经放羊水治疗 3 周后孕妇 2 次出现羊水过多，经检查胎儿已成熟，决定行人工破膜助产。下列处理正确的是

A. 采用高位破膜

B. 采用低位破膜

C. 放羊水时应从腹部固定胎儿为纵产式

D. 破膜后 24 小时不临产，应该剖宫结束妊娠

E. 放羊水过程中需注意血压、脉搏及阴道流血情况

F. 破膜时羊水缓慢流水

参考答案与解析

一、A1 型题

1. D【解析】倘若胎儿脐带血液循环因某种原因受阻时，能引起一种酷似吹风样的声音，即为脐带杂音。它是一种单音，速率与胎心相同，约 15%的孕妇能听到。

2. C【解析】孕妇骨盆测量数值最大的是髂嵴间径，是骨盆外测量的一种，指孕妇取伸腿仰卧位，测量两髂嵴外缘间最宽的距离，正常值为 25~28cm。

3. A【解析】脐带是连接胎儿与胎盘的条索状组织，一端连于胎儿腹壁脐轮，另一端附着于胎盘胎儿面，胎儿借助脐带悬浮于羊水中。

4. C【解析】诊断宫内早孕最可靠的辅助检查方法是 B 超检查。妊娠早期超声检查的主要目的是确定宫内妊娠，排除异位妊娠、滋养细胞疾病、盆腔肿块等。

5. B【解析】28 周末时，胎儿身长约 35cm，体重约 1000g。皮下脂肪不多。皮肤粉红，有时有胎脂。眼睛半张开，有呼吸运动。此胎龄的正常婴儿有 90%的生存概率。

6. E【解析】妊娠 12 周前体重常无明显变化。妊娠 13 周起体重开始增长。测量腹围值不能推算出预产期。

7. D【解析】在临床应用方面，B 超可以清晰地显示各脏器及周围器官的各种断面像，由于图像富于实体感，接近于解剖的真实结构，所以应用超声可以早期明确诊断。

8. C【解析】胎儿胎心率是预测胎儿安危的手段，正常胎心率在 110~160。在妊娠 20 周前胎心率平均为 162 次/分钟；在妊娠 21~30 周平均为 147 次/分钟；在妊娠 31~40 周平均为 139 次/分钟。

9. D【解析】人绒毛膜促性腺激素（hCG）是一种由 α、β 亚基组成的分子量为 36 700 的糖蛋白激素，α 亚基与垂体分泌的 FSH、LH 和 TSH 等基本相似，故相互间能发生交叉反应，而 β 亚基的结构各不相似。hCG 主要由妊娠滋养细胞分泌，在受精卵着床后 1 日可自母血清中测出，妊娠 8~10 周达高峰，以后迅速下降，产后 2 周内消失。

10. D【解析】早期妊娠症状有多种，但早孕反应不是每个孕妇都会出现的症状。

11. C【解析】胎儿脐带内血管：①脐静脉一条，带有来自胎盘氧含量较高，营养较丰富的血液进入胎体。②脐动脉两条，带有来自胎儿氧含量较低的混合血，注入胎盘与母血进行物质交换。

12. B【解析】超声最早确定妊娠的依据是子宫内见到圆形或椭圆形妊娠囊。

13. E【解析】妊娠期肋膈角增宽、肋骨向外扩展，胸廓横径及前后径加宽使周径加大，膈肌上升使胸腔纵径缩短，但胸腔总体积不变，肺活量不受影响。孕妇耗氧量于妊娠中期增加 10%~20%，肺通气量约增加 40%，有过度通气现象，使动脉血氧分压（PaO_2）增高达 92mmHg，二氧化碳分压（$PaCO_2$）降至 32mmHg，有利于供给孕妇及胎儿所需的氧，通过胎盘排出胎儿血中的 CO_2。

14. E【解析】子宫杂音为血液流过扩大的子宫血管时出现的柔和吹风样低音响。腹主动脉音为咚咚样强音响，两种杂音均与孕妇脉搏数相一致。

15. E【解析】孕妇骨盆外测量数值量小的是出口横径（TO），又称坐骨结节间。TO 是两坐骨结节末端内缘的距离，正常值 9cm，是胎先露通过骨盆出口的重要径线，其长短与分娩的关系密切。

16. C【解析】16 周末部分经产妇已能自觉胎动。但初孕妇自觉胎动，多数开始于妊娠 18~20 周。

17. C【解析】月经规律的女性常用的推算预产期的方法是以末次月经开始的日期为根据，月份减 3 或加 9；日数加 7。

18. A【解析】枕先露是最常见的胎先露部，此时胎头呈俯屈状，胎头以最小径（枕下前囟径）及其周径通过产道。

19. E【解析】有性生活史的生育期妇女出现停经或月经异常，均应考虑妊娠的可能。B超检查的主要目的是确定宫内妊娠，排除异位妊娠、滋养细胞疾病、盆腔肿块等。超声发现宫内妊娠囊或胚芽可以确诊为宫内妊娠。

20. E【解析】在受精卵着床后，宫颈黏膜并未发生蜕膜变（选项 A 错误）；蜕膜细胞来自致密层，但并非通过细胞增大形成（选项 B 错误）；包蜕膜是胎盘的一部分，但不是母体部分（选项 C 错误）；真蜕膜由一系列不同类型的细胞组成，其主要功能是提供对胎儿的保护和支持，而不是缺乏营养而退化（选项 D 错误）；底蜕膜是胎盘的一部分，由致密层上皮细胞和间充质细胞组成，选项 E 正确。

21. A【解析】由于臀位（尤其不完全臀先露时）先露部分形状不规则，不能像胎头那样紧贴子宫下段和子宫颈内口，常留有空隙，容易发生胎膜早破。临产后可发生宫缩乏力，使产程延长，易发生产后出血。

22. D【解析】人胎盘催乳素（hPL）又称为人绒毛膜生长激素（hCS），hPL 由合体细胞滋养层合成，释放入绒毛间隙，进入母体血液，极少进入胎血循环，妊娠 5 周可从血中测出，34~36 周达峰值，维持至分娩，分娩 7 小时后不能从血中测出。血浆水平与胎盘体积及胎儿体重呈正相关，因此能间接反映胎儿的发育情况。

23. C【解析】围产期是指妊娠 28 周到产后一周这一分娩前后的重要时期。

24. B【解析】血浆蛋白自妊娠早期开始降低，至妊娠中期达 60~65g/L，主要是白蛋白减少，约为 35g/L，以后持续此水平直至分娩。

25. E【解析】50%~60%的自然流产胚胎有染色体异常，多发生在早期妊娠，以及孕妇年龄过小或过大者。流产时妊娠产物有时仅为一空妊娠囊或已退化的胚胎。

26. D【解析】妊娠早期乳房开始增大，充血明显。孕妇自觉乳房发胀或偶有触痛及麻刺感，随着乳腺增大，皮肤下的浅静脉明显可见。乳头增大变黑，更易勃起，乳晕颜色加深，其外围的皮脂腺肥大形成散在的结节状隆起，称为蒙氏结节。妊娠末期，尤其是在接近分娩期时，挤压乳房可有少量淡黄色稀薄液体溢出，称为初乳。

27. B【解析】妊娠期血液处于高凝状态。凝血因子Ⅱ、Ⅴ、Ⅶ、Ⅷ、Ⅸ、Ⅹ增加，仅凝血因子Ⅺ、Ⅻ降低。

28. B【解析】早孕出现最早及最重要的症状是停经。生育期、有性生活史的健康妇女，平时月经周期规律，一旦月经过期，应考虑到妊娠，停经 10 日以上，尤应高度怀疑妊娠。

29. D【解析】免疫球蛋白 G 分子量最小，是唯一能通过胎盘的免疫球蛋白。胎盘可以主动将母体的免疫球蛋白 G 转运至胎儿，其他免疫球蛋白分子量大，不能通过胎盘。免疫球蛋白共有五类，分别为 IgG、IgM、IgD、IgA 和 IgE。在五类免疫球蛋白中，IgM 在早期感染中发挥了重要的免疫防御作用。IgG 含量最高，分布最广，是机体再次免疫应答的主要抗体。所以，选项 D 错误，其余选项内容都是正确的。

30. B【解析】尿妊娠试验是通过检测尿中是否含有一定的人绒毛膜促性腺激素（hCG），从而判定是否妊娠。正常非妊娠女性呈现阴性，妊娠女性则为阳性。孕妇一般在停经 35 天尿妊娠试验就会呈阳性反应。

31. C【解析】卵圆孔位于左右心房之间，其开口处正对下腔静脉入口，下腔静脉进入右心房的血液绝大部分经卵圆孔进入左心房。上腔静脉进入右心房的血液流向右心室，随后进入肺动脉。

32. E【解析】正常妊娠 12 周末，子宫底在耻骨联合上 2～3 横指。妊娠 16 周末，子宫底在耻骨联合与脐之间。妊娠 20 周末，子宫底在脐下 1～2 横指。妊娠 24 周末，子宫底平脐，或脐上 1 横指。妊娠 28 周末，子宫底在脐上 2～3 横指。妊娠 32 周末，子宫底在脐与剑突之间。妊娠 36 周末，子宫底在剑突下 2～3 横指。妊娠 40 周末，子宫底下降至脐与剑突之间或稍高。

33. A【解析】妊娠 18～20 周用一般听诊器经孕妇腹壁能够听到胎心音。胎心音呈双音，似钟表“滴答”声，速度较快，正常时每分钟 110～160 次。

34. A【解析】胎盘催乳素是与胎儿生长有关的主要激素。随妊娠进展而增加，直至妊娠末期。参见 A1 型题第 22 题解析。

35. C【解析】目前脐血流检查作为妊娠期监测的一种辅助手段，通常被用来了解胎儿宫内生长受限及妊娠高血压疾病。正常值跟妊娠的周数有关，主要有三项，以 S/D 值为主要指标，多以妊娠晚期 S/D 值≤3.0 作为正常值。脐血流正常值在 24 周时的平均值为 3.5，上限为 4.25，超过此值为异常。

36. E【解析】36 周末，胎儿身长约 45cm，体重约 2500g。皮下脂肪较多，毳毛明显减少，面部皱褶消失。胸部、乳房突出，睾丸位于阴囊。指（趾）甲已超出指（趾）端。出生后能啼哭及吸吮，生活力良好。此时出生基本可以存活。

37. C【解析】双合诊用于妊娠早期的诊断，宫底高度在脐耻之间为妊娠 16 周末。

38. B【解析】妊娠期子宫肌细胞肥大、延长，胞质内富含有收缩功能的肌动蛋白和肌球蛋白，为临产后子宫收缩提供物质基础。子宫肌壁厚度非妊娠期时约 1cm，至妊娠中期逐渐增厚达 2.0～2.5cm，至妊娠末期又逐渐变薄为 1.0～1.5cm。妊娠足月时子宫血流量为 450～650ml/min，其中 5%供应肌层，10%～15%供应子宫蜕膜层，80%～85%供应胎盘。妊娠期无痛性宫缩称为 Braxton Hicks 收缩，宫缩时子宫腔内压通常为 5～25mmHg，持续不到 30 秒。所以，选项 B 正确。

39. B【解析】来自胎盘的血液进入胎儿体内分为 3 支：一支直接入肝，一支与门静脉汇合入肝，此两支血液经肝静脉入下腔静脉；另一支经静脉导管直接入下腔静脉。下腔静脉血是混合血，有来自脐静脉含氧量较高的血液，也有来自胎儿身体下半身含氧量较低的血液。所以，选项 B 正确。

40. C【解析】受孕激素影响，孕妇泌尿系统平滑肌张力降低，同时增大的子宫对输尿管产生压迫，自妊娠中期肾盂及输尿管轻度扩张，输尿管增粗及蠕动减弱，尿流缓慢，可致肾盂积水，约 86%的孕妇右侧输尿管扩张更明显，孕妇易患急性肾盂肾炎，也以右侧多见。肾血浆流量和肾小球滤过率均受体位影响，孕妇仰卧位时尿量增加，故夜尿量多于日尿量。妊娠期肾小球滤过率增加，而肾小管对葡萄糖重吸收能力未相应增加，约 15%孕妇饭后出现生理性糖尿，应注意与糖尿病鉴别。

41. B【解析】妊娠环最早出现在妊娠第 5 周，特点是环内的暗区为羊水，其中还可见有节律的胎心搏动，主要检查方法是 B 超。

42. D【解析】妊娠 8 周末胚胎初具人形，头大占整个胎体一半。能分辨出眼、耳、鼻、口。四肢已具雏形。B 超可见早期心脏形成并有搏动。早期胎心音偏快，140~160 次/分。

43. A【解析】胎儿生长发育需要大量钙、磷、铁。胎儿骨骼及胎盘的形成，需要较多的钙，妊娠期需要储存钙 40g，妊娠末期胎儿需要储钙约 30g，主要在妊娠末 3 个月由母体供给，故早产儿容易发生低血钙。至少应于妊娠最后 3 个月补充维生素 D 及钙，以提高血钙值。妊娠期需要增加铁约 1000mg，母体红细胞增加需要 500mg，胎儿需要 290mg，胎盘约需要 250mg，妊娠期如不能及时补充外源性铁剂，会因血清铁值下降发生缺铁性贫血。

44. A【解析】羊水的来源：①妊娠早期的羊水主要来自母体血清经胎膜进入羊膜腔的透析液。②妊娠中期以后，胎儿尿液成为羊水的主要来源，使羊水的渗透压逐渐降低。③妊娠晚期胎儿肺参与羊水的生成，每日 600~800ml 液体从肺泡分泌至羊膜腔。④羊膜、脐带华通胶及胎儿皮肤渗出液体，但量少。

45. D【解析】胎姿势指胎儿在子宫内的姿势。正常胎姿势为胎头俯屈，颏部贴近胸壁，脊柱略前弯，四肢屈曲交叉于胸腹前，其体积及体表面积均明显缩小，整个胎体呈头端小、臀端大的椭圆形。

46. A【解析】精子获能是指精子通过女性生殖道时，在接触到子宫内膜白细胞后，顶体酶上的去获能因子被解除，从而使顶体酶激活，精子才能顺利地穿透卵子的屏障结构进行受精。

47. A【解析】生育期、有性生活史的健康妇女，平时月经周期规律，一旦月经过期，应考虑到妊娠，停经 10 日以上，应高度怀疑妊娠。若尿妊娠试验阳性，可以诊断早孕。

48. A【解析】参见 A1 型题第 20 题解析。

49. B【解析】胎盘由胎儿部分的羊膜和叶状绒毛膜及母体部分的底蜕膜构成。

50. E【解析】参见 A1 型题第 33 题解析。

51. B【解析】进行脐静脉穿刺时，穿刺点在距胎盘附着处 2cm 以内的脐带（belly stalk）较为理想，因此处脐带相对固定。

52. C【解析】妊娠早期及中期血压偏低，妊娠 24~26 周后血压轻度升高。一般收缩压无变化，舒张压因外周血管扩张、血液稀释及胎盘形成动静脉短路而轻度降低，使脉压稍增大。孕妇体位影响血压，妊娠晚期仰卧位时增大的子宫压迫下腔静脉，回心血量减少、心排血量减少使血压下降，形成仰卧位低血压综合征。所以，妊娠中、晚期鼓励孕妇侧卧位休息，可解除子宫压迫，改善血液回流。

53. C【解析】妊娠期胰岛功能旺盛，分泌胰岛素增多，使血中胰岛素增加，故孕妇空腹血糖值低于非妊娠期妇女，糖耐量试验血糖增高幅度大且恢复延迟。妊娠期间注射胰岛素降血糖效果不如非妊娠期妇女，提示靶细胞有拮抗胰岛素功能或因胎盘产生胰岛素酶破坏胰岛素，故妊娠期间胰岛素需要量增多。

54. A【解析】晚期囊胚黏附在子宫内膜，囊胚表面滋养细胞分化为两层，外层为合体滋养细胞，内层为细胞滋养细胞。

55. D【解析】参见A1型题第45题解析。

56. C【解析】羊水偏碱性，pH为7.0~7.5。

57. C【解析】一般情况下，妊娠12周左右才会形成胎盘。

58. A【解析】20周末，胎儿身长约25cm，体重约320g，开始呈线性增长。皮肤暗红，出现胎脂，全身覆盖毳毛，并可见一些头发。开始出现吞咽、排尿功能。检查孕妇时可听到胎心音。

59. E【解析】血容量于妊娠6~8周开始增加，至妊娠32~34周达高峰。妊娠期骨髓造血增加，网织红细胞轻度增多。白细胞计数轻度增多，主要为中性粒细胞增多。妊娠期血液处于高凝状态，血浆纤维蛋白原含量比非妊娠期妇女约增加50%。血小板无变化或稍减少。红细胞沉降率加快。

60. D【解析】羊水的来源参见A1型题第44题解析。羊膜在羊水的产生和吸收上起了十分重要的作用，约50%的羊水交换由羊膜完成。胎儿的消化道也是羊水交换的重要途径，足月胎儿每日可吞咽羊水500~700ml。

61. C【解析】胎盘小叶的个数为18~20个。

62. E【解析】妊娠期胎盘分泌大量雌激素刺激乳腺腺管发育，分泌大量孕激素刺激乳腺腺泡发育。乳腺发育完善还需垂体催乳素、人胎盘催乳素、胰岛素及皮质醇等参与。

63. D【解析】受精后30小时，受精卵借助输卵管蠕动和输卵管上皮纤毛推动向子宫腔方向移动，同时开始有丝分裂（卵裂），至受精后72小时分裂为桑葚胚，随后细胞继续分裂并在细胞间隙集聚来自子宫腔的液体形成早期囊胚。受精后第5~6日早期囊胚透明带消失，总体积迅速增大，继续分裂发育，形成晚期囊胚。然后到达子宫着床在子宫内膜基底部。

64. E【解析】参见A1型题第26题及第62题解析。

65. D【解析】受精卵着床后，胚胎会分泌hCG，hCG能刺激卵巢黄体继续合成和分泌孕激素，从而维持黄体功能，使其不被排出。LH和FSH是卵巢中正常月经周期的调节激素，不参与妊娠期间黄体功能的维持。雌激素虽然在妊娠期间也有一定的分泌，但其作用主要是促进子宫内膜增生并维持对胎儿的营养供应，并不能直接维持黄体功能。孕激素能够抑制子宫内膜的脱落，维持妊娠的发展，并促进乳腺发育为哺乳做准备。因此，孕激素是维持妊娠期间黄体功能最重要的激素。

66. E【解析】胎盘具有合成多种激素和酶的功能，主要可分为 3 类。①蛋白类激素：如人绒毛膜促性腺激素（hCG）、人胎盘催乳素（hPL）、促肾上腺皮质激素释放激素（CRH）、胰岛素样生长因子（IGF）。②甾体激素：雌激素、孕激素等。③多种酶：如缩宫素酶、胰岛素酶、二胺氧化酶、耐热碱性磷酸酶等。

67. A【解析】妊娠期血液处于高凝状态。因子Ⅱ、Ⅴ、Ⅶ、Ⅷ、Ⅸ、Ⅹ增加，仅因子Ⅺ、Ⅻ降低。血小板数无明显改变。血浆纤维蛋白原含量比非妊娠期妇女约增加 50%，于妊娠末期平均达 4.5g/L。

68. D【解析】伴随着外周血管阻力下降，心率增加以及血容量增加，心排血量自妊娠 10 周逐渐增加，至妊娠 32~34 周达高峰，持续至分娩，左侧卧位测量心排血量较非妊娠期约增加 30%，每次心排血量平均约为 80ml。

69. D【解析】参见 A1 型题第 67 题解析。

70. E【解析】妊娠足月羊水略混浊、不透明，可见羊水内悬有小片状物（胎脂、胎儿脱落上皮细胞、毳毛、毛发、少量白细胞、白蛋白、尿酸盐等）。羊水中还含有大量的激素和酶。

71. A【解析】胎动指胎儿的躯体活动。孕妇常在妊娠 18~20 周开始自觉胎动，经产妇早在 16 周左右就可自觉胎动。胎动随妊娠进展逐渐增强，至妊娠 32~34 周达高峰，妊娠 38 周后逐渐减少。正常明显胎动 1 小时不少于 3 次，只要胎动有规律，有节奏，变化不大，即证明胎儿发育是正常的。

72. C【解析】参见 A1 型题第 46 题解析。

73. C【解析】正常妊娠 38 周时羊水量约为 1000ml，此后羊水量逐渐减少。妊娠足月时羊水量约 800ml。

74. D【解析】参见 A1 型题第 11 题解析。

75. E【解析】13-三体综合征又称帕托综合征，在新生儿中发病率为 1/(4000~10 000)，为新生儿发病率最低的染色体疾病。女性明显多于男性，发病率随孕母年龄增高而增加。

76. C【解析】妊娠足月时子宫容量约 5000ml，是非妊娠期的 500~1000 倍；重量约 1100g，增加近 20 倍。子宫增大主要是由于肌细胞肥大、延长，也有少量肌细胞数目增加及结缔组织增生。妊娠期子宫峡部逐渐伸展变长，妊娠末期可达 7~10cm，形成子宫下段，成为软产道的一部分。妊娠后期子宫底生长速度最快。

77. E【解析】耐热性碱性磷酸酶由合体滋养细胞分泌，随妊娠进展而增多，可反映胎盘功能。

78. E【解析】妊娠足月胎盘呈盘状，多为圆形或椭圆形，重450~650g，直径16~20cm，厚1~3cm，中央厚，边缘薄。胎盘分胎儿面和母体面。胎儿面被覆羊膜，呈灰白色，光滑半透明，脐带动静脉从附着处分支向四周呈放射状分布达胎盘边缘，其分支穿过绒毛膜板，进入绒毛干及其分支。母体面呈暗红色，蜕膜间隔形成若干浅沟分成母体叶。

79. C【解析】妊娠足月胎儿脐带长30~100cm，平均长度约55cm，与胎儿足月身长相似。

二、A2型题

1. B【解析】臀先露时，子宫呈纵椭圆形，胎体纵轴与母体纵轴一致。在宫底部可触到圆而硬、按压有时有浮球感的胎头；在耻骨联合上方可触到不规则、软而宽的胎臀，胎心在脐左（或右）上方听得最清楚。依据题干信息，此种情况的胎先露应为臀先露，这是最常见的异常胎位。

2. D【解析】E_3的总量<10mg/24h，或尿雌三醇与肌酐的比值（E/C）<10时，应考虑为子宫胎盘功能减退。

3. A【解析】B超是检查早期妊娠快速准确的方法。

4. B【解析】胎动是指孕妇自觉胎儿在子宫内的翻滚、踢、伸展等动作。自觉有胎动不用于确诊妊娠。

5. E【解析】平时月经正常有规律的育龄期妇女，一旦月经超10日或以上，应疑为妊娠。如果停经已达到2个月，妊娠的可能性更大。停经是育龄期妇女可能妊娠最早与最重要的症状。

6. E【解析】正常排卵周期黄体功能期不仅限于14天内，而是在12~16天。

7. D【解析】孕妇于妊娠18~20周时开始自觉胎动，结合子宫底高度为23cm，考虑为妊娠23~25周比较符合实际。

8. C【解析】参见A1型题第7题解析。

9. E【解析】34周以上胎膜早破不需要保胎治疗。

10. C【解析】参见A1型题第17题解析。

11. D【解析】腹部检查触及增大的子宫，手测子宫底高度或尺测耻上子宫长度可估计胎儿大小与妊娠周数情况，见表3-1。

表3-1　不同孕龄的子宫高度与子宫长度

妊娠周数	手测子宫底高度	尺测耻上子宫长度（cm）[平均值（最小值~最大值）]
12周末	耻骨联合上2~3横指	
16周末	脐耻之间	

续　表

妊娠周数	手测子宫底高度	尺测耻上子宫长度（cm）［平均值（最小值~最大值）］
20 周末	脐下 1 横指	18（15.3~21.4）
24 周末	脐上 1 横指	24（22.0~25.1）
28 周末	脐上 3 横指	26（22.4~29.0）
32 周末	脐与剑突之间	29（25.3~32.0）
36 周末	剑突下 2 横指	32（29.8~34.5）
40 周末	脐与剑突之间或略高	33（30.0~35.3）

12. C【解析】依据题干信息所述，胎方位为臀先露，骶左前（LSA），胎儿骶骨紧靠母体耻骨位置，并且略微转向母体左侧。

13. E【解析】参见 A1 型题第 7 题解析。

14. D【解析】参见 A2 型题第 5 题解析。

15. C【解析】孕酮试验是使用孕酮进行内分泌功能试验，可区别闭经的程度，不用于检查是否妊娠。

16. A【解析】妊娠 8 周末，胚胎初具人形，头大占整个胎体一半。能分辨出眼、耳、鼻、口。四肢已具雏形。B 超可见早期心脏形成并有搏动。

17. D【解析】依据题干信息所述，考虑患者已受孕，因此首选应进行尿妊娠试验。其他检查如盆腔 CT 检查、血孕酮测定等需进一步确诊时再进行。基础体温测定对已经排除妊娠的女性具有较高诊断价值。口服甲羟孕酮不适用于所有情况，并非首选处理方法。

18. A【解析】参见 A2 型题第 5 题解析。

19. B【解析】基础体温的变化是判断是否妊娠的方法之一，如果持续两周以上较高的基础体温，就要考虑妊娠的可能；若≥20 日可确定为早期妊娠。

20. D【解析】孕妇于妊娠 18~20 周时开始自觉胎动，每小时 3~5 次，随妊娠周数增加，胎动逐渐活跃。初产妇在妊娠 20 周左右会感觉到胎动。而经产妇由于已经有了一次孕育经验，早在 16 周左右就可以感觉到胎动。12 小时内正常明显胎动次数为 30~40 次及以上，若少于 20 次每 12 小时，或者高于 40 次每 12 小时，需要进行产前检查以确认是否存在胎儿宫内缺氧。所以，选项 D 错误。胎动消失是胎儿临死前的危险信号。胎儿从胎动消失至胎儿死亡，这一过程一般需要 12 小时到 2 天左右的时间，而多数在 24 小时左右。

21. C【解析】胎头未下降，额隆突明显，且腹部胎儿肢体在右前方明显触及，背在左后方，耻骨联合上触及胎头，不能推动，提示胎儿处于横位或斜位并行产程，导致胎头不能顺利下降到产道。根据常规助产技术，应使胎头转至矢状缝方向，以便胎儿能够通过产道顺利分娩。阴道检查可以确定胎头的位置和方向，以制定正确的助产方案。故做阴道检查可出现胎头矢状缝与骨盆斜径一致，后囟在左方。

22. E【解析】生殖内分泌激素测定可以了解有无排卵，从而确定月经周期紊乱的原因。

23. C【解析】药物在胎儿血液中的代谢及排泄与孕妇不相同。

24. D【解析】参见 A2 型题第 5 题解析。

25. D【解析】参见 A2 型题第 11 题解析。

三、A3/A4 型题

1. A【解析】参见 A1 型题第 30 题解析。

2. B【解析】参见 A1 型题第 63 题解析。

3. C【解析】妊娠 42 周自觉胎动减少已 3 天，此时无须做血 hCG 值化验，其他检查都是必要的。

4. D【解析】最重要的检查项目是测尿雌激素/肌酐比值，估计胎儿胎盘单位功能。>15 为正常值，10~15 为警戒值，<10 为危险值。

5. C【解析】通过分析胎儿头皮血 pH 可了解胎儿缺氧程度，进而判断胎盘功能是否低下。羊水清澈、色泽淡黄是正常的表现，如羊水变混浊或带有胎粪，则可能提示胎盘功能低下。胎盘催乳素是一种由胎盘产生的激素，其水平能够反映胎盘功能是否正常。如血胎盘催乳素值低于正常范围，则提示胎盘功能可能存在问题。胎儿监护仪行缩宫素激惹试验是通过给孕妇静脉注射缩宫素，观察胎儿反应情况来判断胎盘功能是否低下。如果胎儿的心率降低或呼吸减慢，则可能提示胎盘功能存在问题。只有超声多普勒检查胎心数不能单独证明胎盘功能低下，因为胎心数会受到胎儿自身的情况、胎位、妊娠周数等多种因素的影响。

6. B【解析】若胎盘功能减退，有可能导致胎儿缺氧、营养不良、发育迟缓以及胎儿窘迫，甚至死胎、死产、新生儿窒息等，其远期后果是导致胎儿脑细胞坏死、发育不良，最终形成弱智儿。因此，最恰当的处理方式是行剖宫产术结束分娩。

7. A【解析】首先应确定患者是否为早期妊娠，应做尿 hCG 检查，通过检测尿中是否含有一定的人绒毛膜促性腺激素（hCG），从而判定是否妊娠。

8. E【解析】若该女性患者已妊娠，应最早在停经 5 周时行阴道 B 超检查，一般妊娠 5 周后子宫腔内即可见到妊娠囊光环，为圆形或椭圆形的无回声区，有时由于着床过程中的少量出血，妊娠囊周围可见环形暗区，此为早期妊娠双环征。妊娠 6 周后可见胚芽声像，并出现心管搏动。妊娠 8 周可见胎体活动，妊娠囊约占子宫腔一半。妊娠 9 周可见胎儿轮廓。妊娠 10 周妊娠囊几乎占满整个子宫腔。妊娠 12 周胎儿出现完整形态。

9. E【解析】育龄妇女，月经规律，停经史明确，子宫内未见妊娠组织，子宫外左附件区见低回声包块，首先怀疑左附件异位妊娠。

10. D【解析】胎儿生长受限（FGR）的妊娠期治疗措施如下。①卧床休息：左侧卧位可使肾血流量和肾功能恢复正常，从而改善子宫胎盘的供血。②吸氧：胎盘交换功能障碍是导致 FGR 的原因之一，吸氧能够改善胎儿的内环境。③补充营养物质：治疗越早效果越好，妊娠 32 周前开始治疗效果好，妊娠 36 周后治疗效果差。补充富有营养、高热量、高蛋白、高维生素饮食。口服复合氨基酸片，每次 1 片，每日 1~2 次；静脉滴注脂肪乳注射液，每次 250~500ml，每 3 日 1 次，连用 1~2 周；10%葡萄糖注射液 500ml 加维生素 C 或能量合剂，每日 1 次，连用 10 日；口服叶酸，每次 5~10mg，每日 3 次，连用 15~30 日；适量补充维生素 E、B 族维生素、铁剂、锌剂、钙剂等。④治疗原发疾病：针对病因积极治疗，防止疾病加重和并发症发生。⑤改善胎盘血流：β 肾上腺素激动药能舒张血管、松弛子宫，改善胎盘血流；硫酸镁能恢复胎盘的血流灌注；丹参能促进细胞代谢、改善微循环、降低毛细血管通透性，有助于恢复胎盘功能。可将 500ml 右旋糖酐-40 与 4ml 复方丹参注射液一起滴注。低分子量肝素、阿司匹林可用于抗磷脂抗体综合征引起的 FGR。⑥加强胎儿宫内监测：包括胎动计数以及动态胎心监护、胎儿成熟度评估、超声监测。

11. C【解析】治疗 1 周复查无应激试验（NST）无反应型，胎儿脐带血流 S/D>5，符合终止妊娠指征。妊娠已达 34 周，应先立即行剖宫产术终止妊娠。

12. D【解析】依据题干信息所述，导致女方 2 次自然流产最可能的原因是胚胎染色体异常。参见 A1 型题第 25 题解析。

13. B【解析】已经怀疑女方 2 次自然流产最可能的原因是胚胎染色体异常，那接下来最重要的检查是羊水穿刺。现阶段，羊水穿刺检查在临床上主要用于检查胎儿遗传性的疾病，通过羊膜腔穿刺，取得羊水，羊水当中会有胎儿身上脱落下来的一些细胞，通过对这些细胞遗传物质的检查，可以排除、筛查胎儿有没有遗传性的疾病，如 21-三体综合征、18-三体综合征等染色体疾病和一些夫妻双方或者家族当中可能有的单基因的遗传病。

14~15 D、C【解析】由题干可知，丈夫为罗伯逊易位携带者。罗伯逊易位携带者和正常人生育时，后代罹患三体综合征的概率是 1/3，染色体健康的概率是 1/6，产下罗伯逊易位患儿的概率是 1/6。

四、B 型题

1~4 A、D、E、C【解析】胎产式、胎先露和胎方位的关系及种类见表 3-2。

表 3-2 胎产式、胎先露和胎方位的关系及种类

胎产式	胎先露		胎方位
纵产式	头先露	枕先露	枕左前（LOA）、枕左横（LOT）、枕左后（LOP） 枕右前（ROA）、枕右横（ROT）、枕右后（ROP）
		面先露	颏左前（LMA）、颏左横（LMT）、颏左后（LMP） 颏右前（RMA）、颏右横（RMT）、颏右后（RMP）
	臀先露		骶左前（LSA）、骶左横（LST）、骶左后（LSP） 骶右前（RSA）、骶右横（RST）、骶右后（RSP）

续 表

胎产式	胎先露	胎方位
横产式	肩先露	肩左前（LSCA）、肩左后（LSCP） 肩右前（RSCA）、肩右后（RSCP）

5~8 A、C、D、E【解析】参见A2型题第11题解析。

9~11 A、D、B【解析】胎儿代谢的主要能源是葡萄糖，以易化扩散方式通过胎盘，胎儿体内的葡萄糖均来自母体。氨基酸、钙、磷、碘和铁以主动运输方式通过胎盘。游离脂肪酸、水、钾、钠、镁，维生素A、D、E、K以简单扩散方式通过胎盘。母儿间氧气的二氧化碳在胎盘中以简单扩散方式进行交换。胎盘中还含有多种酶（如氧化酶、还原酶、水解酶等），能将复杂化合物分解为简单物质，也能将简单物质合成后供给胎儿。

12. E【解析】参见A1型题第38题解析。

13. C【解析】参见A1型题第26题解析。

14. B【解析】早孕反应是指在妊娠早期（停经6周左右），孕妇体内绒毛膜促性腺激素（hCG）增多，胃酸分泌减少及胃排空时间延长，导致头晕、乏力、食欲缺乏、喜酸食物或厌恶油腻、恶心、晨起呕吐等一系列反应。这些症状一般无须特殊处理，妊娠12周后随着体内hCG水平的下降，症状多自然消失，食欲恢复正常。

15. A【解析】胎先露是指胎儿最先进入骨盆入口的部分。先露部有头、臀、肩三种。纵产式有头先露和臀先露，横产式为肩先露。如果胎儿头先露或臀先露与胎头或胎足同时入盆，称为复合先露。

16. C【解析】胎产式是指胎体纵轴与母体纵轴的关系，可分为纵产式、斜产式与横产式3种。横产式或斜产式为胎儿纵轴与母体纵轴垂直或交叉，产妇腹部呈横椭圆形，胎头胎臀各在腹部一侧。纵产式为胎儿纵轴与母体纵轴平行，可以是头先露或臀先露。

17. E【解析】胎方位指胎儿先露部的指示点与母体骨盆的关系。每个指示点与母体骨盆入口左、右、前、后、横的不同位置构成不同胎位。

18. E【解析】羊水可保持羊膜腔内恒温、恒压、相对较稳定的内环境，免受外力的损伤。胎儿在羊水中可以自由活动，不致受到挤压或阻碍导致胎儿畸形。羊水可保持胎儿体内生化方面的相对稳定。羊水中有一定量的水分和电解质，不仅是胎儿代谢产物排泄的通道，而且是胎儿水分调节的重要机制。羊水使羊膜腔保持一定的张力，从而支持胎盘附着于子宫壁，可防止胎盘过早剥离。

19. C【解析】参见A1型题第78题解析。

20. B【解析】胎膜含有代谢甾体激素所需的酶活性，这些酶促进甾体激素的代谢和转化，产生的代谢产物需通过羊水吸收和排出胎儿体外。如果羊水无法有效吸收或排出，会对胎儿健康产生负面影响。因此，胎膜和羊水之间密切相关，胎膜的酶活性与甾体激素代谢有关，而羊水则扮演了吸收和排出代谢产物的重要角色。

21. D【解析】参见 A1 型题第 46 题解析。

22. C【解析】输卵管伞部在输卵管最外侧，长 1.0~1.5cm，开口于腹腔，管口处有许多指状突起，有“拾卵”作用。

23. E【解析】卵子从卵巢排出，经输卵管伞部拾卵后进入输卵管，在输卵管内与获能的精子融合进行受精。

24. E【解析】参见 A1 型题第 17 题解析。

25. A【解析】若孕妇体重每周突然增加 0.5kg 以上，或每月增加 2.7kg 以上，表明有隐性水肿存在。

26. D【解析】参见 A1 型题第 71 题解析。

27. A【解析】排卵后属于分泌早期，分泌早期子宫内膜的变化为，内膜腺体更长，屈曲更加明显，腺上皮细胞核开始出现含糖原小泡，称为核下空泡。

28. D【解析】参见 A2 型题第 19 题解析。

29. C【解析】正常生育年龄妇女的阴道脱落细胞主要为表层细胞，中层细胞极少，看不到底层细胞。卵巢功能明显衰退时，体内的雌激素水平下降，不能维持正常生育年龄妇女的体内激素水平，所以会出现阴道脱落细胞为底层细胞和中层细胞的情况。

30~32 B、E、D【解析】依据受精卵与蜕膜的部位关系，蜕膜分为底蜕膜、包蜕膜、真蜕膜。构成胎盘的是底蜕膜、叶状绒毛膜、羊膜，母体部分由底蜕膜构成，胎儿部分由羊膜、叶状绒毛膜构成。胎膜由羊膜和绒毛膜组成，是维持羊膜的完整，储存羊水的外周屏障。

33. E【解析】妊娠早期取绒毛或妊娠中期（16~20 周）抽取羊水做染色体检查，了解染色体数目及结构改变。

34. C【解析】测量骨盆，一般是在妊娠 24~36 周进行，过早测量产道和韧带不够松弛会影响测量效果，过晚测量会有引起感染或胎膜早破的危险。

35. D【解析】妊娠达 24 周及以上后触诊能区分胎头、胎背、胎臀和胎儿肢体。

36~38 E、B、A【解析】枕横位：胎头在脐左侧，胎心靠近脐下方。枕左前位：胎头在耻骨上方，胎心位于脐左下方。骶左前位：胎头位于子宫底部，胎心位于脐右下方。

39. E【解析】月经周期正常，但经期延长，月经第 6 日刮宫见分泌期反应的内膜，应考虑是子宫内膜不规则脱落。

40. A【解析】黄体功能不足是指卵巢排卵后没有完全形成黄体，以致孕激素分泌不足，使子宫内膜未能及时转换，而不利于受精卵的着床。因此往往导致不孕或习惯性流产。

41. D【解析】子宫内膜可随月经周期发生规律性变化。月经期时子宫内膜剥脱，此时子宫内膜最薄；随着时间变化，子宫内膜逐渐增厚，到月经前期子宫内膜增厚到最大值，继而发生脱落，形成新的月经周期。短时间停经，经血量多且经期延长，应考虑是子宫内膜单纯型增生。

42. D【解析】妊娠足月时，胎儿每日吞咽的羊水量为 500~700ml。这个过程可帮助胎儿维持羊水体积的平衡，促进肠道发育，并有助于预防羊水栓塞。值得注意的是，羊水总量在不同妊娠周数和胎位中有所不同，因此吞咽的数量也会有所变化。

43. B【解析】参见 A1 型题第 38 题解析。

44. C【解析】参见 A1 型题第 73 题解析。

45. A【解析】母儿间的液体交换主要通过胎盘，每小时约 3600ml。

46. E【解析】参见 A1 型题第 76 题解析。

47. D【解析】羊水穿刺检查是产前诊断的一种方法，一般适合中期妊娠的产前诊断。这项检查的准确率超过 99%，但对胎儿的创伤性较大，胎儿丢失率约为 0. 5%（包括流产、感染、胎死宫内等）。

48. B【解析】检查胎儿心脏异常最准确的为 B 超。参见 A1 型题第 7 题解析。

49. D【解析】最容易出现染色体核型嵌合的是羊水穿刺检查。因为羊水穿刺可直接获取胎儿细胞进行核型分析，但在这个过程中，由于细胞分裂时染色体复制和配对的过程易发生错误，可能会导致染色体异常或染色体核型嵌合的出现。而其他方法获得的细胞数量较少或质量较差，难以准确检测到染色体异常。

50. D【解析】参见 B 型题第 47 题解析。

51. B【解析】甲胎蛋白（AFP）主要在胎儿肝中合成，在胎儿 13 周 AFP 占血浆蛋白总量的 1/3。在妊娠 30 周达最高峰，以后逐渐下降，出生时血浆中浓度为高峰期的 1%左右，约 40mg/L，在周岁时接近成人水平（低于 30μg/L）。当羊水中的甲胎蛋白值>200g/ml 则提示胎儿为无脑畸形。

52. D【解析】当羊水中的含脂肪细胞出现率>20%提示胎儿皮肤成熟。

53. C【解析】羊水中的胆红素系由胎儿红细胞破坏产生。进入羊水的途径可能是通过肺或皮肤，多是未结合型胆红素，早期妊娠时羊水中胆红素含量高。当羊水中的胆红素类物质值<0. 02 提示胎儿肝成熟。

54. A【解析】羊水中的肌酐值可以用来评估胎儿的肾功能和发育状况。通常当羊水中的肌酐浓度达到或超过 176. 8μmol/L 时，提示胎儿肾脏已经发育成熟。

55. E【解析】若羊水卵磷脂/鞘磷脂比值≥2 提示胎儿肺成熟。

56~57 C、A【解析】参见 A1 型题第 59 题解析。

58. B【解析】参见 A1 型题第 68 题解析。

59. A【解析】底蜕膜是囊胚着床部位的子宫内膜，与囊胚滋养层接触。

60. B【解析】包蜕膜为覆盖在囊胚表面的蜕膜，随囊胚发育逐渐突向宫腔。

61~62 A、E【解析】参见 B 型题第 30~32 题解析。

63. D【解析】35 岁高龄孕妇，胎儿染色体畸变发生 21-三体综合征的概率为 1%。

64. A【解析】生育过染色体异常胎儿的孕妇，再出现染色体异常胎儿的概率为 1.7%。

65. B【解析】性连锁隐性遗传病基因携带者，其女胎为携带者的概率为 1/2。

五、X 型题

1. ACE【解析】母儿之间的物质交换主要发生在胎盘内，具体位置在血管合体膜中。血管合体膜是指母体与胎儿血液接触的部分，主要由毛细血管内皮细胞和合体滋养细胞构成，没有绒毛间质和毛细血管基底膜。血管合体膜具有选择性渗透性，分子量<250 的较小分子量的物质（如氧气、营养物质等）易通过并进行母儿之间的物质交换，而较大分子量的物质则被阻挡。葡萄糖的转运主要是通过胎盘绒毛上的葡萄糖转运体进行主动转运，而非简单扩散。血管合体膜的存在使得母体与胎儿血液并不直接相通，但母儿之间的物质交换发生在血管合体膜内部，而非隔着绒毛毛细血管壁、绒毛间质和绒毛表面细胞层。所以，选项 B、D 错误，选项 A、C、E 正确。

2. ABCE【解析】胎儿生物物理评分是在 B 超下观察胎儿在 30 分钟内的呼吸运动、肌张力、胎动，结合羊水最大暗区垂直深度（AFV）及无应激试验（NST）进行综合评分。

3. ABCE【解析】参见 A1 型题第 59 题解析。

4. ABDE【解析】孕二醇于妊娠足月 24 小时尿中排出值为 35~45mg。所以，选项 C 错误。其余选项均正确。

5. ABDE【解析】测量宫高腹围不能诊断妊娠活胎。

6. ABDE【解析】脐带平均长度为 55cm，内有两根脐动脉和一根脐静脉，脐静脉的氧分压高于脐动脉。脐带表面由羊膜包绕，其杂音之速率与胎心音律相同。

7. ABCD【解析】参见 B 型题第 54 题解析。所以，选项 E 错误，其余选项均是正确的。

8. ACDE【解析】妊娠期孕妇对蛋白质的需要量明显增加，呈正氧平衡。所以，选项 B 错误，其余选项均正确。

9. ABDE【解析】经腹壁听到胎心的时间因孕妇体型和婴儿位置而异，通常最早在妊娠 20 周左右才能听到。所以，选项 C 错误，其余选项均是正确的。

10. ABDE【解析】受精卵着床必须具备的条件：①透明带消失。②囊胚细胞滋养细胞分化出合体滋养细胞。③囊胚和子宫内膜同步发育并相互配合。④孕妇体内必须有足够数量的雌激素和孕激素。子宫有一个极短的窗口期允许受精卵着床。约在受精后第 6~7 日，晚期囊胚植入子宫内膜，此过程称为受精卵着床。

11. BCDE【解析】胎儿出生后，胎盘脐带循环中断，肺开始呼吸，肺循环阻力降低，新生儿血液循环逐渐发生改变。①脐静脉出生后闭锁为肝圆韧带，脐静脉的末支静脉导管出生后闭锁为静脉韧带。②脐动脉出生后闭锁，与相连的闭锁的腹下动脉成为腹下韧带。③动脉导管位于肺动脉与主动脉弓之间，出生后 2~3 个月完全闭锁为动脉韧带。④卵圆孔于生后因左心房压力增高开始关闭，多在生后 6 个月完全关闭。

12. ABDE【解析】参见 X 型题第 9 题解析。选项 C 错误，其余选项均正确。

13. ABDE【解析】参见 A2 型题第 11 题解析。

14. ABCE【解析】囊胚植入子宫内膜后内细胞团发育为外胚层和内胚层。两胚层的细胞很快分裂形成羊膜腔和卵黄囊，羊腹腔的底与卵黄囊的顶贴近形成胚盘，以后胚盘的外胚层又分化出中胚层。内、中、外 3 个胚层进一步分化发育成胎儿身体各部分。所以选项 D 错误。其余选项均正确。

15. ABDE【解析】卵母细胞完成第二次成熟分裂是在与精子相遇受精时。

16. AD【解析】骨盆入口平面，胎头矢状缝与母体骨盆左斜径一致的胎位有枕右前（ROA）、枕左后（LOP）。

17. BCDE【解析】参见 A1 型题第 3 题解析。

18. ABDE【解析】参见 X 型题第 10 题解析。

19. ABCE【解析】胎盘屏障作用极为有限。各种病毒及大部分药物均可通过胎盘，影响胎儿生长发育。细菌、弓形体、衣原体、梅毒螺旋体不能通过胎盘屏障，但可在胎盘部位形成病灶，破坏绒毛结构后进入胎体感染胚胎及胎儿。母血中免疫抗体如 IgG 能通过胎盘，使胎儿在出生后短时间内获得被动免疫力。

20. ABCD【解析】参见 A1 型题第 45 题解析。

21. ACD【解析】早期妊娠时，子宫增大变软，子宫峡部极软，双合诊检查感觉子宫体与子宫颈似不相连，称黑加征，是早期妊娠的典型体征。子宫颈、阴道充血呈紫蓝色。乳头、乳晕颜色加深，出现蒙氏结节。

22. CE【解析】参见 A1 型题第 14 题解析。

六、案例分析题

1. ABD【解析】产检时腹部较妊娠月份大，胎心音遥远感，可能为多胎妊娠、巨大胎儿或慢性羊水过多。

2. D【解析】羊水过多是指妊娠期间羊水量超过 2000ml，分为慢性和急性两种。

3. ABCDEF【解析】羊水过多的原因：①特发性羊水过多。②胎儿疾病，包括胎儿结构异常、胎儿肿瘤、神经肌肉发育不良、代谢性疾病、染色体或遗传基因异常等。③多胎妊娠。④胎盘脐带病变。⑤妊娠合并症，包括妊娠糖尿病、母儿 Rh 血型不合、胎儿免疫性水肿等。

4. BCDE【解析】羊水过多合并正常胎儿的处理如下。①胎龄不足 37 周、胎肺不成熟时，应尽量延长妊娠周数：自觉症状较轻者，注意休息，低盐饮食，左侧卧位。酌情使用镇静药和利尿药，每周超声监测羊水量变化及胎儿发育情况。自觉症状严重者，可穿刺放羊水。超声定位穿刺点，或在超声引导下，用 15~18 号腰椎穿刺针经腹穿刺羊膜腔缓慢放羊水，速度约每小时 500ml，一次放羊水量不超过 1500ml。根据羊水消长的情况，3~4 周后可重复进行。可使用前列腺素合成酶抑制药，吲哚美辛 2.2~2.4mg/(kg·d)，分 3 次口服。

用药期间，动态监测羊水量变化（每周 1 次超声检测）及胎儿超声心动图变化（用药后 24 小时 1 次，以后每周 1 次），发现羊水量明显减少或动脉导管狭窄及时停药。②积极治疗原发疾病：若为妊娠糖尿病或糖尿病合并妊娠，需控制孕妇过高的血糖；母儿血型不合溶血，胎儿尚未成熟，而 B 超检查发现胎儿水肿，或脐血显示 Hb<60g/L，应考虑胎儿宫内输血。③破膜时应注意脐带脱垂、胎盘早剥：破膜后无宫缩可静脉滴注缩宫素。胎儿娩出后及时应用宫缩药预防产后出血。

5. ABCDE【解析】羊水过多的辅助检查如下。①B 超检查：是重要的辅助检查方法，不仅能测量羊水量，还可了解胎儿情况，如无脑儿、脊柱裂、胎儿水肿及双胎等。②羊水甲胎蛋白测定（AFP）：开放性神经管缺陷时，羊水中 AFP 明显增高，超过同期正常妊娠平均值加 3 个标准差以上。③孕妇血糖检查：尤其慢性羊水过多者，应排除糖尿病。④孕妇血型检查：如胎儿水肿者应检查孕妇 Rh 血型，排除母儿血型不合溶血引起的胎儿水肿。⑤胎儿染色体检查：羊水细胞培养或采集胎儿血培养做染色体核型分析，或应用染色体探针对羊水或胎儿血间期细胞真核直接原位杂交，了解染色体数目、结构异常。

6. ABCDE【解析】参见案例分析题第 4 题解析。

7. ACEF【解析】用高位破膜器自宫口沿胎膜向上送入 15~16cm，刺破胎膜，使羊水以 500ml/h 的速度缓慢流出，并于羊水流出后腹部放置沙袋，注意严格无菌操作和生命体征监测，预防腹压骤降引起胎盘早剥、回心血量骤减等。破膜后 12 小时无宫缩，可促宫颈成熟或用缩宫素等引产。可预防性应用抗生素。

第四章 正常分娩

一 A1 型题

1. 产程进展的标志是
   A. 宫缩强度
   B. 宫缩频率
   C. 产妇自我感觉
   D. 血性分泌物量的多少
   E. 先露下降和宫口扩张
2. 胎儿完成内旋转动作是指
   A. 胎头矢状缝与母体骨盆横径一致
   B. 胎头双顶径与母体骨盆入口斜径一致
   C. 胎头双顶径与母体骨盆入口横径一致
   D. 胎头双顶径与母体骨盆出口前后径一致
   E. 胎头矢状缝与母体骨盆及骨盆出口前后径一致
3. 关于初产妇第一产程宫口扩张曲线，下列说法恰当的是
   A. 潜伏期最大时限为 20 小时
   B. 潜伏期是指有宫缩开始到宫口扩张 3cm
   C. 活跃期减缓阶段，是宫口扩张 9~10cm，约需 4 小时
   D. 活跃期最大倾斜阶段，是宫口扩张 4~9cm，约需 8 小时
   E. 宫口扩张活跃期的加速阶段是从宫口扩张 3~4cm，约需 4 小时
4. 枕先露肛查胎头下降程度为+2 是指
   A. 胎头双顶径在坐骨棘平面下 2cm
   B. 胎头最低点在坐骨棘平面上 2cm
   C. 胎头顶骨在坐骨结节平面上 2cm
   D. 胎头最低点在坐骨结节平面下 2cm
   E. 胎头颅骨最低点在坐骨棘平面下 2cm
5. 经阴道分娩时，为预防产后出血，静脉滴注麦角新碱应在
   A. 胎头拨露阴唇后联合紧张时
   B. 胎头着冠后
   C. 胎头娩出后
   D. 胎盘娩出后
   E. 胎肩娩出后
6. 临产后子宫收缩的特点正确的是
   A. 宫缩的极性是指底部最弱，下段最强
   B. 体部肌纤维收缩时变短变宽，松弛时恢复原状
   C. 有节律地阵发性收缩，由强到弱并维持一定时间

D. 第二产程宫缩高峰时子宫内压力可达 25~30mmHg

E. 自子宫角开始，以约 2cm/s 速度向子宫下段扩展

7. 应用 Apgar 评分法，下列得分恰当的是

A. 刺激咽喉出现咳嗽、恶心得 1 分
B. 心率 120 次/分、规律得 2 分
C. 呼吸浅慢且不规律得 2 分
D. 肌张力松弛得 1 分
E. 皮肤青紫得 0 分

8. 经产妇，足月活胎能够经阴道娩出的胎位是

A. 颏左后位
B. 颏右后位
C. 肩右后位
D. 肩左后位
E. 枕右后位

9. 总产程最大时限为

A. 8 小时
B. 16 小时
C. 20 小时
D. 24 小时
E. 28 小时

10. 胎儿预后最差的臀先露是

A. 单膝先露
B. 双膝先露
C. 单足先露
D. 腿直臀先露
E. 混合臀先露

11. 测量骶耻外径的标志点是

A. 耻骨联合中点至髂后上棘连线中点上 1.5cm
B. 耻骨联合中点至米氏菱形窝上角下 1.5cm
C. 耻骨联合上缘中点至米氏菱形窝上角
D. 耻骨联合上缘中点至髂耻连线下 3cm
E. 耻骨联合上缘至第五腰椎棘突

12. 枕左前位分娩时，于胎儿双肩径进入骨盆入口的同时，胎头的动作是

A. 复位
B. 仰伸
C. 拨露
D. 着冠
E. 外旋转

13. 关于第一产程宫口扩张曲线的活跃期，下列说法正确的是

A. 活跃期延长指超过 16 小时
B. 约需 8 小时，最大时限为 16 小时
C. 减速期宫口扩张 9~10cm，约需 2 小时
D. 加速期宫口扩张 3~4cm，约需 3 小时
E. 最大加速期宫口扩张 4~6cm 至宫口开全，约需 2 小时

14. 对于出口前后径，下列说法恰当的是
A. 指耻骨联合下缘中点经坐骨棘连线中点至骶骨下端的距离
B. 指耻骨联合上缘中点至骶骨岬前缘中点的距离
C. 指耻骨联合下缘至骶尾关节间的距离
D. 出口前后径正常平均为 11cm
E. 出口平面为同一平面

15. 关于胎膜破裂，正确的是
A. 一旦发现胎膜破裂立即听胎心
B. 胎膜多在宫口开到 5~6cm 时破裂
C. 破膜后发现羊水混浊立即剖宫产终止妊娠
D. 破膜超过 24 小时未分娩要使用抗生素预防感染
E. 破膜后羊水清，胎头未入盆，可以让产妇起床活动

16. 临产后肛门检查了解胎头下降程度时，最常用作骨性标记的是
A. 骶窝　　B. 骶岬
C. 坐骨棘　　D. 坐骨结节
E. 耻骨联合后面

17. 关于生理性缩复环，正确的是
A. 子宫上下段的肌壁厚薄不同，两者间的子宫内面形成一环状隆起
B. 常提示有胎儿先露部下降受阻
C. 是先兆子宫破裂征象之一
D. 常伴有胎儿宫内窘迫
E. 与子宫收缩无关

18. 最短的胎头径线是
A. 双顶径　　B. 枕额径
C. 枕颏径　　D. 双颞径
E. 枕下前囟径

19. 宫口开全后，开始保护会阴的时机应是
A. 胎头拨露后不久　　B. 胎头开始拨露时
C. 胎头开始着冠时　　D. 经阴道外口看到胎发时
E. 胎头拨露阴唇后联合紧张时

20. 胎儿能否顺利通过产道取决于
A. 产力、产道与胎儿，包括胎位、胎儿大小及有无发育异常
B. 产力、产道及会阴盆底的情况
C. 产力及胎儿大小

D. 产道及胎儿的大小

E. 产力、产道

21. 从开始出现规律宫缩到胎儿胎盘娩出称为产程，正确的是

A. 第三产程不论初产妇和经产妇均需 40 分钟

B. 第一产程经产妇不超过 8 小时

C. 第一产程初产妇不超过 20 小时

D. 第二产程初产妇需 3 小时以上

E. 第二产程经产妇需 2 小时以上

22. 女性骨盆倾斜度的正常值是

A. 50°　　B. 55°

C. 60°　　D. 65°

E. 70°

23. 关于第二产程的处理方式，正确的是

A. 应勤听胎心，每次宫缩后要听胎心

B. 宫口开全后仍未破膜，应行人工破膜

C. 所有产妇均应在宫口开全时才能做接产准备

D. 让产妇于宫缩间隙时用腹压，促进胎头娩出

E. 宫口开全超过 3 小时胎儿仍未娩出才能给予处理

24. 关于临产后子宫收缩力说法，不恰当的是

A. 宫缩时宫体平滑肌纤维短缩变宽，收缩后肌纤维松弛恢复原长度

B. 正常宫缩起自两侧宫角部，以微波形式扩展至整个子宫

C. 宫底部收缩力最强最持久，强度几乎是子宫下段的 2 倍

D. 有使宫口逐渐开大、胎先露部逐渐下降的作用

E. 宫缩达高峰时，宫体隆起变硬

25. 关于胎盘娩出后的处理方式，正确的是

A. 用手托起胎盘检查是否完整

B. 产妇观察 1 小时无异常可推出分娩室

C. 发现胎盘有缺损不论大小均应立即清宫

D. 检查会阴、阴道及宫颈有无裂伤，若有则用纱布填塞

E. 阴道出血超过 300ml，缩宫素可经下腹部直接注入宫体肌壁

26. 正常胎位分娩机制的概念正确的是

A. 仰伸：胎头颏部紧贴胸部

B. 下降：呈持续性，贯穿分娩全过程

C. 俯屈：经俯屈胎头前囟位置最低

D. 内旋转：胎头到达骨盆出口适应骨盆纵轴而旋转

E. 衔接：胎头颅骨最低点接近或达到坐骨棘水平

27. 骨盆入口平面最小的径线是

A. 右斜径　　B. 左斜径

C. 坐骨棘间径　　D. 真结合径

E. 横径

28. 枕前位的分娩机制正确的是

A. 下降动作呈连续性　　B. 胎头进入骨盆入口时呈俯屈状态

C. 下降动作贯穿在整个分娩过程中　　D. 俯屈动作完成后，胎头以枕额径通过产道

E. 胎头颅骨最低点达骨盆最大平面时出现内旋动作

29. 下列有促进乳汁分泌作用的是

A. 吸吮动作　　B. 前列腺素

C. 孕激素制剂　　D. 溴隐亭

E. 大剂量雌激素制剂

30. 枕左前位胎头进入骨盆入口时衔接的径线是

A. 双顶径　　B. 双颞径

C. 枕额径　　D. 枕颏径

E. 枕下前囟径

31. 关于临产后子宫颈的变化，下列说法正确的是

A. 子宫颈管展平过程是先呈漏斗状，逐渐变短，直至展平

B. 初产妇多是子宫颈管展平与子宫颈管扩张同时进行

C. 破膜后胎先露直接压迫子宫颈，影响宫口扩张

D. 形成前羊水囊时，宫口不易扩张

E. 临产前的宫颈管长约 4cm

32. 枕前位胎头娩出后的第一个动作是

A. 衔接　　B. 仰伸

C. 复位　　D. 俯屈

E. 内旋转

33. 枕先露胎头到达盆底俯屈后，适应产道继续下降的径线是

A. 枕额径　　B. 双顶径

C. 双颞径　　D. 枕颏径

E. 枕下前囟径

34. 潜伏期最大时限为

A. 8 小时　　B. 10 小时

C. 12 小时　　D. 14 小时
E. 20 小时

35. 正常分娩的临床表现正确的是
A. 第三产程多超过 30 分钟　　B. 胎膜破裂多在宫口开全时
C. 产妇屏气用力标志宫口开全　　D. 初产妇临产后胎头多已入盆
E. 生理性缩复环常在平脐部位看到

36. 关于枕前位分娩机制，下列说法恰当的是
A. 胎头进入骨盆入口时呈俯屈状态　　B. 胎头进入骨盆入口时呈半俯屈状态
C. 下降动作在活跃期明显　　D. 俯屈动作完成后，胎头以枕额径通过产道
E. 胎头颅骨最低点达骨盆最大平面时出现内旋转

37. 观察产程的进展可通过肛门检查了解
A. 先露有无畸形　　B. 胎膜早破的部位
C. 有无阴道囊肿存在　　D. 是否有宫颈炎症
E. 胎头下降情况及宫口扩张程度

38. 不是 Apgar 评分范畴的体征是
A. 呼吸　　B. 心率
C. 喉反射　　D. 肌张力
E. 体温

39. 胎儿娩出后 10 分钟，阴道出血量多，外露脐带延长，这一征象表明
A. 副胎盘存在　　B. 植入性胎盘
C. 胎盘粘连　　D. 胎盘滞留
E. 胎盘剥离

40. 骨盆入口横径平均值是
A. 11cm　　B. 10cm
C. 12cm　　D. 12. 5cm
E. 13cm

41. 胎儿双顶径是
A. 由前囟门中央到枕骨隆突下方　　B. 由颏骨下方中央到后囟门顶部
C. 由前囟门前端到枕骨大孔　　D. 由鼻根到枕骨隆突
E. 两顶骨隆突之间

42. 分娩时，胎头复位及外旋转的角度为
A. 15°　　B. 45°
C. 50°　　D. 80°
E. 90°

43. 胎儿枕下前囟径是
A. 两顶骨隆突之间
B. 由鼻根到枕骨隆突
C. 由前囟门前端到枕骨大孔
D. 由颏骨下方中央到后囟门顶部
E. 由前囟门中央到枕骨隆突下方

44. 关于枕右前位分娩机制，下列说法恰当的是
A. 胎头枕部遇肛提肌阻力发生俯屈
B. 胎头矢状缝坐落在骨盆入口右斜径上
C. 胎头下降达阴道外口时出现内旋转动作
D. 胎头内旋转时，其枕部向右旋转 45°
E. 胎头娩出后，其枕部向左旋转 45°为复位

45. 胎头衔接是指
A. 胎头进入骨盆入口，双顶径达到坐骨棘水平
B. 腹部检查四步触诊查明胎头已半固定
C. 胎头双顶径已进入骨盆入口平面
D. 胎头枕额径已达坐骨棘水平
E. 先露部已达到坐骨棘水平

46. 正常枕先露分娩机制顺序正确的是
A. 衔接—俯屈—下降—内旋转—仰伸—复位及外旋转
B. 衔接—下降—俯屈—内旋转—仰伸—复位及外旋转
C. 衔接—下降—内旋转—俯屈—仰伸—复位及外旋转
D. 下降—俯屈—衔接—内旋转—仰伸—复位及外旋转
E. 下降—衔接—俯屈—内旋转—仰伸—复位及外旋转

47. 枕左前位的分娩机制正确的是
A. 胎头矢状缝坐落在骨盆入口左斜径上
B. 俯屈动作发生在胎头到达中骨盆时
C. 内旋转动作完成于第一产程初期
D. 胎头降至阴道外口出现仰伸动作
E. 胎头娩出后，枕部向右旋转 90°

48. 子宫生理性缩复环位于
A. 子宫上段
B. 子宫角部
C. 子宫峡部
D. 子宫底部
E. 子宫上下段交界处

49. 关于正常产褥期母体生殖器官的恢复情况，下列说法恰当的是
A. 宫体恢复至非妊娠期大小需 4 周
B. 于产后 10 天，腹部检查扪不到宫底
C. 宫颈外形于产后 3 日恢复至非妊娠期状态
D. 于产后 2 周宫颈完全恢复至正常状态
E. 于产后第 4 周，除胎盘附着处外，宫腔表面均由新生的内膜修复

50. 第一产程活跃期的最大加速期是指宫口扩张
A. 2~7cm　　B. 3~8cm
C. 4~6cm　　D. 9~10cm
E. 7~10cm

51. 胎头矢状缝与骨盆入口右斜径相一致的胎位是
A. 枕右前位　　B. 枕右横位
C. 枕左前位　　D. 枕左横位
E. 枕左后位

52. 关于子宫生理性缩复环，下列说法正确的是
A. 下腹部疼痛，并且有压痛　　B. 胎儿有宫内窘迫的表现
C. 腹部可见环痕，并逐渐上移　　D. 可出现产程延长或子宫破裂
E. 由于子宫收缩及缩复，使子宫上段的肌肉增厚，子宫下段被牵拉扩张变薄所致

53. 关于正常分娩第一产程的临床经过，下列说法恰当的是
A. 自然破膜多发生在胎头进入骨盆入口时
B. 初产妇多是宫颈管先消失，宫口后扩张
C. 生理性缩复环有时可达脐平面
D. 每隔 4 小时听胎心 1 次
E. 嘱产妇宫缩时加用腹压

54. 分娩即将开始的较可靠征象是
A. 尿中绒毛膜促性腺激素增多　　B. 阴道流出血性黏液
C. 先露已入盆　　D. 子宫底降低
E. 胎动活跃

55. 进入第二产程的标志是
A. 宫口开全　　B. 胎头拨露
C. 产妇屏气，肛门放松　　D. 宫缩时会阴膨出，肛门放松
E. 胎先露降至坐骨棘水平以下

56. 骨盆入口前后径的前端是
A. 耻骨联合下缘　　B. 耻骨联合上缘中点
C. 耻骨联合上缘　　D. 耻骨联合下缘中点
E. 耻骨联合后面中点

57. 下列骨盆径线中最长径线是
A. 入口斜径　　B. 入口横径
C. 入口前后径　　D. 出口前后径
E. 中骨盆前后径

58. 正常分娩时最主要的产力是

A. 肛提肌收缩力
B. 子宫收缩力
C. 膈肌收缩力
D. 腹肌收缩力
E. 腹压

59. Apgar 评分判断新生儿临床恶化的顺序是

A. 皮肤颜色—呼吸—反射—肌张力—心率
B. 皮肤颜色—呼吸—肌张力—反射—心率
C. 皮肤颜色—反射—肌张力—呼吸—心率
D. 皮肤颜色—肌张力—反射—呼吸—心率
E. 心率—皮肤颜色—肌张力—反射—呼吸

60. 骨盆入口前后径的正常值是

A. 10cm
B. 9cm
C. 11cm
D. 12cm
E. 13cm

61. 最长的胎头径线是

A. 双顶径
B. 枕额径
C. 枕颏径
D. 双颞径
E. 枕下前囟径

62. 正常骨产道的特点是

A. 对角径等于入口前后径
B. 最短的前后径是中骨盆前后径
C. 站立时骨盆入口平面与地面垂直
D. 最短的横径是骨盆入口平面的横径
E. 骨盆轴的上段向下向后，中段向下，下段向下向前

63. 出生 1 分钟的新生儿，心率 94 次/分，无呼吸，四肢稍屈，无喉反射，口唇青紫，全身苍白。Apgar 评分为

A. 4 分
B. 5 分
C. 3 分
D. 2 分
E. 1 分

64. 先兆临产比较可靠的征象是

A. 见红
B. 假临产
C. 胎动活跃
D. 胎儿下降感
E. 尿中 hCG 明显增多

65. 正常枕前位分娩时，先露部到达中骨盆，胎头的相应动作是

A. 出现产瘤
B. 胎头变形
C. 仰伸
D. 俯屈

E. 内旋转

66. 当枕前位胎头下降至阴道口仰伸时，胎儿双肩径进入

A. 骨盆入口前后径
B. 骨盆出口横径
C. 中骨盆前后径
D. 骨盆入口斜径
E. 中骨盆横径

67. 宫颈扩张活跃期是指

A. 宫口扩张 2cm 到宫口开全
B. 宫口扩张 3cm 到宫口开全
C. 宫口扩张 4cm 到宫口开全
D. 宫口扩张 4cm 到宫口近开全
E. 宫口扩张 3cm 到宫口近开全

68. 活跃期最大时限为

A. 6 小时
B. 4 小时
C. 8 小时
D. 10 小时
E. 12 小时

69. 新生儿出生 1 分钟，心率 96 次/分，律齐，呼吸浅，不规律，四肢活动好，吸痰时喉部仅有轻度反射，躯干皮肤红润，四肢发紫。Apgar 评分为

A. 9 分
B. 8 分
C. 7 分
D. 6 分
E. 5 分

70. 枕先露临产过程中，胎头下降程度的标志是

A. 骨盆入口平面
B. 骨盆出口平面
C. 阴道外口
D. 坐骨结节连线
E. 坐骨棘连线

71. 分娩时子宫收缩最强的部位是

A. 子宫角部
B. 子宫体部
C. 子宫底部
D. 子宫下段
E. 子宫颈部

72. 临产的重要标志是

A. 见红、破膜、规律宫缩
B. 见红、先露下降，伴有尿频
C. 规律宫缩、破膜，伴有见红
D. 见红、规律宫缩、宫口扩张不明显
E. 规律宫缩、逐渐增强，伴随进行性宫口扩张和先露下降

73. 关于枕左前位第二产程，下列说法错误的是

A. 出现排便感并自动出现屏气及向下用力动作
B. 继而出现胎头着冠
C. 会阴极度扩张

D. 肛门括约肌紧缩

E. 出现胎头拨露

74. 正常枕先露分娩时，仰伸发生于

A. 胎头枕骨下部达耻骨联合下缘时
B. 胎头后囟在耻骨弓后时
C. 胎头枕骨在耻骨弓后时
D. 胎头着冠时
E. 胎头拨露时

二 A2 型题

1. 初产妇，26 岁。妊娠 40 周，2 年前有流产史，胎儿顺利娩出 5 分钟后，出现阴道暗红色间歇流血，约 150ml。应首先考虑的原因是

A. 胎盘嵌顿
B. 宫颈裂伤
C. 凝血功能障碍
D. 阴道静脉破裂
E. 正常位置胎盘剥离

2. 初产妇，31 岁。妊娠 40 周，宫缩规律，枕左前位，胎心良好，肛查宫口开大 2cm，胎头未衔接。下列骨盆测量数据符合此产妇实际情况的是

A. 骶棘间径 24cm
B. 骶耻外径 17cm
C. 髂嵴间径 27cm
D. 坐骨棘间径 10cm
E. 坐骨结节间径 8. 5cm

3. 初产妇，34 岁。羊水Ⅲ度污染，因胎儿宫内窘迫行低位产钳助娩，新生儿出生 1 分钟 Apgar 评分 1 分。复苏时首要处理方式是

A. 立即给予肾上腺素
B. 立即行气管插管
C. 正压给氧
D. 刺激呼吸
E. 吸出鼻腔和口腔中的羊水和黏液

4. 初产妇，37 岁。规律宫缩 12 小时，连续观察 2 小时，宫口由 6cm 开大至 7cm，胎头 S^{+1}，胎心率 140 次/分。此种情况正确处置应是

A. 立即行人工破膜
B. 肌内注射哌替啶 100mg
C. 静脉滴注缩宫素
D. 严密观察产程进展
E. 立即行剖宫产术

5. 初产妇，30 岁。妊娠 39 周，昨日 20 时出现腹部阵痛。精神疲乏，宫缩 10～20 秒，间隔 10～35 分钟，宫缩强度弱。胎先露头，未入盆，宫口开指尖，前羊膜囊不明显，骨盆测量无异常，此种情况最恰当的处理方式是

A. 肥皂水灌肠
B. 缩宫素静脉滴注
C. 人工破膜
D. 补液支持疗法
E. 哌替啶 100mg 肌内注射

6. 初产妇，27 岁。临产 8 小时。胎头先露，宫口已开全，胎头 S^{+4}。此种情况产力的组成是
A. 子宫收缩力
B. 子宫收缩力+腹肌收缩力
C. 子宫收缩力+膈肌收缩力
D. 子宫收缩力+腹肌收缩力+膈肌收缩力
E. 子宫收缩力+腹肌收缩力+膈肌收缩力+肛提肌收缩力

7. 初产妇，29 岁。妊娠 40 周临产，进入活跃期后胎心监护出现频繁晚期减速，宫口扩张 4cm，胎膜已破，羊水Ⅰ度污染，胎先露位于坐骨棘上 2cm。其最佳处理方式方案是
A. 剖宫产
B. 抑制宫缩
C. 左侧卧位
D. 继续胎儿监护
E. 扩宫颈，加速产程

8. 初产妇，29 岁。妊娠 42 周，规律宫缩 12 小时。检查胎儿较大，估计体重 3600g。枕左前位，胎头高浮，胎心率 164 次/分。骨盆正常大小，宫口开大 2cm，尿雌激素/肌酐比值为 7。此种情况恰当的分娩方式应是
A. 尽快行剖宫产术
B. 等待宫口开全行产钳术助娩
C. 等待宫口开全行胎头吸引术助娩
D. 左侧卧位，吸氧，静脉滴注 10%葡萄糖液
E. 静脉滴注缩宫素加速产程

9. 初产妇，32 岁。妊娠 39 周，规律宫缩 8 小时。血压 110/70mmHg，骨盆不小，预测胎儿体重为 2800g，枕左前位，胎心良。宫口开大 3cm。先露平棘。此种情况恰当的处置应是
A. 静脉缓注 25%硫酸镁 16ml
B. 静脉推注地西泮 10mg
C. 无须干涉产程进展
D. 静脉滴注缩宫素
E. 人工破膜

10. 初产妇，35 岁。正常宫缩 14 小时后，自娩一活女婴，现胎儿娩出已 10 分钟，胎盘尚未娩出，无阴道流血。此种情况不恰当的做法是
A. 牵拉脐带或压迫宫底，以了解胎盘是否剥离
B. 经腹壁向宫底注射缩宫素
C. 查看子宫形态、硬度和宫底高度
D. 查看外露脐带段是否向外延伸
E. 等待并观察有胎盘剥离征象时协助胎盘娩出

11. 初孕妇，30 岁。妊娠 38 周，有规律宫缩 6 小时，阴道流液 4 小时。宫口开大 5cm，双顶径处在坐骨棘水平，阴道分泌物 pH 为 7，胎心正常。此种情况正确的诊断和处理方式是
A. 因胎膜早破，抬高床尾
B. 等待自然分娩
C. 静脉滴注缩宫素引产
D. 系正常第一产程，灌肠以促进宫缩
E. 剖宫产

12. 初产妇，29 岁。妊娠 41 周，临产 11 小时。宫口开大 4cm，ROA，胎心率 168 次/分，

羊水呈绿色。最恰当的处理方式是

A. 待自然分娩 B. 静脉注射哌替啶
C. 静脉滴注缩宫素 D. 立即剖宫产
E. 吸氧

13. 经产妇，37岁。阵发性腹痛5小时，现宫缩25秒，间歇3~4分钟，中等强度，检查胎心144次/分，先露为头，宫口开大4cm，胎囊明显膨出。此种情况最佳的处理方案是

A. 立即住院待产 B. 破膜后住院
C. 急诊室留观 D. 急送产房消毒接生
E. 灌肠以减少污染

14. 初产妇，25岁。妊娠39周。规律宫缩12小时，阴道流液2小时。宫口开大8cm，胎头S^{+2}，羊水清亮。此种情况为

A. 正常活跃期 B. 活跃期延长
C. 潜伏期延长 D. 正常第二产程
E. 第一产程延长

三 A3/A4型题

（1~3题共用题干）

患者，女性，31岁。孕1产0，妊娠38周。不规则腹痛2天，血压正常，头先露，胎心音在脐下，154次/分，胎背在母体左侧扪及，宫缩20秒，间隔10分钟，阴道检查宫颈未消失，宫口开大1cm，胎心监护示NST不满意。

1. 下列诊断不恰当的是

A. 枕左前位 B. 足月活胎
C. 临产 D. 先兆临产
E. 宫内妊娠40周

2. 入院后，宫缩加强，下列无须常规进行的是

A. 鼓励进食 B. 左侧卧位
C. 持续低流量吸氧 D. 定时检查了解产程进展
E. 消除孕妇的紧张情绪

3. 临产20小时查宫缩持续25秒，间歇6~8分钟，胎心率152次/分，宫口开大2cm，先露在棘上1cm，下列诊断恰当的是

A. 活跃期延长 B. 活跃期停滞
C. 潜伏期延长 D. 胎儿窘迫
E. 头盆不称

（4~7 题共用题干）

初产妇，28 岁。妊娠 39 周，规律宫缩 4 小时，枕右前位，胎心率 134 次/分，骨盆外测量未见异常，B 超测胎头双顶径 9.6cm，羊水平段 3.0cm。

4. 此种情况最恰当的处置应是
   A. 行剖宫产术　　B. 肌内注射维生素 K_1
   C. 静脉滴注缩宫素　　D. 缓慢静注能量合剂
   E. 严密观察产程进展

5. 经观察，第一产程潜伏期已达 16 小时，子宫收缩 9~12 分钟/次，持续 35 秒。产科胎心 142 次/分，胎头已入盆 S^{+1}。孕妇自述排尿困难，检查肠胀气。此种情况处理方式应是
   A. 导尿并留置导尿管　　B. 静脉注射地西泮 10mg
   C. 静脉滴注缩宫素　　D. 人工破膜
   E. 行剖宫产术

6. 经处置后宫缩正常，胎头下降，胎头 S^{+2}，宫口开大 5cm。此种情况最恰当的处理方式应是
   A. 静脉滴注缩宫素　　B. 让产妇用腹压
   C. 温肥皂水灌肠　　D. 行剖宫产术
   E. 人工破膜

7. 宫口开全 3 小时，宫缩减弱，肛查盆腔后部空虚。阴道检查胎头 S^{+4}。胎头前囟在骨盆左前方。此种情况的处理方式应是
   A. 行剖宫产术
   B. 吸氧，静脉注射地西泮
   C. 会阴侧切，徒手转正胎头，产钳助娩
   D. 静脉滴注缩宫素加速产程进展，经阴道自娩
   E. 静脉滴注葡萄糖液，内加维生素 C，同时肌内注射哌替啶

（8~10 题共用题干）

初产妇，26 岁。妊娠 40 周，已临产 9 小时，宫缩时胎心 104 次/分，内诊查宫颈口开大 2cm，先露 S^{-3}，骨产道无异常。

8. 此种情况最适宜的诊断为
   A. 潜伏期延长　　B. 正常产程
   C. 胎儿宫内窘迫　　D. 活跃期阻滞
   E. 头盆不称

9. 宫口开大 3cm 时，宫缩每 2~3 分钟 1 次，持续 40 秒，宫缩间歇时听胎心 165 次/分，下列除哪项措施外均可采取

A. 给予地西泮静脉滴注加速产程
B. 人工破膜，观察羊水性状
C. 给予缩宫素静脉滴注加速产程
D. 嘱产妇左侧卧位
E. 给予孕妇氧气吸入

10. 如果做胎心监护，除下列哪项外，均有助于诊断
A. 胎心晚期减速
B. 胎心变异减速
C. 胎心基线缺乏变异
D. 胎心率无反应型
E. 胎心率减慢

（11～13题共用题干）

初产妇，26岁。妊娠37周，规律宫缩7小时，宫口开大3cm，未破膜，枕左前位，估计胎儿体重2550g，胎心率148次/分，骨盆外测量未见异常。

11. 此种情况恰当的处理方式应是
A. 给予子宫收缩抑制药，使其维持至妊娠40周
B. 等待自然分娩
C. 人工破膜加速产程进展
D. 静脉滴注缩宫素
E. 行剖宫产术

12. 若胎心恢复正常，但宫缩转弱，产程进展已19小时，胎膜已破，宫口仅开大6cm。此种情况恰当的处理方式应是
A. 肌内注射麦角新碱加强宫缩
B. 静脉滴注葡萄糖液加维生素C
C. 静脉注射地西泮加速产程进展
D. 静脉滴注缩宫素加强宫缩
E. 立即剖宫产

13. 若宫口已开全，胎头拨露达半小时，此种情况处理方式应是
A. 肌内注射哌替啶100mg
B. 静脉滴注葡萄糖液加维生素C
C. 会阴侧切，产钳助娩
D. 静脉滴注缩宫素
E. 立即剖宫产

（14～16题共用题干）

初产妇，29岁。妊娠38^{+2}周，规律宫缩6小时，枕右前位，估计胎儿体重2700g，胎心率146次/分。阴道宫口开大3cm，未破膜，胎头S^{+1}，骨盆外测量未见异常。

14. 此种情况应诊断为
A. 正常分娩经过
B. 胎儿生长受限
C. 子宫收缩乏力
D. 头盆相对不称
E. 以上都不是

15. 此种情况恰当处理方式应是
A. 静脉滴注缩宫素
B. 等待自然分娩
C. 行剖宫产术
D. 行人工破膜加速产程进展
E. 抑制宫缩，使其维持至妊娠 40 周
16. 此后宫缩逐渐减弱，产程已 18 小时，胎膜已破，宫口开大 7cm。此种情况恰当处理方式应是
A. 静脉滴注缩宫素
B. 静脉注射麦角新碱
C. 肌内注射缩宫素
D. 立即行剖宫产术
E. 静脉注射地西泮加速产程进展

（17~21 题共用题干）

初孕妇，27 岁。妊娠 39 周，不规律宫缩 3 天，阴道少许血性黏液。查血压 136/96mmHg，子宫长度 38cm，腹围 106cm，胎心率 158 次/分，宫缩持续 35 秒，间隔 6 分钟，肛查示宫口未开，缩宫素激惹试验出现早期减速。

17. 此种情况不恰当的诊断是
A. 胎儿窘迫
B. 巨大胎儿
C. 足月活胎
D. 临产
E. 宫内妊娠 40 周
18. 规律宫缩后，宫缩持续 43 秒，间隔 2~3 分钟，胎心率 140 次/分，宫口开大 2cm，血压 130/88mmHg。此种情况不恰当的处理方式是
A. 鼓励进食，增加营养
B. 静脉滴注缩宫素加速产程
C. 检查有无头盆不称
D. 每隔 1 小时听胎心
E. 左侧卧位
19. 临产 20 小时再查宫缩减弱变稀，胎心率 145 次/分。肛查：宫口开大 2cm，先露 S^0，血压 120/90mmHg，尿蛋白（±），无自觉症状。此种情况恰当的诊断应是
A. 第一产程潜伏期延长
B. 第一产程活跃期延长
C. 原发性子宫收缩乏力
D. 妊娠高血压
E. 胎儿窘迫
20. 根据上述病情，此种情况不恰当的处理方式是
A. 急查胎盘功能
B. 左侧卧位
C. 间断吸氧
D. 阴道检查了解头盆关系
E. 静脉滴注肼屈嗪
21. 临产已 22 小时，再检查，宫缩 45 秒，间隔 3 分钟，胎心监护显示胎心率 165 次/分，频繁出现晚期减速，胎膜已破，羊水黄绿色，血压 144/90mmHg，宫口开全，先露 S^{+4}。此

种情况紧急处理方式应是

A. 静脉滴注肼屈嗪
B. 静脉滴注硫酸镁
C. 行产钳术
D. 立即行剖宫产术
E. 静脉推注葡萄糖液+维生素 C

四 B 型题

（1~6 题共用备选答案）

A. 9cm
B. 10cm
C. 11cm
D. 11.5cm
E. 12.75cm

1. 中骨盆前后径正常平均值为
2. 入口前后径正常平均值为
3. 中骨盆横径正常平均值为
4. 出口前后径正常平均值为
5. 出口横径正常平均值为
6. 入口斜径正常平均值为

（7~11 题共用备选答案）

A. 两侧坐骨棘间的距离
B. 两侧坐骨结节间的距离
C. 耻骨联合下缘至骶岬上缘中点间的距离
D. 耻骨联合下缘中点至骶骨下端间的距离
E. 骶尾关节至坐骨结节间径中点间的距离

7. 骨盆出口横径是指
8. 中骨盆横径是指
9. 中骨盆前后径是指
10. 对角径是指
11. 出口后矢状径是指

（12~14 题共用备选答案）

A. 双顶径
B. 枕额径
C. 枕下前囟径
D. 枕颏径
E. 双颞径

12. 枕先露时胎头衔接的径线是

13. 胎方位为 ROA 时，胎头通过产道的径线是
14. 胎头最大的横径是

（15～17 题共用备选答案）
A. 死产　　B. 分娩
C. 早产　　D. 过期产
E. 足月产
15. 妊娠满 37 周至不满 42 周间分娩属于
16. 妊娠满 28 周至不满 37 周间分娩属于
17. 妊娠满 42 周及其后分娩属于

（18～21 题共用备选答案）
A. 双顶径　　B. 枕额径
C. 枕颏径　　D. 双颞径
E. 枕下前囟径
18. 下颌骨下方中央至后囟顶部的距离是
19. 前囟中央至枕骨隆突下方的距离是
20. 双顶骨隆突间的距离是
21. 鼻根至枕骨隆突的距离是

（22～24 题共用备选答案）
A. 胎头俯屈　　B. 胎头衔接
C. 胎头仰伸　　D. 胎头外旋转
E. 胎头内旋转
22. 胎头矢状缝适应中骨盆与出口前后径一致的动作是指
23. 胎头枕部遇肛提肌阻力，借杠杆作用是指使下颏接近胸部的动作
24. 胎头娩出后，双肩径转成与骨盆出口前后径相一致的方向，胎头为保持与胎肩的垂直关系而发生的动作是指

（25～28 题共用备选答案）
A. 11～12 小时　　B. 6～8 小时
C. 1～2 小时　　D. 1 小时
E. 5～15 分钟
25. 经产妇第一产程需

26. 初产妇与经产妇的第三产程需
27. 初产妇第一产程需
28. 初产妇第二产程需

（29~31 题共用备选答案）

A. 腹肌及膈肌收缩力
B. 肛提肌收缩力
C. 盆底肌收缩力
D. 子宫收缩力
E. 腹肌收缩力

29. 临产后能使宫颈管消失，宫口扩张，胎先露下降的是
30. 第二产程时娩出胎儿的重要辅助力量是
31. 具有协助胎先露部在盆底进行内旋转作用的是

（32~35 题共用备选答案）

A. 28~31cm
B. 25~28cm
C. 23~26cm
D. 18~20cm
E. 8.5~9.5cm

32. 髂棘间径的正常值为
33. 骶耻外径的正常值为
34. 髂嵴间径的正常值为
35. 坐骨结节间径的正常值为

（36~38 题共用备选答案）

A. Apgar 评分 10 分
B. Apgar 评分 8 分
C. Apgar 评分>7 分
D. Apgar 评分 4~7 分
E. Apgar 评分<4 分

36. 正常新生儿是
37. 严重缺氧，需喉镜下气管内插管给氧的是
38. 缺氧较严重，需清洁呼吸道，人工呼吸的是

五 X 型题

1. 关于分娩机制中的内旋转，下列说法恰当的是

A. 在中骨盆进行
B. 内旋转后，胎头后囟转至耻骨弓下
C. 在第一产程末完成内旋转
D. 胎头内旋转向后旋转 45°
E. 使胎头矢状缝与中骨盆及骨盆出口前后径一致

2. 有关分娩的处理方式，下列说法错误的是
   A. 第一产程禁用镇静药　B. 第一产程禁用腹压
   C. 胎儿窘迫时应迅速结束分娩　D. 人工破膜应在子宫收缩高峰时进行
   E. 第二产程时应勤听胎心，因胎儿在此期中更易发生缺氧
3. 分娩过程中促使胎头下降的因素有
   A. 宫缩时羊水传导，压力经胎轴传至胎头　B. 宫缩时子宫底直接压迫胎臀
   C. 腹肌收缩，腹压增加　D. 胎体伸直、伸长
   E. 肛提肌收缩力
4. 会阴切开缝合术的适应证是
   A. 初产妇阴道助产手术　B. 会阴过紧或胎头过大
   C. 早产儿预防颅内出血　D. 经产妇第二产程过长
   E. 初产妇臀位
5. 临产的主要标志有
   A. 规律性宫缩　B. 宫口扩张
   C. 宫颈管消失　D. 胎先露下降
   E. 见红
6. 临产后子宫收缩特点，正确的是
   A. 极性　B. 节律性
   C. 对称性　D. 高张性
   E. 缩复作用
7. 正常分娩时主要的产力是
   A. 骨骼肌收缩力　B. 子宫收缩力
   C. 肛提肌收缩力　D. 膈肌收缩力
   E. 腹肌收缩力
8. 临产后宫缩的作用是
   A. 宫口扩张　B. 胎盘娩出
   C. 胎膜娩出　D. 胎先露下降
   E. 迫使宫颈管变短直至消失
9. 胎盘剥离的征象有
   A. 子宫收缩变硬，宫体变窄变长，宫底上升
   B. 子宫收缩，宫体变硬，宫底下降
   C. 露于阴道外的脐带向外延伸脱出
   D. 按压宫底可见脐带向外延伸
   E. 阴道少量流血

10. 决定分娩难易的重要因素包括

A. 胎方位　　B. 胎儿大小

C. 骨盆大小　　D. 产力强弱

C. 胎心率

11. 影响分娩的因素有

A. 产力　　B. 产道

C. 胎儿　　D. 家属情绪

E. 孕妇精神心理状态

12. 腹压的作用是

A. 为第二产程娩出胎儿的重要辅助力量　　B. 运用不当可致宫颈水肿

C. 配以宫缩时运用最有效　　D. 促使胎盘剥离及娩出

E. 为主要产力

13. 先兆临产的症状包括

A. 尿频　　B. 破膜

C. 见红　　D. 胎儿下降感

E. 假临产

参考答案与解析

一、A1 型题

1. E【解析】产程观察是以宫口扩张和胎先露下降为标志进行的。

2. E【解析】当胎头到达中骨盆时，胎头为适应骨盆纵轴，枕部向母体中线方向旋转 45°达耻骨联合后方，使其矢状缝与母体骨盆及骨盆出口前后径相一致，此过程称为内旋转。胎头于第一产程未完成内旋转。

3. A【解析】第一产程开始，出现伴有疼痛的子宫收缩，即“阵痛”。开始时宫缩持续时间较短（20~30 秒）且弱，间歇期较长（5~6 分钟）。随着产程的进展，持续时间渐长（50~60 秒）且强度增加，间歇期渐短（2~3 分钟）。当宫口近开全时，宫缩持续时间可达 1 分钟以上，间歇期仅 1 分钟或稍长。初产妇潜伏期一般不超过 20 小时，经产妇不超过 14 小时。

4. E【解析】枕先露肛查胎头下降程度为+2 是指胎头颅骨最低点在坐骨棘平面下 2cm。

5. E【解析】第三产程宫缩乏力容易并发产后出血，故在胎肩娩出后，肌内注射或静脉滴注缩宫素（或麦角新碱），同时应预防感染。

6. E【解析】正常宫缩起自两侧子宫角部，以微波形式迅速向子宫底中线集中，左右对称，然后以约 2cm/s 速度向子宫下段扩散，约 15 秒均匀协调地遍及整个子宫，此为子宫收缩的对称性。

7. B【解析】Apgar 评分用于判断有无新生儿窒息及窒息的严重程度。以出生后 1 分钟内的心率、呼吸、肌张力、喉反射及皮肤颜色 5 项体征为依据，每项为 0~2 分（表 4-1），满分为 10 分。若评分为 8~10 分，属正常新生儿；4~7 分属轻度窒息，又称青紫窒息，需清理呼吸道、人工呼吸、吸氧、用药等措施才能恢复；0~3 分属重度窒息，又称苍白窒息，缺氧严重需紧急抢救，行直视下喉镜气管内插管并给氧。

表 4-1 新生儿 Apgar 评分法

体征	0 分	1 分	2 分
每分钟心率	0	<100 次	≥100 次
每分钟呼吸	0	浅、慢，不规则	佳
肌张力	松弛	四肢稍屈曲	四肢屈曲，活动好
喉反射	无反射	有些动作	咳嗽，恶心
皮肤颜色	全身苍白	躯干红润，四肢发紫	全身粉红

8. E【解析】经产妇只有枕后位、枕横位可以经阴道分娩。肩左后位、肩右后位、颏左后位、颏右后位胎头径线过大，在盆腔内无法旋转，不能经阴道分娩。

9. D【解析】总产程是指分娩全过程，即从开始出现规律宫缩直到胎儿胎盘娩出的全过程。分为 3 个产程：①第一产程：即宫口扩张期，指临产开始直至宫口完全扩张即开全（10cm）为止的时期。初产妇的宫颈较紧，宫口扩张缓慢，需 11~12 小时，不超过 20 小时；经产妇的宫颈较松，宫口扩张较快，需 6~8 小时，不超过 14 小时。②第二产程：即胎儿娩出期，是指从宫口开全到胎儿娩出的全过程。初产妇需 1~2 小时，不应超过 3 小时；经产妇通常数分即可完成，也有长达 1 小时者，但不应超过 2 小时。③第三产程：即胎盘娩出期，是指从胎儿娩出后到胎盘胎膜娩出，即胎盘剥离和娩出的全过程，需 5~15 分钟，不应超过 30 分钟。

10. C【解析】臀先露对胎儿预后最差的是单足先露。足先露是较为危险的产式，在临床中发生概率较低，足先露时，脐带可能会顺着小脚脱落下来，子宫收缩过程中会挤压脐带导致新生儿窒息，如果不及时处理，会危及胎儿生命。

11. C【解析】测量骶耻外径时，测量器的一端应在耻骨联合前方尽量靠近阴蒂根部，避免滑入耻骨联合上缘内产生误差。测量骶耻外径的标志点是耻骨联合上缘中点至米氏菱形窝上角。

12. B【解析】胎头完成旋转后，下降达阴道外口。宫缩和腹压继续迫使胎头下降，而肛提肌收缩力又将胎头向前推进，两者的共同作用（合力）使胎头沿骨盆轴向前向上，胎头枕骨下部达耻骨联合下缘时，以耻骨弓为支点使胎头逐渐仰伸，胎头的顶、额、鼻、口、颏相继娩出。当胎头仰伸时，胎儿双肩径沿左斜径进入骨盆入口。

13. E【解析】宫口扩张曲线在第一产程分为潜伏期和活跃期两期。潜伏期是指从临产出现规律宫缩至宫口扩张 4cm 的时间。此期间扩张速度较慢，2~3 小时扩张 1cm，需 8 小时，最大时限 20 小时。活跃期是指宫口扩张 4~10cm。此期间扩张速度加快，需 4 小时，最大时限为 8 小时。活跃期又划分 3 期，加速期是指宫口扩张 4~6cm，约需 1 小时 30 分钟；最大加速期是指宫口扩张 4~6cm，约需 2 小时；减速期是指宫口扩张 9~10cm，约需 30 分钟，随后进入第二产程。

14. C【解析】出口前后径是指耻骨联合下缘至骶尾关节间的距离，正常值平均 11. 5cm。

15. A【解析】胎膜破裂简称破膜，胎儿先露部衔接后，将羊水分隔成前、后两部分，在胎先露部前面的羊水，称前羊水，约 100ml，其形成的囊称前羊水囊。宫缩时前羊水囊楔入宫颈管内，有助于扩张宫口。随着宫缩继续增强，羊膜腔内压力更高，当压力增加到一定程度时胎膜自然破裂。胎膜多在宫口近开全时自然破裂，羊水流出。一旦发现胎膜破裂，应立即听胎心并观察羊水性状和流出量、有无宫缩，同时记录破膜时间。

16. C【解析】坐骨棘的部位是在坐骨神经支上，是坐骨神经大切迹和坐骨神经小切迹正中间的骨性标志。

17. A【解析】临产后，由于子宫肌纤维的缩复作用，子宫上段肌壁越来越厚，子宫下段肌壁被牵拉越来越薄，在两者间的子宫内面形成环行隆起，称为生理性缩复环。

18. D【解析】胎头径线：①双顶径（BPD），为两侧顶骨隆突间的距离，是胎头最大横径，临床常用 B 超检测此值以判断胎儿大小，妊娠足月时平均约 9. 3cm。②枕额径，为鼻根上方至枕骨隆突间的距离，胎头以此径衔接，妊娠足月时平均约 11. 3cm。③枕下前囟径，又称小斜径，为前囟中央至枕骨隆突下方相连处之间的距离，胎头俯屈后以此径通过产道，妊娠足月时平均约 9. 5cm。④枕颏径，又称大斜径，为颏骨下方中央至后囟顶部间的距离，妊娠足月时平均约 13. 3cm。⑤双颞径是指胎儿两侧顶骨之间的距离，约 8. 4cm。故双颞径为最短的胎头径线。

19. E【解析】宫口开全后，接产者站在产妇右侧，当胎头拨露使阴唇后联合紧张时，开始保护会阴。

20. A【解析】影响分娩的因素有产力、产道、胎儿及精神心理因素。如各因素均正常并能相互适应，胎儿能顺利经阴道自然娩出，即正常分娩。正常分娩依靠产力将胎儿及其附属物排出体外，但同时必须有足够大的骨产道和软产道相应扩张让胎儿通过。产力又受胎儿大小、胎位及产道的影响。另外，也受精神心理因素的干预。

21. C【解析】参见 A1 型题第 9 题解析。

22. C【解析】骨盆倾斜度是指妇女站立时，骨盆入口平面与地平面所形成的角度，一般为 60°。骨盆倾斜度过大影响胎头衔接和胎儿娩出。

23. B【解析】如宫口开全后仍未破膜，应行人工破膜。破膜后宫缩常暂时停止，产妇略感舒适，随后宫缩重现且较前增强，每次持续时间可达 1 分钟，间歇期仅 1~2 分钟。

24. A【解析】宫体部平滑肌为收缩段。子宫收缩时肌纤维缩短变宽，间歇期肌纤维不能恢复到原长度，经反复收缩，肌纤维越来越短，使宫腔内容积逐渐缩小，迫使胎先露部下降及宫颈管逐渐缩短直至消失。

25. E【解析】阴道出血超过 300ml，可经下腹部直接注入宫体肌壁缩宫素。

26. E【解析】①仰伸：参见 A1 型题第 12 题解析。②下降：胎头沿骨盆轴前进的动作称为下降。下降贯穿于整个分娩过程，与俯屈、内旋转、仰伸、复位及外旋转等动作同时进行。③俯屈：当胎头以枕额径进入骨盆腔降至骨盆底时，原处于半俯屈的胎头枕部遇肛提肌阻力，借杠杆作用进一步俯屈，使胎儿下颏靠近胸部，以最小的枕下前囟径取代较大的枕额径，变胎头衔接时的枕额周径（平均 34.8cm）为枕下前囟周径（平均 32.6cm），以适应产道形态，有利于胎头继续下降。④内旋转：参见 A1 型题第 2 题解析。⑤衔接：是指胎头双顶径进入骨盆入口平面，胎头颅骨最低点接近或达到坐骨棘水平。

27. D【解析】骨盆入口平面为骨盆腔入口，呈横椭圆形。其前方为耻骨联合上缘，两侧为髂耻缘，后方为骶岬上缘，有 4 条径线。①入口前后径：又称真结合径。耻骨联合上缘中点至骶岬上缘正中间的距离，正常值平均约为 11cm，其长短与胎先露衔接关系密切。②入口横径：左右髂耻缘间的最大距离，正常值平均约为 13cm。③入口斜径：左右各一。左骶髂关节至右髂耻隆突间的距离为左斜径；右骶髂关节至左髂耻隆突间的距离为右斜径，正常值平均约为 12.75cm。因此，骨盆入口平面最小的径线是入口前后径（真结合径）。

28. C【解析】参见 A1 型题第 26 题解析。

29. A【解析】新生儿应于产后半小时内开始哺乳，可通过新生儿吸吮动作刺激泌乳。

30. C【解析】枕额径为鼻根上方至枕骨隆突间的距离，胎头以此径衔接，妊娠足月时平均约 11.3cm。

31. A【解析】子宫颈管展平过程是先呈漏斗状，逐渐变短，直至展平。

32. C【解析】胎头娩出时，胎儿双肩径沿骨盆入口左斜径下降。胎儿娩出后，为使胎头与胎肩恢复正常关系，胎头枕部向母体左外旋转 45°，称为复位。

33. E【解析】参见 A1 型题第 18 题解析。

34. E【解析】参见 A1 型题第 13 题解析。

35. D【解析】初产妇临产后胎头多已入盆，当胎头降至骨盆出口压迫盆底组织时，产妇有排便感，不由自主向下屏气。随着产程进展，会阴会渐渐膨隆和变薄，肛门松弛。

36. B【解析】胎头呈半俯屈状态进入骨盆入口，以枕额径衔接，由于枕额径大于骨盆入口前后径，胎头矢状缝坐落在骨盆入口右斜径上，胎头枕骨在骨盆左前方。

37. E【解析】肛门检查可适时在宫缩时进行。通过此检查能够了解宫颈软硬度、厚薄，宫口扩张程度，是否破膜，骨盆腔大小，确定胎方位以及胎头下降程度。

38. E【解析】参见 A1 型题第 7 题解析。

39. E【解析】胎盘剥离的征象：①宫体变硬呈球形，下段被扩张，宫体呈狭长形被推向上，宫底升高达脐上。②剥离的胎盘降至子宫下段，阴道口外露的一段脐带自行延长。③阴道少量流血。④用手掌尺侧在产妇耻骨联合上方轻压子宫下段时，宫体上升而外露的脐带不再回缩。

40. E【解析】参见 A1 型题第 27 题解析。

41. E【解析】参见 A1 型题第 18 题解析。

42. E【解析】参见 A1 型题第 32 题解析。

43. E【解析】参见 A1 型题第 18 题解析。

44. A【解析】肛提肌收缩力可协助胎先露部在盆腔进行内旋转。当胎头枕部露于耻骨弓下时，能协助胎头仰伸及娩出；胎儿娩出后，当胎盘降至阴道时，能协助胎盘娩出。枕右前位分娩时出现胎头枕部遇肛提肌阻力发生俯屈。

45. C【解析】参见 A1 型题第 26 题解析。

46. B【解析】正常枕先露分娩机制，依次包括衔接、下降、俯屈、内旋转、仰伸、复位及外旋转。其中下降贯穿于分娩全过程。

47. D【解析】胎头降至阴道外口时，胎头枕部以耻骨弓为支点出现仰伸动作，随之胎头娩出。

48. E【解析】参见 A1 型题第 17 题解析。

49. B【解析】随着子宫体肌纤维不断缩复，子宫体积及重量均发生变化。胎盘娩出后，子宫体逐渐缩小，于产后 1 周子宫缩小至约妊娠 12 周大小，在耻骨联合上方可触及。于产后 10 日，子宫降至骨盆腔内，腹部检查触不到宫底。子宫于产后 6 周恢复到妊娠前大小。子宫重量也逐渐减少，分娩结束时约为 1000g，产后 1 周时约为 500g，产后 2 周时约为 300g，产后 6 周恢复至 50~70g。

50. C【解析】参见 A1 型题第 13 题解析。

51. C【解析】胎头矢状缝与骨盆入口右斜径相一致的胎位是枕左前位。

52. E【解析】参见 A1 型题第 17 题解析。

53. B【解析】宫口扩张是临产后规律宫缩的结果，通过阴道检查或肛诊，可确定宫口扩张程度。当宫缩渐频并增强时，宫颈管逐渐短缩直至消失，宫口逐渐扩张。宫口于潜伏期扩张速度较慢，进入活跃期后加快，当宫口开全时，宫颈边缘消失，子宫下段及阴道形成宽阔筒腔，有利于胎儿通过。若宫口不能如期扩张，可能存在宫缩乏力、骨产道异常、胎位异常、头盆不称等原因。

54. B【解析】大多数孕妇在临产前 24~48 小时内（少数一周内），因宫颈内口附近的胎膜与该处的子宫壁剥离，毛细血管破裂有少量出血并与宫颈管内黏液栓相混，经阴道排出，称为见红，是分娩即将开始比较可靠的征象。

55. A【解析】进入第二产程的标志是宫口开全，如宫口开全后仍未破膜，应行人工破膜。

56~57 B、B【解析】参见 A1 型题第 27 题解析。

58. B【解析】产力包括子宫收缩力、腹肌和膈肌收缩力以及肛提肌收缩力，其中以子宫收缩力为主。

59. C【解析】参见 A1 型题第 7 题解析。

60. C【解析】参见 A1 型题第 27 题解析。

61. C【解析】参见 A1 型题第 18 题解析。

62. E【解析】骨盆轴是指连接骨盆各平面中点的假想曲线。此轴上段向下向后，中段向下，下段向下向前。分娩时，胎儿沿此轴完成一系列分娩机制，助产时也应按骨盆轴方向协助胎儿娩出。

63. D【解析】参见 A1 型题第 7 题解析。

64. A【解析】参见 A1 型题第 54 题解析。

65. E【解析】参见 A1 型题第 2 题解析。

66. D【解析】参见 A1 型题第 12 题解析。

67~68 C、C【解析】参见 A1 型题第 13 题解析。。

69. D【解析】参见 A1 型题第 7 题解析。该新生儿出生 1 分钟，心率 96 次/分，律齐，1 分；呼吸浅，不规律，1 分；四肢活动好，2 分；吸痰时喉部仅有轻度反射，1 分；躯干皮肤红润，四肢发紫，1 分。Apgar 评分为 6 分。

70. E【解析】临床上将胎头下降的程度，作为判断产程进展的重要标志之一。决定能否经阴道分娩的重要观察项目就是胎头能否顺利下降。枕先露临产过程中，胎头下降程度以胎头颅骨最低点与坐骨棘平面的关系标明。胎头颅骨最低点平坐骨棘平面时，以“0”表示；在坐骨棘平面上 1cm 时，以“-1”表示；在坐骨棘平面下 1cm 时，以“+1”表示。

71. C【解析】分娩时子宫收缩的最强部位是子宫底部。

72. E【解析】临产开始的标志为规律且逐渐增强的子宫收缩，持续约 30 秒，间歇 5~6 分钟，同时伴随进行性宫颈管消失、宫口扩张和胎先露部下降。用强镇静药物不能抑制宫缩。

73. D【解析】随着产程进展，会阴会渐渐膨隆和变薄，肛门松弛。

74. A【解析】参见 A1 型题第 12 题解析。

二、A2 型题

1. E【解析】阴道暗红色间歇流血，约 150ml，提示阴道少量流血，这是正常位置胎盘剥离的征象。

2. B【解析】骨盆入口狭窄是临产后胎头不衔接的主要原因，骶耻外径 17cm 符合骨盆入口狭窄情况。

3. E【解析】Apgar 评分 0～3 分为重度窒息（苍白窒息），该新生儿出生 1 分钟 Apgar 评分 1 分，缺氧严重需紧急抢救，复苏时首先吸出鼻腔和口腔中的羊水和黏液，行直视下喉镜气管内插管并给氧。对缺氧较严重的新生儿，应在出生后 5 分钟、10 分钟时再次评分，直至连续两次评分均≥8 分。

4. D【解析】依据题干信息，应严密观察产程进展，如宫口开大、胎头下降等情况，并及时进行必要的处理和干预。人工破膜可能会加速产程或增加子宫内感染的风险，不适合在这种情况下使用，选项 A 错误；哌替啶是镇痛药物，不适合用于促进宫口扩张和加速分娩，选项 B 错误；缩宫素可促进宫缩，但初产妇宫口开大不足 8cm 时不宜使用，否则可能导致子宫收缩过度，影响胎儿供氧，选项 C 错误；目前情况不宜立即进行剖宫产，选项 E 错误。

5. E【解析】依据题干信息所述，此种情况符合不协调性子宫收缩乏力，处理原则是调节子宫收缩，使其恢复正常节律性及极性。应给予适量镇静药物，如哌替啶 100mg 或吗啡 10mg 肌内注射（限于估计胎儿在 4 小时内不会娩出者），或安定 10mg 缓慢静脉推注，使产妇能熟睡一段时间，醒后多能恢复协调性子宫收缩，使产程得以顺利进展。需要注意的是，在未恢复协调性子宫收缩前，禁用缩宫素，以免加重病情。

6. E【解析】胎头下降程度 S^{+4} 是指胎头颅骨最低点在坐骨棘平面下 4cm。宫口开全、骨盆各径线正常、胎头双顶径已达坐骨棘平面以下 4cm，此时除子宫收缩力外，腹壁肌及膈肌收缩力是胎儿娩出时的重要辅助力量，肛提肌收缩力可协助胎先露部在盆腔进行内旋转。当胎头枕部露于耻骨弓下时，能协助胎头仰伸及娩出。

7. A【解析】进入活跃期后胎心监护出现频繁晚期减速，提示胎儿严重缺氧，随时可能胎死宫内。对妊娠已足月、胎儿可宫外存活者，应及时终止妊娠。合并胎盘功能不良、胎儿窘迫，或破膜时羊水少且胎粪严重污染者，估计短时间不能结束分娩的，应采用剖宫产术终止妊娠，以降低围产儿病死率。

8. A【解析】胎盘激素的尿雌激素/肌酐（E/C）比值的临床意义为：E/C 比值>15 为正常值，10～15 为警戒值，<10 为危险值，题干提示尿雌激素/肌酐比值为 7，且胎儿疑为巨大胎儿，应尽快终止妊娠，行剖宫产术。

9. C【解析】依据题干信息所述，可知产妇胎儿状况良好，无须干涉产程进展。

10. A【解析】接产者不应在胎盘尚未完全剥离时用力按揉、下压宫底或牵拉脐带，以免引起胎盘部分剥离而出血或拉断脐带，甚至造成子宫内翻。

11. B【解析】依据题干信息所述，产妇胎儿状态良好，应等待自然分娩。

12. D【解析】妊娠 41 周为过期妊娠，由于胎盘功能减退，氧气和营养成分供应相对不足，胎儿不再继续生长。羊水呈绿色，提示胎儿窘迫，胎儿缺氧，导致胎儿排出胎粪，使得羊水变成绿色。当出现胎盘功能减退或胎儿窘迫征象，不论宫颈条件成熟与否，均应行剖宫产尽快结束分娩。

13. D【解析】经产妇宫口开大 4cm，且宫缩有力，此种情况应将产妇急送产房消毒接生。

14. A【解析】参见 A1 型题第 13 题解析。

三、A3/A4 型题

1. C【解析】临产开始的标志参见 A1 型题第 72 题解析。该孕妇没有临产开始的标志。

2. C【解析】吸氧是临床上常见的一种治疗方法，通过额外给氧来提高血氧含量，以纠正缺氧的症状。氧气流量在 2~4L/min 称为低流量吸氧，不同的吸氧方式目的都是纠正低氧血症、缓解呼吸困难、保护脏器功能、促进疾病痊愈。该孕妇目前状况不需要吸氧。

3. C【解析】初产妇，临产 20 小时宫口开大 2cm，提示潜伏期延长。

4. E【解析】检查结果提示一切正常，为正常分娩过程，应严密观察产程进展，无须干涉。

5. B【解析】胎心 142 次/分，胎头已入盆 S^{+1}，孕妇自述排尿困难，检查肠胀气。此时应安慰及鼓励产妇，消除紧张情绪。可静脉注射地西泮 10mg，使产妇镇静。

6. E【解析】宫缩正常，胎头下降，胎头 S^{+2}，宫口开大 5cm。此时人工破膜可引起反射性子宫收缩，加速产程进展。

7. C【解析】依据题干信息所述，考虑为前不均倾位，胎头已较低，宫口开全 2 小时，产妇已出现体力不济征象，应以手术助产帮助尽快结束分娩。

8. B【解析】检查结果提示为正常分娩过程，应严密观察产程进展，无须干涉。

9. C【解析】产妇产程进展尚好，无缩宫素使用指征。

10. D【解析】胎心率无反应型，提示严重胎儿窘迫，应立即终止妊娠。

11. B【解析】依据题干信息所述，产妇无异常状况，可等待自然分娩。

12. D【解析】依据题干信息所述，应静脉滴注缩宫素加强宫缩，加速第二产程。

13. C【解析】进入第二产程后，会阴过紧或胎儿过大，估计分娩时会阴撕裂难以避免者或母儿有病理情况急需结束分娩者，可选择会阴侧切，产钳助娩。适时在阴部神经阻滞麻醉下做会阴切开术，可减少盆底组织对胎头的阻力，必要时施行预防性产钳助产术，但操作须轻柔，以防损伤胎头。

14~15 A、B【解析】依据题干信息所述，为正常产程，无须干涉，可等待自然分娩。

16. A【解析】宫缩逐渐减弱，产程已 18 小时，胎膜已破，宫口开大 7cm。若无头盆不称，则应加强宫缩，以缩宫素为最佳选择，可静脉滴注缩宫素。

17. A【解析】胎儿窘迫主要表现为胎心率或胎心监护异常、胎动异常、胎儿生物物理评分低、胎儿多普勒超声血流异常等。本题题信息无胎儿窘迫的临床表现。

18. B【解析】规律宫缩，无须静脉滴注缩宫素加速产程。

19. A【解析】根据题干可知，潜伏期超过 20 小时，提示第一产程潜伏期延长。

20. E【解析】肼屈嗪用于肾型高血压及舒张压较高的患者。单独使用效果不佳，且易引起副反应，故多与利血平、氢氯噻嗪、胍乙啶或普萘洛尔合用，以增加疗效。根据上述病情，此种情况不应静脉滴注肼屈嗪。

21. D【解析】胎心率165次/分，频繁出现晚期减速，胎膜已破，羊水黄绿色，已有过期妊娠Ⅲ期的临床表现。出现胎盘功能减退或胎儿窘迫征象，不论宫颈条件成熟与否，均应行剖宫产尽快结束分娩。

四、B型题

1. D【解析】中骨盆前后径指耻骨联合下缘中点通过两侧坐骨棘连线中点至骶骨下端间的距离，正常值平均11. 5cm。

2. C【解析】参见A1型题第27题解析。

3. B【解析】中骨盆横径，又称坐骨棘间径，指两坐骨棘间的距离，正常值平均10cm，其长短与胎先露内旋转关系密切。

4. D【解析】参加A1型题第14题解析。

5. A【解析】出口横径，又称坐骨结节间径，指两坐骨结节末端内缘的距离，正常值平均9cm，此径线与分娩关系密切。

6. E【解析】参加A1型题第27题解析。

7. B【解析】参见A1型题第5题解析。

8. A【解析】参见A1型题第3题解析。

9. D【解析】参见A1型题第1题解析。

10. C【解析】对角径是指耻骨联合下缘至骶岬上缘中点间的距离。

11. E【解析】出口后矢状径：骶尾关节至坐骨结节间径中点间的距离，正常值平均8. 5cm。

12~14 B、C、A【解析】参见A1型题第18题解析。

15~17 E、C、D【解析】妊娠满28周但不满37周间分娩称早产。妊娠满37周至不满42周间分娩称足月产。妊娠达到及超过42周（≥294日）尚未分娩称过期产。

18~21 C、E、A、B【解析】参见A1型题第18题解析。

22. E【解析】参见A1型题第2题解析。

23. A【解析】参见A1型题第26题解析。

24. D【解析】胎头娩出时，胎肩在骨盆腔内继续下降，前（右）肩向前向中线旋转45°使胎儿双肩径转成与出口前后径一致的方向，胎头枕部需在外继续向左旋转45°，以保持胎头与胎肩的垂直关系，称为外旋转。

25~28 B、E、A、C【解析】参见A1型题第9题解析。

29. D【解析】临产后能使宫颈管消失，宫口扩张，胎先露下降的是子宫收缩力。

30. A【解析】第二产程胎儿娩出时的重要辅助力量是腹壁肌及膈肌收缩力。

31. B【解析】参见 A1 型题第 44 题解析。

32~35 C、D、B、E【解析】①髂棘间径的正常值为 23~26cm。②骶耻外径的正常值为 18~20cm。③髂嵴间径的正常值为 25~28cm。④坐骨结节间径的正常值为 8.5~9.5cm。

36~38 A、E、D【解析】参见 A1 型题第 7 题解析。

五、X 型题

1. ABCE【解析】参见 A1 型题第 2 题解析。。

2. AD【解析】目前认为没有分娩镇痛禁忌的产妇，当开始规律宫缩，疼痛 VAS 评分>3 时即可开始分娩镇痛。如宫口开全后仍未破膜，应行人工破膜。

3. ABCD【解析】分娩过程中下降动作呈间歇性，促进胎头下降的因素如下：①宫缩时通过羊水传导的压力，由胎轴传到胎头。②宫缩时子宫底直接压迫胎臀，压力传至胎头。③胎体由弯曲而伸直、伸长，有利于压力向下传递，促使胎头下降。④腹肌收缩，使腹腔压力增加，经子宫传至胎儿。初产妇胎头下降因宫颈口扩张缓慢和盆底软组织阻力大而较经产妇慢。临床上将胎头下降的程度，作为判断产程进展的重要标志之一。

4. ABCE【解析】初产妇阴道助产手术可导致会阴肌肉损伤或撕裂；会阴过紧或胎头过大可导致会阴肌肉切裂；会阴切开缝合术可减轻分娩时对颅内压的影响，从而降低早产儿颅内出血的风险；初产妇臀位时，会阴易发生严重的撕裂和切裂。以上情况均需进行会阴切开缝合术。

5. ABCD【解析】参见 A1 型题第 72 题解析。

6. ABCE【解析】临产后正常的子宫收缩都是有节律性、对称性及极性和缩复作用。如果子宫收缩这些特点发生异常，如节律性持续时间短，间隔时间长，称之为宫缩乏力，会引起宫口扩张缓慢，导致产程延长，孕妇会出现疲乏无力、睡眠差、进食少。如果子宫收缩极性发生异常，子宫下段宫缩力比宫底部强，宫口不扩张，胎头不下降，孕妇会出现下腹部疼痛难忍，拒按，时间过长易发生羊水粪染，胎儿宫内窘迫。所以产程中要严密观察子宫收缩的特点，发现异常及时处理，降低孕产妇及围产儿的不良结局。

7. BCDE【解析】参见 A1 型题第 58 题解析。

8. ABDE【解析】胎膜娩出不是宫缩的作用。当确认胎盘已完全剥离时，于宫缩时以左手握住宫底（拇指置于子宫前壁，其余四指放在子宫后壁）并按压，同时右手轻拉脐带，协助娩出胎盘。当胎盘娩出至阴道口时，接产者用双手捧住胎盘，向一个方向旋转并缓慢向外牵拉，协助胎盘胎膜完整剥离排出。

9. ACDE【解析】参见 A1 型题第 39 题解析。

10~11 ABCD、ABCE【解析】参见 A1 型题第 20 题解析。

12. ABCD【解析】第二产程胎儿娩出时的重要辅助力量是腹壁肌及膈肌收缩力。当宫口开全后，胎先露部已降至阴道。每次宫缩时，前羊膜囊或胎先露部压迫盆底组织及直肠，反射性地引起排便动作。产妇表现为主动屏气，腹壁肌及膈肌收缩使腹内压增高，促使胎儿娩出。腹压必须在第二产程尤其第二产程末期宫缩时运用最有效，过早用腹压不但无效，反而易使产妇疲劳和宫颈水肿，致使产程延长。在第三产程胎盘剥离后，腹压还可以促使胎盘娩出。腹压不是主要产力。

13. CDE【解析】分娩发动之前，出现的一些预示孕妇不久将临产的症状，称为先兆临产。先兆临产会出现以下几种表现。①假临产：常出现在分娩发动前。宫缩持续时间短(<30秒)且不恒定，间歇时间长且不规律，宫缩强度不增加；宫缩时宫颈管不短缩，宫口不扩张；常在夜间出现，清晨消失；给予强镇静药物能抑制宫缩。②胎儿下降感：又称轻松感。多数孕妇自觉上腹部较前舒适，进食量较前增多，呼吸较前轻快，系胎先露部进入骨盆入口，使宫底位置下降而致。③见红：参见A1型题第54题解析。④阴道分泌物增多：常出现在分娩前3周左右，一般为水样，易与破水相混淆。

正常
产褥

第五章　正常产褥

一 A1型题

1. 下列有关产褥期消化系统变化，正确的说法是
   A. 产后产妇不易发生便秘
   B. 产后孕酮及胃动素水平下降
   C. 产后数日内，产妇一般食欲好
   D. 胃酸减少，胃肠道平滑肌收缩力下降
   E. 产后胃肠道张力和蠕动力1周内能恢复正常
2. 关于产后子宫重量逐渐减少，下列说法不恰当的是
   A. 产后2周约为200g
   B. 产后2周约为300g
   C. 产后1周约为500g
   D. 产后6周约为50g
   E. 分娩结束时约为1000g
3. 正常产褥期的表现是
   A. 产后24小时白细胞应恢复至正常范围
   B. 产后2周恶露开始转为浆液性
   C. 产后24小时体温超过38℃
   D. 产后第1天，宫底达脐平
   E. 产后脉搏一般偏快
4. 妊娠期血容量增加，产后恢复至妊娠前状态所需的时间是
   A. 1~2周
   B. 2~3周
   C. 3~4周
   D. 3~5周
   E. 4~5周
5. 下列对产褥期女性的处置中，错误的是
   A. 乳房如有硬结，应停止哺乳
   B. 乳房肿胀时，应适当限制摄取水分
   C. 分娩后首次来月经，多是无排卵性的
   D. 哺乳期月经来潮，乳汁的质量不会改变
   E. 分娩后，当血性分泌物减少时，即可沐浴
6. 产后2小时重点观察的是
   A. 体温、血压、脉搏、呼吸、子宫收缩情况
   B. 有无泌乳、呼吸、子宫收缩情况、脉搏、血压
   C. 阴道壁血肿、阴道流血量、血压、脉搏、呼吸
   D. 血压、脉搏、呼吸、子宫收缩情况、阴道流血量
   E. 膀胱是否充盈、呼吸、子宫收缩情况、血压、脉搏、阴道流血量

7. 关于产褥期临床表现，下列说法错误的是

A. 产后第2日开始，宫底每日下降1~2cm
B. 产后24小时内体温略升高但不超过38℃
C. 产后3~4天可能会出现“泌乳热”
D. 产后子宫收缩引起宫缩痛
E. 恶露持续1周

8. 关于产褥期的临床表现，下列说法恰当的是

A. 产后宫缩痛多见于初产妇
B. 产后初期产妇脉搏增快
C. 子宫复旧因哺乳而加速
D. 产生第1日宫底稍下降
E. 恶露通常持续1~2周

9. 影响子宫复旧的因素是

A. 哺乳
B. 初产妇
C. 长时间卧床
D. 子宫炎症
E. 胎盘功能不良

10. 初乳的特点正确的是

A. 初乳含蛋白质、矿物质、脂肪比成熟乳少
B. 初乳是指产后1日内分泌的乳汁
C. 初乳含分泌型IgA较成熟乳多
D. 初乳乳糖含量比成熟乳多
E. 因含脂肪多呈淡黄色

11. 关于产褥期子宫内膜的修复，下列说法错误的是

A. 产后3周，胎盘剥离以外的子宫腔由新生内膜修复
B. 胎盘剥离后，其附着面积缩小为原来的一半
C. 产后3周，胎盘附着部位内膜尚未完全修复
D. 产后3周，子宫内膜完全修复
E. 产后6周，子宫内膜完全修复

12. 产后多尿期为

A. 产后12小时
B. 产后24小时
C. 产后48小时
D. 产后第一周
E. 无明显多尿

13. 母乳喂养的正确方法是

A. 哺乳时间至少持续2年
B. 产后1小时后开始哺乳
C. 只要新生儿需要随时哺乳
D. 哺乳后必须用清水清洁乳头
E. 发现乳房胀痛，立即用抗生素防治乳腺炎

14. 关于子宫复旧，下列说法不恰当的是

A. 子宫重量约为50g
B. 子宫恢复至妊娠前大小

C. 产后 10 日子宫降至骨盆腔内　　D. 产后 2~3 日宫颈口可通过 2 指
E. 产后 4 周宫颈完全恢复至正常形态

15. 泌乳热的特点正确的是
A. 系乳房血管、淋巴管极度充盈、乳房胀大所致
B. 多见于产后 7~8 天
C. 可能是感染引起
D. 可持续 4~5 天
E. 属病态

16. 产后鼓励产妇尽早自行排尿的观察时限是
A. 1 小时　　B. 2 小时
C. 3 小时　　D. 4 小时
E. 5 小时

17. 关于脐带，下列说法恰当的是
A. 脐带表面被绒毛膜覆盖　　B. 脐带长度<20cm 为脐带过短
C. 脐带长度>90cm 为脐带过长　　D. 脐带缠绕以缠绕胎儿颈部居多
E. 妊娠 40 周脐带长度平均 70cm

18. 除胎盘部位外，宫腔表面完全由新生内膜修复约需
A. 1 周　　B. 2 周
C. 3 周　　D. 4 周
E. 10 天

19. 有关产褥期内分泌系统变化的说法，不正确的是
A. 分娩后，雌激素和孕激素于产后 1 周降至妊娠前水平
B. 不哺乳产妇通常在产后 6~10 周月经复潮
C. 哺乳产妇因无月经来潮，无受孕可能
D. 胎盘催乳素于产后 6 小时不能再测出
E. 哺乳产妇月经复潮延迟

20. 产后胎盘附着部位子宫内膜全部修复约需
A. 2 周　　B. 3 周
C. 5 周　　D. 6 周
E. 7 周

21. 产褥期，促使乳汁分泌的条件应除外
A. 产后产妇血中呈低雌激素、高催乳激素水平
B. 保证产妇休息、睡眠和饮食，避免精神刺激
C. 哺乳时间不宜过早，以产后 24 小时为宜

D. 吸吮是保持乳腺不断泌乳的关键

E. 缩宫素可促进乳汁分泌

22. 关于正常产褥期的临床表现，下列说法不恰当的是

A. 生理性贫血于产后 2~3 周可恢复

B. 白细胞计数于产褥期升高，可达 20×10^9/L

C. 产后腹压降低使呼吸深慢

D. 体温产后 24 小时内可略升高，但不超过 38℃

E. 妊娠期红细胞沉降率加快，产后 1 周恢复正常

23. 产褥期是指

A. 从胎盘娩出至生殖系统恢复或接近正常妊娠前状态所需的一段时期

B. 从胎盘娩出至产妇全身各器官恢复或接近正常妊娠前状态所需的一段时期

C. 从胎儿娩出至产妇全身各器官恢复或接近正常妊娠前状态所需的一段时期

D. 从胎儿娩出至产妇全身各器官除乳腺外恢复或接近正常妊娠前状态所需的一段时期

E. 从胎盘娩出至产妇全身各器官除乳腺外恢复或接近正常妊娠前状态所需的一段时期

24. 关于会阴伤口的处理方式，下列说法不正确的是

A. 会阴伤口感染应延迟拆线

B. 会阴缝线产后 3~5 日拆线

C. 每日 2 次 2‰苯扎溴铵溶液擦洗外阴

D. 产后外阴压迫性水肿数日内可自行消退

E. 会阴伤口不能如期愈合，有感染者应定期换药

25. 产后会阴水肿的处理方式正确的是

A. 碘酒湿敷

B. 75%酒精湿敷

C. 聚维酮碘湿敷

D. 苯扎溴铵湿敷

E. 50%硫酸镁液湿敷

26. 产后子宫缩小至妊娠 12 周大小，需要时间为

A. 1 周

B. 2 周

C. 3 周

D. 4 周

E. 5 周

27. 产后血液系统的变化正确的是

A. 血容量于产后 24 小时内增加至最大

B. 产褥期处于低凝状态有利于恶露排出

C. 红细胞沉降率于产后 3~4 周内降至正常

D. 产褥期早期中性粒细胞及淋巴细胞均增加

E. 纤维蛋白原、凝血酶于产后 1~2 周恢复正常

28. 产后 2 周产褥子宫应
A. 大小相当于妊娠 12 周
B. 大小相当于妊娠 14 周
C. 位于真骨盆内
D. 位于假骨盆内
E. 完全复旧
29. 产后恢复排卵时间为
A. 不哺乳产妇恢复排卵时间平均为产后 12 周
B. 哺乳产妇恢复排卵时间平均为产后 6~8 个月
C. 哺乳产妇恢复排卵时间平均为产后 2~4 个月
D. 哺乳产妇恢复排卵时间平均为产后 8 周
E. 以上都不是
30. 母乳喂养时，避免母亲乳头皲裂的最主要措施是
A. 喂哺后清洗乳头
B. 喂哺前消毒乳头
C. 让新生儿早吸吮多吸吮乳头
D. 苯甲酸雌二醇涂乳头以防皲裂
E. 保持新生儿恰当吸吮母乳的姿势（婴儿将乳头及大部分乳晕含入口内吮乳）
31. 产后血容量明显增加的时间是
A. 产后 2 小时内
B. 产后 6 小时内
C. 产后 20 小时内
D. 产后 48 小时内
E. 产后 72 小时内
32. 产褥期产妇应该注意的事项中，正确的是
A. 产后 42 天要到医院做产后健康检查
B. 产妇居住的房间要保暖，不要经常开窗
C. 产后必须卧床休息 1 个月，不要下床活动
D. 产后 1 个月内不要刷牙，避免造成牙齿松动
E. 产后 6 个月内可以性生活，但必须采取避孕措施
33. 产妇最佳体操锻炼时间是
A. 产后 24 小时
B. 产后 1 周
C. 产后 1 个月
D. 产后 12 周
E. 产后 24 周
34. 关于产褥期保健的指导，错误的是
A. 不哺乳者可采用药物避孕
B. 哺乳时可使产后宫缩痛加重
C. 哺乳期月经复潮前可不用采取避孕措施
D. 产褥早期排汗增多，以夜间和初醒时更明显
E. 产后 42 天产妇应到门诊做全身及妇科检查

35. 关于产后泌乳的机制，下列说法不恰当的是
A. 低雌激素
B. 高孕激素
C. 高催乳素
D. 低胎盘催乳素
E. 新生儿吸吮刺激

36. 产褥期子宫的表现错误的是
A. 产后2周子宫降入盆腔
B. 哺乳可使产后宫缩痛加重
C. 宫底平均每天下降1~2cm
D. 产后第1天宫底稍上升至平脐
E. 产后宫缩痛于产后1~2天出现，持续2~3天自然消失

37. 关于产褥期血液系统变化，下列说法正确的是
A. 红细胞沉降率于产后1~2周降至正常
B. 产褥早期血液即转为低凝状态
C. 红细胞计数及血红蛋白水平逐渐增多
D. 产褥早期，白细胞计数达$30\times10^9/L$，中性粒细胞比例升高
E. 纤维蛋白原、凝血激酶因子于产后3~4周内降至正常

二 A2型题

1. 患者，女性，27岁。7日前足月顺产，阴道内少量血液流出，无腹痛，无发热，宫底位于脐耻之间，无压痛。此种情况正确的处理方式是
A. B超了解宫内有无胎盘胎膜残留
B. 应用止血药
C. 阴道分泌物培养
D. 应用子宫收缩药
E. 正常产褥无须处理

2. 初产妇，36岁。昨日开始胎动明显减少。询问病史：24小时前有大量清亮液体从阴道流出，8小时前开始规律宫缩痛。血压95/65mmHg，脉率110次/分，胎膜已破，胎儿左枕前位，头先露S^{+2}，胎心率100次/分。胎心检测提示多个晚期减速，宫体压痛，宫口开大3cm。血常规提示：白细胞$18\times10^9/L$，中性粒细胞$0.95\times10^9/L$，淋巴细胞$0.05\times10^9/L$。紧急剖宫产，产妇腹部放置引流管，此种情况处置项目不包括
A. 输注新鲜血液
B. 物理降温
C. 给予大剂量糖皮质激素
D. 左侧卧位，间断吸氧
E. 大剂量广谱抗生素联合应用

3. 经产妇，32岁。足月顺产，产后3天开始腹痛，汗多。体温37.5℃，双乳稍胀，子宫底脐下1指，轻压痛，恶露红色，量少。以下症状和体征异常的是
A. 腹痛，汗多
B. 体温37.5℃
C. 双乳胀
D. 恶露红色，量少
E. 子宫底脐下1指，轻压痛

4. 初产妇，26 岁。产后第 1 日开始发热，体温 37.8℃，现已持续 12 小时。子宫收缩良好，无压缩，乳房肿胀有硬结，会阴切口无红肿疼痛，恶露正常无异味。最可能的发热原因是

A. 上呼吸道感染　　B. 产褥感染

C. 乳腺炎　　D. 乳腺管不通

E. 泌乳热

5. 初产妇，27 岁。4 日前足月顺产，此后母乳喂养。现乳房胀痛，无红肿，乳汁排流不畅，体温 38.2℃。此种情况最恰当的处理方式是

A. 吸奶器吸吮　　B. 生麦芽煎服

C. 抗生素治疗　　D. 让新生儿多吸吮双乳

E. 少喝水

6. 患者，女性，30 岁。4 天前行会阴侧切术，目前阴道出血不多，检查见局部红肿、硬结，体温 38.5℃。此种情况最有可能是

A. 会阴伤口血肿　　B. 会阴侧切伤口感染

C. 阴道壁血肿　　D. 子宫内膜炎

E. 尿潴留

7. 初产妇，28 岁。产后 6 小时，因会阴侧切，伤口疼痛，未排尿，查宫底脐上 2 指，阴道出血不多，按压下腹部有排尿感。下列处理方式不恰当的是

A. 下腹正中置热水袋　　B. 鼓励产妇多饮水

C. 鼓励产妇坐起排尿　　D. 热水熏洗外阴

E. 肌内注射甲硫酸新斯的明

8. 初产妇，32 岁。自临产至宫口扩大 2cm 共用 19 小时，从此至宫口开全共耗 10 小时。经过处理后产下一男婴，其心率为 110 次/分，呼吸不规则，四肢稍屈，清理呼吸道时有咳嗽反应存在，皮肤颜色红润。该男婴的 Apgar 评分值是

A. 4 分　　B. 5 分

C. 7 分　　D. 8 分

E. 6 分

9. 初产妇，30 岁。10 日前剖宫产，母乳喂养，双乳不胀，新生儿吸吮双乳后仍哭闹不安而加代乳品，对该产妇下列处理方式中不恰当的是

A. 调节饮食　　B. “催乳饮”催乳

C. 增加睡眠时间　　D. 增加新生儿吸吮次数

E. 用吸奶器吸乳

10. 某新生儿娩出 1 分钟 Apgar 评分为 2 分，给予胸外按压，最佳频率为

A. 60 次/分　　B. 140 次/分

C. 80次/分
D. 120次/分
E. 100次/分

三 A3/A4型题

（1~4题共用题干）

初产妇，25岁。产钳助娩3500g女婴，现产后1小时，在产房观察。

1. 下列不是此种情况必须观察的项目是
A. 产妇饮食情况
B. 膀胱是否充盈
C. 子宫底高度
D. 子宫收缩情况、出血量
E. 会阴、阴道有无血肿

2. 该产妇产后7小时仍未排尿，检查宫底脐上1指，子宫收缩好，阴道出血不多，下腹部稍膨隆，此种情况最可能的诊断是
A. 肠麻痹
B. 尿潴留
C. 合并卵巢肿瘤
D. 子宫复旧不良
E. 宫腔内积血

3. 此种情况处理方式是
A. 按摩子宫
B. 产后42日复查
C. 抗生素预防感染
D. 子宫收缩药促进子宫收缩
E. 肌内注射甲硫酸新斯的明

4. 该产妇产后第4日发热，双乳胀痛，检查体温38.2℃，双乳红肿，血管淋巴充盈，有硬结。此种情况最可能的诊断为
A. 会阴伤口感染
B. 上呼吸道感染
C. 子宫内膜炎
D. 乳汁淤积
E. 乳腺炎

（5~6题共用题干）

经产妇，29岁。顺产后2天，下腹疼痛呈阵发性，出汗，低热。查体：体温38.0℃，宫底平脐，无压痛感；乳房胀满，恶露鲜红，量大，有腥气，会阴切口无红肿现象。

5. 此种情况下患者腹痛的原因最可能是
A. 产褥感染
B. 肠麻痹
C. 子宫内膜炎
D. 产后宫缩痛
E. 子宫复旧不良

6. 下一步的处理方式最恰当的是
A. 使用宫缩药
B. 静脉滴注抗生素

C. 肥皂水灌肠　　D. 口服抗生素

E. 属正常现象不必处理

（7~9 题共用题干）

经产妇，30 岁。产后第 1 天，下腹痛。有低热，出汗，咽无充血，无恶心呕吐、腹泻，脐下二横指处触及一硬块上界，白细胞计数 11.0×10^9/L，中性粒细胞占比 0.75。

7. 最可能的诊断是

A. 子宫肌瘤红色变性　　B. 卵巢囊肿扭转

C. 产后子宫内膜炎　　D. 产后宫缩痛

E. 子宫肌炎

8. 正常产后第 3 天，乳房胀痛，无红肿，乳汁少，伴低热。解决方法首选

A. 芒硝敷乳房　　B. 生麦芽煎汤喝

C. 用吸奶器吸乳汁　　D. 少喝汤水

E. 让新生儿多吸吮双乳

9. 产后第 4 天，双乳房胀，乳汁排流不畅，最常见原因是

A. 进食少　　B. 乳头凹陷

C. 卧床不活动　　D. 未及早按摩、热敷乳房

E. 未给新生儿早吸吮、多吸吮

（10~13 题共用题干）

初产妇，27 岁。妊娠 38 周，阴道流水 2 小时，2022 年 3 月 20 日上午 10 时。血压 120/80mmHg，头先露，胎心音 143 次/分，LOA，宫颈未消，骨盆外测量正常。

10. 患者出现不规则的腹部阵痛 18 小时，夜间明显，伴有阴道少量流血，根据其临床表现，可能性最大的是

A. 分娩先兆　　B. 先兆早产

C. 前置胎盘　　D. 已临产

E. 胎盘早剥

11. 患者 3 月 22 日上午 6 时腹阵胀，（30~35）秒/（5~6）分钟，血压 130/80mmHg，头先露，胎心音 142 次/分，宫口开大 1cm，S^{+1}。下列处理方式正确的是

A. 肌内注射哌替啶 100mg　　B. 人工破膜了解羊水性状

C. 入产房待产、灌肠　　D. 密切观察宫缩及胎心音

E. 静脉滴注小剂量缩宫素

12. 于下午 5 时，规律宫缩，（25~30）秒/（7~8）分钟，宫口开大 7^+cm，内诊坐骨棘稍突，切迹<2 指，骶凹平弧，坐骨结节间径 7.5cm。其可能的诊断是

A. 中骨盆狭窄
B. 出口狭窄
C. 潜伏期延长
D. 骨盆入口狭窄
E. 中骨盆和出口均狭窄

13. 宫高35cm，腹围100cm，胎心率160次/分。此种情况进一步应做的处理是
A. 纠正酸中毒
B. 静脉滴注抗生素
C. NST检查
D. 给予吸氧
E. 剖宫产

四 B型题

（1~3题共用备选答案）
A. 上呼吸道感染
B. 正常产褥
C. 子宫复旧不良
D. 胎盘胎膜部分残留
E. 产后子宫内膜炎

1. 初产妇，33岁。足月正常生产，产后第2天，体温38.2℃，脉搏65次/分，出汗多，子宫收缩好，阴道流血不多，宫底平脐。此种情况为
2. 初产妇，30岁。产后8天，血性恶露，量大，宫底脐下2横指。此种情况为
3. 初产妇，31岁。产后2天，发热、咳嗽，两肺呼吸音粗。此种情况为

（4~7题共用备选答案）
A. 50g
B. 100g
C. 300g
D. 500g
E. 1000g

4. 分娩后子宫的重量约为
5. 产后1周子宫的重量约为
6. 产后2周子宫的重量约为
7. 产后6周子宫的重量约为

（8~12题共用备选答案）
A. 2~3天
B. 7天
C. 1~2周
D. 6~8周
E. 6~10周

8. 产后宫缩痛持续的时间为产后
9. 正常产褥期褥汗好转的时间为产后
10. 不哺乳产妇月经复潮的时间为产后

11. 产褥期女性腹壁弹性纤维恢复的时间是产后
12. 产褥期女性胃肠功能恢复至妊娠前状态所需时间是产后

（13~15 题共用备选答案）
A. 产后宫缩痛
B. 子宫复旧
C. 初乳
D. 泌乳热
E. 恶露
13. 某产妇产褥早期因宫缩引起的下腹阵痛，属于
14. 某产妇产后 7 日内分泌淡黄色乳汁，属于
15. 某产妇产后子宫体肌纤维缩复和子宫内膜再生，属于

（16~20 题共用备选答案）
A. 产后 6 周
B. 产后 2 周
C. 产后 10 天
D. 产后 1 周
E. 产后 3 天
16. 产后子宫恢复到妊娠 12 周大小出现在
17. 产后子宫复旧至骨盆腔出现在
18. 产后子宫体恢复妊娠前状态出现在
19. 胎盘附着面子宫内膜完全修复出现在
20. 产后血性恶露转变为浆液性恶露多在

（21~24 题共用备选答案）
A. 2 周
B. 3 周
C. 4 周
D. 5 周
E. 6 周
21. 白色恶露的持续时间为
22. 产后子宫恢复到正常妊娠前大小的时间为
23. 不哺乳产妇产后垂体催乳素降至妊娠前水平的时间为
24. 产后除胎盘附着部位外宫腔表面均由新生内膜修复的时间为

（25~29 题共用备选答案）
A. 3~5 天
B. 10 天
C. 14 天
D. 2~3 周
E. 6 周

25. 产褥期一般所需的时间是产后
26. 分娩后产妇分泌成熟乳汁的时间是产后
27. 正常产后，子宫降至真骨盆内所需的时间是产后
28. 一般情况下，会阴切口缝合术后愈合的时间是产后
29. 正常产褥期血容量恢复至妊娠前状态所需的时间是产后

五 X型题

1. 产后会阴护理包括
   A. 保持会阴清洁干燥
   B. 产后即用红外线照射外阴
   C. 会阴缝线于产后5~7日拆线
   D. 每日用消毒剂洗外阴2~3次
   E. 会阴水肿者给予50%硫酸镁湿敷
2. 下列不是正常产褥期的表现有
   A. 产后24小时白细胞应恢复至正常范围
   B. 产后2周恶露开始转为浆液性
   C. 产后24小时体温超过38℃
   D. 产后第1天，宫底达脐平
   E. 产后脉搏一般偏快
3. 产后尿潴留的常见原因有
   A. 分娩过程中会阴部受压时间长
   B. 不习惯卧床排尿
   C. 会阴伤口疼痛
   D. 膀胱肌张力差
   E. 膀胱受损
4. 关于哺乳，应推荐的做法是
   A. 按需哺乳
   B. 母乳喂养
   C. 产后半小时内开始哺乳
   D. 哺乳前应用温开水擦洗乳房及乳头
   E. 按时哺乳
5. 产后3~4天感乳房胀，与之相关的因素有
   A. 乳汁淤积
   B. 乳腺管阻塞
   C. 子宫复旧不良
   D. 婴儿过度吸吮
   E. 哺乳方法不当
6. 有关哺乳的叙述正确的是
   A. 哺乳期以10个月至1年为宜
   B. 产妇因疾病不能哺乳，应尽早退奶
   C. 推荐母乳喂养，实行按需哺乳
   D. 乳腺有硬结者应停止哺乳
   E. 乳头皲裂严重者应停止哺乳
7. 正常产褥不会出现
   A. 中度贫血
   B. 尿潴留

C. 体温升高
D. 脉搏加快
E. 便秘

六 案例分析题

（1~6 题共用题干）

初产妇，30 岁。妊娠 34 周，检查为臀位，子宫敏感，胎心率 140 次/分。产妇观察时，突然阴道流水，检查 pH 试纸变蓝色，胎心率 140 次/分。

1. 正确的处理方式为
   A. 抗生素预防感染
   B. 抬高床尾
   C. 用地塞米松促胎肺成熟
   D. B 超检查
   E. 立即行剖宫产
2. 3 天后，仍有少量阴道流水，脉搏 102 次/分，体温 37.8℃，白细胞 15×10^{9}/L，中性粒细胞 0.82，胎心率 156 次/分，不合适的处理方式为
   A. 继续使用抗生素
   B. 吸氧
   C. 监测体温、脉搏
   D. 行剖宫产
   E. 缩宫素静脉滴注引产
3. 可以作为此种情况诊断的有
   A. 宫内感染
   B. 胎儿窘迫
   C. 胎膜早破
   D. 早产
   E. 臀位
4. 胎儿娩出后正确处理方式是
   A. 清理呼吸道
   B. 吸氧
   C. 肌内注射维生素 K
   D. 注意保暖
   E. 告诉家属胎儿预后佳
5. 胎儿娩出后，产妇有一阵阴道流血，约 200 ml，不应立即给予产妇的处理方式有
   A. 测血压
   B. 人工剥离胎盘
   C. 静脉滴注缩宫素
   D. 按摩子宫底部
   E. 肌内注射麦角新碱
6. 胎儿胎盘娩出后，处理方式正确的有
   A. 给予抗生素防治感染
   B. 仔细检查胎盘胎膜是否完整
   C. 仔细检查脐带是否正常，以寻找胎儿窘迫原因
   D. 肌内注射缩宫素促进子宫收缩
   E. 不必观察产妇一般情况

（7~10题共用题干）

初产妇，26岁。因足月阴道产后大量出血20分钟。患者妊娠39周，于2小时前出现阵发性下腹痛入住一私人医院待产。后产程进展快，于20分钟前顺利娩出一活男婴，产后即出现阴道大量流血不止，达到1000ml，于是急诊转院。血压89/40mmHg，脉搏110次/分，神情淡漠，口唇苍白，脉搏细弱，四肢厥冷，双肺听诊无明显异常，心率110次/分，律齐，各听诊区未闻及杂音。腹部稍膨隆，下腹部轻压痛，全腹无反跳痛及肌紧张，肝脾肋下均未扪及。双下肢轻度水肿。

7. 该患者诊断应考虑

A. 胎盘早剥　　B. 产后出血
C. 失血性休克　　D. 贫血
E. 前置胎盘　　F. 羊水栓塞
G. 子宫破裂

8. 若追问病史，该患者系胎儿娩出后，胎盘娩出前即开始出现阴道流出大量鲜红色的血液，并有大块血凝块，则考虑

A. 胎盘滞留　　B. 胎盘剥离不全
C. 阴道壁严重撕伤　　D. 凝血功能障碍
E. 宫缩乏力　　F. 宫颈严重撕伤
G. 子宫下段撕伤

9. 立即于外阴及阴道消毒下检查产道，见胎盘尚未娩出，仍有较多鲜红色血液及血凝块自阴道内流出，右侧阴道壁可见长约3cm、深约2cm的裂伤，可见活动性出血，部分见血凝块覆盖，子宫轮廓尚清楚。应立即采取的处理方式方案是

A. 立即设法娩出胎盘　　B. 予止血剂
C. 建立静脉通道　　D. 检查软产道
E. 输血、补液等抗休克治疗　　F. 监测生命体征
G. 修补软产道　　H. 立即输注抗生素

10. 若患者胎盘娩出、产道修补后仍有较多暗红色血自宫腔内流出，检查胎盘见胎盘虽完整，但胎膜边缘有一较粗的血管断端，且子宫轮廓不清。此种情况应做的应急处理是

A. 予止血剂　　B. 子宫缩药
C. 予抗生素　　D. 立即清宫
E. 再次检查软产道　　F. 按摩子宫
G. 立即手术切除子宫

参考答案与解析

一、A1 型题

1. D【解析】妊娠期胃肠蠕动及肌张力均减弱，胃液中盐酸分泌量减少，产后需 1~2 周逐渐恢复。产后 1~2 日内产妇常感口渴，喜进流食或半流食。产褥期活动减少，肠蠕动减弱，加之腹肌及盆底肌松弛，容易便秘。

2. A【解析】产后随着子宫体肌纤维不断缩复，子宫体积及重量均发生变化。胎盘娩出后，子宫体逐渐缩小，于产后 1 周子宫缩小至约妊娠 12 周大小，在耻骨联合上方可触及。于产后 10 日，子宫降至骨盆腔内，腹部检查触不到宫底。子宫于产后 6 周恢复到妊娠前大小。子宫重量也逐渐减少，分娩结束时约为 1000g，产后 1 周时约为 500g，产后 2 周时约为 300g，产后 6 周恢复至 50~70g。

3. D【解析】产褥期表现：①纤维蛋白原、凝血酶、凝血酶原于产后 2~4 周内降至正常。血红蛋白水平于产后 1 周左右回升。白细胞计数于产褥早期增多，可达（15~30）$\times10^9$/L，一般 1~2 周恢复正常。红细胞沉降率于产后 3~4 周降至正常。②血性恶露持续 3~4 日，出血逐渐减少，浆液增加，转变为浆液恶露。浆液恶露持续 10 日左右，浆液逐渐减少，白细胞增多，变为白色恶露。恶露持续 4~6 周，总量 250~500ml。③正常产妇，产后生命体征在正常范围。产后 24 小时内，体温略升高但不超过 38℃，可能与产程长导致过度疲劳有关。④胎盘娩出后，子宫圆而硬，宫底在脐下一指。产后第 1 日略上升至脐平，以后每日下降 1~2cm，至产后 10 日子宫降入骨盆腔内。子宫复旧因哺乳而加速。⑤产后脉搏在正常范围内。呼吸深慢，以腹式呼吸为主，每分钟 14~16 次/分，血压平稳。⑥产后宫缩痛于产后 1~2 日出现，持续 2~3 日自然消失，多见于经产妇。哺乳时反射性缩宫素分泌增多使疼痛加重，无须特殊用药。

4. B【解析】胎盘剥离后，子宫胎盘血循环终止且子宫缩复，大量血液从子宫涌入产妇体循环，加之妊娠期潴留的组织间液回吸收，产后 72 小时内，产妇循环血量增加 15%~25%，此时应注意预防心衰的发生。循环血量于产后 2~3 周恢复至妊娠前状态。

5. A【解析】乳晕里面有肿块通常对哺乳影响会比较大，但也不是绝对不能哺乳，主张进行母乳喂养为好，这样有利于改善乳腺情况，注意正确的哺乳方式就可。

6. E【解析】产后 2 小时内极易发生如产后出血、子痫、产后心力衰竭等严重并发症，因此应在产房内严密观察产妇的生命体征、子宫收缩情况及阴道流血量，并注意宫底高度及膀胱是否充盈等。

7~8 E、C【解析】参见 A1 型题第 3 题解析。

9. D【解析】产后子宫复旧不全也称产后子宫复旧不良，是指产后 6 周子宫仍未能恢复到妊娠前状态。其原因复杂，包括部分胎盘、胎膜残留；子宫内膜炎或盆腔感染；子宫过度后倾，后屈，影响恶露排出；多胎妊娠，羊水过多，过大胎盘等。也有因伴子宫肌瘤，子宫肌腺瘤，使子宫复旧功能受到障碍。

10. C【解析】初乳中含蛋白质的量比成熟乳多，尤其是分泌型 IgA（SIgA），曾被称为出生后最早获得的口服免疫抗体，脂肪和乳糖含量则较成熟乳少。

11. D【解析】胎盘、胎膜从蜕膜海绵层分离并娩出后，遗留的蜕膜分为 2 层，表层发生变性、坏死、脱落，形成恶露的一部分自阴道排出。接近肌层的子宫内膜基底层逐渐再生新的功能层，内膜缓慢修复，约产后第 3 周，除胎盘附着部位外，宫腔表面均由新生内膜覆盖，产后 6 周胎盘附着部位全部修复。

12. D【解析】妊娠期体内潴留的多量水分主要经肾脏排出，故产后 1 周内尿量增多。

13. C【解析】母乳喂养的正确方法是根据新生儿需要随时哺乳，通常每天 8~12 次，每次 15~45 分钟。世界卫生组织推荐母乳喂养 6 个月，提倡 2 年以上。产后 1 小时内开始进行早期皮肤接触有助于刺激母乳分泌，但并不意味着立即开始哺乳。哺乳后不必清洁乳头，因为母乳具有杀菌作用，用清水清洁可能会破坏皮肤自我保护功能。如果出现乳房胀痛，应及时采取通乳、热敷、按摩等正确措施进行治疗，确诊乳腺炎需使用抗生素治疗。

14. A【解析】参见 A1 型题第 3 题解析。

15. A【解析】产后 3~4 日出现乳房血管、淋巴管极度充盈，乳房胀大，伴体温升高，称为泌乳热，一般持续 4~16 小时体温即下降，不属病态，但需排除其他原因尤其是 感染引起的发热。

16. D【解析】产后 5 日内尿量明显增多，应鼓励产妇尽早自行排尿。产后 4 小时内应让产妇排尿。

17. D【解析】脐带表面有羊膜覆盖呈灰白色，足月妊娠的脐带长 30~100cm，平均约 55cm，直径 0.8~2.0cm。脐带短于 30cm 者，称为脐带过短；脐带超过 100cm 者，称为脐带过长。脐带围绕胎儿颈部、四肢或躯干者，称为脐带缠绕，90%为脐带绕颈。

18. C【解析】参见 A1 型题第 11 题解析。

19. C【解析】月经复潮及排卵时间受哺乳影响。不哺乳产妇通常在产后 6~10 周月经复潮，在产后 10 周左右恢复排卵。哺乳产妇的月经复潮延迟，有的在哺乳期间月经一直不来潮，一般在产后 4~6 个月恢复排卵。产后较晚月经复潮者，首次月经来潮前多有排卵，故哺乳产妇月经虽未复潮，却仍有受孕可能。

20. D【解析】参见 A1 型题第 11 题解析。

21. C【解析】产后乳房的主要变化是泌乳。妊娠期孕妇体内雌激素、孕激素、胎盘催乳素升高，使乳腺发育及初乳形成。当胎盘剥离娩出后，产妇血中雌激素、孕激素及胎盘催乳素水平急剧下降，抑制下丘脑分泌的催乳素抑制因子（PIF）释放，在催乳素作用下，乳汁开始分泌。婴儿每次吸吮乳头时，来自乳头的感觉信号经传入神经纤维到达下丘脑，通过抑制下丘脑分泌的多巴胺及其他催乳素抑制因子，使腺垂体催乳素呈脉冲式释放，促进乳汁分泌。吸吮乳头还能反射性地引起神经垂体释放缩宫素，缩宫素使乳腺腺泡周围的肌上皮收缩，使乳汁从腺泡、小导管进入输乳导管和乳窦而喷出乳汁，此过程称为喷乳反射。

22. E【解析】参见 A1 型题第 3 题解析。

23. E【解析】产褥期是指从胎盘娩出至产妇全身各器官除乳腺外恢复或接近正常妊娠前状态所需的一段时期，通常为 6 周。

24~25 A、E【解析】产褥期会阴处理：用对外阴无刺激的消毒液擦洗外阴，每日 2~3 次，平时应尽量保持会阴部清洁及干燥。会阴部有水肿者，可用 50% 硫酸镁液湿热敷，产后 24 小时后可用红外线照射外阴。会阴部有缝线者，应每日检查切口有无红肿、硬结及分泌物。于产后 3~5 日拆线。若伤口感染，应提前拆线引流或行扩创处理，并定时换药。

26. A【解析】参见 A1 型题第 2 题解析。

27~28 C、C【解析】参见 A1 型题第 3 题解析。

29. E【解析】参见 A1 型题第 19 题解析。

30. E【解析】哺乳时，最好先让宝宝吮吸没有皲裂的乳头，然后在交替哺乳。而且要加大宝宝的吮吸面积，尽量让他含着乳晕。以便缓解乳头疼痛。每次哺乳结束，要等宝宝松口之后，再把乳头拉出来，不要强硬拉扯，容易损伤皮肤组织。

31. E【解析】参见 A1 型题第 4 题解析。

32. A【解析】产妇应于产后 6 周去医院常规随诊，包括全身检查及妇科检查。前者主要测血压、脉搏，查血、尿常规，了解哺乳情况，若有内科合并症或产科合并症应做相应检查；后者主要观察盆腔内生殖器是否已恢复至妊娠前状态；同时应带婴儿在医院做一次全面检查。

33. A【解析】产后尽早适当活动，经阴道自然分娩的产妇，产后 6~12 小时内即可起床轻微活动，于产后第 2 日可在室内随意走动。产妇最佳体操锻炼时间是产后 24 小时。

34. C【解析】参见 A1 型题第 19 题解析。哺乳期若已恢复性生活，应采取避孕措施，哺乳者以工具避孕为宜，不哺乳者可选用药物避孕。

35. B【解析】参见 A1 型题第 21 题解析。

36~37 A、C【解析】参见 A1 型题第 3 题解析。

二、A2 型题

1. A【解析】产后胎盘残留一般会有阴道流血，有时也会有腹痛。对于产后的阴道流血，一定要及时做 B 超检查。如果 B 超检查提示宫内有胎盘、胎膜残留，一般需要及时清宫。

2. B【解析】行剖宫产术的同时应积极抗感染、抗休克治疗。产后不宜进行物理降温。

3. E【解析】产后当日宫底一般在脐下 1 指，产后第 1 日升至脐平，以后每日下降 1~2cm。所以，选项 E 的症状和体征异常。

4. E【解析】参见A1型题第15题解析。

5. D【解析】参见A1型题第21题解析。

6. B【解析】会阴侧切术术后，患者需要注意休息、防止感染等。如侧切部位感染，可表现为局部红肿、硬结和触痛等症状，且可能伴随发热等全身症状。

7. B【解析】在产褥期，尤其在产后24小时内，由于膀胱肌张力降低，对膀胱内压的敏感性降低，加之外阴切口疼痛、产程中会阴部受压迫过久、不习惯卧床排尿、器械助产、区域阻滞麻醉，都可能增加尿潴留的发生。故不应鼓励产妇多饮水。

8. D【解析】新生儿心率为110次/分，2分；呼吸不规则，1分；四肢稍屈，1分；清理呼吸道时有咳嗽反应存在，2分；皮肤颜色红润，2分。因此，该男婴的Apgar评分为8分。

9. E【解析】若出现乳汁不足，应鼓励乳母树立信心，指导哺乳方法，按需哺乳、夜间哺乳，适当调节饮食，喝营养丰富的肉汤。

10. E【解析】该新生儿娩出1分钟Apgar评分为2分，应给予胸外按压，新生儿胸外按压频率应与正压呼吸配合，按压3次、捏球1次，不能同时进行，最佳频率是每分钟100次。

三、A3/A4型题

1. A【解析】参见A1型题第6题解析。

2. B【解析】参见A2型题第7题解析。此种情况最可能的诊断是尿潴留。

3. E【解析】产后尿潴留患者，可肌内注射甲硫酸新斯的明1mg，兴奋膀胱逼尿肌促其排尿。

4. D【解析】根据题干所述，此种情况最可能的诊断为乳汁淤积。

5~6 D、E【解析】在产褥早期因子宫收缩引起的下腹部阵发性剧烈疼痛，是产后宫缩痛。于产后1~2日出现，持续2~3日自然消失，多见于经产妇。哺乳时反射性缩宫素分泌增多使疼痛加重，无须特殊用药。

7. D【解析】根据题干所述，最可能的诊断是产后宫缩痛。

8. E【解析】参见A1型题第21题解析。

9. B【解析】乳头内陷使哺乳无法进行，乳汁淤积。甚至因继发感染而引起急性乳腺炎。

10. A【解析】不规律子宫收缩、见红都是分娩先兆的临床表现，依据题干所述，该患者符合分娩先兆征象。

11. C【解析】临产开始的标志为规律且逐渐增强的子宫收缩，持续约30秒，间歇5~6分钟，同时伴随进行性宫颈管消失、宫口扩张和胎先露部下降。此时应入产房待产，可行温肥皂水灌肠，既能清除粪便避免分娩时排便造成污染，又能通过反射作用刺激宫缩加速产程进展。

12. E【解析】依据题干信息，符合中骨盆和出口均狭窄。

13. C【解析】中骨盆和出口均狭窄，接下来应做 NST 检查，观察胎动时胎心率的变化，以了解胎儿的储备能力。反应型提示胎儿中枢神经系统发育良好，99%以上的胎儿在一周内是较安全的，但高危妊娠也存在假反应型。无反应型时提示胎儿有窒息。

四、B 型题

1. B【解析】依据题干信息所述，此种情况为正常产褥。

2. C【解析】参见 A1 型题第 3 题解析。此种情况应为子宫复旧不良。

3. A【解析】依据题干所述，此种情况为上呼吸道感染征象。

4~7 E、D、C、A【解析】参见 A1 型题第 2 题解析。

8. A【解析】参见 A3/A4 型题第 5~6 题解析。

9. B【解析】产后 1 周内皮肤排泄功能旺盛，排出大量汗液，以夜间睡眠和初醒时更明显，不属病态。

10. E【解析】参见 A1 型题第 19 题解析。

11. D【解析】腹壁皮肤受增大的妊娠子宫影响，部分弹力纤维断裂，腹直肌出现不同程度分离，产后腹壁明显松弛，腹壁紧张度需在产后 6~8 周恢复。

12. C【解析】妊娠期胃肠蠕动及肌张力均减弱，胃液中盐酸分泌量减少，产后需 1~2 周逐渐恢复。

13. A【解析】参见 A3/A4 型题第 5~6 题解析。

14. C【解析】初乳是指产后 7 天内分泌的乳汁，呈淡黄色，质稠，含较多的蛋白质、矿物质及多种抗体，尤其是分泌型 IgA（SIgA）可增强新生儿的抗病能力，易消化，是新生儿早期最理想的天然食物。

15. B【解析】子宫复旧主要是子宫体肌纤维缩复和子宫内膜再生。子宫复旧不是肌细胞数目的减少，而是肌细胞的缩小。

16. D【解析】参加 A1 型题第 2 题解析。

17. C【解析】参见 A1 型题第 3 题解析。

18. A【解析】参见 A1 型题第 2 题解析。

19. A【解析】参见 A1 型题第 11 题解析。

20~21 E、B【解析】参见 A1 型题第 3 题解析。

22. E【解析】参见 A1 型题第 2 题解析。

23. A【解析】不哺乳产妇产后垂体催乳素 2 周降至妊娠前水平。

24. B【解析】参见 A1 型题第 11 题解析。

25. E【解析】参加 A1 型题第 23 题解析。

26. C【解析】产妇分泌成熟乳汁的时间是产后 14 天。

27. B【解析】参加 A1 型题第 3 题解析。

28. A【解析】参见 A1 型题第 24~25 题解析。

29. D【解析】参见 A1 型题第 4 题解析。

五、X 型题

1. ADE【解析】参见 A1 型题第 24~25 题解析。

2. ABCE【解析】参见 A1 型题第 3 题解析。

3. ABCD【解析】参见 A2 型题第 7 题解析。

4. ABCD【解析】应于产后半小时内开始哺乳，可通过新生儿吸吮动作刺激泌乳。哺乳时间及频率取决于新生儿的需要及乳母感到奶胀的情况。

5. AB【解析】乳胀多因乳房过度充盈及乳腺管阻塞所致。可哺乳前湿热敷 3~5 分钟，并按摩、拍打抖动乳房，频繁哺乳、排空乳房。

6. ABCE【解析】乳腺有硬结，体温如果不超过 38℃的话，是可以继续哺乳的。乳腺硬结有可能和积奶、乳腺增生、乳腺炎等有关。在哺乳时要尽量排空乳汁，避免乳汁淤积，从而减轻乳腺增生引起的胀痛，注意乳房卫生，养成良好的生活习惯。故选项 D 错误，其余选项均正确。

7. AD【解析】参见 A1 型题第 3 题解析。。

六、案例分析题

1. ABCD【解析】考虑产妇胎膜早破，妊娠<35 周，应使用糖皮质激素促胎儿肺成熟。根据题干信息应选择 ABCD。

2. ABDE【解析】患者妊娠 34 周，臀位，胎膜早破，现出现感染迹象，需要监测体温、脉搏，若体温继续升至 38℃，宫内感染诊断明确，需要终止妊娠。

3. ACDE【解析】妊娠 34 周，胎膜早破，有早产迹象，胎儿臀位，现体温升高，白细胞升高，提示宫内感染可能。

4. ABCD【解析】胎儿娩出后给予清理呼吸道，吸氧等处理，早产儿娩出后注意保暖，产妇肌内注射维生素 K 预防出血。

5. ABDE【解析】胎儿前肩娩出时静脉滴注缩宫素 10~20U，也可在胎儿前肩娩出后立即肌内注射缩宫素 10U 或缩宫素 10U 加于 0.9%氯化钠注射液 20ml 内静脉快速注入，均能促使胎盘迅速剥离减少出血。若胎盘未完全剥离而出血多时，应行手取胎盘术。产后出血 200ml 属于正常范围。

6. ABCD【解析】胎儿胎盘娩出后，要观察产妇一般情况，检查胎盘、胎膜，检查软产道，预防产后出血。

7. BC【解析】依据题干信息，该患者最可能的诊断是产后出血、失血性休克。

8. CFG【解析】胎儿娩出后即发生阴道流血，色鲜红，应考虑软产道裂伤，如阴道壁严重撕伤、宫颈严重撕伤、子宫下段撕伤等。

9. ACDEFG【解析】①产后出血胎盘因素的处理：正确处理胎盘娩出，能够减少产后出血的发生。接产者不应在胎盘尚未完全剥离时用力按揉、下压宫底或牵拉脐带，以免引起胎盘部分剥离而出血或拉断脐带，甚至造成子宫内翻。检查胎盘、胎膜。②产后出血软产道裂伤的处理：胎盘娩出后，应仔细检查软产道（包括会阴、小阴唇内侧、尿道口周围、前庭、阴道和宫颈）有无裂伤。如有裂伤应立即按原来的解剖位置或层次逐层缝合。③产后出血失血性休克的处理：建立有效静脉通道，及时快速补充晶体平衡液及血液、新鲜冷冻血浆等，纠正低血压；有条件的医院应作中心静脉压指导输血补液。

10. BDF【解析】依据题干信息所述，患者出现子宫收缩乏力，产后出血宫缩乏力的应急处理方式如下。①按摩子宫：包括经腹按摩子宫（单手按摩法）、腹部-阴道双手按摩子宫（双手按摩法）及剖宫产术中直接按摩子宫，配合使用宫缩药。②应用宫缩药：缩宫素、卡前列素氨丁三醇、米索前列醇。③立即清宫。

妊娠剧吐

前置胎盘

异位妊娠（1）

异位妊娠（2）

第六章 病理妊娠

一 A1 型题

1. 胎儿窘迫的临床表现是
   A. 胎儿脐血 pH 7.24
   B. 胎动 4~6 次/分
   C. 胎膜破裂后羊水黄绿
   D. 宫缩时胎心率 120 次/分
   E. 宫缩后胎心率 110~120 次/分
2. 输卵管妊娠破裂并出现出血性休克时，应采取的紧急措施是
   A. 输血
   B. 给予升压药物
   C. 立即剖腹探查
   D. 纠正休克后手术
   E. 边抗休克，边开腹手术
3. 关于胎盘早剥时的处理方式，正确的是
   A. 纠正休克，少量补液
   B. 确诊为轻型早剥者可行期待疗法
   C. 需经阴道分娩者，不宜行人工破膜
   D. 应及早使用肝素预防凝血功能障碍
   E. 产妇病情恶化，不论胎儿是否存活均应及时行剖宫产术
4. 下列叙述正确的是
   A. 妊娠期肝内胆汁淤积可能与雌激素、遗传及环境等因素有关
   B. 妊娠期肝内胆汁淤积患者血清转氨酶升高，GOT 较 GPT 敏感
   C. 多数妊娠期肝内胆汁淤积患者分娩后症状持续整个产褥期
   D. 大多数妊娠期肝内胆汁淤积患者黄疸先于皮肤瘙痒发生
   E. 妊娠期肝内胆汁淤积的发生无明显种族差异
5. 以下不是早产原因的是
   A. 孕妇患急性肾盂肾炎
   B. 孕妇患慢性肾小球肾炎
   C. 双子宫的一侧妊娠
   D. 胎儿脑积水
   E. 胎膜早破
6. 以下不是重度妊娠期高血压疾病并发症的是
   A. 肺炎
   B. 脑出血
   C. 胎盘早剥
   D. HELLP 综合征
   E. 急性肾衰竭

7. 妊娠期高血压疾病患者水肿（++），表示

A. 水肿延及外阴及腹部
B. 踝部及小腿水肿
C. 水肿延及股部
D. 全身水肿
E. 伴有腹水

8. 急性输卵管妊娠破裂或流产的手术原则是

A. 尽快钳夹出血处，切除患侧输卵管
B. 尽量吸出腹腔血液做自体输血
C. 进行对侧输卵管整形术
D. 切除患侧附件
E. 切除子宫

9. 下列诊断输卵管妊娠的辅助检查方法中，最少用的是

A. 阴道后穹隆穿刺
B. 腹腔镜检查
C. 血 β-hCG 测定
D. 宫腔镜检查
E. B 超检查

10. 不属于胎儿宫内生长发育受限的因素是

A. 胎儿自身发育缺陷
B. 孕母妊娠合并症
C. 营养因素
D. 生活习惯
E. 遗传因素

11. 妊娠晚期腹部撞伤后出现腹痛及阴道出血，胎心消失，应首先考虑

A. 前置胎盘
B. 先兆早产
C. 胎盘早剥
D. 凝血功能障碍
E. 脐带脱垂

12. 关于前置胎盘出现阴道流血，下列说法恰当的是

A. 常发生在妊娠中期
B. 常伴有下腹部疼痛
C. 阴道流血量与贫血程度不成比例
D. 妊娠 28 周出现阴道流血多为完全性前置胎盘
E. 妊娠足月出现阴道流血多为部分性前置胎盘

13. 关于胎儿出生缺陷发生率，以下按由多到少顺序排列的是

A. 21-三体综合征、腹裂、脑膨出、无脑儿、脑积水、腭裂
B. 先天性心脏病、脑积水、无脑儿、开放性脊柱裂、腭裂、脑脊膜膨出
C. 无脑儿、脑积水、开放性脊柱裂、脑脊膜膨出、腭裂、先天性心脏病
D. 脑积水、开放性脊柱裂、无脑儿、脑脊膜膨出、腭裂、先天性心脏病
E. 开放性脊柱裂、21-三体综合征、脑积水、无脑儿、腭裂、脑脊膜膨出

14. 下列对胎膜早破叙述不恰当的是

A. 创伤、宫口松弛、感染等因素可造成胎膜早破

B. 胎膜早破发生在早产者为足月产的2.5~3.0倍

C. 胎膜早破可导致早产率增高

D. 在临产前胎膜破裂为胎膜早破

E. 胎膜早破必然导致早产

15. 急性异位妊娠的患者在进行妇科检查时不会出现的体征是

A. 宫颈外口松，开大容一指

B. 阴道后穹隆饱满有触痛

C. 宫颈有明显的举拉痛

D. 子宫稍大稍软

E. 子宫有漂浮感

16. 出血量较多的流产妊娠周数为

A. 4~6周

B. 8~12周

C. 10~16周

D. 14~20周

E. 20~28周

17. 妊娠期肝内胆汁淤积（ICP）最主要的特异性实验室证据是

A. 血清胆酸增高

B. 尿素氮增高

C. 血清GPT增高

D. 血清胆红素增高

E. 尿酸增高

18. 关于羊水过多的概念，下列说法恰当的是

A. 妊娠末期羊水量>2000ml

B. 妊娠足月羊水量>2000ml

C. 妊娠近足月羊水量>2000ml

D. 妊娠任何时期间羊水量>2000ml

E. 妊娠32周以后羊水量≥2000ml

19. 于第二产程期间诊断胎儿窘迫，最有价值的方法是

A. 用听筒听胎心率并计数

B. B超检查羊水平段

C. 测孕妇尿液雌三醇值

D. 羊膜镜观察羊水性状

E. 测胎儿头皮血pH

20. 输卵管妊娠时，关于子宫的改变，正确的是

A. 子宫可增大、变软，但小于停经月份

B. A-S反应为输卵管妊娠所特有

C. 子宫增大与停经月份相符

D. 子宫内膜病理无改变

E. 子宫大小正常

21. 前置胎盘时，期待疗法不适用于

A. 妊娠36周以前

B. 阴道出血量不多

C. 估计胎儿体重小于2000g

D. 胎儿存活

E. 已临产

22. 以下不属于治疗早产先兆的药物是

A. 苯甲酸雌二醇（肌内注射）

B. β受体激动药

C. 前列腺素合成酶抑制药　　D. 硫酸镁（静脉滴注）
E. 硝苯地平（舌下含服）

23. 下列不属于前置胎盘并发症的是
A. 产后出血　　B. 植入性胎盘
C. 产褥感染　　D. 围产儿病死率高
E. 凝血功能障碍

24. 妊娠期高血压疾病患者应用硫酸镁治疗时，应注意尿量每 24 小时不少于
A. 400m　　B. 500ml
C. 600ml　　D. 650ml
E. 700ml

25. 妊娠期高血压疾病基本病理生理变化中最重要的是
A. 水钠潴留　　B. 全身小动脉痉挛
C. 胎盘绒毛退行性变　　D. 肝被膜下出血
E. 弥散性血管内凝血

26. 预防早产的重要措施中不正确的是
A. 子宫颈内口松弛者应于妊娠中期行宫颈内口环扎术
B. 加强对高危妊娠患者的管理
C. 积极治疗妊娠并发症
D. 常规抗生素预防感染
E. 定期产前检查

27. 关于单卵双胎发生的原因，下列说法正确的是
A. 不受种族、遗传、年龄或胎次的影响，也与促排卵药物应用无关
B. 与种族、遗传、年龄、胎次、促排卵药物应用有关
C. 与母亲甲状腺功能亢进有关
D. 与母亲的营养过剩有关
E. 与母亲糖尿病史有关

28. 关于异位妊娠，下列最有助于诊断的检查结果应是
A. 宫颈举痛　　B. 尿妊娠试验（+）
C. 腹部触诊压痛、反跳痛　　D. 腹部叩诊移动性浊音（+）
E. 尿妊娠试验（+），后穹隆穿刺抽出不凝血

29. 前置胎盘的典型临床表现是
A. 无痛性阴道出血　　B. 有痛性阴道出血
C. 宫缩时阴道出血停止　　D. 阴道出血常与外伤有关
E. 阴道出血量与贫血程度不成比例

30. 与双胎妊娠并发症无关的是

A. 早产
B. 胎儿畸形
C. 子宫破裂
D. 产后出血
E. 缺铁性贫血

31. 关于子痫，下列说法正确的是

A. 抽搐时瞳孔缩小
B. 是不可能预防的
C. 于分娩期发生者居多
D. 是妊娠期高血压疾病最严重的阶段
E. 全身肌肉先出现强烈抽动，随后出现全身肌肉强直

32. 关于过期妊娠应立即终止妊娠的指标，不正确的是

A. 12 小时内胎动<10 次或 NST 为无反应型，缩宫素激惹试验（OCT）阳性或可疑
B. 胎儿体重≥4000g 或胎儿生长受限
C. 羊水暗区<3cm 和/或羊水粪染
D. 持续尿 E/C 比值高
E. 宫颈条件成熟

33. 双胎妊娠最常见的胎位是

A. 一头一臀先露
B. 一头一肩先露
C. 双头先露
D. 双臀先露
E. 双肩先露

34. 羊水过多合并胎儿畸形时，不恰当的处理方式原则是

A. 一经确诊立即终止妊娠
B. 一般在破膜后可预防性应用抗生素
C. 高位破膜后 12 小时若无宫缩可用缩宫素引产
D. 腹部穿刺放出部分羊水后再行人工破膜
E. 较严重的羊水过多不可采用经腹羊膜腔内注入药物引产

35. 妊娠 37 周之后胎膜早破的发生率平均为

A. 1%
B. 10%
C. 20%
D. 25%
E. 30%

36. 下列因素中不能用于推算妊娠周数的是

A. 早孕反应
B. 胎动开始时间
C. 妊娠期 B 超检查资料
D. 24 小时尿雌三醇定量
E. 尿妊娠试验阳性时间

37. 妊娠期高血压疾病患者应用硫酸镁中毒时，可选用的解毒药为

A. 10%葡萄糖酸钙
B. 肾上腺素

C. 10%葡萄糖　　　　D. 强心药

E. 利尿药

38. 输卵管间质部妊娠的结局多为

A. 囊胚自宫口排出　　　　B. 输卵管妊娠流产

C. 转变为宫角妊娠　　　　D. 输卵管妊娠破裂

E. 可维持至足月

39. 重度子痫前期的诊断标准是

A. 血压≥160/110mmHg，尿蛋白≥5g/24h 或间隔 4 小时 2 次蛋白尿（+++）

B. 血压≥165/112mmHg，尿蛋白>5g/24h，水肿（++）

C. 血压较基础血压高 30/15mmHg 伴微量尿蛋白

D. 血压不超过 185/112mmHg，尿蛋白（-）

E. 血压正常或略高，尿蛋白>5g/24h，水肿（++）

40. 关于子痫的叙述正确的是

A. 子痫发生之前都具有较明显的自觉症状

B. 妊娠一旦终止，子痫不会再发生

C. 光、声刺激可诱发抽搐

D. 体重增长过快与子痫无关

E. 产后子痫较为常见

41. 羊水过多合并正常胎儿时，正确的处理方式是

A. 吲哚美辛治疗时用药时间应为 4~8 周

B. 若吲哚美辛治疗后羊水量再次增加不宜再用此药

C. 羊水量多而无明显症状时为增加胎龄可以观察

D. 行羊膜腔穿刺放羊水时，放液速度为 800ml/h

E. 羊膜腔穿刺术后一律使用保胎药以防早产

42. 前置胎盘患者在妊娠期腹部触诊、听诊时，出现哪种情况需进行紧急手术

A. 子宫强制性收缩、宫底升高、血压下降、胎心消失

B. 阵发性子宫收缩、松弛不全、胎心音弱

C. 子宫持续性收缩、胎位不清、胎心消失

D. 无子宫收缩、胎先露高浮、胎心好

E. 阵发性子宫收缩、胎心音良好

43. 导致羊水过多的病因不包括

A. 胎儿脑脊膜裸露于羊膜腔内使大量液体渗出

B. 糖尿病孕妇的胎儿血糖增高

C. 胎儿缺乏抗利尿激素

D. 胎盘催乳素受体减少

E. 胎儿肺发育不全

44. 关于羊水过多，下列说法恰当的是

A. 常发生在患心脏病的孕妇　　B. B超检查价值不大

C. 容易合并子痫前期　　D. 容易感觉到胎动

E. 畸形胎儿多为男婴

45. 诊断胎儿窘迫的胎儿头皮血pH应为

A. <7.20　　B. 7.20~7.24

C. 7.25~7.29　　D. 7.30~7.34

E. 7.35~7.39

46. 对于重度子痫前期的孕妇，治疗时首选药物是

A. 降压药　　B. 利尿药

C. 镇静药　　D. 解痉药

E. 降低颅内压药

47. 硫酸镁继续用药的条件是

A. 膝反射存在，呼吸>16次/分，尿量>25ml/h

B. 膝反射存在，呼吸<10次/分，尿量<20ml/h

C. 呼吸存在，膝反射存在

D. 血压升高，脉搏加快

E. 尿量>100ml/24h

48. 与羊水过少有关的是

A. 胎儿肾小管对抗利尿激素敏感性降低　　B. 一经确诊应及时终止妊娠

C. 妊娠期羊水量少于300ml　　D. 电镜下羊膜上皮细胞萎缩

E. 围产儿死亡率达88%

49. 关于子痫，下列说法恰当的是

A. 先为全身肌肉强烈抽动，随后全身肌肉强直

B. 是妊娠期高血压疾病最严重阶段

C. 与是否定期做产前检查关系不大

D. 于分娩期发生者占绝大多数

E. 每次抽搐约持续5分钟

50. 诊断输卵管妊娠的直接证据是

A. 宫旁一侧见混合性包块，其内有妊娠囊

B. 直肠子宫陷凹有积液

C. 子宫内可见妊娠囊

D. 尿妊娠试验（+）

E. 后穹隆穿刺抽出不凝血

51. 前置胎盘即胎盘部分或全部附着于

A. 子宫体的后壁
B. 子宫体的前壁
C. 子宫体的底部
D. 子宫颈内口
E. 子宫体的侧壁

52. 关于子痫患者静脉滴注硫酸镁期间停止继续滴注的条件，下列说法错误的是

A. 呼吸<16 次/分
B. 尿量少于 25ml/h
C. 心率<100 次/分
D. 膝腱反射减弱或消失
E. 血清镁离子超过 3mmol/L

53. 胎盘早剥的主要病理变化是

A. 包蜕膜出血
B. 真蜕膜出血
C. 底蜕膜出血
D. 胎盘血管痉挛
E. 胎盘边缘血窦出血

54. 胎儿发育指数的计算公式是

A. 宫高（cm）−2×（月份+1）
B. 宫高（cm）−2×（月份−1）
C. 宫高（cm）−3×（月份−2）
D. 宫高（cm）+3×（月份−2）
E. 宫高（cm）−3×（月份+1）

55. 关于羊膜腔穿刺，下列说法不恰当的是

A. 以 500ml/h 速度放羊水

B. 2 周后重复穿刺

C. 羊水卵磷脂/鞘磷脂比值>2，提示胎肺成熟

D. 是延长妊娠周数争取胎儿成熟的一种手段

E. 穿刺前应先做 B 超定位

56. 关于羊水过少的诊治，下列说法恰当的是

A. 若合并妊娠期高血压疾病应立即终止妊娠

B. 宫高与腹围和同期妊娠者相比无明显差异

C. 无论胎儿是否存在畸形，都应剖宫产终止妊娠

D. B 超检查可清楚地发现羊水与胎体交界面

E. 妊娠晚期可行羊膜腔输液治疗羊水过少

57. 最简便的测定胎儿安危的方法是

A. 缩宫素激惹试验
B. 羊膜镜检查
C. 胎心监测
D. 胎动计数
E. 测定孕妇尿雌三醇值

58. 重度子痫前期的并发症不包括

A. 羊水栓塞
B. 心力衰竭
C. 肾衰竭
D. HELLP
E. 脑出血

59. 关于重型胎盘早剥的临床表现，错误的是

A. 以隐性出血为主
B. 突发持续性腹痛
C. 子宫触诊硬如板状
D. 胎位及胎心音不清
E. 子宫大小与停经月份相符

60. 关于导致死胎的病因，下列说法不正确的是

A. 胎儿宫内感染、脐带帆状附着、脐带绕颈、胎盘前置血管破裂、子宫破裂
B. 胎盘早剥、妊娠糖尿病、脐带扭转、母亲心血管疾病、慢性肾炎、子宫收缩过强
C. 前置胎盘、胎儿宫内生长受限、子宫张力过大、子宫畸形、子宫肌瘤
D. 孕妇妊娠前腹部手术史，如卵巢囊肿切除术、阑尾切除术
E. 各种原因引起的孕妇休克

61. 关于流产，下列说法恰当的是

A. 妊娠 8 周前的早期流产，多先发生底蜕膜出血，然后胚胎死亡
B. 主要症状为停经后出现阴道流血和腹痛
C. 有先兆流产症状者绝对不能做阴道检查
D. 是指妊娠 12 周前终止者
E. 流产与过量吸烟、酗酒无关

62. 妊娠期高血压疾病患者应用利尿药的禁忌证是

A. 心力衰竭
B. 脑水肿
C. 肺水肿
D. 全身水肿
E. 血细胞比容>0. 35

63. 关于输卵管妊娠的化学药物治疗条件，下列说法不恰当的是

A. 输卵管妊娠未发生破裂或流产
B. 妊娠囊直径<4cm
C. 血 β-hCG<2000U/L
D. 无明显内出血征象
E. 停经周数≤10 周

64. 关于输卵管妊娠破裂后的表现，下列说法错误的是

A. 病例有短期停经史
B. 腹部叩诊常有移动性浊音
C. 出现休克症状和体征
D. 尿妊娠试验明显阳性
E. 宫颈举痛明显

65. 关于硫酸镁的药理作用，下列说法错误的是

A. 镁离子抑制运动神经末梢释放乙酰胆碱，阻断神经肌肉间传导，从而使肌肉松弛

B. 钙离子与镁离子争夺神经细胞上同一受体，故可解毒

C. 硫酸镁有中枢抑制作用

D. 硫酸镁有储钠和扩血管作用

E. 具有明显降压作用

66. 双胎妊娠中最常见的类型是

A. 单卵单胎

B. 双卵双胎

C. 单绒毛膜双羊膜囊双胎

D. 双绒毛膜双羊膜囊双胎

E. 单绒毛膜单羊膜囊双胎

67. 下列说法正确的是

A. 孕妇突感有大量液体自阴道流出即可明确诊断胎膜早破，无须鉴别

B. 涂片加热法变为褐色为羊水，变白为黏液

C. 阴道液涂片见椭圆小体可有助于判断胎膜破裂

D. 血液、宫颈黏液、尿液可使阴道液酸碱度检查出现假阳性

E. 羊水的 pH 低于平时阴道的 pH

68. 高位破膜时不恰当的处理方式有

A. 破膜后卧床休息待其自然分娩

B. 腹部压沙袋防止腹压骤降

C. 严密观察患者血压脉搏

D. 应使羊水缓慢流出

E. 保持胎位为纵产式

69. 关于联体儿，以下说法不恰当的是

A. 联体儿终止妊娠的处理方式以母亲免受伤害为原则，不管妊娠月份，都应尽量阴道分娩

B. 联体儿一旦发现应尽早终止妊娠，以不损伤母体为原则，若为妊娠 40 周，应行剖宫产

C. 极少见，是单卵双胎在妊娠早期发育过程中未能分离或分离不完全所致

D. 腹部检查时不易与双胎妊娠相鉴别

E. 可分为相等联体儿和不等联体儿

70. 关于流产的概念，下列说法正确的是

A. 流产指妊娠 20 周前终止，胎儿体重不足 500g 者

B. 难免流产一般多由先兆流产发展而来

C. 习惯性流产指自然流产连续发生 2 次者

D. 先兆流产时子宫大小与停经月份不符

E. 稽留流产指胚胎小于妊娠月份者

71. 关于扩容疗法，下列说法错误的是

A. 扩容增加心脏负担，可发生肺水肿，心力衰竭

B. 适用于全身水肿的重度妊娠期高血压疾病患者

C. 常用扩容药物有白蛋白、低分子右旋糖酐

D. 扩容后可改善重要器官的血液灌注

E. 贫血、电解质紊乱时慎重选择扩容药物

72. 关于双胎输血综合征新生儿的诊断标准，正确的是

A. 两新生儿 Hb 值相差>50g/L　　B. 两新生儿 Hb 值相差<50g/L

C. 两新生儿体重相差<30%　　D. 两新生儿体重相差>30%

E. 可发生在双卵双胎

73. 关于妊娠剧吐的发病机制，下列叙述不恰当的是

A. 临床表现的程度与血 hCG 水平有正相关关系

B. 精神过度紧张焦虑的孕妇发病率高

C. 经济状况较差的孕妇发病率相对高

D. 葡萄胎患者发病率较一般孕妇高

E. 此种情况病因尚不明确

74. 应用甲氨蝶呤（MTX）治疗输卵管妊娠时，判断治疗效果的主要指标是

A. 血红蛋白水平升高　　B. 阴道流血量减少

C. 血 hCG 水平下降　　D. 月经恢复

E. 腹痛缓解

75. 关于胎盘早剥的病理变化，下列说法恰当的是

A. 主要病理变化为真蜕膜出血

B. 发生隐性出血，不易发生子宫胎盘卒中

C. 阴道内的血液与羊水相混，流出血性羊水

D. Ⅰ度胎盘早剥可见凝血块压迫胎盘在母体面上出现压迹

E. 底蜕膜分离面大，形成胎盘后血肿，表现显性出血

76. 关于子痫前期（重度）的产科处理方式原则，下列说法错误的是

A. 超过 36 周者应及时终止妊娠

B. 重症患者为尽早结束分娩可行剖宫产术

C. 妊娠终止 24 小时后，子痫即不可能发生

D. 不足 36 周时，若胎盘功能减退表明胎儿危象，应终止妊娠

E. 不足 36 周时，若治疗后孕妇病情继续恶化，应终止妊娠

77. 关于巨大胎儿与双胎妊娠的共同点，不正确的是

A. 均易产程延长　　B. 均易宫缩乏力

C. 均易产后出血　　D. 均为高危妊娠

E. 均早产发生率高

78. 关于羊水过多的处理方式，下列说法恰当的是
A. 首先排除胎儿畸形
B. 一经发现应立即终止妊娠
C. 高位破膜后无须加用缩宫素引产
D. 羊膜腔穿刺放羊水 1 次量可超过 2000ml
E. 可广泛应用前列腺素合成酶抑制药治疗

79. 死胎的定义是
A. 妊娠 28 周后胎儿在子宫内死亡
B. 妊娠 26 周后胎儿在子宫内死亡
C. 妊娠 27 周后胎儿在子宫内死亡
D. 妊娠 24 周后胎儿在子宫内死亡
E. 妊娠 20 周后胎儿在子宫内死亡

80. 妊娠 8 周时出现阵发性下腹痛及多量阴道出血伴小块组织物排出，并引起失血性休克，应首先考虑
A. 先兆流产
B. 不全流产
C. 完全流产
D. 稽留流产
E. 不可避免流产

81. 患妊娠期高血压疾病的孕妇，治疗时的首选药物是
A. 利血平
B. 氯丙嗪
C. 硫酸镁
D. 氢氯噻嗪
E. 地塞米松

82. 死胎的可靠证据是
A. B 超示胎心和胎动消失
B. 自觉胎动停止
C. 子宫停止增长
D. 检查未闻胎心
E. 羊水混浊

83. 对于过期妊娠孕妇，需迅速终止妊娠的情况是
A. B 超显示羊水最大平段 4cm
B. 缩宫素激惹试验阴性
C. 无应激试验为有反应型
D. 尿雌三醇值为 6mg/24h
E. 12 小时胎动 12 次

84. 妊娠期高血压疾病时，应用硫酸镁最早出现的不良反应是
A. 尿量减少
B. 心率减慢
C. 呼吸减慢
D. 腱反射亢进
E. 腱反射消失

85. 关于Ⅲ度胎盘早剥的临床表现，下列说法不恰当的是
A. 阴道流血量与贫血程度成正比
B. 胎位扪不清，胎心听不清
C. 常伴发重度子痫前期
D. 破膜时流出血性羊水
E. 触诊子宫硬如板状

86. 羊水过多孕妇娩出的新生儿容易罹患的疾病是

A. 出生前感染性肺炎
B. 胎粪性腹膜炎
C. 先天性食管闭锁
D. 先天性膈疝
E. 肺不张

87. 妊娠期高血压疾病患者，血压 204/110mmHg，首选的降压药是
A. 复方降压片
B. 甲基多巴
C. 肼屈嗪
D. 利血平
E. 降压灵

88. 下列叙述不正确的是
A. 流产可分为早期流产和晚期流产，其中多数为晚期流产
B. 完全流产因妊娠物已完全排出，阴道流血可不多
C. 先兆流产经休息及治疗症状消失，可继续妊娠
D. 习惯性流产是指连续自然流产 3 次或以上者
E. 习惯性流产每次多发生在同一妊娠月份

89. 关于胎儿生长受限，下列说法恰当的是
A. 胎儿体重低于同妊娠周数胎儿平均体重的 3 个标准差
B. 其围产儿死亡率为正常发育儿的 6~10 倍
C. 胎儿体重低于同妊娠周数胎儿正常体重的第 5 百分位数
D. 胎儿智力发育正常
E. 生后远期影响不大

90. 流产是指
A. 妊娠<37 周，胎儿体重<2500g 而终止者
B. 妊娠<24 周，胎儿体重<1500g 而终止者
C. 妊娠<24 周，胎儿体重<1000g 而终止者
D. 妊娠<20 周，胎儿体重<500g 而终止者
E. 妊娠<28 周，胎儿体重<1000g 而终止者

91. 关于前置胎盘腹部检查所见，下列说法正确的是
A. 枕先露者头高浮
B. 子宫大于妊娠月份
C. 胎位不易摸清
D. 不易发生胎位异常
E. 宫体硬如板状

92. 以下疾病患者妊娠期容易发生习惯性流产的是
A. 宫颈管裂伤
B. 浆膜下肌瘤
C. 子宫脱垂
D. 宫颈炎症
E. 卵巢囊肿

93. 下列与发生前置胎盘关系最小的病因是

A. 胎盘面积过大
B. 曾患产褥感染
C. 此次患子痫前期
D. 多次行人工流产术
E. 受精卵滋养层发育迟缓

94. 不属于胎儿窘迫临床表现的是
A. 胎动减弱及次数减少
B. 胎心率不规则且变弱
C. 胎心监护出现早期减速
D. 胎儿头皮血 pH 小于 7.20
E. 羊水混浊含胎粪

95. 早期先兆流产最早出现的症状是
A. 子宫停止增大
B. 尿妊娠试验阴性
C. 少量阴道出血
D. 持续性腹痛
E. 宫口扩张

96. 前置胎盘最主要的症状是
A. 多在妊娠早期出现阴道间断性出血
B. 完全性前置胎盘通常出血量不多
C. 出血量与前置胎盘类型无关
D. 妊娠晚期无痛性反复阴道出血
E. 常易造成胎膜早破

97. 关于早产，下列叙述正确的是
A. 以往有晚期流产、早产史及产伤史的孕妇容易发生早产
B. 早产是指妊娠不满 37 周分娩者
C. 新生儿体重一般不足 1000g
D. 早产与过量吸烟、酗酒无关
E. 最常见的原因是多胎妊娠

98. 关于妊娠期高血压疾病，不恰当的是
A. 与遗传因素有关
B. 基本病理生理变化是全身小血管痉挛
C. 部分子痫前期可出现肝功能异常，甚至肝包膜下血肿
D. 妊娠中期开始补充维生素 E 和维生素 C 可降低胎盘早剥的风险
E. 近来研究发现妊娠期高血压疾病患者的低胰岛素血症与发生高血压疾病可能有关

99. ABO 血型不合主要发生在
A. 孕母 B 型，丈夫 A 型、B 型、AB 型
B. 孕母 A 型，丈夫 A 型、B 型、AB 型
C. 孕母 O 型，丈夫 A 型、B 型、AB 型
D. 孕母 O 型，丈夫 O 型
E. 孕母 AB 型，丈夫 O 型

100. 应用阿司匹林治疗胎儿生长受限（FGR）应开始于
A. 妊娠 26~28 周
B. 妊娠 28~30 周
C. 妊娠 29~31 周
D. 妊娠 27~29 周

E. 妊娠30~32周

101. 关于羊水过少的病因，下列说法不恰当的是

A. 母体血容量增多
B. 胎儿慢性缺氧致肾血流量减少
C. 肺泡发育差，分泌的羊水少
D. 使用前列腺素酶抑制药时间过久
E. 低氧血症导致各个脏器血流量重新分布

102. 导致胎儿窘迫最常见的原因是

A. 妊娠期高血压疾病
B. 胎盘功能不良
C. 羊水过少
D. 脐带先露
E. 脐带脱垂

103. 妊娠2个月出现难免流产，首选的治疗原则是

A. 注射缩宫素
B. 抗生素抗感染
C. 尽快清宫
D. 大量雌激素止血
E. 保胎

104. 前置胎盘胎儿存活时，正确的处理方式是

A. 边缘性前置胎盘临产后应积极破膜行头皮或臀下肢牵引
B. 阴道分娩适用于部分性前置胎盘，胎儿为头位
C. 剖宫产术是处理前置胎盘的主要手段
D. 剖宫产术中均应采取宫体纵切口
E. 胎盘一经娩出，大量出血则会停止

105. 早产新生儿死亡率为

A. 25%
B. 20%
C. 15%
D. 5%
E. 1%

106. 关于流产的治疗，不恰当的是

A. 妊娠早期先兆流产者，可肌内注射孕酮
B. 宫颈内口松弛者应行宫颈内口环扎术
C. 流产感染应先抗感染治疗后刮宫
D. 不全流产应行吸宫术或钳刮术
E. 难免流产应等待自然排出

107. 妊娠期高血压疾病孕妇水肿（+++）是指

A. 踝部及小腿有凹陷性水肿，经休息后消退
B. 踝部及小腿有凹陷性水肿，经休息后不消退
C. 水肿达外阴部及腹部
D. 水肿延及大腿

E. 全身水肿

108. 输卵管妊娠保守治疗最常用的药物是

A. 甲氨蝶呤（MTX）　B. 米非司酮

C. 氟尿嘧啶　D. 前列腺素

E. 天花粉

109. B 超诊断前置胎盘的依据是

A. 妊娠后 B 超下见胎盘近子宫颈内口或覆盖内口

B. 妊娠 16 周 B 超下见胎盘近子宫颈内口或覆盖内口

C. 妊娠 28 周 B 超下见胎盘近子宫颈内口或覆盖内口

D. 妊娠 32 周 B 超下见胎盘近子宫颈内口或覆盖内口

E. 妊娠 36 周 B 超下见胎盘近子宫颈内口或覆盖内口

110. 关于重型胎盘早剥，正确的是

A. 持续性腹痛　B. 阵发性腹痛

C. 胎位异常　D. 子宫大小与妊娠月份相符

E. 贫血程度与外出血量相符

111. 下列叙述正确的是

A. 过期妊娠是指平时月经周期规律，妊娠达到或超过 42 周

B. 胎儿生长受限与过期妊娠不可能并存

C. 过熟儿第Ⅲ期胎儿预后较第Ⅱ期好

D. 过期妊娠发生率占妊娠总数的 25%

E. 过期妊娠均伴有胎盘功能减退

112. 关于巨大胎儿对母体的影响，下列说法不正确的是

A. 不协调性子宫收缩乏力　B. 软产道损伤

C. 子宫破裂　D. 子宫脱垂

E. 产后出血

113. 关于急性羊水过多，下列说法恰当的是

A. 下肢及外阴水肿发生率不高　B. 多发生在妊娠 28~32 周

C. 自觉症状轻微　D. 胎心听诊清楚

E. 容易发生早产

114. 关于慢性胎儿窘迫，下列说法不恰当的是

A. 多发生在分娩期　B. 多因孕妇全身疾病所致

C. 多因妊娠疾病所致　D. 往往延续至临产

E. 多发生在妊娠末期

115. 妊娠 8~10 周时容易发生不全流产，最主要的原因是

A. 绒毛发育不成熟，未紧密种植在子宫蜕膜
B. 绒毛与蜕膜层联系牢固
C. 孕激素分泌过多
D. 胎盘已形成
E. 母体因素

116. 关于轻型胎盘早剥，下列说法正确的是
A. 多见于分娩期
B. 以隐性出血为主
C. 子宫大于妊娠月份
D. 胎心与胎位不清
E. 腹痛明显

117. 关于过期妊娠患者的胎盘，描述正确的是
A. 胎盘都小、薄、轻，充满钙化斑
B. 胎盘粘连或胎盘植入的概率增加
C. 胎盘中的绒毛和血管均有灌注不足
D. 胎盘大小、重量可以正常，胎盘母面可以仅有少量或散在的红白梗死区及钙化点
E. 胎盘均较大，重量超过600g，明显纤维化及钙化

118. 下列与过期妊娠无关的是
A. 无脑畸形
B. 羊水过多
C. 胎盘硫酸酯酶缺乏症
D. 甲状腺功能减退
E. 头盆不称

119. 单卵双胎若分裂发生在桑葚期（早期囊胚），则
A. 将形成两个独立的受精卵，两个羊膜囊，两个绒毛可以独立着床，形成各自的胎盘
B. 胚胎各自发育成两个胎儿，共用一个胎盘，共存于一个羊膜腔内
C. 将各自形成独立的胚胎，形成双羊膜囊单绒毛膜共用一个胎盘
D. 可以发育成包入性寄生胎或胎内胎
E. 可以导致不同程度不同形式的联体儿

120. 可疑神经管缺损的羊水过多孕妇，应做的有意义检测项目是
A. 血雌三醇值
B. 血 hCG 值
C. 血甲胎蛋白值
D. 羊水 US 比值
E. 血胎盘催乳素值

121. 关于胎膜早破，下列说法最恰当的是
A. 妊娠40周（预产期）之前的胎膜破裂
B. 临产后进入活跃期之前的胎膜破裂
C. 妊娠37周之前的胎膜破裂
D. 宫颈口开全之前的胎膜破裂

E. 临产之前的胎膜破裂

122. 习惯性晚期流产最常见的原因是

A. 子宫颈内口松弛　　B. 孕卵发育异常

C. 甲状腺功能不足　　D. 染色体异常

E. 黄体功能不足

123. 子痫前期（重度）伴突发腹痛，阴道少量出血，血压下降首先应考虑可能是

A. 胎盘早剥　　B. 子宫破裂

C. 羊水过多　　D. 先兆流产

E. 前置胎盘

124. 下列不属于妊娠期高血压疾病高危因素的是

A. 孕妇年龄大于 40 岁　　B. 既往妊娠高血压病史

C. 有子痫前期病史　　D. 营养不良

E. 经产妇

125. 对于妊娠 39 周患重度子痫前期的初孕妇，恰当的处理方式应是

A. 治疗 24~48 小时症状改善后终止妊娠　　B. 积极治疗，等待产程发动

C. 积极治疗至预产期终止妊娠　　D. 静脉滴注缩宫素引产

E. 行人工破膜引产

126. 阿司匹林预防胎儿生长受限（FGR）的常用剂量为

A. 50mg，每日 2 次　　B. 50mg，每日 3 次

C. 50mg，每日 1 次　　D. 75mg，每日 1 次

E. 100mg，每日 1 次

127. 关于双卵双胎的特点，下列说法恰当的是

A. 两个胎儿体重悬殊　　B. 发生率低于单卵双胎

C. 胎儿死亡率高于单卵双胎　　D. 有发生双胎输血综合征的可能

E. 两胎囊间的中隔由两层羊膜和两层绒毛膜组成

128. 关于妊娠晚期羊水过少的定义，下列说法恰当的是

A. 羊水量<100ml　　B. 羊水量<150ml

C. 羊水量<200ml　　D. 羊水量<250ml

E. 羊水量<300ml

129. 连续测 12 小时的胎动总数，提示为胎儿窘迫的是

A. 10 次以下　　B. 15 次以下

C. 20 次以下　　D. 25 次以下

E. 30 次以下

130. 关于输卵管壶腹部妊娠，最常见的结局是

A. 输卵管妊娠流产
B. 输卵管妊娠破裂
C. 易继发盆腔感染
D. 最易继发腹腔妊娠
E. 胚胎可发育至3个月以上

131. 初产妇已确诊重型胎盘早剥，宫口开大4cm，最恰当的处理方式是
A. 人工破膜术
B. 头皮牵引术
C. 即刻剖宫产术
D. 静脉滴注缩宫素加速产程
E. 人工破膜及缩宫素静脉滴注

132. 子痫发作时孕妇的直接死因是
A. 妊娠期高血压疾病性心脏病
B. 重型胎盘早剥
C. 脑出血
D. 暴发性肝衰竭
E. 急性肾衰竭

133. 关于早产，下列说法恰当的是
A. 妊娠20足周至不满37足周间终止者
B. 妊娠24足周至不满36足周间终止者
C. 妊娠28足周至不满36足周间终止者
D. 妊娠28足周至不满38足周间终止者
E. 妊娠28足周至不满37足周间终止者

134. 妊娠期高血压疾病患者全身水肿，表示为
A. +
B. ++
C. +++
D. ++++
E. +++++

135. 常用于治疗异位妊娠的化学药物是
A. 环磷酰胺
B. 甲氨蝶呤
C. 长春新碱
D. 放线菌素D
E. 顺铂

136. 前置胎盘中仅适用阴道分娩的情况是
A. 部分性前置胎盘而胎儿为臀位
B. 边缘性前置胎盘而胎儿为臀位
C. 部分性前置胎盘而胎儿为头位
D. 低置胎盘而胎儿为臀位
E. 边缘性前置胎盘而胎儿为头位

137. 关于双胎妊娠，下列说法不恰当的是
A. 容易并发妊娠期高血压疾病
B. 容易发生过期妊娠
C. 容易发生前置胎盘
D. 容易发生胎盘早剥
E. 容易发生产后出血

138. 下列不属于羊水过多常见病因的是
A. 妊娠糖尿病
B. 双胎输血综合征
C. 母儿Rh血型不合
D. 妊娠期高血压疾病

E. 胎盘增大

139. 关于头位胎儿窘迫时的表现，下列说法不恰当的是

A. 胎动减少，每小时 0~2 次
B. 宫缩时胎心率<120 次/分
C. 羊水黄绿色，有胎粪
D. 胎心率>160 次/分
E. OCT 阳性

140. 异位妊娠最主要的症状是

A. 短期停经史
B. 突然腹痛
C. 阴道不规则出血
D. 出现晕厥
E. 早孕反应

二　A2 型题

1. 患者，女性，24 岁。末次月经 40 天前，10 天前开始阴道少量出血，自认为是月经来潮，但淋漓至今未断。现因急剧下腹痛 2 小时入院。下腹部压痛、反跳痛，后穹隆饱满，触痛，盆腔触诊不满意。此种情况最适合的诊断方法为

A. 诊断性刮宫术
B. 动态观察
C. 尿妊娠试验
D. 血常规
E. 阴道后穹隆穿刺

2. 初孕妇，27 岁。经诊断为前置胎盘，下列应禁止的检查是

A. 阴道检查
B. 肛查
C. 超声检查
D. 腹部检查
E. 产后检查胎盘

3. 初孕妇，35 岁。妊娠 39 周，无痛性阴道出血 5 小时，1 小时前出现规律宫缩，阴道出血量明显增多，腹部检查 ROA，胎头高浮，胎心率 158 次/分，阴道检查发现宫口开大 1cm，此种情况最适当的处理方式是

A. 人工破膜行头皮钳牵引胎头
B. 等待自然分娩
C. 给大剂量止血剂
D. 静脉滴注缩宫素
E. 剖宫产

4. 患者，女性，30 岁。停经近 2 个月，2 日前阴道开始流血，流量中等，伴阵发性下腹痛并逐渐加重。查子宫略大，宫口可容 1 指，并见宫口内的胎囊。此种情况正确处置应是

A. 立即输液输血
B. 检测 hCG 值
C. 肌内注射孕酮注射液 20mg
D. 行吸宫术
E. 做凝血功能检查

5. 患者，女性，32 岁。结婚 8 年不孕，平素月经（6~7）/30 天，停经 60 天，阴道不规则出血伴左下腹痛 17 天，昨日清晨阴道排出肉样组织物，约 2cm×3cm 大小。宫口闭，子宫

稍大，稍软，左侧附件可触及 6cm×5cm×4cm 不规则包块，有压痛，略可推动。本病例最可能的诊断是

A. 异常子宫出血　　B. 左附件肿物蒂扭转
C. 结核性盆腔炎　　D. 输卵管妊娠
E. 不全流产

6. 患者，女性，27 岁。停经 48 天，少量阴道出血 3 天，2 小时前突然下腹剧痛，伴肛门坠胀感，晕厥 1 次。既往身体健康，月经正常。痛苦面容，脸色苍白，血压 80/50mmHg，脉搏 110 次/分，下腹明显压痛，反跳痛。妇科检查：子宫颈口闭，有举痛，后穹隆饱满并触痛，子宫稍大、软，子宫左侧触痛明显的包块。实验室检查：白细胞计数 $7×10^9$/L。此患者最大可能是

A. 急性盆腔炎　　B. 不全流产
C. 先兆流产　　D. 异位妊娠
E. 难免流产

7. 患者，女性，30 岁。停经近 2 个月，下腹剧痛 2 小时。检查腹部移动性浊音（+）。妇科检查：宫颈举痛（+），阴道后穹隆饱满，子宫漂浮感，附件区压痛明显。无助于诊断本病的辅助检查项目是

A. 诊断性刮宫　　B. 阴道后穹隆穿刺
C. B 超检查　　D. 腹腔镜检查
E. 尿妊娠试验

8. 初产妇，27 岁。胎儿正常但羊水过多。羊水过多合并正常胎儿的正确处理方式有

A. 羊水穿刺可每 2 周做 1 次　　B. 1 次性放羊水量不超过 1500ml
C. 妊娠未达预产期行人工破膜　　D. 吲哚美辛不能治疗羊水过多
E. >37 周，压迫症状严重者行羊膜腔穿刺放羊水

9. 患者，女性，28 岁。足月临产，产程进展顺利，LOA 位，胎儿头平坐骨棘。胎心监护突然出现变异减速，最低胎心率 70 次/分，持续 50 秒，可能的原因是

A. 胎盘功能减退　　B. 慢性胎儿窘迫
C. 脐带受压　　D. 胎头受压
E. 胎盘早剥

10. 患者，女性，30 岁。停经 52 天，阴道少许出血 2 天，今日突发左下腹剧痛伴明显肛门坠胀感。查体：血压 75/50mmHg，脉率 116 次/分，下腹部压痛、反跳痛明显，移动性浊音（+）；妇科检查：宫颈举痛，左侧附件有压痛。该患者可能的诊断是

A. 急性肠梗阻　　B. 输卵管妊娠破裂
C. 急性胃出血　　D. 先兆流产
E. 急性阑尾炎

11. 患者，女性，33 岁。妊娠 35 周，无明显自觉症状，近 2 周升高，血压 156/110mmHg，水肿（++），尿蛋白（+）。此种情况应诊断为

A. 子痫　　B. 子痫前期
C. 慢性高血压并发子痫前期　　D. 妊娠期高血压
E. 妊娠合并慢性高血压

12. 患者，女性，29 岁。缩宫素引产。出现规律宫缩后，频繁出现晚期减速，胎头仍未入盆，宫口未开，此种情况最佳的处理方式方法是

A. 氧气吸入，继续引产，待子宫颈口开大 2cm 以上，进行人工破膜，视羊水情况及胎头下降情况决定
B. 停止缩宫素引产，吸氧 1 小时，复查胎心监护
C. 停止缩宫素引产，立即剖宫产结束妊娠
D. 左侧卧位；氧气吸入，继续引产
E. 以上都不对

13. 初产妇，28 岁。妊娠 28 周，半夜睡醒发现自己卧在血泊之中，呈休克状态，阴道出血稍减少，最可能的诊断是

A. 边缘性前置胎盘　　B. 部分性前置胎盘
C. 完全性前置胎盘　　D. 胎盘早剥
E. 子宫破裂

14. 患者，女性，30 岁。被医师确诊为异位妊娠，其后穹隆抽出的血液没有下列哪个特点

A. 不凝固　　B. 含细小血块
C. 可混有脓液　　D. 滴在纱布上可见红晕
E. 暗红色

15. 患者，女性，34 岁。停经 50 天，阴道大量出血。脉搏 110 次/分，血压 90/40mmHg，内诊查宫口处有胚胎组织堵塞，宫体略大。正确处理方式为

A. 纠正休克后再行刮宫　　B. 边纠正休克边行刮宫
C. 输血，缩宫素静脉滴注　　D. 立即行刮宫术
E. B 超检查后行刮宫术

16. 患者，女性，24 岁。平常月经规律，停经 45 天，阴道出血 2 天，突发腹痛，伴恶心，呕吐，晕厥。体温 36.4℃，脉搏 120 次/分，血压 80/50mmHg，面色苍白，表情痛苦。双合诊：后穹隆饱满，宫颈举痛明显，子宫未检清，右侧宫旁可触到触痛明显包块。根据患者情况，对该患者进一步确诊最适宜的方法是

A. 超声检查　　B. 阴道后穹隆穿刺
C. 阴道镜检查　　D. 妊娠试验
E. 血常规检查

17. 患者，女性，28岁。停经60天，1天前开始下腹痛，阴道出血3天。宫口闭，子宫增大如妊娠50余天大小，为确诊下列检查最恰当的有

A. 诊断性刮宫
B. 基础体温测定
C. B超
D. 后穹隆穿刺术
E. 尿妊娠试验

18. 患者，女性，30岁。妊娠37周，孕2产0，双胎妊娠（头、臀），伴阵发性腹痛3小时，阴道出血2小时如月经量，半小时前阴道流水色清。ROA/LSA，胎心128~132次/分，先露浅入，于耻骨上可闻及与母体脉搏一样的吹风样杂音，宫缩30秒/（4~5）分，最可能的诊断是

A. 胎盘早剥
B. 帆状胎盘前置血管破裂
C. 完全性前置胎盘
D. 边缘性前置胎盘
E. 产程中正常现象

19. 初孕妇，30岁。妊娠35周，产前检查血压178/110mmHg，2小时前突然腹痛伴阴道流血，血压80/35mmHg，脉搏118次/分，宫底剑突下2指，板状腹，宫颈管未消失，胎位不清，胎心音消失。最恰当的处理方式是

A. 抢救休克，尽快剖宫产，终止妊娠
B. 人工破膜，滴注缩宫素引产
C. 抢救休克，滴注缩宫素引产
D. 抢救休克，因胎死宫内不急于引产
E. 立即剖宫产终止妊娠

20. 患者，女性，24岁。停经50天，1天前开始阴道流血，下腹隐痛6小时。子宫前倾如鹅卵大，宫口闭。对确诊最有价值的检查项目应是

A. 孕酮试验
B. 测量基础体温
C. 尿妊娠试验
D. B超检查
E. 诊断性刮宫

21. 初产妇，25岁。双胎妊娠，第一胎儿为单臀先露，娩出的新生儿体重为2600g。Apgar评分8分。阴道检查发现第二胎儿为肩先露，破膜后上肢脱出，胎心率140次/分，有力规律。此种情况恰当的紧急处理方式应是

A. 行外转胎位术
B. 行剖宫产术
C. 行内转胎位术
D. 给予宫缩药
E. 脱出的上肢送回宫腔

22. 初产妇，28岁。妊娠40周，两天前出现头痛、视物模糊。血压170/110mmHg，尿蛋白（++），全身水肿，胎心良好，正常胎位，血细胞比容0.43，下列紧急治疗不恰当的是

A. 静脉滴注低分子右旋糖酐
B. 静脉滴注硫酸镁
C. 口服肼屈嗪
D. 即行剖宫产术
E. 左侧卧位

23. 患者，女性，33 岁。孕 3 产 2，妊娠 40 周，因臀位行臀牵引术，胎儿娩出后 5 分钟突发阴道多量出血约 400ml。查体：血压 100/60mmHg，脉率 100 次/分，宫底脐平，应选择的处理方式是

A. 行人工胎盘剥离术　　B. 静脉输注缩宫素

C. 检查软产道有无损伤　　D. 纱布填塞宫腔

E. 按摩子宫

24. 初产妇，27 岁。妊娠 32 周，头位，阴道出血 3 天，量少，无腹痛，胎心正常，无明显宫缩，诊断为前置胎盘。恰当的处理方式是

A. 绝对卧床，给予镇静药，观察病情变化

B. 立即行人工破膜

C. 立即行缩宫素引产，宫口开大后行碎胎术

D. 立即人工破膜及静脉滴注缩宫素

E. 立即行剖宫产术

25. 患者，女性，35 岁。停经 60 天，2 小时前突发下腹痛。血压 103/65mmHg，心率 95 次/分，后穹隆饱满、触痛，宫颈举痛，盆腔触诊不满意。此种情况最合理的检查方法为

A. 尿妊娠试验　　B. 阴道后穹隆穿刺

C. 诊断性刮宫　　D. B 超检查

E. 宫腔镜检查

26. 初产妇，30 岁。妊娠 39 周，以往有高血压病史，摔跤后腹痛来院。胎心音可闻及，子宫放松不佳，胎盘早剥即刻行剖宫产术，胎儿娩出时已死亡，见子宫前壁呈紫铜色，后壁大面积瘀斑，出血量多，注射宫缩药无效。此种情况紧急处理方式应是

A. 行子宫切除术　　B. 宫腔填塞纱布

C. 输血、输液　　D. 治疗肾衰竭

E. 治疗 DIC

27. 患者，女性，31 岁。孕 1 产 0。宫内妊娠 31 周，昨日因不慎跌倒，阴道出现少量出血，宫底耻骨上 29cm，胎心好，无明显宫缩及压痛，胎头高浮，B 超示胎盘较一般增厚，最可能的诊断是

A. 帆状胎盘　　B. 部分性前置胎盘

C. 边缘性前置胎盘　　D. 胎盘边缘血窦破裂

E. 胎盘早剥

28. 初孕妇，31 岁。妊娠 36 周，枕左前位，少量阴道无痛性流血，无宫缩，胎心率 140 次/分。此种情况最恰当的处理方式应是

A. 期待疗法　　B. 药物引产

C. 立即人工破膜　　D. 行剖宫产术

E. 口服止血药物

29. 患者，女性，31岁，孕2产0。妊娠37周，11小时前开始阴道流水，无腹坠。体温36.6℃，心率100次/分，血压110/80mmHg，心肺未见其他异常，腹部无压痛，后阴道间断流水，可见胎脂，无异味。血白细胞10×10^9/L，同时各项检查证实胎儿存活，胎儿大小与实际妊娠周数相符。最恰当的处理方式是

A. 期待疗法，包括抑制子宫收缩、预防感染和促进胎肺成熟等综合治疗措施

B. 观察12小时，如未临产进行引产

C. 观察12小时，如未临产行剖宫产

D. 不予处理方式顺其自然

E. 立即剖宫产

30. 患者，女性，25岁。子痫前期，水肿（+++），硫酸镁解痉及利尿药治疗一周后，足月自娩一女婴，体重3000g，产时出血200ml，产后10分钟突然脸色苍白，血压70/50mmHg。脉搏120次/分，下列哪项是最可能的诊断

A. 失血性休克

B. 仰卧位低血压综合征

C. 产后虚脱

D. 羊水栓塞

E. 心力衰竭

31. 患者，女性，34岁。孕2产0，妊娠32周。1天前挤车时腹部被撞，偶有腹坠，3小时前突发下腹痛阵发加剧，伴头晕，恶心，阴道少量出血。查体：血压90/60mmHg，脉搏108次/分，宫高35cm，子宫不放松，胎位不清，胎心率100次/分，阴道少量血性分泌物，暗红色，血红蛋白75g/L。最恰当的处理方式是

A. 立即输新鲜血纠正贫血

B. 期待疗法，积极保胎治疗

C. 人工破膜及缩宫素静脉滴注

D. 立即剖宫产术，并做好子宫切除准备

E. 密切观察病情变化，出血多随时终止妊娠

32. 患者，女性，30岁。妊娠40周，进行缩宫素引产，第1天出现规律宫缩，但引产13小时后，宫颈未开，停缩宫素后宫缩很快消失，第2天再次复查B超，羊水指数为5。各种临床资料未显示破水，下列处理方式比较恰当的是

A. 在严密胎心监护下进行缩宫素引产

B. 改用米索前列醇引产

C. 继续缩宫素引产

D. 可以急症剖宫产

E. 择期剖宫产

33. 初孕妇，26岁。妊娠34周，血压150/90mmHg，尿蛋白0.4g/24h，下肢明显水肿，无头痛自觉症状。既往无高血压病史。此种情况应诊断为

A. 轻度子痫前期

B. 妊娠高血压

C. 妊娠期水肿

D. 重度子痫前期

E. 妊娠期蛋白尿

34. 患者，女性，26 岁。停经 42 天，尿妊娠试验阳性，近 3 日轻度右下腹痛，自服保胎丸。今晨右下腹痛突然加剧，晕厥 1 次，测血压 70/40mmHg，心率 120 次/分，于后穹隆穿刺抽出 3ml 不凝血。该患者的治疗应为

A. 静脉升压药　　B. 盆腔 B 超

C. 输血、输液　　D. 腹腔镜

E. 抢救休克的同时立即剖腹探查

35. 初孕妇，28 岁。妊娠 34 周，“自觉头痛视物模糊 1 周”，经治疗 5 日未见显效。今晨 4 时突然出现腹痛并逐渐加重，呈持续状，检查腹部发现子宫板状硬。此种情况最可能的诊断是

A. Ⅰ度胎盘早剥　　B. Ⅲ度胎盘早剥

C. 先兆早产　　D. 前置胎盘

E. 先兆子宫破裂

36. 患者，女性，30 岁。妊娠 38 周，诊断为子痫前期，连用硫酸镁 15g/d 治疗 3 天，发现膝腱反射消失，血 Mg^{2+}浓度>3. 5mmol/L。本病例应首选的处理方式方法是

A. 立即停用硫酸镁，并给 10%葡萄糖酸钙 10ml 缓慢静注

B. 给 20%甘露醇 250ml 静脉快速滴注

C. 静脉滴注低分子右旋糖酐 500ml

D. 立即注射氯丙嗪合剂半量

E. 静脉滴注呋塞米 40mg

37. 初产妇，30 岁。妊娠 38 周，自感腹痛伴阴道少量出血 2 小时，血压 160/110mmHg，下肢水肿（++），尿蛋白（+++），子宫硬如板状，胎位欠清晰，胎心音未闻及，肛查宫颈口未开，最可能的诊断是

A. 重度子痫前期合并胎盘早剥　　B. 重度子痫前期先兆临产

C. 重度子痫前期　　D. 先兆子宫破裂

E. 前置胎盘

38. 患者，女性，26 岁。月经规律，停经 50 天，少量阴道出血 6 天，偶有腹痛。宫颈软，宫体稍大而软，附件无异常。最可能的诊断是

A. 子宫内膜炎　　B. 子宫肌瘤

C. 异位妊娠　　D. 先兆流产

E. 异常子宫出血

39. 初孕妇，29 岁。妊娠 39 周，枕左前位，胎心 140 次/分，血压 190/120mmHg，尿蛋白 3g/24h，骨盆外测量正常。此种情况恰当处理方式应是

A. 积极治疗 24~48 小时后终止妊娠　　B. 积极治疗，等待产程发动

C. 积极治疗 1 周后予以剖宫产　　D. 立即行剖宫产术

E. 立即引产

40. 患者，女性，28岁。停经50天后，出现阴道少量流血伴右下腹隐痛。今晨起床时突然右下腹剧痛。血压90/60mmHg，面色苍白，下腹稍膨隆，右下腹压痛明显，肌紧张不明显，叩诊移动性浊音（±）。妇科检查：子宫稍大稍软，右附件区触及有压痛包块，界限不清，阴道后穹隆稍饱满，有触痛。血红蛋白76g/L。此种情况最可能的诊断是

A. 右侧卵巢肿瘤蒂扭转　B. 输卵管间质部妊娠破裂

C. 急性阑尾炎　D. 急性输卵管炎

E. 输卵管妊娠流产

41. 患者，女性，29岁。妊娠39周，今晨5时突然出现阴道大量流血。子宫无压痛区，胎头在宫底部，胎心率140次/分，血压100/70mmHg。宫口开大2cm，先露部胎臀，可触及胎膜。此种情况出血最可能的原因是

A. 前置胎盘　B. 胎盘早剥

E. 子宫破裂　D. 宫颈裂伤

C. 脐带帆状附着前置血管破裂

42. 患者，女性，26岁。闭经2个月，腹痛，阴道出血多于月经量1天，子宫如2个月妊娠大小，宫口有组织物堵塞，宫颈无举痛。最恰当的处理方式是

A. 进一步查尿hCG明确诊断　B. 立即行刮宫治疗

C. 给予输液及止血剂　D. 继续观察

E. 予以保胎治疗

43. 患者，女性，30岁。妊娠38周，规律宫缩5小时。产科宫口扩张3cm，胎心率140次/分，胎头已衔接，突发抽搐，继之意识消失，测血压170/120mmHg，尿蛋白（+++）。此病例应考虑为

A. 子痫前期　B. 高血压危象

C. 癫痫　D. 子痫

E. 脑出血

44. 患者，女性，28岁。妊娠36周，血压180/120mmHg，现腹痛剧烈，面色苍白，脉弱，血压下降至100/70mmHg，阴道少量出血，子宫较妊娠月份大，硬如板状，胎心听不清，应考虑为

A. 重型胎盘早剥　B. 先兆子宫破裂

C. 先兆早产　D. 前置胎盘

E. 羊水栓塞

45. 患者，女性，26岁。在门诊检查确诊为妊娠33周、轻度子痫前期。为防止发展为重度子痫前期，适当的处置不包括

A. 适当减轻工作，保证睡眠10小时　B. 休息和睡眠时取左侧卧位

C. 适当增加产前检查次数
D. 严格限制食盐摄入量
E. 适当服用镇静药物

46. 患者，女性，28岁。于妊娠20周为预测妊娠期高血压疾病的发生进行预测性诊断，最有预测价值的是
A. 左侧卧位较仰卧位的舒张压高15mmHg
B. 右侧卧位较仰卧位的舒张压高30mmHg
C. 血细胞比容0.31，全血黏度比值3.2，血浆黏度比值1.4
D. 测尿钙/肌酐比值为0.06
E. 平均动脉压为90mmHg

47. 患者，女性，26岁。停经近2个月，今晨突觉下腹剧痛伴休克，面色苍白。为确诊最简便且有效的辅助诊断方法是
A. 阴道镜检查
B. 尿妊娠试验
C. 阴道后穹隆穿刺
D. 宫腔镜检查
E. 腹腔镜检查

48. 经产妇，36岁。第一胎为巨大胎儿。随后2次妊娠分别在24周及22周时破膜不久流产。最可能造成2次流产的原因是
A. 染色体异常
B. ABO血型不合
C. 宫颈内口松弛
D. 子宫肌瘤
E. 卵巢黄体功能不足

49. 患者，女性，30岁。停经18周，1个月来间断少量阴道出血，腹部无明显压痛，反跳痛，子宫颈口未开，子宫增大如妊娠8周，最可能的诊断为
A. 先兆流产
B. 难免流产
C. 不全流产
D. 完全流产
E. 稽留流产

50. 患者，女性，30岁。孕1产0，妊娠38周，血压150/110mmHg，胎心140次/分，尿蛋白2.0g/24h，水肿（+），宫颈软已消失，行人工破膜及缩宫素引产11小时，无产兆，下一步处理方式应是
A. 休息2天再继续引产
B. 加用抗生素，继续引产
C. 加大缩宫素浓度，继续引产
D. 降压解痉，等待自然临产
E. 剖宫产术

51. 患者，女性，28岁。曾分别在妊娠24、25周自然破水，分娩出和妊娠月份相符的正常活胎。现妊娠18周，无腹痛及阴道流血水。处理方式宜为
A. 羊水染色体检查
B. 宫颈内口环扎术
C. 绝对卧床休息
D. 给予孕酮

E. 保胎治疗

52. 患者，女性，28岁。停经7周时出现阴道断续少量流血来院。子宫鹅卵大，软，宫口未开，见有少许新鲜血液自宫口流出。尿妊娠试验（+）。超声检查示宫内妊娠。此种情况处理方式应为

A. 尿妊娠试验阳性提示胚胎正常
B. 不存在葡萄胎的可能性
C. 安静卧床，保胎治疗
D. 尽早行刮宫术
E. 服用止血药物

53. 初孕妇，25岁。妊娠37周，既往血压正常。未做产前检查。7天前突觉头痛，逐渐加重。来院时血压166/112mmHg，尿蛋白3g/24h，水肿（++），血细胞比容0.40。此种情况恰当处置应是

A. 做头部CT检查
B. 立即行剖宫产术
C. 静脉滴注呋塞米40mg
D. 肼屈嗪40mg静脉滴注
E. 25%硫酸镁16ml缓慢静注后改静滴硫酸镁

54. 患者，女性，28岁。妊娠32周前检查正常，妊娠35周出现头痛、视物模糊症状。血压180/110mmHg,尿蛋白（++），水肿（++），眼底A：V=1：2，视网膜水肿。诊断为

A. 先兆子痫
B. 妊娠蛋白尿
C. 妊娠合并高血压
D. 妊娠合并慢性肾炎
E. 中度妊娠期高血压疾病

55. 患者，女性，27岁。停经近2个月，阴道少量流血1日。今晨无原因出现下腹剧痛，伴恶心、呕吐及一过性晕厥。面色苍白，血压60/40mmHg，脉搏120次/分，妇科检查：宫颈举痛明显，后穹隆触痛（+），盆腔触诊痛。此种情况最有价值的辅助检查方法是

A. 检测尿hCG值
B. B超检查
C. 阴道后穹隆穿刺
D. 诊断性刮宫
E. 腹腔镜检查

56. 初孕妇，27岁。妊娠37周，半月前产前检查未见异常。近1周自觉头痛、视物模糊，测血压160/108mmHg，尿蛋白2g/24h，下肢水肿。子宫高度33cm，胎心168次/分，B超检查测胎头双顶径8.0cm，羊水最大直径2.5cm. 随意尿E/C比值为8。不恰当的诊断是

A. 轻度子痫前期
B. 胎儿生长受限
C. 胎儿窘迫
D. 羊水过少
E. 胎盘功能减退

57. 患者，女性，30岁。停经8周，3天前下腹痛及阴道出血，血量少于月经量，未见明显组织物排出。妇科宫口闭，宫体如妊娠50天大小，右侧卵巢直径2~3cm，触痛，此例诊断为

A. 先兆流产　　B. 难免流产
C. 不全流产　　D. 异位妊娠
E. 稽留流产

58. 初产妇，31 岁。妊娠 37 周，血压 170/120mmHg，尿蛋白（++），缩宫素激惹试验“晚期减速”，胎动消失 1 小时，胎心 100 次/分，宜采取的处理方式为
A. 积极治疗 24 小时后如无好转则行剖宫产
B. 人工破膜及缩宫素静点引产
C. 静点硫酸镁及加用降压药物
D. 扩容治疗及吸氧
E. 即刻行剖宫产术

59. 初产妇，30 岁。妊娠 36 周，不慎被小朋友撞击腹部后，感腹痛，伴少量阴道流血，自感胎动消失。检查未闻及胎心。诊断为
A. 胎盘早剥　　B. 先兆子宫破裂
C. 先兆早产　　D. 脐带脱垂
E. 前置胎盘.

60. 初孕妇，25 岁。停经 5 周，阴道出现断续少量流血。子宫软，宫口未开，大小与停经周数相符，见宫口流出少许新鲜血液。尿妊娠试验呈阳性。下列处理方式正确的是
A. 药物流产　　B. 引产
C. 肌内注射孕酮　　D. 吸宫术
E. 安静卧床

61. 经产妇，32 岁。孕 3 产 2，无难产史，妊娠 39 周，3 小时前开始规律宫缩。急诊宫缩持续 45 秒，间隔 3 分钟，胎心率 140 次/分，头位，宫口开 4cm，羊膜囊明显突出，骨盆检查正常。此种情况最恰当的处理方式是
A. 立即住院待产　　B. 破膜后住院
C. 急诊室留观　　D. 急送产房消毒接生
E. 灌肠以促进产程，减少污染

62. 初产妇，37 岁。妊娠 37 周，重度子痫前期，常规治疗中突然下腹痛，腹拒按，阴道出血，胎心消失，应采取的措施是
A. 会阴侧切　　B. 人工破膜
C. 剖宫产　　D. 低位产钳术
E. 引产

63. 初孕妇，29 岁。妊娠 34 周，血压 130/85mmHg，尿蛋白（-），宫高 27cm，下肢水肿（±），B 超双顶径 78mm，股骨长 60mm. 腹径 76cm，羊水指数 10cm，最可能的诊断是
A. 妊娠期高血压疾病+IUGR　　B. 轻度妊娠期高血压疾病

C. 羊水过少　　D. 胎儿宫内发育迟缓（IUGR）
E. 低危妊娠

64. 患者，女性，29岁。曾自然流产2次，现停经100天，阴道流血40天。拒做妇科检查。此种情况治疗前应最先检查
A. B超　　B. 生殖激素水平
C. 血尿常规　　D. 肝肾功能
E. 心电图

65. 初孕妇，24岁。孕1产0，妊娠38周。伴子痫前期临产，宫口开大8cm，血压150/112mmHg，尿蛋白（++），2小时后行产钳助产，胎盘娩出顺利，阴道出血不多。产后30分钟患者突然心悸，出冷汗，血压下降。初步诊断为产后虚脱，其发生的原因可能是
A. 产后腹压骤降，内脏血管扩张，有效循环血量减少
B. 血液稀释，血容量增加，对失血的耐受性差
C. 未严格限制钠盐摄入
D. 分娩操作时刺激
E. 产后使用镇静药

66. 初产妇，30岁。妊娠38周，B超示羊水过多。规律宫缩10次/小时，破膜后突然剧烈腹痛，少量阴道流血。血压90/60mmHg，脉搏120次/分，宫底剑突下一横指，有压痛，胎心、胎位不清，宫口开2cm，先露头 S^{+1}。该例患者最恰当的处理方式是
A. 肌内注射哌替啶　　B. 头皮钳牵引术
C. 立即剖宫产　　D. 给抗凝药物
E. 缩宫素静脉滴注

67. 患者，女性，30岁。宫内妊娠32周，自觉水肿半月。血压155/100mmHg，水肿（++），尿蛋白（+）。应诊为
A. 重度妊娠期高血压疾病　　B. 子痫前期
C. 轻度妊娠期高血压疾病　　D. 先兆子痫
E. 子痫

68. 患者，女性，26岁。以往月经规律，末次月经为2019年7月8日，于2019年8月16日出现下腹痛，逐渐加重，伴肛门坠胀感。移动性浊音可疑，子宫饱满，宫颈举痛。以下处理方式恰当的是
A. 腹腔镜检查　　B. 后穹隆穿刺
C. 开腹探查　　D. 宫腔镜检查
E. 诊断性刮宫

69. 初产妇，25岁。妊娠42周，宫口开全1小时30分，胎心率114次/分，胎膜已破，羊水Ⅱ度混浊，胎头 S^{+4}，枕右前位。此种情况的恰当处理方式应是

A. 静脉滴注缩宫素加速产程进展
B. 吸氧，等待自然分娩
C. 胎头吸引术助娩
D. 立即行剖宫产术
E. 产钳术助娩

70. 患者，女性，28 岁。停经 8 周，阵发性下腹痛伴阴道出血 1 天，多于月经量，鲜红色。宫颈口松，容 1 指，子宫如妊娠 50 天大小，质软，偶有收缩感，最可能的诊断是
A. 先兆流产
B. 难免流产
C. 不全流产
D. 稽留流产
E. 完全流产

71. 患者，女性，27 岁。基础血压 110/75mmHg，妊娠 32 周，血压 160/100mmHg，休息后水肿仍为（+++），尿蛋白（+++），尿常规中见透明和颗粒管型。患者曾患肾炎，血尿酸与尿素氮水平增高，眼底检查小动脉痉挛，视网膜水肿，有渗出物，近日经常有头晕、恶心，正确的诊断为
A. 妊娠期高血压疾病合并慢性肾炎
B. 妊娠合并慢性高血压
C. 妊娠合并慢性肾炎
D. HELLP 综合征
E. 子痫前期

72. 初产妇，30 岁。双胎，妊娠 35 周。现一胎儿死亡，另一胎儿存活。最适宜的处理方式是
A. 立即引产
B. 继续保胎
C. 检测母体凝血功能变化，尽量延长存活胎儿的胎龄
D. 观察
E. 手术取出死胎，保留活胎

73. 初孕妇，25 岁。妊娠 31 周产前检查正常，妊娠 34 周出现头痛、视物模糊症状。检查血压 180/110mmHg，尿蛋白 2.6g/24h，水肿（++），眼底 A∶V=1∶2，视网膜水肿。此种情况应诊断为
A. 轻度子痫前期
B. 重度子痫前期
C. 妊娠期蛋白尿
D. 妊娠合并慢性高血压
E. 妊娠合并慢性肾炎

74. 患者，女性，30 岁。月经规律，末次月经 45 天后出现下腹痛，伴肛门坠胀感，其阳性体征主要为
A. 宫颈柱状上皮异位
B. 移动性浊音（+）
C. 腹部包块
D. 宫颈举痛
E. 子宫稍大变软

75. 经产妇，28 岁。妊娠 38 周，肩左前位，胎膜刚破，宫口开大 9cm，胎心率 140 次/分，

未见病理性缩复环。此种情况最恰当的处理方式应是

A. 乙醚深麻醉下行内转胎位术　　B. 立即行剖宫产术

C. 在全麻下行断头术　　D. 静脉滴注缩宫素

E. 静脉注射地西泮

76. 患者，女性，30岁。停经11周，3小时前阴道大量出血，血压80/50mmHg。妇科检查：宫颈口松，有烂肉组织堵塞于宫口，子宫如妊娠8周大小，可能的诊断是

A. 稽留流产　　B. 先兆流产

C. 难免流产　　D. 不全流产

E. 宫颈息肉

77. 患者，女性，29岁。妊娠30周前检查均正常，31周出现水肿。35周出现头痛、视物模糊，血压160/110mmHg，水肿（+++），尿蛋白（++），眼底血管痉挛，视网膜水肿，应考虑为

A. 慢性高血压并发子痫前期　　B. 妊娠合并慢性高血压

C. 妊娠合并慢性肾炎　　D. 子痫前期

E. 子痫

78. 患者，女性，28岁。停经24周，B超发现胎儿呈连体畸形。最适宜的处理方式是

A. 立即经阴道引产　　B. 立即行剖宫取胎术

C. 继续妊娠等待足月剖宫产　　D. 子宫腔内手术分离连体胎儿

E. 定期检查

79. 患者，女性，23岁。有习惯性流产史，均发生在妊娠5~6个月。此次妊娠4个月，昨日起有阴道流血。宫颈扩张约2cm，并可触及羊膜囊，胎心好，无腹痛及阴道流血。处理方式应为

A. 卧床休息　　B. 禁性生活

C. 口服维生素E　　D. 肌内注射孕酮

E. 保胎治疗+宫颈内口环扎术

80. 初产妇，25岁。妊娠39周，重度子痫前期，突然出现持续性剧烈下腹疼痛，并有阴道出血，子宫张力大，胎位不清，最可能的诊断为

A. 先兆子宫破裂　　B. 子宫破裂

C. 前置胎盘　　D. 胎盘早剥

E. 羊水栓塞

81. 患者，女性，29岁。羊水过少，在产程观察中发现胎儿窘迫表现，宫口开大2cm。先露S^{-2}除外胎儿畸形后，首选的治疗方案是

A. 立即剖宫产　　B. 缩宫素静脉滴注

C. 硫酸镁静脉滴注　　D. 人工破膜

E. 吸氧

82. 患者，女性，25 岁。妊娠 37 周。早起突然剧烈头痛伴喷射性呕吐，血压 160/110mmHg，尿蛋白（+++）。下列不恰当的治疗措施是

A. 硫酸镁静脉推注 4g 后，继续静脉滴注 1g/h

B. 快速静脉滴注 20%甘露醇 250ml

C. 静脉推注地塞米松 20mg

D. 静脉推注地西泮 10mg

E. 立即行剖宫产术

83. 初孕妇，30 岁。妊娠 39 周。妊娠中期产前检查未见异常。妊娠 38 周时自觉头痛、视物模糊。查血压 160/110mmHg，尿蛋白 2.5g/24h，宫缩不规律，胎心率 134 次/分。此种情况首先处理方式应是

A. 门诊治疗并注意随访

B. 人工破膜并静滴缩宫素

C. 静脉滴注硫酸镁

D. 温肥皂水灌肠引产

E. 行剖宫产术

84. 患者，女性，28 岁。阴道不规则流血 7 天，尿妊娠试验（+），刮出物未见绒毛，病理检查结果为蜕膜组织，最可能的诊断是

A. 葡萄胎

B. 异位妊娠

C. 早期妊娠

D. 子宫异常出血

E. 炎性子宫出血

85. 患者，女性，32 岁。孕 1 产 0，宫内妊娠 38 周，妊娠 37 周时血压为 120/70mmHg。3 天前开始头晕，血压 165/105mmHg，体重略有增加，尿蛋白（++），宫高 30cm，有不规则收缩，胎心 130 次/分，首要的处理方式是

A. 剖宫产

B. 静脉滴注硫酸镁

C. 门诊治疗，密切随访

D. 肥皂水灌肠引产

E. 人工破膜+缩宫素引产

86. 患者，女性，30 岁。有习惯性流产，每次自然流产均发生于妊娠 6 个月前后，最可能的原因是

A. 宫颈内口功能不全

B. 黄体功能不足

C. 合并内科疾病

D. 受精卵发育异常

E. 卵巢发育异常

87. 患者，女性，29 岁。结婚 4 年未孕，现停经 50 余日，阴道少量流血 4 天。今晨突感下腹剧痛，伴明显肛门坠胀感，血压 60/40mmHg。妇科检查：宫颈举痛明显，子宫稍大稍软，右附件区有明显触痛。此种情况恰当处置应是

A. 立即行刮宫术

B. 立即行剖腹探查术

C. 输液输血，观察病情进展
D. 输液输血同时行剖腹探查术
E. 待纠正休克后行剖腹探查术

88. 初产妇，27岁。B超检查时发现羊水过少。羊水过少的标准指数是
A. ≤3cm
B. ≤4cm
C. ≤5cm
D. ≤6cm
E. ≤7cm

89. 初产妇，27岁。妊娠39周，规律宫缩13小时，自然破膜9小时，宫口开大3cm，胎心率116次/分，胎心监护有多个晚期减速出现。此种情况恰当的处置应是
A. 吸氧，严密观察产程进展
B. 急查尿雌激素/肌酐比值
C. 静注25%葡萄糖液加维生素C
D. 静脉滴注缩宫素，加速产程进展
E. 立即行剖宫产术

90. 初产妇，31岁。因住进刚装修不久的新房被诊断为羊水过多合并胎儿畸形，下列处理方式错误的是
A. 经腹羊膜腔穿刺放出适量羊水后注入依沙吖啶引产
B. 高位人工破膜放羊水，每小时500ml缓慢流出
C. 破膜后12小时仍无宫缩，予缩宫素引产
D. 破膜放羊水时总量不受限制
E. 放羊水后慎防休克

91. 初产妇，30岁。停经59天，下腹痛，阴道出血多于月经量。妇科检查：子宫如妊娠2个月大小，子宫颈口扩张1cm。此种情况应考虑的诊断是
A. 先兆流产
B. 难免流产
C. 稽留流产
D. 输卵管妊娠
E. 不全流产

92. 患者，女性，29岁。停经2个月余，突然阴道少量流血伴下腹痛来院。妇科检查示子宫似10周妊娠大小，宫颈口闭合，B超下可见妊娠环。此种情况该孕妇发生了
A. 习惯性流产
B. 正常妊娠
C. 不全流产
D. 难免流产
E. 先兆流产

93. 初产妇，35岁。孕1产0，妊娠36周，血压180/120mmHg，尿蛋白（++），OCT为晚期减速，尿E 34mg/24h，L/S＝2，胎动消失，胎心率124次/分，最宜采取的处理方式是
A. 积极治疗48小时后不见好转行剖宫产
B. 人工破膜加缩宫素引产
C. 静脉滴注硫酸镁，注射利血平

D. 立即行剖宫产

E. 扩容治疗

94. 患者，女性，28 岁。妊娠 31 周，因腹部迅速增大，伴气急、心悸、不能平卧 2 天。查体：心率 102 次/分，呼吸 32 次/分，血压 120/80mmHg，下肢水肿（++），腹围 102cm，胎心音轻而远，胎位不清，应考虑诊断为

A. 妊娠合并心脏病
B. 卵巢囊肿扭转
C. 急性羊水过多
D. 胎盘早剥
E. 双胎

95. 患者，女性，31 岁。放环 3 年，停经 50 天，3 天前开始阴道少量出血，突然右下腹剧烈撕裂样疼痛。血压 80/40mmHg，右下腹压痛、反跳痛明显，但肌紧张不明显。妇科检查：后穹隆饱满，宫颈举痛（+），宫口闭，子宫正常大小呈漂浮感，双附件触诊不满意，本病例最可能的诊断是

A. 急性阑尾炎
B. 输卵管妊娠
C. 卵巢囊肿蒂扭转
D. 黄体破裂
E. 先兆流产

96. 患者，女性，29 岁。突然右下腹剧烈疼痛伴有阴道点滴出血半天，急诊入院。追问病史，停经 40 天，结婚 5 年，夫妇同居，未避孕，从未妊娠过。血压 100/50mmHg，白细胞计数 8×10^9/L，中性粒细胞 0.7。阴道内有少许暗红色血，宫颈抬举痛明显，后穹隆饱满，子宫触诊不满意。可能性最大的诊断是

A. 输卵管妊娠破裂
B. 过期流产
C. 先兆流产
D. 阑尾炎
E. 难免流产

三 A3/A4 型题

（1~3 题共用题干）

患者，女性，28 岁。婚后夫妻生活和谐，2 年未孕，月经规律，末次月经后 18 天出现阴道淋漓出血，且已经持续 16 天，曾用止血药，无效。自今晨起小腹痛，出冷汗。血压 90/60mmHg，心率 110 次/分。内诊：后穹隆饱满下垂，子宫体水平位，略大，宫颈举痛（+）。

1. 此患者最可能的诊断是

A. 月经过多并贫血
B. 早期妊娠，先兆流产
C. 异位妊娠
D. 月经失调
E. 子宫内膜炎

2. 此种情况最佳检查方法应为

A. 验尿 hCG
B. 诊断性刮宫
C. 后穹隆穿刺
D. 腹腔镜检查
E. B 超检查

3. 最合适的处理方式为
A. 吸氧
B. 补液，输血
C. 止血药应用
D. 手术治疗
E. 抗生素大剂量应用

（4~6 题共用题干）

初孕妇，28 岁。妊娠 34 周。产前检查血压 178/110mmHg，4 小时前突然腹痛伴阴道流血，血压 70/32mmHg，脉搏 118 次/分，宫底剑突下 2 指，板状腹，胎位不清，胎心音消失，宫颈未消失。

4. 当前最有诊断价值的辅助检查为
A. 胎心监护
B. 阴道检查
C. B 超检查
D. 血白细胞计数及分类测定
E. 血红细胞计数及血红蛋白测定

5. 此种情况最有可能的诊断为
A. 先兆子宫破裂
B. 胎盘早剥
C. 前置胎盘
D. 子宫破裂
E. 羊水栓塞

6. 最恰当的处理方式是
A. 剖宫产结束分娩
B. 输血输液
C. 穿颅术结束分娩
D. 静脉滴注缩宫素催产
E. 给予镇静药，等待产程发动

（7~10 题共用题干）

患者，女性，27 岁。主诉宫内妊娠 25 周，双下肢水肿 3 周，头痛、视物模糊 3 天。血压 180/120mmHg。宫底平脐，胎心率 154 次/分。

7. 追问病史有重要价值的是
A. 曾有反复发作的尿路感染
B. 有高血压家族史
C. 曾患病毒性肝炎
D. 既往血压正常
E. 既往脑炎病史

8. 最有可能出现的辅助检查结果是
A. 尿蛋白（-）
B. 眼底小动脉痉挛

C. 血肌酐增高
D. 血小板计数<50×10^9/L
E. 血红蛋白<80g/L

9. 后查尿蛋白（++++），下列治疗中最不恰当的是
A. 静脉滴注硫酸镁
B. 口服降压药物
C. 口服地高辛
D. 适当应用镇静药
E. 酌情应用利尿药

10. 患者解痉降压治疗 2 天，血压波动于（140~180）/（90~120）mmHg，化验 GPT 70U/L。下列治疗中最恰当的是
A. 静脉滴注缩宫素引产
B. 急诊手术剖宫取胎
C. 羊膜腔内注射依沙吖啶引产
D. 继续解痉降压，严密监测胎儿生长情况下继续妊娠
E. 继续解痉降压，同时应用米非司酮加米索前列醇引产

（11~12 题共用题干）

患者，女性，24 岁。妊娠 34 周，产前检查时测血压 170/110mmHg，拒绝住院治疗，3 小时前突然剧烈腹痛，伴少量阴道流血，血压 75/40mmHg，脉搏 120 次/分，宫底剑突下二横指，胎位不清。

11. 该患者最可能的诊断是
A. 前置胎盘
B. 胎盘早剥
C. 先兆子痫
D. 早产临产
E. 不完全性子宫破裂

12. 对该患者正确的处理方式是
A. 抗休克，缩宫素引产
B. 抗休克，等待自然分娩
C. 人工破膜，缩宫素引产
D. 抗休克，尽快剖宫产
E. 应用肝素改善凝血

（13~16 题共用题干）

患者，女性，31 岁。孕 3 产 1，妊娠 36 周，头痛、视物模糊，面部水肿 2 天，今晨头痛加剧，恶心、呕吐 3 次后突然牙关紧闭，双眼上翻，面部肌肉抽动，四肢肌肉强直，随后剧烈抽搐约 1 分钟渐清醒。立即测血压 195/120mmHg，胎心率 120 次/分，有不规则宫缩。宫口未开，先露头 S^{-2}。骨产道正常。

13. 突然抽搐应诊断为
A. 脑出血
B. 高血压危象

C. 子痫
D. 癔症
E. 癫痫

14. 首选紧急处理方式为
A. 肌内注射山莨菪碱
B. 静脉推注肼屈嗪
C. 静脉滴注甘露醇
D. 肌内注射地西泮
E. 静脉滴注硫酸镁、镇静药

15. 为估计病情严重程度，最常用且最有参考价值的检查为
A. 脑 CT 检查
B. 眼底检查
C. 心电图检查
D. 腹部 B 超检查
E. 胎心监护

16. 治疗 6 小时未再抽搐，血压（195~180）/（120~105）mmHg，最恰当的处理方式是
A. 即刻剖宫产终止妊娠
B. 进入第二产程后应予以助产
C. 积极解痉，镇静，防止再次抽搐
D. 即刻人工破膜，缩宫素静脉滴注引产
E. 治疗 24~48 小时，血压控制不满意即终止妊娠

（17~19 题共用题干）

患者，女性，27 岁。妊娠 33 周，从 28 周时阴道反复出血，共 5 次，出血量少于月经量，无腹痛，近 1 天阴道出血量大于月经量。血压 100/80mmHg，脉搏 84 次/分。宫软，不规律宫缩，胎头高浮，胎心率 140 次/分

17. 最可能的诊断是
A. 宫颈息肉出血
B. 前置血管破裂
C. 前置胎盘
D. 先兆早产
E. 胎盘早剥

18. 此种情况最有意义的辅助检查是
A. X 线检查
B. 测定血常规或尿常规
C. 阴道检查
D. 肛查
E. B 超

19. 下列处理方式最恰当的是
A. 使用缩宫素
B. 立即行剖宫术终止妊娠
C. 出血多，可行阴道纱布填塞
D. 羊膜腔穿刺检查胎儿是否成熟
E. 卧床休息，抑制宫缩，纠正贫血，若出血量少，可尽量维持妊娠到 37 周

（20~23 题共用题干）

经产妇，36 岁。妊娠 34 周，水肿 3 周，血压 150/100mmHg，宫高 26cm，胎心率 144

次/分，水肿（++），尿蛋白（++）。

20. 最可能的诊断是
    A. 子痫
    B. 子痫前期
    C. 轻度妊娠期高血压疾病
    D. 中度妊娠期高血压疾病
    E. 重度妊娠期高血压疾病

21. 最主要的检查项目是
    A. 血细胞比容
    B. 血总蛋白量
    C. 凝血功能
    D. B超
    E. 眼底

22. 无须采取的措施是
    A. 给予地塞米松
    B. 给予拉贝洛尔
    C. 给予硫酸镁
    D. 给予地西泮
    E. 卧床休息行左侧卧位

23. 预防该病的措施不包括
    A. 保持情绪愉快
    B. 积极用钙制品
    C. 增加产前检查次数
    D. 在妊娠晚期开展预测工作
    E. 指导孕妇减少脂肪及过多盐摄入

（24～26题共用题干）

患者，女性，33岁。孕3产0，妊娠41周，不规律腹痛2天，阴道流液4小时。骨盆外测量径线正常，枕右前位，估计胎儿体重3400g，宫缩不规律，胎心率135次/分。宫颈管长0.5cm，质软，宫口未开，先露头，S^{-2}，触不到前羊膜囊。阴道排液pH试纸检查呈弱碱性，羊水涂片镜检可见羊齿状结晶。

24. 不支持该患者胎膜早破诊断依据的是
    A. 不规律腹痛
    B. 阴道流液
    C. 羊水涂片镜检可见羊齿状结晶
    D. 阴道排液pH试纸检查呈弱碱性
    E. 肛查触不到羊膜囊

25. 针对该患者的处理方式措施，正确的是
    A. 给予地塞米松肌内注射促胎肺成熟
    B. 增加肛查次数以了解胎头是否入盆
    C. 患者待产期间发生脐带脱垂后可继续观察
    D. 破膜超过48小时后无须给予抗生素预防感染
    E. 破膜12～18小时后未临产可采取措施尽快结束分娩

26. 护士应指导该患者采取的正确体位是

A. 仰卧位　　B. 左侧卧位
C. 右侧卧位　　D. 半卧位
E. 膝胸卧位

（27～30 题共用题干）

患者，女性，31 岁。停经 54 天，因下腹痛伴阴道少量出血 3 天。宫颈着色、举痛，子宫稍大，左侧增厚压痛。

27. 应做的辅助检查为
A. 血 hCG 测定　　B. 血常规检查
C. 尿常规检查　　D. 阴道分泌物检查
E. 红细胞沉降率检查

28. 最有意义的诊断方法是
A. B 超检查　　B. 宫腔镜检查
C. 腹腔镜检查　　D. 腹平片
E. 诊断性刮宫

29. 下列有助于诊断的是
A. 血 CA125 测定　　B. 腹腔穿刺
C. 尿酮体测定　　D. PRL 测定
E. 后穹隆穿刺

30. 最可能的诊断为
A. 先兆流产　　B. 输卵管妊娠
C. 卵巢黄体囊肿破裂　　D. 卵巢囊肿蒂扭转
E. 子宫内膜异位症

（31～33 题共用题干）

患者，女性，37 岁。孕 3 产 0，妊娠 33 周，阴道少许流血 3 天，无腹痛。查体：血压 110/70mmHg，心率 80 次/分，子宫软，无压痛，胎头高浮，胎心率 140 次/分，耻骨联合上方可闻及胎盘杂音。

31. 该患者最可能的诊断是
A. 先兆流产　　B. 前置胎盘
C. 胎盘早剥　　D. 先兆子宫破裂
E. 妊娠期高血压疾病

32. 最恰当的处理方式是
A. 立即人工破膜　　B. 立即终止妊娠

C. 缩宫素引产
D. 预防感染，密切观察
E. 人工破膜及缩宫素静脉滴注

33. 关于该患者的护理措施，最恰当的是
A. 高危门诊随访治疗
B. 肛门检查宫口开大情况
C. 绝对卧床休息，左侧卧位
D. 将患者置于单间暗室，避免刺激
E. 立即输血，积极补充血容量

（34～36 题共用题干）

初孕妇，27 岁。妊娠 26 周，2 天前自觉子宫迅速增大，呼吸困难，不能平卧，腹软、下肢水肿。腹部检查扪不到胎儿，听不见胎心。

34. 最可能的诊断是
A. 急性羊水过多
B. 妊娠合并慢性肾炎
C. 妊娠期高血压疾病
D. 妊娠合并心力衰竭
E. 子宫破裂

35. 确诊的首选检查是
A. 腹部平片
B. B 超
C. 羊膜囊造影
D. 取血测 AFP
E. 羊膜腔穿刺

36. 若患者检查后确诊为羊水过多合并正常胎儿，首选的处理方式是
A. 观察病情以延长妊娠周数
B. 吲哚美辛 2mg/（kg · d）
C. 人工破膜终止妊娠
D. 依沙吖啶 50mg 引产
E. 羊膜腔穿刺放羊水 1000ml

（37～39 题共用题干）

患者，女性，24 岁。停经两个半月，阴道中等量流血 3 日伴发热。1 天前阴道排出一块肉样组织，今晨突然大量阴道流血。血压 80/60mmHg，体温 38.2℃，脉搏 116 次/分。子宫如近妊娠 2 个月大，有压痛，宫口可容一指，阴道分泌物有明显臭味。血白细胞计数 20.5×10^9/L，血红蛋白 68g/L。

37. 应诊断此种情况为感染合并
A. 先兆流产
B. 不全流产
C. 难免流产
D. 稽留流产
E. 完全流产

38. 除抗休克外，还需进行的紧急处理方式是
A. 大量输液、输血
B. 注射子宫收缩药

C. 抗生素大剂量静脉滴注
D. 立即进行彻底清宫
E. 钳夹出宫腔内妊娠物

39. 自然流产最常见的原因可能是
A. 孕妇患甲状腺功能减退症
B. 孕妇接触放射性物质
C. 母儿血型不合
D. 遗传基因缺陷
E. 孕妇细胞免疫调节失调

（40~43题共用题干）

患者，女性，27岁。妊娠36周。既往体健，下肢水肿，头痛，咳嗽气短8天。血压165/120mmHg,呼吸32次/分，心率128次/分，心尖部可闻及Ⅰ级BSM，双肺底闻及水泡音，水肿（++），宫高28cm，LOA。胎心率150次/分，尿蛋白（++），半小时尿量30ml，血细胞比容45%，血小板计数110×10^9/L，纤维蛋白原250mg/dl，3P试验（±）。

40. 该孕妇此种情况的并发症为
A. 急性肾功能不全
B. 胎儿宫内窘迫
C. 胎盘早剥
D. 心力衰竭
E. DIC

41. 此并发症的主要诊断依据是
A. 尿量30ml
B. 血细胞比容45%
C. 水肿（+++），尿蛋白（++）
D. 心率128次/分，双肺闻及小水泡音
E. 纤维蛋白原定量250mg/dl，3P试验（±）

42. 关于此病例主要的病理生理变化，下列说法错误的是
A. 组织中水、钠过度潴留
B. 子宫肌层蜕膜小动脉扩张
C. 肾小球毛细血管痉挛、肾缺血
D. 冠状动脉痉挛，心肌缺血，间质水肿
E. 血液浓缩，血容量及血浆容量降低

43. 对该孕妇的即时治疗原则是
A. 扩容治疗
B. 抗生素控制感染
C. 镇静及降压药物治疗
D. 强心、利尿、解痉
E. 即刻剖宫产术终止妊娠

（44~46题共用题干）

经产妇，33岁。妊娠37周，阴道无痛性多量流血6小时。查血压80/60mmHg，脉搏106次/分。无宫缩，宫底在剑突下2指，臀先露，胎心率94次/分，骨盆外测量正常。

44. 此种情况最可能的诊断应是
A. 先兆临产
B. 正常产程

C. 胎盘早剥
D. 先兆子宫破裂
E. 前置胎盘

45. 此种情况最恰当的处理方式应是
A. 期待疗法
B. 人工破膜
C. 立即剖宫产
D. 外转胎位术
E. 静脉滴注缩宫素

46. 预防本病发生最有意义的项目是
A. 加强定期的产前检查
B. 避免宫腔内压力骤然降低
C. 积极防治妊娠期高血压疾病
D. 避免多次刮宫、多产、产褥感染
E. 妊娠期间避免长时间仰卧和腹部外伤

（47～49 题共用题干）

患者，女性，24 岁。孕 1 产 0，妊娠 32 周，妊娠期经过顺利，因夫妻同房后腹痛半天、阴道少量出血来院急诊。贫血貌，血压 105/75mmHg，心率 112 次/分，子宫较妊娠月份大，宫高 32cm，子宫张力大，放松差并有轻压痛，胎位、胎心不清，血红蛋白 70g/L，血细胞比容 28%。

47. 此患者最可能的诊断是
A. 急性羊水过多
B. 胎盘早剥
C. 前置胎盘
D. 双胎
E. 早产

48. 最能协助诊断的病史、体征为
A. 子宫大于妊娠月份
B. 夫妻同房史
C. 阴道少量出血
D. 胎位、胎心不清
E. 贫血貌与外出血不相符

49. 此患者最佳的处理方法是
A. 人工破膜
B. 阴道内诊
C. 期待疗法
D. 剖宫产术
E. 吸氧输新鲜血

（50～52 题共用题干）

初孕妇，28 岁。妊娠 35 周，孕 1 产 0。近 1 个月出现下肢水肿，头痛 1 周，视物模糊 1 天，伴上腹不适。谷丙转氨酶（GPT）58U/L，尿蛋白（++）。

50. 最可能的诊断为
A. 子痫前期
B. 妊娠期高血压疾病合并 HELLP 综合征

C. 子痫前期合并急性胆囊炎　　D. 妊娠期高血压疾病合并急性脂肪肝
E. 妊娠期高血压疾病合并急性病毒性肝炎

51. 最有帮助的检查是
A. 眼底检查　　B. 血小板+胆红素
C. B超了解胆囊情况　　D. 血小板+纤维蛋白原
E. 血小板+纤维蛋白原+FDP

52. 最恰当的处理方式是
A. 保肝治疗　　B. 立即剖宫产终止妊娠
C. 积极治疗24~48小时后引产　　D. 积极治疗24~48小时后剖宫产
E. 积极治疗后如好转待胎儿存活时再终止妊娠

（53~55题共用题干）

初产妇，28岁。妊娠37周，人工流产2次。今晨突然阴道流血约200ml。血压105/60mmHg，腹软，无压痛。宫高31cm，胎先露浮动，胎心138次/分。

53. 首先考虑的诊断是
A. 前置胎盘　　B. 胎盘早剥
C. 帆状胎盘　　D. 宫颈息肉
E. 先兆子宫破裂

54. 为明确诊断首选的检查是
A. 宫颈指检　　B. B超
C. 阴道穹隆扪诊　　D. 阴道窥器检查
E. 腹部X线摄片

55. 该病的处理方法是
A. NST　　B. 经阴道试产
C. 立即剖宫产　　D. 测定L/S比值
E. 人工破膜+缩宫素引产

（56~58题共用题干）

患者，女性，27岁。孕3产0，停经33周，阴道少许流血3天，不规律腹坠4个小时，肛查发现子宫颈管消退，宫口开大1cm。

56. 最可能的诊断是
A. 前置胎盘　　B. 胎盘早剥
C. 先兆早产　　D. 晚期流产
E. 临产

57. 最不恰当的处理方式是
A. 左侧卧位
B. 给予少量镇静药
C. 口服沙丁胺醇
D. 吸氧
E. 应用缩宫素调整宫缩

58. 治疗期间宫缩越来越频繁，达到第 3 分钟 1 次，中等强度，肛查宫口开大 3cm，下列叙述不恰当的是
A. 诊断为早产临产
B. 产程中应予孕妇吸氧
C. 做好新生儿抢救准备
D. 慎用哌替啶、吗啡类药物
E. 因胎儿不大应尽量避免会阴侧切

（59~62 题共用题干）

初产妇，39 岁。胎膜已破 24 小时，临产 9 小时，胎动明显减少 1 日。住院后体温 39℃，脉搏 120 次/分，血压 90/60mmHg，枕右前位，先露 S^{+2}，胎心 100 次/分。胎心监测出现多个晚期减速。宫体压痛，宫口开大 3cm。白细胞计数 18×10^9/L，中性粒细胞 0.95，淋巴细胞 0.05。

59. 此种情况不恰当的诊断是
A. 高龄初产
B. 胎膜早破
C. 产时感染
D. 胎儿窘迫
E. 先兆子宫破裂

60. 对此种情况处理方式不恰当的是
A. 吸氧
B. 行剖宫产术
C. 静脉滴注广谱抗生素
D. 静脉注射缩宫素促进产程进展
E. 10%葡萄糖内加维生素 C 静脉滴注

61. 2 小时后产妇体温更高达 40℃，心率 140 次/分，血压 66/40mmHg，子宫压痛明显，下腹反跳痛轻度，此种情况恰当的处理方式应是
A. 纠正酸中毒和抗感染
B. 使用肾上腺皮质激素抗休克
C. 静脉滴注大剂量广谱抗生素抗感染
D. 抗休克抗感染同时输注白蛋白
E. 抗休克抗感染同时行剖宫产术

62. 经急症剖宫产后，腹部放置引流，此种情况不应进行的处置项目是
A. 输新鲜血
B. 物理降温
C. 左侧卧位，间断吸氧
D. 给予大剂量肾上腺皮质激素
E. 大剂量广谱抗生素两种联合应用

（63～65题共用题干）

初产妇，27岁。妊娠33周，无明显原因发生阴道少量出血，无痛性。

63. 以下临床表现符合前置胎盘诊断的是

A. 伴有下腹阵痛
B. 胎先露高浮，臀位
C. 子宫板硬，有压痛
D. 宫底升高，胎位不清
E. 伴血压升高

64. 该孕妇经保守治疗，病情平稳。妊娠36周时，无痛性阴道出血，量比月经稍少，宫底脐上4指，软，无压痛，左骶前位，先露高，胎心好。此种情况应

A. 立即剖宫产
B. 立即人工破膜
C. 立即缩宫素静脉滴注引产
D. 立即牵引儿足压迫胎盘止血
E. 立即住院卧床休息，保胎，观察

65. 假设该产妇妊娠满37周，计划行剖宫产术，术中见胎盘附着处子宫表面有紫色瘀斑，子宫出血较多。下列处理方式不正确的是

A. 按摩子宫
B. 配血，输血
C. 子宫肌壁内注射缩宫素
D. 经积极处理子宫仍不收缩应立即切除子宫
E. 经积极处理出现血液不凝时，不宜行子宫切除术

（66～68题共用题干）

初孕妇，25岁。妊娠29周，今晨产前检查时发现血压144/92mmHg，尿蛋白阴性。

66. 此种情况最适宜的处理方式应是

A. 2周后复查
B. 1个月后复查
C. 有头痛等症状及时复查
D. 轻工作1周后复查
E. 出现下肢水肿时复查

67. 再次复查时结果同前，此种情况最适宜的处理方式应是

A. 左侧卧位休息
B. 口服利尿药
C. 静脉滴注缩宫素
D. 静脉注射冬眠合剂
E. 卧床休息

68. 经过治疗，孕妇血压降至正常，妊娠末期最恰当的医嘱是

A. 加强营养，适当锻炼
B. 密切观察血压变化
C. 定期做羊水振荡试验
D. 胎心监护仪定期监测胎心
E. B超检查定期监护

（69～71题共用题干）

患者，女性，33岁。停经42周。平素月经(4～5)天/(27～30)天，停经8周曾行B超

示胎囊 8 周，未规律产检，孕 2 产 0。身高 165cm，血压 110/80mmHg，心肺（-）。产科宫高 38cm，腹围 101cm，无宫缩，头浮，坐骨结节间径（TO）8cm，肛查宫颈消退 70%，宫口未开。

69. 最可能的诊断是

A. 巨大胎儿　B. 过期妊娠

C. 胎儿窘迫　D. 羊水过少

E. 头盆不称

70. 如果胎心监护无异常，B 超示 LOA，胎头双顶径 9.5cm，胎盘Ⅲ级，羊水指数（AFI）7.5cm。下列处理方式正确的是

A. 急诊剖宫产　B. 择期剖宫产

C. 羊膜腔内输液治疗　D. 严密监测下继续妊娠

E. 严密监测胎儿宫内情况和胎盘功能情况下缩宫素引产

71. 后进行缩宫素引产 1 天仍头浮，宫口未开，停用缩宫素后宫缩消失，第 2 天复查 B 超 AFI 4.5cm，下列处理方式正确的是

A. 急诊剖宫产　B. 择期剖宫产

C. 改用米索前列醇引产　D. 继续缩宫素引产

E. 在严密胎心监护下进行缩宫素引产

（72~75 题共用题干）

初产妇，26 岁。妊娠 36 周，未进行产前检查，下肢水肿半个月，头痛 3 天，今晨出现视物不清，头痛加重，呕吐 1 次，尿蛋白（+++）。

72. 查体的阳性发现最可能是

A. 心率>110 次/分　B. 血压>160/110mmHg

C. 肾区叩痛　D. 脾大

E. 肝大

73. 血压如为 145/98mmHg，此种情况可能的诊断是

A. 慢性高血压　B. 妊娠期高血压疾病

C. 妊娠期高血压疾病合并原发性高血压　D. 子痫前期

E. 妊娠期高血压疾病合并肾炎

74. 若发现眼底小动脉痉挛，有视网膜渗出，治疗药物是

A. 拉贝洛尔　B. 地塞米松

C. 地高辛　D. 地西泮

E. 硫酸镁

75. 对于是否应用扩容治疗，最有价值的检测项目是

A. 血清铁　　B. 尿比重
C. 24小时尿蛋白量　　D. 血细胞比容
E. 血白蛋白

（76~78题共用题干）

患者，女性，32岁。处于休克状态，阴道大量活动性出血，可见烂肉样物。妇科会诊子宫如妊娠6周大小，双附件未及肿物。

76. 首先应询问的是
A. 有无性生活史　　B. 有无停经史
C. 有无早孕反应　　D. 有无外伤史
E. 避孕史

77. 对进一步处理方式最有意义的体征是
A. 宫颈着色程度　　B. 黑加征是否存在
C. 宫颈口开大程度　　D. 附件有无肿物
E. 子宫软硬度

78. 为止血首选的处理方式应是
A. 抗休克同时清宫　　B. 保守治疗抗休克
C. 急诊B超检查除外异位妊娠　　D. 后穹隆穿刺
E. 腹腔穿刺

（79~82题共用题干）

患者，女性，34岁。宫内妊娠33周，双下肢水肿1个月，腹胀、伴头晕视物模糊2天。基础血压120/80mmHg。孕2产0。查血压170/110mmHg，心肺（-），腹膨隆，移动性浊音（+）。B超示单活胎，头位，估计胎儿体重2000g，胎盘Ⅰ级。

79. 其诊断为
A. 子痫　　B. 子痫前期
C. 妊娠高血压　　D. 重度子痫前期
E. 慢性高血压并发子痫前期

80. 下列处理方式不恰当的是
A. 静脉滴注硫酸镁解痉　　B. 口服降压药物
C. 适当镇静　　D. 急诊剖宫产
E. 监测胎儿宫内情况

81. 患者第2天出现少许阴道出血。查体：当时血压160/100mmHg，子宫敏感，胎心监护胎心基线平直。此种情况患者最有可能的是

A. 前置胎盘
B. 先兆流产
C. 胎盘早剥
D. 先兆早产
E. 胎膜早破

82. 患者急诊B超提示胎盘后暗区4cm×4cm，宫颈内口未开。此种情况的最佳处理方式为
A. 行OCT
B. 急诊剖宫产
C. 严密监测下缩宫素引产
D. 严密监测下继续妊娠
E. 静脉用地塞米松等待24小时后手术

（83~86题共用题干）

患者，女性，38岁。3个月前妇科检查正常。今突然左下腹痛，阴道少量出血。面色苍白，心率120次/分，血压90/60mmHg。B超示子宫正常大小，左侧4cm×4cm×3cm非均质包块，盆腔中量积液。检查尿hCG（-）。

83. 本病例最有价值的病史是
A. 腹痛情况
B. 有无停经史
C. 有无晕厥
D. 有无外伤史
E. 有无恶心、呕吐

84. 需立即采取的诊断方法是
A. 宫腔镜检查
B. 腹腔镜检查
C. 后穹隆穿刺或腹穿
D. 血常规检查
E. X线检查

85. 可能的诊断是
A. 左侧输卵管妊娠
B. 左卵巢肿物
C. 先兆流产
D. 痛经
E. 异常子宫出血

86. 如确诊为输卵管妊娠破裂，其最佳处理方法是
A. 腹腔镜或剖腹探查
B. 化学药物治疗
C. 输血、输液
D. 保守治疗
E. 观察

（87~89题共用题干）

患者，女性，24岁。停经40周，胎动减少3天。宫高28cm，胎心132次/分，子宫敏感性高，轻微刺激即可诱发宫缩。胎心电子监护检查子宫收缩时出现晚期减速。

87. 此种情况最可能的诊断是
A. 脐带绕颈
B. 正常妊娠

C. 羊水过少
D. 羊水过多
E. 临产

88. 下列检查最重要的是
A. B 超检查
B. 住院观察
C. 尿雌三醇、胎盘催乳素检测
D. 仔细四步触诊
E. 重复胎心电子监护

89. 最恰当的处理方式为
A. 人工破膜观察羊水
B. 缩宫素引产
C. 吸氧
D. 住院观察，密切检测胎心胎动
E. 剖宫产

（90～93 题共用题干）

患者，女性，26 岁。宫内妊娠 36 周，头痛 3 天，加重伴呕吐 6 小时。未行任何产前检查。孕 1 产 0。B 超示单活胎头位，胎盘Ⅱ级。

90. 查体最有可能出现的是
A. 血压>160/110mmHg
B. 心率 120 次/分
C. 扁桃体肿大
D. 肾区叩痛
E. 肝大

91. 若患者血压 170/120mmHg，尿蛋白（++++），首选的治疗药物为
A. 地塞米松
B. 地高辛
C. 地西泮
D. 硝普钠
E. 硫酸镁

92. 为与慢性肾炎合并妊娠鉴别，最有价值的辅助检查指标是
A. 血尿酸
B. 血肌酐
C. 血肌酸
D. 血红蛋白
E. 血尿素氮

93. 最恰当的处理方式是
A. 立即缩宫素引产
B. 立即人工破膜
C. 肌内注射地西泮
D. 口服降压药
E. 静脉滴注硫酸镁、甘露醇后终止妊娠

四 B 型题

（1～3 题共用备选答案）

A. 先兆流产
B. 难免流产

C. 习惯性流产　　D. 完全流产

E. 稽留流产

1. 阴道排出组织物后，宫体接近正常大小，宫口闭，诊断为
2. 自然流产连续三次或三次以上，诊断为
3. 胚胎或胎儿在宫内死亡仍未自然排出，诊断为

（4～6 题共用备选答案）

A. 死胎　　B. 羊水过少

C. 羊水过多　　D. 胎儿窘迫

E. 过期妊娠

4. 妊娠达到或超过 42 周，属于
5. 羊水量少于 300ml，属于
6. 妊娠的任何时期内，羊水量超过 2000ml，属于

（7～10 题共用备选答案）

A. 羊水过多　　B. 易引起 DIC

C. 孕妇尿 E_3值低　　D. 胎头周径明显大于腹周径

E. B 超示某段脊柱两行强回声的间距变宽

7. 脊柱裂时会出现
8. 无脑儿时会出现
9. 脑积水时会出现
10. 死胎时会出现

（11～13 题共用备选答案）

A. 难免流产　　B. 先兆流产

C. 不全流产　　D. 完全流产

E. 稽留流产

11. 容易发生失血性休克的是
12. 可能发生弥散性血管内凝血的是
13. 阴道排出组织物后出血减少宫体接近正常大小，宫口闭，属于

（14～17 题共用备选答案）

A. 缩宫素引产　　B. 立即剖宫产

C. 择期剖宫产　　D. 不予任何处理方式

E. 严密监测下继续妊娠

14. 明确过期妊娠，胎儿宫内未见异常，无产科指征。处理方式原则为

15. 明确过期妊娠，胎心监护评5分，羊水指数为3，无产科指征，处理方式原则为

16. 明确过期妊娠，羊水指数为6，临产后频繁晚期减速，处理方式为

17. 明确过期妊娠，胎儿宫内未见异常，初产头浮，估计胎儿4000g，最佳处理方式是

（18～22题共用备选答案）

A. 停经、腹痛、阴道出血及阴道排出组织

B. 右下腹痛，体温血象高，子宫双附件（-）

C. 停经、腹痛、阴道出血、后穹隆穿刺抽出不凝固血液

D. 下腹痛，宫颈举痛，体温血象高，后穹隆穿刺抽出洗肉样水

E. 月经后半期腹痛，阴道少量流血，尿妊娠（-），后穹隆穿刺抽出不凝固血液

18. 出血性输卵管炎可见

19. 输卵管妊娠可见

20. 黄体破裂可见

21. 阑尾炎可见

22. 流产可见

（23～27题共用备选答案）

A. 哌替啶　　B. 硫酸镁

C. 甘露醇　　D. 地西泮

E. 吗啡

23. 重度子痫前期伴心力衰竭时禁用的药物是

24. 膝腱反射消失时，不能使用的药物是

25. 先兆子痫出现剧烈头痛时应首选

26. 第二产程期间不能使用的药物是

27. 有肺水肿时不能使用的药物是

（28～31题共用备选答案）

A. 停经后无阴道流血，子宫大小明显小于停经周数，宫口未开，尿妊娠试验阳性

B. 停经后多量阴道流血，有肉样组织排出，子宫小于停经周数，宫口开大

C. 停经后出现反复阴道流血，子宫明显小于停经周数，尿妊娠试验阴性

D. 停经后多量阴道流血，下腹阵发性剧痛，宫口开大，胎膜已破

E. 停经后少量阴道流血，轻微下腹痛，宫口未开，胎膜未破

28. 难免流产表现为
29. 稽留流产表现为
30. 先兆流产表现为
31. 不全流产表现为

（32~35 题共用备选答案）

A. 屈大腿法　　B. 压前肩法
C. 牵后臂娩后肩法　　D. 断锁骨法
E. 旋肩法

32. 当胎儿后肩入盆时，将后肩向侧上旋转，同时将胎头同向旋转，当后肩旋转至前肩位置时娩出，是指
33. 自骶骨侧进阴道，将胎儿后上肢沿胎儿胸前滑出阴道而娩出后肩及后上肢，再将胎肩旋转至骨盆斜径上，牵引胎头使前肩入盆即可娩出，是指
34. 在耻骨联合上方向后下压胎儿前肩部，同时牵拉胎儿，加压与牵引互相配合，是指
35. 产妇双腿极度屈曲贴近腹部，双手抱膝，是指

（36~38 题共用备选答案）

A. 羊水无色澄清　　B. 羊水呈浅绿色
C. 羊水呈黄绿色　　D. 羊水呈棕黄色
E. 羊水呈乳白色，略混浊

36. （　　）提示胎儿未成熟
37. （　　）提示胎儿已成熟
38. （　　）提示羊水Ⅰ度胎粪污染

（39~41 题共用备选答案）

A. 阴道出血量与全身症状成正比　　B. 阴道出血量与全身症状不一致
C. 阴道可有出血，并有血尿　　D. 阴道可不出血
E. 阴道出血量多于月经量

39. 胎盘早剥的表现有
40. 前置胎盘的表现有
41. 先兆子宫破裂的表现有

（42~45 题共用备选答案）

A. 麦角新碱　　B. 哌替啶

C. 硫酸镁　　D. 缩宫素

E. 呋塞米

42. 24小时尿量小于100ml者不宜用

43. 妊娠期高血压疾病合并心力衰竭治疗不宜用

44. 心脏病孕妇产后出血时禁用

45. 子痫前期出现剧烈头痛时应首选

（46~50题共用备选答案）

A. 羊水过少　　B. 胎膜早破

C. 急性胎儿窘迫　　D. 急性羊水过多

E. 慢性羊水过多

46. 子宫体积数日内急剧增大，横膈上抬，呼吸困难、听不到胎心，此为

47. 子宫较正常妊娠周数大，无明显压迫症状、胎心遥远，此为

48. 羊水混浊、黄绿色，胎心180次/分，初期胎动频繁，此为

49. 羊膜镜看不到前羊膜囊，阴道液pH>7.0，此为

50. 羊水黏稠、混浊，破膜后羊水量约300ml，此为

（51~54题共用备选答案）

A. 死胎　　B. 羊水过少

C. 胎膜早破　　D. 急性羊水过多

E. 急性胎儿窘迫

51. 妊娠32周，未闻及胎心，羊水AFP显著增高，宫高及腹围小于同期妊娠，此为

52. 妊娠28周，听不清胎心，羊水AFP水平增高，子宫在短期内迅速增大，此为

53. 妊娠35周，宫高及腹围小于同期妊娠，胎动时孕妇腹痛剧烈，此为

54. 妊娠37周，胎心180次/分，出现频繁的晚期减速，此为

（55~57题共用备选答案）

A. 胎盘早剥　　B. 前置胎盘

C. 子宫破裂　　D. 胎膜早破

E. 脐带脱垂

55. 严禁行肛门检查的是

56. 重度子痫前期易发生

57. 臀位破水后最易发生

（58～60 题共用备选答案）

A. 母体因素
B. 脐带因素
C. 胎儿畸形
D. 胎盘病变
E. 产程过长导致宫内缺氧

58. 患者，女性，29 岁。孕 1 产 0，妊娠 30 周，先天性心脏病，室间隔缺损，心率 130～140 次/分，不能平卧，胎心 170～174 次/分。胎儿窘迫的原因是
59. 初产妇，26 岁。妊娠 38 周，下腹痛 5 小时，伴阴道出血。查血压 180/110mmHg，宫高 35cm，子宫张力大，胎位不清，胎心听不清。胎儿窘迫的原因是
60. 初产妇，33 岁。妊娠 39 周，1 个月来胎动频繁，行胎心监护：基线 116～120 次/分，多次变异减速。超声脐带绕颈 2 周。胎儿窘迫的原因是

（61～63 题共用备选答案）

A. 72 小时后至 8 天内
B. 72 小时内
C. 8～13 天
D. 13 天
E. 24 小时

61. 联体双胎受精卵发生分裂的时间是
62. 双绒毛膜双羊膜囊双胎受精卵发生分裂的时间是受精后
63. 单绒毛膜单羊膜囊双胎受精卵发生分裂的时间是受精后

（64～66 题共用备选答案）

A. 右旋糖酐
B. 氢氯噻嗪
C. 甘露醇
D. 地西泮
E. 硫酸镁

64. 重度子痫前期患者剧烈头痛伴呕吐，选用
65. 不协调子宫收缩乏力，选用
66. 重度子痫前期患者血压 160/110mmHg，选用

（67～71 题共用备选答案）

A. 联体儿
B. 双卵双胎
C. 单羊膜囊双胎妊娠
D. 单卵双胎，双羊膜囊，双绒毛膜
E. 单卵双胎，双羊膜囊，单绒毛膜

67. 两个卵子分别受精，则发育成
68. 分裂发生在桑葚期即受精后 3 天内，则发育成
69. 分裂发生在晚期囊胚即受精后 4～8 天，则发育成

70. 分裂发生在羊膜囊形成后即受精后9~13天，则发育成
71. 分裂发生在原始胚盘形成后即受精后第13天以上，则发育成

（72~74题共用备选答案）

A. 妊娠期高血压疾病
B. 重度子痫前期
C. 子痫前期
D. 妊娠合并慢性肾炎
E. 妊娠合并慢性高血压

72. 眼底血管痉挛，视网膜水肿，24小时尿蛋白≥2g，一般发生在
73. 眼底动脉硬化屈曲，视网膜有棉絮状渗出，尿中多量蛋白，有各种管型，一般发生在
74. 眼底动脉硬化屈曲，动静脉压迹，尿蛋白常阴性，一般发生在

（75~79题共用备选答案）

A. 巨大胎儿
B. 多胎妊娠
C. 羊水过多
D. 胎儿水肿
E. 胎儿生长受限

75. 糖尿病孕妇妊娠如胎盘功能正常可导致
76. 孕妇和胎儿血型不合时可导致
77. 胎儿神经管畸形多伴有
78. 慢性胎盘功能不良可导致
79. 促排卵治疗易导致

（80~83题共用备选答案）

A. 死产
B. 早产
C. 流产
D. 死胎
E. 过期产

80. 妊娠20周以后胎儿在子宫内死亡，称为
81. 月经规律，妊娠超过42周分娩者，称为
82. 妊娠满28周但不满37周分娩者，称为
83. 胎儿在分娩过程中死亡，称为

（84~86题共用备选答案）

A. 先兆流产
B. 难免流产
C. 不全流产
D. 完全流产
E. 稽留流产

84. 中期妊娠孕妇腹部不见增大，胎动消失，宫颈口未开，可能为
85. 停经后阴道流血量较多，阵发性腹痛加剧，宫颈口已扩张，可能为
86. 停经后阴道流血开始较多，有组织物排出，后出血自行停止，妇科检查及 B 超未见异常，可能为

（87~89 题共用备选答案）

A. 胎儿缺氧
B. 胎儿状况良好
C. 胎儿受镇静药物影响
D. 脐带受压，兴奋迷走神经
E. 胎头受压，脑血流量一过性减少

87. 胎心减速出现在宫缩开始时，收缩后恢复正常，时间短，恢复快，提示
88. 胎心减速出现在宫缩高峰后，下降慢，持续时间长，恢复慢，提示
89. 胎心减速与宫缩关系不恒定，出现时下降迅速，幅度大，恢复也快，提示

（90~93 题共用备选答案）

A. 经前诊刮子宫内膜为分泌反应不良
B. 月经第 5 日刮子宫内膜为混合型
C. 经前诊刮子宫内膜呈增生期
D. 经前诊刮子宫内膜呈分泌期
E. 子宫内膜呈蜕膜改变

90. 无排卵性异常子宫出血是指
91. 子宫内膜不规则脱落是指
92. 黄体功能不足是指
93. 输卵管妊娠是指

（94~96 题共用备选答案）

A. 小于 4.5
B. 4.5~5.5
C. 5.5~6.5
D. 6.5~7.0
E. 7.0~7.5

94. 正常孕妇尿液的 pH 为
95. 正常情况下，羊水的 pH 为
96. 妊娠晚期正常阴道分泌物的 pH 为

（97~99 题共用备选答案）

A. 胎盘剥离面积小，仅产后检查见胎盘母体面有凝血块及压迹
B. 以混合型出血为主，胎盘剥离面超过胎盘面积的 1/2
C. 以内出血为主，胎盘剥离面超过胎盘面积的 1/2

D. 以内出血为主，胎盘剥离面约占胎盘面积的1/3

E. 以外出血为主，胎盘剥离面超过胎盘面积的1/3

97. Ⅰ度胎盘早剥表现有

98. Ⅱ度胎盘早剥表现有

99. Ⅲ度胎盘早剥表现有

（100~102题共用备选答案）

A. 基线胎心率无变异

B. 周期性胎心率加速

C. 晚期减速

D. 变异减速

E. 早期减速

100. 枕先露，先露 S^{+2}，胎膜已破，第二产程末，胎心电子监护时可能出现

101. 疑有脐带受压或脐带绕颈，胎心电子监护时可能出现

102. 过期妊娠，B型超声提示羊水过少，胎心电子监护时可能出现

五 X型题

1. 导致胎儿缺氧的母体因素有

A. 急性失血

B. 红细胞携氧量不足

C. 微小动脉供血不足

D. 各种原因引起的休克与急性感染发热

E. 子宫胎盘血运受阻

2. 诊断输卵管妊娠的辅助方法主要有

A. B超检查

B. 腹腔镜检查

C. 诊断性刮宫

D. 腹部X线平片

E. 阴道后穹隆穿刺

3. 预防胎盘早剥的措施有

A. 避免外伤

B. 胎儿娩出后不宜过早牵拉脐带

C. 双胎的第2胎儿不宜娩出过快

D. 妊娠晚期及临产后不宜长期仰卧位

E. 防止妊娠期高血压疾病及慢性高血压

4. 防止羊水过多的并发症，正确的做法是

A. 采取低位破膜后，边放羊水边用腹带包腹或腹部沙袋加压，避免胎盘早剥

B. 一旦破膜立即平卧，抬高臀部，防止脐带脱垂

C. 防止早产及胎膜早破

D. 放羊水速度应<500ml/h

E. 防止产后休克

5. 关于羊膜腔输液治疗羊水过少，下列说法恰当的是

A. 滴速为 10ml/min
B. 输注的液体为 0.9%氯化钠溶液
C. 输液时应使 AFI 达到 5cm 以上
D. 若羊膜腔输液 800ml 变异减速仍不消失，则为失败
E. 通过羊膜腔输液可降低胎心变异加速率及剖宫产率

6. 急性胎儿窘迫时，应尽快终止妊娠的指征是
A. 胎心率低于 110 次/分或高于 180 次/分，伴羊水Ⅱ~Ⅲ度污染
B. 羊水Ⅲ度污染，B 超显示羊水池<2cm
C. 胎心图基线变异消失，伴晚期减速
D. 胎动>10 次/12 小时
E. E/C 值>10

7. 下列与异位妊娠有关的是
A. 腹膜刺激征
B. 盆腔包块
C. 尿路感染
D. hCG 阳性
E. A-S 反应

8. 预防胎膜早破的措施有
A. 治疗阴道炎
B. 避免腹部撞击
C. 抗生素预防感染
D. 妊娠后期禁止性交
E. 及时行宫颈内口环扎术

9. 对于过期妊娠的胎盘功能描述恰当的是
A. 多数过期妊娠患者胎盘功能减退
B. 多数过期妊娠患者胎盘功能正常
C. 多数过期妊娠患者胎盘功能不减退
D. 多数过期妊娠患者胎盘功能不正常
E. 过期妊娠患者胎盘功能既可以正常，也可不正常

10. 关于药物利托君，叙述正确的是
A. 可使胎心率增快
B. 未控制的糖尿病患者慎用或不用
C. 不良反应较少，可用于合并心脏病患者
D. 是 β 受体阻断药，可保胎治疗
E. 是 β 受体激动药，可用于治疗早产

11. 对于胎盘早剥，下列说法恰当的是
A. 妊娠 20 周后或分娩期，正常位置的胎盘在胎儿娩出前部分或全部从子宫壁剥离
B. 妊娠期高血压疾病患者在妊娠晚期发生阴道出血伴严重腹痛
C. 出现相应症状后应争取 6 小时内结束分娩
D. 重症隐性胎盘早剥易诱发弥散性血管内凝血

E. 轻型胎盘早剥可以在严密观察下继续妊娠

12. 造成前置胎盘的主要原因是

A. 子宫发育不良
B. 胎盘面积过大
C. 子宫体部内膜病变
D. 胎盘异常，副胎盘
E. 受精卵滋养层发育迟缓

13. 羊水过多常见于

A. 无脑儿
B. 妊娠糖尿病
C. 食管闭锁
D. 双胎输血综合征
E. 先天性肾缺如

14. 可引起胎儿窘迫的原因有

A. 妊娠期高血压疾病
B. 母儿血型不合
C. 胎儿过大
D. 胎盘感染
A. 母体一氧化碳中毒

15. 关于妊娠 40 周胎膜早破的处理方式，叙述正确的是

A. 超过 12 小时应给予抗生素预防感染
B. 超过 24 小时无宫缩时应给予引产
C. 破膜时应注意羊水的颜色和性状
D. 给予肥皂水灌肠，刺激宫缩
E. 尽早剖宫产终止妊娠

16. 新生儿溶血病的主要临床表现是

A. 水肿
B. 贫血
C. 肝脾大
D. 体重下降
E. 黄疸或胆红素脑病

17. 关于羊水过多穿刺放羊水，下列说法恰当的是

A. 从腹壁固定胎儿为纵产式
B. 1 次放液总量不超过 1500ml
C. 胎龄不足 37 周均应穿刺放羊水
D. 放羊水的同时应定时测血压、脉搏
E. 放出的羊水计算卵磷脂/鞘磷脂比值，以了解胎儿情况

18. 属于自体输血的条件及方法的有

A. 镜下红细胞破坏率<30%
B. 停经不超过 3 个月，胎膜未破
C. 经 6~8 层无菌纱布过滤后回输体内
D. 出血时间超过 24 小时，血源未受污染
E. 每 100ml 血液内加入 3. 8%枸橼酸钠溶液 10ml

19. ABO 血型不合的新生儿处理方式有

A. 口服苯巴比妥
B. 蓝光疗法
C. 30%白蛋白静脉注射
D. 25%葡萄糖静脉注射
E. 贫血严重者及时输血

20. 对于过期妊娠患者的新生儿描述恰当的是

A. 因宫内生长时间长，多数表现为巨大胎儿
B. 50%发展成过熟儿
C. 10%发展成过熟儿
D. 多数不正常
E. 多数正常

21. 妊娠剧吐的并发症有
A. 心搏骤停
B. 胎儿畸形
C. 视网膜出血
D. 电解质紊乱代谢性酸中毒
E. 韦尼克（Wernicke）脑病

22. 关于前置胎盘的处理方式，下列说法恰当的是
A. 以妊娠周数、前置类型、出血多少、有无休克决定是否用期待疗法
B. 处理原则为止血及补充血容量
C. 依据B超确诊前置胎盘的类型
D. 中央性前置胎盘禁止破膜
E. 依胎次胎位及胎儿是否存活综合分析

23. 处理肩难产时应该注意的是
A. 会阴后斜切开不宜过大
B. 做好新生儿复苏
C. 认真检查产道裂伤
D. 预防产后出血
E. 预防产褥感染

24. 羊水过多对母亲的主要危害有
A. 产后出血
B. 胎盘早剥
C. 羊膜腔穿刺引起感染
D. 下肢水肿
E. 并发胎位异常

25. 胎儿窘迫需要尽快终止妊娠的指征有
A. 胎心监护反复出现晚期减速
B. 持续胎心<100次/分，无缓解
C. 羊水Ⅲ度污染
D. NST无反应型
E. 胎动减少

26. 关于过期妊娠对母儿的影响，叙述正确的是
A. 如胎盘功能正常，可成为巨大胎儿
B. 颅骨钙化明显，不易变形
C. 均可导致阴道分娩困难
D. 可导致胎儿死亡
E. 易发生胎儿窘迫

27. 关于慢性羊水过多的临床表现，下列说法正确的是
A. 压迫症状重
B. 子宫大于妊娠月份
C. 腹壁张力大，有液体震荡感
D. 胎位不清，胎心音遥远或听不清

E. 多发生在妊娠28~32周

28. 关于稽留流产，下列说法恰当的是

A. 宫颈口未开，子宫较停经周数小

B. 指胚胎或胎儿已死亡滞留宫腔内尚未自然排出者

C. 可在宫腔内形成肉样胎块

D. 可借助B超诊断

E. 不会出现严重出血

29. 关于妊娠剧吐的相关病因，下列说法恰当的是

A. 孕酮对胃肠道平滑肌的松弛作用　　B. 绒毛膜促性腺激素水平的变化

C. 神经系统功能不稳定，精神紧张　　D. 与胎儿的性别有关

E. 营养不良

30. 关于前置胎盘的诊断，下列说法恰当的是

A. 前置胎盘类型决定出血早晚及出血量的多少

B. 产后检查胎盘边缘有血凝块及胎膜破口距胎盘<7cm

C. 腹部检查为胎头高浮或胎位异常

D. 超声检查可协助诊断

E. 每次阴道出血伴宫缩及腹痛

31. 临床及B超诊断脑积水的依据是

A. 妊娠16周后，脑室率（中线至侧脑室侧壁距离/中线至颅骨内缘距离）>0.5

B. 胎头宽大，骨质薄软，有弹性，囟门大，颅缝宽

C. 胎头周径明显大于腹周径

D. 颅内大部分被液性暗区占据

E. 中线飘动

32. 羊水过多对胎儿的影响包括

A. 早产　　B. 胎位异常

C. 食管闭锁　　D. 肌肉骨骼畸形

E. 脐带帆状附着

33. 胎膜早破的病因有

A. 创伤　　B. 多胎妊娠

C. 下生殖道感染　　D. 宫颈内口松弛

E. 巨大胎儿

34. 妊娠期高血压疾病扩容的指征为

A. 严重低蛋白血症　　B. 心力衰竭

C. 严重贫血　　D. 脑水肿

E. 全身水肿

35. 发生巨大胎儿的原因是

A. 初产妇
B. 遗传因素
C. 过期妊娠
D. 营养过剩
E. 孕妇糖尿病

36. 过期妊娠患者的围产儿患病率和死亡率增加，常见的死因是

A. 产伤
B. 低血糖
C. 低血钙
D. 缺血缺氧性脑病
E. 胎粪吸入综合征、吸入性肺炎或肺不张

37. 妊娠剧吐终止妊娠的指征是

A. 持续性黄疸
B. 心率每分钟超过 120 次
C. 精神症状及韦尼克脑病
D. 考虑到引发胎儿畸形
E. 病情不见好转，体温持续在 38℃以上

38. 前置胎盘时，期待疗法适用于

A. 胎儿存活
B. 已临产
C. 阴道出血不多
D. 妊娠 37 周以前
E. 估计胎儿体重<2000g

39. 双胎输血综合征，即一个胎儿接受另一个胎儿的大量血液，受血儿出现的情况有

A. 心脏肥大
B. 血量增多
C. 肝肾增大
D. 羊水过多
E. 脑积水

40. 羊水过少的并发症有

A. 过期妊娠
B. 胎儿骨骼畸形
C. 肺发育不全
D. 法洛四联症
E. 胎儿生长迟缓

41. 下列方法可用来判断胎膜早破的有

A. pH 试纸法
B. 阴道窥器检查
C. B 超
D. 羊膜镜检查
E. 阴道液体涂片法

42. 重度子痫前期分娩期的注意事项包括

A. 观察宫缩及胎心音
B. 第二产程行阴道助产
C. 给予缩宫素预防产后出血
D. 严密观察血压，防止病情恶化
E. 给予麦角新碱治疗产后出血

43. 可用于治疗早产的药物有

A. 利托君
B. 硫酸镁
C. 硝苯地平
D. 卡前列腺素
E. 硫酸沙丁胺醇

44. 过熟儿的外形为“小老儿”，体重低，抵抗力低下，围产儿死亡率高，多数死于
A. 新生儿吸入性肺炎
B. 缺血缺氧性脑病
C. 产伤
D. 低血糖
E. 胎粪吸入综合征

45. 重症妊娠剧吐的临床表现有
A. 尿比重增加，出现酮体甚至蛋白、管型
B. 体重减轻，严重脱水，营养不良
C. 每天呕吐次数达10次以上
D. 黄疸，肝功能异常
E. 抽搐

46. 关于前置胎盘，下列说法恰当的是
A. 妊娠晚期无痛性阴道出血
B. 完全性前置胎盘出血早
C. B超提示前置类型
D. 常致胎位异常
E. 宫高与妊娠周数不符

47. 关于羊水过少的处理方式原则，下列说法恰当的有
A. 若同时并发胎儿宫内发育迟缓，应采取期待治疗以延长妊娠周数
B. 妊娠中期发现羊水过少应及时终止妊娠
C. 妊娠晚期，每次B超检查均应测羊水量
D. 产程中发现羊水过少可以向羊膜腔内注射液体
E. 妊娠40周的患者，可经腹注射液体补充羊水

48. 下列患者中容易出现胎膜早破的是
A. 臀位
B. 经产妇
C. 便秘
D. 妊娠期高血压疾病
E. 妊娠糖尿病合并巨大胎儿、羊水过多

49. 与妊娠期高血压胎盘病变关系密切的有
A. 胎儿宫内窘迫
B. 胎儿宫内生长受限
C. 产后出血
D. 胎盘早剥
E. 胎儿脑瘫

50. 妊娠期高血压疾病的高危因素有
A. 多胎妊娠
B. 糖尿病
C. 慢性高血压
D. 孕妇年龄小于25岁

E. 低社会经济状况

51. 稽留流产于流产时可出现大量出血的原因是

A. DIC　　B. hCG 消失

C. 胎盘组织机化　　D. 雌激素不足

E. 胎盘缩宫素酶减少

52. 卵巢妊娠的诊断标准包括

A. 卵巢必须有破裂口　　B. 双侧输卵管必须完整

C. 囊胚必须位于卵巢组织内　　D. 囊胚壁上有卵巢组织

E. 卵巢与囊胚必须以卵巢固有韧带与子宫相连

53. 胎盘早剥的并发症主要有

A. 希恩综合征　　B. 肝功能异常

C. 产后出血　　D. 急性肾衰竭

E. 弥散性血管内凝血

54. 导致羊水过多的胎儿畸形有

A. 消化道畸形　　B. 泌尿道畸形

C. 联体儿　　D. 脊柱裂

E. 无脑儿

55. 诊断羊水过少的依据包括

A. B 超发现羊水和胎儿界面不清　　B. 临产后宫缩多不协调，产程延长

C. 胎儿肺发育不全　　D. B 超下 AFI≤7cm

E. 破膜时羊水少于 300ml 且黏稠混浊

56. 下列属于羊水的特点并且可以用来与阴道分泌物进行鉴别的是

A. pH 4.5~5.5　　B. pH 7.0~7.5

C. 羊水中无机盐含量高　　D. 含有脱落的胎儿上皮细胞

E. 含有胎儿的胎毛、胎粪

57. 关于妊娠期高血压疾病患者使用硫酸镁治疗的方法，下列说法正确的是

A. 静脉给药时，首次负荷量用 25%硫酸镁 16ml 加入 25%葡萄糖液 10ml，快速注入

B. 25%硫酸镁 20ml 加入 1%~2%普鲁卡因 2ml，以减轻药物刺激性疼痛

C. 可肌内注射或静脉给药

D. 应做深部肌内注射

E. 每日总量不超过 20g

58. HELLP 综合征是妊娠期高血压疾病的严重并发症，其特点为

A. 血管内溶血　　B. 肝被膜下血肿

C. 血小板减少　　D. 转氨酶升高

E. 腹水

59. 可用于核实妊娠周数的有

A. 早孕反应时间
B. 胎动开始时间
C. 早孕B超检查资料
D. 尿妊娠试验阳性时间
E. 妊娠前子宫大小

60. 关于妊娠肝内胆汁淤积症对孕妇的影响，下列叙述正确的是

A. 可出现糖、脂代谢紊乱
B. 脂溶性维生素K吸收减少
C. 肝组织活检可见明显的炎症表现
D. 大多数患者GPT、GOT轻度至中度升高
E. 部分患者血清胆红素轻度至中度升高，其中以间接胆红素为主

61. 输卵管间质部妊娠的特点有

A. 其结局几乎全部破裂
B. 术时无须做子宫切除术
C. 危险性比壶腹部妊娠小
D. 比峡部妊娠多见
E. 可转变为宫角妊娠

62. 与妊娠肝内胆汁淤积症相关的有

A. 不能预测的胎死宫内
B. 巨大胎儿
C. 胎膜早破
D. 自发性早产
E. 胎儿宫内窘迫

63. 胎盘早剥多见于

A. 外伤
B. 维生素C缺乏
C. 双胎及羊水过多
D. 孕妇长期处于仰卧位
E. 妊娠期高血压疾病及慢性高血压

64. 妊娠肝内胆汁淤积症患者的治疗包括

A. 缓解瘙痒症状
B. 胎儿宫内监护
C. 降低血胆酸水平
D. 硫酸镁解痉治疗
E. 恢复肝功能

65. 对于羊水过多恰当的有

A. 孕妇低盐饮食
B. 急性羊水过多时，孕妇可出现呼吸困难
C. 产后易引起子宫收缩乏力导致产后出血
D. 慢性羊水过多约占98%，且多发生在妊娠28~32周
E. 合并神经管缺陷胎儿时，羊水AFP值超过同期正常妊娠平均值3个标准差以上

66. 关于妊娠剧吐的患者的治疗，下列说法正确的是

A. 明确失水量及电解质紊乱情况，酌情补充水分和电解质
B. 营养不良者静脉补充必需氨基酸、脂肪乳

C. 对精神情绪不稳定的孕妇给予心理治疗
D. 适当利尿，每日维持尿量 1000ml 以上
E. 尽量鼓励进食

67. 导致胎儿死亡的原因有
A. 后置胎盘　B. 子宫肌瘤
C. 脐带缠绕　D. 妊娠合并慢性肾炎
E. 胎儿先天性心脏病

68. 下列属于胎膜早破病因的是
A. 妊娠后期性交　B. 外伤
C. 尿道炎　D. 胎膜发育不良
E. 子宫颈内口松弛

69. 前置胎盘的表现有
A. 无痛性阴道流血　B. 胎先露下降受阻
C. 有痛性阴道流血　D. 子宫张力高，胎心难以听到
E. 耻骨联合上方可闻及与母体脉搏一致的吹风样杂音

70. 容易发生习惯性流产的是
A. 颈管裂伤　B. 宫颈炎症
C. 畸形子宫　D. 子宫脱垂
E. 黏膜下子宫肌瘤

71. 输卵管妊娠的手术指征有
A. 疑间质部妊娠　B. 输卵管妊娠流产型
C. 内出血多而休克严重　D. 并发盆腔感染不能控制者
E. 妊娠试验持续阳性，包块继续增大

72. 完全性前置胎盘的临床表现有
A. 巨大胎儿　B. 出血量多
C. 出血量递增　D. 多次反复出血
E. 初次出血的时间较早

73. 关于胎儿宫内发育迟缓的孕妇，补充营养物质包括
A. 脂肪乳剂静脉注射
B. 口服多种氨基酸片
C. 20%葡萄糖 500ml+维生素 C 或能量合剂
D. 叶酸、维生素 E、维生素 B_{12}
E. 疏通微循环

74. 妊娠 28~35 周出现胎膜早破，可给予的处理方式包括

A. 促胎肺成熟
B. 预防性使用抗生素
C. 查血常规、C反应蛋白
D. 应用子宫收缩抑制药
E. B超监测残余羊水量

75. 前置胎盘对母亲的影响有
A. 胎盘植入
B. 产后出血
C. 羊水栓塞
D. 产褥感染
E. 急性肾衰竭

76. 下列可以导致自然流产的有
A. 孕妇子宫畸形
B. 过度紧张、焦虑
C. 免疫功能异常
D. 遗传基因缺陷
E. 孕妇患有慢性胃炎

77. 输卵管妊娠破裂不久的患者，进行妇科检查，结果应为
A. 宫颈有举痛
B. 子宫有漂浮感
C. 子宫正常大小，质软
D. 阴道后穹隆饱满，有触痛
E. 附件区及形状不规则包块

78. 关于吲哚美辛治疗羊水过多，下列说法正确的有
A. 原理为抗利尿作用
B. 具体用量为2.2~2.4mg/(kg·d)
C. 用药期间每周做B超检测羊水量
D. 必要时可重复使用
E. 应限于妊娠35周前使用

79. 外因性匀称型胎儿宫内发育迟缓的病因有
A. 缺乏叶酸、氨基酸、微量元素
B. 有害药物的影响
C. 母儿双方的影响
D. 遗传因素
E. 缺乏叶酸

80. 引起死胎的因素有
A. 慢性肾炎
B. 妊娠期高血压疾病
C. 慢性高血压
D. 宫颈内口松弛
E. 糖尿病

81. 前置胎盘孕妇出现阴道大流血，需紧急转送至上级医院，转送前所需处理方式是
A. 给予宫缩剂
B. 输血、输液
C. 腹部加压包扎
D. 无须上述处理方式，尽快护送转院
E. 消毒下进行阴道填塞纱条

82. 下列因素可能导致过期妊娠的是
A. 家族史
B. 胎儿过小
C. 内源性前列腺素不足
D. 雌激素与孕激素比例失调

E. 胎儿肾上腺皮质功能不足

83. 与异位妊娠有关的病因有

A. 输卵管发育不良或畸形
B. 输卵管的不完全梗阻
C. 子宫发育不良
D. 孕卵的外游走
E. 患者年龄

84. 重症妊娠期高血压疾病易发生产后血循环衰竭的原因是

A. 大量使用解痉药
B. 大量使用降压药
C. 腹压突然下降
D. 血浆内钠离子增多
E. 血液浓缩

85. 过期妊娠易发生羊水过少的原因是

A. 胎儿肾小管对抗利尿激素的敏感性增高
B. 羊膜上皮细胞萎缩，微绒毛肿胀
C. 胎盘功能减退，灌注量不足
D. 母亲血容量低
E. 胎儿脱水

86. 妊娠期治疗 FGR 的一般治疗原则包括

A. 休息
B. 吸氧
C. 左侧卧位
D. 均衡膳食
E. 沙丁胺醇口服

六 案例分析题

（1~4 题共用题干）

患者，女性，32 岁。已婚。2 个月前妇科检查正常。今突然左下腹痛、阴道少量出血。面色苍白，心率 110 次/分，血压 90/60mmHg。B 超示子宫正常大小，左侧 4cm×4cm×3cm 非匀质包块，盆腔大量积液。检查尿 hCG（-）。

1. 本病例最有价值的病史是

A. 腹痛情况
B. 末次月经时间
C. 有无晕厥
D. 有无外伤史
E. 有无剧烈运动
F. 有无恶心、呕吐

2. 为明确诊断，可行的检查有

A. X 线检查
B. 血 hCG
C. 子宫镜检查
D. 腹腔镜检查
E. 血常规检查
F. 阴道后穹隆穿刺

3. 可能的诊断是

A. 先兆流产
B. 痛经
C. 异常子宫出血
D. 急性阑尾炎
E. 黄体破裂
F. 左卵巢肿物
G. 左侧输卵管妊娠

4. 如确诊为输卵管妊娠破裂，其最佳处理方式方法是
A. 观察
B. 腹腔镜或剖腹探查
C. 输血、输液
D. 保守治疗
E. 化学药物治疗
F. 中医治疗

参考答案与解析

一、A1 型题

1. E【解析】宫缩后胎心率 110~120 次/分提示胎儿窘迫的发生。

2. D【解析】输卵管妊娠破裂的手术治疗分为保守手术和根治手术。保守手术为保留患侧输卵管，根治手术为切除患侧输卵管。当出现出血性休克，应采取的紧急措施是纠正休克后手术。

3. E【解析】胎盘早剥的治疗如下。①纠正休克，大量补液：建立静脉通道，迅速补充血容量，改善血液循环。②及时终止妊娠：根据胎盘早剥的严重程度、是否临产、胎儿宫内状况决定分娩的方式。剖宫产适用于Ⅰ度胎盘早剥，出现胎儿窘迫征象者；Ⅱ度胎盘早剥，不能在短时间内结束分娩者；Ⅲ度胎盘早剥，产妇病情恶化，胎儿已死，不能立即分娩者；破膜后产程无进展者。阴道分娩适用于一般情况好，宫颈口已开大，估计短时间内可结束分娩者，尤其对于胎儿死于宫内者，可行人工破膜、缩宫素静脉滴注让其从阴道分娩。但必须严密观察母胎的情况。③早期预防及识别凝血功能异常和脏器功能损害。所以，胎盘早剥时，产妇病情恶化，为抢救产妇生命，不论胎儿是否存活均应及时行剖宫产。

4. A【解析】妊娠期体内雌激素水平大幅度增加。雌激素可使 Na^+，K^+-ATP 酶活性下降，能量提供减少，导致胆酸代谢障碍；可使肝细胞膜中胆固醇与磷脂比例上升，流动性降低，从而影响了对胆酸的通透性，使胆汁流出受阻；可作用于肝细胞内雌激素受体，改变肝细胞蛋白质的合成，导致胆汁回流增加。上述因素综合作用可能导致妊娠期肝内胆汁淤积（ICP）的发生。

5. D【解析】孕妇患急性肾盂肾炎时，若感染进一步波及羊膜和绒毛组织，会导致子宫收缩和早产；慢性肾炎会导致体内毒素和废物积累，也可引起早产；双子宫的一侧妊娠会导致宫腔异常扩张，影响子宫壁张力和稳定性，从而引起早产；胎膜早破会导致羊水过早漏

出，增加宫颈口感染和早产风险；胎儿脑积水不会直接导致子宫收缩和宫颈扩张，一般不会直接引起早产。

6. A【解析】妊娠期高血压疾病的并发症：①脑卒中（脑梗死、脑出血）。②心脏病。③肾衰竭。④胎盘早剥。⑤凝血功能障碍。⑥HELLP 综合征，即溶血（H）、转氨酶升高（EL）、低血小板（LP）。⑦胎儿生长受限（FGR）或胎死宫内。⑧产后血液循环衰竭。所以，肺炎不是重度妊娠期高血压疾病并发症。

7. C【解析】妊娠期高血压水肿：一般为凹陷性水肿，限于小腿以下为“+”，延及股部为“++”，延及外阴及腹壁为“+++”，全身水肿或伴有腹水为“++++”。

8. A【解析】急性输卵管妊娠破裂或流产的手术原则是尽快钳夹出血处，切除患侧输卵管，目的是控制大量失血、防止内脏器官受损以及避免继发感染等，还可预防再次发生输卵管妊娠。

9. D【解析】宫腔镜在诊断输卵管妊娠时少用。宫腔镜检查的适应证：①异常子宫出血。②疑宫腔粘连及畸形。③超声检查有异常宫腔回声及占位病变。④节育器定位。⑤原因不明的不孕。⑥子宫造影异常。⑦复发性流产。

10. D【解析】生活习惯不属于胎儿宫内生长发育受限的因素。

11. C【解析】妊娠晚期腹部外伤或直接被撞击、性交、外倒转术等都可诱发胎盘早剥。

12. D【解析】完全性前置胎盘又称为中央性前置胎盘，子宫颈内口完全被胎盘组织覆盖，初次出血时间多在妊娠 28 周左右。

13. C【解析】胎儿出生缺陷发生率按由多到少顺序排列是无脑儿、脑积水、开放性脊柱裂、脑脊膜膨出、腭裂、先天性心脏病。

14. E【解析】胎膜早破（PROM）是指临产前胎膜破裂，是妊娠晚期常见的并发症，它使早产率、围产儿死亡率、宫内感染率、产褥感染率均升高。临床上，及时诊断并有效处理该并发症非常必要。妊娠 28～35 周、胎膜早破不伴感染、羊水池深度≥3cm 者，适用期待疗法。

15. A【解析】急性异位妊娠的体征如下。①腹部检查：下腹部有明显压痛及反跳痛，尤以患侧为剧，但腹肌紧张较腹膜炎时的板状腹轻，出血较多时叩诊有移动性浊音，历时较长后形成血凝块，下腹可触及软性肿块，反复出血使肿块增大变硬。②盆腔检查：阴道后穹窿饱满，触痛。宫颈有明显举拉痛，将宫颈轻轻上抬或向左右摇动时，即可引起剧烈疼痛，子宫稍大而软，内出血多时，子宫有漂浮感。子宫一侧或后方可触及肿块，质似湿面粉团，边界不清楚，触痛明显，间质部妊娠与其他部位输卵管妊娠表现不同，子宫大小与停经月份基本符合，但子宫轮廓不相对称，患侧宫角部突出，破裂所致的征象极像妊娠子宫破裂。

16. B【解析】自然流产表现为阴道流血者一般发生在妊娠 12 周以内，出血量较多的流产妊娠周数为 8～12 周。开始时绒毛与蜕膜分离，血窦开放，即开始出血。当胚胎完全分离排出后，由于子宫收缩，出血停止。早期流产的全过程均伴有阴道流血，而且出血量往往较多。晚期流产者，胎盘已形成，流产过程与早产相似，胎盘继胎儿分娩后排出，一般出血量不多。

17. A【解析】胆汁中的胆酸主要是甘胆酸（CG）及牛磺酸，其比值为 3∶1，临床上常通过检测血清中 CG 值了解胆酸水平。妊娠期肝内胆汁淤积（ICP）患者血甘胆酸浓度在 30 周时突然升高至 2.0~2.5μmol/L，为正常水平的 100 倍左右，并持续至产后下降，5~8 周后恢复正常。血清胆酸升高是 ICP 最主要的特异性证据。在瘙痒症状出现或转氨酶升高前数周血清胆酸已升高，且其值越高，病情越严重，出现瘙痒的时间越早，因此测定孕妇血清甘胆酸不但是早期诊断 ICP 最敏感的方法，对判断病情严重程度和及时监护、处理均有参考价值。

18. D【解析】羊水过多是指妊娠期间羊水量超过 2000ml，分为慢性和急性两种。

19. E【解析】正常胎儿头皮血 pH 为 7.25~7.35、PaO_2 15~30mmHg、$PaCO_2$ 35~55mmHg，当 pH<7.2、PaO_2<10mmHg、$PaCO_2$>60mmHg 诊断胎儿酸中毒。

20. A【解析】输卵管妊娠时，子宫可增大、变软，但小于停经月份。大部分患者有 6~8 周停经史，但有 20%~30%的患者无明显停经史。输卵管间质部妊娠停经时间较长，约 3 个月。

21. E【解析】前置胎盘的期待疗法是为了延长胎龄，减少早产儿，降低围产儿的死亡率和发病率。符合以下条件可采用期待疗法：①孕妇一般情况好。②阴道出血不多。③妊娠周数<36 周。④胎儿体重<2000g。⑤胎儿存活。

22. A【解析】雌激素制剂可增加妊娠子宫对缩宫素的敏感性，故应禁用。

23. E【解析】前置胎盘的并发症如下。①产后出血：剖宫产时，当子宫切口无法避开附着于前壁的胎盘，导致出血明显增多，胎儿娩出后，子宫下段肌组织菲薄，收缩能力差，附着于此处的胎盘不宜完全剥离，一旦剥离，开放的血窦不易关闭，常发生产后出血，量多且不易控制。②植入性胎盘：子宫下段蜕膜发育不良，胎盘绒毛穿透底蜕膜，侵入子宫肌层，使胎盘剥离不全，而发生产后出血。③产褥感染：细菌经阴道侵入靠近宫颈外口的胎盘剥离面，同时多数产妇因反复出血而致贫血，免疫力低下，容易发生产褥感染。④围产儿预后不良：出血量多可以导致胎儿窘迫，甚至缺氧死亡，治疗性早产率增加，低出生体重的发生率和新生儿的死亡率增高。

24. C【解析】妊娠期高血压疾病患者应用硫酸镁的必备条件：①膝腱反射存在。②呼吸≥16 次/分。③尿量≥25ml/h 或≥600ml/d。④备有 10%葡萄糖酸钙溶液。

25. B【解析】妊娠期高血压疾病的基本病变是全身小动脉痉挛，导致全身脏器血流不畅，微循环供血不足，组织器官因缺血缺氧而受损，严重时导致各脏器坏死，功能障碍。

26. D【解析】虽然感染是早产的重要原因之一，但研究显示，抗生素并不能延长妊娠周数及降低早产率。①对有早产史或其他早产高危孕妇，应结合病情个体化地应用抗生素。②对胎膜早破的先兆早产孕妇建议常规应用抗生素预防感染。③抗生素预防性应用防止胎膜未破性早产。所以，选项 D 错误。

27. A【解析】单卵双胎由一个受精卵分裂而成，约占双胎妊娠的 30%。发生原因不明，不受种族、遗传、年龄或胎次的影响，也与促排卵药物应用无关。由于胎儿的基因相同，故性别相同，容貌极其相似。

28. E【解析】尿妊娠试验（+），后穹隆穿刺抽出不凝血，有助于诊断异位妊娠。

29. A【解析】前置胎盘典型的症状为妊娠晚期或临产时，发生无诱因、无痛性反复阴道流血。

30. C【解析】双胎妊娠与母亲相关的并发症包括：①流产及早产。②贫血。③妊娠期高血压疾病。④羊水过多。⑤妊娠期肝内胆汁淤积。⑥胎膜早破。⑦宫缩乏力。⑧胎盘早剥。⑨产后出血。⑩脐带异常。⑪胎头交锁及胎头碰撞。⑫胎儿畸形。

31. D【解析】子痫是子痫前期基础上发生不能用其他原因解释的抽搐。是妊娠期高血压疾病最严重的阶段。子痫可以发生在产前、产时、产后等不同时间，不典型的子痫还可发生于妊娠 20 周以前。

32. D【解析】过期妊娠具有以下情况之一者应立即终止妊娠：①宫颈已成熟。②胎儿体重≥4000g 或胎儿生长受限。③胎动<10 次/12 小时，或 NST 无反应型，OCT 阳性或可疑。④Manning 评分<6 分。⑤24 小时孕妇尿雌三醇<10mg 或下降 50%，或即时尿 E/C 持续降低。⑥合并羊水过少或羊水粪染。⑦合并有妊娠期高血压疾病。

33. C【解析】双胎妊娠的胎位以双头先露最常见，臀先露是最常见的异常胎位。

34. E【解析】羊水过多合并严重胎儿畸形确诊后应及时终止妊娠。具体处理措施如下。①做阴道拭子细菌培养，然后住院引产。②孕妇无明显心肺压迫症状，一般情况尚好，可经腹羊膜腔穿刺放出适量羊水后，注入依沙吖啶 50~100mg 引产。③人工破膜引产：用高位破膜器自宫口沿胎膜向上送入 15~16cm，刺破胎膜，使羊水以 500ml/h 的速度缓慢流出，并于羊水流出后腹部放置沙袋，注意严格无菌操作和生命体征监测，预防腹压骤降引起胎盘早剥、回心血量骤减等。破膜后 12 小时无宫缩，可促宫颈成熟或用缩宫素等引产。可预防性应用抗生素。

35. B【解析】妊娠 37 周后胎膜早破的发生率为 10%，妊娠不满 37 周胎膜早破发生率为 2.0%~3.5%。

36. D【解析】24 小时尿雌三醇定量主要用于检测胎盘的功能，并预测胎儿状态，不能用于推算妊娠周数。

37. A【解析】血清镁离子的有效治疗浓度为 1.8~3.0mmol/L，超过 3mmol/L 即可出现中毒症状。镁离子中毒时停用硫酸镁并静脉缓慢推注（5~10 分钟）10%葡萄糖酸钙溶液 10ml。如患者同时合并肾功能不全、心肌病、重症肌无力等，则硫酸镁应慎用或减量使用。若条件许可，用药期间可监测血清镁离子浓度。

38. D【解析】输卵管间质部妊娠的结局多为输卵管妊娠破裂。

39. A【解析】子痫前期伴有下述任一不良情况可诊断为重度子痫前期：①血压持续升高，收缩压≥160mmHg 和/或舒张压≥110mmHg。②尿蛋白≥5g/24h 或间隔 4 小时 2 次尿蛋白≥（+++）。③持续性头痛或视觉障碍或其他脑神经症状。④持续性上腹部疼痛，肝包膜下血肿或肝脾破裂症状。⑤肝功能异常，转氨酶 GPT 或 GOT 水平升高。⑥肾脏功能异常，少尿（24 小时尿量<400ml 或每小时尿量<17ml）或血肌酐>106μmol/L。⑦低蛋白血症伴胸腔积液或腹水。⑧血液系统异常，血小板呈持续性下降并低于 100×10^9/L；血管内溶血、贫血、黄疸或血 LDH 升高。⑨心力衰竭、肺水肿。⑩胎儿生长受限或羊水过少。⑪妊娠 34 周以前发病。

40. C【解析】子痫患者光、声刺激可诱发抽搐，子痫的一般急诊处理措施包括：子痫发作时需保持气道通畅，维持呼吸、循环功能稳定，密切观察生命体征、尿量（应留置导尿管监测）等；避免声、光等刺激；预防坠地外伤、唇舌咬伤。

41. C【解析】羊水过多合并正常胎儿时，根据羊水过多的程度及胎龄决定处理方法。不足 37 周、胎肺不成熟，应尽量延长妊娠周数。自觉症状较轻者，注意休息，低盐饮食，左侧卧位。酌情使用镇静药和利尿药，每周超声监测羊水量变化及胎儿发育情况。自觉症状严重者可穿刺放羊水。在超声引导下，用 15~18 号腰椎穿刺针行羊膜腔穿刺，速度约500ml/h，一次放羊水量不超过 1500ml。3~4 周后可重复进行。使用前列腺素合成酶抑制剂，吲哚美辛 2. 2~2. 4mg/（kg·d），分 3 次口服。用药期间，动态监测羊水量变化（每周 1 次超声检测）及胎儿超声心动图变化（用药后 24 小时 1 次，以后每周 1 次），发现羊水量明显减少或动脉导管狭窄及时停药。

42. A【解析】在前置胎盘患者中，腹部触诊和听诊的表现取决于前置胎盘的程度和妊娠周数。如果出现子宫强制性收缩、宫底升高、血压下降和胎心消失等症状，说明宫颈口可能已经被完全覆盖，产道被堵塞，需进行紧急剖宫产手术。

43. D【解析】羊水过多的原因：①特发性羊水过多。②胎儿疾病，包括胎儿结构异常（以中枢神经系统和消化道畸形为主）、胎儿肿瘤、神经肌肉发育不良、代谢性疾病、染色体或遗传基因异常等。③多胎妊娠，易并发双胎输血综合征。④胎盘脐带病变。⑤妊娠合并症，包括妊娠糖尿病、母儿 Rh 血型不合、胎儿免疫性水肿等。

44. C【解析】羊水过多常由胎儿尿液分泌过多或胎儿吞咽功能障碍等因素引起，可增加孕妇合并子痫前期的风险，因为它可能导致子宫内压力升高，从而影响血流灌注，进而引发子痫前期。

45. A【解析】参见 A1 型题第 19 题解析。

46. D【解析】重度子痫前期属于妊娠期高血压疾病比较严重的阶段，是在子痫前期的基础上出现的，治疗时应首选解痉降压治疗。

47. A【解析】参见 A1 型题第 24 题解析。

48. D【解析】电镜观察发现羊膜上皮层在羊水过少时变薄，上皮细胞萎缩，微绒毛短粗，尖端肿胀，数目少，有鳞状上皮化生现象，细胞中粗面内织网及高尔基复合体也减少，上皮细胞和基底膜之间桥粒和半桥粒减少。认为有些原因不明的羊水过少可能与羊膜本身病变有关。

49. B【解析】参见 A1 型题第 31 题解析。

50. A【解析】超声检查已成为诊断输卵管妊娠的主要方法之一。典型声像图为：子宫内未见妊娠囊，子宫内膜增厚；宫旁一侧见边界不清、回声不均的混合性包块，有时宫旁包块内可见妊娠囊、胚芽及原始心管搏动，是输卵管妊娠的直接证据，直肠子宫陷凹处有积液。

51. D【解析】前置胎盘是指妊娠 28 周后，胎盘部分或全部附着于子宫下段或覆盖在子宫颈内口处，其位置低于胎儿先露部。前置胎盘是妊娠晚期的严重并发症，如处理不当可威胁母婴安全。

52. C【解析】使用硫酸镁的必备条件参见 A1 型题第 24 题解析。血清镁离子的有效治疗浓度为 1.8~3.0mmol/L，超过 3mmol/L 即可出现中毒症状。

53. C【解析】胎盘早剥多发生于子痫前期、子痫、慢性高血压及慢性肾脏疾病的孕妇。当这类疾病引起全身血管痉挛及硬化时，子宫底蜕膜也可发生螺旋小动脉痉挛或硬化，引起远端毛细血管缺血坏死而破裂出血，血液流至底蜕膜层与胎盘之间，并形成血肿，导致胎盘从子宫壁剥离。

54. E【解析】胎儿发育指数公式：宫高（cm）−3×（月份+1）。

55. B【解析】参见 A1 型题第 41 题解析。

56. E【解析】羊水过少合并正常胎儿可采用增加羊水量的期待治疗：对妊娠未足月，胎肺不成熟者，可行增加羊水量延长妊娠周数。可选用羊膜腔输液补充羊水，尽量延长妊娠周数。

57. D【解析】胎动计数简便易行，能反映胎儿在子宫中的状态，通过胎动计数可以初步判断胎儿在宫内的安危。

58. A【解析】重度子痫前期由于血压持续升高、蛋白尿增加，引起重要脏器（心、肝、脑、肾等）功能损害，可以出现严重的并发症，如脑出血、脑水肿、心力衰竭、肝衰竭、肾衰竭等，或引起 HELLP 综合征等严重的并发症，可以危及母儿生命。羊水栓塞不是子痫前期重度的并发症。

59. E【解析】重型胎盘早剥：子宫硬如板状，压痛，尤以胎盘剥离处最明显，但子宫后壁胎盘早剥时压痛可不明显。子宫往往大于妊娠月份，宫底随胎盘后血肿的增大而增高，子宫多处于高张状态，如有宫缩则间歇期不能放松，故胎位触不清楚。如剥离面超过胎盘面积的 1/2，由于缺氧，常常胎心音消失，胎儿死亡。重型患者病情凶险，可很快出现严重休克、肾功能异常及凝血功能障碍。

60. D【解析】死胎的病因如下。①胎盘及脐带因素：胎盘早剥、前置胎盘、脐带血管前置、脐带帆状附着、急性绒毛膜羊膜炎、脐带过短、脐带扭转、脐带打结、脐带脱垂等，导致胎儿窘迫。②胎儿因素：胎儿生长受限、严重胎儿畸形、胎儿宫内感染、严重遗传性疾病、母儿血型不合等。③孕妇因素：全身因素，如妊娠期高血压疾病、抗磷脂抗体综合征、过期妊娠、糖尿病、慢性肾炎、心血管疾病、全身和腹腔感染、休克等；子宫局部因素，如宫缩过强或张力过大、子宫破裂、子宫肌瘤、子宫畸形等。

61. B【解析】自然流产的临床表现如下。①停经：大多数流产患者有明显的停经史，根据停经时间的长短可将流产分为早期流产和晚期流产。②阴道流血：参见A1型题第16题解析。③腹痛：早期流产开始阴道流血后宫腔内存有血液，特别是血块，刺激子宫收缩，呈阵发性下腹痛，特点是阴道流血往往出现在腹痛之前。晚期流产则先有阵发性的子宫收缩，然后胎儿胎盘排出，特点是往往先有腹痛，然后出现阴道流血。

62. E【解析】子痫前期患者不主张常规应用利尿药，仅当患者出现全身性水肿、肺水肿、脑水肿、肾功能不全、急性心力衰竭时，可酌情使用呋塞米等快速利尿药。甘露醇主要用于脑水肿。甘油果糖适用于肾功能有损伤的患者。严重低蛋白血症有腹水者补充白蛋白后再应用利尿药效果较好。妊娠期高血压疾病患者应用利尿药的禁忌证是血细胞比容>0.35。

63. E【解析】化学药物治疗主要适用于病情稳定的输卵管妊娠患者及保守性手术后发生持续性异位妊娠者。化学药物治疗的适用条件：①无药物治疗的禁忌证。②输卵管妊娠未发生破裂或流产。③妊娠囊直径<4cm。④血hCG<2000U/L。⑤无明显内出血。

64. D【解析】输卵管妊娠破裂患者大部分有6~8周停经史。可由于腹腔内急性大量出血而致休克，与阴道出血量不成比例。此时表现为面色苍白，出冷汗，脉微弱而数，血压下降。腹肌一般不紧张，下腹患侧压痛及反跳痛。内出血多时，腹部隆起，移动性浊音阳性。有些患者下腹可触及包块，若反复出血并积聚，包块可不断增大变硬。子宫颈轻度着色，举痛明显。

65. E【解析】硫酸镁防治子痫的作用机制：①镁离子抑制运动神经末梢释放乙酰胆碱，阻断神经肌肉接头间的信息传导，使骨骼肌松弛。②镁离子刺激血管内皮细胞合成前列环素，抑制内皮素合成，降低机体对血管紧张素Ⅱ的反应，从而缓解血管痉挛状态。③镁离子通过阻断谷氨酸通道阻止钙离子内流，解除血管痉挛、减少血管内皮损伤。④镁离子可提高孕妇和胎儿血红蛋白的亲和力，改善氧代谢。

66. B【解析】双胎妊娠中最常见的类型是双卵双胎，由两个卵子分别受精而成，约占70%。胎儿的遗传基因不完全相同，性别和血型可以不同，外貌和指纹等表型不同。胎盘可为两个或一个，但胎盘的血液循环各自独立，胎儿分别位于自己的胎囊中，两胎囊之间的中隔由两层羊膜和两层绒毛膜组成，两层绒毛膜有时融合为一层。

67. D【解析】胎膜早破可以通过测定阴道液pH、阴道液涂片等方法辅助诊断，但血液、宫颈黏液以及尿液混杂时，可能使pH检查结果出现假阳性。

68. A【解析】发生高位破膜时，产妇需要卧床休息并抬高床尾，即刻入院待产，以防脐带脱垂危及胎儿。通常破膜后 24 小时内会自然流产。

69. A【解析】联体儿极少见，系单卵双胎在妊娠早期发育过程中未能分离，或分离不完全所致，多数性别相同。B 超诊断不困难。联体双胎所涉及的脏器越多越重要，预后就越差。一旦发现为联体儿，可考虑终止妊娠。足月妊娠应行剖宫产术。

70. B【解析】流产是指妊娠不足 28 周、胎儿体重不足 1000g 而终止者。发生于妊娠 12 周前者称早期流产，发生于妊娠 12 周至不足 28 周者称晚期流产。早期流产较为多见。难免流产是先兆流产的继续，妊娠难以持续，有流产的临床过程。阴道出血量超过月经量，下腹阵发性剧痛或出现阴道流水（胎膜已破）。习惯性流产指自然流产连续发生 3 次或以上者。先兆流产宫颈口未开，胎膜未破，妊娠产物未排出，子宫大小与停经周数相符。稽留流产又称过期流产，指胚胎或胎儿已死亡滞留宫腔内未能及时自然排出者。阴道内可少量血性分泌物，宫颈口未开，子宫较停经周数小。

71. B【解析】除非有严重的液体丢失（如呕吐、腹泻、分娩出血）或高凝状态者，子痫前期孕妇不推荐扩容治疗，否则会增加血管外液体量，导致一些严重并发症的发生（如肺水肿、脑水肿等）。子痫前期患者出现少尿如无肌酐升高不建议常规补液，持续性少尿不推荐使用多巴胺或呋塞米。

72. A【解析】双胎输血综合征（TTTS）见于双羊膜囊单绒毛膜单卵双胎，发生率 10%～20%。两个胎儿体重差别大于 20%、血红蛋白差别大于 50g/L 提示双胎输血综合征可能。

73. C【解析】妊娠剧吐与孕妇血中 hCG 水平上升有关，且多胎妊娠、葡萄胎患者 hCG 水平显著增高，其发生妊娠剧吐的概率也增高，而一旦终止妊娠后，呕吐即消失。

74. C【解析】药物治疗主要适用于早期输卵管妊娠，要求保存生育能力者。其病灶直径<3cm，未破裂或流产，无明显内出血，血 β-hCG<3000U/L。常用甲氨蝶呤（MTX），抑制滋养细胞增生，破坏绒毛，使胚胎组织坏死、脱落、吸收而免于手术。全身用药为 MTX 0.4mg/(kg・d)，5 天一疗程，间隔 5 天，根据病情可用 1～2 疗程。局部用药可采用在 B 超引导下穿刺异位妊娠囊或在腹腔镜直视下穿刺，将 MTX 10～50mg 注入其中。用药期间应注意病情变化及药物的不良反应；用 B 超和 β-hCG 监测治疗效果，若用药后 1～2 周，临床症状缓解或消失，β-hCG 迅速下降，连续 3 次阴性为显效。

75. D【解析】Ⅰ度胎盘早剥以外出血为主，多见于分娩期，胎盘剥离面积小，患者常无腹痛或腹痛轻微，贫血体征不明显。腹部检查：子宫软，子宫大小与妊娠周数相符，胎位清楚，胎心多正常，产后检查见胎盘母体面有凝血块及压迹即可诊断。

76. C【解析】重度子痫前期患者产后应继续使用硫酸镁 24～48 小时预防产后子痫。子痫前期患者产后 3～6 天是产褥期血压高峰期，高血压、蛋白尿等症状仍可能反复出现甚至加剧，因此这期间仍应每天监测血压及尿蛋白。

77. E【解析】巨大胎儿与双胎妊娠均为高危妊娠，均易产程延长、宫缩乏力、产后出血。但两者早产发生率不同。双胎妊娠早产发生率较高，巨大胎儿早产发生率不高。

78. A【解析】羊水过多会发生合并严重胎儿畸形，故要首先排除胎儿畸形。

79. E【解析】妊娠20周后胎儿在宫内死亡者称为死胎。胎儿在分娩过程中死亡称为死产，也是死胎的一种。

80. B【解析】不全流产由难免流产发展而来。妊娠产物已部分排出体外，尚有部分残留于宫腔内，影响子宫收缩，以致阴道出血较多，时间较长，易引起宫内感染，甚至因流血过多而发生失血性休克。妇科检查：宫颈口已扩张，不断有血液自宫颈口内流出，有时尚可见胎盘组织堵塞于宫颈口或部分妊娠产物已排出于阴道内，而部分仍留在宫腔内。一般子宫小于停经周数。

81. C【解析】妊娠期高血压疾病治疗时的首选药物是硫酸镁。其用药指征：①控制子痫抽搐及防止再抽搐。②预防重度子痫前期发展成为子痫。③子痫前期临产前用药预防抽搐。

82. A【解析】死胎死亡时间较短者，仅见胎动和胎心搏动消失，体内各器官血流、脐带血流停止，身体张力及骨骼、皮下组织回声正常，羊水回声区无异常改变。若胎儿死亡过久，可显示颅骨重叠，颅板塌陷、颅内结构不清，胎儿轮廓不清、胎盘肿胀。

83. D【解析】参见A1型题第32题解析。

84. E【解析】妊娠期高血压疾病时，应用硫酸镁最早出现的中毒反应是腱反射消失。

85. A【解析】Ⅲ度胎盘早剥时，胎盘剥离超过胎盘面积1/2，临床表现较Ⅱ度加重。患者可出现恶心、呕吐、面色苍白、四肢湿冷、脉搏细数、血压下降等休克症状。腹部检查：子宫硬如板状，宫缩间歇期不能放松，胎位触不清，胎心消失。①Ⅲa：患者无凝血功能障碍。②Ⅲb：患者有凝血功能障碍。

86. C【解析】羊水过多孕妇娩出的新生儿，容易患的疾病是先天性食管闭锁。

87. C【解析】肼屈嗪用以肾型高血压及收缩压较高的患者。

88. A【解析】参见A1型题第70题解析。

89. B【解析】胎儿生长受限（FGR）是指胎儿大小异常，在宫内未达到其遗传的生长潜能。胎儿出生体重低于同妊娠周数胎儿平均体重的2个标准差，或低于同妊娠周数胎儿正常体重的第10百分位数。鉴于并非所有低于第10百分位数的胎儿均为病理性生长受限，也有人提出以低于第3百分位数为准。我国发生率为6.39%，是围产儿死亡的第二大原因（占30%）。死亡率为正常发育儿的6~10倍。产时宫内缺氧围产儿中50%为FGR。至5岁时，可比正常儿体重低20~25个百分位，且智力发育显著较差。

90. E【解析】参见A1型题第70题解析。

91. A【解析】参见A1型题第42题解析。

92. A【解析】习惯性流产指自然流产连续发生3次或以上者。每次流产多发生于同一妊娠月份，临床症状与一般流产相同。早期习惯性流产的原因常为黄体功能不足、多囊卵巢综合征、高催乳素血症、甲状腺功能减退、染色体异常、生殖道感染及免疫因素等。晚期习惯性流产最常见的原因为宫颈内口松弛、子宫畸形、子宫肌瘤等。宫颈内口松弛者，常于妊娠中期，胎儿长大，羊水增多，宫腔内压力增加，胎囊向宫颈内口突出，宫颈管逐渐短缩、扩张。患者多无自觉症状，一旦胎膜破裂，胎儿迅即排出。

93. C【解析】前置胎盘的原因目前尚不清楚，常与如下因素有关：①多次妊娠、多次人工流产、多次刮宫操作及剖宫产手术等，均可以引起子宫内膜病变，当受精卵植入子宫蜕膜时，因血液供给不足，为了摄取足够营养而胎盘面积扩大，甚至伸展到子宫下段。②当受精卵抵达子宫腔时，其滋养层发育迟缓，尚未发育到能着床的阶段而继续下移植入子宫下段，并在该处生长发育形成前置胎盘。③有学者提出吸烟及毒品影响子宫胎盘供血，胎盘为获取更多的氧供应而扩大面积，有可能覆盖子宫颈内口，形成前置胎盘。④多胎妊娠由于胎盘面积大，延伸至子宫下段甚至达到宫颈内口。

94. C【解析】胎心监护出现胎心减速是指在宫缩的情况下发生的一种心率减慢的情况，根据这种情况可判断胎儿在母亲体内是否存在缺氧的现象。早期减速一般发生在第一产程的后期，为宫缩时胎头受压引起，不受孕妇体位或吸氧而改变，胎心早期减速不是胎儿窘迫的临床表现。

95. C【解析】先兆流产指妊娠 28 周前，先出现少量阴道流血，继之出现阵发性下腹痛或腰背痛。

96. D【解析】参见 A1 型题第 29 题解析。

97. A【解析】参见 A1 型题第 5 题解析。

98. E【解析】近年来研究发现妊娠期高血压疾病患者存在胰岛素抵抗，高胰岛素血症可导致 NO 合成下降及脂质代谢紊乱，增加外周血管的阻力，升高血压。因此认为胰岛素抵抗与妊娠期高血压疾病的发生密切相关，但尚需进一步研究。所以，选项 E 错误。其余选项均正确。

99. C【解析】ABO 血型不合主要发生在孕母 O 型，丈夫 A 型、B 型、AB 型。

100. B【解析】低分子量肝素、阿司匹林可用于抗磷脂抗体综合征引起的 FGR。应用阿司匹林治疗 FGR 应开始于妊娠 28～30 周。

101. A【解析】羊水过少的病因如下。①胎儿畸形：以胎儿泌尿系统畸形为主。②胎盘功能减退：过期妊娠、胎儿生长受限和胎盘退行性变均能导致胎盘功能减退。胎儿慢性缺氧引起胎儿血液重新分配，为保障胎儿脑和心脏血供，肾血流量降低，胎儿尿生成减少，导致羊水过少。③羊膜病变：某些原因不明的羊水过少与羊膜通透性改变，以及炎症、宫内感染有关。胎膜破裂，羊水外漏速度超过羊水生成速度，可导致羊水过少。④孕妇血容量改变：妊娠期高血压疾病可致胎盘血流减少。孕妇脱水、血容量不足时，孕妇血浆渗透压增高，使胎儿血浆渗透压相应增高，尿液形成减少。⑤药物影响：孕妇服用某些药物，如前列腺素合成酶抑制药、血管紧张素转换酶抑制药等有抗利尿作用，使用时间过长，可发生羊水过少。

102. B【解析】胎儿窘迫的病因包括母体血氧含量不足、胎盘病变、脐带血运受阻、胎儿疾病等。最常见原因为胎盘功能减退，脐带脱垂和脐带先露不常见，妊娠期高血压疾病和羊水过少均与胎盘功能减退有关。

103. C【解析】难免流产、不全流产及稽留流产时，已不能继续妊娠，应及时清宫以防止出血、感染和凝血功能障碍。

104. C【解析】前置胎盘的治疗原则是控制出血、纠正贫血、预防感染，正确选择结束分娩的时间和方法。原则上以产妇安全为主，在母亲安全的前提下，尽量避免胎儿早产，以减少其死亡率。剖宫产术是处理前置胎盘的主要手段，术前应积极纠正休克，输液、输血补充血容量，术中多选择子宫下段切口，适当选择切口的位置，尽可能避开胎盘；阴道分娩仅适用于边缘性前置胎盘而胎儿为头位，在临产后发生出血，但血量不多，产妇一般情况好，产程进展顺利，估计在短时间内可以结束分娩者。决定阴道分娩后，行人工破膜，破膜后胎头下降，压迫胎盘，达到止血目的，并可促进子宫收缩，加速分娩，此方法对经产妇的效果较好。

105. C【解析】妊娠满 28 周但不足 37 周分娩者称早产。早产儿体重为 1000~2499g，占分娩总数的 5%~15%。早产儿各器官发育尚不够健全，出生时妊娠周数越小，体重越轻，其预后越差。早产新生儿死亡率为 15%。

106. E【解析】参见 A1 型题第 103 题解析。

107. C【解析】参见 A1 型题第 7 题解析。

108. A【解析】参见 A1 型题第 74 题解析。

109. C【解析】B 超检查是诊断前置胎盘最常用的手段，可确定胎盘的位置，并可清楚地判断胎盘与子宫颈内口的关系，故可诊断前置胎盘的类型，为临床提供可靠的依据。B 超诊断前置胎盘的依据是妊娠 28 周 B 超下见胎盘近子宫颈内口或覆盖内口。

110. A【解析】重型胎盘早剥包括 Sher Ⅱ度、Sher Ⅲ度。常为内出血或混合性出血，胎盘剥离面一般超过胎盘面积的 1/3，伴有较大的胎盘后血肿，多见于子痫前期、子痫，主要症状为突发的持续性腹痛，腰酸及腰背痛。疼痛程度与胎盘后积血多少呈正相关，严重时可出现恶心、呕吐、出汗、面色苍白、脉搏细弱、血压下降等休克征象。临床表现的严重程度与阴道流血量不相符。

111. A【解析】平时月经周期规律，妊娠达到或超过 42 周（≥294 日）尚未分娩者，称为过期妊娠。过期妊娠占妊娠总数的 3%~15%，围产儿死亡率约为足月分娩的 3 倍，死亡围产儿中死胎约占 35%、死产约占 45%、新生儿死亡约占 20%。

112. A【解析】巨大胎儿对母体的影响：头盆不称发生率上升，增加剖宫产率；经阴道分娩主要危险是肩难产，其发生率与胎儿体重成正比。肩难产处理不当可发生严重的阴道损伤和会阴裂伤甚至子宫破裂；子宫过度扩张，易发生子宫收缩乏力、产程延长，易导致产后出血。胎先露长时间压迫产道，容易发生尿瘘或粪瘘。

113. E【解析】急性羊水过多多发生在妊娠20~24周。羊水突然增多，数日内子宫明显增大，产生一系列压迫症状。患者感到腹部胀痛、腰酸、行动不便，因横膈抬高可引起呼吸困难，甚至发绀，不能平卧。子宫压迫下腔静脉，引起血液回流受阻，下腹部、外阴、下肢严重水肿。检查可见腹部高度膨隆、皮肤张力大、变薄，腹壁下静脉扩张，可伴外阴部静脉曲张及水肿；子宫大于妊娠月份、张力大，胎位检查不清、胎心音遥远或听不清，容易发生早产。

114. A【解析】急性胎儿窘迫多见于分娩期，慢性胎儿窘迫多见于妊娠晚期，临产后易合并急性胎儿窘迫。

115. B【解析】不全流产最主要的原因是绒毛与蜕膜层联系牢固。早期妊娠时的蜕膜炎可使底蜕膜出血或增生，绒毛上皮细胞及蜕膜细胞被溶解，绒毛内血管阻塞，影响营养物质的吸收与运送，以致孕卵从附着处分离、出血而流产。

116. A【解析】轻型胎盘早剥以外出血为主，胎盘剥离面通常不超过胎盘的1/3，多见于分娩期。主要症状为阴道流血，出血量一般较多，色暗红，可伴有轻度腹痛或腹痛不明显，贫血体征不显著。子宫大小与妊娠月份相符，胎位清楚，胎心率等正常。

117. D【解析】过期妊娠的胎盘主要有两种类型，一种是胎盘的外观和镜检均与足月胎盘相似，胎盘功能基本正常；另一种表现为胎盘功能减退。因与所有的生物一样，胎盘也必须经历生长、发育、成熟和衰老这几个阶段，到妊娠足月时胎儿和胎盘均已成熟。如妊娠继续，部分胎盘就可能出现衰老的现象。如胎盘绒毛内的血管床减少，间质内纤维化增加，以及合体细胞结节形成增多；胎盘表面有梗死和钙化，组织切片显示绒毛表面有纤维蛋白沉淀、绒毛内有血管栓塞等。

118. B【解析】羊水过多与过期妊娠无关。

119. A【解析】单卵双胎将形成两个独立的受精卵，两个羊膜囊，两个绒毛可以独立着床，形成各自的胎盘。

120. C【解析】开放性神经管缺陷时，羊水中甲胎蛋白（AFP）水平明显升高，超过同期正常妊娠平均值加3个标准差以上。

121. E【解析】参见A1型题第14题解析。

122. A【解析】参见A1型题第92题解析。

123. A【解析】胎盘早剥的临床表现如下。①症状：a. 阴道出血，轻型以外出血为主，重型以内出血为主，阴道出血量与休克程度不成比例；b. 腹痛，突然发作的持续性腹痛，其程度与胎盘后积血多少有关，积血越多，疼痛越剧烈。②体征：子宫硬如板状，压痛明显，子宫间歇期不放松。随着胎盘后血肿增大，宫底升高，胎位不清，胎心不清或消失。

124. E【解析】流行病学调查发现，以下情况与妊娠期高血压疾病发生密切相关：①孕妇年龄≥40岁。②子痫前期病史。③抗磷脂抗体阳性。④高血压、慢性肾炎、糖尿病。⑤初次产检时BMI≥35kg/m^2。⑥子痫前期家族史（母亲或姐妹）。⑦多胎妊娠、首次妊娠、妊娠间隔时间≥10 年以及妊娠早期收缩压≥130mmHg 或舒张压≥80mmHg。

125. A【解析】重度子痫前期是一种高危妊娠并发症，发生在妊娠 39 周，建议采取终止妊娠的方法，因为如不及时处理，可能会引发子痫、胎盘早剥、胎死宫内等严重的并发症。积极治疗虽然可以缓解症状，但并不能根治疾病；等待产程发动或积极治疗至预产期终止妊娠等做法都具有很大的风险，可能会导致母婴健康受到威胁；静脉滴注缩宫素引产和行人工破膜引产则可用于产程顺利进行的情况下，但不适用于该患者。

126. C【解析】阿司匹林可用于抗磷脂抗体综合征引起的 FGR，常用剂量为 50mg，每日 1 次。

127. E【解析】参见 A1 型题第 66 题解析。

128. E【解析】羊水过少是指妊娠晚期羊水量少于 300ml。羊水过少严重影响围产儿预后，羊水量少于 50ml，围产儿病死率高达 88%。

129. A【解析】正常情况下，足月妊娠时胎动次数≥10 次/12 小时。胎动减少，<10 次/12 小时提示胎儿缺氧可能。

130. A【解析】输卵管壶腹部妊娠最常见的结局是输卵管妊娠流产。

131. C【解析】胎盘早剥应根据严重程度、是否临产、胎儿宫内状况决定分娩的方式。确诊重型胎盘早剥，宫口开大 4cm，应立即剖宫产。

132. C【解析】妊娠期高血压疾病死亡的主要原因是脑血管意外，死于子痫的孕产妇尸检 80%有脑出血，并且缺血与出血同时存在。

133. E【解析】参见 A1 型题第 105 题解析。

134. D【解析】参见 A1 型题第 7 题解析。

135. B【解析】参见 A1 型题第 74 题解析。

136. E【解析】参见 A1 型题第 104 题解析。

137. B【解析】过期妊娠的原因包括性激素比例失常、头盆不称和胎位异常、胎儿异常、遗传因素等。双胎妊娠不是发生过期妊娠的原因。

138. D【解析】参见 A1 型题第 43 题解析。

139. B【解析】正常情况下，宫缩时胎心率会增加，如果胎儿窘迫，则胎心率可能变慢或快（选项 D），而非降低到<120 次/分（选项 B）。其他选项如胎动减少、羊水黄绿色、有胎粪以及 OCT 阳性都是头位胎儿窘迫时的常见表现。

140. B【解析】异位妊娠是指受精卵在子宫体腔以外着床，是妇产科常见急腹症之一。腹痛是 90%的患者就诊时的主要症状，大多突然发作。

二、A2 型题

1. E【解析】阴道后穹隆穿刺是一种简单可靠的诊断方法，适用于疑有腹腔内出血的患者。

2. B【解析】对于前置胎盘的孕妇，禁止进行肛查，以免刺激子宫颈，引发大出血。阴道检查一般只作阴道窥诊及穹窿部扪诊，不应行颈管内指诊，以免使附着该处的胎盘剥离引起大出血，阴道检查须在有输液、输血及手术的条件下方可进行，若诊断已明确或流血过多不应再作阴道检查。而超声检查、腹部检查和产后检查胎盘都是安全的检查方法，不会对孕妇和胎儿造成风险。

3. E【解析】无痛性阴道出血是前置胎盘的重要临床表现。完全性前置胎盘须以剖宫产终止妊娠，一旦发生严重出血不论胎龄均应立即剖宫产。此例产妇已经妊娠 39 周，前置胎盘诊断基本明确，出血已经 5 小时且明显增多，应立即剖宫产终止妊娠。

4. D【解析】患者阴道流血伴阵发性下腹痛并逐渐加重，宫颈口已扩张，可见宫口内的胎囊，可能发展为难免流产。难免流产时，已不能继续妊娠，应及时清宫以防止出血、感染和凝血功能障碍。

5. D【解析】患者有停经史，阴道不规则出血伴左下腹痛，左侧附件可触及 6cm×5cm×4cm 不规则包块，有压痛，略可推动，均符合输卵管妊娠的症状表现。

6. D【解析】患者有停经史，突然发作的下腹剧痛，“痛苦面容，脸色苍白，血压 80/50mmHg，脉搏 110 次/分，下腹明显压痛，反跳痛”疑因腹腔内急性大量出血而导致的休克，与阴道出血量不成比例。表现为面色苍白，出冷汗，脉微弱而数，血压下降。结合妇科检查结果，为异位妊娠（输卵管妊娠）的症状表现。

7. A【解析】诊断性刮宫是帮助诊断早期未破裂型异位妊娠的一个很重要的方法，可以弥补血清学检查以及超声检查的不足。仅适用于阴道流血量较多者，以排除宫内妊娠流产。

8. B【解析】参见 A1 型题第 41 题解析。

9. C【解析】首先考虑胎儿窘迫，最有可能的原因是脐带受压。子宫收缩致脐带受压加重，可出现胎心变异减速。首选的处理方法是吸氧、左侧卧位、严密观察胎心音变化。

10. B【解析】患者停经史明确，出现腹痛，出血，腹部压痛反跳痛（+），且移动性浊音（+），提示输卵管妊娠破裂，腹腔内出血。

11. B【解析】轻度子痫前期：妊娠 20 周后出现，收缩压≥140mmHg 和/或舒张压≥90mmHg，伴有尿蛋白≥0. 3g/24h，或随机尿蛋白（+）。

12. C【解析】出现规律宫缩后，胎头未入盆，宫口未开，伴频繁晚期减速，提示胎儿严重缺氧，随时可能胎死宫内。此时应停止缩宫素引产，立即剖宫产结束妊娠。

13. C【解析】前置胎盘出血前无明显诱因，初次出血量一般不多，剥离处血液凝固后，出血停止；也有初次即发生致命性大出血而导致休克者。

14. C【解析】若有腹腔积血，可抽出暗红色不凝血液。陈旧性异位妊娠时，可抽出小块或不凝固的陈旧血液。若穿刺针头误入静脉，则血液较红，将标本放置 10 分钟左右即可凝结。当无内出血、内出血量很少、血肿位置较高或直肠子宫陷凹有粘连时，可能抽不出血液。

15. B【解析】宫口处有胚胎组织堵塞，宫体略大，为难免流产。且患者已阴道大量出血，有休克症状表现，此时，正确的处理方式应是一边纠正休克一边行刮宫。及时清宫后，将刮出物送病检。

16. B【解析】依据题干信息所述，患者可能为输卵管妊娠。阴道后穹隆穿刺是诊断输卵管妊娠的一种简单可靠的方法，适用于怀疑有腹腔内出血的患者。

17. C【解析】根据题干信息，患者可能为先兆流产。对疑为先兆流产者，可根据妊娠囊的形态、有无胎心反射及胎动来确定胚胎或胎儿是否存活，以指导正确的治疗方法。B超检查胎盘定位准确率达95%以上，并且可以重复检查。

18. D【解析】患者妊娠37周，阴道出血发生在妊娠晚期，出血量较少。在耻骨联合上方听到与母体脉搏一致的吹风样杂音，可考虑胎盘位于子宫下段的前面（如位于后面则听不到胎盘血流杂音），此为边缘性前置胎盘的症状体征。

19. A【解析】患者妊娠35周，有高血压病史，突发腹痛伴阴道流血，首先考虑胎盘早剥，且患者血压80/35mmHg，脉搏118次/分，板状腹，宫颈管未消失，胎位不清，胎心音消失，提示患者已经发生失血性休克，此时最恰当的处理是抢救休克，尽快剖宫产，终止妊娠。

20. D【解析】参见A2型题第17题解析。

21. C【解析】双胎第二胎儿胎头高浮或为横位，或胎儿窘迫需迅速娩出者，是内转胎位术的适应证，可以有效帮助难产孕妇生产。

22. D【解析】依据题干信息所述，该患者为妊娠期高血压疾病患者，胎心良好，正常胎位，无产科剖宫产指征，原则上应考虑阴道试产。只有在不能短时间内阴道分娩、病情有可能加重的情况下，才可考虑放宽剖宫产指征。本例紧急治疗选择剖宫产不恰当。

23. A【解析】“胎儿娩出后5分钟突发阴道多量出血约400ml”符合人工胎盘剥离术的适应证，根据患者血压、脉率情况，此时最紧急的处理方式是行人工胎盘剥离术，取出滞留于宫腔内的胎盘。

24. A【解析】前置胎盘的期待疗法是为了延长胎龄，减少早产儿，降低围产儿的死亡率和发病率。符合以下条件可采用期待疗法：①孕妇一般情况好。②阴道出血不多。③妊娠周数<34周。④胎儿体重<2000g。⑤胎儿存活。该患者符合期待疗法。具体措施应绝对卧床休息，左侧卧位，定时吸氧（每日吸氧3次，每次20~30分钟），禁止性生活、阴道检查、肛门检查、灌肠及任何刺激，保持孕妇良好情绪，可应用镇静药地西泮5mg，口服，每日3次。

25. B【解析】参见A2型题第1题解析。

26. A【解析】胎盘早剥行剖宫产术后，若发生难以控制的大量出血，应快速输入新鲜血、凝血因子，并行子宫切除术。

27. E【解析】患者妊娠诊断明确，有外伤史，胎头高浮，超声提示胎盘增厚，可考虑为胎盘早剥。

28. A【解析】妊娠晚期或临产时，发生无诱因、无痛性反复阴道流血是前置胎盘的典型症状。阴道出血不多、胎儿存活、孕妇情况良好的前置胎盘可行期待疗法，严密观察母体及胎心的变化。

29. B【解析】患者妊娠足月，胎膜早破，各项检查指标无明显异常，可暂时待产观察12 小时，如未临产进行引产。

30. C【解析】患者最可能的诊断是产后虚脱。产后虚脱是指产妇产后出现面色苍白、全身出汗、四肢发凉、心悸、头晕甚至晕厥等休克样症状。

31. D【解析】患者妊娠诊断明确，有外伤史，突发腹痛，阴道少量出血，提示胎盘早剥，患者现生命体征不平稳，血红蛋白 75g/L，疑有严重腹腔内出血，应立即剖宫产，且做好因子宫卒中、休克、DIC 等需要切除子宫的准备。

32. D【解析】妊娠晚期羊水指数标准是 10~18，该患者羊水指数为 5，羊水过少。如果在妊娠晚期羊水指数过低，在排除了胎儿畸形的可能之外，可以详细评估胎儿宫内情况，想办法促进胎肺成熟。如胎儿已经成熟，就可以终止妊娠。剖宫产的指征：①引产失败。②产程中出现胎儿窘迫征象。③破膜后羊水少、黏稠、粪染。④头盆不称，梗阻性难产。⑤巨大胎儿。⑥臀位伴骨盆轻度狭窄。⑦高龄初产妇。⑧同时存在妊娠合并症及并发症，如糖尿病、慢性肾炎、重度子痫前期等。

33. A【解析】血压≥140/90mmHg，妊娠 20 周以后出现，尿蛋白≥0. 3g/24 小时，应诊断为轻度子痫前期。

34. E【解析】腹腔内出血最易积聚于直肠子宫陷凹，即使血量不多，也能经阴道后穹隆穿刺抽出血液。患者于后穹隆穿刺抽出 3ml 不凝血，说明有腹腔积血存在。依据题干信息所述，该患者的治疗应为抢救休克的同时立即剖腹探查。

35. B【解析】参见 A1 型题第 85 题解析。患者症状体征符合Ⅲ度胎盘早剥的表现。

36. A【解析】参见 A1 型题第 37 题解析。

37. A【解析】参见 A1 型题第 39 题及第 85 题解析，该患者最可能的诊断是重度子痫前期合并胎盘早剥。

38. D【解析】患者停经 50 天，少量阴道流血，偶有腹痛。宫颈软，宫体稍大而软，附件无异常。符合先兆流产的表现和体征。

39. A【解析】参见 A1 型题第 125 题解析。

40. E【解析】卵巢囊肿蒂扭转典型症状是突然发生一侧下腹痛，常伴恶心、呕吐甚至休克，妇科检查扪及肿物张力较大，有压痛，以瘤蒂部最明显，并有肌紧张。所以选项 A 不正确。异位妊娠有停经史，典型症状为腹痛与阴道流血。输卵管妊娠破裂多见于妊娠 6 周左右输卵管峡部妊娠，表现为短期内可发生大量腹腔内出血，患者出现休克，也可反复出血，在盆腔与腹腔内出现血肿。所以选项 B 正确。急性阑尾炎典型症状为转移性腹痛，且无停经史表现，所以选项 C 不正确。急性输卵管炎子宫两侧压痛明显，所以选项 D 不正确。

输卵管妊娠流产出血一般不多，所以选项 E 不正确。

41. A【解析】依据题干信息所述，患者突然出现阴道大量流血，有血压下降等休克表现。子宫无压痛，胎头在宫底部，宫口开大 2cm，先露部胎臀，可触及胎膜。符合前置胎盘的表现，所以，患者出血最可能的原因是前置胎盘。

42. B【解析】依据题干信息所述，患者阴道出血量超过月经量，腹痛，宫颈口已扩张，宫口有胚胎组织堵塞，为难免流产。难免流产时，已不能继续妊娠，最恰当的处理方式是及时清宫以防止出血、感染和凝血功能障碍。

43. D【解析】子痫是在先兆子痫基础上有抽搐或昏迷，即血压≥160/110mmHg 或蛋白尿（++~++++），伴水肿及头痛等自觉症状，此三项中有两种者伴发抽搐或昏迷，抽搐一般持续约 1 分钟。最恰当的处理是急行剖宫产。

44. A【解析】重型胎盘早剥可引起剧烈腹痛、胎心率改变及内出血休克征象，易与子宫破裂相混淆。但重型胎盘早剥多伴有重度子痫前期-子痫病史或外伤史，腹部检查子宫呈板样硬，宫底升高，胎位不清，无病理性缩复环，B 超检查可见胎盘后血肿，胎儿在宫腔内。该患者症状与体征符合重型胎盘早剥的表现。

45. D【解析】子痫前期的治疗原则：解痉、降压，镇静，必要时扩容、利尿。并需要根据妊娠周数和病情轻重、治疗反应等，及时终止妊娠。一旦发生子痫，病情加以控制后，要尽快终止妊娠。应注意休息，并取侧卧位。保证充足的蛋白质和热量。为保证充足睡眠，必要时可睡前口服地西泮 2. 5~5. 0mg。

46. E【解析】妊娠期高血压疾病的预测性诊断，常用平均动脉压的预测方法，计算公式为（收缩压+舒张压×2）÷3。若≧90mmHg 表明孕妇有发生妊娠期高血压疾病的倾向。

47. C【解析】患者有停经史，有突然发作的下腹剧痛伴休克，面色苍白表现，怀疑为异位妊娠。确诊最简便且有效的辅助诊断方法是阴道后穹隆穿刺，这是一种简单可靠的诊断方法，适用于疑有腹腔内出血的患者。

48. C【解析】患者第一胎为巨大胎儿，可能在娩出巨大胎儿时造成宫颈内口松弛，宫颈内口松弛或损伤可导致妊娠时胎膜破裂发生晚期流产。

49. E【解析】依据题干信息所述，患者无早孕反应，无流产的任何症状，子宫不再增大反而缩小。阴道少量出血，宫颈口未开，子宫较停经周数小。这是稽留流产的症状与体征，即胚胎已死亡滞留宫腔内未能及时自然排出。

50. E【解析】该患者表现为妊娠期高血压疾病的征象，行人工破膜及缩宫素引产 11 小时，无产兆，不能短时间内阴道分娩且病情有可能加重，可考虑放宽剖宫产指征剖宫产处理。

51. B【解析】依据题干信息所述，考虑患者为宫颈内口松弛，处理方式为宫颈内口环扎术，目的在于修复并建立正常的宫颈内口形态和功能，使妊娠能够维持至足月或胎儿能够存活。

52. C【解析】患者有早期流产征象，估计胚胎尚存活，有可能继续妊娠，最恰当的处理方式是安静卧床，保胎治疗。

53. E【解析】依据题干信息所述，患者应诊断为重度子痫前期，妊娠 37 周后的重度子痫前期应终止妊娠。硫酸镁静脉滴注可控制子痫抽搐及预防子痫前期发展为子痫。

54. A【解析】患者在高血压、蛋白尿基础上，出现头痛、视物模糊、恶心、呕吐、上腹不适等症状者称为先兆子痫。眼底改变是反映子痫-子痫前期病变程度的重要标志，对估计病情有重要意义。眼底的主要改变为视网膜小动脉痉挛，动静脉管径之比可由正常的2∶3变为 1∶2，甚至 1∶4。严重时可出现视网膜水肿、视网膜脱离或有棉絮状渗出物及出血，患者可出现视物模糊或突然失明。

55. C【解析】根据病史和体征可以考虑异位妊娠或腹腔内出血，首先要进行阴道后穹隆穿刺确定是否有出血，进一步确定治疗方案。

56. D【解析】患者超声羊水深度 2.5cm，在正常波动范围，不能诊断羊水过少。患者近 1 周自觉头痛、视物模糊，测血压 160/108mmHg，尿蛋白 2g/24h，下肢水肿，考虑子痫前期；妊娠 37 周，B 超检查测胎头双顶径 8.0cm，可疑 FGR；胎心偏快，可疑胎儿窘迫。尿 E/C 比值<10，可疑胎盘功能减退。

57. A【解析】依据题干信息所述，患者符合先兆流产的表现和体征。

58. E【解析】初孕妇妊娠 37 周，血压 170/120mmHg（重度子痫前期收缩压≥160mmHg 和/或舒张压≥110mmH），尿蛋白（++），应诊断为重度子痫前期，妊娠 37 周后的重度子痫前期应终止妊娠。该孕妇缩宫素激惹试验（OCT）呈晚期减速（迟发性减速），胎动消失 1 小时，胎心 100 次/分，说明胎儿情况不佳，应立即终止妊娠。

59. A【解析】依据题干信息所述，患者符合胎盘早剥的征象。

60. E【解析】患者妊娠 5 周时出现阴道断续少量流血。子宫软，宫口未开，大小与停经周数相符，有少许新鲜血液自宫口流出，为早期流产征象，估计胚胎尚存活，有可能继续妊娠，最恰当的处理方式是卧床休息，禁止性生活，减少不必要的阴道检查。

61. D【解析】临产开始的标志为规律且逐渐增强的子宫收缩，持续约 30 秒，间歇 5~6 分钟，同时伴随进行性宫颈管消失、宫口扩张和胎先露部下降。患者头位，宫口开 4cm，羊膜囊明显突出，骨盆检查正常，为正常产程，应送产房消毒接生。

62. C【解析】妊娠 37 周后的重度子痫前期可考虑终止妊娠，常规治疗中突然下腹痛，腹拒按，阴道出血，胎心消失，疑为胎盘早剥，应采取的措施是剖宫产。

63. D【解析】妊娠 34 周，超声提示胎儿生长指标低于正常范围，最可能的诊断为胎儿宫内发育迟缓（IUGR）。

64. A【解析】患者停经史明确，阴道流血 40 天，首先需要明确患者妊娠状态，最先检查 B 超。

65. A【解析】产后虚脱的主要原因为胎儿娩出后，子宫迅速缩小，腹内压骤减，血液淤滞在内脏器官，回心血量随之骤减。

66. C【解析】患者破膜后突发剧烈疼痛，生命体征不平稳，休克，宫口开 2cm，无助产条件，应立即剖宫产。

67. B【解析】子痫前期：妊娠 20 周后出现，收缩压 ≥ 140mmHg 和/或舒张压 ≥ 90mmHg，伴有尿蛋白≥0. 3g/24h，或随机尿蛋白（+）。

68. B【解析】阴道后穹隆穿刺是一种简单可靠的诊断方法，疑盆腔内有液体、积血或积脓时，可做穿刺抽液检查，以了解积液性质。

69. E【解析】该患者胎心 114 次/分，胎膜已破，羊水Ⅱ度混浊为胎儿窘迫征象，需要立即结束分娩。因宫口开全，胎头双顶径已达坐骨棘平面下 4cm，骨盆各径线正常，尽快经阴道用产钳助娩最恰当。胎头吸引术有滑脱的可能，助娩可靠性不如产钳术。

70. B【解析】该患者阴道出血量超过月经量，鲜红色，下腹阵发性剧痛。宫颈口已扩张，子宫如妊娠 50 天大小，与停经 8 周略小，考虑为难免流产，妊娠难以持续。

71. A【解析】患者既往肾炎，血压 160/100mmHg，尿蛋白（+++），临床症状结合辅助检查，提示患者为妊娠期高血压疾病合并慢性肾炎。

72. C【解析】双胎，妊娠 35 周。现一胎儿死亡，另一胎儿存活。此时既要防止死胎对活胎以及母体凝血功能的影响，又要兼顾活胎的成熟度，来选择合适的分娩时机。妊娠晚期出现一胎死亡时，存活胎儿面临较大风险，如神经异常、多脏器缺血、坏死。因为死亡胎儿可分解组织产物或形成血栓通过吻合血管进入存活胎儿的体内，导致脑、肾、肝、脾、肠道等脏器的栓塞。如妊娠周数大于 34 周，或者妊娠周数在 28~34 周，凝血功能异常，都应该选择立即终止妊娠，大部分会采取剖宫产方式，防止宫缩时坏死胎儿组织物进入母体。分娩后的新生儿需进行颅脑、肝脏、肾脏超声检查，了解有没有脏器的坏死现象。

73. B【解析】参见 A1 型题第 39 题解析。该患者妊娠 34 周以前发病，血压 180/110mmHg（收缩压≥160mmHg 和/或舒张压≥110mmHg），尿蛋白≥5g/24h，并有明显自觉症状，符合重度子痫前期的诊断依据。

74. D【解析】患者月经规律，末次月经 45 天后出现下腹痛，伴肛门坠胀感，不排除异位妊娠的可能性，其阳性体征主要为宫颈举痛。

75. B【解析】患者妊娠 38 周，肩左前位，横位诊断明确，胎膜已破，应立即行剖宫产术。

76. D【解析】参见 A1 型题第 80 题解析。可能的诊断是不全流产。

77. D【解析】妊娠期高血压疾病典型的临床表现为：妊娠 20 周以后出现高血压、水肿、蛋白尿。妊娠 35 周出现头痛、视物模糊，血压 160/110mmHg，浮肿（+++），尿蛋白（++），眼底血管痉挛，视网膜水肿等重症表现，此种情况应考虑为子痫前期。

78. A【解析】联体胎儿所涉及的脏器越多越重要，预后就越差。一旦发现为联体儿，可考虑终止妊娠。足月妊娠应行剖宫产术，该患者停经 24 周，应立即经阴道引产。

79. E【解析】保胎适用于习惯性流产者，估计胚胎尚存活，有可能继续妊娠。习惯性流产如为宫颈内口松弛者，应于妊娠前做宫颈内口修补术，或于妊娠 14~16 周行宫颈内口环扎术。

80. D【解析】阴道出血和腹痛的症状表现及体征表现均符合胎盘早剥的临床表现，最可能的诊断为胎盘早剥。

81. D【解析】患者羊水过少，在产程观察中有胎儿窘迫表现，具备以下条件，在引产前可先破膜：①宫颈条件成熟。②先露紧贴宫颈。③先露固定。

82. E【解析】患者剧烈头痛伴喷射性呕吐，应怀疑有脑出血，可行 CT 或 MRI 检查确诊。通过以下两项：血压 160/110mmHg 和尿蛋白（+++），可诊断患者为重度子痫前期。应用硫酸镁可预防重度子痫前期发展成为子痫，维持血药浓度，同时应用有效镇静药物，控制抽搐。20%甘露醇 250ml 快速静脉滴注可降低颅内压；静脉推注地塞米松 20mg 可促胎肺成熟；静脉推注地西泮 10mg 可控制抽搐。

83. C【解析】患者为重度子痫前期，首先采取的处理方式为静脉滴注硫酸镁。

84. B【解析】该患者刮出物未见绒毛组织，病理检查结果为蜕膜组织，怀疑为异位妊娠。

85. B【解析】患者 37 周时血压 120/70mmHg，尿蛋白（++），可诊断为轻度子痫前期。轻度子痫前期首要的处理方式是注射硫酸镁，预防子痫发作（适用于子痫前期和子痫发作后）。用药时间长短根据病情需要掌握，一般每天静脉滴注 6~12 小时，24 小时总量不超过 20g。用药期间每日评估病情变化，决定是否继续用药。

86. A【解析】参见 A1 型题第 92 题解析。最可能的原因为宫颈内口松弛。

87. D【解析】依据题干信息所述，根据病史及血压脉搏等生命体征，患者有内出血，并处于失血性休克状态。因此，应在输液输血同时行剖腹探查术。

88. C【解析】羊水过少是指妊娠晚期羊水量少于 300ml 者。羊水指数（AFI）≤5cm 可诊断为羊水过少，B 超检查是最重要的辅助检查方法，还能及时发现胎儿生长受限，以及胎儿肾缺如、肾发育不全、输尿管或尿道梗阻等畸形。

89. E【解析】胎心监护有多个晚期减速出现，是胎盘功能不良、胎儿缺氧的表现。此时，应立即行剖宫产术。

90. D【解析】参见 A1 型题第 34 题解析。

91. B【解析】依据题干信息所述，最可能的诊断是难免流产。

92. E【解析】依据题干信息所述，基本可以确诊为先兆流产。如经休息及治疗后，流血停止及下腹痛消失，妊娠可以继续；若阴道流血量增多或下腹痛加剧，则可能发展为难免流产。

93. D【解析】患者妊娠 36 周，临床症状结合检查，考虑子痫前期，现胎动消失，考虑胎儿窘迫，应立即行剖宫产终止妊娠。

94. C【解析】最可能的诊断是急性羊水过多。参见 A1 型题第 113 题解析。

95. B【解析】患者症状和体征均符合输卵管妊娠的临床表现。

96. A【解析】输卵管妊娠破裂时，可有以下症状表现。①腹痛：患者多因突发性腹痛就诊，开始常为患侧下腹剧烈疼痛，如撕裂感，随即可能波及全腹。疼痛的程度与性质和内出血的量及速度有关。②闭经：输卵管妊娠往往有闭经。闭经时间长短，大多与输卵管妊娠部位有关。妊娠在峡部或壶腹部者闭经日期，常在 6 周左右即出现腹痛症状，很少超过 2~3 个月。在月经一向规则的妇女，月经过期数日，出现内出血现象，应考虑是否为输卵管妊娠。输卵管间质部妊娠，由于周围肌层组织较厚，常在妊娠 3~4 个月发生破裂，故有较长的闭经。③阴道不规则流血：出血常是不规则点滴状，深褐色，需在病灶除去（手术或药物）后，才能完全停止。④晕厥与休克：患者在腹痛同时，常有头晕、视物模糊、出冷汗、心悸，甚至晕厥。晕厥和休克的程度与出血的速度及量有关。⑤不孕史：常有原发或继发性不孕史。综上所述，该患者最可能的诊断为输卵管妊娠破裂。

三、A3/A4 型题

1. C【解析】患者有不规则阴道出血，小腹痛，出冷汗，心率增快和血压下降等休克表现，阴道内常有少量血液，举痛明显。后穹隆饱满；子宫稍大。这些表现和体征符合异位妊娠的征象。

2. C【解析】异位妊娠疑有腹腔内出血时，可采用阴道后穹隆穿刺的检查方法，这是一种简单可靠的诊断方法。

3. D【解析】根据患者病史和体检结果，可能存在宫颈、子宫等部位的异常情况，需进一步评估。患者目前有休克反应，出现了低血压和心率增快等症状。因此，最紧急的措施是给予输液、纠正电解质紊乱及手术治疗（如宫颈环扎、子宫切除等），防止危及生命。吸氧、应用止血药和大剂量抗生素均不是当前最紧急的处理方式，而补液和输血虽然有一定帮助，但不足以解决严重的病情。

4~5 C、B【解析】患者有阴道出血，伴有突然发作的腹痛症状，体征表现子宫硬如板状，胎位不清，胎心音消失，宫颈未消失。这些症状和体征符合胎盘早剥的临床表现。B 超检查可协助了解胎盘附着部位及胎盘早剥的程度，并可明确胎儿大小及存活情况。

6. A【解析】患者胎盘早剥，已有脉搏细弱、血压下降等休克征象，为重型胎盘早剥。根据胎盘早剥的严重程度、是否临产、胎儿宫内状况决定该患者应及时剖宫产终止妊娠。

7. D【解析】流行病学调查发现，高血压病史与妊娠期高血压疾病的发生密切相关。因此，追问病史有重要价值的是既往血压是否正常。

8. B【解析】妊娠期高血压疾病患者，眼底改变是反映子痫-子痫前期病变程度的重要标志，对估计病情有重要意义。参见 A2 型题第 54 题解析。

9. C【解析】治疗措施：静脉滴注硫酸镁，控制子痫，预防子痫发作；口服降压药物，常用的口服降压药物有拉贝洛尔、硝苯地平短效或缓释片。如口服药物血压控制不理想，可使用静脉用药；适当使用镇静药物，如地西泮、苯巴比妥钠、冬眠合剂等；子痫前期患者不主张常规应用利尿药，仅当患者出现全身性水肿、肺水肿、脑水肿、肾功能不全、急性心力衰竭时，可酌情使用呋塞米等快速利尿药。地高辛主要用于高血压伴有快速心室率的心房颤动的心功能不全。

10. E【解析】患者解痉降压治疗 2 天，血压波动，治疗效果不理想，谷丙转氨酶偏高，说明肝功能受损，在继续解痉降压的同时应用米非司酮加米索前列醇做引产处理。

11. B【解析】患者有突然发作的持续性腹痛，伴少量阴道流血，血压下降等休克表现，并且体征表现为宫底升高，胎位不清，最可能的诊断是胎盘早剥。

12. D【解析】胎盘早剥的治疗措施如下。①纠正休克：建立静脉通道，迅速补充血容量，改善血液循环。②及时终止妊娠：根据胎盘早剥的严重程度、是否临产、胎儿宫内状况决定分娩的方式。③早期预防及识别凝血功能异常及脏器功能损害。

13. C【解析】患者妊娠 36 周，出现持续性头痛及视觉障碍的症状，应视为子痫前期（重度），在子痫前期基础上发生不能用其他原因解释的抽搐，即为子痫。

14. E【解析】子痫发作时首先应控制抽搐，首选硫酸镁静脉滴注及静脉推注，加用镇静药，血压过高时加用降压药。降压药物首选肼屈嗪。头痛剧烈伴呕吐时可选用利尿药。

15. B【解析】眼底改变是反映子痫-子痫前期病变程度的重要标志，对估计病情有重要意义。

16. A【解析】子痫患者抽搐控制，病情稳定后可考虑终止妊娠。对于早发型子痫前期治疗效果较好者，可适当延长妊娠周数，但须严密监护孕妇和胎儿。

17. C【解析】患者的典型症状为妊娠晚期发生无诱因、无痛性反复阴道流血。大量出血后呈现脉搏增快微弱、血压下降等休克表现。腹部检查：子宫软，无压痛，大小与妊娠周数相符。这些都是前置胎盘的征象。由于子宫下段有胎盘占据，影响胎先露部入盆，故胎先露高浮，常并发胎位异常。

18. E【解析】参见 A1 型题第 109 题解析。

19. E【解析】参见 A2 型题第 24 题解析。具体的措施有：绝对卧床休息、抑制宫缩、纠正贫血、预防感染等。

20. D【解析】中度妊娠期高血压疾病是在轻度的基础上，血压继续升高，通常≥140/100mmHg，但<160/110mmHg；尿蛋白在（+）以上水平；伴有或者不伴有肢体水肿；可有轻度头晕、头痛、视物不清等自觉症状。该患者各项表现符合中度妊娠期高血压疾病征象。

21. E【解析】参见 A3/A4 型题第 8 题解析。

22. A【解析】妊娠周数<34 周的子痫前期患者预计 1 周内可能分娩的均应接受糖皮质激素促胎肺成熟治疗。但临床已有宫内感染证据者禁忌使用糖皮质激素。根据题干信息，妊娠已 34 周，无须给予地塞米松。

23. D【解析】对低危人群日前尚无有效的预防方法。对高危人群可能有效的预防措施如下。①适度锻炼：妊娠期应适度锻炼，合理安排休息，以保持妊娠期身体健康。②合理饮食：妊娠期不推荐严格限制盐的摄入，也不推荐肥胖孕妇限制热量摄入。③补钙：低钙饮食（摄入量<600mg/d）的孕妇建议补钙。口服至少 1g/d。④阿司匹林抗凝治疗：高凝倾向孕妇妊娠前或妊娠期每日睡前口服低剂量阿司匹林（25~75mg/d）直至分娩。

24. A【解析】胎膜早破的临床表现：大多数患者突然感到较多液体从阴道流出，并有阵发性或持续性阴道流液，时多时少，无腹痛等其他产兆（选项 A 错误，选项 B 正确）。肛门检查时触不到胎囊，上推胎儿先露部时，见液体从阴道流出，有时可见到流出液中有胎脂或被胎粪污染，呈黄绿色（选项 E 正确）。如并发明显羊膜腔感染，则阴道流出液体有臭味，并伴发热、母儿心率增快、子宫压痛、白细胞计数增多、C 反应蛋白阳性等急性感染表现。隐匿性羊膜腔感染时，虽无明显发热，但常出现母儿心率增快。患者在流液后，常很快出现宫缩及宫口扩张。取后穹隆液体进行阴道液涂片检查，如为羊水则可见羊齿状或金鱼草样透明结晶及少量小“十”字形透明结晶体（选项 C 正确）。阴道液酸碱度检查用硝嗪纸测试，pH≥7.0（偏碱性），则为阳性，可诊断胎膜早破（选项 D 正确）。

25. E【解析】该患者已破膜 4 小时，且阴道流液羊水涂片检查提示胎膜可能已破裂。在这种情况下，如果宫缩不规律、宫颈口未开，可考虑采取措施尽快结束分娩，避免感染等并发症的发生。所以选项 E 正确。

26. B【解析】胎膜早破是一种常见的分娩期并发症，应指导患者采取左侧卧位。如果胎头位置高浮，为了预防脐带脱垂可以适当地垫高臀部，但是大部分情况下不需要这么处理。

27. A【解析】早期妊娠目前均以血 hCG 测定为诊断依据。

28. A【解析】B 超是早期诊断妊娠快速准确的方法。在增大的子宫轮廓内见到圆形或椭圆形光环，可见到胎心规律搏动。

29. E【解析】阴道后穹隆穿刺是一种简单可靠的诊断方法，适用于疑有腹腔内出血的患者。

30. B【解析】患者有停经史，下腹痛、阴道出血症状，子宫颈着色，举痛明显，子宫稍大，左侧增厚压痛，符合输卵管妊娠的症状和体征表现。

31. B【解析】患者处于妊娠晚期，发生无诱因、无痛性反复阴道流血。这是前置胎盘的典型症状。

32. D【解析】该孕妇一般情况好，妊娠周数<34 周，阴道出血不多，胎儿存活，可以采用期待疗法。具体措施如下。①绝对卧床休息，左侧卧位。②抑制宫缩（是期待治疗成功与否的重要措施）。③纠正贫血。④预防感染：可用广谱抗生素预防感染。⑤促胎儿生长及肺成熟。

33. C【解析】对该患者的护理措施，最恰当的是绝对卧床休息，左侧卧位。并定时吸氧（每日吸氧 3 次，每次 20~30 分钟），禁止性生活、阴道检查、肛门检查、灌肠及任何刺激，保持孕妇良好情绪，可应用镇静药地西泮 5mg，口服，每日 3 次。

34. A【解析】参见 A1 型题 113 题解析。

35. B【解析】确诊的首选检查是 B 超检查，可以确定宫内妊娠，排除异位妊娠、滋养细胞疾病、盆腔肿块等。

36. E【解析】参见 A1 型题第 41 题解析。

37. B【解析】参见 A1 型题第 80 题解析。依据题干信息所述，此种情况为感染合并不全流产。

38. E【解析】不全流产一经确诊，应及时清宫。流血多有休克者应先输血、输液，待血压上升、情况好转后立即清宫，钳夹出宫腔内妊娠物。术后给予抗生素预防感染。

39. D【解析】50%~60%的自然流产胚胎有染色体异常，多发生在妊娠早期，以及孕妇年龄过小或过大者。流产时妊娠产物有时仅为一空妊娠囊或已退化的胚胎。

40. D【解析】依据题干信息所述，患者为妊娠期高血压疾病。若出现下述症状与体征，应考虑为早期心力衰竭：①轻微活动后即出现胸闷、心悸、气短。②休息时心率每分钟超过 110 次，呼吸每分钟超过 20 次。③夜间常因胸闷而坐起呼吸，或到窗口呼吸新鲜空气。④肺底部出现少量持续性湿啰音，咳嗽后不消失。故该患者为妊娠期高血压并发心力衰竭。

41. D【解析】该患者心力衰竭的主要诊断依据是心率 128 次/分，心尖部可闻及Ⅰ级 BSM，双肺底闻及水泡音。

42. B【解析】子痫前期病理生理改变主要是全身小动脉痉挛。

43. D【解析】由于该患者存在明显的高血压、蛋白尿、低尿量等症状，因此应该立即采取措施控制血压、减轻水肿、保证足够的血容量，并防止痉挛发作。强心药可提高心脏收缩力，利尿药可减轻水肿，解痉药可预防痉挛发生。

44. E【解析】患者最可能的诊断应是前置胎盘。参见 A3/A4 型题第 17 题解析。

45. C【解析】剖宫产术是处理前置胎盘的主要手段。

46. D【解析】预防前置胎盘发生最有意义的项目是避免多次刮宫、多产、产褥感染。

47~48 B、E【解析】患者有突然发作的持续性腹痛和少量阴道出血，已出现血压下降等症状，体征表现子宫较妊娠月份大，轻压痛，宫缩间歇期不放松，胎位、胎心不清。最可能的诊断是胎盘早剥。为进一步确诊，可做实验室检查，了解贫血程度及凝血功能。最能协助诊断的病史、体征是贫血貌与外出血不相符。

49. D【解析】依据题干信息所述，患者考虑为Ⅲ度胎盘早剥，此时，产妇病情恶化，胎儿可能已死，不能立即分娩，应采用剖宫产术及时终止妊娠。

50. B【解析】依据题干信息所述，结合 GPT≥40U/L 提示转氨酶升高，患者最有可能是妊娠期高血压疾病并发了 HELLP 综合征。该综合征以溶血、转氨酶升高和血小板减少为特点，是妊娠期高血压疾病的严重并发症，多数发生在产前。典型的临床表现为乏力、右上腹疼痛及恶心呕吐，体重骤增，脉压增宽，但少数患者高血压、蛋白尿临床表现不典型。

51. B【解析】血小板计数<100×10^9/L，胆红素≥20.5μmol/L 或 1.2mg/dl 有助于诊断。

52. D【解析】依据题干信息所述，患者积极治疗 24~48 小时后剖宫产是目前最安全有效的终止妊娠的方法。保肝治疗不能缓解症状，不是最佳的处理方式；立即剖宫产终止妊娠虽然可避免分娩过程中的风险，但没有给予治疗，也可能对早产儿有负面影响；积极治疗 24~48 小时后引产或待胎儿存活时再终止妊娠，可能会给孕妇和胎儿带来更大的危险。

53. A【解析】患者最可能的诊断应是前置胎盘。参见 A3/A4 型题第 17 题解析。

54. B【解析】为明确前置胎盘的诊断，首选的检查是 B 超。

55. C【解析】剖宫产术是处理前置胎盘的主要手段。该患者胎先露高浮，胎龄达妊娠 36 周以上，短时间内不能结束分娩，有胎心、胎位异常，应选择剖宫产手术，多选择子宫下段切口，尽可能避开胎盘。若切口无法避开胎盘，应推开胎盘破膜，迅速娩出胎儿，加强子宫收缩，减少产后出血。

56. C【解析】患者妊娠 33 周，满 28 周至不足 37 周出现下腹坠胀、腰背痛、阴道分泌物增多等自觉症状，最可能的诊断是先兆早产。

57. E【解析】先兆早产时，可先用阿托西班，通过竞争子宫平滑肌细胞膜上的缩宫素受体，抑制由缩宫素所诱发的子宫收缩而延续妊娠。所以，应用缩宫素调整宫缩是最不恰当的处理方式。

58. E【解析】不足 37 周早产的胎儿往往不能耐受阴道过长时间的挤压，需要会阴侧切。

59. E【解析】病理性缩复环形成、下腹部压痛、胎心率改变及血尿是先兆子宫破裂的 4 个征象。依据题干信息，该患者不符合先兆子宫破裂的诊断。

60. D【解析】结合病史、查体及辅助检查，患者宫内感染诊断明确，胎儿窘迫，宫口未开全，无助产条件，应立即剖宫产，同时给予吸氧、静脉滴注广谱抗生素、10%葡萄糖内加维生素 C 静脉滴注等对症处理。

61. E【解析】患者出现感染性休克征象，应积极抗休克抗感染同时行剖宫产术。

62. B【解析】患者感染性休克，应积极对症处理，尽早去除病因，迅速恢复有效循环血量，纠正微循环障碍，不需要物理降温。

63. B【解析】前置胎盘的典型症状为妊娠晚期或临产时，发生无诱因、无痛性反复阴道流血。子宫软，无压痛，大小与妊娠周数相符。由于子宫下段有胎盘占据，影响胎先露部入盆，故胎先露高浮，常并发胎位异常。

64. E【解析】依据题干信息所述，孕妇一般情况好，可以采用期待疗法，延长胎龄，减少早产儿，降低围产儿的死亡率和发病率。应住院绝对卧床休息，左侧卧位，定时吸氧，禁止性生活、阴道检查、肛门检查、灌肠及任何刺激，保持孕妇良好情绪。

65. E【解析】“术中见胎盘附着处子宫表面有紫色瘀斑”提示血液浸润深达子宫浆膜层，导致子宫表面出现紫色瘀斑，尤其在胎盘附着处特别显著，这是子宫胎盘卒中的表现。

子宫胎盘卒中是重型胎盘早剥，处理时应根据产程进展情况和产妇一般情况综合考虑，一般子宫胎盘卒中多不影响子宫收缩，但产程进展不好，产妇情况恶化时，应及时剖宫产结束分娩，手术中若胎儿胎盘娩出后给予子宫收缩药，子宫收缩仍然不好，出血不止，不能控制，则应在输血输液的同时作子宫切除术。

66. D【解析】该患者血压略高，需密切监测和管理以避免发展，最适宜的处理方式是让患者休息、避免剧烈活动和轻工作 1 周后进行复查，观察血压是否恢复正常或有进一步升高的趋势，确保早期诊断和治疗。2 周后或 1 个月后复查，可能会导致病情恶化而无法及时干预；当出现头痛或下肢水肿时再复查，不利于病情的控制和治疗。

67. A【解析】对妊娠期高血压疾病患者进行护理时，应嘱患者采取左侧卧位休息，同时保持心情愉快；减少过量脂肪和盐的摄入，增加蛋白质、维生素以及富含铁、钙、锌的食物；保证充足睡眠，必要时可睡前口服地西泮。监测母胎情况，酌情降压治疗。

68. B【解析】妊娠末期血压降至正常，也应密切观察血压变化。

69. B【解析】该患者平时月经周期规律，妊娠达到 42 周（≥294 日）尚未分娩，为过期妊娠。

70. E【解析】羊水指数（AFI）7. 5cm 提示羊水偏少，应在严密监测胎儿宫内情况和胎盘功能情况下缩宫素引产。出现胎盘功能减退或胎儿窘迫征象时，不论宫颈条件成熟与否，均应行剖宫产尽快结束分娩。

71. A【解析】AFI 4. 5cm 为羊水过少，对妊娠已足月、胎儿可宫外存活者，应及时终止妊娠。

72. B【解析】患者妊娠 36 周，出现下肢水肿、头痛、视物不清、头痛加重、呕吐、尿蛋白（+++）等症状表现，符合妊娠期高血压疾病的征象，其典型的临床表现为妊娠 20 周以后出现高血压、水肿、蛋白尿。因此，查体的阳性发现最可能是血压>160/110mmHg。

73. D【解析】妊娠期高血压疾病一旦出现头痛、视物不清等症状，表明病情加重，应诊断为子痫前期。

74. E【解析】妊娠期高血压疾病以全身小动脉痉挛为病理基础，出现眼底小动脉痉挛需使用硫酸镁解痉，缓解妊娠期高血压疾病症状，控制和预防子痫发作。

75. D【解析】适当扩容可以改善器官血流灌注，血细胞比容是扩容的重要依据。

76. B【解析】依据题干信息所述，首先怀疑不全流产，即烂肉样物为部分排出的妊娠产物，尚有部分残留于宫腔内，影响子宫收缩，以致阴道出血较多，时间较长，易引起宫内感染，甚至因流血过多而发生失血性休克。首先应询问的是患者有无停经史，以便明确是否妊娠。

77. C【解析】患者可能有流产或异位妊娠等紧急情况，需及时手术治疗。确诊时判断宫颈口的开大程度，可确定是否需要立即采取手术措施。宫颈着色程度通常反映宫颈柱状上皮异位、炎症等非紧急情况；黑加征指的是腹部压痛时的阴性反应，不能作为治疗方式的依据；双附件未及肿物提示无卵巢囊肿或包块等，有助于排除其他疾病，但并不能指导治疗；子宫软硬度与急救处理无直接关系。

78. A【解析】不全流产一经确诊，应及时清宫。流血多有休克者应先输血、输液，待血压上升、情况好转立即清宫。术后给予抗生素预防感染。

79. D【解析】参见 A1 型题第 39 题解析，患者可诊断为重度子痫前期。

80. D【解析】子痫前期的治疗原则是镇静、解痉，有指征的降压、补充胶体、利尿，密切监测母胎情况，适时终止妊娠。所以，此时直接剖宫产处理并不恰当。

81. C【解析】患者高血压，少许阴道出血，子宫敏感，胎心监护胎心基线平直，可疑胎盘早剥。

82. B【解析】结合病史，临床表现、查体及辅助检查，提示胎盘早剥，应立即行剖宫产术。

83. B【解析】依据题干信息所述，患者有异位妊娠的可能。因此，最有价值的病史是有无停经史。

84. C【解析】当疑有腹腔内出血时，后穹隆穿刺是一种简单可靠的办法。如出血多，也可进行腹穿。

85. A【解析】停经、腹痛、阴道不规则流血是输卵管妊娠的主要症状。依据题干信息所述，最可能的诊断是左侧输卵管妊娠。

86. A【解析】如确诊为输卵管妊娠破裂，最佳的处理方法是腹腔镜或剖腹探查，有助于提高异位妊娠诊断的准确性及与原因不明的急腹症鉴别。腹腔镜下可见一侧输卵管肿大，表面紫蓝色，腹腔内无出血或少量出血。腹腔内大出血伴休克者禁做腹腔镜检查。

87. C【解析】依据题干信息所述，最可能的诊断是羊水过少。羊水过少的临床症状多不典型。孕妇于胎动时感到腹痛，胎盘功能减退时常有胎动减少。检查见宫高腹围较同期妊娠周数小，合并胎儿生长受限时更明显，有子宫紧裹胎儿感。子宫敏感，轻微刺激易出现激惹性宫缩。羊水过少胎儿的胎盘储备功能减低，无应激试验（NST）可呈无反应型。分娩时主要威胁胎儿，子宫收缩致脐带受压加重，可出现胎心变异减速和晚期减速。

88. A【解析】参见 A2 型题第 88 题解析。

89. A【解析】羊水过少合并正常胎儿的处理：对妊娠已足月、胎儿可宫外存活者，应及时终止妊娠。合并胎盘功能不良、胎儿窘迫，或破膜时羊水少且胎粪严重污染者，估计短时间不能结束分娩的，应采用剖宫产术终止妊娠，以降低围产儿病死率。对胎儿贮备功能尚好，无明显宫内缺氧，人工破膜羊水清亮者，可以阴道试产。若选择阴道试产，需密切观察产程进展，连续监测胎心变化。

90. A【解析】患者症状体征符合妊娠期高血压疾病的征象，因此，查体可能出现血压>160/110mmHg。

91. E【解析】患者血压 170/120mmHg，尿蛋白（++++），首选应用硫酸镁解痉，控制和预防子痫发作。

92. A【解析】妊娠期高血压疾病应与慢性肾炎合并妊娠相鉴别，可使用肝肾功能测定鉴别。GPT、GOT、血清肌酐、血尿素氮、血尿酸的测定可用于判断肝肾功能。

93. E【解析】患者疑似子痫前期，最适合的处理方法是通过静脉滴注硫酸镁、甘露醇来控制高血压和抽搐，然后终止妊娠。而立即缩宫素引产或立即人工破膜可能导致羊水栓塞或宫颈松弛等严重并发症；肌内注射地西泮或口服降压药不足以控制高血压和抽搐。

四、B 型题

1. D【解析】完全流产常发生于妊娠 8 周以前，指妊娠产物已全部排出，阴道流血逐渐停止，腹痛逐渐消失。妇科检查：宫颈口已关闭，子宫接近正常大小。

2~3 C、E【解析】参见 A1 型题第 70 题解析。

4. E【解析】参见 A1 型题第 111 题解析。

5. B【解析】参见 A1 型题第 128 题解析。

6. C【解析】参见 A1 型题第 18 题解析。

7. E【解析】隐形脊柱裂在产前 B 超检查中常难发现，较大的脊柱裂产前 B 超较易发现，妊娠 18~20 周是发现的最佳时机，B 超探及某段脊柱两行强回声的间距变宽，或形成角度呈“V”或“W”形，脊柱短小、不完整、不规则弯曲，或伴有不规则的囊性膨出物。开放性脊柱裂胎儿的母血及羊水甲胎蛋白均高于正常。

8. C【解析】由于 B 超诊断准确率提高，无脑儿基本能早期诊断。妊娠 14 周后，B 超探查见不到圆形颅骨光环，头端有不规则“瘤结”。腹部扪诊时，胎头较小。肛门检查和阴道检查时可扪及凹凸不平的颅底部。无脑儿应与面先露、小头畸形、脑脊膜膨出相区别。无脑儿垂体及肾上腺发育不良，孕妇尿 E_3 常呈低值。无脑儿脑膜直接暴露在羊水中，使羊水甲胎蛋白（AFP）呈高值。

9. D【解析】脑积水时在耻骨联合上方触到宽大、骨质薄软、有弹性的胎头，且大于胎体并高浮，跨耻征阳性。阴道检查盆腔空虚，胎先露部过高，颅缝宽，颅骨软而薄，囟门大且紧张，胎头有如乒乓球感觉。严重的脑积水产前 B 超易发现：妊娠 20 周后，颅内大部分被液性暗区占据，中线漂动，脑组织受压变薄，胎头周径明显大于腹周径，应考虑为脑积水。

10. B【解析】胎儿死亡 4 周尚未排出者，应检查凝血功能，防治 DIC。

11. C【解析】参见 A1 型题第 80 题解析。

12. E【解析】稽留流产主要是由于雌激素不足，胚胎或胎儿在宫腔内死亡，但未排出体外。若胚胎死亡日久，胎盘组织机化与子宫粘连不易剥离，易感染；同时胎盘在自溶过程中，释放凝血活酶，消耗纤维蛋白原致凝血功能障碍，发生弥散性血管内凝血（DIC）。

13. D【解析】参见 B 型题第 1 题解析。

14. A【解析】对于明确的过期妊娠，如胎儿宫内未见异常，无产科指征，应采用缩宫素引产的方式进行处理。可帮助患者顺利结束妊娠过程，避免可能出现的并发症。

15. B【解析】对于明确的过期妊娠，如胎心监测评分低（尤其是<7分），提示胎儿可能缺氧，应立即采取紧急手术结束妊娠；羊水指数3提示羊水过少，胎盘可能存在功能障碍，进一步增加了胎儿缺氧的风险。

16. B【解析】羊水指数为6虽未达到严重的羊水过少标准，但临产后频繁晚期减速提示胎儿可能缺氧，需采取紧急手术结束妊娠。

17. C【解析】对于明确的过期妊娠和胎儿体重较大，自然分娩可能会导致难产和并发症的风险增加。因此，择期剖宫产是最适合的处理方式。

18. D【解析】出血性输卵管炎的典型症状包括下腹痛、宫颈举痛、体温升高和后穹隆穿刺抽出洗肉样水。

19. C【解析】输卵管妊娠的主要表现是腹痛、停经、阴道不规则流血、晕厥与休克及不孕史。阴道后穹隆常常饱满，触痛，后穹隆穿刺抽出不凝固血液。子宫颈有明显的抬举痛。

20. E【解析】黄体破裂起病急骤，根据病史、临床表现和检查进行诊断。月经后半期突发下腹部疼痛，下腹部压痛、反跳痛，妇科检查后穹隆触痛，一侧附件区包块伴压痛。B超发现一侧附件低回声区，后穹隆穿刺抽出不凝血。

21. B【解析】典型的急性阑尾炎初期有中上腹或脐周疼痛，数小时后腹痛转移并固定于右下腹。急性阑尾炎患者白细胞计数增多。一般在 $(10\sim15)\times10^9/L$。随着炎症加重，白细胞数随之增多，甚至可超过 $20\times10^9/L$。各种特定的压痛点如麦氏点、兰氏点及腰大肌征、罗氏征阳性。

22. A【解析】流产的主要症状是停经、阴道流血和腹痛及阴道排出组织。

23. C【解析】甘露醇主要用于脑水肿，20%甘露醇250ml快速静脉滴注可降低颅内压，重度子痫前期伴心力衰竭时禁用。

24. B【解析】膝腱反射消失时，不能使用硫酸镁。

25. B【解析】硫酸镁有预防和控制子痫发作的作用，可肌内注射或静脉给药。

26. E【解析】吗啡禁用于妊娠期妇女、哺乳期妇女、新生儿和婴儿。

27. C【解析】甘露醇禁用于急性肺水肿，或严重肺淤血。

28~30 D、A、E【解析】参见A1型题第70题解析。

31. B【解析】参见A1型题第80题解析。

32. E【解析】当分娩过程中发生肩难产，正常的助产手法是很难奏效的，为了缩短肩难产娩出的时间，可通过旋肩法来帮助胎儿娩出。当胎儿后肩已经入盆时，助产医师以示、中指伸入阴道紧贴胎儿的后肩的背面，将后肩向上旋转，助手协助将胎头同方向旋转，当胎儿的后肩逐渐转至前肩的位置时娩出，这就是旋肩法。

33. C【解析】牵后臂娩后肩法：助产者的手沿骶骨伸入阴道，握住胎儿后上肢，沿胎儿胸前滑过，娩出胎儿后肩及后上肢，再将胎肩旋转到骨盆斜径上，牵引胎头使前肩入盆后即可娩出。

34. B【解析】压前肩法：在耻骨联合上方向后下压胎儿前肩部，同时牵拉胎儿，加压与牵引互相配合。

35. A【解析】屈大腿法：孕妇将双腿进行弯曲至贴近腹部，双手抱住膝盖，减小孕妇盆骨的倾斜度增宽骶尾关节，在保证崁顿在耻骨联合上方的前肩做到自然松解后再适当用力使胚胎的头部向下牵引，来缓解肩难产。

36~38 A、E、B【解析】妊娠早期的羊水为无色澄清液体，足月妊娠时羊水呈乳白色，混浊、半透明，可见胎脂、上皮细胞及毳毛等有形物质。羊水 pH 为 8~9，比重 1.006~1.020。当羊水中混有胎粪时，羊水混浊，颜色可从淡黄色变到草绿色或深绿色。羊水呈浅绿色提示羊水Ⅰ度胎粪污染。

39. B【解析】参见 A1 型题第 123 题解析。

40. A【解析】参见 A1 型题第 42 题解析。

41. C【解析】先兆子宫破裂的主要临床表现是剧烈疼痛，在临床上常常可见四大表现：病理性缩复环、下腹部压痛、胎心率变化及血尿。可有小腹疼痛，阴道出血。

42. C【解析】使用硫酸镁的必备条件之一是尿量≥25ml/h 或≥600ml/d，24 小时尿量小于 100ml 者不宜用硫酸镁。

43. E【解析】妊娠期高血压疾病合并心力衰竭治疗不宜用呋塞米。呋塞米可通过胎盘屏障，孕妇尤其是妊娠前 3 个月应尽量避免应用。对妊娠期高血压疾病无预防作用。动物实验表明该品可致胎盘肾盂积水，流产和胎儿死亡率升高。

44. A【解析】心脏病孕妇产后出血时禁用麦角新碱，以防静脉压增高。

45. C【解析】参见 B 型题第 25 题解析。

46. D【解析】参见 A1 型题第 113 题解析。

47. E【解析】慢性羊水过多多发生在妊娠 28~32 周。羊水在数周内缓慢增多，出现较轻微的压迫症状或无症状，仅腹部增大较快，临床上无明显不适或仅出现轻微压迫症状，如胸闷、气急，但能忍受。检查可见宫高及腹围增加过快，测量子宫底高度及腹围大于同期妊娠周数，腹壁皮肤发亮、变薄：触诊时感觉子宫张力大，有液体震颤感，胎位不清，胎心遥远。

48. C【解析】羊水混浊、黄绿色，胎心 180 次/分，初期胎动频繁，继而胎动减少、减弱，甚至消失。此为急性胎儿窘迫。

49. B【解析】羊膜镜检查时已破膜者，看不到前羊膜囊，可直视胎儿先露部，有时还能及时发现羊水性状，对临床诊断及处理均有一定帮助。pH≥7.0（偏碱性），则为阳性，可诊断胎膜早破。

50. A【解析】羊水黏稠、混浊，破膜后羊水量约 300ml，此为羊水过少。

51. A【解析】妊娠32周，未闻及胎心，羊水AFP显著增高，宫高及腹围小于同期妊娠，此为死胎。胎儿死亡后孕妇最常见的主诉有胎动消失，体重不增或减轻，乳房退缩，感觉不适，有血性或水样阴道分泌物等。定期随访检查可发现子宫不随妊娠周数增加而增大，胎心未闻及，胎动未扪及，腹部触诊未扪及有弹性的、坚固的胎体部分。

52. D【解析】参见A1型题第113题解析。

53. B【解析】参见A3/A4型题第87题解析。

54. E【解析】急性胎儿窘迫时，胎心率异常。缺氧早期，无宫缩时胎心率增快达160次/分以上。严重缺氧时胎心率减慢达120次/分以下。胎心率减慢至100次/分以下、基线变异低于5次/分，伴频繁晚期减速或重度变异减速，提示胎儿严重缺氧，随时可能胎死宫内。

55. B【解析】参见A2型题第24题解析。

56. A【解析】参见A1型题第6题解析。

57. E【解析】臀位破水后容易发生脐带脱垂。

58~60 A、D、B【解析】母体血液含氧量不足、母胎间血氧运输及交换障碍、胎儿自身因素异常，均可导致胎儿窘迫。①胎儿急性缺氧：系因母胎间血氧运输及交换障碍或脐带血循环障碍所致。常见因素有：前置胎盘、胎盘早剥；脐带异常，如脐带绕颈、脐带真结、脐带扭转、脐带脱垂、脐带血肿、脐带过长或过短、脐带附着于胎膜等；母体严重血循环障碍致胎盘灌注急剧减少，如各种原因导致的休克等；缩宫素使用不当，造成过强及不协调宫缩，宫内压长时间超过母血进入绒毛间隙的平均动脉压；孕妇应用麻醉药及镇静药过量，抑制呼吸。②胎儿慢性缺氧：母体血液含氧量不足，如合并先天性心脏病或伴心功能不全、肺部感染、慢性肺功能不全、哮喘反复发作及重度贫血等；子宫胎盘血管硬化、狭窄、梗死，使绒毛间隙血液灌注不足，如妊娠期高血压疾病、慢性肾炎、糖尿病、过期妊娠等；胎儿严重的心血管疾病、呼吸系统疾病，胎儿畸形，母儿血型不合，胎儿宫内感染、颅内出血及颅脑损伤，致胎儿运输及利用氧能力下降等。

61~63 D、B、C【解析】单（同）卵双胎分四种类型：①双羊膜囊双绒毛膜单卵双胎，在受精后72小时内分裂。②双羊膜囊单绒毛膜单卵双胎，受精卵在72小时至8日内分裂。③单羊膜囊单绒毛膜单卵双胎，受精卵在受精后9~13日分裂。④联体双胎，受精卵在受精后13日后分裂。

64. C【解析】子痫伴高血压脑病首选甘露醇，如果没有头痛剧烈伴呕吐时就选硫酸镁。

65. D【解析】不协调子宫收缩乏力的处理原则是调节子宫收缩，恢复正常节律性和极性，可给予地西泮10mg静脉推注，使产妇充分休息，醒后不协调行宫缩多能恢复为协调性宫缩，在宫缩恢复协调性之前，严禁应用缩宫素。

66. E【解析】重度子痫前期患者血压160/110mmHg，应选用硫酸镁，预防重度子痫前期发展成为子痫。

67. B【解析】两个卵子分别受精而成双卵双胎，约占70%。一个受精卵分裂而成单卵双胎，约占30%。

68~71 D、E、C、A【解析】参见B型题第61~63题解析。

72. B【解析】参见A2型题第54题解析。

73. D【解析】妊娠合并慢性肾炎时，眼底可见出血、渗出及典型的符合肾炎诊断的视网膜炎。轻度慢性肾炎眼底检查可以正常。尿蛋白阳性，镜检有红细胞及颗粒管型，尿比重下降。常伴有贫血，属于正常红细胞型贫血。

74. E【解析】妊娠合并高血压时，无自觉症状，常无水肿，眼底示动脉硬化屈曲，动静脉压迹，视网膜絮状渗出物或出血，有不同程度的蛋白尿，无管型，血尿酸增高。

75. A【解析】糖尿病患者（尤其是2型糖尿病患者）妊娠时，如胎盘功能正常可导致巨大胎儿。

76. D【解析】孕妇和胎儿血型不合可引起胎儿免疫性水肿。

77. C【解析】胎儿神经管畸形、双胎、妊娠糖尿病等可导致羊水过多。

78. E【解析】慢性胎盘功能不良可导致胎儿生长受限。

79. B【解析】无排卵患者，特别是多囊卵巢综合征患者经促排卵治疗后易发生多个卵泡发育，导致多胎妊娠。

80. D【解析】参见A1型题第79题解析。

81. E【解析】月经规律，妊娠超过42周分娩者，称为过期产。

82. B【解析】妊娠满28周但不满37周间分娩者，称为早产。

83. A【解析】参见A1型题第79题解析。

84~85 E、B【解析】参见A1型题第70题解析。

86. D【解析】参见B型题第1题解析。

87. E【解析】胎心减速出现在宫缩开始时，收缩后恢复正常，时间短，恢复快，提示胎头受压，脑血流量一过性减少。

88~89 A、D【解析】胎心减速出现在宫缩峰后，下降慢，持续时间长，恢复慢，是晚期减速，临床提示胎盘功能不良，胎儿缺氧。胎心率减速与宫缩无固定关系，下降迅速且下降幅度大，恢复也迅速，是变异减速，为宫缩时脐带受压，兴奋迷走神经引起。

90. C【解析】无排卵性异常子宫出血以子宫内膜增生症最多见，约占90%，主要发生于青春期和围绝经期。

91. B【解析】子宫内膜不规则脱落的诊断标准是在正规月经第5天取内膜病理检查仍有分泌期现象。基础体温呈双相型，但上升后在经期下降缓慢或经期孕酮水平未降。

92. A【解析】黄体功能不足是指月经周期中有卵泡发育和排卵，但黄体期孕激素分泌不足或黄体过早衰退，导致子宫内膜分泌反应不良。

93. E【解析】输卵管妊娠时，阴道出血是子宫蜕膜剥离所致，常为不规则阴道出血，少量、深褐色，可伴有蜕膜管型或碎片排出。

94. C【解析】正常孕妇尿液的 pH 为 5.5~6.5。

95. E【解析】正常情况下，羊水呈碱性，pH 为 7.0~7.5。

96. B【解析】妊娠晚期正常阴道分泌物的 pH 为 4.5~5.5。

97. A【解析】参见 A1 型题第 75 题解析。

98. D【解析】Ⅱ度胎盘早剥：胎盘剥离 1/3 左右，主要症状为突然发生的持续性腹痛、腰酸或腰背痛，疼痛程度与胎盘后积血多少成正比。无阴道流血或仅有少量阴道流血，贫血程度与外出血量不符。腹部检查：子宫大于妊娠周数，宫底随胎盘后血肿增大而升高。胎盘附着处压痛明显，宫缩有间歇，胎位可扪及，胎儿存活。

99. C【解析】参见 A1 型题第 85 题解析。

100~102 E、D、C【解析】胎心率基线是指在无胎动和无子宫收缩影响时，10 分钟以上的胎心率平均值。受胎动、宫缩、触诊及声响等刺激，胎心率发生暂时性加速或减慢，随后又能恢复到基线水平，称为胎心率一过性变化，是判断胎儿安危的重要指标。减速分三种：早期减速、变异减速、晚期减速。早期减速是宫缩时胎头受压，脑血流量一时性减少（无伤害性）的表现，不受孕妇体位或吸氧而改变，第二产程又称胎儿娩出期，胎头受压，故可测出早期减速。变异减速一般认为系因子宫收缩时脐带受压兴奋迷走神经所致。晚期减速一般认为是胎盘功能不良、胎儿缺氧的表现，过期妊娠且羊水减少，出现胎儿缺氧的表现，胎心监护可出现晚期减速。

五、X 型题

1. ABCDE【解析】胎儿所需氧来自母体，通过胎盘绒毛间隙进行交换，母体血液含氧量不足会导致胎儿缺氧。高危妊娠、母体急性失血及重度贫血、急性感染导致发热、应用麻醉药及镇静药过量抑制呼吸、缩宫素使用不当引起宫缩过强；产程延长、胎膜早破；吸烟和被动吸烟；孕妇精神过度紧张导致交感神经兴奋，血管收缩，胎盘供血不足；长时间仰卧位等原因都容易导致母体血液含氧不足。

2. ABCE【解析】诊断输卵管妊娠的辅助方法主要有：①B 超。B 超是早期诊断异位妊娠的重要方法之一。②阴道后穹隆穿刺。是一种简单可靠的诊断方法，适用于疑有腹腔内出血的患者。③诊断性刮宫。是帮助诊断早期未破裂型异位妊娠的一个很重要的方法，可以弥补血清学检查以及超声检查的不足。仅适用于阴道流血量较多者，以排除宫内妊娠流产。④腹腔镜检查。适用于早期异位妊娠，患者血流动力学状况稳定者。

3. ACDE【解析】预防胎盘早剥的措施：妊娠期注意营养摄入以及食物搭配，预防贫血的发生。适当服用一些抑制宫缩的药物，如果诊断为前置胎盘，必须卧床休息。采用左侧卧位，能改善子宫胎盘血流循环。定时到门诊复查，以了解胎盘位置以及胎儿发育的情况。不宜外出，避免行走过累刺激子宫收缩，导致不良后果。及时发现并治疗妊娠期高血压疾病，避免外伤和胎膜早破等情况发生，可预防胎盘早剥。

4. BCDE【解析】参见 A1 型题第 34 题及第 41 题解析。

5. ABDE【解析】对妊娠未足月，胎肺不成熟的羊水过少患者，可选用羊膜腔输液补充羊水，尽量延长妊娠周数。有以下两种方法：①经腹羊膜腔输液：常在妊娠中期羊水过少时采用。主要有帮助诊断和预防胎肺发育不良两个目的。常规消毒腹部皮肤，在 B 超引导下避开胎盘行羊膜穿刺，以 10ml/min 速度输入 37℃的 0.9%氯化钠溶液 200ml 左右，若未发现明显胎儿畸形，应用宫缩抑制剂预防流产或早产。②经宫颈羊膜腔输液：常在产程中或胎膜早破时使用。适合于羊水过少伴频繁胎心变异减速或羊水Ⅲ度粪染者。主要目的是缓解脐带受压，提高阴道安全分娩的可能性，以及稀释粪染的羊水，减少胎粪吸入综合征的发生。常规消毒外阴、阴道，经宫颈放置宫腔压力导管进羊膜腔，输入 37℃的 0.9%氯化钠溶液 300ml，输液速度为 10ml/min。如 AFI 达 8cm，并解除胎心变异减速，则停止输液，否则再输 250ml。若输液后 AFI≥8cm，但胎心减速不能改善也应停止输液，按胎儿窘迫处理。输液过程中 B 超监测 AFI、间断测量宫内压，可同时胎心内监护，注意无菌操作。

6. ABC【解析】如无法即刻阴道自娩，且有进行性胎儿缺氧和酸中毒的证据，一般于预后无法纠正的急性胎儿窘迫患者，均应尽快手术终止妊娠。①宫口未开全、出现以下任何一项临床表现均应立即剖宫产：胎心率持续低于 110 次/分或高于 180 次/分，伴羊水Ⅱ~Ⅲ度污染；羊水Ⅲ度污染，B 超显示羊水池<2cm；持续胎心缓慢达 100 次/分以下；胎心监护反复出现晚期减速或出现重度可变减速，胎心 60 次/分以下持续 60 秒以上；胎心图基线变异消失伴晚期减速。②宫口开全、骨盆各径线正常、胎头双顶径已达坐骨棘平面以下 3cm，吸氧同时尽快助产经阴道娩出胎儿。

7. ABDE【解析】异位妊娠时可见 hCG 阳性，宫腔可出现 A-S 反应，盆腔包块，如包块破裂，可出现腹膜刺激征。

8. ABDE【解析】胎膜早破的预防措施如下。①尽早治疗下生殖道感染：妊娠期应及时治疗滴虫阴道炎、细菌性阴道病、宫颈沙眼衣原体感染、淋病奈瑟球菌感染等。②加强围产期卫生宣教与指导：妊娠晚期禁止性生活，避免突然腹压增加。③注意营养平衡：补充足量的维生素、钙、锌及铜等营养素。④治疗宫颈内口松弛：宫颈内口松弛者，妊娠 14~18 周行宫颈环扎术并卧床休息。

9. BCE【解析】过期妊娠的胎盘病理状态有两种类型。一种是胎盘功能正常，除重量略有增加外，胎盘外观和镜检均与妊娠足月胎盘相似。多数过期妊娠患者胎盘功能正常。另一种是胎盘功能减退，功能减退的胎盘肉眼见胎盘母体面梗死及钙化，胎儿面及胎膜被胎粪污染呈黄绿色。镜下见胎盘绒毛内血管床减少，绒毛间腔变窄，间质纤维化增加，合体细胞小结增多胎盘老化现象。

10. ABE【解析】盐酸利托君是 β 受体激动药，可用于治疗早产；可使胎心率增快，合并心脏病者不适宜应用；可引起血糖波动，未控制的糖尿病患者慎用或不用。

11. ABCD【解析】胎盘早剥危及母儿的生命安全，母儿的预后与处理是否及时有密切关系。胎儿未娩出前，胎盘可能继续剥离，难以控制出血，持续时间越长，病情越严重，并发凝血功能障碍等合并症的可能性也越大。因此，一旦确诊，必须及时终止妊娠。所以，选项E说法错误，其余选项都是正确的。

12. BCDE【解析】参见A1型题第93题解析。

13. ABCD【解析】参见A1型题第43题解析。

14. ABDE【解析】参见B型题第58~60题解析。

15. ABC【解析】参见A3/A4型题第25题解析。

16. ABCE【解析】新生儿溶血病的主要临床表现如下：①黄疸：胎儿胆红素主要通过母体代谢，故出生时常无明显黄疸。Rh溶血病77%以上在24小时内出现黄疸，而ABO溶血病者多在第2~3天出现黄疸。黄疸均迅速加重，于3~4天达高峰值。一般非结合胆红素水平升高，少数严重者亦可出现结合胆红素水平升高，表现为“胆汁黏稠综合征”，系与肝脾髓外造血、胆管增殖、胆栓淤积、肝细胞坏死等因素有关。②贫血：程度不一，严重者易发生贫血性心衰。部分溶血患儿在生后3~6周发生明显贫血，称为晚发性贫血，系血型抗体持久存在（超过1个月）继续溶血所致。③肝脾大：程度不一，轻者无明显大，重度胎儿水肿患儿肝脾大很明显，甚至因脾大而发生脾破裂，肝脾大与髓外造血有关。肝脾大多见于Rh溶血病，ABO溶血病肝脾大较少、较轻。④胎儿水肿：多见于病情严重者，出生时全身水肿，皮肤苍白，常有胸腔积液、腹水，肝脾大及贫血性心衰，如抢救不及时大多死亡，宫内溶血严重者为死胎。

17. ABDE【解析】参见A1型题第41题解析。胎龄不足37周、胎肺不成熟，应尽量延长妊娠周数。所以，选项C错误。

18. ABCE【解析】自体输血回输是抢救异位妊娠的有效措施之一，尤其是在缺乏血源的情况下。回收腹腔内血液必须符合以下条件：妊娠小于12周、胎膜未破、出血时间<24小时、血液未受污染、镜下红细胞破坏率<30%；每回输100ml血液加3.8%枸橼酸钠溶液10ml抗凝，用输血漏斗垫6~8层纱布或经20μm微孔过滤器过滤后方可输回体内；自体输血400ml应补充10%葡萄糖酸钙10ml。

19. ABDE【解析】ABO血型不合新生儿黄疸明显者，根据血胆红素情况予以以下处理。①蓝光疗法每天12小时，分2次照射。②口服苯巴比妥5~8mg/(kg·d)；血胆红素高者给予25%人血清白蛋白静脉注射1g/(kg·d)，使其与游离胆红素结合，减少胆红素脑病的发生。③25%葡萄糖溶液静脉注射。④贫血严重者及时输血。

20. CE【解析】过期妊娠患者的新生儿多数正常，10%发展成过熟儿。

21. ACDE【解析】妊娠剧吐会导致多种并发症。可因呕吐过度而导致体液失调和电解质紊乱，引起代谢性酸中毒等并发症，甚至可能出现心律失常，进而导致心搏骤停；可导致眼部压力升高，从而使视网膜出现出血的情况；长期的妊娠剧吐可能导致食欲缺乏和营养不良，由于维生素B1缺乏而增加韦尼克（Wernicke）脑病的发生率。虽然妊娠剧吐可能导致胎儿营养不良，但不会直接导致胎儿畸形。

22. ABCD【解析】前置胎盘的处理方式：①孕妇一般情况好、阴道出血不多、妊娠周数<34 周、胎儿体重<2000g、胎儿存活时，可以采用期待疗法。②处理原则是抑制宫缩、控制出血、纠正贫血、预防感染，适时终止妊娠。③B 超是诊断前置胎盘最常用的手段，可确定胎盘的位置，判断胎盘与子宫颈内口的关系，诊断前置胎盘的类型，为临床提供可靠的依据。④中央性前置胎盘禁止破膜。⑤依胎次胎位及胎儿是否存活综合分析是用来判断决定分娩方式，不是前置胎盘的处理方式。

23. BCDE【解析】肩难产时，会阴后斜切开应足够大，并加用麻醉，同时做好新生儿复苏的准备。所以，选项 A 错误，其余选项是正确的。

24. AB【解析】羊水过多会导致一些妊娠期疾病，如妊娠高血压、妊娠糖尿病、蛋白尿等，威胁孕妇的生命安全；还会导致分娩时腹内压力骤降，从而增加产后大出血的概率。

25. ABC【解析】参见 X 型题第 6 题解析。

26. ABDE【解析】过期妊娠时胎儿过熟，头颅硬、可塑性小，因此过期妊娠分娩时易发生困难，使手术产的机会增加。所以，选项 C 错误。

27. BCDE【解析】参见 B 型题第 47 题解析。慢性羊水会出现较轻微的压迫症状或无症状，所以，选项 A 错误。

28. ABCD【解析】一旦稽留流产没有及时清宫，有可能会因血窦开放而造成大出血。所以，选项 E 错误，其余选项都是正确的。

29. BC【解析】妊娠剧吐的相关病因如下。①绒毛膜促性腺激素（hCG）：早孕反应的出现和消失恰与孕妇体内人绒毛膜促性腺激素（hCG）值变化相吻合，呕吐严重时，孕妇 hCG 水平较高；多胎和葡萄胎孕妇血中 hCG 值明显升高，发生妊娠剧吐者也显著增加，而在终止妊娠后，症状立即消失，均提示本症与 hCG 关系密切，但症状轻重不一定和 hCG 值成正比。②激素水平：除了血清中高浓度的 hCG 水平，雌激素水平升高可能也是相关因素之一。一些激素水平包括胎盘血清标记物、ACTH、催乳素和皮质醇等可能也与之有关。③自主神经功能紊乱：有些神经系统功能不稳定、精神紧张的孕妇，妊娠剧吐多见，说明本症也可能与自主神经功能紊乱有关。④幽门螺杆菌：与无症状的孕妇相比，妊娠剧吐患者血清抗幽门螺杆菌的 IgG 浓度升高，故该病可能与幽门螺杆菌有关。⑤维生素缺乏：维生素 B_6的缺乏可导致妊娠剧吐。

30. ABCD【解析】前置胎盘阴道流血的特点为无诱因的反复性无痛性阴道流血，不伴有腹痛。所以，选项 E 错误，其余选项都是正确的。

31. BCDE【解析】参见 B 型题第 9 题解析。

32. AB【解析】羊水过多可能会导致胎儿胎位异常的风险性增高、早产、出现脐带脱垂、发生胎儿窘迫甚至死亡。

33. ABCDE【解析】胎膜早破的病因如下。①生殖道感染：病原微生物上行性感染，可引起胎膜炎，细菌可以产生蛋白酶、胶质酶和弹性蛋白酶．这些酶可以直接降解胎膜的基质和胶质，使胎膜局部抗张能力下降而破裂。②羊膜腔压力增高：双胎妊娠、羊水过多、巨大胎儿等，可使宫内压力增加，覆盖于宫颈内口处的胎膜自然成为薄弱环节而容易发生破裂。③胎膜受力不均：头盆不称、胎位异常使胎先露部不能衔接，前羊膜囊所受压力不均，导致胎膜破裂。因手术创伤或先天性宫颈组织结构薄弱，宫颈内口松弛，前羊膜囊楔入，受压不均；宫颈过短（<25mm）或宫颈功能不全，宫颈锥形切除，胎膜接近阴道，缺乏宫颈黏液保护，易受病原微生物感染，导致胎膜早破。④营养因素缺乏：维生素C、锌及铜缺乏，可使胎膜抗张能力下降，易引起胎膜早破。⑤其他：细胞因子IL-6、IL-8、TNF-α升高，可激活溶酶体酶，破坏羊膜组织导致胎膜早破；羊膜穿刺不当、人工剥膜、妊娠晚期性生活频繁等均有可能导致胎膜早破。

34. AC【解析】妊娠期高血压疾病扩容仅适用于严重的低蛋白血症、贫血，患者可选用人血白蛋白、血浆、全血等纠正低蛋白血症。严重的低蛋白血症，血浆胶体渗透压明显降低，可导致严重胸腔积液、腹水和心包积液，孕妇循环不稳定，而造成难以控制的心力衰竭、肺水肿等，及时有效地补充蛋白质和血浆，纠正低蛋白血症，对于重度子痫前期治疗十分重要，但一定要严格把握扩容指征。

35. BCDE【解析】巨大胎儿的高危因素：①孕妇肥胖。②妊娠合并糖尿病，尤其是2型糖尿病。③过期妊娠。④经产妇。⑤父母身材高大。⑥高龄产妇。⑦有巨大胎儿分娩史。⑧种族、民族因素。

36. DE【解析】过期妊娠围产儿除胎儿过度成熟综合征外，还常发生缺血缺氧性脑病、胎粪吸入综合征、吸入性肺炎或肺不张、新生儿窒息及巨大胎儿。

37. ABCE【解析】妊娠剧吐经过治疗病情不见好转，而出现以下情况，应考虑终止妊娠：①体温升高达38℃以上，卧床时心率每分钟超过120次。②持续性黄疸和/或蛋白尿，肝肾功能严重受损。③有多发性神经炎及中枢神经系统病变，经治疗后不见好转。④有颅内或眼底出血，经治疗后不见好转。

38. ACDE【解析】参见A1题型第21题解析。

39. ABCD【解析】双胎输血综合征（TTTS）通过胎盘间的动-静脉吻合支，血液从动脉向静脉单向分流，使一个胎儿成为供血儿，另一个胎儿成为受血儿，造成供血儿贫血、血容量减少，致使生长受限、肾灌注不足、羊水过少，甚至因营养不良而死亡；受血儿血容量增多、动脉压增高、各器官体积增大、胎儿体重增加，可发生充血性心力衰竭、胎儿水肿、羊水过多。

40. ABCE【解析】羊水过少会影响胎儿的正常发育和生长，导致并发症：羊水过少可能刺激子宫收缩，从而导致早产；胎儿受到压迫和限制，易出现胎儿姿势异常与骨骼畸形等；影响胎儿肺泡的正常发育及肺组织的灌注，导致肺发育不全；限制胎儿的生长空间，影响其营养和氧气供应，易导致胎儿宫内生长迟缓。而法洛四联症是与心脏发育异常相关的疾病，大多数情况下与羊水过少无关。

41. ABCDE【解析】可用来判断胎膜早破的方法有阴道液酸碱度检查、阴道液体涂片检查、羊膜镜检查、胎儿纤维连接蛋白检测、阴道窥器检查、B 超检查。

42. ABCD【解析】重度子痫前期分娩期间的注意事项：①注意观察自觉症状变化。②检测血压并继续降压治疗，应将血压控制在≤160/110mmHg。③检测胎心变化。④积极预防产后出血。⑤产时不可使用任何麦角新碱类药物。

43. ABCE【解析】可用于治疗早产的药物如下。①利托君：可激动子宫平滑肌中的 β 受体，抑制子宫平滑肌收缩而延续妊娠。②硫酸镁：直接作用于子宫肌细胞，拮抗钙离子对子宫的收缩作用。③硝苯地平：可选择性减少慢通道 Ca^{2+} 内流、干扰细胞内 Ca^{2+} 浓度，从而抑制子宫收缩而延续妊娠。④硫酸沙丁胺醇：镇静和抑制宫缩。

44. AB【解析】参见 X 型题第 36 题解析。

45. ABCD【解析】妊娠剧吐临床表现：①妊娠剧吐患者体重明显减轻，可出现严重脱水，营养不良。②严重呕吐和不能进食可导致脱水及电解质紊乱，使氢、钠、钾离子大量丢失。③患者明显消瘦，神疲乏力，皮肤黏膜干燥，口唇干裂，眼球内陷，脉搏增快，尿量减少，尿比重增加并出现酮体；可出现饥饿性酸中毒，呕吐物中盐酸的丢失可致碱中毒和低钾血症。④脏器功能损伤：如呕吐严重，不能进食，可出现脏器功能损伤。如肝功能受损，则出现血转氨酶和胆红素增高；如肾功能受损，则血尿素氮、肌酐升高，尿中可出现蛋白和管型；眼底检查可有视网膜出血。严重并发症如韦尼克脑病主要表现为中枢神经系统症状，病情继续发展，可致患者意识模糊，陷入昏迷状态。

46. ABCD【解析】前置胎盘体征可表现为子宫软，无压痛，大小与妊娠周数相符。所以，选项 E 错误，其余选项内容都是正确的。

47. CDE【解析】对妊娠未足月，胎肺不成熟者，可选用羊膜腔输液补充羊水，尽量延长妊娠周数。对妊娠已足月、胎儿可宫外存活者，应及时终止妊娠。

48. ACE【解析】参见 X 型题第 33 题解析。

49. ABCD【解析】妊娠期高血压胎盘病变易发生胎儿宫内窘迫，胎儿宫内生长受限，产后出血，胎盘早剥。

50. ABCE【解析】参见 A1 型题第 124 题解析。

51. ACD【解析】参见 B 型题第 12 题解析。

52. BCDE【解析】卵巢妊娠是指受精卵在卵巢着床和发育，其诊断标准如下：①双侧输卵管正常。②胚泡位于卵巢组织内。③卵巢及胚泡以卵巢固有韧带与子宫相连。④胚泡壁上有卵巢组织。

53. ACDE【解析】胎盘早剥的并发症主要包括弥散性血管内凝血（DIC）、产后出血、急性肾衰竭、羊水栓塞。产后出血又可导致希恩综合征。胎盘早剥与肝功能异常无大关系。

54. ADE【解析】以下胎儿畸形可导致羊水过多：胎儿消化道畸形如食管闭锁、十二指肠闭锁等会导致胚胎口腔和胃肠道的分泌物滞留，进而引起羊水过多；胎儿神经管发育异常如脊柱裂，易引起脊髓周围神经的液体积聚，进而引起羊水过多；无脑儿因肝脏无法正常代谢胆红素，导致在羊水中大量聚集，进而引起羊水过多。而泌尿道畸形和联体儿在大多数情况下与羊水过多无关。

55. ABCE【解析】羊水过少：①B 超是羊水过少最重要的辅助检查方法。B 超下发现羊水量明显减少、羊水和胎儿界面不清、胎儿肢体明显聚集重叠即可作出羊水过少的定性诊断。②分娩过程中常出现原发性宫缩乏力或不协调性宫缩，宫口扩张缓慢，易发生第一产程延长。③胎儿肺发育不良，在正常妊娠中，适当羊水量的吸入对胎儿肺的膨胀与发育很重要。④羊水指数（AFI）≤5cm 诊断为羊水过少，≤8cm 为羊水偏少。⑤羊水过少是指妊娠晚期羊水量少于 300ml 者。

56. BCDE【解析】羊水 pH 7.0~7.5，无机盐含量高，且羊水中含有脱落的胎儿上皮细胞以及胎毛、胎粪。以上均可以用来与阴道分泌物进行鉴别。

57. BCDE【解析】首次负荷量用硫酸镁 2.5~5.0g，溶于 10%葡萄糖溶液 20ml 静脉注射（15~20 分钟），或者溶于 5%葡萄糖溶液 100ml 快速静脉滴注，继而 1~2g/h 静脉滴注维持。所以，选项 A 错误，其余选项内容是正确的。

58. ACD【解析】HELLP 综合征，即溶血（H）、转氨酶升高（EL）、低血小板（LP）。

59. ABCD【解析】子宫随妊娠周数的增加逐渐增大，依据手测子宫底的高度及尺测子宫长度，可初步判断妊娠周数并估计胎儿的大小。但妊娠前子宫大小不能用于核实妊娠周数。

60. ABD【解析】妊娠期肝内胆汁淤积（ICP）影响肝功能，会出现糖、脂代谢紊乱及脂溶性维生素 K 吸收减少。大多数 ICP 患者的 GPT、GOT 轻度至中度升高，为正常水平的 2~10 倍。部分患者血清胆红素轻度至中度升高，以直接胆红素为主。

61. AB【解析】输卵管间质部妊娠的结局几乎全部是破裂，应争取在破裂前手术，避免大量出血。手术应做子宫角部楔形切除及患侧输卵管切除，必要时切除子宫。

62. ADE【解析】由于胆汁酸毒性作用，使围产儿发病率和死亡率增加，可发生胎儿窘迫、自发性早产、羊水胎粪污染，不能预测的胎死宫内。

63. ACDE【解析】胎盘早剥的病因如下。①孕妇血管病变。参见 A1 型题第 53 题解析。②机械因素，如腹部外伤或直接被撞击、性交、外倒转术等都可诱发胎盘早剥。羊水过多时突然破膜，羊水流出过快，或双胎分娩时第一胎儿娩出过快，使宫内压骤减，子宫突然收缩而导致胎盘早剥。临产后胎儿下降，脐带过短使胎盘自子宫壁剥离。③子宫静脉压升高：仰卧位低血压综合征时，子宫压迫下腔静脉使回心血量减少，子宫静脉淤血使静脉压升高，导致蜕膜静脉床淤血或破裂而发生胎盘剥离。④高龄孕妇、经产妇易发生胎盘早剥；不良生活习惯如吸烟、酗酒及吸食可卡因等也是国外发生率增高的原因；胎盘位于子宫肌瘤部位易发生胎盘早剥。

64. ABCE【解析】妊娠肝内胆汁淤积症的辅助治疗措施如下。①护肝治疗：在降胆酸治疗的基础上使用护肝药物，葡萄糖、维生素 C、肌苷等保肝药物可改善肝功能。②改善瘙痒症状：炉甘石液、薄荷类、抗组胺药物对瘙痒有缓解作用。③维生素 K 的应用：当伴发明显的凝血酶原时间延长时，应及时补充维生素 K 预防产后出血，每日 5~10mg，口服或肌内注射。④中药：如茵陈、川芎等降黄药物治疗 ICP 有一定效果。

65. ABCDE【解析】①羊水过多孕妇应注意休息，低盐饮食，左侧卧位。②急性羊水过多患者因羊水突然增多，子宫明显增大，会产生一系列压迫症状。患者感到腹部胀痛、腰酸、行动不便，可能因横膈抬高引起呼吸困难，甚至发绀，不能平卧。③羊水过多产后易引起子宫收缩乏力导致产后出血。④慢性羊水过多多发生在妊娠 28~32 周，约占羊水过多的 98%。⑤羊水过多合并开放性神经管缺陷时，羊水中 AFP 明显增高，超过同期正常妊娠平均值加 3 个标准差以上。

66. ABC【解析】对妊娠剧吐的患者，应禁食 2~3 天，每天静脉滴注葡萄糖液和葡萄糖盐水共 3000ml，但需根据患者体重酌情增减。同时应根据化验结果决定补充电解质和碳酸氢钠溶液的剂量，输液中加入维生素 C 及维生素 B_6。每天尿量至少应达到 1000ml。贫血严重或营养不良者，也可输血或静脉滴注复方氨基酸 250ml。尿酮体阳性者应适当多给予葡萄糖液。在此期间，医护人员对患者的关心、安慰及鼓励是很重要的。呕吐停止后，可少量多次进食及口服多种维生素，同时输液量可逐天递减至停止静脉补液。

67. BCDE【解析】参见 A1 型题第 60 题解析。

68. ABDE【解析】参见 X 型题第 33 题解析。

69. ABE【解析】参见 A1 型题第 29 题及第 42 题解析。

70. ACE【解析】参见 A1 型题第 92 题解析。

71. ACDE【解析】输卵管妊娠手术治疗的适应证：手术治疗分为保守手术和根治手术。保守手术为保留患侧输卵管，根治手术为切除患侧输卵管。手术治疗适用于：①生命体征不稳定或有腹腔内出血征象者。②诊断不明确者。③异位妊娠有进展者（如血 hCG>3000IU/L 或持续升高、有胎心搏动、附件区大包块等）。④随诊不可靠者。⑤药物治疗禁忌证或无效者。

72. BCDE【解析】发生完全性前置胎盘时，初次出血时间早，多在妊娠 28 周，反复且次数频繁，量较多，有时一次大出血即可使孕妇陷入休克状态。

73. ABDE【解析】胎儿宫内发育迟缓的孕妇需要补充 10% 葡萄糖 500ml+维生素 C 或能量合剂。所以，选项 C 错误。其余选项均正确。

74. ABCDE【解析】妊娠 28~35 周、胎膜早破不伴感染、羊水池深度≥3cm 者，可采用期待疗法。①一般处理：绝对卧床，保持外阴清洁，避免不必要的肛门及阴道检查，密切观察产妇体温、心率、宫缩、阴道流液性状和血白细胞计数。②预防感染：破膜超过 12 小时，应给予抗生素预防感染。若破膜后长时间不临产，且无明显临床感染征象，则停用抗生素，进入产程时继续用药。③抑制宫缩：对无继续妊娠禁忌证的患者，可考虑应用宫缩抑制药预防早产。④肾上腺糖皮质激素促胎肺成熟。⑤纠正羊水过少。

75. ABD【解析】参见 A1 型题第 23 题解析。

76. ABCD【解析】自然流产的病因包括：①染色体异常。②母体因素：全身性疾病；病毒感染；母体内分泌功能失调；生殖器官疾病；创伤。③胎盘内分泌功能不足。④免疫因素。⑤环境因素。但慢性胃炎不是自然流产的病因。

77. ABDE【解析】输卵管妊娠破裂不久的患者，进行妇科检查，可以查到：阴道内常有少量血液；子宫颈轻度着色，举痛明显；后穹隆饱满及触痛；子宫稍大而软，内出血多时，子宫有漂浮感；子宫一侧或后方可触及肿块，触痛明显，病程较长时，血块机化，与子宫粘连，质地较硬。

78. ABCD【解析】参见 A1 型题第 41 题解析。

79. ABC【解析】外因性匀称型胎儿宫内发育迟缓的病因涉及多种因素，比较复杂。其中，营养因素是重要的原因之一。如孕妇体内缺乏叶酸、氨基酸、微量元素等营养物质，会影响胎儿的正常生长发育，导致胎儿宫内发育迟缓。有害药物、毒素等外界环境因素对胎儿的发育也有不良影响，也可能导致胎儿宫内发育迟缓。此外，母儿双方的因素也可能会影响胎儿的生长发育情况。遗传因素通常与非匀称型胎儿宫内发育迟缓相关。

80. ABCE【解析】参见 A1 型题第 60 题解析。

81. ABE【解析】对前置胎盘大出血患者的急救原则首选就是要止血、补血。要积极纠正患者出现的休克，输液、输血补充血容量，在必要的时候还可以给孕妇应用宫缩抑制药。这些急救处理方法不但可以抢救患者，而且也在一定程度上改善胎儿在宫内的缺氧状态。

82. ACDE【解析】过期妊娠病因复杂，家族史可能会增加患者罹患过期妊娠的风险；内源性前列腺素不足导致子宫功能减退，从而影响胚胎的营养供应和生长发育；雌激素与孕激素比例失调、胎儿肾上腺皮质功能不足等因素都可影响妊娠早期的正常胚胎发育。

83. ABD【解析】与异位妊娠有关的病因如下。①输卵管异常：是输卵管妊娠的主要病因，可分为输卵管黏膜炎和输卵管周围炎。②输卵管发育不良或功能异常。③输卵管妊娠史或手术史。④辅助生殖技术。⑤避孕失败。⑥其他：输卵管周围肿瘤，如子宫肌瘤或卵巢肿瘤压迫，可影响输卵管的通畅。输卵管子宫内膜异位，致使受精卵在该处着床。宫内节育器（IUD）的使用可能导致输卵管炎症或逆蠕动，若 IUD 避孕失败则异位妊娠机会较大。

84. ABCE【解析】重症妊娠期高血压疾病易发生产后血循环衰竭的原因是治疗期间大量使用解痉药、降压药，产后腹压突然下降，血液浓缩高凝等。

85. ABCE【解析】过期妊娠发生羊水过少的原因如下。①由于胎盘功能减退，灌注量不足，影响胎儿发育，胎儿脱水，导致羊水过少。②由于胎儿过熟，其肾小管对抗利尿激素的敏感性增高，尿量少，导致羊水过少。③胎膜功能减退，细胞萎缩，微绒毛肿胀，产生羊水量减少。

86. ABCD【解析】FGR 的妊娠期治疗如下。①卧床休息：左侧卧位可使肾血流量和肾功能恢复正常，从而改善子宫胎盘的供血。②吸氧，可能改善胎儿的内环境。③补充营养物质：补充富有营养、高热量、高蛋白、高维生素饮食。④治疗原发疾病，防止疾病加重和并发症发生。⑤改善胎盘血流。⑥加强胎儿宫内监测，包括胎动计数以及动态胎心监护、胎儿成熟度评估、超声监测。

六、案例分析题

1. B【解析】依据题干信息所述，患者可能为异位妊娠，应明确有无停经史。所以，末次月经时间是最有价值的病史。

2~3 BDF、EG【解析】已婚女性，突发腹痛，阴道流血，生命体征不平稳，且超声提示左侧 4cm×4cm×3cm 非均质包块，盆腔大量积液，首先考虑左侧输卵管妊娠，包块破裂，可行血 hCG 测定、血常规检查、腹腔镜检查。患者尿 hCG（-），不排除黄体破裂可能。

4. B【解析】参见 A3/A4 型题第 86 题解析。

妊娠合并病毒性肝炎

第七章　妊娠合并疾病

一　A1 型题

1. 对于淋病在妊娠期间的治疗，下列说法恰当的是
   A. 多合并支原体感染，应给予抗支原体药物
   B. 青霉素过敏可选喹诺酮类药物
   C. 肌内注射青霉素疗效佳
   D. 临床症状消失为治愈
   E. 用药必须足量、及时
2. 艾滋病常用的血清学检查方法是
   A. 聚合酶链反应检查前病毒 DNA　　B. ELISA 检查抗原
   C. 免疫印迹法检查抗体　　D. 组织培养，分离 HIV
   E. ELISA 检查抗体
3. 促使心脏病孕妇死亡的主要原因是
   A. 未经产前检查　　B. 心脏病病程长
   C. 心力衰竭与感染　　D. 孕妇年龄大
   E. 妊娠周数大
4. 对于妊娠期间阑尾的位置描述，恰当的是
   A. 妊娠期间阑尾的位置随妊娠子宫的增大逐渐被推向内上方
   B. 妊娠期间阑尾的位置随妊娠子宫的增大逐渐被推向外上方
   C. 妊娠期间阑尾的位置随妊娠子宫的增大逐渐被推向前下方
   D. 妊娠期间阑尾的位置随妊娠子宫的增大逐渐被推向前上方
   E. 妊娠期间阑尾的位置不发生改变
5. 关于妊娠与急性胆囊炎和胆石症的相互影响，下列说法正确的是
   A. 在雌激素的影响下，胆囊及胆道平滑肌松弛，使胆囊排空延缓
   B. 孕激素降低胆囊黏膜对钠的调节，影响胆囊浓缩功能
   C. 妊娠期胆汁盐及磷脂分泌增多，有利于形成胆结石
   D. 妊娠期胆汁中胆固醇成分增多，有利于形成胆结石
   E. 妊娠期胆石症极易感染

6. 淋病奈瑟球菌的特征有

A. 为杆菌
B. 表面有菌毛
C. 为革兰染色阳性菌
D. 对复层鳞状上皮有亲和力
E. 孕妇感染淋病奈瑟球菌并不多见

7. 艾滋病的潜伏期为

A. 2~10 天
B. 2~10 周
C. 2~10 个月
D. 2~5 年
E. 2~10 年

8. 急性重型肝炎的主要病理表现为

A. 肝细胞散在性坏死
B. 肝细胞广泛性坏死
C. 肝细胞急性广泛性变性
D. 肝小叶中心肝细胞急性变性
E. 肝小叶中心肝细胞散在性变性

9. 妊娠晚期合并急性病毒性肝炎者，应给予重视和积极治疗，因为

A. 容易发展为重型肝炎，孕产妇死亡率升高
B. 容易合并妊娠期高血压疾病及发生子痫
C. 容易发生糖代谢障碍，影响胎儿发育
D. 容易发生早产，胎儿不易存活
E. 容易发生宫缩乏力，产程延长

10. 孕妇患急性肾盂肾炎最常见的致病菌是

A. 产气杆菌
B. 变形杆菌
C. 葡萄球菌
D. 大肠埃希菌
E. 溶血性链球菌

11. 对于妊娠期胆囊的描述恰当的是

A. 妊娠期胆囊容积变化不大
B. 妊娠期胆囊容积明显变小
C. 妊娠期胆囊容积明显增大
D. 妊娠期胆囊壁明显变厚
E. 妊娠期胆囊壁无明显变化

12. 人乳头状瘤病毒的英文缩写为

A. HIV
B. HBV
C. HSV
D. VSIL
E. HPV

13. 孕妇在妊娠期间感染梅毒，对胎儿的影响是

A. 患三期梅毒孕妇感染胎儿机会最大
B. 患二期梅毒孕妇感染胎儿机会较大
C. 患一期梅毒孕妇感染胎儿机会不大
D. 早期潜伏期梅毒孕妇感染胎儿机会大
E. 晚期潜伏期梅毒孕妇无传染性，不感染胎儿

14. 对风湿性心脏病孕妇分娩期的处理方式正确的是

A. 肌内注射麦角新碱，预防产后出血
B. 除有产科指征外，无须行剖宫产
C. 宫口开全时要防止产妇用力屏气
D. 无感染征象无须使用抗生素
E. 忌用吗啡

15. 关于妊娠期阑尾位置的变化，下列说法正确的是

A. 妊娠早期，阑尾根部在右髂前上棘与脐连线中外 1/3 处
B. 随着妊娠进展阑尾逐渐向下、向内移位
C. 产后 7 天阑尾位置恢复正常
D. 妊娠 20 周位于髂嵴下 2 横指
E. 妊娠 32 周可达胆囊区

16. 梅毒的主要传播途径为

A. 接吻
B. 输血
C. 饮食
D. 性交
E. 衣物

17. 引起尖锐湿疣的最常见的病原体是

A. HPV
B. HSV
C. HIV
D. HBV
E. VIN

18. 关于妊娠合并尖锐湿疣，下列说法恰当的是

A. 妊娠期病灶增长缓慢
B. 妊娠期间容易患尖锐湿疣
C. 胎儿宫内感染并不少见
D. 通过软产道感染胎儿罕见
E. 出生的新生儿常患喉乳头状瘤

19. 关于孕妇感染巨细胞病毒，下列说法正确的是

A. 多为显性感染
B. 可以哺乳，因乳汁中无病毒
C. 中晚期妊娠发现确诊，应予引产
D. 血清学检查可用于巨细胞病毒感染的诊断
E. 早期妊娠发现确诊，应及时治疗，继续妊娠

20. 妊娠合并糖尿病患者分类“T”表示患者有

A. 心脏病
B. 肾移植
C. 糖尿病历时 10~19 年
D. 下肢血管钙化
E. 视网膜病

21. 关于妊娠期阑尾炎特点，下列说法不正确的是

A. 阑尾炎症不易扩散
B. 妊娠并不诱发阑尾炎
C. 易发生坏死、穿孔及腹膜炎
D. 炎症波及子宫可诱发宫缩
E. 并发局限性腹膜炎时腹膜刺激征不明显

22. 关于巨细胞病毒感染的描述错误的是
A. 新生儿感染经积极治疗，预后较好，多无后遗症
B. 妊娠晚期感染者无须特殊处理方式，可经阴道分娩
C. 多为隐性感染，无明显症状和体征
D. 可发生流产、死胎、死产、新生儿死亡
E. 巨细胞病毒可因妊娠而被激活
23. 孕妇易患急性肾盂肾炎的原因是
A. 子宫增大后由盆腔进入腹腔，输尿管受压解除
B. 子宫常向右旋，压迫右侧输尿管致扩张
C. 孕中期输尿管及肾盂可积尿 100~200ml
D. 排尿通畅不易发生尿潴留
E. 孕激素使输尿管蠕动增强
24. 产后阑尾回到接近原来位置的时间是
A. 5 天
B. 3 天
C. 7 天
D. 10 天
E. 30 天
25. 分娩期心力衰竭的诱因不包括
A. 心脏向左向上移位
B. 体循环血量增加
C. 肺循环压力增加
D. 腹腔内压骤减
E. 回心血量骤减
26. 心脏病孕妇最易发生心力衰竭的时间是
A. 妊娠 24~26 周
B. 妊娠 28~31 周
C. 妊娠 35~36 周
D. 妊娠 37~40 周
E. 妊娠 32~34 周
27. 筛查淋病的金标准方法是
A. 分泌物 PCR 检查
B. 分泌物培养
C. 血清学检查
D. 血培养
E. 尿培养
28. 巨幼细胞贫血造成的胎儿畸形最常见的是
A. 神经管缺陷
B. 21-三体综合征
C. 先天性心脏病
D. 短肢畸形
E. 脑积水
29. 妊娠晚期胰岛素需要量增加的主要原因是
A. 体力活动减少
B. 摄入热量增加

C. 胎盘催乳素的分泌
D. 游离皮质醇浓度降低
E. 血容量增加

30. 关于重症肺结核对妊娠的影响，下列说法恰当的是
A. 受孕率明显降低
B. 流产发生率不增加
C. 早产发生率不增加
D. 分娩方式应选择剖宫产术
E. 容易发生胎儿生长受限

31. 对于妊娠期间阑尾的位置描述恰当的是
A. 妊娠 5 个月末，阑尾位于传统麦氏点位置
B. 妊娠 5 个月末，阑尾位于髂嵴下 1 横指
C. 妊娠 5 个月末，阑尾位于髂嵴上 2 横指
D. 妊娠 5 个月末，阑尾位于髂嵴上 3 横指
E. 妊娠 5 个月末，阑尾位于髂嵴水平

32. 心脏病患者妊娠后应及时终止妊娠的指征是
A. 单纯性心瓣膜关闭不全
B. 扩张型心肌病
C. 风湿性心脏病
D. 房间隔缺损
E. 心力衰竭

33. 缺铁性贫血的实验室诊断依据不包括
A. 血红蛋白<100g/L
B. 红细胞 $<3.5\times10^{12}/L$
C. 血细胞比容<0.30
D. 孕妇血清铁<10μmol/L
E. 骨髓象为红细胞增生，铁颗粒减少

34. 生殖器疱疹感染的临床分型为
A. Ⅰ型和Ⅱ型
B. 疱疹Ⅰ型和Ⅱ型
C. 早期、中期、晚期
D. 潜伏型和感染型
E. 初感染的急性型和再活化的诱发型

35. 对妊娠合并糖尿病有确诊意义的是
A. 空腹血糖≥5.8mmol/L
B. 口服葡萄糖耐量试验结果有两点超过正常值
C. 服 50g 糖 1 小时后抽静脉血测血糖值≥7.8mmol/L
D. 妊娠期有“三多”症状，且本次妊娠伴有巨大胎儿，尿糖阳性
E. 有糖尿病家族史特别是不明原因的死胎、死产、巨大胎儿分娩史

36. 心脏病孕妇最危险的时期是
A. 妊娠 35~38 周
B. 妊娠 24~27 周
C. 妊娠 28~31 周
D. 妊娠 32~34 周
E. 产褥期 7 天之后

37. 关于妊娠期肝脏生理变化的叙述，正确的是
A. 肝脏体积增大
B. 肝功能异常
C. 凝血因子增加
D. 凝血酶原时间延长
E. 肝细胞体积增大、数目不变

38. 关于妊娠合并巨幼细胞贫血的描述，正确的是
A. 叶酸缺乏无神经系统症状
B. 本病多发生在妊娠前半期
C. 维生素 B_{12}缺乏无神经系统症状
D. 外周血象表现为大细胞低血红蛋白性贫血
E. 巨幼细胞贫血多数由于叶酸缺乏引起，可单用叶酸治疗

39. 下列不宜用于巨细胞病毒感染诊断的有
A. 酶联免疫吸附试验检测孕妇巨细胞病毒 IgG、IgM
B. 宫颈脱落细胞涂片行吉姆萨（Giemsa）染色
C. DNA 分子杂交
D. PCR 技术
E. 血培养

40. 母亲妊娠晚期患急性乙型肝炎时，胎儿感染率为
A. 25%
B. 50%
C. 70%
D. 85.90%
E. 100%

41. 对于妊娠早期合并重症病毒性肝炎的孕妇，最好的处理方式是
A. 积极治疗肝炎，病情好转后做人工流产
B. 立即做人工流产术
C. 肝炎好转后继续妊娠
D. 积极治疗肝炎
E. 立即行药物治疗

42. 关于妊娠合并急性阑尾炎，下列说法恰当的是
A. 妊娠 5 个月末，阑尾在髂嵴下 2 横指
B. 一经确诊应给予大剂量广谱抗生素
C. 发生在妊娠晚期，腹肌紧张较明显
D. 容易发生阑尾穿孔及腹膜炎
E. 死亡率不比非妊娠期高

43. 关于妊娠合并心脏病孕妇的分娩期处理方式，下列说法正确的是
A. 忌用吗啡
B. 应行剖宫产术
C. 应缩短第二产程
D. 无感染者无须使用抗生素
E. 为预防产后出血，应肌内注射麦角新碱

44. 关于妊娠合并肠梗阻，下列说法不正确的是
A. 治疗原则是纠正梗阻引起的水电解质紊乱及酸碱失衡，解除肠梗阻

B. 单纯性肠梗阻保守治疗 48 小时无缓解时应手术治疗
C. 麻痹性肠梗阻保守治疗 12~21 小时无缓解应积极手术
D. 绞窄性肠梗阻一经确诊立即手术
E. 多发生于妊娠晚期

45. 性传播疾病的英文缩写字符为
A. PSTT
B. CSIL
C. HPV
D. STD
E. TBS

46. 妊娠合并肝炎产后的正确处理方式是
A. 母乳喂养
B. 四环素预防感染
C. 产妇可回普通病房
D. 注射维生素 K 预防出血
E. 产妇烦躁时用氯丙嗪镇静

47. 关于孕妇感染弓形体，下列说法恰当的是
A. 包囊形态见于急性感染
B. 垂直传播的可能性较少
C. 应用乙酰螺旋霉素有效
D. 滋养体形态见于慢性感染
E. 检查新生儿无异常无须治疗

48. 妊娠合并心脏病的治疗应是
A. 妊娠 2 个月发生心力衰竭，应立即行人工流产
B. 产后乏力性出血，应立即肌内注射麦角新碱
C. 产后不宜哺乳，应加服雌激素回奶
D. 产后 24 小时应行输卵管结扎术
E. 宫口开全立即手术助娩

49. 糖尿病对孕妇和胎儿的影响不包括
A. 糖尿病孕妇羊水过多的发生率升高
B. 糖尿病孕妇易在妊娠期和分娩期发生泌尿生殖系统感染
C. 糖尿病孕妇的胎儿畸形、死胎及新生儿死亡率高
D. 糖尿病患者易并发妊娠期高血压疾病
E. 糖尿病孕妇的胎儿均为巨大胎儿

50. 妊娠合并急性阑尾炎的治疗原则是
A. 以保守治疗为主
B. 终止妊娠后手术治疗
C. 终止妊娠后行保守治疗
D. 一经确诊立即手术治疗
E. 手术治疗的同时要行剖宫产术

51. 关于妊娠合并心脏病的孕妇产褥期的处理方式，错误的是
A. 产前待产时曾有过心力衰竭的孕妇，产后仍需继续使用强心剂

B. 凡属不宜再妊娠者，应在产后第 3 天施行输卵管结扎术

C. 产后一周内仍容易发生心力衰竭

D. 产后应继续使用抗生素预防感染

E. 心功能Ⅲ、Ⅳ级者不宜哺乳

52. 关于妊娠晚期重型肝炎治疗，最主要措施是

A. 立即行剖宫产

B. 给予大量皮质激素

C. 给予肝素治疗

D. 给予凝血因子

C. 治疗并发症

53. 妊娠期阑尾位置随妊娠周数增长总的变化特点是

A. 向上、后移位

B. 向上、内、后移位

C. 向上、内、前移位

D. 向上、外、前移位

E. 向上、外、后移位

54. 关于孕妇感染巨细胞病毒，下列说法恰当的是

A. 早期妊娠发现并确诊，应及时治疗，继续妊娠

B. 母婴垂直传播是重要传播途径

C. 中晚期妊娠发现确诊，应予引产

D. 可以哺乳，因乳汁中无病毒

E. 抗病毒药阿糖胞苷有显效

55. 关于妊娠对糖尿病的影响，下列叙述不恰当的是

A. 产后全身内分泌激素很快恢复至非妊娠水平，不再会发生低血糖

B. 胎盘分泌的激素在周围组织中有抗胰岛素作用

C. 血容量增加，血液稀释，胰岛素相对不足

D. 随妊娠进展，空腹血糖开始下降

E. 产程中能量消耗及产妇进食少，容易发生酮症酸中毒

56. 关于妊娠合并心脏病，下列说法正确的是

A. 心功能Ⅲ级可继续妊娠

B. 心脏病孕妇的主要死亡原因是产后出血

C. 心脏病孕妇的胎儿预后比正常孕妇的胎儿差

D. 听诊闻及舒张期杂音，不应立即确诊为心脏病

E. 对阵发性室上性心动过速的孕妇，可确诊为器质性心脏病

57. 关于糖尿病对胎儿的影响，下列说法不正确的是

A. 新生儿易发生反应性低血糖

B. 出生后应按早产儿护理

C. 畸形儿发生率高 3 倍

D. 胎儿胰岛素分泌减少

E. 围产儿死亡率高

58. 诊断女性生殖道淋病取材的最佳部位是
A. 阴道口
B. 宫颈管
C. 宫颈阴道部
D. 阴道穹隆
E. 阴道
59. 妊娠中晚期阑尾炎患者的临床表现与非妊娠期患者的不同点主要在于
A. 腹膜炎体征
B. 转移性右下腹痛
C. 恶心和呕吐
D. 血常规中白细胞计数增多
E. 发热
60. 关于妊娠合并心脏病，下列说法恰当的是
A. 发生产后出血，应快速输血
B. 为预防产后出血，静脉注射麦角新碱
C. 总血容量于妊娠 36~38 周增加达高峰
D. 若产时未发生心力衰竭，产后通常不再发生心力衰竭
E. 行剖宫产或宫口开全后尽快协助经阴道分娩
61. 为了预防风湿性心脏病产妇发生心力衰竭，下列不恰当的措施是
A. 吸氧
B. 手术缩短第二产程
C. 产时及产后给予镇静药
D. 胎儿娩出后在腹部放置沙袋
E. 预防产后出血静脉注射麦角新碱
62. 关于妊娠合并急性胆囊炎的治疗原则，下列说法不对的是
A. 合并胆囊积脓时应手术
B. 多数经非手术治疗有效
C. 一经确诊立即手术治疗
D. 支持治疗很重要
E. 必要时行胃肠减压
63. 关于妊娠合并病毒性肝炎，下列说法错误的是
A. 由于妊娠期的生理改变，如孕妇营养不良，肝脏易受病毒损害
B. 该病发生于妊娠早期，胎儿畸形的发生率增高
C. 孕妇患肝炎后特别容易转成慢性肝炎
D. 妊娠晚期，其诊断比非妊娠期困难
E. 甲型肝炎可经过胎盘传给胎儿
64. 关于妊娠糖尿病患者，终止妊娠最佳时间是
A. 妊娠 34~35 周
B. 妊娠 36~37 周
C. 妊娠 40 周
D. 根据病情随时终止妊娠
E. 控制血糖的同时，尽量推迟终止妊娠的时机
65. 关于孕妇生殖道感染沙眼衣原体，下列说法正确的是
A. 多为宫内感染
B. 产道感染少见

C. 产褥感染多见
D. 喹诺酮类药物有显效
E. 影响胎儿，易患结膜炎、肺炎

66. 妊娠合并病毒性肝炎孕妇，妊娠期及分娩期的恰当处理方式是
A. 妊娠期注意防治妊娠期高血压疾病
B. 为减轻肝脏负担，需剖宫产缩短产程
C. 妊娠晚期应尽早结束妊娠
D. 妊娠中期需终止妊娠
E. 妊娠早期保胎

67. 下列临床表现中，不能用妊娠时心血管功能改变来解释的是
A. 气短、气喘
B. 心浊音界轻微扩大
C. 心率加速而有心悸感
D. 心尖部及肺动脉瓣区柔和收缩期杂音
E. 下肢水肿，卧床休息后不减退

68. 关于妊娠合并肠梗阻的处理方式，下列恰当的是
A. 妊娠晚期尤其是 34 周以后，估计胎儿已成熟者，可行肠梗阻术后再行剖宫产
B. 妊娠早期肠梗阻需手术治疗者，应行梗阻手术同时行人工流产
C. 中期妊娠肠梗阻患者如无产科指征可术后继续妊娠并保胎治疗
D. 中期妊娠肠梗阻患者如无产科指征亦宜在术后行中期妊娠引产术
E. 肠梗阻经非手术治疗缓解后应及时终止妊娠

69. 关于 HBsAg 阳性的孕妇，下列说法正确的是
A. 都是乙型肝炎患者
B. 乙肝病毒不能通过胎盘
C. 母亲 e 抗原（+），新生儿多数为 HBsAg（-）
D. 母亲 HBsAg（+），新生儿多数为 HBsAg（-）
E. 母亲血清中有 e 抗体，新生儿大多数不会被感染

70. 肾盂肾炎最常见的致病菌是
A. 变形杆菌
B. 产气杆菌
C. 金黄色葡萄球菌
D. 革兰阴性球菌
E. 大肠埃希菌

71. 目前世界上发病率最高的性传播疾病是
A. 淋病
B. 梅毒
C. 尖锐湿疣
D. 生殖器疱疹
E. 获得性免疫缺陷综合征

72. 关于妊娠合并心脏病，下列说法恰当的是
A. 发现室上性阵发性心动过速可确诊为心脏病
B. 心功能Ⅱ级易发生心力衰竭，不宜妊娠
C. 发现Ⅲ级收缩期杂音可确诊为心脏病

D. 临产后耐心等待经阴道自然分娩

E. 临产后均应给予广谱抗生素1周

73. 下列叙述错误的是

A. 正常成年女性体内含铁总量为2g，主要以结合方式存在

B. 为预防缺铁性贫血可从妊娠中期开始补铁治疗

C. 妊娠合并贫血是妊娠期最常见的合并症

D. 铁剂通过简单扩散方式从母体转给胎儿

E. 几乎50%孕妇合并贫血

74. 关于妊娠合并甲状腺功能亢进，下列说法恰当的是

A. 重症可引起流产、死胎

B. 是行剖宫产术的适应证

C. 甲亢在妊娠期间明显缓解

D. 容易造成过期妊娠

E. 是终止妊娠的适应证

75. 关于妊娠合并肝炎对母儿的影响，不正确的是

A. 易发生早产

B. 母亲HBsAg阳性，新生儿全为阳性

C. 发生于妊娠早期时可加重妊娠反应

D. 妊娠早期病毒性肝炎的胎儿畸形发生率增高

E. 妊娠晚期患急性乙型肝炎者，约70%胎儿发生感染

76. 妊娠期急性肾盂肾炎的治疗原则是

A. 左侧卧位

B. 仰卧位

C. 左右轮换卧位

D. 少饮水，减少尿量

E. 尿量保持在2000ml/d以下

77. 关于妊娠期淋病的治疗，下列说法不正确的是

A. 宜尽早治疗

B. 青霉素为首选药物

C. 禁用喹诺酮类药物

D. 性伴侣应同时治疗

E. 遵循及时、足量、规则的用药原则

78. 妊娠合并风湿性心脏病患者早期心力衰竭的可靠诊断依据是

A. 肺底部大量间断性湿啰音

B. 心尖部闻及Ⅱ级收缩期杂音

C. 休息时心率>110次/分

D. 踝部凹陷性水肿

E. 心界扩大

79. 心脏病患者现妊娠8周，出现急性心力衰竭，最好的处理方式办法是

A. 即刻终止妊娠

B. 控制心力衰竭后继续妊娠

C. 边控制心力衰竭，边终止妊娠

D. 控制心力衰竭后，吸宫终止妊娠

E. 控制心力衰竭后，剖宫取胎终止妊娠

80. 关于正常妊娠期肝功能变化，下列说法错误的是
    A. 由于血液稀释血清总蛋白降低
    B. 血清胆固醇升高，半数高于 6.50mmol/L
    C. 妊娠中期起血清转氨酶水平升高
    D. 碱性磷酸酶水平升高
    E. 血清总胆红素水平正常

81. 妊娠期叶酸缺乏的原因是
    A. 需要量增加　　B. 吸收减少
    C. 体内合成减少　　D. 排泄增加
    E. 长期偏食

82. 关于妊娠期梅毒的叙述，不正确的是
    A. 主要通过性交传播
    B. 二期梅毒孕妇传染性最强
    C. 通常先天性梅毒儿占死胎的 30%
    D. 晚期潜伏梅毒孕妇，感染胎儿的可能性仍有 10%
    E. 未经治疗的晚期梅毒孕妇感染胎儿的可能性为 40%

83. 关于妊娠合并再生障碍性贫血对胎儿的影响，不包括
    A. 当孕妇重度贫血时可出现胎儿发育迟缓
    B. 当孕妇重度贫血时可发生死胎、死产
    C. 当孕妇血红蛋白≤60g/L 时可以导致流产
    D. 当孕妇重度贫血时可发生胎儿畸形
    E. 当孕妇重度贫血时可发生早产

84. 艾滋病的主要治疗措施为
    A. 支持治疗　　B. 中药治疗
    C. 免疫治疗　　D. 联合抗病毒治疗
    E. 单一抗病毒治疗

85. 关于病毒性肝炎对妊娠的影响，下列说法错误的是
    A. 妊娠晚期患病，妊娠期高血压疾病的发生率高
    B. 妊娠早期患乙型肝炎，婴儿感染率 25%
    C. 早产发生与围产儿死亡率明显升高
    D. 易发生产后出血
    E. 易发生 DIC

86. 临产前重度贫血的处理关键是
    A. 注射维生素 K 预防产时出血　　B. 少量多次输入浓缩红细胞

C. 少量多次输入血小板　　D. 预防性给予抗生素
E. 口服硫酸亚铁片

87. 关于妊娠期尖锐湿疣的叙述，正确的是
A. 是最常见的性传播疾病　　B. 胎儿宫内感染非常常见
C. 在妊娠期病灶增长慢　　D. 均行剖宫产术
E. 外阴部最常见

88. 有关妊娠合并急性肾盂肾炎，下列说法正确的是
A. 妊娠中期以后容易造成排尿不畅　　B. 左侧输尿管较右侧更易积蓄尿液
C. 治疗原则是改变尿液酸碱度　　D. 是妊娠罕见的并发症
E. 容易发生过期妊娠

89. 妊娠合并病毒性肝炎时，在昏迷前期口服新霉素的目的是
A. 抑制肠道内细菌生长，减少游离氨及其他毒性物质形成
B. 杀伤病毒，预防内源性感染
C. 控制肝炎进展恶化
D. 预防肝肾综合征的发生
E. 预防肠道感染

90. 关于肺结核对妊娠的影响，下列说法正确的是
A. 活动性肺结核可导致围产期感染　　B. 非活动性肺结核不传染胎儿
C. 活动性肺结核对妊娠无影响　　D. 活动性肺结核流产率为30%~40%
E. 围产儿死亡率是25%

91. 关于妊娠期生殖器疱疹的叙述，正确的是
A. 可垂直传播　　B. 以剖宫产为宜
C. 新生儿经产道感染最常见　　D. 妊娠20周后患本病，流产率可高达34%
E. 新生儿经产道感染后病变常局限于外阴部

92. 关于妊娠合并再生障碍性贫血，导致孕妇死亡的主要疾病不包括
A. 败血症　　B. 颅内出血
C. 充血性心力衰竭　　D. 严重的泌尿道感染
E. 严重的呼吸道感染

93. 关于妊娠合并肺结核的药物治疗，下列说法正确的是
A. 所有抗结核药均可导致胎儿畸形　　B. 二线抗结核药对妊娠无影响
C. 抗结核药对胎儿无影响　　D. 首选异烟肼和乙胺丁醇
E. 首选异烟肼和利福平

94. 关于妊娠期衣原体感染的叙述，不正确的是
A. 是女性生殖道感染最常见的病原体　　B. 新生儿衣原体感染为全身性疾病

C. 产褥感染多见　　D. 产道感染多见

E. 宫内感染少见

95. 妊娠合并贫血最常见的是

A. 再生障碍性贫血　　B. 地中海贫血

C. 巨幼细胞贫血　　D. 缺铁性贫血

E. 溶血性贫血

96. 妊娠期间可以诊断器质性心脏病的体征主要是

A. 心尖部有Ⅱ级收缩期吹风样杂音　　B. 心尖部有舒张期雷鸣样杂音

C. 心律失常，有期前收缩　　D. 心率达 120 次/分

E. 心界稍向左扩大

97. 孕妇常规补充铁剂的时间应是

A. 妊娠 2 个月开始　　B. 妊娠 6 周开始

C. 妊娠 2 个半月开始　　D. 妊娠 3 个月开始

E. 妊娠 4 个月开始

98. 关于妊娠 35 周合并不完全性肠梗阻者，最合适的治疗为

A. 无须促胎肺成熟，保守治疗 12~24 小时无缓解可先行肠梗阻手术再行剖宫产术

B. 无须促胎肺成熟，保守治疗 12~24 小时无缓解先行剖宫产术再行肠梗阻手术

C. 尽量先行保守治疗，同时促胎肺成熟后行剖宫产术

D. 尽量先行保守治疗，同时促胎肺成熟

E. 无须促肺成熟，保守治疗 12~24 小时缓解后可继续妊娠

99. 妊娠合并贫血的诊断标准是

A. Hb<110g/L，血细胞比容<32%，红细胞计数<3.4×10^{12}/L

B. Hb<110g/L，血细胞比容<32%，红细胞计数<3.5×10^{12}/L

C. Hb<100g/L，血细胞比容<30%，红细胞计数<3.5×10^{12}/L

D. Hb<110g/L，血细胞比容<32%，红细胞计数<3.3×10^{12}/L

E. Hb<100g/L，血细胞比容<31%，红细胞计数<3.3×10^{12}/L

100. 关于妊娠合并甲状腺功能亢进的叙述，不正确的是

A. 因心房颤动或心房扑动而使病情加重　　B. 甲状腺危象是病情恶化的严重症状

C. 血清 TT_3、TT_4轻度升高　　D. 有食欲亢进、乏力、消瘦

E. 有高热、脉压增大

二 A2 型题

1. 初孕妇，26 岁。妊娠 9 个月。近日患急性乙型肝炎，非常焦虑，担心自己胎儿被感染，故急切来门诊咨询，此种情况的母婴垂直传播概率是

A. 70%
B. 50%
C. 30%
D. 25%
E. 0

2. 初孕妇，36岁。妊娠60天，轻微劳动后胸闷，气急，心悸，夜间胸闷需起床，检查心率118次/分，呼吸22次/分，心界向左侧扩大，心尖区有Ⅲ级收缩期杂音，粗糙，肺底可闻及湿啰音，下肢水肿（+）。处理方式应是
A. 限制食盐摄入
B. 加强产前监护
C. 立即终止妊娠
D. 积极控制心力衰竭，继续妊娠
E. 控制心力衰竭后行人工流产术

3. 初孕妇，30岁。妊娠11周，出现畏食、恶心、呕吐及右上腹疼痛，皮肤黄疸。实验室血清谷丙转氨酶、谷草转氨酶、胆红素、黄疸指数均高于正常，乙型肝炎表面抗原阳性。最可能的诊断是
A. 妊娠剧吐
B. 妊娠急性脂肪肝
C. 妊娠肝内胆汁淤积症
D. 妊娠合并乙型肝炎
E. 妊娠期高血压疾病合并肝脏损害

4. 患者，女性，31岁。自述尿频、尿痛1天，阴道检查发现大量脓性分泌物，白带涂片发现白细胞内有大量成对的、肾形的革兰阴性双球菌。最适宜的诊断是
A. 急性淋病
B. 急性尿道炎
C. 急性盆腔炎
D. 急性宫颈柱状上皮异位
E. 急性子宫内膜炎

5. 初产妇，29岁。妊娠35周，食欲缺乏、乏力10天。病情加重1周，伴呕吐、巩膜黄染、神志欠清。血压120/100mmHg，血清胆红素170mmol/L，尿蛋白（-）。诊断宜为
A. HELLP
B. 妊娠脂肪肝
C. 妊娠期高血压疾病肝损害
D. 妊娠合并重型肝炎
E. 药物性肝损害

6. 初产妇，28岁。妊娠40周，患有重型肝炎，临产8小时，宫口开大3cm，此种情况不恰当的处置是
A. 输新鲜血
B. 剖宫产
C. 肌内注射维生素 K_1
D. 经阴道手术助娩
E. 静脉滴注葡萄糖液加维生素C

7. 初孕妇，30岁。妊娠34周。近1周恶心、呕吐、食欲差。皮肤无黄染，肝区叩痛（+），HBsAg（+），HBeAg（+），谷丙转氨酶（GPT）260U，尿蛋白（-），初步诊断：急性重度性肝炎。应给予积极治疗的原因是
A. 病毒性肝炎易发生胎儿畸形
B. 易引起乙型肝炎母婴传播

C. 易发生宫缩乏力
D. 易发展为重型肝炎
E. 易发生子痫

8. 初产妇，28 岁。妊娠 30 周，体重 90kg，血压正常，宫高 30cm，胎心率 138 次/分，其首选的检查是
A. 尿常规
B. 肾功能检查
C. 心电图
D. 糖筛查试验
E. B 超

9. 初孕妇，25 岁。妊娠 37 周合并急性乙型肝炎。此种情况不恰当措施是
A. 肌内注射维生素 K
B. 静脉滴注红霉素预防感染
C. 静脉滴注葡萄糖液加维生素 C
D. 肌内注射维生素 B_1
E. 卧床休息，加强营养，避免过劳

10. 患者，女性，37 岁。妊娠 23 周，有风湿性心脏病病史，无心力衰竭史，感冒后出现胸闷、气急、夜间不能平卧，检查心率 120 次/分，双下肢水肿（+）。处理方式应是
A. 控制心力衰竭后静脉滴注缩宫素引产
B. 控制心力衰竭后行剖宫产术终止妊娠
C. 积极控制心力衰竭后，继续妊娠
D. 静脉滴注缩宫素引产
E. 立即行剖宫产术

11. 患者，女性，26 岁。停经 7 周，患有风湿性心脏病，尿妊娠试验阳性，B 超声检查见妊娠环。近 1 周自觉心悸、气短，有时痰中带血丝。此患者的最佳处理方式应是
A. 地高辛 0.25mg，每日 2 次口服
B. 对症治疗后，尽早终止妊娠
C. 给予广谱抗生素预防感染
D. 严密观察经过，对症处理方式
E. 间断吸氧

12. 患者，女性，29 岁。婚后 5 年未孕。现闭经 1 年。幼时曾有胸膜炎史。子宫稍小，欠活动，双侧附件区未扪及包块。基础体温呈双相型。诊刮未刮出组织。该患者最可能的诊断是
A. 卵巢功能早衰
B. 慢性盆腔炎
C. 子宫发育不良
D. 子宫畸形
E. 宫腔结核

13. 初产妇，30 岁。妊娠 40 周，患有风湿性心脏病，心功能 Ⅰ 级，骨盆及胎位正常，临产 3 小时，心率 87 次/分，宫口开大 2cm。应
A. 立即行剖宫产
B. 立即行人工破膜，缩短产程
C. 缩宫素静脉滴注，加强产力
D. 快速给予毛花苷 C 预防心力衰竭
E. 产程中尽量使产妇安静，适当给予镇静药

14. 患者，女性，25 岁。孕 1 产 0，妊娠 38 周，风湿性心脏病，心功能 Ⅰ ~ Ⅱ 级，胎儿估计 2700g，分娩期处理方式正确的是

A. 剖宫产术
B. 忌用吗啡
C. 等待自然分娩
D. 应助产缩短第二产程
E. 肌内注射麦角新碱预防产后出血

15. 患者，女性，31岁。妊娠36周，恶心、呕吐2周，血GPT升高，HBsAg（+），诊断为急性肝炎。应采取
A. 立即隔离，终止妊娠
B. 隔离、保肝治疗，继续妊娠
C. 卧床休息，口服保肝药物，继续妊娠
D. 按传染性肝炎治疗后观察1周，若肝功能无明显好转，应终止妊娠
E. 立即行剖宫产，防止肝脏负担继续加重

16. 患者，女性，28岁。孕1产0，宫内妊娠2个月，并发风湿性心脏病，确诊为“二尖瓣狭窄”，心功能Ⅱ级，既往无心力衰竭史。此孕妇正确的处理及其预后是
A. 在产科和内科医师监护下可继续妊娠
B. 应劝其长期避孕，今后亦不宜妊娠
C. 妊娠期心力衰竭发生率明显增高
D. 应尽早终止妊娠
E. 分娩过程中易发生肺水肿

17. 经产妇，37岁。第二胎妊娠20周，做家务劳动后感胸闷气短，近一周夜间经常咳嗽咳痰，不能平卧。心率120次/分，心界向左扩大心尖区可闻及Ⅲ级收缩期杂音，双肺底闻及小水泡音，双下肢水肿（+），最适宜的处理方式是
A. 加强产前监护
B. 限制食盐摄入
C. 立即终止妊娠
D. 控制心力衰竭后继续妊娠
E. 控制心力衰竭后终止妊娠

18. 初孕妇，26岁。孕1产0。妊娠28周来院行产前检查，GPT 40U，HBsAg（+），HBeAg（+），其他常规检查正常，产科检查正常，其母婴传播的情况可能是
A. 其婴儿将不会成为病毒携带者
B. 其婴儿多半受感染
C. 分娩时通过母血传播，但其唾液和汗液不传播给婴儿
D. 乙肝病毒不通过胎盘传递给胎儿
E. 妊娠中期患急性乙型肝炎者，婴儿感染率为70%

19. 初孕妇，38岁。妊娠9周，近数日感心悸，夜间因胸闷需起床。休息时检查心率118次/分，呼吸23次/分，心界向左扩大，心尖部闻及舒张期杂音。肺底部有湿啰音，双下肢水肿。此种情况恰当的处置应是
A. 加强围产期监护直至产后
B. 积极治疗控制病情，继续妊娠
C. 控制心力衰竭后观察妊娠经过
D. 控制心力衰竭后终止妊娠
E. 立即终止妊娠

三　A3/A4 型题

（1~3 题共用题干）

患者，女性，30 岁。妊娠 3 个月。低热、乏力、头痛及白带增多 10 天，查宫颈脱落细胞涂片见到巨大细胞包涵体。

1. 可能有关的病原体是
   A. 人乳头状瘤病毒　　B. 巨细胞病毒
   C. 单纯疱疹病毒　　D. 白念珠菌
   E. 沙眼衣原体
2. 临床进一步确诊有赖于
   A. 血清学和病原学检查　　B. 病理学检查
   C. 分泌物培养　　D. 血培养
   E. 尿培养
3. 应给予的治疗有
   A. 终止妊娠　　B. 一般对症治疗
   C. 治疗病毒感染，同时保胎治疗　　D. 临床症状不明显可进一步观察
   E. 临床症状改善后继续妊娠到足月

（4~6 题共用题干）

患者，女性，32 岁。孕 1 产 0，妊娠 37 周，自觉乏力，食欲差伴恶心、呕吐，小便深黄色 4~5 天，查体：体温 37.5℃，神志清，全身皮肤黄染，躯干及四肢皮肤可见散在出血点，肝肋下及边，有触痛，胎头浅入，胎心率 140 次/分，初步印象是妊娠合并病毒性肝炎。

4. 应与下列疾病鉴别，但不包括
   A. 妊娠期高血压疾病　　B. 药物性肝脏损害
   C. 急性脂肪肝　　D. 妊娠剧吐
   E. 肝内胆汁淤积
5. 检查与诊断关系不密切的是
   A. 胸透　　B. 血小板
   C. 乙肝六项　　D. GPT+胆红素
   E. 血型+血红蛋白
6. 下列处理方式中错误的是
   A. 临产时应备好新鲜血　　B. 预防感染常规选用回环素
   C. 使用肝素宜小剂量并据病情调整　　D. 临产期间及产后 24 小时内不宜使用肝素
   E. 在保肝及纠正凝血功能后，尽早剖宫产结束分娩

（7~9 题共用题干）

患者，女性，26 岁。妊娠 36 周，尿频、尿急、尿痛 3 天，伴阴道分泌物增多。尿道口及宫颈口均可见脓性分泌物。

7. 为确诊，首选检查是
   A. 血清学检查
   B. 分泌物培养
   C. 羊水培养
   D. 尿培养
   E. 血培养
8. 最可能的诊断是
   A. 妊娠合并外阴化脓性感染
   B. 妊娠合并巨细胞病毒感染
   C. 妊娠合并滴虫阴道炎
   D. 妊娠合并梅毒
   E. 妊娠合并淋病
9. 下列治疗不恰当的是
   A. 对 β-内酰胺类抗生素改用大观霉素
   B. 首选头孢曲松钠并加用红霉素
   C. 淋病孕妇分娩的新生儿应预防用药
   D. 不将青霉素作为首选药
   E. 应用喹诺酮类药

（10~12 题共用题干）

初产妇，29 岁。妊娠 33 周，全身水肿及头痛。血压 160/110mmHg，尿蛋白（+++），可见颗粒管型及红细胞。

10. 此患者首选的处理方式不恰当的是
    A. 硫酸镁解痉治疗
    B. 给予镇静药如地西泮
    C. 可适当使用利尿药
    D. 密切监测患者生命体征及胎儿胎盘功能
    E. 给予静脉或口服降压药如肼屈嗪，尽快降压，改善肾血流量
11. 经治疗后自然分娩，产后 7 周，血压降至 128/75mmHg，尿蛋白（++），水肿（+）。此患者最可能的诊断是
    A. 先兆子痫
    B. 妊娠合并肾炎
    C. 妊娠合并原发性高血压
    D. 慢性肾炎基础上并发先兆子痫
    E. 原发性高血压基础上并发先兆子痫
12. 如果患者有再次妊娠的要求，并要求给予恰当的建议，下列不正确的是
    A. 产后密切监测肾功能及血压恢复情况
    B. 若下次妊娠前血清肌酐>265. 2μmol/L，不宜妊娠
    C. 若下次妊娠前血清尿素氮>10. 71mmol/L，不宜妊娠
    D. 若下次妊娠前血压>160/110mmHg，伴有蛋白尿，可妊娠
    E. 若下次妊娠前血压>150/100mmHg，伴有蛋白尿，不宜妊娠

（13~15 题共用题干）

经产妇，26 岁。妊娠 29 周，出现皮肤瘙痒，巩膜轻微发黄半月，无其他不适。血压 126/84mmHg，前次妊娠有同样病史，于产后黄疸自行消退。化验 GPT 140U/L。

13. 此种情况最可能的诊断是

A. 药物性肝炎
B. 急性病毒性肝炎
C. 妊娠期急性脂肪肝
D. 妊娠肝内胆汁淤积症
E. 妊娠期高血压疾病肝损害

14. 若怀疑是病毒性肝炎，应具备

A. 黄疸
B. 胆固醇升高
C. HBsAg（+）
D. GPT 水平剧烈升高
E. 食欲缺乏、恶心、呕吐等消化道症状

15. 经确诊为妊娠肝内胆汁淤积症，对母儿的影响不包括

A. 血压升高
B. 胎儿窘迫
C. 围产儿死亡率升高
D. 死胎
E. 早产

（16~19 题共用题干）

患者，女性，26 岁。孕 2 产 0，妊娠 31 周，恶心、呕吐伴不规律下腹坠痛 12 小时。一般情况尚可，体温 37.3℃，血压 120/80mmHg，脉搏 90 次/分，呼吸频率 20 次/分；心肺未见异常，妊娠腹型，肝脾未及，剑突下右侧轻压痛，无反跳痛，麦氏点无压痛。有不规律宫缩，宫体部无压痛，宫缩间歇期子宫完全松弛。宫高 29cm，腹围 88cm，LOA，胎心率 146 次/分，骨盆外测量无异常。宫颈未消，先露头浮。后进行必要的实验室检查如血尿常规检测，请外科会诊，最后诊断为妊娠合并急性阑尾炎。

16. 对于该患者首选的治疗方案是

A. 立即行剖宫产，然后行阑尾切除术
B. 立即行阑尾切除术，然后行剖宫产
C. 立即手术治疗切除阑尾，术后抗炎、保胎治疗，尽可能延长妊娠周数
D. 首先广谱抗生素保守治疗，数天后切除阑尾，术后尽可能延长妊娠周数
E. 首选广谱抗生素保守治疗，同时加用抑制宫缩的药物，尽可能不手术治疗

17. 如计划切除阑尾，切除阑尾后行保胎方案治疗，术中最佳的麻醉方案是

A. 连续硬膜外麻醉
B. 局部麻醉和静脉复合麻醉
C. 全静脉麻醉
D. 脊椎麻醉
E. 局部麻醉

18. 术中切口选择

A. 阑尾切口　　B. 胆囊切口
C. 上腹正中切口　　D. 下腹正中切口
E. 高于麦氏点的右侧腹直肌旁切口

19. 关于术中是否置引流的说法，正确的是
A. 最好短时置盆腔引流　　B. 尽可能不放置引流
C. 最好短时置腹腔引流　　D. 最好置盆腔引流
E. 最好置腹腔引流

（20~22 题共用题干）

患者，女性，30 岁。孕 2 产 0，妊娠 28 周，体重 90kg，其母患有糖尿病。

20. 患者应进行的检查为
A. 做口服糖耐量试验　　B. 行 75g 口服葡萄糖试验
C. 测定空腹血糖　　D. 常规产前检查
E. 血常规

21. 该患者经检查确诊为妊娠糖尿病，应给予的合理治疗为
A. 及早人工终止妊娠
B. 根据孕妇体重设计每日所需热量，制定合理饮食，监测血糖
C. 加用胰岛素可不必控制饮食
D. 严格控制饮食，加强产前监测
E. 控制饮食，主要是控制糖类的摄入量

22. 饮食控制 2 周后检查孕妇体重为 94. 5kg，宫高、腹围增加。以下情况不可能的是
A. 测量误差　　B. 出现羊水过多
C. 饮食限制不够合理　　D. 出现妊娠期高血压疾病
E. 孕妇营养好，胎儿宫内生长良好

四 B 型题

（1~3 题共用备选答案）

A. 右髂前上棘至脐连线中外 1/3 处　　B. 髂上 2 横指
C. 髂下 2 横指　　D. 髂嵴水平
E. 胆囊区

1. 妊娠 12 周阑尾位置为
2. 妊娠 40 周阑尾位置为
3. 产后 15 天阑尾位置为

（4~8 题共用备选答案）

A. 红霉素　　B. 螺旋霉素

C. 阿昔洛韦　　D. 50%三氯醋酸

E. 头孢曲松钠治疗

4. 妊娠合并淋病应给予

5. 妊娠合并弓形体病应给予

6. 妊娠合并尖锐湿疣应给予

7. 妊娠合并生殖器疱疹应给予

8. 妊娠合并沙眼衣原体感染应给予

（9~11 题共用备选答案）

A. 禁食无脂肪食物　　B. 尽可能切除胆囊

C. 胆囊造口引流术　　D. 内科药物治疗，包括解痉、镇痛、抗炎

E. 尽可能切除胆囊并行胆管探查术，内科药物治疗，病情缓解后行胆囊切除术

9. 妊娠 24 周，第一胎，诊断妊娠期胆囊炎，第 1 次发作，病情较轻，治疗方案为

10. 如果内科药物治疗有效，但间断发作，可以选择外科治疗，术中应

11. 如果胆囊切除困难，应行

（12~14 题共用备选答案）

A. 侵犯机体多种组织器官　　B. 病灶呈鸡冠或菜花状生长

C. 全身皮肤黏膜出现多样皮疹　　D. 尿频、尿痛等急性尿道炎表现

E. 无痛性红色硬结，表面呈表浅溃疡，边缘整齐隆起

12. 一期梅毒临床表现为

13. 二期梅毒临床表现为

14. 三期梅毒临床表现为

（15~17 题共用备选答案）

A. 95%　　B. 80%~90%

C. 70%~90%　　D. 20%

E. 60%~70%

15. 特发性血小板减少性紫癜（ITP）合并妊娠行脾切除的有效率可达到

16. 缺铁性贫血占妊娠期贫血的百分比是

17. GDM 患者再次妊娠发生 GDM 的概率是

（18～22 题共用备选答案）

A. 脑内钙化
B. 眼结膜炎
C. 水疱疹
D. 鞍鼻
E. 喉乳头状瘤

18. 梅毒孕妇分娩的新生儿易出现
19. 尖锐湿疣孕妇分娩的新生儿易出现
20. 弓形体病孕妇分娩的新生儿易出现
21. 沙眼衣原体孕妇分娩的新生儿易出现
22. 生殖器疱疹孕妇分娩的新生儿易出现

（23～25 题共用备选答案）

A. 50～100mg/d
B. 100～200mg/d
C. 200～300mg/d
D. 300～400mg/d
E. 400～500mg/d

妊娠合并甲状腺功能亢进患者的药物治疗首选丙硫氧嘧啶，药物的剂量主要由患者病情的严重程度来决定。如患者为初治患者，心率可作为选择药物及剂量的重要指标。

23. 如果患者心率小于 100 次/分，则丙硫氧嘧啶的剂量最好为
24. 如果患者心率 100～120 次/分，则丙硫氧嘧啶的剂量最好为
25. 如果患者心率大于 120 次/分，则丙硫氧嘧啶的剂量最好为

（26～29 题共用备选答案）

A. 头孢曲松钠作为首选治疗，加用红霉素
B. 妊娠早期治疗感染，同时终止妊娠
C. 妊娠早期治疗感染，同时继续妊娠
D. 首选青霉素疗法
E. 抗病毒治疗

26. 妊娠合并巨细胞病毒感染，恰当的处理方式是
27. 妊娠合并淋病，恰当的处理方式是
28. 妊娠合并梅毒，恰当的处理方式是
29. 妊娠合并尖锐湿疣，恰当的处理方式是

（30～32 题共用备选答案）

A. Ⅰ级
B. Ⅱ级
C. Ⅲ级
D. Ⅳ级

E. Ⅴ级

30. 一般体力劳动不受限制，心功能代偿能力为
31. 一般体力劳动稍受限制，休息后好转，心功能代偿能力为
32. 不能从事任何体力劳动，休息时有心悸、呼吸困难等症状，心功能代偿能力为

（33~35 题共用备选答案）

A. 0.5mg
B. 4mg
C. 650~750mg
D. 100~200mg
E. 250~350mg

33. 孕妇每日需铁
34. 胎儿生长发育需铁
35. 妊娠期血容量增加需铁

（36~39 题共用备选答案）

A. 髂嵴下 2 横指
B. 髂嵴上 2 横指
C. 髂嵴水平
D. 胆囊区
E. 原来的位置

36. 妊娠 3 个月时阑尾位于
37. 妊娠足月时阑尾位于
38. 产后 12 天阑尾位于
39. 妊娠 8 个月时阑尾位于

（40~42 题共用备选答案）

A. 妊娠 20 周前有蛋白尿和管型
B. 妊娠 20 周后有蛋白尿和管型
C. 尿培养细菌数<20 个/HP，无尿路感染症状
D. 尿沉渣见透明和红细胞管型
E. 尿胆原阳性

40. 妊娠期高血压疾病表现为
41. 妊娠合并急性肾炎表现为
42. 妊娠合并急性肾盂肾炎表现为

（43~46 题共用备选答案）

A. 轻度升高
B. 明显升高

C. 明显降低　　D. 改变不明显

E. 正常

43. 妊娠合并甲亢患者的血清总甲状腺激素

44. 孕妇血清总甲状腺激素

45. 孕妇促甲状腺激素

46. 孕妇游离 T_3、T_4

五 X 型题

1. 关于妊娠期胆囊炎，下列描述恰当的是

A. 通过对妊娠期胆囊动力学和胆汁成分变化的研究，妊娠理论上可增加胆石性胆囊炎的发生

B. 临床研究发现，妊娠对胆石性胆囊炎的发生率影响不确切

C. 妊娠期胆囊炎和胆石症的处理原则与非妊娠期基本相同

D. 妊娠期胆囊炎和胆石症的处理原则与非妊娠期完全相同

E. 妊娠期本病发生率明显增加是因为妊娠对本病有重要影响

2. 妊娠合并病毒性肝炎的用药原则是

A. 重型肝炎者可给予维生素、ATP、辅酶 A

B. 预防及治疗 DIC 可给予肝素但用量宜小

C. 临产后、术前 6 小时、产后 8 小时停用肝素

D. 接近临产期有出血倾向者可给予维生素 K

E. 烦躁时可给予氯丙嗪

3. 妊娠期急性肾盂肾炎的治疗原则有

A. 卧床休息

B. 保持每日尿量在 1500ml 以上

C. 若为无症状性菌尿，药物治疗为 2 周 1 个疗程

D. 若为症状性肾盂肾炎，药物治疗为 4 周 1 个疗程

E. 首选对革兰阳性杆菌有效同时对胎儿、新生儿无不良影响的抗生素

4. 妊娠使肝脏的负担加重是因为

A. 胎儿的代谢产物经母体排泄　　B. 妊娠期营养需要量增加

C. 母体基础代谢率增高　　D. 妊娠期雌激素分泌增多

E. 妊娠期间血容量增加

5. 妊娠期淋病对胎儿及婴幼儿的影响有

A. 死胎　　B. 流产

C. 肺炎　　D. 早产

E. 肾囊肿

6. 妊娠合并甲状腺功能亢进的甲状腺功能检测结果应该是

A. TSH 水平降低　　B. TSH 水平增高

C. 总 T_3和总 T_4轻度增加　　D. 游离 T_3和游离 T_4明显增加

E. 游离 T_3和游离 T_4轻度增加

7. 妊娠合并肺结核可应用的抗结核药物有

A. 异烟肼　　B. 利福平

C. 链霉素　　D. 乙胺丁醇

E. 吡嗪酰胺

8. 妊娠期间易患急性肾盂肾炎较常见的原因有

A. 膀胱对张力敏感性减弱，易发生过度充盈

B. 输尿管平滑肌松弛，蠕动减弱

C. 膀胱下移，易造成排尿不畅

D. 妊娠期易形成无症状菌尿

E. 增大的子宫压迫输尿管

9. 关于妊娠合并肝炎的处理方式，下列说法正确的是

A. 妊娠中、晚期应积极防治妊娠期高血压疾病

B. 妊娠早期感染肝炎病毒应行人工流产术

C. 新生儿注射乙肝疫苗后不与产妇隔离

D. 分娩期尽量延长第二产程

E. 预防产后出血及感染

10. 关于淋病，下列说法正确的有

A. 妊娠期任何阶段的淋病奈瑟球菌感染对妊娠预后均有影响

B. 发病率居我国性传播疾病首位

C. 淋病奈瑟球菌为革兰染色阴性双球菌

D. 子宫颈管易受淋病奈瑟球菌感染

E. 主要通过血液传播

11. 妊娠合并肠梗阻易发生的时间为

A. 分娩时，尤其在第二产程　　B. 妊娠中期子宫升入腹腔时

C. 妊娠近足月胎头入盆时　　D. 产后子宫迅速缩小时

E. 早期妊娠时

12. 关于妊娠合并甲状腺功能亢进（甲亢），下列说法恰当的是

A. 妊娠合并甲亢患者，应于妊娠 36 周时提前待产

B. 早期和中期妊娠患者一经确诊，立即终止妊娠

C. 妊娠合并甲亢患者经过治疗，可以安度妊娠和分娩
D. 妊娠合并甲亢患者不宜阴道分娩
E. 产后如继续服用抗甲亢药物，不宜哺乳

13. 妊娠合并甲状腺功能亢进时出现甲状腺危象，诊断依据有
A. 恶心、呕吐消化道症状
B. 心率大于160次/分
C. 甲亢的临床表现加重
D. 体温超过39℃
E. 伴有高血压

14. 心脏病不宜妊娠的指征有
A. 先天性心脏病经手术修复后
B. 风心病心率快难以控制者
C. 二尖瓣狭窄伴肺动脉高压
D. 心功能Ⅰ～Ⅱ级
E. 发绀型先心病

15. 糖尿病分娩期并发症包括
A. 手术产率增高
B. 母亲高血糖状态
C. 酮症酸中毒
D. 产程延长
E. 产后出血

16. 艾滋病的临床表现有
A. 慢性腹泻
B. 体重下降
C. 淋巴结肿大
D. 易发生细菌感染
E. 肝缩小、脾大

17. 妊娠合并急性胆囊炎的手术指征包括
A. 非手术治疗失败
B. 在妊娠中期合并胆囊炎
C. 早期妊娠合并胆囊炎
D. 弥漫性腹膜炎
E. 胆囊穿孔

18. 关于妊娠期胆汁成分的描述恰当的是
A. 妊娠期胆汁成分无变化
B. 妊娠期胆汁的成分发生明显变化
C. 妊娠中期和晚期胆汁中胆固醇的成分无变化
D. 妊娠中期和晚期胆汁中胆固醇的成分明显增加
E. 妊娠中期和晚期胆汁中胆固醇的成分明显减少

19. 关于妊娠合并巨幼细胞贫血的实验室诊断，下列说法恰当的是
A. 红细胞叶酸值<237nmol/L
B. 血清维生素 B_{12}<74pmol/L
C. 红细胞平均血红蛋白>32pg
D. 红细胞平均体积>92fl
E. 血清叶酸值<6.8mmol/L

20. 心脏病孕妇的主要死亡原因有

A. 心律失常　　B. 心力衰竭
C. 重度贫血　　D. 严重感染
E. 肺水肿

21. 再生障碍性贫血患者的分娩期处理方式包括
A. 广谱抗生素预防感染　　B. 预防母儿颅内出血
C. 缩短第一产程　　D. 尽量阴道分娩
E. 防止产伤

22. 孕妇感染宫颈沙眼衣原体，其危险因素有
A. 重度宫颈柱状上皮异位　　B. 卫生意识高
C. 胎膜早破　　D. 多个性伴侣
E. 人乳头状瘤病毒

23. 决定妊娠合并急性阑尾炎预后的主要因素是
A. 患者的年龄　　B. 患者的既往生育史
C. 阑尾炎的病情严重程度　　D. 患者体重
E. 妊娠时期

24. 关于妊娠合并急性阑尾炎的临床表现和诊断描述恰当的是
A. 妊娠各期的阑尾炎的症状和体征均与非妊娠期阑尾炎相似
B. 妊娠早期的阑尾炎的症状和体征与非妊娠期阑尾炎相似
C. 妊娠早期的阑尾炎的症状和体征与非妊娠期阑尾炎明显不同
D. 妊娠中晚期的阑尾炎的症状和体征与非妊娠期阑尾炎明显相似
E. 妊娠中晚期的阑尾炎的症状和体征与非妊娠期阑尾炎明显不同

25. 关于慢性肾炎合并妊娠与妊娠期高血压疾病的鉴别，下列正确的有
A. 慢性肾炎合并妊娠有肾炎病史
B. 结束妊娠以后慢性肾炎合并妊娠仍有肾功能损害
C. 结束妊娠以后慢性肾炎合并妊娠仍有蛋白尿
D. 两者都有肾炎病史
E. 实验室检查先有血压升高，然后出现蛋白尿、肾功能损害

26. 关于妊娠合并肺结核，下列说法正确的是
A. 首选阴道分娩　　B. 产后病情可加重
C. 应尽量缩短第二产程　　D. 屏气用力可使肺泡破裂
E. 活动性肺结核应在预产期前 1~2 周住院待产

27. 有关妊娠生殖道沙眼衣原体感染，下列说法正确的是
A. 以性传播为主，潜伏期 7~12 天
B. 可发生垂直传播，产道感染多见

C. 宫内感染时，新生儿衣原体 IgG 阳性
D. 局部用药（红霉素）有效
E. 以阴道炎最常见

28. 妊娠合并甲状腺功能亢进患者不常见的心血管系统的表现有
A. 窦性心动过速
B. 房扑或房颤
C. 脉压增大
D. 舒张压明显增加
E. 心动过缓

29. 关于妊娠合并甲状腺功能亢进的临床表现，描述恰当的是
A. 典型病例包括 T_3、T_4增高，高代谢率症候群，甲状腺肿和突眼征
B. 起病多缓慢，常不能确定时日
C. 起病较急，能确定发病时间
D. 多数患者病情危重
E. 病情轻重不一

30. ITP 合并妊娠患者，妊娠期的处理方式包括
A. 妊娠期血小板 $<50\times10^9/L$，有出血倾向者首选肾上腺皮质激素
B. 12 周以前就需肾上腺皮质激素治疗者，要考虑终止妊娠
C. 输注血小板将刺激体内产生血小板抗体，加快血小板的破坏
D. 丙种球蛋白、免疫抑制剂及雄激素在妊娠期不主张使用
E. 脾切除的时间宜在妊娠 3~6 个月

31. 关于妊娠合并心脏病的治疗，下列说法恰当的是
A. 妊娠 12 周以后发生心力衰竭时，应在控制心力衰竭后行钳刮或中期引产术
B. 妊娠 8 周发生心力衰竭时，应立即行人工流产
C. 心脏手术应选择在妊娠 12 周内进行
D. 产后出血可少量给予麦角新碱
E. 宫口开全立即行手术助娩

32. 孕妇已近预产期，患急性肾盂肾炎，治疗措施有
A. 首选抗生素为青霉素
B. 卧床休息，以侧卧位为好
C. 体温降至正常后 3 天停药
D. 多饮水，入量不足时可输液
E. 肾功能不良者，根据病情适当减少药量

33. 关于妊娠期急性阑尾炎的临床表现，下列说法正确的是
A. 急性阑尾炎早期体温即上升
B. 妊娠早期常有转移性右下腹疼痛
C. 妊娠早期体格检查右下腹麦氏点压痛
D. 妊娠中、晚期常无明显转移性右下腹疼痛
E. 妊娠中、晚期腹痛和压痛位置逐渐上升，可达右肋下肝区

34. 有关尖锐湿疣，下列说法正确的是

A. 病原体主要侵犯柱状上皮和移行上皮
B. 孕妇患尖锐湿疣胎儿宫内感染较常见
C. 为性传播疾病，病原体为人乳头状瘤病毒
D. 妊娠期尖锐湿疣生长快，分娩后可自然消退
E. 病理检查病灶，见棘层高度增生，有空泡细胞

35. 关于病毒性肝炎的母婴传播，下列说法恰当的是
A. 戊型肝炎不会通过母婴传播
B. 乙型肝炎主要是通过母婴传播
C. 丁型肝炎主要是通过性传播，通过母婴传播少见
D. 甲型肝炎主要是通过粪-口传播，也可通过母婴传播
E. 丙型肝炎主要是通过输血、血制品、注射等传播，也可通过母婴传播

36. 妊娠合并心脏病的种类有
A. 先天性心脏病　B. 风湿性心脏病
C. 贫血性心脏病　D. 围产期心肌病
E. 妊娠期高血压疾病心脏病

37. 关于再生障碍性贫血与妊娠之间的关系，下列说法恰当的是
A. 妊娠可使再生障碍性贫血加重
B. 再生障碍性贫血孕产妇易合并严重感染
C. 妊娠可使贫血加重，易发生贫血性心脏病
D. 再生障碍性贫血孕妇易发生妊娠糖尿病
E. 再生障碍性贫血孕产妇易发生颅内出血、心力衰竭

38. 关于妊娠期急性胆囊炎的临床表现，下列说法正确的是
A. 突发右上腹绞痛，疼痛可向背部放射　B. 表现不同于非妊娠期
C. 伴发热、恶心、呕吐　D. 右上腹压痛、肌紧张
E. 右肋下可触及胆囊

39. 诊断单纯疱疹病毒感染，可采用
A. PCR 扩增 HSV　B. 水疱组织病理切片
C. 水疱液接种培养 48 小时　D. 疱液中分离出单纯疱疹病毒
E. 新生儿脐血中特异 IgM（+）提示宫内感染

40. 妊娠合并甲状腺功能亢进药物治疗的注意事项有
A. 用量宜大，剂量一般为非妊娠时 1 倍　B. 药物剂量应该根据病情随时调整
C. 首选药物是丙硫氧嘧啶　D. 产后继续用药者不宜哺乳
E. 不可骤然停药

41. 关于甲亢对妊娠的影响，描述恰当的是

A. 轻症甲亢和经治疗能控制的甲亢对妊娠影响也很大
B. 妊娠合并甲亢患者的新生儿容易合并甲状腺疾病
C. 重症甲亢和经治疗不能控制的甲亢容易出现早产、流产和死胎
D. 重症甲亢和经治疗不能控制的甲亢孕妇妊娠期高血压疾病的发病率增加
E. 重症甲亢和经治疗不能控制的甲亢产时子宫收缩乏力和产褥感染的发生率增加

42. 病毒性肝炎对妊娠的影响是
A. 妊娠早期易发展为急性或亚急性重型肝炎
B. 妊娠晚期易并发妊娠期高血压疾病
C. 妊娠早期易并发畸形
D. 围产期死亡率高
E. 产后出血率高

43. 妊娠合并心脏病易发生心力衰竭的时间多在
A. 妊娠 28~34 周
B. 妊娠 32~34 周
C. 妊娠 30~34 周
D. 分娩期
E. 产褥期

44. 对心脏病患者妊娠的处理方式，下列说法正确的是
A. 及时发现早期心力衰竭
B. 妊娠 28 周后行剖宫术
C. 心力衰竭控制后终止妊娠
D. 心功能Ⅲ级者不宜妊娠
E. 妊娠 28 周前引产

45. 关于妊娠与急性胆囊炎的相互影响，下列说法不正确的是
A. 在孕激素的作用下，胆固醇不易形成结晶
B. 发热、疼痛易诱发宫缩，引起流产、早产
C. 胆囊排空缓慢及胆汁淤积
D. 妊娠对病情有重要影响
E. 胆囊浓缩功能增强

46. 母亲沙眼衣原体感染对胎儿及新生儿可造成
A. 新生儿主要通过衣原体感染的软产道被感染
B. 衣原体感染新生儿最常侵犯眼结膜
C. 新生儿衣原体感染不会造成全身感染性疾病
D. 口服红霉素预防衣原体肺炎的发生
E. 可以发生垂直传播

47. 关于 ITP 合并妊娠的诊断，下列说法恰当的是
A. 无脾大
B. 血小板计数 $<100\times10^9/L$
C. 皮肤黏膜出血和贫血
D. 抗血小板抗体大部分为阳性

E. 骨髓检查巨核细胞正常或增多

48. 妊娠合并重型肝炎的诊断要点是

A. 肝性脑病表现　　B. 黄疸迅速减轻

C. 肝脏进行性缩小　　D. 出现严重的消化道症状

E. 肝功能严重损害，凝血酶原时间延长

六 案例分析题

（1~4 题共用题干）

初产妇，36 岁。胎膜已破 22 小时，临产 9 小时，1 天前胎动明显减少。住院后体温 38.8℃，脉搏 123 次/分，血压 90/60mmHg，枕右前位，先露$^{+2}$，胎心率 106 次/分。胎心监测出现多个晚期减速。宫体压痛，宫口开大 3cm。白细胞计数 18×10^9/L，中性粒细胞 0.95，淋巴细胞 0.05。

1. 此种情况不恰当的诊断是

A. 高龄初产　　B. 胎膜早破

C. 产时感染　　D. 胎儿窘迫

E. 先兆子宫破裂　　F. 妊娠合并急性阑尾炎

2. 此种情况处理方式不恰当的项目是

A. 吸氧　　B. 行剖宫产术

C. 静脉滴注广谱抗生素　　D. 静脉注射缩宫素促进产程进展

E. 10%葡萄糖液内加维生素 C 静脉滴注　　F. 以上均正确

3. 3 小时后产妇体温高达 39.8℃，心率 142 次/分，血压 66/40mmHg，子宫压痛明显，下腹反跳痛轻度。此种情况恰当的处理方式应是

A. 静脉滴注大剂量广谱抗生素抗感染　　B. 使用肾上腺皮质激素抗休克

C. 抗休克抗感染同时输注白蛋白　　D. 抗休克抗感染同时行剖宫产术

E. 纠正酸中毒和抗感染　　F. 肝素抗凝治疗

4. 经急症剖宫产后，腹部放置引流，此种情况不应进行的处置项目是

A. 输新鲜血　　B. 物理降温

C. 半卧位，间断吸氧　　D. 左侧卧位，间断吸氧

E. 给予大剂量肾上腺皮质激素　　F. 大剂量广谱抗生素两种联合应用

（5~8 题共用题干）

患者，女性，29 岁。停经 34 周，恶心、呕吐、食欲缺乏 10 天。孕 0 产 0，否认肝炎病史。体温正常，血压 118/80mmHg，脉搏 86 次/分，意识清楚，皮肤巩膜中度黄染，心肺未见异常。腹膨隆，左上腹轻压痛，肝脾未触及，肝区无叩痛，墨菲征阴性。宫高 25cm，腹

围90cm，胎心率138次/分。B超：胆囊回声异常，胆囊息肉。双顶径8.6cm，股骨长5.4cm，羊水指数15.7cm。实验室白细胞计数11.2×10^9/L，血小板计数168×10^9/L，血红蛋白139g/L，尿胆原（-），尿胆红素（-），谷丙转氨酶1571U/L，谷草转氨酶1901U/L，总胆红素127.57μmol/L，直接胆红素106μmol/L，总蛋白65g/L，白蛋白28.34g/L。尿素氮7.20mmol/L，肌酐132μmol/L。凝血活酶时间（APTT）47.0秒，凝血酶原时间（TT）20.1秒，纤维蛋白原（FIB）2.36g/L。后予以保肝、促胎肺成熟、营养等对症治疗，肝功能损害进行性加重，于第6天因上消化道出血及胎儿窘迫在全身麻醉下行子宫下段剖宫产术。

5. 初步诊断需考虑的疾病是

A. 妊娠肝内胆汁淤积症　B. 妊娠合并病毒性肝炎

C. 妊娠合并急性胆囊炎　D. 妊娠合并重型肝炎

E. 妊娠急性脂肪肝　F. HELLP综合征

6. 后还需进行的辅助检查是

A. 血淀粉酶测定　B. 尿淀粉酶测定

C. 甲状腺功能测定　D. 女性激素全项测定

E. 甘胆酸测定　F. 肝炎标志物测定

7. 后检查血、尿淀粉酶正常，甲、乙、丙、丁、戊型肝炎病毒标志物均阴性，甘胆酸（CG）55.6g/ml（正常值2μg/ml）。该病最有可能的诊断有

A. 妊娠肝内胆汁淤积症　B. 妊娠合并病毒性肝炎

C. 妊娠合并急性胆囊炎　D. 妊娠急性脂肪肝

E. 妊娠合并重型肝炎　F. HELLP综合征

8. 要进一步明确此患者的诊断，需要做的检查有

A. 肝脏CT　B. 肝功能检测

C. 肾功能检测　D. 凝血功能检测

E. 红细胞沉降率检测　F. 肝脏穿刺术活组织病理检查

（9~13题共用题干）

经产妇，30岁。妊娠28周出现皮肤瘙痒，巩膜轻微发黄15天，无其他不适。血压126/84mmHg，前次妊娠有同样病史，于产后黄疸自行消退。化验：GPT 140U/L。

9. 此种情况最可能的诊断是

A. 妊娠期高血压疾病肝损害　B. 妊娠剧吐引起的肝损伤

C. 妊娠肝内胆汁淤积症　D. 急性病毒性肝炎

E. 妊娠期急性脂肪肝　F. 药物性肝炎

10. 若怀疑是妊娠肝内胆汁淤积症，为确诊应做的检查项目是

A. 血清直接胆红素　B. GPT和GOT

C. 血胆固醇　　D. 血清胆酸

E. 尿胆原　　F. 以上都不是

11. 若怀疑是病毒性肝炎，应具备的症状有

A. 食欲缺乏、恶心、呕吐等消化道症状　　B. 腹胀

C. 肝区疼痛　　D. 尿色发白

E. 肝区无叩击痛　　F. 乏力、畏寒

12. 经确诊为妊娠肝内胆汁淤积症，对母儿有影响的项目是

A. 早产　　B. 死胎

C. 产后出血　　D. 血压升高

E. 胎儿窘迫　　F. 围产儿死亡率升高

13. 该患者接下来哪些处理方式是不恰当的是

A. 早期诊断　　B. 立即引产

C. 及时终止妊娠　　D. 药物治疗后继续观察

E. 临产前行胎心监护及胎动计数　　F. 熊去氧胆酸、地塞米松药物治疗

参考答案与解析

一、A1 型题

1. E【解析】妊娠合并淋病的治疗应尽早彻底治疗，以及时、足量、规范化用药为原则。目前首选药物以第三代头孢菌素为主。头孢曲松，125mg，单次肌内注射。对不能耐受头孢菌素类药物者，可选用阿奇霉素。禁用喹诺酮类药。性伴侣应同时进行治疗。疗程治疗结束后，需复查淋病奈瑟球菌是否存在，连续进行 3 次宫颈分泌物涂片及淋病奈瑟球菌培养均为阴性始属治愈。

2. E【解析】艾滋病常用的血清学检查方法是 ELISA 检查抗体，常作为初筛，若连续 2 次阳性，则再作免疫印迹法。

3. C【解析】妊娠合并心脏病（包括妊娠前已有心脏病及妊娠后发现或发生心脏病）是孕产妇死亡的重要原因，在我国占孕产妇死亡原因第二位。目前妊娠合并心脏病最常见的死亡原因就是心力衰竭和感染。由于妊娠子宫增大，血容量增多，加重了心脏负担，分娩时子宫及全身骨骼肌收缩使大量血液涌向心脏，产后循环血量的增加，均易使有病变的心脏发生心力衰竭。

4. B【解析】随着妊娠子宫的不断增大，阑尾会逐渐向后上、向外移位。在妊娠初期与非妊娠期相似，在右髂前上棘至脐连线中外 1/3 处，即所谓的“麦氏点”。在妊娠 3 个月末阑尾位于髂嵴下 2 横指，妊娠 5 个月末在髂嵴水平，妊娠 8 个月末在髂嵴上 2 横指，妊娠足

月可达胆囊区，产后 10~12 日回复到非妊娠位置。

5. D【解析】妊娠期在孕激素的作用下，胆囊及胆道平滑肌松弛致使胆囊排空缓慢及胆汁淤积；雌激素降低胆囊黏膜对钠的调节，使胆囊黏膜吸收水分能力下降而影响胆囊浓缩功能；加之胆汁中胆固醇成分增多，胆汁盐及磷脂分泌减少，有利于形成胆结石。妊娠是胆囊结石的重要诱因。妊娠的任何阶段都可以发生胆囊炎和胆石症，但多见于妊娠晚期和产褥期。

6. B【解析】淋病奈瑟球菌是革兰阴性双球菌，菌毛是革兰阴性菌菌体表面密布的短而直的丝状结构，须借助电子显微镜才能观察到，化学成分是蛋白质，具有抗原性。淋病近年在我国的发病率居性传播疾病首位。

7. E【解析】艾滋病的潜伏期为 2~10 年，平均潜伏期 9 年。

8. B【解析】急性重型肝炎的肝细胞病变随病因不同而异，但最后形成肝细胞广泛性坏死。病毒引起的急性重型肝炎很可能与免疫功能有关。

9. A【解析】妊娠晚期合并急性病毒性肝炎者，应给予重视和积极治疗，如病情进行性加重，演变为重型肝炎，导致肝功能衰竭，孕产妇死亡率升高。

10. D【解析】孕妇患急性肾盂肾炎主要是大肠埃希菌的感染，另外还有变形杆菌、葡萄球菌、粪链球菌及铜绿假单胞菌等引起。

11. A【解析】妊娠期胆囊容积变化不大，但排空时间延长。

12. E【解析】人类免疫缺陷病毒（HIV）；乙型肝炎病毒（HBV）；单纯疱疹病毒（HSV）；外阴鳞状上皮内病变（VSIL）；人乳头状瘤病毒（HPV）。

13. D【解析】妊娠对梅毒的病程无影响，梅毒对妊娠的危害却很严重。孕妇感染梅毒的年数越短越容易传给胎儿，感染梅毒的年数越长，传给胎儿的机会越小，感染 5 年后就有可能生出健康的新生儿，说明母体对梅毒的免疫力逐渐增强，而梅毒的毒力日趋减弱，传给胎儿的危险性也逐渐减小。

14. C【解析】对于妊娠合并心脏病患者，分娩期要避免屏气增加腹压，应行会阴后-侧切开、抬头吸引或产钳助产术，尽可能缩短第二产程。

15. A【解析】参见 A1 型题第 4 题解析。

16. D【解析】梅毒是由梅毒螺旋体感染引起的慢性全身性性传播疾病（STD），主要传播途径为性交。

17. A【解析】尖锐湿疣是由人乳头瘤病毒（HPV）感染所致的以肛门生殖器部位增生性损害为主要表现的性传播疾病。

18. B【解析】妊娠合并尖锐湿疣属于性传播疾病之一，发病率较高，治疗又棘手。

19. D【解析】孕妇在妊娠期间的巨细胞病毒感染，多为隐性感染，无明显症状和体征。由于临床表现无特异性，确诊有赖于病原学和血清学诊断。若于妊娠早期确诊孕妇患巨细胞病毒感染，应立即行人工流产终止妊娠，或等待至妊娠 20 周时抽取羊水或脐静脉血检查特异性 IgM，若为阳性应中断妊娠进行引产，以免出生先天性缺陷儿。若于妊娠晚期感染巨细胞病毒或从宫颈管分离出病毒，无须特殊处理，妊娠足月临产后，可经阴道分娩，因胎儿可能已在宫内感染巨细胞病毒。乳汁中检测出巨细胞病毒的产妇，应停止哺乳，改用人工喂养为宜。

20. B【解析】妊娠合并糖尿病依据患者发生糖尿病的年龄、病程以及是否存在血管并发症等进行分期（White 分类法），有利于估计病情程度、判断预后。分期如下。①A 级：妊娠糖尿病。A1 级：经控制饮食，空腹血糖<5.3mmol/L，餐后 2 小时血糖<6.7mmol/L；A2 级：经控制饮食，空腹血糖≥5.3mmol/L，餐后 2 小时血糖≥6.7mmol/L。②B 级：20 岁以后发病，病程<10 年。③C 级：发病年龄 10～19 岁，或病程长达 10～19 年。④D 级：10 岁以前发病，或病程≥20 年，或眼底单纯性视网膜病变。⑤F 级：糖尿病肾病。⑥R 级：眼底有增生性视网膜病变或玻璃体积血。⑦H 级：并发冠状动脉粥样硬化性心脏病。⑧T 级：有肾移植史。

21. A【解析】妊娠期阑尾炎有两个特点：早期诊断比较困难、炎症容易扩散。

22. A【解析】巨细胞病毒感染是先天性感染性疾病的最常见病因，能引起胎儿、婴儿严重损害，甚至死亡。尤其重要的是导致中枢神经系统后遗症。妊娠期由于免疫机制和内分泌环境的改变，可使宿主细胞与病毒之间的关系发生变化，使潜伏的病毒再活动。参见 A1 型题第 19 题解析。孕妇在妊娠期间的巨细胞病毒感染，多为隐性感染，无明显症状和体征，主要表现为胎儿生长受限（FGR），小头畸形，颅内钙化，肝脾大，黄疸，脉络膜视网膜炎，血小板减少性紫癜及溶血性贫血。远期可发生感觉神经性耳聋、视力障碍、神经功能缺陷、精神运动发育迟缓和学习障碍等后遗症。

23. B【解析】孕妇容易患急性肾盂肾炎的原因：①增大的子宫右旋压迫右侧输尿管，使其形成机械性梗阻，肾盂及输尿管扩张积尿。②增大的子宫和胎头将膀胱向上推移变位，易造成排尿不畅和尿潴留。③妊娠期尿液中葡萄糖、氨基酸及水溶性维生素等营养物质增多，有利于细菌繁殖和生长。此外，妊娠期抵抗力减低也是急性肾盂肾炎的诱发因素。④妊娠期雌激素明显增加，输尿管、肾盂、肾盏及膀胱的肌肉变得肥厚，大量的孕激素又使输尿管平滑肌松弛，蠕动减弱，膀胱对张力刺激的敏感性减弱，易发生过度充盈；排尿不完全，使残留尿液增多，为细菌在膀胱内繁殖创造了条件。

24. D【解析】参见 A1 型题第 4 题解析。

25. A【解析】孕产妇心力衰竭的诱因如下。①妊娠期：妊娠后血容量增加，心排血量增加，心率增快，再加上子宫增大，使膈肌上升，心脏向上向左移位，大血管扭曲。这些变化都增加了心脏的负担，容易使心脏病孕妇发生心力衰竭。②分娩期：第一产程子宫收缩使回心血量增加，心排血量增加，并增加了周围循环阻力。第二产程除宫缩外，腹肌、膈肌及全身骨骼肌也参加活动，更增加了周围循环阻力，加之产妇屏气用力，肺循环压力增高，同时腹压增加，使内脏血液涌向心脏，是心脏负担最重的时期。第三产程胎儿娩出后，腹腔内压力骤减，大量血液流向内脏，回心血量减少；继之胎盘循环停止，子宫收缩使子宫血窦内血液进入体循环，使得回心血量骤增，极易诱发心力衰竭。③产褥期：产后 3 天内，由于子宫缩复，使大量血液进入体循环，另外，组织内潴留的液体也开始回到血循环，使循环血量再度增加，故心脏的负担仍然甚重，也易导致心力衰竭。

26. E【解析】心脏病孕妇心力衰竭最容易发生在妊娠 32~34 周（此期最危险）、分娩期及产褥早期。

27. B【解析】对妊娠合并淋病患者进行分泌物培养是目前筛查淋病的金标准方法，可见圆形、凸起的潮湿、光滑、半透明菌落，边缘呈花瓣状。取菌落做涂片，见典型双球菌可确诊。

28. A【解析】孕妇巨幼细胞贫血会造成新生儿神经管缺陷（NTD）或无脑。

29. C【解析】到妊娠中晚期，孕妇体内拮抗胰岛素样物质增加，如肿瘤坏死因子、瘦素、胎盘催乳素、雌激素、孕酮、皮质醇和胎盘胰岛素酶等使孕妇对胰岛素的敏感性随妊娠周数增加而下降，为维持正常糖代谢水平，胰岛素需求量必须相应增加。

30. E【解析】患有重症肺结核的孕妇由于子宫胎盘灌注不够易引起胎儿生长受限。

31. E【解析】参见 A1 型题第 4 题解析。

32. B【解析】在妊娠期间，心脏病患者的心血管系统会面临额外的负担，包括心排血量增加、血容量增加以及心脏末梢阻力降低等。这些生理变化可能会对患有心脏病的孕妇造成进一步的风险。扩张型心肌病的特点是心脏扩大，心搏减弱，无法有效泵血。这种情况下，妊娠期间心血管系统的额外负担可能导致严重的心力衰竭和其他并发症的发生，对孕妇和胎儿都构成极大的威胁，应及时终止妊娠以避免不可逆转的损害。

33. D【解析】妊娠合并缺铁性贫血主要依据实验室检查的标准，如血红蛋白$<100g/L$；红细胞$<3.5\times10^{12}/L$；血细胞比容<0.30；骨髓象为红细胞增生，铁颗粒减少，提示贫血存在。

34. E【解析】生殖器疱疹（GH）是由单纯疱疹病毒（HSV）感染引起的一种性传播疾病，可引起皮肤、黏膜及多种器官感染。临床分型为初感染的急性型和再活化的诱发型。

35. B【解析】口服葡萄糖耐量试验（OGTT）：妊娠早期空腹血糖为 5.1~7.0mmol/L，在 24~28 周或以后（就诊晚者）直接进行 75g OGTT。75g OGTT 诊断标准：口服葡萄糖 75g，测空腹血糖及服糖后 1 小时、2 小时血糖值，分别为 5.1mmol/L、10.0mmol/L、8.5mmol/L，其中任何一点血糖达到或超过上述标准即诊断为妊娠糖尿病（GDM）。

36. D【解析】参见 A1 型题第 26 题解析。

37. C【解析】妊娠期血液处于高凝状态。凝血因子Ⅱ、Ⅴ、Ⅶ、Ⅷ、Ⅸ、Ⅹ增加，仅因子Ⅺ、Ⅻ降低。

38. A【解析】妊娠合并巨幼细胞贫血主要是营养不良和叶酸缺乏所致，极少部分由维生素 B_{12}缺乏引起。①叶酸缺乏无神经系统症状。②多发生于妊娠晚期，约 50%发生于妊娠

31 周后，其余发生于产褥期。③维生素 B_{12} 缺乏特别是恶性贫血的患者常有神经系统症状，主要是由于脊髓后、侧索和周围神经受损所致。④外周血象为大细胞正常血红蛋白性贫血。⑤用叶酸治疗，可同时补给铁剂。

39. E【解析】巨细胞病毒感染的诊断可通过血清学酶联免疫吸附试验、宫颈脱落细胞涂片行吉姆萨（Giemsa）染色、DNA 分子杂交、PCR 技术检测。血培养不宜用于巨细胞病毒感染的诊断。

40. C【解析】妊娠晚期母亲患急性乙型肝炎者胎儿感染率为 70%。

41. A【解析】病毒性肝炎发生急性肝衰竭即为重型肝炎，对于妊娠早期合并重症病毒性肝炎的患者，最好的方式就是积极治疗肝炎，病情好转后做人工流产。

42. D【解析】妊娠各期均可发生急性阑尾炎，但以妊娠前 6 个月内居多。妊娠并不诱发阑尾炎，增大的妊娠子宫能使阑尾位置发生改变，增大诊断难度，加之妊娠期阑尾炎容易发生穿孔及腹膜炎，其发病率为非妊娠期的 1.5~3.5 倍。

43. C【解析】参见 A1 型题第 14 题解析。

44. B【解析】大多数妊娠合并肠梗阻患者需要手术治疗。妊娠合并单纯粘连性肠梗阻或不完全性和麻痹性肠梗阻时，严密观察保守治疗 12~24 小时，症状未缓解，应尽快手术。

45. D【解析】疾病名称及其缩写分别是：胎盘部位滋养细胞肿瘤（PSTT）、宫颈鳞状上皮内病变（CSIL）、人乳头状瘤病毒（HPV）、性传播疾病（STD）。

46. D【解析】妊娠合并肝炎患者，为预防产后出血，应及时补充维生素 K，每日 5~10mg，口服或肌内注射。

47. C【解析】若孕妇有弓形体感染，治疗首选乙酰螺旋霉素，每天 4 次，每次 0.5g，连服 2 周，该药在妊娠期使用对胎儿是安全的，胎儿对此药也有很好的耐受性。

48. E【解析】妊娠 3 个月以内有指征才考虑人工流产终止妊娠。产后乏力性出血，禁用麦角新碱，以防静脉压增高。产后出血过多者，应适当输血、输液，但需注意输液速度。心功能Ⅲ级以上者不宜哺乳。不宜妊娠者，应严格避孕或行绝育术。心功能Ⅰ~Ⅱ级，胎儿不大，胎位正常，宫颈条件良好者，可考虑在严密监护下经阴道分娩。胎儿偏大，产道条件不佳及心功能Ⅲ~Ⅳ级者，均应择期剖宫产。剖宫产可减少产妇因长时间宫缩所引起的血流动力学改变，减轻心脏负担。

49. E【解析】糖尿病对孕妇的影响：GDM 者妊娠期血糖控制不满意时，常伴微血管病变，其并发妊娠期高血压疾病的概率较普通孕妇高 4~8 倍，子痫及其并发症的发生率也相应增高。糖尿病患者白细胞存在多种功能缺陷，杀菌作用明显降低，妊娠期、产时及产后容易发生感染，甚至败血症。由于羊水中糖含量升高，刺激羊膜过多分泌羊水，故并发羊水过多者可达 8%~30%，容易发生胎膜早破和早产。胎儿体内糖含量的升高使巨大胎儿的发生率上升，因而手术产率升高。糖尿病对胎儿的影响：由于孕妇体内葡萄糖可通过胎盘进入胎儿体内，而胰岛素不能通过胎盘，使胎儿长期处于高血糖状态，刺激胎儿胰岛 B 细胞增生，产生大量胰岛素，蛋白质、脂肪合成增加，胎儿体内脂肪聚集，体重增加。同时畸形儿的发生率亦相应增高。另外，糖尿病患者常由于严重的血管病变及产科并发症，子宫胎盘血液循环障碍，死胎、死产发生率升高。

50. D【解析】妊娠期急性阑尾炎的治疗原则是早期诊断和及时手术治疗。早期手术既简单又安全，还可降低近期或远期并发症的发生。故一旦高度怀疑急性阑尾炎，无论是否妊娠时期，均应及时手术。

51. B【解析】妊娠合并心脏病不宜妊娠者，应严格避孕或行绝育术。没必要一定在产后第 3 天施行输卵管结扎术。

52. D【解析】重型肝炎在妊娠晚期，极易出现全身出血倾向等凝血功能障碍，应给予凝血因子治疗。

53. E【解析】参见 A1 型题第 4 题解析。

54. B【解析】孕妇感染巨细胞病毒后，通过胎盘将此病毒传播给胎儿，母亲在感染后可产生抗体，以后再次生育胎儿受感染的机会较少或症状较轻，甚至无症状，但不能完全阻止垂直传播的发生。

55. A【解析】随着胎盘的排出及产后全身内分泌激素逐渐下降至非妊娠期水平，胰岛素的需要量随之相应减少，如不及时减少用量，极易发生低血糖症。所以，选项 A 错误。

56. C【解析】心功能Ⅲ级应终止妊娠；心脏病孕妇的主要死亡原因是心力衰竭；听诊闻及舒张期杂音，可立即确诊为心脏病；对阵发性室上性心动过速的孕妇，可确诊为功能性心脏病。心脏病孕妇的胎儿预后比正常孕妇的胎儿差。

57. D【解析】参见 A1 型题第 50 题解析。

58. B【解析】妊娠合并淋病采用涂片法进行诊断时，应取尿道口、宫颈管等处的分泌物涂片行革兰染色，急性期在多形核白细胞内外均可找到典型肾形的革兰阴性双球菌，即可确诊。

59. A【解析】妊娠中晚期阑尾炎患者的临床表现与非妊娠期患者不同点主要表现在：增大的子宫将壁腹膜向前顶起，故压痛、反跳痛和腹肌紧张常不明显，腹膜炎体征不明显。妊娠早期症状及体征与非妊娠期基本相同，常有转移性右下腹痛，伴恶心和呕吐、发热及右下腹压痛、反跳痛和腹肌紧张等，血常规白细胞计数增多。所以，选项 A 正确。

60. E【解析】参见 A1 型题第 48 题解析。

61. E【解析】风湿性心脏病产妇娩出胎儿后，应在产妇腹部放置沙袋，防止腹压骤降而诱发心力衰竭。要防止产后出血过多而加重心肌缺血，诱发先天性心脏病发生发绀及心力衰竭。可静脉注射或肌内注射缩宫素 10~20U，禁用麦角新碱，以防静脉压增高。

62. C【解析】妊娠合并急性胆囊炎的治疗原则是保守治疗为主，适当控制饮食，缓解症状，给予抗生素预防感染，消除并发症，必要时手术治疗。

63. E【解析】甲型肝炎主要经粪-口途径传播，病毒存在于受感染的人或动物的肝细胞浆、血清、胆汁和粪便中。

64. E【解析】妊娠糖尿病患者，终止妊娠的时间如下。①不需要胰岛素治疗的 GDM 孕妇，无母儿并发症的情况下，严密监测到预产期，未自然临产者采取措施终止妊娠。②妊娠前糖尿病及需胰岛素治疗的 GDM 者，如血糖控制良好，严密监测下，妊娠 38~39 周终止妊娠；血糖控制不满意者及时收入院。③有母儿合并症者，血糖控制不满意，伴血管病变、重度子痫前期、严重感染、胎儿生长受限、胎儿窘迫者，严密监护下，适时终止妊娠，必要时抽取羊水，了解胎肺成熟情况，完成促胎儿肺成熟。

65. E【解析】妊娠合并生殖道沙眼衣原体感染，对胎儿及新生儿有影响。活动性感染可引起流产、早产、胎膜早破、低体重儿等。未治疗的衣原体感染孕妇所分娩的新生儿中，20%~50%出现新生儿眼结膜炎，10%~20%出现衣原体肺炎。

66. A【解析】妊娠合并病毒性肝炎对孕妇、胎儿及新生儿的影响：妊娠早期，可加重早孕反应。发生于妊娠晚期，妊娠期高血压疾病发病率升高，应注意防治。分娩时容易发生产后出血。

67. E【解析】下肢水肿，卧床休息后不减退，考虑病理性改变。

68. C【解析】治疗妊娠合并肠梗阻时，必须密切监测子宫收缩和胎儿状况，给予保胎治疗，具体措施如下。①经保守治疗缓解者，可继续妊娠。②发生于早期妊娠而需要手术者，先行人工流产，有部分患者在流产后梗阻可自行解除。③发生于妊娠中期者，可行手术治疗，术中尽量避免刺激子宫，术后保胎治疗，可继续妊娠。④妊娠 28~34 周时，若行外科手术能影响妊娠子宫，且术野暴露困难，建议在促胎肺成熟的基础上，同时行剖宫产术。⑤妊娠 34 周后，胎儿存活概率较高，可先行剖宫产术，充分暴露视野，再行外科手术。

69. E【解析】乙型肝炎病毒乙肝表面抗原（HBsAg）是乙肝病毒的外壳蛋白，本身不具有传染性，只有抗原性。但它的出现常伴随乙肝病毒的存在，所以它是已感染乙肝病毒的标志。母亲血清中有 e 抗体，新生儿大多数不会被感染。

70. E【解析】肾盂肾炎致病菌绝大多数为革兰阴性杆菌，以大肠埃希菌最常见。主要感染途径是上行性感染。

71. A【解析】目前世界上发病率最高的性传播疾病是淋病。

72. E【解析】妊娠合并心脏病，临产后继续应用广谱抗生素预防感染，直至产后 1 周左右无感染征象时停药。

73. D【解析】一般妊娠期间胎儿通过胎盘运输吸收母体的营养，铁经过胎盘从母体运输到胎儿。要防止妊娠期贫血，可采用口服铁剂的方法。

74. C【解析】妊娠期甲状腺呈中等度增大，约比非妊娠期增大 65%。大量雌激素使肝脏产生甲状腺素结合球蛋白（TBG）增多 2~3 倍，血中甲状腺激素虽增多，但游离甲状腺激素并未增多，孕妇无甲状腺功能亢进表现。

75. B【解析】妊娠合并肝炎对母儿的影响如下。①对母体的影响：妊娠早期合并病毒性肝炎，可使妊娠反应加重。发生于妊娠晚期，则妊娠期高血压疾病的发生率升高，可能与肝病时醛固酮灭活能力下降有关。分娩时因肝功能受损，凝血因子合成功能减退，产后出血率增高。若为重型肝炎，常并发弥散性血管内凝血，出现全身出血倾向，直接威胁生命。②对胎儿的影响：妊娠早期患肝炎，胎儿畸形发生率约增加 2 倍。肝炎孕妇流产、早产、死胎、死产和新生儿死亡的发生率均较非肝炎孕妇高。妊娠晚期患急性乙型肝炎者，约 70%胎儿被感染；妊娠中期患急性乙型肝炎者胎儿感染率为 25%；妊娠早期患急性乙型肝炎者胎儿可无一例感染。母亲 HBsAg 阳性，新生儿不一定为阳性，可通过注射免疫球蛋白、疫苗阻断。所以选项 B 错误。

76. C【解析】妊娠期急性肾盂肾炎的治疗原则如下。①疏通积尿；左右轮流侧卧、多饮水使每日尿量>2000ml。②消灭细菌，根据尿细菌培养和药敏试验结果选用抗生素。③防止药物对胎儿的损害。

77. B【解析】参见 A1 型题第 1 题解析。

78. C【解析】心脏病孕妇早期心力衰竭的表现为：①轻微活动后胸闷、气短。②休息时心率>110 次/分。③夜间憋醒需坐起呼吸。④肺底少量持续湿啰音

79. D【解析】参见 A1 型题第 33 题解析。应先控制心力衰竭后，吸宫终止妊娠。

80. C【解析】在妊娠第 4~10 周，少数孕妇由于剧烈妊娠呕吐，重者甚至发生脱水，可能有血清转氨酶的升高。极少数孕妇可能患妊娠肝内胆汁淤积症，血清转氨酶亦有不同程度升高。所以，选项 C 错误。

81. C【解析】妊娠期叶酸缺乏的原因如下。①需要量增加：妊娠期叶酸的需要量比非妊娠时增加 5~10 倍。②摄入减少：妊娠时胃酸分泌减少，胃肠道蠕动减弱，影响叶酸摄入，新鲜蔬菜及动物蛋白摄入不足者，更加重缺乏。③排出增多：妊娠期肾小管重吸收减少，使尿中叶酸的排出量增多。若并发感染或其他妊娠合并症，叶酸损失更多，故易发生巨幼细胞贫血。④叶酸拮抗剂的应用：如甲氨蝶呤、乙醇和口服避孕药等，均可能影响对叶酸的吸收和利用。

82. E【解析】未经治疗的晚期梅毒孕妇感染胎儿的可能性为 30%。

83. D【解析】妊娠期贫血的影响：贫血孕妇抵抗力低下，在妊娠和分娩期间的风险增加，严重者导致严重的并发症甚至死亡。当孕妇患重度贫血时，经胎盘供氧和营养物质不足以满足胎儿生长所需，容易造成胎儿生长受限、胎儿窘迫、早产或死胎。

84. D【解析】目前在全世界范围内仍缺乏根治 HIV 感染的有效药物。抗病毒治疗是艾滋病治疗的关键。随着采用高效抗反转录病毒联合疗法的应用，大大提高了抗 HIV 的疗效，显著改善了患者的生活质量和预后。

85. B【解析】妊娠合并乙型肝炎的发病率为 0. 025%~1. 600%，70. 3%的产科肝病是乙型肝炎，乙型肝炎表面抗原携带孕妇的胎儿宫内感染率为 5%~15%。

86. B【解析】临产前重度贫血的处理关键是输入红细胞，纠正贫血，改善体内缺氧状

态。但是，输血只能是临时性治疗手段，多次输血可并发血色病，需去铁治疗。因此，寻找病因进行针对性治疗是最重要的。

87. E【解析】妊娠期尖锐湿疣主要好发于生殖器、会阴和肛门等部位，表现为表皮瘤样增生。

88. A【解析】妊娠合并急性肾盂肾炎是妊娠期常见而严重的并发症之一。一般是双侧感染，如果是单侧则以右侧为主。妊娠期增大的子宫右旋会压迫右侧输尿管，导致尿液引流不畅，是引起急性肾盂肾炎感染的一个诱因。治疗宜选用毒性小的抗菌药物，如阿莫西林、呋喃妥因和头孢菌素类等。

89. A【解析】妊娠合并病毒性肝炎时，在昏迷前期口服新霉素或甲硝唑的目的是抑制大肠埃希菌，减少游离氨及其他毒素的形成。

90. A【解析】非活动性肺结核对妇女妊娠经过和胎儿发育并无多大影响，且妊娠对肺结核的病情也无明显影响。但是，病变范围较大的活动性肺结核，如血型播散型肺结核和浸润性肺结核，易发生流产和早产。妊娠分娩会加重病情，甚至导致产妇死亡。

91. C【解析】生殖器疱疹主要是通过性器官接触而传染的，患者和无症状的带病毒者是主要传染源。新生儿经产道感染最常见，85%是产时通过产道感染，10%为产后感染，仅5%为宫内感染，如靠近临产期，且出现活动性生殖器疱疹，建议行剖宫产终止妊娠。妊娠早期感染多数不会致流产或死胎，妊娠晚期感染可能与早产和新生儿生长受限有关。新生儿感染表现形式多样。

92. C【解析】妊娠不是再生障碍性贫血（再障）的病因，但妊娠可使再障患者的病情加剧，再加上妊娠期间生理性血液稀释，易发生贫血性心脏病，甚至心力衰竭。再障孕妇发生妊娠高血压、感染和出血的几率增加，颅内出血，心力衰竭及严重呼吸道、泌尿道感染或败血症是再障孕产妇的重要死因。

93. D【解析】妊娠期结核病的第一线药物为异烟肼、乙胺丁醇，如再加用维生素 B_6 则可防止异烟肼对胎儿潜在的神经毒性。第二线药物则以利福平、氨硫脲或卡那霉素为主。利福平在妊娠 16 周以后使用则更安全。

94. C【解析】衣原体是女性生殖道感染最常见的病原体。新生儿衣原体感染为全身性疾病。妊娠期衣原体感染经产道感染最常见，宫内感染少见，多数孕妇感染后无明显症状或症状轻微，诊断需要靠实验室检查。

95. D【解析】缺铁性贫血是妊娠合并贫血最常见的类型。

96. B【解析】以下体征提示有器质性心脏病：①发绀、杵状指、持续性颈静脉怒张。②心脏听诊有舒张期杂音或Ⅲ级及Ⅲ级以上全收缩期杂音，性质粗糙。③有心包摩擦音、舒张期奔马律、交替脉。

97. E【解析】妊娠期对铁的需求量会增加，以满足孕妇和胎儿的生长发育，孕妇常规补充铁剂的时间应是妊娠 4 个月开始。妊娠早期以食补为主，妊娠中、晚期必要时要在医师指导下补充铁剂。

98. B【解析】参见A1型题第44题解析。

99. C【解析】由于妊娠期血液系统的生理变化，妊娠期贫血的诊断标准不同于非妊娠期妇女。我国多年来一直沿用的标准是：血红蛋白<100g/L、红细胞计数<3.5×10^{12}/L或血细胞比容<0.30。

100. C【解析】妊娠合并甲亢对母体的影响最主要的是甲状腺危象，一旦发生其死亡率可高达25%。典型患者以高代谢症候群甲状腺肿大、突眼为主要表现，此外还有高热、食欲亢进、乏力、消瘦的表现。心血管功能改变也是最为突出的临床表现之一，常有心动过速，静止时外周血管阻力下降，心率增快，每搏输出量加大，致心排血量增多，收缩压升高、舒张压降低而脉压差增大。血清血TSH水平升高，TT_3、TT_4下降。

二、A2型题

1. A【解析】参见A1型题第40题解析。

2. E【解析】依据患者的症状及体征即可明确诊断心脏病，早期心力衰竭。患者有心脏病，以致体力活动明显受限制。休息时无症状，但小于一般体力活动即可引起过度疲劳、心悸、气喘或心绞痛，为心功能Ⅲ级。妊娠小于12周属于早期妊娠的范畴。妊娠3个月以内，心功能Ⅲ级患者应在控制心力衰竭后考虑人工流产终止妊娠。

3. D【解析】妊娠合并病毒性肝炎的临床表现：患者出现不能用早孕反应或其他原因解释的消化系统症状，如食欲减退、恶心、呕吐、肝区疼痛、乏力等；部分患者有皮肤巩膜黄染、尿色深黄，妊娠早期、中期可触及肝大，肝区触痛或叩击痛。该患者符合此表现，结合实验室检查结果，最可能的诊断是妊娠合并乙型肝炎。

4. A【解析】患者可确诊妊娠合并急性淋病。

5. D【解析】根据患者临床表现和实验室检查，最可能的诊断是妊娠合并重型肝炎。妊娠脂肪肝的常见临床表现为持续性恶心呕吐、乏力、上腹痛或头痛，数天至1周出现黄疸，进行性加深。妊娠肝内胆汁淤积症的常见临床表现为瘙痒、黄疸、皮肤抓痕、一般无明显消化道症状。妊娠期高血压疾病肝损害时出现各种转氨酶水平升高，血浆碱性磷酸酶升高，常伴有蛋白尿或随机蛋白尿。药物性肝损害是在药物使用过程中，因药物本身及其代谢产物或由于特殊体质对药物的超敏感性或耐受性降低所导致的肝损伤，由于题干中没有提到患者服用某种药物，因此药物性肝损害不是最佳诊断。

6. D【解析】妊娠合并重型肝炎孕妇宜主动选择有利时机采用剖宫产方式终止妊娠。妊娠合并重型肝炎常发生产时产后出血，这是患者病情加重与死亡的主要原因之一。必要时剖宫产同时行子宫次全切除术。

7. D【解析】急性重度性肝炎妊娠后期易发展为重型肝炎，妊娠合并重型肝炎患者病程中常常会出现多种并发症，主要有凝血功能障碍、肝性脑病、肝肾综合征、感染等，也易发生胆道、腹腔、肺部等部位的细菌感染。因此，应给予积极治疗。

8. D【解析】妊娠期发现孕妇体重≥90kg，胎儿过大、羊水过多者应警惕糖尿病。首选的检查是糖筛查试验。

9. B【解析】妊娠合并病毒性肝炎的孕妇，要积极治疗，以预防向重型发展。在妊娠期，一定要充分休息，保证足够的营养，避免过劳。主要采用护肝、对症、支持疗法。主要目的在于减轻免疫反应损伤，协助转化有害代谢产物，改善肝脏循环，有助于肝功能恢复。必要时补充白蛋白、新鲜冰冻血浆、冷沉淀等血制品。

10~11 B、B【解析】心脏病变较轻，心功能Ⅰ~Ⅱ级且既往无心力衰竭病史者，可以妊娠。心脏病变复杂或较重，心功能Ⅲ~Ⅳ级，有极高孕产妇死亡和严重母儿并发症风险者，不宜妊娠。该患者应在控制心力衰竭后考虑剖宫产终止妊娠。

12. B【解析】该患者符合慢性盆腔炎的临床表现。

13. E【解析】患者有风湿性心脏病，心功能Ⅰ级，宫口开大 2cm. 应安慰及鼓励产妇，消除紧张情绪。适当应用地西泮、哌替啶等镇静药。密切注意血压 . 脉搏、呼吸、心率。一旦发现心力衰竭征象，应取半卧位，高浓度面罩吸氧，并给毛花苷 C 0. 4mg 加 25%葡萄糖液 20ml 缓慢静脉注射，必要时 4~6 小时重复给药 0. 2mg。产程开始后即应给予抗生素预防感染。

14. D【解析】参见 A1 型题第 14 题解析。

15. B【解析】非重型肝炎主要采用护肝、对症、支持疗法。注意隔离，避免与其他家庭成员或性伴侣亲密接触。治疗期间严密监测肝功能、凝血功能等指标。患者经治疗后病情好转，可继续妊娠。治疗效果不好、肝功能及凝血功能指标继续恶化的孕妇，应考虑终止妊娠。

16~17 A、E【解析】参见 A2 型题第 10~11 题解析。

18. B【解析】中期妊娠孕妇，现检查乙肝病毒感染活动期，母婴传播概率较高。

19. D【解析】参见 A2 型题第 10~11 题解析。

三、A3/A4 型题

1. B【解析】查宫颈脱落细胞涂片见到巨大细胞包涵体可确诊该患者最可能的诊断是妊娠合并巨细胞病毒感染。因此，可能有关的病原体是巨细胞病毒。

2. A【解析】妊娠合并巨细胞病毒感染的临床表现无特异性，确诊有赖于病原学和血清学诊断。

3. A【解析】参见 A1 型题第 19 题解析。

4. D【解析】妊娠剧吐多发生在妊娠早期，由于反复呕吐，可造成脱水、尿少、酸碱失衡、电解质失调、消瘦和黄疸等。实验室检查血胆红素和转氨酶轻度升高、尿酮体阳性。与病毒性肝炎相比，妊娠剧吐引起的黄疸较轻，经过治疗如补足液体、纠正电解质紊乱和酸中毒后，症状迅速好转。

5. A【解析】妊娠合并病毒性肝炎不需要做胸透，胸部 X 线透视主要对肺、支气管、食管、心脏、大血管、胸腔等部位有无病变以及病变的程度进行检查。

6. B【解析】妊娠合并病毒性肝炎患者分娩期的产科处理：分娩前肌内注射维生素K1，20~40mg/d；准备好新鲜血液；防止滞产，宫口开全后可行胎头吸引术或产钳助产术，缩短第二产程；防止产道损伤和胎盘残留。产褥期应用对肝脏损害较小的广谱抗生素预防及控制感染是防止肝炎病情恶化的关键。四环素具有肝脏毒性，故不选用四环素。对于有DIC者可在凝血功能监测下，酌情应用肝素治疗，用量宜小不宜大；产前4小时至产后12小时内不宜应用肝素，以免发生产后出血。经积极控制24小时后迅速终止妊娠。因母儿耐受能力较差，过度的体力消耗可加重肝脏负担，分娩方式以剖宫产为宜。

7~8 B、E【解析】患者疑为妊娠合并淋病，首选检查为分泌物培养。

9. E【解析】参见A1型题第1题解析。淋病产妇分娩的新生儿，应尽快使用0.5%红霉素眼膏预防淋菌性眼炎，并预防用头孢曲松，25~50mg/kg（最大剂量不超过125mg），单次肌内注射或静脉注射。

10. E【解析】结合患者病史、查体及辅助检查，诊断为重度子痫前期。治疗原则为镇静，解痉降压，合理扩容，必要时利尿；监测母儿生命安危。为保证子宫胎盘血流灌注，血压不建议低于130/80mmHg，且避免降压过快引发的脑血管意外。

11. D【解析】蛋白尿、血尿、高血压、水肿为慢性肾小球肾炎的临床表现。患者症状及体征均符合慢性肾小球肾炎的表现。自然分娩后，血压降至128/75mmHg，说明基础血压不高，符合先兆子痫的特点。患者最可能的诊断是慢性肾炎基础上并发先兆子痫。

12. D【解析】若下次妊娠前血压>160/110mmHg，伴有蛋白尿，不宜妊娠。

13. D【解析】妊娠肝内胆汁淤积症（ICP）的首发症状是无皮肤损伤的瘙痒，约80%患者在妊娠30周后出现，有的甚至更早。瘙痒程度不一，常呈持续性，白昼轻，夜间加剧。瘙痒一般始于手掌和脚掌，后渐向肢体近端延伸甚至可发展到面部，这种瘙痒症状常出现在实验室检查异常结果之前平均约3周，也有达数月者，多于分娩后24~48小时缓解，少数在1周或1周以上缓解。10%~15%的患者出现轻度黄疸，一般不随妊娠周数的增加而加重。

14. E【解析】若怀疑是病毒性肝炎，应具备食欲下降、恶心呕吐、乏力、腹胀和肝区疼痛等症状，一般于3周内好转。此后出现黄疸、皮肤瘙痒、肝大，持续2~6周或更长。多数病例症状轻且无黄疸。

15. A【解析】如果确诊为妊娠肝内胆汁淤积症，对胎儿是有影响的。早期有可能会造成胎儿流产、胎儿畸形，妊娠中晚期会引起早产、宫内窘迫或者是胎儿发育不良、生长发育迟缓、智力低下，还有可能使脑部神经系统受损，引起缺血缺氧性脑病。严重时会导致胎儿在宫内突然死亡。胆汁酸可以通过胎盘，胆汁酸毒性作用使围产儿发病率和死亡率明显升高。还可导致孕妇产后出血。

16. C【解析】参见A1型题第50题解析。术后继续应用广谱抗生素。因阑尾炎中75%~

90%为厌氧菌感染，需继续妊娠者，应选择对胎儿影响较小的青霉素类或头孢类抗生素，并联合应用甲硝唑。同时，术后3~4日内应给予保胎治疗。

17. A【解析】妊娠合并急性阑尾炎应以连续硬膜外麻醉为宜。若患者病情危重合并休克时，宜选用全身麻醉。

18. E【解析】手术切口：早期妊娠时可采取麦氏切口；妊娠中、晚期应选择高于麦氏点的右侧腹直肌旁切口为宜（相当于宫体上1/3部位）。同时应将右侧臀部垫高30°~45°或将手术床向左倾斜30°，使子宫左移，便于暴露阑尾。

19. B【解析】基本术式是切除阑尾。手术操作要轻柔，保护好切口，尽量避免刺激子宫。阑尾切除后应尽量吸净腹腔内脓液，不放置引流，以免诱发宫缩导致流产和早产。但阑尾坏死形成脓肿时，局部清除阑尾病灶后应放置腹腔引流。

20. B【解析】该孕妇具有妊娠糖尿病高危因素，应进行75g口服葡萄糖耐量实验。

21. B【解析】该患者经检查确诊为妊娠糖尿病，患者体重90kg，应根据孕妇体重设计每日所需热量，饮食控制，低糖低盐，每日能量约30kcal/kg，补充维生素、钙和铁剂，以控制在上述水平且孕妇无饥饿感为宜，辅以适量运动。如血糖仍控制不佳，则需药物治疗。推荐每日监测血糖，孕妇每日监测血糖4次（空腹及餐后2小时）。

22. E【解析】参见A1型题第49题解析。

四、B型题

1~3 C、E、A【解析】参见A1型题第4题解析。

4. E【解析】参见A1型题第1题解析。

5. B【解析】弓形体病应给予乙酰螺旋霉素，一日3次口服。

6. D【解析】妊娠合并尖锐湿疣应给予50%三氯醋酸治疗。30%~50%的三氯醋酸不通过皮肤吸收，但会刺激周围皮肤引起刺痛，但不会引起炎症反应，亦无致畸作用，可用于妊娠妇女。

7. C【解析】妊娠合并生殖器疱疹的治疗原则是抑制单纯疱疹病毒增殖和控制局部感染。选用阿昔洛韦干扰其DNA聚合酶，抑制单纯疱疹病毒DNA。每日口服5~6次，每次0.2g，7~10日为一疗程。

8. A【解析】一旦在孕妇宫颈检出衣原体，应及时用药。红霉素0.5g，每6小时一次口服，连用7日，或0.25g，每6小时一次连用14日，对宫颈衣原体转阴效果显著，也是预防新生儿衣原体感染的有效手段。

9. D【解析】妊娠合并单纯性胆囊炎，首选非手术治疗，多数患者疗效满意。①支持疗法及维持水、电解质平衡。饮食以高糖、高蛋白、低脂肪为宜。出现黄疸者，补充维生素K。②控制感染，选用对胎儿无损害的高效、广谱抗生素。经过5~7日治疗，多数患者病情缓解。③解痉止痛，阿托品0.5~1.0mg或哌替啶50~100mg肌内或静脉注射。

10. B【解析】如果内科药物治疗有效，但间断发作，可以选择外科治疗，术中应尽可能切除胆囊，避免病情进行性加重，出现如梗阻性黄疸、胆囊穿孔、腹膜炎、胆总管囊肿等并发症。

11. C【解析】如果胆囊切除困难，可以选择胆囊造口引流术、胆总管引流术、胆囊切除术或病灶局部脓液引流术。

12~14 E、C、A【解析】一期梅毒标志性临床特征是硬下疳。单发、无痛无痒、圆形或椭圆形、边界清晰的溃疡，高出皮面，疮面较清洁，有继发感染者分泌物多。二期梅毒疹为特征，有全身症状，全身皮肤黏膜出现多样皮疹，以环状丘疹最为多见。一期、二期梅毒未经治疗或治疗不充分，经过3~4年（最早2年，最晚20年）约有40%的患者发生三期梅毒。三期梅毒破坏性大，侵犯机体多种组织器官。除皮肤黏膜外，还可发生骨骼梅毒、心血管梅毒、神经梅毒。

15. C【解析】妊娠合并特发性血小板减少性紫癜行脾切除的有效率可达70%~90%。

16. A【解析】缺铁性贫血占妊娠期贫血的95%。

17. E【解析】GDM患者将来发生肥胖和糖尿病的机会明显增加，再次妊娠时GDM复发的概率是60%~70%。

18. D【解析】晚期先天性梅毒典型症状有耳聋、间质性角膜炎、哈钦森牙、方颅、舟状肩胛、鞍鼻、弓状胫、关节炎等。

19. E【解析】孕妇得了尖锐湿疣很容易感染其他部位，有可能会通过产道直接接触到新生儿，导致婴儿喉咙部位出现乳头状瘤，严重的会引起新生儿窒息。

20. A【解析】弓形体病孕妇发生垂直传播的可能性较大，感染时胎儿越小，妊娠时间越短，胎儿受损越严重。若胎龄小于3个月，多引起流产。幸存者弓形体滋养体可经形成病灶的胎盘感染子宫内的胎儿，引起先天性弓形体病，为全身感染性疾病，有视网膜脉络膜炎、脑内钙化、脑积水三大临床表现。

21. B【解析】参见A1型题第65题解析。

22. C【解析】生殖器疱疹孕妇在分娩时可能通过产道感染胎儿，导致新生儿疱疹、新生儿脑炎等，死亡率高达70%~80%，即使胎儿幸存也常常会患有中枢神经系统后遗症。

23~25 C、D、E【解析】妊娠合并甲状腺功能亢进患者的药物治疗首选丙硫氧嘧啶。如果患者心率小于100次/分，则丙硫氧嘧啶的剂量最好为200~300mg/d；如果患者心率100~120次/分，则丙硫氧嘧啶的剂量最好为300~400mg/d；如果患者心率大于120次/分，则丙硫氧嘧啶的剂量最好为400~500mg/d。

26. B【解析】参见A1型题第19题解析。

27. A【解析】淋病孕妇主要选用抗生素治疗。通常首选头孢曲松钠，每日一次肌内注射，并加用红霉素，每日4次口服，连用7~10日为一疗程。

28. D【解析】妊娠合并梅毒恰当的处理方式是根据梅毒分期采用相应的青霉素治疗方案，必要时增加疗程。

29. C【解析】患有尖锐湿疣的孕妇不需要停止妊娠，妊娠早期可治疗感染的同时继续妊娠。若妊娠足月或近足月，病灶局限在外阴部，可行冷冻治疗或手术切除病灶，届时可考虑经阴道分娩；若妊娠足月，发现病灶广泛，经阴道分娩极易发生软产道裂伤，甚至大量出血，或巨大病灶堵塞软产道，均应择期行剖宫产结束分娩。

30~32 A、B、D【解析】纽约心脏病协会（NYHA）依据患者生活能力状况，将心脏病患者心功能分为4级。①Ⅰ级：一般体力劳动不受限制。②Ⅱ级：一般体力劳动略受限制，休息时无症状，活动后心悸、轻度气短。③Ⅲ级：一般体力劳动显著受限，休息时无不适，轻微日常工作即感不适、心悸、呼吸困难，或既往有心力衰竭史。④Ⅳ级：一般体力活动严重受限制，不能进行任何活动，休息时有心悸、呼吸困难等心力衰竭征象。

33~35 B、E、C【解析】妊娠期铁的需要量增加是孕妇缺铁的主要原因。以每毫升血液含铁0.5mg计算，妊娠期血容量增加需铁650~750mg。胎儿生长发育需铁250~350mg，故妊娠期需铁约1000mg。孕妇每天需铁至少4mg。每日饮食中含铁10~15mg，吸收利用率仅为10%，即1.0~1.5mg，妊娠中晚期铁的最大吸收率可达40%，仍不能满足需求，若不给予铁剂治疗，容易耗尽体内储存铁造成贫血。

36~39 A、D、E、B【解析】参见A1型题第4题解析。

40. C【解析】妊娠期高血压疾病：妊娠20周后出现高血压，收缩压≥140mmHg和/或舒张压≥90mmHg，于产后12周内恢复正常；尿蛋白阴性；产后方可确诊。

41. B【解析】妊娠合并急性肾炎：妊娠20周后有蛋白尿和管型。典型病例于链球菌感染后，出现血尿、蛋白尿等，结合体检、实验室检查诊断多无困难。

42. D【解析】妊娠合并急性肾盂肾炎：尿培养阳性是急性肾盂肾炎诊断的金标准，无尿培养时典型症状伴尿检异常、血白细胞计数增多也可诊断。尿沉渣可见白细胞满视野，白细胞管型，红细胞每高倍视野可超过10个，细菌培养多数为阳性，尿路感染常见的病原菌为大肠埃希菌。

43. B【解析】妊娠合并甲状腺功能亢进患者血清总甲状腺素（TT_4）≥180.6nmol/L。

44. A【解析】孕妇血清总甲状腺激素轻度升高。

45. E【解析】普通人的促甲状腺素（TSH）正常范围为0.35~4.94uIU/mL。而孕妇的促甲状腺激素应为0.3~2.5uIU/mL，属于正常范围内。

46. B【解析】T_3、T_4在妊娠、服避孕药、雌激素治疗等情况下可升高。

五、X型题

1. ABCE【解析】胆囊炎和胆石症可发生在妊娠期任何阶段，以妊娠晚期更多见。临床研究发现，妊娠对胆石性胆囊炎的发生率影响不确切。妊娠期胆囊炎和胆石症的处理方式原则与非妊娠期相似，主要以保守治疗为主，但是如果病情较为严重，以手术治疗摘除胆囊为主。

2. ABD【解析】非重型肝炎主要采用护肝、对症、支持疗法。重型肝炎者可给予低脂肪、低蛋白、高糖类流汁或半流汁饮食，并予以大量维生素。同时给予能量合剂，如 25% 葡萄糖液加辅酶 A 及维生素 C。预防及治疗 DIC 可给予肝素但用量宜小，接近临产期有出血倾向者可给予维生素 K。

3. ACD【解析】参见 A1 型题第 76 题解析。选用头孢菌素类及较新的广谱青霉素治愈率可达 85%~90%，若为无症状性菌尿，药物治疗为 2 周 1 个疗程。若为症状性肾盂肾炎，药物治疗为 4 周 1 个疗程。疗程结束后每周或定期尿培养。

4. ABCD【解析】妊娠期肝脏的生理变化：①妊娠期母体基础代谢率增高。②妊娠期大量雌激素在肝脏灭活。③妊娠早期食欲降低，体内营养物质相对不足。④胎儿代谢物需经母体肝脏代谢解毒。

5. ABCD【解析】妊娠期淋病对胎儿的影响是容易发生早产和胎儿宫内感染。胎儿感染易发生胎儿窘迫、胎儿宫内发育迟缓，甚至导致死胎、死产。孕妇产后常发生产褥感染。胎儿幸存经阴道娩出，可以发生新生儿淋菌结膜炎、肺炎，甚至出现淋菌败血症，导致围产儿死亡率明显增加。

6. AD【解析】妊娠期甲亢的临床症状与非妊娠期相同。实验室检查有助于确诊，游离 T_3 及游离 T_4 是诊断的主要指标，甲亢者明显升高，TSH 则受抑制而降低。

7. ADE【解析】参见 A1 型题第 93 题解析。

8. ABDE【解析】参见 A1 型题第 23 题解析。

9. ABE【解析】由肝炎孕妇分娩的婴儿，勿与急性肝炎的母亲密切接触，不应母乳喂养，而用人工喂养的办法来减少婴儿患肝炎的机会。婴儿出生后，应立即注射乙肝疫苗及乙肝免疫球蛋白。所以，选项 C 错误。妊娠合并肝炎分娩期的处理以备新鲜血、缩短第二产程、防止产道损伤和胎盘残留为主。娩出胎肩后注射缩宫素以减少产后出血。所以，选项 D 错误。

10. ABCD【解析】淋病发病率居我国性传播疾病首位，主要通过性接触传播，间接传播比例很小。所以，选项 E 错误，其余选项说法都是正确的。

11. BCD【解析】肠梗阻的发生与妊娠月份有关，发生于早、中、晚妊娠期的比例分别为 6%、27%、44%，发生于产褥期的占 21%。具体好发时间为：①妊娠中期，尤其是 16~20 周子宫增大，升入盆腔。②妊娠晚期 32~36 周时，胎头入盆，胎儿下降。③产后子宫很快复旧，使肠袢急剧易位。

12. ACE【解析】药物能控制的甲亢对妊娠和分娩一般没有明显影响，无须终止妊娠，可以阴道分娩，有产科指征方采用剖宫产。所以，选项 B、D 错误。

13. ABCD【解析】甲状腺危象的诊断依据：甲亢患者在感染、手术、创伤、精神刺激等诱因下，出现高热（体温>39℃），大汗淋漓，心动过速，心率>140 次/分，甚至大于 160 次/分，剧烈恶心、呕吐、腹泻，烦躁、谵妄、昏迷。

14. BCE【解析】心脏病不宜妊娠的指征：二尖瓣狭窄伴有肺动脉高压，发绀型先心病，风心病心率快，风湿性心脏病伴有心房颤动或心率快难于控制者，心脏有明显扩大或曾有脑栓塞而恢复不全者，有心力衰竭病史或伴有慢性肾炎、肺结核者。

15. ACDE【解析】子宫收缩消耗大量糖原、临产后孕妇进食减少，分娩期孕妇容易发生酮症酸中毒。糖尿病患儿因巨大胎儿发生率明显升高，难产、产道损伤、手术产率升高，产程延长，易发生产后出血。

16. ABCD【解析】艾滋病可表现为肝脾都大。所以，选项 E 错误。

17. ADE【解析】妊娠合并急性胆囊炎的手术治疗主要适用于治疗期间患者症状逐渐加重，保守治疗失败，或出现严重的合并症，如阻塞性黄疸、胆囊积脓、坏疽性胆囊炎穿孔、胆囊周围脓肿合并弥漫性腹膜炎者。除非病情危急，应选择妊娠中期手术。如临近预产期，最好等到产后再行手术治疗。

18. BD【解析】妊娠期胆汁的成分发生明显变化：从早期妊娠开始胆汁中胆汁酸的比例增加，鹅去氧胆酸和去氧胆酸的含量下降。妊娠中期和晚期胆汁中胆固醇的成分明显增加。

19. BCE【解析】妊娠合并巨幼细胞贫血的实验室检查：①外周血象为大细胞正常血红蛋白性贫血，红细胞平均体积（MCV）>100fl，红细胞平均血红蛋白（MCH）>32pg，中性粒细胞分叶过多，网织红细胞正常。②骨髓血片呈巨幼红细胞增多，红细胞体积较大，核染色质疏松。③血清叶酸值<6.8mmol/L、红细胞叶酸值<227mmol/L 提示叶酸缺乏。④若叶酸值正常，测孕妇血清维生素 B_{12}值，若<74pmol/L，提示维生素 B_{12}缺乏。

20. BD【解析】参见 A1 型题第 3 题解析。

21. ABDE【解析】妊娠合并再生障碍性贫血患者，多数能经阴道分娩，注意缩短第二产程，防止产程用力过度，必要时助产，以避免重要脏器出血。产后仔细检查软产道，防止产道血肿形成。有剖宫产指征者，可采用手术止血措施，以减少产后出血。选用对胎儿无影响的广谱抗生素，预防感染。

22. AD【解析】孕妇宫颈感染衣原体的危险因素包括：开始性生活年龄小、多个性伴侣、缺乏卫生意识、不用阻隔式避孕、患沙眼及重度宫颈柱状上皮异位等。若发现孕妇有上述某项危险因素时，应及时检测宫颈衣原体。

23. CE【解析】决定妊娠合并急性阑尾炎预后的主要因素与妊娠时期和手术时阑尾病变严重程度相关。如处于妊娠早期，阑尾炎症诊断较易，预后良好。越近妊娠晚期，诊断越困难，误诊概率越大，可能延误治疗导致阑尾穿孔，甚至发生弥漫性腹膜炎，致使孕妇死亡率升高。

24. BE【解析】早期妊娠合并阑尾炎时，病史、症状及体征与非妊娠期阑尾炎相似。超声检测对阑尾炎、阑尾周围脓肿有一定的诊断价值。妊娠中晚期妊娠合并阑尾炎，临床表现常不典型，阑尾炎的症状和体征与非妊娠期阑尾炎明显不同。

25. ABC【解析】在妊娠期血压升高的孕妇中，除妊娠期高血压疾病以外，还有慢性肾炎合并妊娠。主要的鉴别点在于：慢性肾炎合并妊娠的患者往往会有肾炎病史，实验室检查先有蛋白尿、肾功能损害，然后出现血压升高，结束妊娠以后肾功能损害和蛋白尿依然存在。

26. ABCDE【解析】参见A1型题第90题解析。妊娠合并活动性肺结核者应在预产期前1~2周住院待产。首选阴道分娩，分娩期应注意热能的供应和休息，防止宫缩乏力。尽量缩短第二产程，适时助产。如需剖宫产者，行硬膜外麻醉为妥。产后注意出血感染。

27. AB【解析】沙眼衣原体以性传播为主，潜伏期7~12天。可发生垂直传播，产道感染多见。

28. DE【解析】心血管功能改变是妊娠合并甲状腺功能亢进最为突出的临床表现之一。常有心动过速，心率常>90次/分。静止时外周血管阻力下降，心率增快，每搏输出量加大，致心排血量增高，收缩压升高、舒张压降低而脉压差增大。心尖搏动范围扩大而有力，心音加强，在心尖部位可闻及收缩期及收缩前期杂音。约10%患者甚至出现心房颤动。

29. ABE【解析】妊娠合并甲状腺功能亢进典型患者以高代谢症候群、甲状腺肿大、突眼为主要表现。本病起病缓慢，常不易确定其发病日期。一般在明确诊断数月以前，已经有甲亢症状存在。病情轻重不一，临床表现有心悸、心动过速、多汗、性情急躁、食欲亢进、疲乏等。检查可见突眼、甲状腺肿大，局部闻及收缩期杂音，跟腱反射亢进，手指震颤等，体重不增加或减轻，心率快，收缩压升高，脉压增大等。

30. ABCE【解析】特发性血小板减少性紫癜（ITP）的治疗：①ITP的治疗应个体化。妊娠期血小板计数大于$50×10^9/L$，无出血倾向者可予观察并定期检查；血小板<$50×10^9/L$，有出血倾向者首选肾上腺皮质激素。②一般不必终止妊娠，但如果严重血小板减少未获缓解，在妊娠12周前需要用肾上腺皮质激素治疗，需考虑终止妊娠。③不主张输注血小板，只有在血小板重度减低且有出血倾向，为防止重要脏器出血（如脑出血），或分娩时，才输注血小板。④根据患者的妊娠时期和血小板减少程度，可应用不同的方法，主要有糖皮质激素、静脉用丙种球蛋白。⑤治疗无效并有严重出血倾向者，可在妊娠中期行脾切除术。

31. ACE【解析】妊娠合并心脏病的治疗，妊娠8周发生心力衰竭时，控制心力衰竭后行人工流产术终止妊娠（选项B错误）。产后出血可静脉注射或肌内注射缩宫素10~20U，禁用麦角新碱，以防静脉压增高（选项D错误）。其余选项内容是正确的。

32. ABDE【解析】持续高热时要积极采取降温措施，体温虽降至正常，但尿中细菌未清除，不能急于停药，须经尿培养3次阴性后方可停药。

33. BCDE【解析】急性阑尾炎早期体温正常或轻度升高，若有明显体温升高或脉率增快，提示有阑尾穿孔或合并腹膜炎。妊娠期急性阑尾炎炎症严重时可出现中毒症状，如有发热、心率增快等。妊娠早期80%患者有转移性右下腹疼痛及麦氏点压痛，而妊娠中、晚期因增大的子宫使阑尾解剖位置发生上升而改变，可达右肋下肝区，常无明显转移性右下腹疼痛。

34. CDE【解析】人乳头状瘤病毒（HPV）在人体温暖潮湿的条件下易生存繁殖，故外生殖器和肛周是最容易发生感染的部位（选项 A 错误）。孕妇患尖锐湿疣有垂直传播的危险，但胎儿宫内感染很罕见（选项 B 错误）。其余选项内容是正确的。

35. ABCE【解析】甲型肝炎不会通过母婴传播

36. ABDE【解析】妊娠合并心脏病（包括妊娠前已有心脏病及妊娠后发现或发生心脏病）主要类型有先天性心脏病、风湿性心脏病、妊娠期高血压性心脏病、围产期心肌病、心肌炎等。

37. ABCE【解析】再生障碍性贫血孕妇易发生妊娠期高血压疾病。选项 D 错误，其余选项均正确。

38. ACDE【解析】妊娠期急性胆囊炎的临床表现与非妊娠期基本相同。常于进食油腻食物后发病，表现为突然右上腹和/或中上腹阵发性绞疼，常放射至右肩或背部，并常出现恶心、呕吐等消化道症状，严重时有畏寒、发热。查体时可发现右上腹胆囊区压痛，肌紧张，墨菲征阳性，常可于右肋下触及有触痛的肿大胆囊，感染严重时可有少数患者出现黄疸。B 超检查可见胆囊增大，壁增厚。白细胞计数增多伴核右移。

39. ACDE【解析】妊娠合并生殖器疱疹检查除根据典型病史和临床表现外，诊断单纯疱疹病毒感染的依据有：①水疱液中分离出单纯疱疹病毒。②将水疱液、唾液接种在人胚成纤维细胞或兔肾细胞，培养 48 小时即可作出判断，并可用免疫荧光技术证实。③在水疱底部刮片行吉姆萨（Giemsa）染色后，光镜下见棘突松解，有数个核的气球形细胞和嗜酸性核内包涵体。④借助 PCR 技术扩增单纯疱疹病毒 DNA，诊断可靠。⑤酶联免疫法检测孕妇血清及新生儿脐血清中特异 IgG、IgM，若脐血中特异 IgM 阳性，提示宫内感染。

40. BCDE【解析】抗甲状腺药物易通过胎盘，造成胎儿甲状腺功能减退或甲状腺肿，因此用药应慎重。轻度一般可不用抗甲状腺药物治疗。病情重者应继续用药，但在妊娠中、晚期剂量不宜过大，一般以维持母血中 TT4 水平不超过 180. 6nmol/L 正常上限为度。首选药物是丙硫氧嘧啶，甲亢控制后可逐渐减量，在预产期前 2~3 周停药，或使用控制甲亢的最小剂量。抗甲状腺药物可通过乳汁，影响婴儿的甲状腺功能，应结合产妇病情及服用抗甲状腺药物的剂量来考虑是否哺乳。

41. BCDE【解析】轻度甲亢时对妊娠无明显影响，中、重度甲亢及症状未控制者的流产率、妊娠期高血压疾病发生率、早产率、小样儿发生率及围产儿死亡率增高（选项 A 错误）。其余选项内容是正确的。

42. BDE【解析】妊娠早期患病毒性肝炎时，可加重妊娠反应。在妊娠晚期患病时，妊娠期高血压疾病的发生率高于非妊娠期。由于肝功能损害，凝血功能受影响，产后出血的发生率也升高。在妊娠早期患病，新生儿畸形发生率未见升高，但晚期患病，早产、死胎、死产及新生儿的死亡率明显升高。

43. BDE【解析】参见 A1 型题第 26 题解析。

44. ACD【解析】参见 A2 型题第 10~11 题及 X 型题第 14 题解析。

45. AE【解析】妊娠期急性胆囊炎的发生率并无明显增加，但妊娠对急性胆囊炎有重要影响。孕激素使胆汁中的胆固醇浓度增加，胆酸盐可溶性发生改变，利于胆固醇析出形成结晶（选项 A 错误）。雌激素降低胆囊黏膜对钠的调节，使胆囊黏膜吸收水分能力下降，影响胆囊的浓缩功能（选项 E 错误）。

46. ABDE【解析】新生儿衣原体感染为全身感染性疾病，衣原体感染新生儿最常侵犯眼结膜，并可累及鼻咽部。所以，选项 C 错误，其余选项内容是正确的。

47. BCDE【解析】妊娠合并 ITP 多为慢性型，可有脾大。选项 A 说法并不恰当，其余选项内容是正确的。

48. ACDE【解析】妊娠合并重型肝炎患者黄疸的主要特点是短期内可迅速加深。所以，选项 B 错误，其余选项内容是正确的。

六、案例分析题

1. EF【解析】结合患者年龄、病史、查体及辅助检查，可诊断为高龄初产、胎膜早破、产时感染、胎儿窘迫。先兆子宫破裂和妊娠合并急性阑尾炎的诊断是不恰当的。

2. DF【解析】患者产时感染和胎儿窘迫诊断明确，应积极对症治疗，同时尽快终止妊娠，宫口开大 3cm 无助产条件，行剖宫产术。

3. DF【解析】患者产时感染和胎儿窘迫诊断明确，且出现感染性休克症状，应积极抗休克抗感染同时行剖宫产术，同时给予肝素抗凝治疗。

4. BD【解析】患者感染性休克，应积极对症处理，尽早去除病因，迅速恢复有效循环血量，纠正微循环障碍，持续吸氧。同时半卧位，使腹腔引流物局限，便于引出。

5. ABE【解析】结合胆囊息肉病史、临床表现、查体及辅助检查，不排除患者妊娠肝内胆汁淤积症、妊娠合并病毒性肝炎、妊娠急性脂肪肝可能。所以，选项 ABE 正确。

6. ABEF【解析】患者既往无肝炎病史，需要排查肝炎标志物；与急性胰腺炎鉴别，需要排查血、尿淀粉酶；与妊娠肝内胆汁淤积症（ICP）鉴别，需要排查甘胆酸。

7. AD【解析】检查血、尿淀粉酶正常，甲、乙、丙、丁、戊型肝炎病毒标志物均阴性，可排除急性胰腺炎与急性病毒性肝炎。在排除以上两病的基础上，考虑 ICP 或急性脂肪肝。

8. F【解析】肝脏穿刺术活组织病理检查是急性脂肪肝诊断的金标准。

9. C【解析】首发症状是无皮肤损伤的瘙痒，巩膜轻微发黄，无其他不适。前次妊娠有同样病史，于产后黄疸自行消退，GPT 140U/L 以上，提示肝功能受损。均符合妊娠肝内胆汁淤积症的征象。

10. D【解析】血清胆酸升高是妊娠肝内胆汁淤积症最主要的特异性证据。在瘙痒症状出现或转氨酶升高前数周血清胆酸已升高，且其值越高，病情越严重，出现瘙痒时间越早，因此测定孕妇血清甘胆酸不但是早期诊断妊娠肝内胆汁淤积症最敏感的方法，对判断病情严重程度和及时监护、处理均有参考价值。

11. ABCF【解析】若怀疑是病毒性肝炎，可出现不能用其他原因解释的消化系统症状，如食欲缺乏、恶心、呕吐、腹胀、肝区疼痛。继而出现乏力、畏寒、发热，部分患者有皮肤巩膜黄染、尿色深黄。多数病例症状轻且无黄疸。可触及肝大，肝区有叩击痛。妊娠晚期受增大子宫影响，肝脏极少被触及，如能触及为异常。

12. ABCEF【解析】参见 A3/A4 型题第 15 题解析。

13. B【解析】如果孕妇出现黄疸症状，胎龄已达 36 周或羊水量逐渐减少或无黄疸妊娠已足月或胎肺已成熟，可考虑终止妊娠。该患者状况无须立即引产。

第八章 异常分娩

一 A1 型题

1. 关于在试产过程中需注意的问题，下列说法正确的是
   A. 在试产中可使用镇静药
   B. 试产时间一般在 6~8 小时
   C. 胎膜已破者应缩短试产时间
   D. 试产是否成功与宫口开大有关
   E. 各种类型的骨盆异常均应先给试产机会
2. 对肩难产最常用的助产措施是
   A. 屈大腿法
   B. 压前肩法
   C. 牵后肩法
   D. 断锁骨法
   E. 旋肩法
3. 关于协调性宫缩乏力，下列说法正确的是
   A. 多数产妇有持续性腹痛，且产程延长
   B. 宫缩极性对称性正常，仅收缩力弱
   C. 容易发生胎儿宫内窘迫
   D. 不宜静脉滴注缩宫素
   E. 潜伏期不宜使用哌替啶
4. 臀先露的指示点是
   A. 额骨
   B. 肩胛
   C. 枕骨
   D. 髋骨
   E. 骶骨
5. 首次剖宫产的最常见原因是
   A. 前置胎盘
   B. 胎盘早剥
   C. 胎位异常
   D. 胎膜早破
   E. 难产
6. 关于男型骨盆，下列说法正确的是
   A. 坐骨棘突出
   B. 耻骨弓大
   C. 坐骨切迹宽
   D. 耻骨上 1/3 向前倾
   E. 骨盆前后壁不内聚
7. 在活跃期，初产妇宫口扩张的最小速率应大于
   A. 0.5cm/h
   B. 1.2cm/h

C. 1.5cm/h D. 1.8cm/h

E. 2.0cm/h

8. 关于不协调性子宫收缩乏力，下列说法正确的是

A. 子宫肌肉不协调性收缩，致使宫腔内压力处于低张状态

B. 子宫收缩极性倒置，但不影响宫口开大

C. 阻碍胎儿下降，属无效宫缩

D. 使用镇静药物效果不佳

E. 较少发生胎儿宫内窘迫

9. 下列不属于胎先露下降受阻原因的是

A. 骨盆狭窄 B. 胎膜早破

C. 胎位异常 D. 子宫收缩乏力

E. 胎头过大或胎儿畸形

10. 关于子宫痉挛性狭窄环，下列说法正确的是

A. 子宫壁局部平滑肌不协调性过强收缩于胎儿较小的部位

B. 此环可随子宫收缩上升

C. 破膜后环可自行消失

D. 此环可从腹部扪清

E. 不阻碍胎儿先露下降

11. 中骨盆狭窄主要引起

A. 胎膜早破 B. 胎位异常

C. 浮动胎头 D. 持续性枕后位或枕横位

E. 胎头跨耻征阳性

12. 骨盆入口狭窄时，不易发生的是

A. 胎膜早破 B. 脐带脱垂

C. 胎先露内旋转受阻 D. 臀位或横位

E. 继发性宫缩乏力

13. 关于造成子宫收缩乏力的主要原因，下列说法正确的是

A. 产妇疲劳过度或受到不良刺激多可造成不协调性宫缩乏力

B. 子宫肌肉对参与分娩过程中的主要激素敏感度失调

C. 妊娠期子宫肌纤维数目增长缓慢

D. 胎先露压迫宫颈时间过长

E. 过多地使用镇痛镇静药

14. 足月初产妇，对角径为10.5cm。下面的说法不正确的是

A. 胎头没有衔接 B. 该产妇禁用缩宫素

C. 可能剖宫产终止妊娠　　D. 该产妇存在剖宫产指征
E. 该产妇真结合径约为 9cm

15. 关于骨盆狭窄的概念，下列说法正确的是
A. 骨盆入口狭窄者可给试产机会
B. 骨盆入口横径小于 10cm 为扁平骨盆
C. 胎头低于耻骨联合平面称跨耻征阳性
D. 骨盆入口狭窄是导致持续性枕横位的主要原因
E. 骨盆出口横径与出口后矢状径之和为 14cm 时可由阴道分娩

16. 关于假临产的临床表现，下列说法正确的是
A. 有规律的子宫收缩，仅间歇时间略长　　B. 如使用镇静药可使宫缩消失
C. 子宫收缩强度低，但有节律性　　D. 多不影响产程进展
E. 宫缩由少变频

17. 与导致臀先露无关的因素是
A. 羊水过少　　B. 羊水过多
C. 前置胎盘　　D. 原发性宫缩乏力
E. 胎头衔接受阻

18. 出口后矢状径的平均值为
A. 4cm　　B. 5cm
C. 6cm　　D. 7cm
E. 8. 5cm

19. 对于不协调性子宫收缩乏力，正确的处理方式应为
A. 人工破膜　　B. 即刻行剖宫产手术
C. 静脉滴注缩宫素　　D. 第一产程中可肌内注射哌替啶
E. 宫口开全准备助产前应再次给予哌替啶

20. 关于病理性缩复环的特征，下列说法正确的是
A. 子宫呈麻痹状态　　B. 随宫缩逐渐上升
C. 属子宫肌肉组织功能异常　　D. 继发于不协调的宫缩过强
E. 子宫底部及下段肌组织均被拉长变薄

21. 胎头浮动时，估计头盆关系的方法是
A. 跨耻征阳性者一定是头盆不称
B. 令孕妇排尿后，仰卧，两腿屈曲
C. 胎头低于耻骨联合平面为跨耻征阴性
D. 胎头与耻骨联合平面在同一平面为跨耻征阳性
E. 检查者一手置于耻骨联合上缘，另一手将胎头向宫底方向推压

22. 关于臀位，下列说法正确的是
    A. 胎体纵轴与母体纵轴垂直
    B. 妊娠 34 周前不必纠正胎位
    C. 胎心在母体脐下方听得最清楚
    D. 胎儿脐部娩出后，胎头娩出时间最长不能超过 8 分钟
    E. 完全臀位是指胎儿双髋关节屈曲，双膝关节伸直
23. 有关原发性宫缩乏力，下列说法不正确的是
    A. 产程开始即表现为宫缩乏力
    B. 宫缩间隔时间长，持续时间短
    C. 产妇烦躁不安，腹痛难忍
    D. 子宫收缩协调但无力
    E. 胎先露下降缓慢
24. 关于骨盆出口狭窄，下列说法正确的是
    A. 骨盆出口狭窄可给予试产机会
    B. 中骨盆狭窄常导致臀位或横位的发生
    C. 骨盆出口狭窄是引起持续性枕横位的主要原因
    D. 胎头低于耻骨联合平面为跨耻征阳性，表示骨盆入口平面狭窄
    E. 骨盆狭窄是导致正常足月胎儿分娩异常的重要因素
25. 有关不协调性宫缩乏力，下列说法不正确的是
    A. 宫缩间歇期时子宫肌肉不能完全放松，使宫腔内压力处于高张状态
    B. 子宫收缩极性倒置，底部强，下段弱
    C. 产程停滞多数不能经阴道分娩
    D. 产妇持续腹痛，拒按呼叫
    E. 可由于宫缩药使用不当引起
26. 漏斗骨盆的特点是
    A. 耻骨弓角>90°
    B. 粗隆间径加大
    C. 坐骨棘间径缩短
    D. 对角径<11. 5cm
    E. 坐骨结节间径正常
27. 关于病理性缩复环，下列说法不正确的是
    A. 多发生于头盆不称、忽略性横位时
    B. 是先兆子宫破裂的征象
    C. 环痕之上宫体压痛
    D. 必须立即剖宫产
    E. 常伴有血尿
28. 类人猿型骨盆的特点是
    A. 两侧骨盆壁向内倾斜
    B. 骨盆各径线均较正常小 2cm
    C. 骨盆入口前后径缩短，横径正常

D. 骨盆入口肾形，骶骨下段后移，入口前后径明显缩短

E. 骨盆3个平面横径均缩短，前后径稍长、坐骨切迹宽

29. 关于臀位四步触诊检查，下列说法正确的是

A. 子宫呈横椭圆形

B. 第三步触诊时可触及浮球感

C. 胎体纵轴与母体纵轴不一致

D. 子宫底部可触到圆而硬的胎臀

E. 触诊不能确定诊断时，可肛查协助诊断

30. 关于急产，下列说法正确的是

A. 产妇持续腹痛，烦躁不安，精神疲惫

B. 多见于有人工流产史的初产妇

C. 总产程不足4小时

D. 常发生胎盘剥离不全

E. 易发生软产道裂伤

31. 足月臀位分娩的发生率为

A. 0.5%

B. 3%

C. 7%

D. 10%

E. 12%

32. 臀位阴道分娩时，在产程的处理方式中正确的是

A. 一旦破水应立即听胎心

B. 鼓励产妇离床活动，加速产程

C. 宫口开1~2cm时给予肥皂水洗肠

D. 宫缩时阴道口见胎足，提示已进入第二产程

E. 为避免破水时脐带脱垂，活跃期应充分堵臀

33. 关于子宫收缩乏力所致的产程延长，下列说法正确的是

A. 活跃期宫颈口扩张停滞达1小时以上为活跃期受阻

B. 第二产程超过1小时无进展为第二产程停滞

C. 潜伏期超过18小时则为潜伏期延长

D. 活跃期超过4小时为活跃期延长

E. 初产妇总产程超过30小时为滞产

34. 下列关于持续性枕后位的说法，正确的是

A. 必须剖宫产分娩

B. 必须转至枕前位分娩

C. 可以使用中位产钳助产

D. 只能以胎头吸引器助产

E. 可以转至正枕后位，以产钳助产

35. 臀位阴道分娩，胎儿脐部娩出后应结束分娩的时间是

A. 8分钟以内

B. 9分钟以内

C. 10分钟以内

D. 12分钟以内

E. 15分钟以内

36. 单纯扁平骨盆时，行骨盆外测量，小于正常值的径线是
A. 骶耻外径
B. 髂棘间径
C. 髂嵴间径
D. 坐骨结节间径
E. 对角结合径

37. 在臀位分娩中，最常见的胎位是
A. 完全臀先露
B. 不完全臀先露
C. 混合臀先露
D. 单臀先露
E. 膝先露

38. 关于臀位的发生与并发症，下列说法正确的是
A. 单臀位发生率最低
B. 容易并发胎膜早破
C. 脐带脱垂发生率比头位低
D. 早产发生率低于足月产
E. 新生儿死亡率与头先露相似

39. 关于胎头前不均倾入盆，下列说法正确的是
A. 盆腔前半部空虚
B. 常见于漏斗骨盆
C. 胎头矢状缝前移靠近耻骨
D. 胎头以矢状缝嵌入骨盆入口前后径
E. 胎头以前顶骨先入盆者称前不均倾

40. 急产对胎儿的影响不包括
A. 新生儿颅内出血
B. 新生儿骨折、外伤
C. 新生儿窒息
D. 新生儿破伤风
E. 胸锁乳突肌血肿

41. 持续性枕后位的特点是
A. 腹部检查清楚可及胎背
B. 其发生系由于骨盆入口狭窄
C. 产妇感肛门坠胀，过早屏气用力
D. 肛查感骨盆前部空虚，后部饱满
E. 阴道检查时触及矢状缝在骨盆斜径上，大囟门居骨盆后方，小囟门居骨盆前方

42. 下列与臀位无关的是
A. 胎盘早剥
B. 羊水过少
C. 子宫肌瘤
D. 前置胎盘
E. 羊水过多

43. 漏斗骨盆行骨盆测量检查时，下列说法正确的是
A. 坐骨棘间径<12cm
B. 耻骨弓角度>90°
C. 双侧盆壁向内倾斜
D. 入口平面各径线略小于正常值
E. 中骨盆及出口平面径线在正常范围

44. 分娩时，枕前位的发生率为
A. 60%
B. 70%

C. 80%　　D. 90%

E. 95%

45. 关于潜伏期延长，叙述正确的是

A. 从规律宫缩开始到宫口扩张 4cm　　B. 初产妇潜伏期正常约 6 小时

C. 超过 20 小时为潜伏期延长　　D. 超过 18 小时为潜伏期延长

E. 常见于头盆不称

46. 检查胎头是否骑跨于耻骨联合，下列说法正确的是

A. 孕妇平卧位同法检查时，原来为（-）而现在不能入盆者表示骨盆倾斜度大

B. 检查者一手置于耻骨联合上缘，另一手将胎头向宫底方向推压

C. 胎头平面低于耻骨联合表示头盆相称

D. 如两者在同一水平表示头盆不称，跨耻征阳性

E. 令孕妇排空膀胱，仰卧，两腿屈曲

47. 在检查足月孕妇时，在脐上听到胎心音最大，提示

A. 头位　　B. 横位

C. 双胎　　D. 枕后位

E. 臀位

48. 关于产程异常，下列说法正确的是

A. 初产妇第二产程超过 2 小时未分娩为第二产程延长

B. 活跃晚期胎头停止下降达 2 小时为胎头下降停滞

C. 总产程超过 20 小时为滞产

D. 活跃期正常约需 8 小时

E. 活跃期最大时限 16 小时

49. 骨盆入口平面狭窄时主要会引起

A. 胎儿宫内窘迫　　B. 原发性宫缩乏力

C. 胎儿先露不能衔接　　D. 胎头长期受压而导致颅内出血

E. 宫颈水肿

50. 关于病理性缩复环的特征，正确的是

A. 子宫体及子宫下段肌纤维均拉长变薄　　B. 子宫下段一般无明显压痛

C. 属于不协调的宫缩过强　　D. 不随宫缩逐渐上升

E. 不影响胎先露下降

51. 关于头盆不均倾的发生，下列说法正确的是

A. 常见于均小骨盆　　B. 骨盆入口前后径狭窄者

C. 胎头以矢状缝嵌入骨盆入口前后径　　D. 胎头于第一产程末未能完成内旋转动作

E. 胎头以后顶骨先嵌入，矢状缝偏前称前不均倾

52. 关于子宫痉挛性狭窄环的叙述，正确的是
A. 破膜后可自行消失
B. 可随子宫收缩上升
C. 不阻碍胎先露下降
D. 宫缩时可从腹部扪及
E. 卡在胎儿狭窄部位不松解

53. 有关均小骨盆，下列说法不正确的是
A. 多见于身材矮小、体型相称的女性患者
B. 估计胎儿不大，头盆相称者可给试产机会
C. 胎儿较大者应及早剖宫产
D. 骨盆各径线均较正常值小 1cm
E. 形态属正常女性骨盆

二 A2 型题

1. 初产妇，30 岁。妊娠 40 周，胎儿估计 3100g。骨盆测量：坐骨结节间径 7cm，后矢状径 6.5cm，耻骨弓角度<90°。下列说法正确的是
A. 剖宫产术
B. 产钳术
C. 会阴侧切术
D. 等待自然分娩
E. 缩宫素静脉滴注

2. 初产妇，23 岁。妊娠 40 周，规律宫缩 12 小时。阴道宫口开大 5cm，先露 S^0，大囟门在 3 点，小囟门在 9 点，矢状缝向后靠近骶岬，盆腔后部空虚，诊断为
A. 枕左横位，后不均倾
B. 枕右横位，后不均倾
C. 枕右横位，前不均倾
D. 枕左横位，前不均倾
E. 枕右横位，均倾入盆

3. 初产妇，28 岁。临产 18 小时，肛查宫口开全 3 小时，先露头达坐骨棘下 2cm，骨产道正常，枕后位，胎心率 122 次/分。此种情况最恰当的分娩方式是
A. 即刻剖宫产术
B. 静脉滴注缩宫素
C. 行会阴侧切术，产钳助娩
D. 等待胎头自然旋转后阴道助产
E. 静脉高营养，等待阴道自娩

4. 经产妇，30 岁。妊娠 36 周，右肩前位，忽略性横位，胎膜已破，胎心消失，肛诊宫口开全，无先兆子宫破裂征象。最恰当的处理方式是
A. 静脉滴注缩宫素待宫口开全阴道助产
B. 全身麻醉下行断头术或碎胎术
C. 全身麻醉下行内倒转术
D. 立即行剖宫产术
E. 等其阴道自娩

5. 患者，女性，28 岁。孕 1 产 0，妊娠 39 周临产，基层诊断臀位，急诊转入，检查时所见正确的是

A. 胎体纵轴与母体纵轴垂直
B. 胎心在母体脐下方听得最清楚
C. 胎儿骶骨在母体骨盆的右前方为右骶后位
D. 完全臀位是指胎儿双髋关节屈曲，双膝关节伸直
E. 如宫口扩张，胎膜已破，扪到胎足应与胎手区别

6. 初产妇，34岁。妊娠39周，规律宫缩8小时，近1小时宫缩时腹痛剧烈，间歇期子宫放松不佳，胎心率160次/分，宫口开大5cm，S^{-1}，大囟门位于7点处。其诊断为
A. 不协调性子宫收缩乏力
B. 宫颈扩张活跃期停滞
C. 持续性枕后位
D. 子宫痉挛性狭窄环
E. 先兆子宫破裂

7. 初产妇，28岁。妊娠40周，临产12小时，ROA，胎心136次/分，宫口开大4cm，2小时后再次肛诊，宫口扩张无进展。此种情况的诊断是
A. 潜伏期延长
B. 活跃期停滞
C. 活跃期延长
D. 活跃晚期停滞
E. 第二产程停滞

8. 初产妇，28岁。妊娠40周，胎儿估计3700g，枕左前位，胎头高浮，胎心率140次/分，骶耻外径18cm，对角径<11.5cm。最恰当的分娩方式是
A. 给予试产机会
B. 缩宫素静脉滴注
C. 阴道自然分娩
D. 剖宫产术
E. 产钳助产术

9. 初产妇，27岁。妊娠40周。规律宫缩22小时。LOA，胎心率168次/分，宫缩20秒/(6~8)分钟，骨盆外测量正常，宫口开大4cm，胎头S^{+2}。诊断不正确的是
A. 滞产
B. 宫缩乏力
C. 中骨盆狭窄
D. 可疑头盆不称
E. 胎儿宫内窘迫

10. 初产妇，28岁。妊娠40周。腹胀12小时。ROA，已入盆，胎心率142次/分，宫缩60秒/（1~2）分钟，产妇烦躁不安。宫口1cm，S^0，观察2小时，产程无进展。初步诊断为
A. 先兆子宫破裂
B. 不协调性子宫收缩乏力
C. 子宫强直性收缩
D. 活跃期停滞
E. 潜伏期延长

11. 初产妇，25岁。妊娠39周，规律宫缩10小时，胎心率142次/分，枕左后位。宫口开大2cm，胎头S^{-2}。骨盆外测量正常，产妇疲倦。恰当的处置应是
A. 行人工破膜加速产程进展
B. 肌内注射哌替啶100mg

C. 严密观察产程进展　　D. 静脉滴注缩宫素

E. 行剖宫产术

12. 初产妇，28岁。妊娠38周，基层转诊。腹部子宫横椭圆形，胎头位于右侧腹，胎心于右脐旁可闻及，136次/分，子宫下段拉长，压痛明显，宫缩时脐下可见环形凹陷，肛诊宫口开大8cm，先露S^{-5}。此种情况最适宜的处理方法是

A. 行外倒转术　　B. 行内倒转术

C. 行断头术　　D. 行碎胎术

E. 行剖宫产术

13. 初产妇，30岁。妊娠40周，规律宫缩12小时，宫口开全约1小时。胎心率158次/分，有产瘤，宫缩乏力，胎头拨露。骶耻外径18.5cm，坐骨结节间径7cm，后矢状径6.5cm。最恰当的处理方式为

A. 等待自然分娩　　B. 静脉滴注缩宫素

C. 行胎头吸引术　　D. 行产钳术

E. 行剖宫产术

三 A3/A4 型题

（1~4题共用题干）

患者，女性，29岁。孕1产0，妊娠38周。骨盆外测量：骶耻外径18.5cm，髂前上棘间径23cm，坐骨结节间径7.5cm，坐骨结节间径与出口后矢状径之和为14cm。肛诊：骶骨板弯曲好，骨盆内聚，坐骨棘间径约9cm，骶坐切迹可容1指，胎儿估计3000g，胎头浮，胎心140次/分。

1. 据以上骨盆所测各径线判断，属

A. 骨盆入口平面狭窄　　B. 骨盆出口平面狭窄

C. 中骨盆及出口平面狭窄　　D. 中骨盆狭窄

E. 骨盆三个平面狭窄

2. 此孕妇妊娠39周时，在家规律宫缩6小时急诊。宫口开大4cm，产妇阵阵屏气向下用力。此种情况最可能的胎方位是

A. 前不均倾位　　B. 儿头高直位

C. 枕横位　　D. 枕前位

E. 枕后位

3. 后行内诊宫口开5cm，宫颈周边轻度水肿，人工破膜，羊水Ⅱ度粪染，胎心率120次/分，此种情况最适宜的处理方式是

A. 即行胎儿电子监护及头皮血pH测定　　B. 人工破膜+缩宫素静脉滴注加速产程

C. 肌内注射哌替啶100mg　　D. 拟行第二产程助产

E. 即刻剖宫产术

4. 协调性子宫收缩乏力时用药首选

A. 缩宫素静脉滴注
B. 苯巴比妥钠
C. 小剂量麦角新碱
D. 哌替啶
E. 吗啡

（5~8 题共用题干）

初产妇，30 岁。妊娠 40 周，规律宫缩 16 小时，肛查宫口开大 6cm，宫缩转弱，（25~30）秒/（5~6）分，3 小时后，肛查见宫口仍开大 6cm，S^{-5}。

5. 此种情况属于

A. 潜伏期延长
B. 活跃期延长
C. 活跃期停滞
D. 第二产程停滞
E. 胎头下降延缓

6. 此种产程异常，应考虑可能的情况是

A. 骨盆入口狭窄
B. 中骨盆平面狭窄
C. 宫颈水肿
D. 漏斗骨盆
E. 宫颈肌瘤

7. 首选处理措施是

A. 立即剖宫产术
B. 阴道检查
C. 缩宫素静脉滴注
D. 哌替啶肌内注射
E. 鼓励产妇进食休息

8. 如果胎儿电子监测 CST 示“变异减速”，羊水Ⅱ度污染，适宜的处理方式是

A. 静脉滴注缩宫素
B. 产钳术，尽快娩出胎儿
C. 会阴侧切，尽快娩出胎儿
D. 剖宫产术，尽快娩出胎儿
E. 吸氧，等待自然分娩

（9~11 题共用题干）

初产妇，27 岁。38 周妊娠，单臀，规律腹痛 9 小时，未破膜。骨盆正常，宫口开大 4cm，胎心 143 次/分，估计胎儿体重 2800g。

9. 此种情况最恰当的处理方式方法是

A. 外倒转
B. 密切观察下，阴道分娩
C. 人工破膜，促进产程进展
D. 静脉滴注缩宫素，预防产程进展缓慢
E. 脐带脱垂可能性大，立即剖宫产

10. 如果决定阴道分娩，第一产程的处理方式中，下列说法不恰当的是

A. 少做肛查
B. 注意胎心变化
C. 不用“堵”臂
D. 产妇应侧卧，不宜站立走动
E. 若宫缩乏力，产程进展停滞，应放宽剖宫产指征

11. 该产妇分娩时，处理方式不恰当的是
A. 应做会阴切开
B. 密切观察胎心的变化
C. 接生前，应导尿排空膀胱
D. 如无母儿合并症应行臀助产术
E. 为避免母儿产伤发生，应首选臀牵引术

（12~14 题共用题干）

初产妇，26 岁。妊娠 40 周，骨盆外测量：骶耻外径 18.5cm，髂棘间径 25cm，坐骨结节间径 7.5cm。坐骨结节间径与出口后矢状径之和为 14cm，胎儿估计 3000g，胎头浮，胎心率 144 次/分。

12. 根据该孕妇的检查结果，诊断为
A. 骨盆入口狭窄
B. 中骨盆狭窄
C. 骨盆出口狭窄
D. 均小骨盆
E. 偏斜骨盆

13. 该孕妇在家规律宫缩 6 小时，肛检见宫口开大 3cm。产妇阵阵向下屏气用力，此种情况最可能的胎方位是
A. 前不均倾位
B. 儿头高直位
C. 枕前位
D. 枕后位
E. 枕横位

14. 后内诊宫口开 3cm，人工破膜羊水Ⅲ度污染，胎心率 120 次/分，正确的处理方式是
A. 立即剖宫产
B. 持续胎心监护
C. 静脉滴注缩宫素
D. 准备第二产程助产
E. 不予特殊处理方式，继续观察产程

四 B 型题

（1~4 题共用备选答案）
A. 协调性子宫收缩乏力
B. 不协调性子宫收缩乏力
C. 原发性子宫收缩乏力
D. 继发性子宫收缩乏力
E. 正常子宫收缩乏力

1. 子宫收缩失去正常特性，间歇时子宫不放松，称为
2. 临产后宫缩一直短而弱，间歇长，产程进展慢，称为
3. 产程进展到一定阶段后，宫缩减弱，出现宫缩乏力，称为

4. 子宫保持正常特性，仅间歇长，持续短，弱而无力，称为

（5~7题共用备选答案）

A. 正常产程
B. 活跃期延长
C. 潜伏期延长
D. 活跃期停滞
E. 第二产程停滞

5. 初产妇，宫口开大>3cm后行人工破膜，8小时后宫口开大8cm为
6. 宫口开大6cm，停滞2小时无进展为
7. 临产20小时，宫口开大2cm为

（8~10题共用备选答案）

A. 不协调性子宫收缩乏力
B. 协调性子宫收缩乏力
C. 病理性缩复环
D. 痉挛性狭窄环
E. 强直性子宫收缩

8. 宜用哌替啶治疗的是
9. 宜滴注缩宫素的是
10. 需行剖宫产的是

（11~13题共用备选答案）

A. 持续性枕后位
B. 先兆子宫破裂
C. 子宫痉挛性狭窄环
D. 宫颈扩张活跃期停滞
E. 不协调性子宫收缩乏力

11. 孕1产0，妊娠39周，规律宫缩8小时，1小时以来宫缩时腹痛剧烈，间歇期子宫放松不佳，胎心率160次/分，宫口开大5cm，S^0，大囟门位于7点处，正确诊断是
12. 孕1产0，妊娠40周，规律宫缩10小时，近2小时产程进展慢，子宫下段有压痛，病理性缩复环达脐平，胎心率152次/分，不能排尿。阴道宫口开大5cm，先露$S^{-1.5}$，颏后位，正确诊断是
13. 初产妇临产8小时，宫口开大6cm，2小时后宫口开大仍无进展，正确诊断是

（14~17题共用备选答案）

A. 大囟门在3点，小囟门在9点
B. 大囟门在4点，小囟门在10点
C. 大囟门在7点，小囟门在1点
D. 大囟门在9点，小囟门在3点
E. 大囟门在11点，小囟门在5点

14. ROT表示

15. LOT 表示
16. LOA 表示
17. LOP 表示

（18~20 题共用备选答案）
A. 破水后羊水中混有胎便
B. 完全臀，妊娠 40 周，已临产，对角径 15cm
C. 胎儿脐部已娩出，胎头 5 分钟尚未娩出
D. 单臀，妊娠 40 周已破水，羊水清亮，宫口未开
E. 完全臀，宫口开大 6cm，胎儿约 3000g，宫缩时阴道口已露出胎足。
以上病例即时的处理方式是
18. 充分堵臀，等待阴道分娩
19. 选择剖宫产术
20. 以产钳助产

（21~24 题共用备选答案）
A. 有节律性
B. 环逐渐升高
C. 无对称性和极性
D. 环的位置不变
E. 易造成会阴Ⅲ度撕裂
21. 协调性子宫收缩乏力表现为
22. 不协调性子宫收缩乏力表现为
23. 痉挛性狭窄环表现为
24. 病理性缩复环表现为

五 X 型题

1. 关于不协调性子宫收缩乏力，下列说法正确的是
A. 子宫收缩不协调，使宫腔内压力处于低张状态
B. 子宫收缩极性倒置，影响宫口扩张
C. 阻碍胎先露下降，属无效宫缩
D. 自觉下腹部持续疼痛，拒按
E. 一般不出现胎儿宫内窘迫
2. 产道异常对母体的损害可包括
A. 痔疮
B. 胎位异常
C. 尿瘘
D. 胎膜早破

E. 子宫收缩乏力

3. 产道异常对胎儿的影响有

A. 产伤
B. 颅内出血
C. 脐带脱垂
D. 胎儿宫内窘迫
E. 新生儿黄疸

4. 子宫收缩乏力常见的原因有

A. 精神因素
B. 胎儿巨大
C. 内分泌失调
D. 子宫局部因素
E. 大剂量镇静药物应用

六 案例分析题

（1~5题共用题干）

初产妇，28岁。妊娠40周，规律宫缩21小时，现宫口开大3cm半小时，胎膜未破，先露头，S^{-0}，宫缩（20~30）秒/（5~6）分，弱，规律。

1. 下列诊断恰当的是

A. 滞产
B. 潜伏期延长
C. 活跃期延长
D. 活跃期停滞
E. 第二产程延长
F. 第二产程停滞

2. 此产妇此种情况子宫收缩情况是

A. 不协调性子宫收缩乏力
B. 协调性子宫收缩乏力
C. 子宫痉挛性狭窄环
D. 子宫收缩过强
E. 病理性缩复环
F. 生理性缩复环

3. 此产妇此种情况应

A. 人工破膜，观察宫缩，必要时缩宫素静脉滴注
B. 缩宫素静脉滴注加强宫缩
C. 卧床休息，顺其自然
D. 消除紧张，鼓励多进食
E. 口服沙丁胺醇
F. 剖宫产术

4. 若出现频繁晚期减速，最佳处理方式方法是

A. 行人工破膜术，了解羊水性状
B. 行剖宫产术终止妊娠
C. 继续监测，明确原因
D. 补充能量，加强产力
E. 静脉滴注硫酸镁
F. 抑制子宫收缩

5. 不属于正常分娩的临床表现有

A. 产妇屏气标志宫口开全
B. 胎膜破裂多在第一产程末
C. 生理性缩复环自腹部不易见到
D. 第三产程需 30 分钟至 1 小时
E. 胎头以枕下前囟径通过产道
F. 潜伏期应每隔 1~2 小时听胎心 1 次

参考答案与解析

一、A1 型题

1. C【解析】除因绝对指征选择性剖宫产者外，头先露的初产妇一般均应试产，尤其骨盆入口面临界性或轻度狭窄者更应给予充分试产的机会。胎膜已破者应缩短试产时间。

2. A【解析】肩难产时，最常用的助产措施是屈大腿法。即产妇双手抱大腿或抱膝，尽力屈曲大腿，使双大腿紧贴腹壁，以减少腰骶段脊柱的弯曲度，缩小骨盆倾斜度，升高耻骨联合以增大出口平面，有助于嵌顿耻骨后的前肩自然松解。此法简单有效，无须加用其他特殊手法前肩即可娩出。

3. B【解析】协调性子宫收缩乏力，又称为低张性子宫收缩乏力，特点为子宫收缩具有正常的节律性、对称性和极性，但收缩力弱，持续时间短，间歇期长且不规律，每 10 分钟宫缩<2 次。

4. E【解析】臀先露是异常胎位中最常见的一种，以骶骨为指示点，有骶左（右）前、骶左（右）横、骶左（右）后 6 种胎位。

5. E【解析】首次剖宫产的最常见原因是难产。臀位、胎儿窘迫、羊水过少、脐带绕颈等成为剖宫产的主要原因，臀位几乎成为剖宫产的绝对指征。

6. A【解析】男型骨盆入口面呈鸡心形或楔形，两侧壁内聚，耻骨弓小，坐骨棘突出，坐骨切迹窄，坐骨棘间径小于 9cm，骶骨下 1/3 向前倾，使出口面前后径缩短，故骨盆前后壁也内聚。

7. B【解析】活跃期初产妇宫口扩张的最小速率应大于 1. 2cm/h。

8. C【解析】不协调性子宫收缩乏力是指子宫收缩缺乏节律性、对称性和极性。子宫收缩的兴奋点发自子宫的某处、多处或子宫两角的起搏点不同步，宫缩的极性倒置，此起彼伏的收缩，导致宫缩间歇期子宫壁也不能完全放松，宫缩后腹痛也不能完全缓解。产妇往往自觉宫缩强，腹痛剧烈，拒按，精神紧张，体力衰竭。由于宫缩的极性异常，影响子宫平滑肌有效的收缩和缩复，不能使宫口扩张和胎先露下降，属于无效宫缩，故又称为高张性子宫收缩乏力。多发生于潜伏期。

9. B【解析】胎膜早破（PROM）是指临产前胎膜破裂，是妊娠晚期常见的并发症，不是胎先露下降受阻的原因。

10. A【解析】子宫痉挛性狭窄环的特点是子宫局部平滑肌呈痉挛性收缩，形成环状狭窄，持续不放松，常见于子宫上段、下段交界处及胎体狭窄部，如胎儿颈部。由于痉挛性狭窄环紧卡宫体，胎先露难以下降反而上升，子宫颈口不扩大反而缩小，产妇持续腹痛，烦躁不安，产程停滞。经阴道内触诊，可扪及子宫腔内有一坚硬而无弹性环状狭窄，环的位置不随宫缩而上升。

11. D【解析】中骨盆狭窄时，当胎头下降达中骨盆时，由于内旋转受阻，胎头双顶径被阻于中骨盆狭窄部位之上，常出现持续性枕横位或枕后位。

12. C【解析】骨盆入口狭窄时，常出现胎位异常，如臀先露、颜面位或肩先露，易发生胎膜早破、脐带脱垂，对产妇常引起继发性宫缩乏力，导致产程延长或停滞。

13. E【解析】妊娠晚期尤其是临产后使用大剂量解痉、镇静、镇痛药物，可使子宫收缩受到抑制。行硬膜外麻醉无痛分娩或产妇衰竭时，也可影响子宫收缩力使产程延长。

14. D【解析】题中患者对角径为 10. 5cm，减去 1. 5cm 就是真结合径，即该产妇真结合径约为 9cm。患者属于相对性骨盆入口狭窄，应在严密监护下进行阴道试产，试产时间以 2~4小时为宜。骨盆入门狭窄的试产应使宫口扩张至 3cm 以上。试产 2~4 小时，胎头仍迟迟不能入盆，宫口扩张缓慢，或出现胎儿窘迫征象，应及时行剖宫产术结束分娩。但胎头是否衔接，是否需要禁用缩宫素不能准确判断。

15. A【解析】骨盆入口狭窄分为绝对性骨盆入口狭窄和相对性骨盆入口狭窄。后者可在严密监护下进行阴道试产（选项 A 正确）；扁平骨盆的入口横径大于入口前后径，入口前后径小于 10cm（选项 B 错误）；孕妇排空膀胱，仰卧位两腿伸直，手压耻骨联合上方浮动的胎头，若胎头低于耻骨联合平面，表示胎头可以入盆，头盆相称，称为跨耻征阴性；若胎头高于耻骨联合平面，表示头盆明显不称，称为跨耻征阳性（选项 C 错误）；中骨盆平面狭窄主要导致胎头俯屈及内旋转受阻，易发生持续性枕横位或枕后位（选项 D 错误）；当出口横径稍短，而出口横径与后矢状径之和大于 15cm 时，一般正常大小胎儿可以通过后三角区经阴道娩出（选项 E 错误）。

16. B【解析】假临产的特点：①宫缩持续时间短（<30 秒）且不恒定，间歇时间长且不规律，宫缩强度不增加。②宫缩时宫颈管不短缩，宫口不扩张。③常在夜间出现，清晨消失。④给予强镇静药物能抑制宫缩。

17. D【解析】临产后持续为臀先露的原因尚不十分明确，可能的因素如下。①羊水过多、经产妇腹壁松弛以及早产儿羊水相对偏多，胎儿易在宫腔内自由活动形成臀先露。②子宫畸形（如单角子宫、双角子宫等）、胎儿畸形（如脑积水等）、羊水过少等容易发生臀先露。③狭窄骨盆、前置胎盘、肿瘤阻塞盆腔等，也易发生臀先露。因此，原发性宫缩乏力与臀先露无关。

18. E【解析】出口后矢状径即骶尾关节至坐骨结节间径中点间的距离，平均长约 8. 5cm。当出口横径稍短，而出口横径与后矢状径之和大于 15cm 时，一般正常大小胎儿可以通过后三角区经阴道娩出。

19. D【解析】不协调性子宫收缩乏力的处理原则是调节子宫收缩，使其恢复正常节律性及极性。应给予适量镇静药物，如哌替啶 100mg 或吗啡 10mg 肌内注射（限于估计胎儿在 4 小时内不会娩出者），或安定 10mg 缓慢静脉推注，使产妇能熟睡一段时间，醒后多能恢复协调性子宫收缩，使产程得以顺利进展。需要注意的是，在未恢复协调性子宫收缩前，禁用缩宫素，以免加重病情。

20. B【解析】子宫收缩持续增强，子宫上段肌肉过度收缩和缩复，越来越厚，下段肌肉被动扩张拉长，愈来愈薄，使上下段之间形成环状凹陷，并随子宫收缩上升高达脐部，称为病理性缩复环。

21. C【解析】检查头盆是否相称的具体方法：孕妇排空膀胱，仰卧位两腿伸直，手压耻骨联合上方浮动的胎头，若胎头低于耻骨联合平面，表示胎头可以入盆，头盆相称，称为跨耻征阴性；若胎头高于耻骨联合平面，表示头盆明显不称，称为跨耻征阳性。

22. D【解析】臀位助产：当胎臀自然娩出至脐部后，胎肩及后出胎头由接产者协助娩出。脐部娩出后，一般应在 2~3 分钟内娩出胎头，最长不能超过 8 分钟，后娩出胎头，有主张用单叶产钳，效果佳。

23. C【解析】原发性子宫收缩乏力往往为不协调性子宫收缩乏力，子宫颈口不能正常扩张，多发生在潜伏期，产妇往往有头盆不称和/或胎位异常，胎头无法衔接，不能很好地紧贴子宫下段，以产生反射性的正常子宫收缩。临床上多表现为潜伏期延长，或宫颈扩张活跃早期延缓或停滞。

24. E【解析】骨盆狭窄是构成难产的主要原因之一，是导致正常足月胎儿分娩异常的重要因素。而骨盆狭窄与胎位异常、产力异常又是互相影响的。

25. B【解析】参见 A1 型题第 8 题解析。

26. C【解析】骨盆入口平面各径线值正常，但中骨盆和出口平面均狭窄，骨盆两侧向内倾斜似漏斗状，为漏斗骨盆。漏斗骨盆坐骨棘间径<10cm，坐骨结节间径<8cm，坐骨结节间径与后矢状径之和<15cm，耻骨弓角<90°，坐骨切迹宽度变窄。

27. C【解析】病理性缩复环是子宫破裂的先兆。当孕妇分娩时产程过长，或者有梗阻性难产时，就可能会出现病理性缩复环，是由于子宫呈强直性收缩或者痉挛性过强收缩，使产妇出现烦躁不安，呼吸和心跳都加快，下腹剧痛难忍，出现少量阴道流血的症状。病理性缩复环形成后，子宫下段膨隆有明显压痛。产妇自觉疼痛难忍，因膀胱受压过久可出现排尿困难和血尿。必须立即剖宫产，以避免子宫破裂发生。

28. E【解析】类人猿型骨盆各平面前后径长，横径短，呈纵椭圆形。骨盆深，侧壁直立，稍内聚，坐骨棘稍突，坐骨棘间径较短，坐骨切迹宽大，骶骨较长。胎头常以枕后位入盆，并持续于枕后位，若产力好，胎儿不大，胎头下降至盆底可转为直后位娩出。

29. E【解析】四步触诊法可以通过触诊判定胎产式、胎先露、胎方位、胎先露是否衔接、子宫大小是否与妊娠周数相符，并估计胎儿的大小和羊水量的多少。触诊不能确定诊断时，可进行肛诊协助诊断。

30. E【解析】如产道无阻力，宫口可迅速开全，分娩在短时间内结束。若宫口扩张速度>5cm/h（初产妇）或>10cm/h（经产妇），总产程<3小时结束分娩，称为急产，经产妇多见。急产时大力度、高频率的宫缩将胎儿迅速娩出，易造成宫颈会阴撕裂，严重者甚至会出现大小便失禁。

31. B【解析】臀位分娩是最常见的异常胎位难产，占足月分娩总数的3%~4%。

32. A【解析】臀位阴道分娩时，第一产程产妇应侧卧休息，不宜站立走动，给予足够的水分和营养以保持较好的体力。少做肛查及阴道检查，不灌肠，尽量避免胎膜破裂。一旦破膜，应立即听胎心。

33. B【解析】第二产程达1小时胎头下降无进展，称第二产程停滞。潜伏期延长指潜伏期超过20小时：活跃期停止指宫颈扩张进程停滞达2小时以上；第二产程延长指第二产程初产妇大于2小时、经产妇大于1小时尚未分娩。胎头下降停止指胎头停滞不下1小时以上。

34. E【解析】持续性枕后位在骨盆无异常、胎儿不大时，可以试产。试产时应严密观察产程，注意胎头下降、宫口扩张程度、宫缩强弱及胎心有无改变。①第一产程潜伏期：需保证产妇充分营养与休息。让产妇向胎腹的方向侧卧，以利胎头枕部转向前方。若宫缩欠佳，应尽早静脉滴注缩宫素。活跃期：宫口开大3~4cm产程停滞除外头盆不称可行人工破膜，使胎头下降，压迫宫颈，增强宫缩，推动胎头内旋转。若产力欠佳，静脉滴注缩宫素。在试产过程中，出现胎儿窘迫征象，应行剖宫产术结束分娩。若经过上述处理效果不佳，无进展时，则应剖宫产结束分娩。宫口开全之前，嘱产妇不要过早屏气用力，以免引起宫颈前唇水肿，影响产程进展。②第二产程：若第二产程进展缓慢，当胎头双顶径已达坐骨棘平面或更低时，可先行徒手将胎头枕部转向前方，使矢状缝与骨盆出口前后径一致，或自然分娩，或阴道助产（低位产钳术或胎头吸引术）。若转成枕前位有困难时，也可向后转成正枕后位，再以产钳助产。若以枕后位娩出时，需作较大的会阴后-侧切开，以免造成会阴裂伤。若胎头位置较高，疑有头盆不称，需行剖宫产术。中位产钳禁止使用。③第三产程：因产程延长，容易发生产后宫缩乏力，胎盘娩出后应立即静脉注射或肌内注射子宫收缩药，以防发生产后出血。有软产道裂伤者，应及时修补。

35. A【解析】参见A1型题第22题解析。

36. A【解析】骶耻外径正常值为18~20cm，此径线可以间接推测骨盆入口前后径的宽度。单纯扁平骨盆是指骨盆入口平面前后径短而横径长，行骨盆外测量时，骶耻外径小于正常值。

37. D【解析】臀先露是异常胎位中最常见的一种，以骶骨为指示点。临床上可分为单臀位或腿直臀位、完全臀位或混合臀位和不完全臀位或足位。最常见的胎位是单臀先露。

38. B【解析】在分娩过程中，臀位可出现胎膜早破、早产、脐带脱垂、新生儿颅内出血、新生儿窒息、新生儿产伤及软产道损伤等并发症。所以臀位分娩多趋向选择剖宫产分娩。

39. E【解析】枕横位入盆的胎头侧屈以其前顶骨先入盆，称为前不均倾位。

40. E【解析】急产时由于宫缩过强、过频，胎盘的血循环受阻，供血不足，而发生胎儿窘迫及新生儿窒息。过强的宫缩，使胎头未能适应产道而变形，过快的娩出而致颅内出血，如新生儿落地则易发外伤，更易感染破伤风等。

41. C【解析】持续性枕后位时，胎头常于临产后才衔接，如头盆稍有不称，则可不衔接，使潜伏期延长。由于胎头不能衔接于子宫颈，常伴有宫缩乏力使子宫颈扩张缓慢，活跃期延长。枕后位胎儿枕骨压迫直肠，故子宫颈口未开全就有肛门下坠及排便感，产妇过早使用腹压，致子宫颈水肿和产妇疲劳，影响产程进展。当宫颈口开全后，胎头下降受阻或延缓，故持续性枕后位常致第二产程延长。腹部检查可在母体前腹壁的2/3部分扪及胎肢，胎背偏向母体侧方或后方，胎心音在母体腹侧偏外侧或胎儿肢体侧最响亮。有时，可在胎儿肢体侧耻骨联合上方摸到胎儿颏及面部。阴道检查时胎头矢状缝为左或右斜径线，大囟门在骨盆前方、小囟门在骨盆后方为枕后位。

42. A【解析】参见A1型题第17题解析。

43. C【解析】参见A1型题第26题解析。

44. D【解析】分娩时正常胎位（枕前位）约占90%。

45. C【解析】从临产规律宫缩开始至宫颈口扩张3cm称为潜伏期。初产妇潜伏期正常约需8小时，最大时限20小时，超过20小时称为潜伏期延长。

46. C【解析】参见A1型题第21题解析。

47. E【解析】臀先露若未衔接，在耻骨联合上方触到不规则、软而宽的胎臀，胎心在脐左（右）上方听得最清楚。衔接后，胎臀位于耻骨联合之下，胎心听诊以脐下最明显。

48. A【解析】第二产程初产妇超过2小时，经产妇超过1小时尚未分娩，称为第二产程延长。

49. D【解析】骨盆入口平面狭窄时，如胎先露部嵌入骨盆入口时间较长，血液循环障碍，组织坏死，可形成泌尿生殖道瘘。在强大的宫缩压力下，胎头颅骨重叠，严重时可出现颅骨骨折及颅内出血。

50. C【解析】参见A1型题第20题及第27题解析。

51. B【解析】骨盆入口平面狭窄，主要为扁平骨盆的妇女，于妊娠末期或临产后，胎头矢状缝只能衔接于入口横径上。胎头侧屈使其两顶骨先后依次入盆，呈不均倾式嵌入骨盆入口，称为头盆不均倾，若前顶骨先嵌入，矢状缝偏后，称前不均倾；若后顶骨先嵌入，矢状缝偏前，称后不均倾。当胎头双顶骨均通过骨盆入口平面时，即能较顺利地经阴道分娩。头盆不均倾可以由多种因素引起，骨盆入口前后径狭窄也是其中之一。此外，其他引起头盆不均倾的原因还包括胎头大小或形态异常、骨盆形态异常、宫缩力量或产程时间不足等。

52. E【解析】参见A1型题第10题解析。

53. D【解析】均小骨盆是指骨盆外形属正常女型骨盆，但骨盆三个平面各径线均比正常值小2cm或更多者。多见于发育差身材矮小的妇女。此型骨盆虽各个径线稍小，若胎儿不大，胎位正常，产力强，有时也可经过阴道分娩。但大多数由于全身体格发育不良，往往出现子宫收缩乏力，需手术助产。如胎儿较大或胎头为持续性枕后位或枕横位时，则难产机会更大。

二、A2型题

1. A【解析】该产妇坐骨结节间径<8cm、耻骨弓<90°，可诊断为漏斗骨盆，坐骨结节间径7cm加后矢状径6.5cm共13.5cm，Ⅱ级骨盆出口平面相对性狭窄，不应进行阴道试产，足月胎儿不易经阴道分娩，应行剖宫产术结束分娩。

2. C【解析】小囟门在母体右侧称为枕右横位，枕横位入盆的胎头侧屈以其前顶骨先入盆，即为前不均倾位。矢状缝向后靠近骶岬，盆腔后部空虚，因后顶骨大部分尚在骶岬以上，这也是前不均倾位的检查表现。

3. C【解析】依据题干信息所述，行会阴侧切术，产钳助娩是安全有效的方式（选项C正确），也是最恰当的分娩方式。会阴侧切术可扩大产道，减少胎头通过会阴部位时的挤压力度，减少会阴撕裂的发生率。而使用产钳可辅助胎儿顺利通过产道，促进分娩的顺利进行。产妇胎心正常，表明胎儿尚未处于严重缺氧或窘迫状态，无须进行急诊剖宫产（选项A错误）。静脉滴注缩宫素虽然可加速宫口扩张，但对胎位异常无影响，也不能代替合适的分娩方式（选项B错误）。等待胎头自然旋转后阴道助产可能需要时间较长，产程过程中母体和胎儿都可能存在风险（选项D错误）。静脉高营养对分娩方式并无帮助（选项E错误）。

4. B【解析】忽略性横位胎儿已死不宜做内倒转术，如宫颈口开全，在麻醉下行断头术。

5. E【解析】臀位的胎体纵轴与母体纵轴平行，称为纵产式，选项A错误。臀位胎儿的臀部朝向宫口，腰部以上在子宫内，而腰部以下突出于骨盆口，因此胎心最清楚的位置应该在下腹部，而不是脐下，选项B错误。依据骶骨在母体所处的位置，可将臀位分为左、右和横3种类型，但题干中未提及具体的方向，因此无法确定是否为右骶后位，选项C可排除。完全臀位是指胎儿双髋关节及膝关节均屈曲，先露为胎儿臀部及双足，选项D错误。宫口扩张、胎膜破裂时，扪到胎足时可通过区别胎手的方式来判断胎方向，帮助确定是否为臀位孕妇，选项E正确。

6. A【解析】参见A1型题第8题解析。依据题干信息所述，患者为不协调性子宫收缩乏力。

7. B【解析】依据题干信息所述，患者宫颈口不再扩张达2小时以上，为活跃期停滞。

8. D【解析】头高浮而无法衔接入盆，枕左前位时，一般可采用加强宫缩，使其自然转位，但必须是骨盆正常，头盆相称，该产妇对角径<11.5cm，骨盆入口平面狭窄，阴道分娩

的难度明显增加。所以，应行剖宫产。

9. C【解析】骶棘韧带宽度即坐骨切迹宽度，是判断中骨盆是否狭窄的重要指标。此宽度是中骨盆最为狭窄的地方，是胎儿最不容易通过的地方。但题干无此关键信息，因此不能作出中骨盆狭窄的诊断。

10. B【解析】参见 A1 型题第 8 题解析。

11. B【解析】产妇疲倦，用镇静药后确保产妇充分休息，睡眠片刻后宫缩会转强，使产程得以顺利进展。

12. E【解析】结合病史，查体，考虑横位，子宫破裂，应立即行剖宫产术。

13. E【解析】坐骨结节间径加出口后矢状径<15cm，常见于男型骨盆，骨盆出口平面狭窄，应行剖宫产术。

三、A3/A4 型题

1. C【解析】骶耻外径 18. 5cm，髂前上棘间径 23cm，坐骨结节间径 7. 5cm，为漏斗骨盆，即中骨盆平面狭窄。坐骨结节间径加出口后矢状径小于 15cm，为骨盆出口平面狭窄。因此，属中骨盆及出口平面狭窄。

2. E【解析】孕妇在家规律宫缩 6 小时，宫口已开 4cm，产妇屏气向下用力，根据这些病史特征可判断此时胎头已经进入盆腔。由于此时孕妇正在进行分娩，并且需要用力顶推，因此此时胎方位应该为一种利于分娩的胎头朝下的位置，即长轴方向。除此之外，胎儿头部的位置还需要考虑其面向母体前方或后方的情况。中骨盆及出口平面狭窄常出现持续性枕横位或枕后位。题中只有选项 E 符合这些条件，即胎儿头部朝下、面向母体后方的位置。

3. E【解析】中骨盆及出口平面狭窄，出现继发性宫缩乏力，且“宫颈周边轻度水肿，人工破膜，羊水Ⅱ度粪染”，正常足月胎头不能娩出，应行剖宫产。

4. A【解析】协调性子宫收缩乏力产程无明显进展，可用缩宫素静脉滴注，一般以缩宫素 2. 5U 加入 5%葡萄糖液 500ml，从 8 滴/分开始，根据宫缩强弱进行调整，对于不敏感者，可逐渐增加缩宫素剂量。

5. C【解析】依据题干信息所述，患者宫颈口不再扩张达 2 小时以上，为活跃期停滞。

6. B【解析】产妇潜伏期及活跃期早期进展顺利，“宫口开大 6cm，宫缩转弱，3 小时后，肛查见宫口仍开大 6cm，S^{-5}”，这是由于内旋转受阻，胎头双顶径被阻于中骨盆狭窄部位之上，出现持续性枕横位或枕后位。同时出现继发性宫缩乏力，活跃期停滞。这是中骨盆平面狭窄的临床表现。

7. B【解析】中骨盆平面狭窄主要导致胎头俯屈及内旋转受阻，易发生持续性枕横位或枕后位。可经阴道徒手旋转胎头为枕前位，待其自然分娩，或行产钳或胎头吸引术助产。若胎头双顶径未达坐骨棘水平，或出现胎儿窘迫征象，应行剖宫产术结束分娩。

8. A【解析】如果胎儿电子监测 CST 示“变异减速”，羊水Ⅱ度污染，一般以缩宫素 2. 5U 加入 5%葡萄糖液 500ml，从 8 滴/分开始静脉滴注，根据宫缩强弱进行调整，对于不敏感者，可逐渐增加缩宫素剂量。

9. B【解析】臀先露阴道分娩的指征：①妊娠周数≥36周。②单臀先露。③胎儿体重为2500~3500g。④无胎头仰伸。⑤骨盆大小正常。⑥无其他剖宫产指征。该产妇符合此指征，最恰当的处理是密切观察下阴道分娩。

10. C【解析】当宫口开大4~5cm时，胎足即可经宫口脱出至阴道。为了使宫颈和阴道充分扩张，消毒外阴之后，使用“堵”臀方法。当宫缩时用无菌巾以手掌堵住阴道口，让胎臀下降，避免胎足先下降，待宫口及阴道充分扩张后才让胎臀娩出。此法有利于后出胎头的顺利娩出。

11. E【解析】臀牵引术是胎儿全部由接产者牵拉娩出，此种手术对胎儿损伤大，一般情况下应禁止使用。

12. C【解析】骨盆出口狭窄的程度可分为三级：Ⅰ级为临界性狭窄，坐骨结节间径7.5cm，坐骨结节间径加出口后矢状径15.0cm；Ⅱ级为相对性狭窄，坐骨结节间径6.0~7.0cm，坐骨结节间径加出口后矢状径12.0~14.0cm；Ⅲ级为绝对性狭窄，坐骨结节间径≤5.5cm，坐骨结节间径加出口后矢状径≤11.0cm。

13. D【解析】坐骨结节间径与出口后矢状径之和为14cm，骨盆出口平面狭窄，骨产道异常，易发生异常胎位。现宫口开大3cm，产妇阵阵向下屏气用力，考虑枕后位可能。

14. A【解析】患者骨盆出口平面狭窄，正常足月胎头不能娩出，应行剖宫产。

四、B型题

1. B【解析】参见A1型题第8题解析。

2. C【解析】原发性子宫收缩乏力是指产程开始时即表现为子宫收缩乏力，往往为不协调性子宫收缩乏力，子宫颈口不能正常扩张，因多发生在潜伏期，应与假临产相鉴别。

3. D【解析】继发性子宫收缩乏力是指临产初期子宫收缩正常，但至宫颈扩张活跃晚期或第二产程时，子宫收缩减弱，临床上往往表现为协调性子宫收缩乏力。

4. A【解析】参见A1型题第3题解析。

5. B【解析】从宫颈口扩张3cm开始至宫颈口开全称为活跃期。初产妇活跃期正常约需4小时，最大时限8小时，超过8小时称为活跃期延长。

6. D【解析】进入活跃期后，宫颈口不再扩张达2小时以上，称为活跃期停滞。

7. C【解析】从临产规律宫缩开始至宫颈口扩张3cm称为潜伏期。初产妇潜伏期正常约需8小时，最大时限20小时，超过16小时称为潜伏期延长。

8. A【解析】不协调性子宫收缩乏力的处理原则是调节子宫收缩，使其恢复正常节律性及极性。应给予适量镇静药物，如哌替啶100mg。

9. B【解析】参见A3/A4型题第4题解析。

10. C【解析】病理性缩复环凡能松解者在宫口开全后可经阴道助产结束分娩，若缩复环仍不放松并出现胎儿窘迫征象，则应及时剖宫产终止妊娠。

11. E【解析】参见 A1 型题第 25 题解析。

12. B【解析】协调性子宫收缩过强形成病理性缩复环，已达脐平。此为先兆子宫破裂的征象，应及时处理。

13. D【解析】参见 B 型题第 6 题解析。

14. A【解析】枕先露枕右横（ROT），大囟门在 3 点，小囟门在 9 点。

15. D【解析】枕先露枕左横（LOT），大囟门在 9 点，小囟门在 3 点。

16. C【解析】枕先露枕左前（LOA），大囟门在 7 点，小囟门在 1 点。

17. E【解析】枕左后（LOP），大囟门在 11 点，小囟门在 5 点。

18. E【解析】参见 A3/A4 型题第 9 题解析。

19. B【解析】臀先露剖宫产的指征：放宽剖宫产的指征，能稳定降低围产儿死亡率，对狭窄骨盆、软产道异常、胎儿体重大于 3500g、胎儿窘迫、妊娠合并症、高龄产妇、B 超见胎头过度仰伸、有脐带先露或膝先露、有难产史、不完全臀先露、瘢痕子宫等，均应行剖宫产术。“完全臀，妊娠 40 周已临产，对角径 15cm”符合剖宫产指征。

20. C【解析】参见 A1 型题第 22 题解析。

21. A【解析】参见 A1 型题第 3 题解析。

22. C【解析】参见 A1 型题第 8 题解析。

23. D【解析】参见 A1 型题第 10 题解析。

24. B【解析】参见 A1 型题第 20 题解析。

五、X 型题

1. BCD【解析】参见 A1 型题第 8 题解析。不协调性子宫收缩乏力，使宫腔内压力处于高张状态，不能使宫口扩张。由于存在胎儿-胎盘循环障碍，一般都有胎儿宫内窘迫的发生。所以，选项 A、E 错误。

2. BCDE【解析】产道异常对母体的损害：若为骨盆入口平面狭窄，容易发生胎位异常，引起继发性子宫收缩乏力，导致产程延长或停滞。若中骨盆平面狭窄，容易发生持续性枕横位或枕后位。胎头长时间嵌顿于产道内，压迫软组织引起局部缺血、水肿、坏死、脱落，于产后形成生殖道瘘；胎膜早破及手术助产可增加感染机会。

3. ABCD【解析】产道异常对胎儿的损害：头盆不称容易发生胎膜早破、脐带脱垂，导致胎儿窘迫，甚至胎儿死亡；产程延长，胎头受压，缺血缺氧容易发生颅内出血；产道狭窄，手术助产机会增多，易发生新生儿产伤及感染。

4. ACDE【解析】子宫收缩乏力常见的原因如下。①头盆不称或胎位异常：由于胎儿先露部下降受阻，不能紧贴子宫下段及宫颈内口，不能引起反射性子宫收缩，导致继发性宫缩乏力。②精神心理：因素不良的心理状态可以导致产力异常，特别是初产妇分娩时害怕疼痛、出血、发生难产等，致使产程延长或引发难产。③子宫局部因素：子宫肌纤维过度伸展（如多胎妊娠、巨大胎儿、羊水过多等）使子宫肌纤维失去正常收缩能力。高龄产妇、经产妇或宫内感染者、子宫肌纤维变性、结缔组织增生而影响子宫收缩。子宫发育不良、子宫畸形、子宫肌瘤等，均可引起原发性子宫收缩乏力。④内分泌失调：临产后产妇体内缩宫素、乙酰胆碱和前列腺素合成与释放不足，或子宫对这些促进子宫收缩的物质敏感性降低，以及雌激素不足致缩宫素受体量少，均可导致宫缩乏力。胎儿肾上腺发育未成熟时，胎儿胎盘单位合成与分泌硫酸脱氢表雄酮量少，致宫颈成熟度欠佳，也可引起原发性子宫收缩乏力。⑤药物因素：参见 A1 型题第 13 题解析。⑥其他因素：临产后产妇休息不好、进食减少甚至呕吐，体力消耗大、过度疲劳均可引起宫缩乏力。产妇尿潴留或于第一产程后期过早使用腹压向下屏气等均可影响子宫收缩。

六、案例分析题

1. B【解析】该产妇为初产妇，从临产规律宫缩开始至宫颈口扩张 3cm 用时 21 小时，为潜伏期延长。

2. B【解析】产妇有规律宫缩，但收缩力弱，持续时间短，间歇期长且不规律，此时为协调性子宫收缩乏力。

3. AD【解析】协调性子宫收缩乏力的处理原则如下。①排除了头盆不称或胎位异常，估计能经阴道分娩者，应考虑加强宫缩。②第一产程一般处理：消除产妇对分娩的顾虑和紧张情绪，指导其休息、饮食及大小便，注意补充营养与水分，不能进食者静脉补充营养，排尿困难时应及时导尿。破膜 12 小时以上应给予抗生素预防感染。③加强子宫收缩：经上述一般处理，子宫收缩力仍弱，诊断为协调性子宫收缩乏力，产程无明显进展，可当宫口扩张 3cm 以上、无头盆不称、胎头已衔接而产程延缓时行人工破膜（人工剥膜时不能人工破膜，且人工破膜应在宫缩间隙时进行，以防引起羊水栓塞），也可用地西泮静脉注射，缩宫素静脉滴注，一般以缩宫素 2.5U 加入 5%葡萄糖液 500ml，从 8 滴/分开始，根据宫缩强弱进行调整，对于不敏感者，可逐渐增加缩宫素剂量。

4. B【解析】若出现频繁晚期减速，提示胎儿宫内窘迫，应行剖宫产术。

5. AD【解析】产妇屏气标志宫口可能开全，也有可能是异常枕后位过早刺激所致；第三产程不超过 30 分钟。

产后出血

羊水栓塞

第九章　分娩期并发症

一 A1 型题

1. 关于子宫破裂，下列说法正确的是
   A. 均发生于妊娠期
   B. 子宫破裂后，患者仍有阵发性腹痛，且逐渐加重
   C. 破裂的过程一般分为先兆破裂和破裂两个阶段
   D. 先兆子宫破裂见于宫缩乏力所致的产程延长
   E. 对于子宫破裂者，在纠正休克的同时，尽早行子宫全切术
2. 脐带过短是指脐带短于
   A. 20cm
   B. 30cm
   C. 40cm
   D. 50cm
   E. 55cm
3. 脐带脱垂的发生率为
   A. 0.1%~0.2%
   B. 0.3%~0.5%
   C. 0.4%~10.0%
   D. 1%~8%
   E. 4%
4. 脐带先露，胎膜未破时，应考虑
   A. 脐带位于胎头一侧
   B. 脐带位于胎头前方
   C. 脐带位于胎头额部
   D. 脐带位于胎头枕部
   E. 脐带位于胎先露前方或一侧
5. 关于产后宫缩乏力性出血的临床表现，正确的是
   A. 血色暗红无凝块
   B. 宫缩时出血量增多
   C. 宫体软，轮廓不清
   D. 胎儿娩出后即见血液不断流出
   E. 胎盘未剥离前即出血不止，多伴有第三产程延长
6. 病理性缩复环最常见于
   A. 枕横位
   B. 枕后位
   C. 不协调性子宫收缩乏力
   D. 女型骨盆
   E. 头盆不称

7. 与产后宫缩乏力性出血无关的因素是
A. 胎膜早破
B. 产程延长
C. 羊水过多
D. 巨大胎儿
E. 双胎妊娠
8. 不属于先兆子宫破裂临床表现的是
A. 下腹部压痛
B. 胎心率改变
C. 排尿困难及血尿
D. 迅速出现贫血
E. 出现病理性缩复环
9. 软产道裂伤多见于
A. 产程延长
B. 经产妇
C. 胎儿前肩娩出时
D. 手术助产不当
E. 会阴、阴道扩张缓慢
10. 容易引起孕妇低纤维蛋白原血症的是
A. 死胎稽留
B. 不全流产伴休克
C. 患再生障碍性贫血
D. 患血小板减少性紫癜
E. 前置胎盘大量阴道流血
11. 诊断妊娠期胎儿宫内窘迫，错误的检查方法是
A. 测定尿 E_3 值
B. 胎儿电子监测
C. 羊水肌酐值
D. 胎动计数
E. 羊膜镜检查
12. 容易引起子宫破裂的软产道阻塞有
A. 阴道纵隔
B. 外阴水肿
C. 宫颈水肿
D. 宫颈坚韧
E. 阴道壁囊肿及肿瘤
13. 臀位妊娠时，胎儿宫内窘迫的诊断依据是
A. 胎动频，40 次/24 小时
B. 胎心监护：早期减速
C. 破水后可见羊水胎粪污染
D. 胎心听诊 120~150 次/分
E. 胎动时胎心率加速不明显，基线变异<3 次/分
14. 容易引起子宫破裂的胎位是
A. 横位
B. 枕横位
C. 颏前位
D. 全臀位
E. 高直前位
15. 关于新生儿头颅血肿的特点，下列说法正确的是
A. 娩出时即存在
B. 不越过骨缝

C. 血液积留在先露部皮下组织　　D. 血肿处覆盖的头皮为紫蓝色
E. 出生后 1~2 周血肿消失

16. 容易引起子宫破裂的胎儿异常有
A. 无脑儿　　B. 脑积水
C. 脊柱裂　　D. 唇裂
E. 腭裂

17. 新生女婴阴道出血常见的原因是
A. 损伤　　B. 感染
C. 赘生物　　D. 雌激素撤退
E. 新生儿出血疾病

18. 产后出血的定义是
A. 产程中阴道出血量超过 500ml
B. 在胎儿娩出后 7 天内阴道出血量超过 500ml
C. 在胎儿娩出后 24 小时内阴道出血量超过 500ml
D. 在胎儿娩出后 2 小时内阴道出血量超过 500ml
E. 在胎儿娩出后 3 小时内阴道出血量超过 500ml

19. 如果正常分娩，胎盘附着于宫底，则脐带的长度至少是
A. 30cm　　B. 31cm
C. 32cm　　D. 33cm
E. 35cm

20. 关于新生儿颅内出血，下列说法错误的是
A. 有手术产史　　B. 应给呼吸兴奋药
C. 宫内窒息可引起脑部点状出血　　D. 患儿表现不安静，尖叫、呕吐
E. 出血以大脑镰、小脑幕撕裂造成的硬脑膜下出血为主

21. 关于胎盘滞留所致产后出血的处理方式，下列说法错误的是
A. 胎盘嵌顿应在全麻下取胎盘　　B. 植入性胎盘应行人工剥离术
C. 胎盘粘连应行人工剥离术　　D. 轻牵脐带协助胎盘娩出
E. 胎膜残留者应行清宫术

22. 新生儿 Apgar 评分的五项依据是
A. 心率、呼吸、体重、哭声、皮肤颜色
B. 心率、呼吸、喉反射、皮肤颜色、哭声
C. 心率、呼吸、肌张力、皮肤颜色、喉反射
D. 心率、呼吸、喉反射、哭声、脐血管充盈度
E. 心率、呼吸、脐血管充盈度、羊水性状、皮肤颜色

23. 胎儿娩出10分钟时，产妇出现阴道流血约200ml，用手在产妇耻骨联合上方轻压子宫下段时，外露脐带回缩，此种情况接产者的恰当处理方式应是
A. 静脉注射缩宫素20U
B. 继续等待胎盘剥离
C. 按压宫底，用手牵拉脐带
D. 按摩子宫刺激子宫收缩
E. 徒手剥离胎盘后取出
24. 诊断羊水栓塞的依据为
A. 心电图示右心房、右心室扩大
B. 下腔静脉血镜检到羊水成分
C. X线胸片双肺有阴影
D. 出现呼吸困难，发绀
E. 凝血功能异常
25. 产后出血应用无菌纱条止血，取出时应
A. 肌内注射子宫收缩药
B. 给予静脉抗炎药物
C. 先按摩子宫
D. 给予止血药物
E. 结扎血管
26. 羊水栓塞最早出现的症状是
A. 急性左心衰竭
B. 急性肝功能衰竭
C. 急性呼吸衰竭
D. 急性肾衰竭
E. 急性DIC
27. 与病理性缩复环关系最密切的是
A. 先兆子宫破裂
B. 巨大胎儿
C. 羊水过多
D. 胎盘早剥
E. 双胎妊娠
28. 胎儿缺氧早期的胎心率为
A. 110~125次/分
B. 130~160次/分
C. 160~180次/分
D. 180~200次/分
E. 200~220次/分
29. 下列引起产后出血的病因中，易致难以控制的大量出血的是
A. 软产道裂伤
B. 双胎妊娠
C. 胎盘剥离滞留
D. 凝血功能障碍
E. 子宫收缩乏力
30. 慢性胎儿窘迫的表现不包括
A. 胎动减少或消失
B. 羊水胎粪污染
C. 胎盘功能正常
D. 胎儿电子监护异常
E. 胎儿生物物理评分低
31. 产褥感染最常见的病理变化是

A. 急性子宫内膜炎、子宫肌炎
B. 急性盆腔腹膜炎
C. 急性输卵管炎
D. 弥漫性腹膜炎
E. 血栓静脉炎

32. 给新生儿心外按压的部位是
A. 胸骨体上 1/3
B. 胸骨体下 1/3
C. 胸骨体下 1/4
D. 胸骨体上 1/4
E. 胸骨体下 1/2

33. 我国孕产妇死亡的首位原因是
A. 产褥感染
B. 产后出血
C. 妊娠合并心脏病
D. 妊娠期高血压疾病
E. 妊娠合并病毒性肝炎

34. 新生儿头颅血肿多发生的部位在
A. 颧骨
B. 顶骨
C. 颞骨
D. 枕骨
E. 颏骨

35. 产褥期抑郁症的诊断依据中必不可少的项目是
A. 失眠
B. 情绪抑郁
C. 精神运动性阻滞
D. 遇事皆感毫无意义或自责感
E. 疲劳或乏力

36. Bishop 宫颈成熟度评分的标准不包括
A. 骨盆情况
B. 宫颈硬度
C. 宫口位置
D. 宫口开大
E. 先露高低

37. 羊水栓塞患者的胸部 X 线片表现为
A. 双肺弥漫阴影，右心扩大
B. 双肺弥漫阴影，左心扩大
C. 双肺弥散性点片状浸润阴影，沿肺门周围分布，左心扩大
D. 双肺弥散性点片状浸润阴影，沿肺门周围分布，双心扩大
E. 双肺弥散性点片状浸润阴影，沿肺门周围分布，右心扩大

38. 胎盘功能不良的表现有
A. 尿 E/C>10
B. SP1>100mg/L
C. 胎盘催乳素>4mg/L
D. 尿 E_3>10mg/24h
E. 连续监测 24 小时尿 E_3值减少 30%~40%

39. 导致孕产妇发生右心衰竭的疾病是

A. 妊娠合并二尖瓣狭窄
B. 羊水栓塞
C. 产褥感染
D. 败血症
E. 子痫

40. 病理性缩复环最多见于
A. 子宫收缩乏力
B. 头盆不称
C. 胎儿畸形
D. 软产道异常
E. 臀先露

41. 羊水栓塞第一个阶段休克一般发生于
A. 第一产程末、第二产程宫缩较强时
B. 活跃期开始
C. 潜伏期结束
D. 临产开始
E. 第一产程末

42. 子宫收缩乏力性出血最常见的止血方法是
A. 结扎髂内动脉
B. 髂内动脉栓塞术
C. 子宫次全切除
D. 按摩子宫，应用宫缩药
E. 结扎子宫动脉上行支

43. 产妇分娩后，出现阴道持续出血，阴道流出约200ml鲜红色血，可自凝，其最可能的诊断是
A. 凝血功能障碍
B. 子宫收缩乏力
C. 胎盘部分剥离
D. 阴道静脉破裂
E. 软产道裂伤

44. 抢救新生儿窒息的首要措施是
A. 给予呼吸中枢兴奋药
B. 加压给氧
C. 给予碳酸氢钠纠正酸中毒
D. 清理呼吸道
E. 人工呼吸

45. 羊水栓塞时羊水进入母体的途径是
A. 下肢静脉
B. 阴道静脉
C. 子宫静脉
D. 卵巢静脉
E. 宫颈黏膜静脉

46. 关于软产道裂伤，下列说法正确的是
A. 会阴Ⅱ度裂伤包括肛门外括约肌损伤
B. 宫颈微小裂伤即会引起较多量的出血
C. 宫颈裂伤多发生于宫颈6点及12点处
D. 会阴Ⅰ度裂伤仅为会阴皮肤及阴道黏膜损伤
E. 宫颈裂伤时应从裂伤的外端开始间断缝合

47. 正常脐带生理性扭转的周数是

A. 7~12 周
B. 8~10 周
C. 6~11 周
D. 6~8 周
E. 4~5 周

48. 关于完全性子宫破裂的临床表现，下列说法恰当的是

A. 产妇突然感到宫缩停止
B. 子宫出现强直性收缩
C. 出现凝血功能障碍
D. 病理性缩复环上升
E. 胎心无变化

49. 对于宫缩乏力性产后出血，首选的处理方式是

A. 按摩子宫并注射子宫收缩药
B. 双手压迫腹部，按摩子宫
C. 乙醚刺激阴道黏膜
D. 压迫腹主动脉
E. 子宫填塞纱布

50. 关于子宫破裂，下列描述正确的是

A. 多发生在妊娠晚期
B. 经产妇发生率高于初产妇
C. 破裂部分均在子宫下段
D. 多数患者先兆子宫破裂阶段不明显
E. 使用子宫收缩药不当与子宫破裂无关

51. 子宫破裂多发生在

A. 妊娠晚期
B. 妊娠中期
C. 妊娠早期
D. 产褥期
E. 分娩期

52. 关于不完全性子宫破裂，下列说法恰当的是

A. 子宫肌层全部或部分破裂，浆膜层尚未穿破，宫腔与腹腔未相通
B. 子宫肌层全部或部分破裂，浆膜层尚未穿破
C. 子宫肌层部分性破裂，宫腔与腹腔相通
D. 胎儿及附属物在腹腔内
E. 胎心正常

53. 关于子宫破裂，下列说法恰当的是

A. 出现先兆子宫破裂征象，宫口已开全，应行产钳术
B. 在平脐处见到缩复环，应想到子宫破裂
C. 剖宫产手术瘢痕破裂时，无先兆征象
D. 子宫破裂后继续可见子宫收缩过强
E. 因不发生胎盘早剥，胎儿极少死亡

54. 关于难以控制且危及产妇生命的产后出血需行子宫全切术的指征为

A. 合并中央性或部分性前置胎盘
B. 严重的子宫收缩乏力

C. 胎盘植入
D. 胎盘粘连
E. DIC

55. 关于先兆子宫破裂的体征，正确的是
A. 子宫下段可见病理性缩复环
B. 过频的宫缩转为宫缩乏力
C. 迅速出现贫血
D. 宫体部肌肉菲薄
E. 胎心多无变化

56. 脐带缠绕最常见的是
A. 绕躯干
B. 绕上肢
C. 绕颈部
D. 绕下肢
E. 绕手与足

57. 关于子宫下段破裂的临床表现，正确的是
A. 可见病理性缩复环随宫缩上升
B. 产妇突感强烈子宫收缩停止
C. 产妇疼痛难忍，呼叫，烦躁不安
D. 多伴有阴道多量鲜血流出
E. 胎体触及不清

58. 关于导致子宫破裂的原因，错误的是
A. 各种不适当的阴道助产手术
B. 胎先露下降受阻
C. 急性羊水过多
D. 子宫瘢痕破裂
E. 宫缩药使用不当

59. 发生羊水栓塞时，进行下腔静脉保留插管的目的是
A. 既可测量静脉压，又可抽血检测羊水成分
B. 抽血检测羊水成分
C. 经静脉补充营养
D. 测量静脉压
E. 输液

60. 分娩时行会阴切开，不被切断的肌肉为
A. 坐骨海绵体肌
B. 球海绵体肌
C. 会阴浅横肌
D. 会阴深横肌
E. 部分肛提肌

61. 脐带的安全长度是
A. 须超过从胎盘附着处达宫颈外口的距离
B. 须超过从胎盘附着处达宫颈内口的距离
C. 须超过从胎盘附着处达母体外阴的距离
D. 须超过从胎盘附着处达阴道的距离
E. 从胎盘附着处达母体外阴的距离

62. 关于子宫破裂的处理方式，下列说法正确的是
A. 子宫破裂后胎儿死亡未娩出者，如宫口已开大，应先经阴道娩出死胎
B. 破裂时间较久有感染可能者，如无子女仍可行裂伤修补术，并加用抗生素
C. 子宫破裂除可行修补术外，均应行子宫次全切除术
D. 子宫破裂发生后，立即使用缩宫素缩小破口
E. 先兆破裂应行剖宫产术

二 A2 型题

1. 初产妇，30 岁。妊娠 40 周，头位，宫内开全 2 小时。胎先露最低点达 S^{+2}，胎心正常，骨盆外测量正常，估计胎儿体重 3800g；产妇诉下腹痛，平脐处有一环状凹陷，子宫下段有压痛，导尿有红细胞。处理方式应该是
A. 立即产钳助产
B. 立即胎吸助产
C. 静脉注射小剂量缩宫素
D. 继续观察 1 小时
E. 立即剖宫产
2. 初产妇，28 岁。产前无痛性阴道少量流血 4 次，自然分娩。胎盘娩出后阴道流血 500ml。检查胎盘完整，胎膜破口距胎盘边缘 4cm。出血的原因最大可能是
A. 胎盘早剥
B. 副胎盘
C. 胎盘低置
D. 胎盘残留
E. 子宫收缩乏力
3. 患者，女性，28 岁。妊娠 19 周，产检发现一侧附件囊实性肿物，大小约 12cm，治疗上应采用
A. 产后剖腹手术
B. 立即剖腹手术
C. 超声引导下穿刺术
D. 观察
E. 腹腔镜手术
4. 初产妇，30 岁。妊娠 41 周，头浮，试产 4 小时，宫缩 50 秒/（2~3）分，胎心 132 次/分，突然阴道多量流水，清亮，胎头仍高浮，胎心率 90 次/分，考虑可能为
A. 脐带过短
B. 脐带绕颈
C. 胎头受压
D. 脐带脱垂
E. 胎盘功能减退
5. 患者，女性，29 岁。妊娠 39 周，妊娠期检查正常，自然临产，宫缩强，胎膜刚破。突然出现烦躁，呼吸困难，发绀，最可能的诊断是
A. 胎盘早剥
B. 羊水栓塞
C. 子宫破裂
D. 前置胎盘

E. 子痫

6. 患者，女性，30岁。妊娠40周，临产15小时，伴排尿困难。宫底剑突下2横指，拒按，ROP位，胎心率68次/分，宫口开大4cm，$S^{-1.5}$，产瘤5cm×5cm×1.5cm，胎头塑形明显，宫缩间歇时，患者呼痛不已，并于脐下2横指处可见一凹陷，其随宫缩逐渐上升，导尿发现为肉眼血尿。此种情况应做的诊断为

A. 子宫痉挛性狭窄环
B. 先兆子宫破裂
C. 协调性子宫收缩乏力
D. 不协调性子宫收缩乏力
E. 子宫破裂

7. 患者，女性，23岁。孕1产0，妊娠38周，破水4小时来院急诊，血压110/75mmHg，胎头高浮，胎心率60次/分，最适宜的处理方式是

A. 立即行B超检查
B. 嘱孕妇自行办理入院手续
C. 吸氧，左侧卧位，急诊室观察
D. 用平车推送患者到病房住院观察
E. 用平车推送患者入产房，即行阴道检查

8. 初产妇，24岁。妊娠37周，临产16小时，宫口1cm，以5%葡萄糖液500ml及缩宫素5U，40~50滴/分静脉滴注。4小时后宫口开大9cm。产妇出现腹痛，呕吐，烦躁。下腹部明显压痛，子宫轮廓不清，胎心消失，阴道少量出血，最可能的诊断是

A. 胎盘早剥
B. 前置胎盘
C. 子宫破裂
D. 先兆子宫破裂
E. 妊娠合并急性胰腺炎

9. 初产妇，26岁。临产后静脉滴注缩宫素，破膜后不久突然出现烦躁不安、呛咳、呼吸困难、发绀，数分钟后死亡。此种情况最可能的诊断应是

A. 重度子痫前期
D. Ⅲ度胎盘早剥
C. 羊水栓塞
B. 低纤维蛋白原血症
E. 子宫破裂

10. 初产妇，26岁。妊娠39周，胎儿估计3700g，在人工破膜+缩宫素静脉点滴下，5小时宫口开大9cm，突然脐下2指处可见病理性缩复环，导尿呈浅粉色，最适宜的处理方式为

A. 立即行产钳助产术
B. 立即行剖宫产术
C. 给予镇静药后行阴道助产
D. 给予镇静药后等待自然分娩
E. 即停用缩宫素，等待自然分娩

11. 患者，女性，26岁。孕1产0，妊娠40周，头位临产8小时，宫口开大5cm。突然胎心不规律，108~132次/分，自然破水，羊水Ⅱ度粪染，胎心监测图像为变异减速，此种情况最可能的原因是

A. 宫缩过强致胎盘血流量减少
B. 子宫血管内红细胞携氧不足

C. 胎盘功能减退　　D. 脐带受压

E. 胎头受压

12. 患者，女性，27 岁。妊娠 38 周，估计胎儿 4000g，临产 16 小时，宫口开 1cm，静脉滴注缩宫素，4 小时宫口开 9cm。产妇烦躁不安，疼痛难忍，见脐下 1 指处呈环状凹陷，有压痛，胎心率 132 次/分。此种情况最适宜的处理方式是

A. 停静脉滴注缩宫素，待宫口开全后阴道助产

B. 停静脉滴注缩宫素，即刻剖宫产术

C. 立即行产钳助产术

D. 立即行胎头吸引术

E. 立即肌内注射哌替啶

13. 患者，女性，29 岁。妊娠 40 周，产钳分娩新生儿，Apgar 评分 5 分，清理呼吸道后的处理方式，错误的是

A. 加压给氧，开始瞬间压力可达 50~60cmH_2O

B. 给碳酸氢钠，改善肺血液灌注

C. 注射呼吸中枢兴奋药

D. 人工呼吸

E. 保暖，预防感染

14. 初产妇，26 岁。因宫缩乏力致第二产程延长行产钳助娩，产后阴道流血量约 800ml，诊为宫缩乏力所致。其主要临床表现应为

A. 胎盘娩出后出血无血块　　B. 胎盘剥离延缓而出血

C. 胎盘未娩出时出血不止　　D. 胎儿娩出后立即出血不止

E. 胎盘娩出后阵发性出血量多

15. 患者，女性，26 岁。孕 1 产 0，妊娠 41 周，因臀位行臀牵引术，胎儿娩出后 5 分钟突发阴道多量出血约 400ml。查体：血压 100/60mmHg，脉搏 100 次/分，宫底脐平。此种情况最适宜的处理方式是

A. 静脉滴注缩宫素　　B. 检查软产道有无损伤

C. 纱布填塞宫腔　　D. 按摩子宫

E. 行人工剥离胎盘

16. 患者，女性，30 岁。患有糖尿病，足月分娩一新生儿，生后一小时呼吸困难，三凹征（+），两肺呼吸音减低，可闻湿啰音，白细胞计数 11×10^9/L。X 线所见：两肺透亮度减低，可见均匀细小颗粒和网状阴影，诊断是

A. 湿肺　　B. 肺不张

C. 吸入性肺炎　　D. 呼吸窘迫综合征

E. 新生儿颅内出血

17. 初产妇，26岁。妊娠40周。临产后宫缩强，宫口开大9cm时自然破膜。破膜后不久突然发生呛咳、呼吸困难、发绀，血压测不到。此种情况应急措施首选是

A. 加压给氧，准备气管切开
B. 静脉缓注罂粟碱90mg
C. 静脉注射地塞米松40mg
D. 静脉注射阿托品1mg
E. 立即结束分娩

18. 患者，女性，28岁。第一胎足月自娩，胎盘30分钟未娩出，检查子宫下段有一狭窄环，使胎盘嵌顿于宫腔内，此种情况应采用的适当方法是

A. 按摩子宫底压出胎盘
B. 肌内注射镇痛药，徒手取胎盘
C. 麻醉下手取胎盘
D. 大号刮匙刮取胎盘
E. 行子宫切除术

19. 新生儿，其母第二产程延长，胎头吸引器助产，产时脐带绕颈2周，Apgar评分3分，首要的措施是

A. 面罩吸氧
B. 口对口人工呼吸
C. 脐静脉注射碳酸氢钠
D. 注射呼吸中枢兴奋药
E. 气管插管吸出黏液

20. 患者，女性，25岁。孕1产0，妊娠29周，胎动胎心消失一周，人工破膜及缩宫素静脉滴注娩出一死婴，即开始不断阴道出血，经人工剥离胎盘及使用宫缩药后仍无效果，出血不止，无凝血块。此例产后出血的原因可能是

A. 产后宫缩乏力
B. 凝血功能障碍
C. 子宫破裂
D. 子宫腔内感染
E. 软产道损伤

21. 患者，女性，30岁。孕2产0，妊娠41周，自然分娩，胎儿娩出后无哭声，面色青紫，生后1分钟Apgar评分为7分，此种情况首先进行的处理方式是

A. 立即清理呼吸道
B. 肌内注射呼吸兴奋药
C. 氧气吸入
D. 拍打足底
E. 人工呼吸

22. 患者，女性，26岁。妊娠39周，妊娠期检查正常，自然临产，宫缩强，胎膜刚破，突然出现烦躁，呼吸困难，发绀，最可能的诊断是

A. 子宫破裂
B. 羊水栓塞
C. 胎盘早剥
D. 前置胎盘
E. 子痫

23. 患者，女性，32岁。孕3产1，妊娠40周，人工流产2次，产程进展顺利，胎儿娩出后已达30分钟，胎盘未娩出，亦无剥离迹象，阴道无出血，最可能的原因是

A. 胎盘剥离不全
B. 胎盘剥离后滞留

C. 胎盘嵌顿　　D. 胎盘完全粘连

E. 胎盘部分性植入

24. 患者，女性，33 岁。孕 1 产 0，宫内妊娠 41 周。LOA，临产 3 小时，宫缩 50 秒/（3~5）分，宫口开大 5cm，破膜时羊水Ⅲ度粪染，胎心 110 次/分，该产妇首先采取的处理方式是

A. 哌替啶 100mg 肌内注射　　B. 氧气吸入并考虑剖宫产

C. 尼可刹米肌内注射　　D. 侧卧位

E. 迅速结束分娩

25. 初产妇，24 岁。胎儿娩出后无阴道流血，胎盘娩出后阴道流血不断，时多时少，1 小时内阴道流血量超过 600ml，血压 70/50mmHg，脉搏 126 次/分。紧急措施应是

A. 手入宫腔探查　　B. 为宫颈裂伤，立即缝合

C. 为阴道血肿，立即处理方式　　D. 检查凝血功能，并输纤维蛋白原

E. 静脉注射麦角新碱加强宫缩

26. 初产妇，30 岁。妊娠 40 周，自娩，体重 3400g，胎儿娩出后阴道持续出血 10 分钟，量达 200ml，子宫轮廓清楚，应首选的措施是

A. 手取胎盘　　B. 按摩子宫底

C. 肌内注射缩宫素 10~20U　　D. 开放静脉通路输血输液

E. 检查软产道，如有裂伤即缝合

27. 初产妇，25 岁。行产钳助产，胎儿娩出后即出现较多的阴道流血，子宫收缩佳，质硬，最适宜的处理方式是

A. 注射宫缩药　　B. 注射麦角新碱

C. 输液、输血　　D. 及时缝合会阴伤口

E. 输液、取胎盘、检查软产道，如有裂伤及时缝合

28. 患者，女性，26 岁。妊娠 13 周行钳刮术，术中夹出黄色脂肪组织。患者觉剧烈腹痛、恶心呕吐，脉搏 110 次/分，血压 70/50mmHg，首先考虑的诊断为

A. 子宫穿孔　　B. 异位妊娠

C. 葡萄胎　　D. 出血过多

E. 羊水栓塞

29. 患者，女性，28 岁。孕 1 产 0，妊娠 41 周，宫口开大 4~5cm 时，胎心听诊 120 次/分，胎心监测示晚期减速，胎儿头皮血 pH 7.16，最恰当的处理方式为

A. 立即剖宫产

B. 面罩吸氧提高胎儿血氧供能

C. 产妇左侧卧位，观察产程，等待自然分娩

D. 待宫口开全，阴道助产缩短第二产程

E. 静脉推注葡萄糖+维生素C+尼可刹米，加强胎儿对缺氧的耐受力

30. 初产妇，26岁。行胎头吸引器助产分娩一巨大胎儿，胎儿娩出后伴有阴道大量出血，有凝血块，出血原因可能为

A. 软产道裂伤　　B. 子宫收缩乏力

C. 凝血功能障碍　　D. 胎盘剥离不全

E. 子宫破裂

三 A3/A4 型题

（1~3题共用题干）

患者，女性，30岁。孕1产0，妊娠40周，临产16小时，宫颈扩张活跃期停滞，宫口开大8cm，5小时经缩宫素静脉滴注产程无进展，基层转诊，初步诊断为“子宫破裂”。

1. 体检中发现最可靠的诊断依据是

A. 胎心胎动消失　　B. 可见阴道多量鲜血流出

C. 脐下病理性缩复环随宫缩上升　　D. 子宫轮廓不清，胎体可清楚扪及

E. 产妇疼痛难忍，呼叫，烦躁不安

2. 此种情况患者最适宜的处理方式是

A. 迅速阴道助产娩出死胎　　B. 输血输液观察

C. 即行阴道内诊，以明确破口部位及大小　　D. 立刻剖腹取胎，同时行子宫次全切除术

E. 剖腹取胎后，对破口小，时间短，无感染者可行修补术

3. 为降低子宫破裂的发生率，正确的预防措施是

A. 嵌顿性横位不应行内倒转术

B. 宫缩乏力及产程延长均可选用缩宫素

C. 对子宫有瘢痕者，可给予阴道试产机会

D. 子宫原先无瘢痕者，一般不会发生子宫破裂

E. 先兆破裂一经诊断，宫口已开大者应立即行阴道助产

（4~6题共用题干）

初产妇，27岁。妊娠40周，规律宫缩8小时。髂棘间径25cm，骶耻外径20cm，坐骨结节7.5cm。枕右前位，胎心率138次/分。宫口开8cm，胎头为S^0。2小时后产妇呼叫腹痛难忍，宫缩1~2分钟1次，持续40秒，胎心率104次/分，子宫下段压痛明显。肛查宫口开大5cm。

4. 产程受阻的原因主要为

A. 骨盆入口狭窄　　B. 扁平骨盆

C. 中骨盆狭窄　　D. 骨盆出口狭窄

E. 漏斗骨盆

5. 最可能的诊断是

A. 先兆子宫破裂　　B. 重型胎盘早剥

C. 协调性子宫收缩过强　　D. 不协调性子宫收缩过强

E. 不协调性子宫收缩乏力

6. 应立即

A. 做宫缩应激试验，若异常行剖宫产术　　B. 停止静脉滴注缩宫素，继续观察产程

C. 肌内注射哌替啶或地西泮　　D. 等待宫口开全行产钳术

E. 行剖宫产术

（7~10 题共用题干）

患者，女性，26 岁。孕 1 产 0，妊娠 39 周，阴道见红，偶感无规律宫缩，晨起后消失，肛查骨盆正常，宫颈部分消失，宫口未开，先露 $S^{-1.5}$。

7. 此种情况应采取的最适宜的处理方式是

A. 静脉滴注缩宫素　　B. 肌内注射哌替啶

C. 人工破膜引产术　　D. 等待自然分娩

E. 剖宫产术

8. 该产妇因宫颈扩张活跃期延长，行缩宫素静脉滴注，滴注中突发腹痛。查体脐耻间可见一凹陷，下腹拒按，胎心 110 次/分。阴道内诊：宫口开大 8cm，先露 S^{+1}，LOA，骨盆正常，导尿呈血性，此例应诊断为

A. 胎盘早剥　　B. 子宫破裂

C. 前置胎盘　　D. 先兆子宫破裂

E. 膀胱破裂

9. 处理方式为

A. 给予哌替啶后继续观察产程进展　　B. 加速缩宫素静脉滴注速度

C. 吸氧，静脉输入高张葡萄糖　　D. 产钳助产

E. 剖宫产

10. 产后出血最常见的原因是

A. 宫缩乏力　　B. 胎盘胎膜残留

C. 胎盘植入　　D. 软产道损伤

E. 凝血功能障碍

（11~13 题共用题干）

初产妇，26 岁。妊娠 39 周，规律宫缩伴阵发性胎动频繁 5 小时。胎动及宫缩后胎心突

然变慢。肛查：胎头高浮，宫口开大 3cm，胎膜未破，估计胎儿体重 3400～3500g。孕妇左侧卧位及抬高臀部时胎心迅速恢复正常，骨盆测量正常。

11. 此种情况首选的处理方式为
    A. 人工破膜观察羊水性状
    B. 吸氧+抬高臀部
    C. 做好剖宫产准备
    D. 胎心监测
    E. B 超诊断
12. 此种情况最可能的诊断是
    A. 脐带缠绕
    B. 脐带脱垂
    C. 脐带先露
    D. 脐带打结
    E. 脐带扭转
13. 该孕妇最适宜的分娩时机和分娩方式应是
    A. 测定胎盘功能，如果发现有逐渐降低时可考虑手术结束分娩
    B. 人工破膜后给予缩宫素加强产力，待宫口开全后行产钳助娩
    C. 氧气吸入，嘱孕妇定时数胎动，期待自然分娩
    D. 短期内处理方式，尽快剖宫产
    E. 缩宫素引产，缩短第二产程

（14～16 题共用题干）

初产妇，33 岁。因第二产程延长，胎头吸引助娩，胎儿体重 3800g，胎儿娩出后阴道持续出血，有凝血块。

14. 此种情况阴道出血最可能的原因是
    A. 子宫破裂
    B. 软产道裂伤
    C. 胎盘剥离不全
    D. 凝血功能障碍
    E. 产后宫缩乏力
15. 最适宜的处理方式是
    A. 配血，输血
    B. 注射缩宫素
    C. 注射麦角新碱
    D. 仔细检查宫颈、阴道，有裂伤立即缝合
    E. 开放静脉通路，手取胎盘，检查软产道
16. 产后 1 小时，再次出血，血压 70/30mmHg，面色苍白，出冷汗，此种情况出血原因是
    A. 胎盘剥离不全
    B. 子宫收缩乏力
    C. 凝血功能障碍
    D. 软产道裂伤
    E. 胎盘残留

（17～19 题共用题干）

经产妇，32 岁。妊娠 36 周，先兆子痫，单胎头位，合并右卵巢囊肿，入院时曾有外伤史，宫颈 Bishop 评分 3 分。给予米索前列醇 50μg 阴道放置引产，间隔 6 小时，再次阴道放入米索前列醇。下腹较痛，宫缩 1～2 分钟 1 次，持续 50～60 秒，强度（+），阴道出血较多，色鲜红，宫口开大 1cm。半小时后，产妇突然自述下腹剧痛，随即面色苍白，大汗淋漓，血压 50/30mmHg，心率 140 次/分，弱，宫口全开，胎心无。

17. 诊断可能性最大的是
   A. 胎盘早剥　　B. 子宫破裂
   C. 卵巢囊肿扭转　　D. 卵巢囊肿破裂
   E. 肝破裂
18. 首选的辅助检查是
   A. 阴道检查　　B. 磁共振
   C. B 超　　D. X 线片
   E. CT
19. 首选的处理方式是
   A. 抢救休克，同时待死胎自然娩出　　B. 抢救休克，同时及时剖腹检查
   C. 抢救休克，同时吸引器分娩　　D. 抢救休克，同时阴道毁胎
   E. 抢救休克，同时产钳分娩

（20～22 题共用题干）

初产妇，28 岁。妊娠 38 周，双胎，第一胎臀位脐带脱垂，臀牵引娩出。第二胎头位自娩，产后 20 分钟突然阴道出血 200ml，胎盘尚无剥离迹象。

20. 该产妇最及时的处理方式是
   A. 手取胎盘　　B. 检查软产道，除外损伤
   C. 输液，静脉注射麦角新碱　　D. 观察胎盘剥离迹象，协助胎盘娩出
   E. 牵引脐带，挤压宫底，迫使胎盘娩出
21. 预防双胎产后出血最常用的方法是
   A. 按摩宫底　　B. 双手按摩子宫
   C. 宫腔填塞纱布　　D. 腹部放置沙袋
   E. 第二胎前肩娩出时，静脉推注麦角新碱及肌内注射缩宫素
22. 该产妇产后 2 小时再次出血，休克，此种情况最有效的是
   A. 麻黄素+10%葡萄糖液　　B. 低分子右旋糖酐
   C. 新鲜血　　D. 60%羟乙基淀粉
   E. 林格液

（23～25题共用题干）

初产妇，24岁。妊娠39周，临产破水8小时。腹围97cm，宫高30cm，LOA，胎心140次/分。宫口开大3cm，宫缩间歇时有血性羊水流出。6小时后阴道出血较多，胎心音变慢不规律，经积极治疗，2小时后分娩出一男婴，苍白窒息，经抢救无效死亡。

23. 此产妇最可能的诊断是

A. 轮廓状胎盘
B. 重型胎盘早剥
C. 部分性前置胎盘
D. 胎盘边缘血窦破裂
E. 脐带帆状附着的前置血管破裂

24. 该患者的临床诊断主要根据

A. 脐血流图
B. B超检查
C. 彩色超声多普勒
D. 产前诊断通过阴道检查来确诊
E. 取阴道血涂片找到有核红细胞或幼红细胞

25. 该患者产后检查胎盘，可能的阳性发现为

A. 胎盘边缘有陈旧性凝血块附着
B. 胎盘呈马蹄状，并有副胎盘
C. 胎盘表面呈现紫色，有血块压迹
D. 脐带附着于胎盘边缘，胎膜破口处有一主干血管破裂
E. 胎盘表面为一黄白色环，胎盘边缘薄弱破裂

（26～29题共用题干）

患者，女性，29岁。妊娠34周。阴道大出血5小时，平素月经5/28天。本次妊娠29周、32周时曾有2次阴道少量出血史，均经住院治疗1周好转。今晨醒来时，发现阴道出血量巨大，无腹痛，但头晕，心悸，胎动明显减少，<2次/小时。面色苍白，血压80/50mmHg，脉搏110次/分，心前区可闻及收缩期吹风样杂音，腹部膨隆，宫高30cm，子宫放松，可清晰地触到胎体，先露为臀，高浮，胎心164次/分，阴道有活动性出血，耻骨联合上方未闻及胎盘杂音，急查血红蛋白8g/L，白细胞11.0×10^9/L。

26. 该患者的诊断应为

A. 妊娠34周，臀位，前置胎盘
B. 妊娠晚期出血，前置胎盘，胎儿宫内窘迫
C. 前置胎盘，失血性休克，胎儿宫内窘迫
D. 妊娠34周，前置胎盘，妊娠晚期出血
E. 妊娠34周，臀位，前置胎盘，妊娠晚期出血，失血性休克，胎儿宫内窘迫

27. 下列不是诊断依据的是

A. 耻骨联合上方未闻及胎盘杂音

B. 先露部为臀，高浮
C. 妊娠晚期反复无痛性阴道出血
D. 胎动明显减少，<2 次/小时，胎心率 164 次/分
E. 面色苍白，血压 80/50mmHg，心率 110 次/分

28. 该患者耻骨联合上方未闻及胎盘杂音，说明
A. 可否定前置胎盘诊断　　B. 胎盘未覆盖在子宫下段
C. 胎盘完全附着在子宫下段　　D. 胎盘附着于子宫前壁下段
E. 胎盘没有附着于子宫前壁下段

29. 下列处理方式正确的是
A. 立即剖宫产，抢救胎儿
B. 输液、输血、抗休克治疗，抢救孕妇的生命
C. 积极抗休克、输血、输液，并尽快剖宫产终止妊娠
D. 抗休克、输血、输液、止血，促胎肺成熟
E. 因胎儿未足月，放弃胎儿而积极输液、输血、止血治疗，保证孕妇的生命完全

（30~32 题共用题干）

初产妇，35 岁。妊娠 40 周，估计胎儿体重 3600g，临产 15 小时，宫口开 4cm，以 5%葡萄糖、缩宫素 5U 静脉滴注，4 小时后宫口开 9cm，先露 S^{+1}，但产妇烦躁不安，疼痛难受，腹部检查见脐下两指处呈环状凹陷，下段有压痛。胎心音正常，导尿呈血性。

30. 最可能的诊断是
A. 不完全性子宫破裂　　B. 先兆子宫破裂
C. 完全性子宫破裂　　D. 膀胱破裂
E. 脾破裂

31. 应立即采取的处理方式为
A. 产钳助产　　B. 停注缩宫素
C. 肌内注射哌替啶　　D. 会阴切开后头皮钳牵引助产
E. 继续滴缩宫素，待宫口开全后做会阴切开助产

32. 应选择的分娩方式为
A. 立即剖宫产　　B. 立即产钳助娩
C. 会阴切开后自然分娩　　D. 立即行胎头吸引器助娩
E. 给予缩宫素，待宫口开全后，按压宫底自娩

（33~35 题共用题干）

患者，女性，26 岁。平素健康，妊娠 40 周，在家生产，胎儿娩出后，流出大量新鲜

血，新生儿体重 4000g，15 分钟后胎盘自然娩出，但一直阴道持续流血，有血块。转医院时，面色苍白，四肢凉，血压 60/40mmHg，心率 130 次/分，弱，经输血 1200ml 后，血压回升至 90/60mmHg，给予积极恰当治疗后，病情稳定，出血停止。次日查血常规，血红蛋白 75g/L，又输同型血 800ml。

33. 此患者最可能的诊断是

A. 凝血功能障碍
B. 子宫收缩乏力
C. 软产道裂伤
D. 胎盘滞留
E. 前置胎盘

34. 这位患者最可能的晚期并发症是

A. 闭经溢乳综合征
B. 希恩综合征
C. 西蒙综合征
B. 多囊卵巢综合征
E. 库欣综合征

35. 并发症最早可出现在

A. 产后 6 小时
B. 产后 1 周
C. 产后 1 个月
D. 产后 6 个月
E. 产后 1 年

四 B 型题

（1~5 题共用备选答案）

A. 胎盘嵌顿
B. 胎盘粘连
C. 软产道裂伤
D. 凝血功能障碍
E. 胎盘剥离后滞留

1. 子宫收缩乏力可导致
2. 多次人工流产可导致
3. 子宫收缩过强可导致
4. 应用宫缩药不当可导致
5. 重度胎盘早剥可出现

（6~8 题共用备选答案）

A. 胎盘残留
B. 胎盘粘连
C. 胎盘嵌顿
D. 胎盘植入
E. 胎盘剥离不全

6. 第三产程中，子宫不协调性收缩可造成
7. 胎盘未完全剥离时过早挤揉子宫可造成

8. 胎盘与子宫壁界限不清可造成

（9~13 题共用备选答案）

A. 防治大量出血

B. 纠正休克和代谢失调

C. 减轻肺水肿，改善脑缺氧

D. 解除支气管平滑肌及血管平滑肌痉挛

E. 消除急性肺水肿，并防治急性肾衰竭

9. 利尿药用于

10. 肝素用于

11. 解痉药用于

12. 吸氧用于

13. 碱性药物用于

（14~18 题共用备选答案）

A. 复合先露

B. 脐带先露

C. 脐带脱垂

D. 脐带缠绕

E. 帆状胎盘

14. 脐带围绕胎儿颈部，称为

15. 胎膜未破，脐带位于胎先露以下，称为

16. 胎先露部伴有肢体同时进入骨盆入口，称为

17. 胎膜已破，脐带脱出于宫颈口外或阴道口外，称为

18. 脐带附着于胎膜，血管经胎膜作扇状分布进入胎盘，称为

（19~22 题共用备选答案）

A. 胎盘植入

B. 胎盘剥离不全

C. 胎盘嵌顿

D. 胎盘粘连

E. 胎盘剥离后滞留

19. 胎盘绒毛植入子宫肌层者，称为

20. 胎盘部分自宫壁剥离，称为

21. 胎盘全部或部分粘连于宫壁，不能自行剥离，称为

22. 胎盘从宫壁全部剥离后未能排出而潴留在宫腔内，称为

（23~26 题共用备选答案）

A. 生理性黄疸

B. 新生儿溶血症

C. 先天性胆道闭锁

D. 新生儿病毒性肝炎

E. 新生儿感染或败血症

23. 出生 24 小时内出现黄疸，为
24. 出生后 3 天出现黄疸，4~5 天最明显，为
25. 出生后 1~2 周出现黄疸，进行性加重，为
26. 出生后 1~3 周缓慢起病，伴食欲缺乏、恶心，为

（27~29 题共用备选答案）

A. 胎盘粘连　　B. 子宫内翻
C. 软产道损伤　　D. 凝血功能障碍
E. 子宫收缩乏力

27. 反复多次人工流产或清宫可致
28. 急产可导致
29. 急性重型肝炎分娩时可致

（30~32 题共用备选答案）

A. 应立即行子宫切除
B. 在抢救休克后行子宫切除
C. 应立即考虑剖宫产，以去除病因
D. 在抢救产妇的同时，可及时阴道结束分娩
E. 即使在休克状态下，也应在抗休克同时行子宫切除术

30. DIC 在第一产程发病，正确的处理方式是
31. DIC 在第二产程发病，正确的处理方式是
32. 对无法控制的产后出血，正确的处理方式是

（33~37 题共用备选答案）

A. 子宫瘢痕　　B. 手术创伤
C. 宫缩药使用不当　　D. 胎先露部下降受阻
E. 子宫内翻

33. 胎盘未剥离时，过早过度用力牵拉脐带可致
34. 产时子宫破裂的主要原因为
35. 自发性子宫破裂的主要原因为
36. 产钳助产后出现子宫破裂的主要原因为

五 X 型题

1. 软产道损伤可发生于
   A. 阴道　B. 宫颈
   C. 会阴　D. 子宫下段
   E. 子宫体
2. 羊水栓塞的 DIC 可以引起
   A. 阴道出血　B. 泌尿道出血
   C. 消化道出血　D. 全身皮肤黏膜出血
   E. 子宫切口渗血
3. 按发生子宫破裂的部位分类，可分为
   A. 子宫下段破裂　B. 子宫体部破裂
   C. 子宫底部破裂　D. 子宫颈破裂
   E. 子宫峡部破裂
4. 羊水栓塞的高发因素是
   A. 高龄产妇　B. 过强宫缩
   C. 初产妇　D. 多产妇
   E. 急产
5. 胎盘植入的处理措施有
   A. 子宫切除术　B. 大号刮匙清除
   C. 人工徒手剥离胎盘　D. 给予甲氨蝶呤
   E. 在静脉麻醉下，手取胎盘
6. 羊水栓塞的诱因是
   A. 剖宫产　B. 前置胎盘
   C. 胎盘早剥　D. 胎儿过大
   E. 胎膜早破
7. 按发生子宫破裂的程度分类，可分为
   A. 不完全性破裂　B. 部分性破裂
   C. 子宫瘢痕破裂　D. 子宫肌层破裂
   E. 完全性破裂
8. 子宫收缩乏力的局部因素包括
   A. 临产后使用过多镇静药　B. 子宫肌纤维发育不良
   C. 子宫肌水肿及渗血　D. 产妇体力衰竭
   E. 子宫过度膨胀

9. 胎盘滞留的常见原因有
A. 不恰当应用子宫收缩药
B. 胎盘剥离不全
C. 膀胱过度充盈
D. 多次人工流产
E. 子宫畸形

10. 子宫收缩乏力的全身性因素包括
A. 合并急慢性全身性疾病
B. 子宫过度膨胀
C. 羊水过多
D. 产程长或难产
E. 产妇精神紧张

11. 按发生子宫破裂的时间分类，可分为
A. 妊娠期破裂
B. 分娩期破裂
C. 妊娠中期破裂
D. 妊娠晚期破裂
E. 妊娠早期破裂

12. 产后出血的原因有
A. 消化道出血
B. 宫缩乏力
C. 子宫破裂
D. 软产道损伤
E. 凝血功能障碍

13. 与子宫破裂因素有关的是
A. 胎儿过大
B. 头盆不称
C. 缩宫素剂量过大
D. 骨盆狭窄
E. 阴道助产术不当

14. 软产道裂伤多发生在
A. 会阴
B. 子宫颈
C. 阴道
D. 子宫体
E. 子宫下段

15. 按发生子宫破裂的原因分类，可分为
A. 原发性破裂
B. 继发性破裂
C. 外伤性破裂
D. 自发性破裂
E. 损伤性破裂

16. 抢救羊水栓塞的措施有
A. 抗呼吸衰竭
B. 抗循环衰竭
C. 第二产程发生者应剖宫产
D. 治疗 DIC 及继发性纤溶
E. 第一产程发生者应加强缩宫素应用，促使其尽早分娩

17. 关于完全性子宫破裂的体征，下列恰当的是
A. 阴道可能有鲜血，流出量可多可少
B. 拨露或下降中的胎先露部消失

C. 曾扩张的宫口可缩回
D. 产妇大量出汗、疼痛
E. 胎心消失

18. 羊水栓塞的好发因素有
A. 胎盘早剥
B. 急产
C. 过强宫缩
D. 遗传
E. 羊膜腔压力高

19. 产后出血的治疗原则包括
A. 预防感染
B. 针对原因迅速止血
C. 补充血小板
D. 补充血容量，纠正休克
E. 立即行子宫切除术

20. 先兆子宫破裂的主要表现有
A. 子宫下段痉挛性狭窄环
B. 子宫病理性缩复环形成
C. 下腹部压痛
D. 胎心率改变
E. 血尿出现

21. 处理羊水栓塞时常用的解痉药物包括
A. 硫酸镁
B. 氨茶碱
C. 阿托品
D. 罂粟碱
E. 阿司匹林

22. 羊水栓塞 DIC 阶段的处理方式原则是
A. 抗休克
B. 早期抗凝
C. 晚期抗纤溶
D. 补充凝血因子
E. 晚期抗纤溶，同时补充凝血因子

六 案例分析题

（1~4 题共用题干）

初产妇，26 岁。妊娠 40 周，规律宫缩 9 小时。髂棘间径 25cm，骶耻外径 20cm，坐骨结节间径 7.5cm。枕右前位，胎心率 136 次/分。肛查宫口开大 4cm，胎头为“0”。3 小时后产妇呼叫腹痛难忍，宫缩 1~2 分钟 1 次，持续 45 秒，胎心率 106 次/分，子宫下段压痛明显。肛查宫口开大 5cm。

1. 产程受阻的原因主要为
A. 骨盆出口狭窄
B. 骨盆入口狭窄
C. 中骨盆狭窄
D. 扁平骨盆
E. 漏斗骨盆
F. 均小骨盆

2. 最可能的诊断是

A. 不协调性子宫收缩过强　　B. 不协调性子宫收缩乏力
C. 协调性子宫收缩过强　　D. 先兆子宫破裂
E. 重型胎盘早剥　　F. 子宫破裂

3. 应立即
A. 做宫缩应激试验，若异常行剖宫产术　　B. 停止静脉滴注缩宫素，继续观察产程
C. 肌内注射哌替啶或地西泮　　D. 等待宫口开全行产钳术
E. 行剖宫产术　　F. 行外倒转术

4. 先兆子宫破裂的主要表现有
A. 子宫下段痉挛性狭窄环　　B. 子宫病理性缩复环形成
C. 下腹部压痛　　D. 胎心率改变
E. 血尿出现　　F. 宫口开全

（5~7 题共用题干）

患者，女性，25 岁。9 个月前行剖宫产术，现停经 7 周，要求终止妊娠。

5. 患者终止妊娠的方法可采用
A. 依沙吖啶羊膜腔注射　　B. 天花粉羊膜腔注射引产
C. 米非司酮药物流产　　D. 水囊引产
E. 负压吸引术　　F. 缩宫素引产
G. 钳刮术

6. 患者若采用负压吸引术终止妊娠，手术可能出现的并发症为
A. 子宫穿孔　　B. 羊水栓塞
C. 术中大咯血　　D. 人工流产综合反应
E. 漏吸　　F. 感染

7. 患者于术后 1 周，突然阴道流血增多，伴腹痛，发热，检查见子宫稍大软，压痛（+），附件正常。为确诊应行的检查是
A. 血 hCG 测定　　B. 宫腔镜
C. 腹部平片　　D. 子宫造影
E. B 超　　F. 血常规

参考答案与解析

一、A1 型题

1. C【解析】子宫破裂按发生时间分为妊娠期破裂和分娩期破裂，按原因分为自发性破

裂和损伤性破裂，按发生部位分为子宫体部破裂和子宫下段破裂，按破裂程度分为完全性破裂和不完全性破裂。破裂的过程一般分为先兆破裂和破裂两个阶段。

2. B【解析】脐带一般长度为 55 厘米左右，短于 30 厘米为脐带过短，长于 70 厘米为脐带过长。

3. C【解析】当脐带脱出于胎先露的下方，经宫颈进入阴道内，甚至经阴道显露于外阴部，称为脐带脱垂，其发生率为 0.4%~10.0%。

4. E【解析】胎膜未破时脐带位于胎先露前方或一侧，称为脐带先露，也称隐性脐带脱垂。

5. C【解析】产后宫缩乏力性出血表现为宫体较软，宫底不硬，轮廓不清；流出的血液能凝固，血色暗红；胎儿娩出后可见血液流出，但出血多为间歇性；宫缩差时出血多，宫缩好时出血少。胎盘粘连剥离后造成的产后出血多表现为第三产程延长或出血，未剥离前无出血不止。

6. E【解析】当头盆不称时，胎先露下降受阻，宫缩使子宫下段变薄而宫底更加变厚变短。两者间形成明显环状凹陷，随产程进展上升达脐平至脐上，即形成病理性缩复环。枕后位易形成宫缩乏力，一般不会形成病理性缩复环。

7. A【解析】宫缩乏力是产后出血最常见的原因。宫缩乏力时，胎盘剥离面血窦持续开放，可在短期内大量失血。常见因素有如下。①全身因素：精神过度紧张、合并慢性全身性疾病等。②产科因素：产程过长、前置胎盘、胎盘早剥、妊娠期高血压疾病、宫腔感染、产后尿潴留等。③子宫因素：多胎妊娠、羊水过多、巨大胎儿等使子宫肌纤维过度伸展，瘢痕子宫、急产、多次分娩等可导致子宫壁损伤，子宫畸形、子宫肌瘤等子宫病变，均可影响子宫收缩。④药物因素：产程中过量使用麻醉药、镇静药、宫缩抑制药等。

8. D【解析】先兆子宫破裂常见于产程长、有梗阻性难产因素的产妇，病理性缩复环形成、下腹部压痛、胎心率改变、排尿困难及血尿是先兆子宫破裂的 4 个征象。

9. D【解析】软产道裂伤的常见原因有阴道手术助产不当（如产钳助产、臀牵引术等）、巨大胎儿分娩、急产、软产道静脉曲张、外阴水肿、软产道组织弹性差而产力过强等。

10. A【解析】死胎时间过长稽留在宫腔内，退行性变的胎盘和羊水释放的凝血活酶进入母血循环，引起 DIC，消耗血中纤维蛋白原，容易引起低纤维蛋白原血症。

11. C【解析】羊水中的肌酐是肌组织肌酸的代谢产物，通过胎儿的尿液排至羊水中，故羊水中的肌酐值与胎儿肾的成熟程度有关，与胎儿宫内窘迫无关。

12. E【解析】阴道壁囊肿及肿瘤容易引起子宫破裂。阴道内肿瘤阻碍胎先露部下降而又不能经阴道切除者，应行剖宫产术。其他选项的软产道异常均可对症给予处置。

13. E【解析】缺氧早期，无宫缩时胎心率增快达 160 次/分以上。严重缺氧时胎心率减慢达 120 次/分以下。胎心率减慢至 100 次/分以下、基线变异低于 5 次/分，伴频繁晚期减速或重度变异减速，提示胎儿严重缺氧，随时可能胎死宫内。

14. A【解析】如果胎儿出现横位，没有及时处理，就会导致脐带脱垂，胎死宫内。严重的会导致子宫破裂，使产妇受到更大的生命威胁，出现大出血的现象。

15. B【解析】头颅血肿又称骨膜下血肿，血肿位居顶骨或后顶骨，常位于一侧或两侧顶骨部，两侧同患头颅血肿者偶见之，额骨、枕骨及颞骨三处同时发生血肿者亦间或有之，由于骨膜下出血缓慢血肿，多在生后数小时或2~3天才明显，1周内达最大范围，以后渐吸收缩小，血肿界限清楚不越过骨缝，有波动感，局部患处皮肤颜色无改变，个别患儿的血肿局部皮色发红。

16. B【解析】脑积水常伴有脊柱裂、足内翻等畸形。严重的脑积水及水脑可致梗阻性难产、子宫破裂、生殖道瘘等，对母亲有严重危害。

17. D【解析】新生女婴脱离母体环境，雌激素水平迅速下降，出现少量阴道流血。雌激素水平下降到正常，出血就停止了。

18. C【解析】产后出血是指胎儿娩出后24小时内失血量超过500ml，剖宫产时超过1000ml。

19. C【解析】足月妊娠的脐带长度为30~100cm，平均约55cm。如果胎盘附着于宫底，结合足月子宫宫底高度，子宫肌壁厚度，胎盘厚度，正常产道深度，如脐带长度短于32cm，分娩过程中，因为胎头下降，脐带长度不够，可能会出现脐带受压血流受阻致胎儿缺氧，或胎盘早剥而影响分娩。

20. B【解析】应肌内注射维生素 K_1 10mg，以降低新生儿颅内出血发生率。

21. B【解析】产后出血胎盘因素的处理措施如下。①胎盘已剥离未排出：膀胱过度膨胀应导尿排空膀胱，用手按摩使子宫收缩，另一手轻轻牵拉脐带协助胎盘娩出。②胎盘剥离不全或胎盘粘连伴阴道流血：应徒手剥离胎盘，促进胎盘娩出，使子宫有效收缩止血。③胎盘植入的处理：若剥离胎盘困难，切忌强行剥离，应考虑行子宫切除术。若出血不多，需保留子宫者，可保守治疗，目前用甲氨蝶呤（MTX）治疗，效果较好。④胎盘胎膜残留：可行钳刮术或刮宫术。⑤胎盘嵌顿：在子宫狭窄环以上者，可在静脉全身麻醉下，待子宫狭窄环松解后再用手取出胎盘。

22. C【解析】Apgar评分法是以出生后1分钟内的心率、呼吸、肌张力、喉反射及皮肤颜色5项体征为依据，每项为0~2分，满分为10分。

23. E【解析】参见A1型题第21题解析。

24. B【解析】抽取下腔静脉或右心房的血5ml，离心沉淀后取上层物作涂片，用Wright-Giemsa染色，镜检发现鳞状上皮细胞、毳毛、黏液，或行苏丹Ⅲ染色寻找脂肪颗粒，可协助诊断羊水栓塞。

25. A【解析】产后出血应用无菌纱条止血，取出时应肌内注射子宫收缩药，注意预防感染。

26. C【解析】典型的羊水栓塞是以骤然的血压下降（血压与失血量不符合）、组织缺氧和消耗性凝血病为特征的急性综合征。在分娩过程中，尤其是刚破膜不久，产妇突感寒战，出现呛咳、气急、烦躁不安、恶心、呕吐等前驱症状，继而出现呼吸困难、发绀、抽搐、昏迷，脉搏细数、血压急剧下降，心率加快、肺底部湿啰音。病情严重者，产妇仅惊叫一声或打一个哈欠或抽搐一下后呼吸心搏骤停，于数分钟内死亡。

27. A【解析】病理性缩复环是子宫破裂的先兆。

28. C【解析】胎儿缺氧的常见表现有胎动减少、胎心和胎心监护异常、胎儿生物物理评分低、羊水异常等。胎儿缺氧早期的胎心率为 160~180 次/分。

29. D【解析】任何原发性或继发性凝血功能障碍，包括原发性血小板减少、再生障碍性贫血等内科合并症以及胎盘早剥、羊水栓塞、重度子痫前期、死胎等产科并发症，均可导致产后大出血。

30. C【解析】慢性胎儿窘迫主要发生在妊娠晚期，临床表现如下。①胎动减少或者消失，胎动减少是胎儿缺氧的重要表现，应予警惕，临床常见胎动消失 24 小时后胎心消失。②产前胎儿电子监护异常，胎心率异常，提示胎儿有缺氧的可能。③胎儿生物物理评分低，提示胎儿窘迫。建议孕妇加强产前检查，在家数胎动，睡觉时左侧卧位。羊膜镜检查见羊水混浊呈绿色至深褐色，有助于胎儿窘迫诊断。

31. A【解析】产后子宫感染包括急性子宫内膜炎、子宫肌炎。产褥感染时子宫内膜是最常受累的部位。细菌经胎盘剥离面侵入，先扩散到蜕膜层引起急性子宫内膜炎，之后可继续侵犯浅肌层、深肌层乃至浆膜层，导致子宫肌炎。由于子宫内膜充血、坏死，阴道内有大量脓性分泌物且有臭味。若为子宫肌炎，则子宫复旧不良。体检腹部尤其宫底部有压痛，还可伴有高热、头痛、白细胞增多等感染征象。

32. B【解析】给新生儿心外按压时一手托住患儿肺背部，另一手两手指置于乳头下一指处（胸骨体下 1/3）进行按压，或者是两手掌及四手指托住两侧背部，双手大拇指按压，如果是做心肺复苏，那么频率是 3∶1（按压∶呼吸）。

33. B【解析】产后出血是分娩期的严重并发症，居我国产妇死亡的原因之首。

34. B【解析】参见 A1 型题第 15 题解析。

35. B【解析】产褥期抑郁症的诊断标准如下。①在产后 2 周内出现下列 5 条或 5 条以上的症状，必须具备前两条：情绪抑郁；对全部或多数活动明显缺乏兴趣或愉悦；体征显著下降或增加；失眠或睡眠过度；精神运动性兴奋或阻滞；疲劳或乏力；遇事均感毫无意义或有自罪感；思维能力减退或注意力不集中；反复出现想死亡的想法。②在产后 4 周内发病。

36. A【解析】国际上常用 Bishop 评分法判断宫颈成熟度，见表 9-1。

表 9-1 Bishop 评分法

指标	分数			
	0	1	2	3
宫口开大/cm	0	1~2	3~4	≥5
宫颈管消退/%（未消退为 2~3cm）	0~30	40~50	60~70	≥80
先露位置（坐骨棘水平=0）	-3	-2	-1~0	+1~+2
宫颈硬度	硬	中	软	
宫口位置	朝后	居中	朝前	

37. E【解析】羊水栓塞患者 90%可出现胸部 X 线片异常。双肺出现弥散性点片状浸润影，并向肺门周围融合，伴有轻度肺不张和右心扩大。

38. E【解析】连续 24 小时动态监测尿 E_3值，E_3值减少 30%~40%提示胎盘功能不良。

39. B【解析】羊水栓塞时，肺泡及毛细血管通透性增加，血浆部分渗出，导致肺间质、肺泡内水肿，肺出血，急性肺心病右侧心力衰竭，右心室扩大。

40. B【解析】参见 A1 型题第 6 题解析。

41. A【解析】第一产程末、第二产程宫缩较强时，发生休克。

42. D【解析】子宫收缩乏力性出血最常见的止血方法是按摩子宫，包括经腹按摩子宫（单手按摩法）、腹部-阴道双手按摩子宫（双手按摩法）及剖宫产术中直接按摩子宫，配合使用宫缩药。

43. E【解析】软产道裂伤导致的出血发生在胎儿娩出后，持续不断，血色鲜红能自凝。出血量与裂伤程度以及是否累及血管相关。裂伤较深或波及血管时，出血较多。检查子宫收缩良好，仔细检查软产道可明确裂伤及出血部位。

44. D【解析】新生儿窒息时，需清理呼吸道、人工呼吸、吸氧、用药等措施才能恢复。所以，抢救的首要措施是清理呼吸道。

45. E【解析】羊水进入母体的途径如下。①宫颈内静脉：在产程中，宫颈扩张使宫颈内静脉有可能撕裂，或在手术扩张宫颈、剥离胎膜、安置内监护器时引起宫颈内静脉损伤，静脉壁的破裂、开放，是羊水进入母体的一个重要途径。②胎盘附着处或其附近：胎盘附着处有丰富的静脉窦，如胎盘附着处附近胎膜破裂，羊水则有可能通过此裂隙进入子宫静脉。③胎膜周围血管：如胎膜已破裂，胎膜下蜕膜血窦开放，强烈的宫缩亦有可能将羊水挤入血窦而进入母体循环。另外，剖宫产子宫切口也日益成为羊水进入母体的重要途径之一。

46. D【解析】会阴裂伤按程度可分为四度。①Ⅰ度：指会阴皮肤和阴道口黏膜撕裂，未伤及肌层，出血少。②Ⅱ度：指裂伤深达会阴体筋膜及肌层，累及阴道后壁黏膜，出血多。③Ⅲ度：指裂伤向会阴深部扩展，肛门外括约肌断裂，直肠黏膜尚完整。④Ⅳ度：指肛门、直肠、阴道完全贯通，组织损伤严重，出血量可能不多。

47. C【解析】脐带扭转是指胎儿活动使脐带顺其纵轴扭转呈螺旋状，生理性扭转可达6~11 周。脐带过分扭转在近胎儿脐轮部变细呈索状坏死，引起血管闭塞或伴血栓形成，胎儿可因血运中断而致死亡。

48. A【解析】完全性子宫破裂时，子宫肌层及浆膜层全部破裂，宫腔与腹腔相通。产妇常感撕裂状剧烈腹痛，子宫收缩消失，疼痛缓解，但随血液、羊水及胎儿进入腹腔，很快出现严重的腹膜刺激征及失血性休克征兆。伴子宫颈撕裂或延及下段者可出现少量阴道出血。阴道检查：可见鲜血流出，已扩张的宫颈口回缩，先露部上升。若破裂口位置较低，可自阴道扪及子宫下段裂口。腹部检查：全腹有压痛和反跳痛，在腹壁下可清楚扪及胎体，在胎儿侧方可扪及缩小的宫体，胎动和胎心消失。

49. A【解析】参见 A1 型题第 42 题解析。

50~51 B、E【解析】子宫破裂是指在妊娠晚期或分娩过程中子宫体部或子宫下段发生破裂。多发生在分娩期，也有少部分发生在妊娠晚期。本病易发生于经产妇，是产科严重并发症，子宫破裂如未能及时诊断、处理，常导致胎儿及产妇死亡。子宫收缩药应用不当也是子宫破裂的原因之一，多见于临产过程中不恰当的应用缩宫素、麦角类药物、前列腺素栓剂而没有良好的监护。

52. A【解析】不完全子宫破裂时，子宫肌层已全部或部分破裂，但浆膜层或腹膜层尚保持完整，宫腔与腹腔未相通。胎儿仍位于宫腔内。腹部检查时，子宫不全破裂处有固定压痛点。如破裂位于阔韧带两叶之间，可形成阔韧带血肿，患者在宫体一侧可扪及逐渐增大且有压痛的包块，伴胎心率改变，可出现频发胎心率减速。

53. C【解析】瘢痕子宫是子宫破裂较常见的原因。既往有子宫肌瘤剔除、剖宫产（特别是古典式剖宫产）等手术史的孕产妇，在妊娠晚期或临产后，由于子宫腔内压力增大或子宫收缩，可使原有切口瘢痕破裂，甚至于自发性破裂。

54. A【解析】产后出血宫缩乏力时，子宫切除术适用于各种保守性治疗方法无效者。一般行子宫次全切术，如前置胎盘或部分胎盘植入宫颈时行子宫全切术。子宫切除术后盆腔广泛渗血者，可用大纱条填塞压迫止血并积极纠正凝血功能障碍。

55. A【解析】临产后，当胎先露下降受阻时，强有力的阵缩使子宫下段被过度牵拉变薄，而子宫体部增厚变短，两者之间形成明显的环状凹陷，称病理性缩复环。

56. C【解析】脐带围绕胎儿颈部、四肢或躯干者，称为脐带缠绕。90% 为脐带绕颈，以绕颈 1 周者居多，占分娩总数的 20% 左右。

57. B【解析】参见 A1 型题第 48 题解析。

58. C【解析】子宫破裂的病因如下。①胎儿先露部下降受阻：由于骨盆狭窄、头盆不称、胎位异常、胎儿畸形等造成梗阻性难产，使胎儿先露部下降受阻，子宫下段过度扩张变薄，导致子宫下段破裂。此外，阴道瘢痕造成狭窄、盆腔肿瘤嵌顿于先露部也可造成胎儿先露部下降受阻。②瘢痕子宫：参见 A1 型题第 53 题解析。③子宫收缩药应用不当：多见于临产过程中不恰当的应用缩宫素、麦角类药物、前列腺素栓剂而没有良好的监护。少数病例见于对以上药物极度敏感者。④分娩时手术损伤：在阴道助产时不适当或粗暴应用产钳术、内倒转术、穿颅术、断头术、臀位牵引术等，导致严重的宫颈阴道裂伤合并子宫下段破裂。⑤子宫肌壁病变：包括先天性子宫发育不良、双子宫妊娠、单角子宫妊娠等，多次人工流产、子宫穿孔、人工剥离胎盘及葡萄胎、绒毛膜癌（简称绒癌）等，由于部分子宫肌壁变薄或坏死，易导致子宫破裂。

59. A【解析】发生羊水栓塞时，进行下腔静脉保留插管，既可测量静脉压，又可抽血做血涂片寻找羊水有形物质的检测。

60. A【解析】会阴切开分为侧切和正中切开。①侧切：以左侧切开常用，由阴道后联合中点向左侧斜下约45°，切开皮肤、阴道黏膜、黏膜下组织、球海绵体肌、耻尾肌束等，长4~5cm。②正中切开：在会阴后联合中部向下剪开，3~4cm。因此，若分娩时行会阴切开，坐骨海绵体肌不会被切断。

61. C【解析】脐带正常长度为30~100cm，平均长度为55cm。安全长度是超过从胎盘附着处达母体外阴的距离。

62. E【解析】发现先兆子宫破裂时必须立即给予抑制子宫收缩的药物，如吸入或静脉麻醉，肌内注射或静脉注射镇静药物，如哌替啶100mg，停用宫缩药，尽快施行剖宫产术。

二、A2型题

1. E【解析】该产妇宫口开全2小时，先露仍高，已经有血尿和病理性缩复环，可能存在相对头盆不称，有子宫破裂的危险，应行剖宫产结束分娩。

2. E【解析】胎盘娩出后阴道流血500ml，较多，应考虑子宫收缩乏力。

3. B【解析】一侧附件区囊实性肿块，考虑是卵巢囊肿。原则上来讲，如果是超过5cm的肿块，很可能是肿瘤，是一定要手术治疗的，并需要进行病理检查。题中患者妊娠19周，治疗上应采取立即剖腹手术。

4. D【解析】妊娠晚期胎膜破裂或突然羊水涌出，随后胎心出现异常，由132次/分变为90次/分，胎心率明显减慢者，提示脐带受压，可能为隐性脐带脱垂。一旦发现脐带脱垂，一定要急诊行剖宫产手术，尽快地娩出胎儿。

5. B【解析】参见A1型题第26题解析。该孕妇的临床表现符合羊水栓塞的典型症状，故首先考虑羊水栓塞。

6. B【解析】该患者有病理性缩复环形成、下腹部压痛、胎心率改变以及肉眼血尿的表现，这是先兆子宫破裂的4个征象。先兆子宫破裂常见于产程长、有梗阻性难产因素的产妇。

7. D【解析】胎膜破裂后，胎先露部未衔接者应绝对卧床休息，住院待产，侧卧位，抬高臀部，以防脐带脱垂。

8. C【解析】参见A1型题第48题解析。该产妇符合子宫破裂的征象，故最可能的诊断是子宫破裂。

9. C【解析】参见 A1 型题第 26 题解析。最可能的诊断是羊水栓塞。

10. B【解析】该患者有病理性缩复环形成以及肉眼血尿的表现，这是先兆子宫破裂的征象。最适宜的处理方式参见 A1 型题第 62 题解析。

11. D【解析】依据题干信息所述，胎儿缺氧，胎心监测图像为变异减速。可能是子宫收缩致脐带受压加重，脐带受压使血流受阻导致的。

12. B【解析】产妇烦躁不安，疼痛难忍，有病理性缩复环形成，为先兆子宫破裂的表现，最适宜的处理方式参见 A1 型题第 62 题解析。

13. A【解析】Apgar 评分 5 分诊断为新生儿窒息，需清理呼吸道、人工呼吸、吸氧、用药等措施才能恢复。首选的处理是清理呼吸道的黏液和羊水，产钳助产的新生儿，随时做好抢救新生儿的准备，需要静卧 24 小时，避免搬动，3 天内禁止洗头。一般不用正压给氧，且开始压力一般为 20~25cmH_2O 即可。

14. E【解析】宫缩乏力性出血为胎盘娩出后的阵发性出血。

15. E【解析】患者行臀牵引术，胎儿娩出后产后出血，应在胎儿娩出后，设法使胎盘娩出，故最适宜的处理方式是行人工剥离胎盘。

16. D【解析】题干所述信息为新生儿呼吸窘迫综合征的临床表现。患儿具体体征表现有鼻翼扇动，胸廓开始时隆起，以后肺不张加重，胸廓随之下陷，以腋下较明显。吸气时胸廓软组织凹陷，以肋缘下、胸骨下端最明显。肺呼吸音减低，吸气时可听到细湿啰音。因此，最可能的诊断是呼吸窘迫综合征。

17. C【解析】该患者破膜后不久突然发生呛咳、呼吸困难、发绀，血压测不到，为羊水栓塞的典型表现。羊水栓塞出现过敏性休克应该应用大剂量皮质激素，常选用地塞米松，20mg 静脉注射后，再用 20mg 静脉滴注并根据病情重复使用。

18. C【解析】若第三产程超过 30 分钟，胎盘仍未排出且出血不多时，应排空膀胱后，再轻轻按压子宫及静脉注射子宫收缩药，仍不能使胎盘排出时，应行手取胎盘术。

19. E【解析】Apgar 评分 0~3 分为重度窒息，表明缺氧严重需紧急抢救，首先需要进行的就是通畅呼吸道，吸尽呼吸道分泌物，保持呼吸道通畅。

20. B【解析】患者娩出死婴后阴道持续流血，经人工剥离胎盘及使用宫缩药后仍无效果，出血不止，无凝血块，应考虑凝血功能障碍。

21. A【解析】Apgar 评分 4~7 分为轻度窒息，需清理呼吸道、人工呼吸、吸氧、用药等措施才能恢复。首选的处理是清理呼吸道的黏液和羊水。

22. B【解析】参见 A1 型题第 26 题解析。

23. D【解析】多次或过度刮宫，子宫内膜受损或引起子宫内膜炎，致蜕膜不能良好发育而发生胎盘粘连，胎盘全部粘连或植入，一般无出血。

24. B【解析】患者规律宫缩，羊水Ⅲ度粪染，胎心 110 次/分偏低，可给予吸氧等对症处理，如若同时出现晚期减速，考虑胎儿窘迫，应尽快终止妊娠。现宫口开大5cm，无助产条件，应考虑剖宫产终止妊娠。

25. E【解析】产后2小时内极易发生产后出血、子痫、产后心力衰竭等严重并发症，因此应在产房内严密观察产妇的生命体征、子宫收缩情况及阴道流血量，并注意宫底高度及膀胱是否充盈等。若发现子宫收缩乏力，应按摩子宫并肌内注射子宫收缩药（缩宫素、前列腺素或麦角新碱）。阴道流血量虽不多，但子宫收缩不良、宫底上升者，提示宫腔内有积血，应挤压宫底排出积血，并给予子宫收缩药。

26. A【解析】正常分娩出血量多不超过300ml。现累计量达200ml，且子宫轮廓清楚，说明宫缩良好，若胎盘未完全剥离而出血多时，应行手取胎盘术。

27. E【解析】患者胎儿娩出后即出现较多阴道流血，考虑产钳助产后软产道发生损伤概率较高，现宫缩佳，应对症积极处理：输液、取胎盘、检查软产道，如有裂伤及时缝合。

28. A【解析】患者有剧烈腹痛、恶心呕吐，休克等症状，为子宫穿孔的典型表现，钳刮术中夹出黄色脂肪组织，为异常组织，可确诊无疑。故首先考虑诊断为子宫穿孔。

29. A【解析】分娩期胎心监测示晚期减速，且胎儿头皮血 pH<7.2，提示胎儿酸中毒，考虑急性胎儿窘迫。急性胎儿窘迫应积极处理，改善胎儿供氧，应尽快手术终止妊娠。

30. A【解析】胎儿娩出后立即发生阴道流血，色鲜红，有凝血块，应考虑软产道裂伤。巨大胎儿分娩可导致软产道裂伤，如果未能及时发现，也可造成产后出血。

三、A3/A4 型题

1. D【解析】诊断完全性子宫破裂一般困难不大，根据病史、分娩经过、临床表现及体征可作出诊断。不完全性子宫破裂只有在严密观察下方能发现。个别晚期妊娠破裂者，只有出现子宫破裂的症状和体征时方能确诊。体检中发现子宫轮廓不清，胎体可清楚扪及是最可靠的诊断依据。

2. E【解析】对已诊断为子宫破裂者，在进行大量输血、输液抗休克的同时，立即施行剖宫产术，同时应用大剂量抗生素防治感染。手术方式应根据患者的年龄、胎次、一般情况、子宫破裂程度与部位、手术距离破裂发生时间长短以及有无严重感染而决定。患者无子女，子宫破裂时间在12小时以内，裂口边缘尚整齐、无明显感染者，可考虑修补缝合术。

3. A【解析】子宫破裂的预防措施如下。①建立完善的孕产妇系统保健手册，加强围产期保健。②正确处理产程，严密观察产程进展，警惕并尽早发现先兆子宫破裂征象并及时处理。③严格掌握宫缩药的应用指征，合理使用缩宫素，遵循低浓度、慢速度、专人守护的原则，以免子宫收缩过强。凡有头盆不称、胎位异常或曾行子宫手术者均禁用。前列腺素、蓖麻油等引产更应严密观察。④有子宫破裂高危因素者，应在预产期前1~2周入院待产。⑤正确掌握产科手术助产的指征及技术，按操作常规进行阴道助产术，避免粗暴操作，阴道助产术后应仔细检查宫颈及宫腔，发现损伤及时修补。⑥正确掌握剖宫产指征，对前次剖宫产指征为骨盆狭窄、术式为子宫体部切口、子宫下段切口有撕伤或术后感染愈合不良者，均需行剖宫产终止妊娠。

4. D【解析】依据题干信息所述，产妇骨盆出口狭窄，这是造成产程受阻的主要原因。

5. A【解析】产妇产程长，有腹痛难忍症状，胎心率由 138 次/分下降到 104 次/分，这都是先兆子宫破裂的征象，故最可能的诊断是先兆子宫破裂。

6. E【解析】先兆子宫破裂的处理方式参见 A1 型题第 62 题解析。

7. B【解析】该患者最适宜的处理方式为肌内注射哌替啶，可促进宫缩并加速分娩。静脉滴注缩宫素可能增加子宫收缩，导致胎儿窒息，选项 A 错误。人工破膜引产术也不适合使用，因为宫颈部分已经消失，但宫口未开，无法进行破膜操作，选项 C 错误。等待自然分娩时间过长，会增加母婴不良后果的风险，选项 D 错误。选项 E 在此题中不适用。故正确答案为 B。

8~9 D、E【解析】参见 A2 型题第 6 题解析，患者最可能的诊断是先兆子宫破裂。其处理方式参见 A1 型题第 62 题解析。

10. A【解析】宫缩乏力是产后出血最常见原因。宫缩乏力时，胎盘剥离面血窦持续开放，可在短期内大量失血。

11~13 D、C、D【解析】有脐带脱垂危险因素存在时，应警惕脐带脱垂的发生。结合患者病史及查体，考虑胎膜未破，于胎动、宫缩后胎心率突然变慢，改变体位、上推胎先露部及抬高臀部后迅速恢复者，有脐带先露的可能，临产后应行胎心监护。脐带先露时，应尽快分娩，方式选择剖宫产术。

14. B【解析】参见 A2 型题第 30 题解析。

15. E【解析】软产道裂伤导致产后出血，首选应开放静脉通路，手取胎盘，仔细检查软产道可明确裂伤及出血部位。

16. B【解析】患者产后 1 小时再次出血，有低血压症状，已处于休克早期。此时，最可能的出血原因是宫缩乏力时，胎盘剥离面血窦持续开放，在短期内大量失血。

17. B【解析】产妇突然下腹剧痛，很快出现失血性休克征兆，伴大量阴道出血，色鲜红，胎心消失。这是子宫破裂的临床表现。

18. C【解析】子宫破裂根据临床表现一般即可得出诊断，但子宫后壁发生破裂时，诊断较困难。需根据患者病史进行分析，尤其是具有子宫破裂高危因素时，患者出现腹膜刺激征及休克期或休克早期的临床表现时，均应考虑子宫破裂的可能。阴道检查虽对子宫破裂的诊断有一定帮助，但可加重病情，故除产后疑有子宫破裂需探查宫腔外，一般不宜做阴道检查。B 超可协助诊断，但临床大多不必行此项检查就可诊断。

19. B【解析】该患者子宫破裂且胎儿未娩出，在抢救休克的同时，应迅速剖腹检查，不应经阴道先娩出胎儿，这会使裂口扩大，增加出血，促使感染扩散。

20. A【解析】胎盘在胎儿娩出后未完全剥离而出血多时，应行手取胎盘术。

21. E【解析】预防双胎产后出血最常用的方法：预防性应用缩宫素，第二胎前肩娩出时，缩宫素10U肌内注射或5U稀释后静脉滴注或10U加入500ml液体中静脉滴注（滴速100~150ml/h）。胎儿娩出后（45~90秒）及时钳夹并剪断脐带，有控制的牵拉脐带协助胎盘娩出，胎盘娩出后按摩子宫。

22. C【解析】该产妇产后2小时再次出血，休克，出血可导致血容量不足及凝血因子的丧失，最有效的方法是输入足够的新鲜血液，可有效补充血容量及凝血因子。

23~25 E、E、D【解析】正常情况下，脐带附着于胎盘胎儿面的近中央处。脐带附着于胎盘边缘者，称为球拍状胎盘，分娩过程中对母儿无大影响，多在产后检查胎盘时发现。脐带附着于胎膜上，脐带血管通过羊膜与绒毛膜间进入胎盘者，称为脐带帆状附着，若胎膜上的血管跨过宫颈内口位于胎先露部前方，称为前置血管。当胎膜破裂时，伴前置血管破裂出血达200~300ml时可导致胎儿死亡。若前置血管受胎先露部压迫，可导致脐血循环受阻，胎儿窘迫或死亡。临床表现为胎膜破裂时发生无痛性阴道流血，伴胎心率异常或消失，胎儿死亡。取流出血涂片检查，查到有核红细胞或幼红细胞并有胎儿血红蛋白，即可确诊。产前超声检查应注意脐带附着在胎盘的部位。所以，产后检查胎盘，可能的阳性发现是脐带附着于胎盘边缘，胎膜破口处有一主干血管破裂。

26. E【解析】结合患者妊娠周数、病史、查体及辅助检查，诊断应为妊娠34周，臀位，前置胎盘，妊娠晚期出血，失血性休克，胎儿宫内窘迫。

27~28 A、E【解析】耻骨联合上方未闻及胎盘杂音，说明胎盘没有附着于子宫前壁下段，可能是胎盘早剥，或是其他位置着床胎盘。

29. C【解析】患者诊断明确，且出现休克征象，应积极抗休克、输血、输液，并尽快剖宫产终止妊娠。

30. B【解析】该产妇产程长，有烦躁不安，疼痛难受的症状，病理性缩复环形成、下腹部压痛、血尿，这是先兆子宫破裂的征象。

31~32 B、A【解析】参见A1型题第62题解析。

33. C【解析】新生儿体重4000g，为巨大胎儿，巨大胎儿分娩一般可造成软产道裂伤，裂伤后如果未能及时发现，可导致产后出血。软产道裂伤的出血特点是出血发生在胎儿娩出后，血色较鲜红，持续不断。

34. B【解析】该患者由于产后大出血，尤其是伴有长时间的失血性休克，有可能使垂体前叶组织缺氧、变性坏死，继而纤维化，最终导致垂体前叶功能减退，晚期并发希恩综合征。

35. B【解析】希恩综合征多发生在大出血之后，产后大出血得到治疗也可能得此病，最早可出现在产后1周时间内。

四、B型题

1. E【解析】子宫收缩乏力时，因为子宫收缩比较弱，所以可能造成胎盘不能在子宫壁上剥离，从而产生胎盘滞留的现象。胎盘滞留最常见的原因就是子宫收缩乏力。

2. B【解析】胎盘全部或部分粘连于宫壁不能自行剥离为胎盘粘连，全部粘连时无出血，部分粘连时因胎盘剥离面血窦开放以及胎盘滞留影响宫缩易引起出血，多次人工流产导致子宫内膜损伤，是胎盘粘连的常见原因。

3. C【解析】子宫收缩过强可能会导致急产，并且容易造成软产道裂伤，出血，严重的患者有可能会引起子宫破裂，危及产妇的生命。如果是不协调性子宫收缩过强，还有可能导致胎盘嵌顿、产后出血。

4. A【解析】胎盘嵌顿是子宫收缩不协调，子宫内口附近呈痉挛性收缩，形成狭窄环，使已完全剥离的胎盘嵌顿于子宫腔内，妨碍子宫收缩而出血。应用宫缩药不当可导致胎盘嵌顿。

5. D【解析】严重的胎盘早剥可以发生凝血功能障碍，从剥离的胎盘绒毛中可以释放大量的凝血活酶，进入到母体循环，激活凝血系统从而导致弥散性血管内凝血，即出现凝血功能障碍。

6. C【解析】第三产程中，宫缩乏力使子宫不协调性收缩，子宫内口附近形成痉挛性狭窄环，造成胎盘嵌顿。

7. E【解析】胎盘部分剥离，血窦开放，未剥离部分的胎盘可影响宫缩，不能有效地压迫血窦止血，多由于子宫收缩乏力或第二产程处理不当过早挤压子宫，或牵拉脐带所致胎盘剥离不全。

8. D【解析】胎盘组织与子宫肌层分界不清，可造成胎盘植入。

9. E【解析】利尿药有利于消除肺水肿，并防治急性肾功能衰竭。

10. A【解析】产后出血休克阶段有短暂的血液高凝期改变，适时应用肝素有防治大量出血作用。

11. D【解析】解痉药可阻断迷走神经反射引起的肺血管痉挛及支气管痉挛。

12. C【解析】吸氧可减轻肺水肿，改善脑缺氧。

13. B【解析】碱性药物的作用是增加机体碱贮备，用于防治和纠正代谢性酸中毒、感染性休克和代谢失调等。

14. D【解析】脐带围绕胎儿颈部，称为脐带缠绕。

15. B【解析】参见 A1 型题第 4 题解析。

16. A【解析】胎头或胎臀伴有肢体（上肢或下肢）作为先露部同时进入骨盆入口为复合先露。

17. C【解析】参见 A1 型题第 3 题解析。

18. E【解析】脐带附着于胎膜，血管经胎膜做扇状分布进入胎盘，称为帆状胎盘。

19. A【解析】胎盘绒毛植入子宫肌层为胎盘植入。

20. B【解析】胎盘部分自宫壁剥离为胎盘剥离不全。

21. D【解析】胎盘全部或部分粘连于宫壁，不能自行剥离，称为胎盘粘连；

22. E【解析】胎盘从宫壁全部剥离后未能排出而潴留在宫腔内，称为胎盘剥离后滞留。

23~26 B、A、C、D【解析】出生 24 小时内出现黄疸，为新生儿溶血症；出生后 3 天出现黄疸，4~5 天最明显，为生理性黄疸；出生后 1~2 周出现黄疸，且进行性加重，为先天性胆道闭锁；出生后 1~3 周缓慢起病，伴食欲缺乏、恶心，为新生儿病毒性肝炎。

27. A【解析】参见 B 型题第 2 题解析。

28. C【解析】参见 B 型题第 3 题解析。

29. D【解析】妊娠合并重型肝炎患者病程中常常会出现多种并发症，主要有凝血功能障碍、肝性脑病、肝肾综合征、感染等。

30~32 C、D、E【解析】原则上在产妇呼吸、循环功能明显改善并纠正凝血功能障碍后应及时终止妊娠。DIC 在第一产程发病，应立即剖宫产，去除病因。DIC 在第二产程发病，应在抢救产妇的同时，阴道手术助产结束分娩。对一些无法控制的产后出血，应在抗休克的同时行子宫切除术。

33. E【解析】不应在胎盘尚未完全剥离时用力按揉、下压宫底或牵拉脐带，以免引起胎盘部分剥离而出血或拉断脐带，甚至造成子宫内翻。

34~36 D、A、B【解析】参见 A1 型题第 58 题解析。

五、X 型题

1. ABCD【解析】软产道损伤即分娩过程中软产道（子宫下段、阴道、会阴）发生的裂伤。按部位分别为子宫破裂、宫颈裂伤和会阴阴道裂伤（会阴裂伤），以会阴裂伤最常见。

2. ABCDE【解析】羊水栓塞的 DIC 阶段主要表现为大量阴道流血，血液不凝固，切口及针眼大量渗血，全身皮肤黏膜出血，有时可有消化道或泌尿道大量出血，出现呕血、便血及血尿等。

3. AB【解析】参见 A1 型题第 1 题解析。

4. ABDE【解析】发生羊水栓塞的基本条件是宫缩过强、胎膜破裂、存在宫颈或宫体部的损伤、有开放的静脉或血窦。羊水栓塞容易诱发的因素有高龄产妇、多次分娩的经产妇、宫缩过强、急产、胎膜早破，还有前置胎盘、胎盘早剥、子宫破裂，还有包括剖宫产，这些都是可能诱发羊水栓塞的高危因素。

5. AD【解析】参见 A1 型题第 21 题解析。

6. ABCE【解析】参见 X 型题第 4 题解析。

7. AE【解析】参见 A1 型题第 1 题解析。

8. BCE【解析】子宫收缩乏力的局部因素：子宫肌纤维过度伸展（如多胎妊娠、巨大胎儿、羊水过多等）使子宫肌纤维失去正常收缩能力；高龄产妇、经产妇或宫内感染者、子宫肌纤维变性、结缔组织增生而影响子宫收缩；子宫发育不良、子宫畸形、子宫肌瘤等，均可引起原发性宫缩乏力。

9. ABC【解析】胎盘滞留的常见原因如下。①宫缩乏力：最常见的原因。如果宫缩相对较弱，胎盘发生部分剥离，可导致胎盘滞留和产后大量出血。②宫缩不协调：出现子宫内口痉挛或缩窄，即可使胎盘滞留在子宫腔内。③粘连成植入胎盘：部分胎盘和子宫壁发生粘连，或部分胎盘绒毛长到子宫肌肉，形成植入胎盘，可造成胎盘不能全部从子宫剥离，导致胎盘滞留并且大量出血。这种情况相对少见，一般在多次分娩、多次刮宫流产、宫腔感染的产妇中发生。④胎盘排出受阻：在胎盘和子宫已经完全分离的情况下，由于子宫或腹肌收缩无力、膀胱充盈等因素排出受阻，而使胎盘滞留。⑤第三产程处理不当：第三产程中，一些产妇需要注射缩宫素来增强子宫收缩，通过子宫收缩，让胎盘从子宫壁中分离，此时助产士会把一只手放在产妇的肚子上，稳定子宫，再用另一只手缓慢牵拉脐带。若胎盘已经分离，就会很容易地从阴道里娩出。若胎盘还没有完全分离，脐带比较细的情况下，脐带容易被扯断，宫颈口缩小，胎盘滞留。

10. ADE【解析】子宫收缩乏力的全身性因素如下。①产妇精神过度紧张，产程时间过长或难产，造成产妇体力衰竭。②临产后过多使用镇静药、麻醉药。③产妇合并有急慢性的全身性疾病。

11. AB【解析】参见 A1 型题第 1 题解析。

12. BCDE【解析】产后出血的原因如下。①宫缩乏力：是产后出血最常见原因。②软产道裂伤。③胎盘因素：胎盘滞留、胎盘粘连、胎盘植入、胎盘部分残留。④凝血功能障碍。以上 4 个因素可单独存在，也可 2 个或 2 个以上合并存在。

13. BCDE【解析】参见 A1 型题第 58 题解析。

15. DE【解析】参见 A1 型题第 1 题解析。

16. ABD【解析】羊水栓塞的处理措施如下。①羊水栓塞纠正呼吸循环衰竭的处理：加压给氧，减轻肺水肿，改善脑缺氧；纠正肺动脉高压；防治心力衰竭。②抗休克的处理：补充血容量；应用升压药；纠正酸中毒。③防治 DIC 的处理：肝素治疗羊水栓塞早期的高凝状态；补充凝血因子；抗纤溶药物。④保护肾脏防止肾衰竭的处理：抢救过程中应随时观察尿量，当血容量补足后，扩张肾小球动脉（有心衰时慎用）预防肾衰，无效者提示急性肾衰竭，应尽早采取血液透析等急救处理。其余参见 B 型题第 30~32 题解析。

17. ABCE【解析】参见 A1 型题第 48 题解析。

18. ABCE【解析】参见 X 型题第 4 题解析。

19. ABD【解析】产后出血处理原则是针对病因迅速止血，补充血容量，积极进行对失血性休克的处理，应用抗生素控制感染。

20. BCDE【解析】参见 A2 型题第 6 题解析。

21. BCD【解析】羊水栓塞纠正肺动脉高压时，为阻断迷走神经反射引起的肺血管痉挛及支气管痉挛，应立即应用解痉药物。①心率慢时可用阿托品 1~2mg 或山莨菪碱 20mg 加入 10%~20%葡萄糖溶液中，静脉注射，每 15~30 分钟一次，直至面色潮红或症状好转为止。②由于肺动脉高压、右侧心力衰竭致使心率变快时，则用氨茶碱 0.25g 加入 10%葡萄糖溶液

20ml 中，缓慢静脉注射。③盐酸罂粟碱 30~90mg 溶于 10%~25%葡萄糖溶液 20ml 中，缓慢静脉注射，以解除平滑肌张力，扩张冠状动脉、肺血管及脑血管，同时也是解除肺动脉高压的良好办法。

22. BCDE【解析】羊水栓塞早期应用肝素治疗高凝状态，尤其在发病后 10 分钟内使用效果更佳。应及时输新鲜血或血浆、纤维蛋白原等补充凝血因子。晚期应用抗纤溶药物，同时补充凝血因子。

六、案例分析题

1. A【解析】依据题干信息“髂棘间径 25cm，骶耻外径 20cm，坐骨结节间径 7.5cm”，该产妇骨盆出口临界性狭窄，这是造成产程受阻的原因。

2. D【解析】产妇产程受阻延长，子宫下段压痛明显，胎心 136 次/分改变为 106 次/分，这是先兆子宫破裂的征象。

3. E【解析】先兆子宫破裂最适宜的处理方式参见 A1 型题第 62 题解析。

4. BCDE【解析】参见 A2 型题第 6 题解析。

5. E【解析】该患者可采用负压吸引术终止妊娠。负压吸引术的适应证：妊娠 10 周内要求终止妊娠而无禁忌证，患有某种严重疾病不宜继续妊娠。

6. ABDEF【解析】人工流产术的并发症：出血、子宫穿孔、人工流产综合反应、漏吸或空吸、吸宫不全、感染、羊水栓塞；远期并发症有宫颈粘连、宫腔粘连、慢性盆腔炎、月经失调、继发性不孕等。

7. E【解析】应考虑为吸宫不全，吸宫不全是人工流产后的常见并发症。主要是部分胎盘残留，也可能有分胎儿残留，通过 B 超检查可以明确诊断。

第十章　产褥期异常

一 A1 型题

1. 关于产褥感染的来源，下列说法错误的是
   A. 妊娠末期性交
   B. 注射缩宫素
   C. 医务人员呼吸道
   D. 产科手术器械
   E. 产妇阴道或肠道的细菌
2. 关于重度产褥中暑描述不恰当的是
   A. 弛张型高热
   B. 稽留型高热
   C. 体温可以高达 41～42℃
   D. 幸存者常遗留不可逆的中枢神经系统后遗症
   E. 病情危重，不及时抢救，数小时内可以因为呼吸、循环衰竭死亡
3. 关于产褥感染处理方式原则，下列说法错误的是
   A. 半卧位以利引流
   B. 选用有效的抗生素
   C. 纠正全身一般情况
   D. 胎盘残留者，应控制感染后清宫
   E. 禁用肾上腺皮质激素，避免感染扩散
4. 关于产褥感染，描述恰当的是
   A. 产后 30 天内由于病原菌侵入生殖道，造成局部和全身炎性改变的生殖系统疾病
   B. 产后 1 周内由于病原菌侵入生殖道，造成局部和全身炎性改变的生殖系统疾病
   C. 产后 6 周内由于病原菌侵入生殖道，造成局部和全身炎性改变的生殖系统疾病，必须伴有发热
   D. 产后 6 周内由于病原菌侵入生殖道，造成局部和全身炎性改变的生殖系统疾病
   E. 产褥期内所有感染性疾病
5. 足月产后 3 天，出现下腹痛，体温不高，恶露多，有臭味，子宫底脐上 1 指，子宫体软。可能的诊断是
   A. 子宫肌炎
   B. 腹膜炎
   C. 盆腔结缔组织炎
   D. 急性输卵管炎
   E. 子宫内膜炎

6. 关于产褥期抑郁症患者治疗期间的哺乳问题，正确的描述是
   A. 产褥期抑郁症患者采用药物治疗期间，如果用药得当可以进行哺乳
   B. 产褥期抑郁症患者采用药物治疗期间均可以进行哺乳
   C. 产褥期抑郁症患者药物治疗期间禁忌哺乳
   D. 产褥期抑郁症患者均能哺乳
   E. 产褥期抑郁症患者禁忌哺乳
7. 有关产褥期抑郁症的说法正确的是
   A. 只用心理治疗不用药物治疗　　B. 用药得当可以哺乳
   C. 再次妊娠 70%复发率　　D. 1 年内 20%治愈
   E. 停止哺乳
8. 关于产褥期中暑，描述不恰当的是
   A. 产褥期中暑是一种中枢性体温调节障碍性疾病
   B. 产褥病包括产褥期中暑
   C. 产褥期中暑是一种感染性疾病
   D. 产褥期中暑是一种非感染性疾病
   E. 产褥感染患者容易产褥中暑
9. 有关产褥中暑，下列说法正确的是
   A. 单独物理降温就可治疗　　B. 高龄产妇易发病
   C. 没有先兆症状　　D. 体温一般在 38℃左右
   E. 通常发病急骤
10. 关于晚期产后出血的描述恰当的是
   A. 分娩 24 小时以后，在产褥期内发生的阴道大量出血
   B. 分娩 2 小时以后，在产褥期内发生的阴道大量出血
   C. 分娩后的 2~24 小时发生的大出血
   D. 产后 24 小时至产后 1 周之内的大出血
   E. 分娩后 2 小时内发生的大出血
11. 产褥感染的病原体主要来源于
   A. 生殖道正常寄生的病原体　　B. 手术器械带来的致病菌
   C. 手术区细菌污染　　D. 空气中细菌
   E. 无菌操作不严
12. 严重的产褥感染可形成“冰冻骨盆”的是
   A. 急性盆腔结缔组织炎　　B. 急性盆腔腹膜炎
   C. 急性子宫内膜炎　　D. 急性子宫肌炎
   E. 急性输卵管炎

13. 对于产后 10 天内发热的患者，医师首先要做的是
A. 对常见的需氧菌和厌氧菌联合用药
B. 应用广谱抗生素控制感染
C. 除外非感染性发热
D. 确定感染部位
E. 确定病原菌

14. 产褥病发生率的产生原因主要是
A. 手术切口感染
B. 产褥感染
C. 上呼吸道感染
D. 泌尿道感染
E. 乳腺炎

15. 关于产褥病发生率，描述恰当的是
A. 产后 24 小时至 10 天，用口表测体温，每次 5 分钟，每天至少 4 次，凡体温有 2 次达到或超过 38℃的发生率
B. 产后 1 周内，用口表测体温，每次 5 分钟，每天至少 4 次，凡体温有 2 次达到或超过 38℃的发生率
C. 产后 1 个月，用口表测体温，每次 5 分钟，每天至少 4 次，凡体温有 2 次达到或超过 38℃的发生率
D. 产褥期内，用口表测体温，每次 5 分钟，每天至少 4 次，凡体温有 2 次达到或超过 38℃的发生率
E. 产后 2~7 天，用口表测体温，每次 5 分钟，每天至少 4 次，凡体温有 2 次达到或超过 38℃的发生率

16. 关于晚期产后出血的常见原因，下列说法不恰当的是
A. 胎盘残留
B. 蜕膜残留
C. 剖宫产术后子宫伤口裂开
D. 活动少以致恶露不能排出
E. 子宫胎盘附着面感染或复旧不全

17. 剖宫产手术后 3 周，突然阴道大量出血，最可能的是
A. 子宫复旧不良
B. 胎盘残留
C. 凝血机制障碍
D. 子宫切口感染、出血
E. 胎盘覆着部位子宫内膜修复不良

18. 关于剖宫产术后晚期产后出血的治疗，下列说法正确的是
A. 可予输血、抗感染治疗
B. 可行清宫术，找到出血的原因及病灶
C. 如为切口愈合不良，可等待其自然愈合
D. 如为切口感染，均应行子宫切除术，去除感染灶
E. 根据患者出血量、感染程度、有无生育要求综合制定治疗方案

19. 胎盘胎膜残留是晚期产后出血常见原因之一，下列说法恰当的是

A. 多发生在产后7天左右
B. 多发生在产后3天左右
C. 多发生在产后10天左右
D. 多发生在产后30天左右
E. 多发生在产后24小时左右

20. 产褥中暑的发病机制为
A. 体温调节中枢功能障碍
B. 体内热积蓄过度
C. 外环境高温、高湿所致
D. 散热障碍
E. 产热过多

21. 为了明确非剖宫产产妇晚期产后出血的原因，最好的诊断方法是
A. 阴道检查
B. 诊断性刮宫
C. 腹腔镜
D. CT检查
E. B超检查

22. 产褥中暑的首选治疗是
A. 远离高温和不通气环境，迅速降温
B. 维持水、电解质平衡
C. 冰水、酒精等擦浴
D. 按摩四肢
E. 输液

23. 下列产褥期疾病中属于产褥感染的是
A. 急性子宫内膜炎
B. 上呼吸道感染
C. 急性乳腺炎
D. 急性膀胱炎
E. 腹泻

24. 关于产褥感染，描述正确的是
A. 产褥期病原菌侵入全身任何组织、器官和系统，造成的局部和全身炎性改变的疾病
B. 产褥期病原菌侵入生殖道和乳腺，造成的局部和全身炎性改变的疾病
C. 产褥期病原菌侵入生殖道，造成的局部和全身炎性改变的疾病
D. 产褥感染病原菌侵入的范围仅局限于盆腔及女性生殖道
E. 产褥期病原菌侵入生殖道，造成的局部炎性改变的疾病

25. 下列对产褥感染描述恰当的是
A. 产褥感染患者体温一定超过38℃
B. 产褥感染患者体温一定超过37.3℃
C. 产褥感染患者体温一定超过37℃
D. 产褥感染的患者不一定伴有发热
E. 产褥感染的患者一定伴有发热

26. 产褥期不会引起产妇发热的情况有
A. 产褥期甲亢合并甲状腺危象
B. 产褥期糖尿病酮症酸中毒
C. 产褥期糖尿病酮症
D. 产褥期中暑
E. 乳汁淤积

27. 产褥感染最常见的是

A. 急性盆腔结缔组织炎
B. 急性子宫内膜炎
C. 急性输卵管炎
D. 栓塞性静脉炎
E. 腹膜炎

28. 产褥感染细菌的主要来源是
A. 阴道内或生殖道内的炎性病灶
B. 阴道内的正常菌群
C. 医师的无菌操作不严格
D. 肠道内的菌群
E. 呼吸道内菌群

二 A2 型题

1. 患者，女性，25 岁。孕 1 产 0，妊娠 40 周，胎膜早破，自然分娩后第 3 天。体温 38.8℃，下腹痛，恶露血性混浊有臭味，宫底平脐，压痛。白细胞计数 158×10^9/L，中性粒细胞 0.8。最可能的诊断是
A. 败血症
B. 急性子宫颈炎
C. 急性输卵管炎
D. 急性盆腔腹膜炎
E. 急性子宫内膜炎及子宫肌炎

2. 患者，女性，27 岁。于产后第 4 天出现寒战后高热，检查发现下腹部有压痛，恶露臭味明显，子宫复旧不良。初步判断该产妇的病原菌为
A. 金黄色葡萄球菌为主
B. 乙型溶血性链球菌为主
C. 产气荚膜杆菌为主
D. 厌氧性链球菌为主
E. 肺炎链球菌为主

3. 患者，女性，26 岁。孕 1 产 0，妊娠 39 周，因胎膜早破临产 16 小时，相对性头盆不称，行剖宫产术，术中出血 400ml，术后 4 天连续测体温 38~39℃，诊断为产褥感染。出现下列哪种体征支持此诊断
A. 伤口红肿有压痛
B. 咳嗽，双肺可闻及干啰音
C. 乳腺肿胀，可及硬结，有压痛
D. 尿频尿痛，一侧肾区叩击痛
E. 宫底平脐有压痛，恶露血性混浊

三 A3/A4 型题

（1~4 题共用题干）

患者，女性，33 岁。双胎妊娠，第一胎，胎膜早破，规律宫缩 5 小时，子宫颈口开大 4cm，行剖宫产，手术进行顺利，术后静脉应用克林霉素和替硝唑预防感染 3 天，后改为日服头孢氨苄，术后 7 天出院；出院后第 4 天因发冷、发热和腹痛而再次入院，此时体温 39.5℃。

1. 可能考虑的诊断是
   A. 急性乳腺炎　　B. 乳腺乳汁淤积
   C. 急性膀胱炎　　D. 上呼吸道感染
   E. 急性盆腔炎，包括子宫内膜炎、子宫肌炎、盆腔结缔组织炎和盆腔腹膜炎
2. 后经过详细询问病史，体格检查和有关试验室和影像学检查确诊。结合剖宫产时病历，最可能造成感染的原因是
   A. 年龄过大　　B. 双胎妊娠
   C. 年龄过小　　D. 抗生素使用不当
   E. 临产后剖宫产
3. 克林霉素和替硝唑所覆盖的抗菌谱中缺少
   A. 革兰阳性杆菌　　B. 革兰阴性菌
   C. 革兰阳性球菌　　D. 厌氧菌
   E. 滴虫
4. 下列处理方式不正确的是
   A. 剖腹探查
   B. 产妇采用半卧位
   C. 物理降温和药物降温
   D. 宫腔分泌物进行细菌培养和药物敏感试验
   E. 选用对需氧菌和厌氧菌有效的抗生素联合用药

（5~7题共用题干）

初产妇，29岁。总产程22小时，会阴切开，低位产钳助产，产后4天发热38.8℃，伴寒战。检查发现下腹部压痛，子宫耻上4指，恶露少，而不臭。

5. 最有助于诊断的项目是
   A. 血常规　　B. 血培养
   C. 中段尿培养　　D. 盆腔B超
   E. 宫腔分泌物培养
6. 如诊断为产褥感染，最可能的病原菌是
   A. 脆弱类杆菌　　B. 消化链球菌
   C. 大肠埃希菌　　D. 溶血性链球菌
   E. 金黄色葡萄球菌
7. 诊断明确后，最适宜的治疗是
   A. 中西医结合治疗　　B. 静脉滴注抗生素
   C. 中药清热解毒　　D. 抗生素+肾上腺皮质激素

E. 抗生素+小量输血

四 B型题

(1~4题共用备选答案)

A. 大肠埃希菌　　B. 厌氧性链球菌
C. 需氧性链球菌　　D. 厌氧性类杆菌
E. 金黄色葡萄球菌

1. 急性乳腺炎常见的细菌是
2. 产褥感染最常见的病原菌是
3. 产褥期伤口感染的主要致病菌是
4. 产褥期引起菌血症和感染性休克的最常见致病菌是

(5~7题共用备选答案)

A. 急性盆腔腹膜炎　　B. 急性盆腔结缔组织炎
C. 子宫内膜炎、子宫肌炎　　D. 产后下肢血栓性静脉炎
E. 产后子宫滋养细胞肿瘤

5. 产后2~3周寒战，下肢肿胀，疼痛，皮肤紧张发白。可诊断为
6. 产后3~4天，体温38℃，子宫体轻压痛，恶露量多且臭。可诊断为
7. 产后3天突然畏寒，高热达40℃，恶心，呕吐，下腹剧痛且有压痛，反跳痛，腹肌紧张感。可诊断为

(8~12题共用备选答案)

A. 产后滋养　　B. 蜕膜残留
C. 子宫切口裂开　　D. 胎盘、胎膜残留
E. 子宫胎盘附着面感染或复旧不全

8. 晚期产后出血发生在产后10天左右的原因可能为
9. 晚期产后出血发生在产后2周左右的原因可能为
10. 晚期产后出血发生在产后1周内的原因可能为
11. 晚期产后出血发生在术后2~3周的原因可能为
12. 晚期产后出血发生在产后更长时间的原因可能为

(13~15题共用备选答案)

A. 子宫收缩乏力　　B. 软产道裂伤
C. 胎盘剥离不全　　D. 胎盘部分植入

E. 凝血功能障碍

13. 胎盘娩出后阴道多量流血，血不凝，应诊断为

14. 胎儿娩出后立即出现阴道持续性流血，色鲜红，子宫轮廓清楚，应诊断为

15. 胎盘剥离延缓，胎盘剥离后阴道流血不止，流出的血液能凝固，检查见子宫轮廓不清，应诊断为

五 X型题

1. 剖宫产患者术后大出血首先考虑的原因是切口出血，如果患者有生育要求，可以选择的治疗方案是
   A. 清宫术
   B. 宫腔镜检查并止血
   C. 剖腹探查，行子宫切除术
   D. 数字显影，并行子宫动脉栓塞术
   E. 剖腹探查，行双侧髂内动脉或子宫动脉结扎术
2. 不属于晚期产后出血原因的是
   A. 继发性子宫收缩乏力
   B. 胎盘附着面复旧不全
   C. 胎盘附着面血栓脱落
   D. 凝血功能障碍
   E. 胎盘胎膜残留
3. 下列症状属于中暑先兆的是
   A. 口渴
   B. 恶心
   C. 多尿
   D. 心悸
   E. 多汗
4. 关于剖宫产与产褥感染的关系，描述不恰当的是
   A. 剖宫产产褥感染的程度低于阴道分娩
   B. 剖宫产产褥感染的发生率高于阴道分娩
   C. 剖宫产产褥感染的发生率低于阴道分娩
   D. 剖宫产产褥感染的严重程度高于阴道分娩
   E. 剖宫产产褥感染的发生率和严重程度与阴道分娩相当
5. 迅速降温对于产褥中暑患者很重要，下列处理方式恰当的是
   A. 用冷水和酒精擦浴
   B. 将患者置于阴凉、通风处
   C. 体温降到38.5℃，停止降温措施
   D. 4℃葡萄糖盐水1000~1500ml静脉滴注
   E. 氯丙嗪25mg加入葡萄糖盐水500ml中，1~2小时滴完，4~6小时重复1次
6. 剖宫产切口裂开出血的特点是
   A. 剧痛性
   B. 突然发生
   C. 大量出血
   D. 可以反复发生
   E. 患者多合并贫血和休克

7. 厌氧菌在产褥感染中占重要地位，下列描述恰当的是
   A. 主要有厌氧性链球菌和厌氧性类杆菌属，属于阴道的正常菌群
   B. 与大肠埃希菌混合感染，脓液无臭
   C. 容易引起血栓性静脉炎
   D. 细菌培养阳性率低
   E. 对甲硝唑敏感
8. 产褥感染确定病原菌的方法有
   A. 分泌物涂片　　B. 分泌物培养
   C. B 超　　D. 妇产科检查
   E. 病原体抗原和抗体检测
9. 关于产褥期抑郁症的治疗方法，描述恰当的是
   A. 产褥期抑郁症不需要药物治疗　　B. 产褥期抑郁症可以采用药物治疗
   C. 产褥期抑郁症必须应用药物治疗　　D. 产褥期抑郁症可以通过心理治疗
   E. 产褥期抑郁症可以通过心理治疗和药物治疗
10. 可能导致产后抑郁症的心理因素有
   A. 夫妻关系不良　　B. 既往精神障碍史
   C. 对孩子性别失望　　D. 担心新生儿健康
   E. 身体不适
11. 下列属于晚期产后出血原因的是
   A. 胎盘附着部位子宫复旧不全　　B. 子宫内膜修复不全
   C. 产后子宫滋养细胞肿瘤　　D. 子宫黏膜下肌瘤
   E. 正常情况
12. 胎盘附着面复旧不全和胎盘附着面血栓脱落是晚期产后出血常见原因，下列说法恰当的是
   A. 出血时间不一　　B. 多发生在产后 3 周
   C. 可以延缓至产后 2 个月　　D. 出血多少与胎盘附着面大小有关
   E. 与产褥感染互为因果关系
13. 产褥期可能引起产妇发热的情况有
   A. 急性肾盂肾炎　　B. 急性子宫内膜炎
   C. 急性乳腺炎　　D. 乳汁淤积
   E. 天气炎热
14. 关于产褥中暑描述恰当的是
   A. 可以发生休克　　B. 容易在高温、低湿度的环境下发生
   C. 是一种急性热病　　D. 可以发生呼吸衰竭

C. 是一种中枢性体温调节功能障碍性疾病

15. 下列产褥期疾病属于产褥感染的是

A. 急性子宫颈炎
B. 急性子宫内膜炎
C. 急性肠胃炎
D. 急性输卵管炎
E. 急性盆腔蜂窝织炎

16. 下列可作为产褥感染的诱发因素的是

A. 妊娠糖尿病
B. 妊娠合并贫血
C. 胎膜早破
D. 产钳助娩
E. 早产

17. 产褥期通常不会引起产妇发热的情况有

A. 产褥期中暑
B. 产后出血
C. 乳汁淤积
D. 产褥期糖尿病酮症
E. 产褥期甲亢合并甲状腺危象

18. 关于产褥感染，细菌的可能来源是

A. 阴道内或生殖道内的炎性病灶
B. 阴道内的正常菌群
C. 肠道内的菌群
D. 空气中的细菌
E. 医源性感染

19. 剖宫产术后晚期产后出血的常见原因为

A. 子宫下段横切口选择过低
B. 子宫下段横切口选择过高
C. 手术操作粗暴，损失组织过多
D. 缝扎组织过多过密，局部血液循环供应不良
E. 子宫切口向两侧撕裂，损伤子宫动脉下行支

20. 下列容易造成剖宫产术后子宫切口出血的因素有

A. 切口感染
B. 切口过低或过高
C. 切口缝合过松
D. 切口缝合过紧或过密
E. 子宫右旋明显，做切口前子宫未复位

21. 关于产褥期抑郁症，描述恰当的是

A. 分娩后出现的抑郁症状
B. 通常在产后 4 周内出现症状
C. 通常需要治疗，包括心理治疗和药物治疗
D. 产褥期精神综合征的最常见类型
E. 通常预后良好，多数患者 1 年内治愈，再次妊娠少数复发

22. 关于产褥中暑患者，恰当的处理方式是

A. 迅速降温，大量饮冰水
B. 及时纠正休克
C. 及时纠正酸中毒
D. 及时纠正水、电解质紊乱
E. 立即改变高温和不通气的环境

23. 下列容易发生剖宫产术后子宫切口出血的有
A. 糖尿病患者剖宫产
B. 胎膜早破患者剖宫产
C. 绒毛膜羊膜炎患者剖宫产
D. 重度妊娠期高血压疾病合并严重低蛋白血症和水肿的患者剖宫产
E. 临产宫口开全后因头盆不称行剖宫产

六 案例分析题

（1~5 题共用题干）

患者，女性，28 岁。剖宫产术后 30 天，突然阴道大出血 3 小时，血压 70/60mmHg，心率130 次/分，血红蛋白 60g/L。

1. 给予患者的第一项处理方式是
A. 建立有效的静脉通道，大量补液、输血
B. 髂内动脉或子宫动脉栓塞
C. 抗生素防治感染
D. 应用缩宫素
E. 清宫术
F. B 超

2. 患者出血的原因首先考虑
A. 凝血功能障碍
B. 胎盘胎膜残留
C. 继发性子宫收缩乏力
D. 胎盘附着面复旧不全
E. 胎盘附着面血栓脱落
F. 剖宫产后子宫切口裂开出血

3. 如患者有继续生育的要求，可以选择的治疗方案是
A. 清宫术
B. 宫腔镜检查并止血
C. 麦角新碱肌内注射
D. 剖腹探查，行子宫切除术
E. 数字显影，并行子宫动脉栓塞
F. 剖腹探查，行双侧髂内动脉或子宫动脉结扎

4. 该病出血的特点是
A. 无痛性
B. 突然发生

C. 大量出血　　D. 可以反复发生

E. 与产褥互为因果关系　　F. 患者多合并贫血和休克

5. 下面容易造成该患者出血的因素有

A. 重要妊娠高血压综合征合并严重低蛋白血症和水肿的患者

B. 临产宫口开全后因、头盆不称行剖宫产

C. 绒毛膜羊膜炎患者剖宫产

D. 胎膜早破患者剖宫产

E. 贫血患者剖宫产

F. 巨大胎儿剖宫产

参考答案与解析

一、A1型题

1. B【解析】产褥感染的感染途径如下。①自身感染（内源性感染）：寄生于正常孕妇生殖道的微生物，多数并不致病，当抵抗力降低和/或病原体数量、毒力增加等感染诱因出现时，由非致病微生物转化为致病微生物而引起感染。②外来感染（外源性感染）：指外界病原体进入产道所致的感染。可通过医务人员消毒不严或被污染的衣物、用具、各种手术器械及产妇临产前性生活等途径侵入机体。

2. A【解析】重度产褥中暑的产妇体温高达41~42℃，呈稽留热型，可出现谵妄、抽搐、昏迷。面色苍白，呼吸急促，脉搏细数，血压下降，皮肤干燥无汗，瞳孔缩小，反射减弱。若不及时抢救，数小时内可因呼吸、循环衰竭而死亡。

3. E【解析】产褥感染应用抗生素治疗时，对未能确定病原体的，应根据临床表现及临床经验，选用广谱高效抗生素。然后依据细菌培养和药敏试验结果，调整抗生素种类和剂量，保持有效血药浓度。对中毒症状严重者，短期加用肾上腺皮质激素，提高机体应激能力。所以，选项E错误。

4. D【解析】产褥期内生殖道受病原体侵袭而引起局部或全身的感染称为产褥感染，是产后6周内由于病原菌侵入生殖道，造成局部和全身炎性改变的生殖系统疾病。

5. E【解析】产后子宫感染包括急性子宫内膜炎、子宫肌炎。产褥感染时子宫内膜是最常受累的部位。细菌经胎盘剥离面侵入，先扩散到蜕膜层引起急性子宫内膜炎，之后可继续侵犯浅肌层、深肌层乃至浆膜层，导致子宫肌炎。由于子宫内膜充血、坏死，阴道内有大量脓性分泌物且有臭味。若为子宫肌炎，则子宫复旧不良。体检腹部尤其宫底部有压痛，还可伴有高热、头痛、白细胞增多等感染征象。

6~7 A、B【解析】美国食品药品监督管理局（FDA）和我国国家食品药品监督管理总

局（CFDA）均未正式批准任何一种精神药物可以用于哺乳期。产褥期抑郁症患者原则上尽量避免在哺乳期用药，若必须在哺乳期用药，应采取最小有效剂量，以使婴儿接触的药量最小，而且加量的速度要慢。

8. C【解析】产褥中暑是指在产褥期因高温环境中体内余热不能及时散发，引起中枢性体温调节功能障碍的急性热病，故产褥期中暑属于非感染性疾病。产褥期中暑属于产褥病的一种。夏季患有产褥感染的产妇常易并发产褥期中暑，患严重产褥期中暑的患者也容易并发产褥感染。

9. E【解析】产褥中暑起病急骤，发展迅速，处理不当可遗留严重的后遗症，甚至死亡。

10. A【解析】分娩 24 小时后，在产褥期内发生的子宫大量出血称为晚期产后出血。多见于产后 1~2 周，也可迟至产后 2 个月左右发病。

11. A【解析】正常孕妇生殖道或其他部位寄生的病原体，当出现感染诱因时使机体抵抗力低下而导致产褥感染。

12. A【解析】急性盆腔结缔组织炎的体征为下腹明显压痛、反跳痛、肌紧张；宫旁一侧或两侧结缔组织增厚、压痛和/或触及炎性包块，严重者整个盆腔形成“冰冻骨盆”。

13. C【解析】产后 10 天内，因乳房血管、淋巴管充盈也可能发热，因此，产后 10 天内发热应首先除外非感染性发热。

14. B【解析】产褥病发生率的原因主要为产褥感染，也包括其他原因引起的感染，如上呼吸道、泌尿道、乳腺感染等。

15. A【解析】产褥病发生率是指分娩 24 小时以后的 10 天内，每日测量 4 次体温，凡体温有 2 次达到或超过 38℃的发生率。

16. D【解析】晚期产后出血的病因如下。①胎盘、胎膜残留。②蜕膜残留。③子宫胎盘附着面复旧不全。④感染。⑤剖宫产切口裂开。⑥其他：产后子宫滋养细胞肿瘤、子宫黏膜下肌瘤、宫腔异物等。

17. D【解析】剖宫产手术后 3 周，手术子宫切口肠线溶解吸收，如伴有切口部位感染，则会引起大出血。而子宫复旧不良、胎盘残留、胎盘覆着部位子宫内膜修复不良均会在术后或术后短期内有大量出血；凝血机制障碍则在术中就会有出血不止现象。

18. E【解析】治疗剖宫产术后晚期产后出血应根据患者出血量、感染程度、有无生育要求综合制定治疗方案。一般先行缩宫素、抗生素、输血等治疗。结合 B 超检查作相应处理，疑宫腔内有残留物或积血块时，在 B 超监护下行清宫术。对于 B 超检查提示假性动脉瘤或可疑者，应尽早行血管介入栓塞治疗，它是治疗重度或难治性产后出血的一种有效方法，避免了子宫切除对产妇造成的痛苦。

19. C【解析】胎盘、胎膜残留为阴道分娩产后出血最常见的原因，多发生于产后 10 日左右，黏附在宫腔内的残留胎盘组织发生变性、坏死、机化，形成胎盘息肉，当坏死组织脱落时，暴露基底部血管，引起大量出血。

20. A【解析】参见 A1 型题第 8 题解析。

21. B【解析】子宫异常出血时，诊刮不仅能起到诊断作用，还能起到治疗作用，刮宫后往往能达到止血目的。故为了明确非剖宫产产妇晚期产后出血的原因，最好的诊断方法是诊断性刮宫。

22. A【解析】产褥中暑时，首先应迅速降温，置患者于室温 25℃或以下的房间中，同时采用物理降温，在额部，两侧颈、腋窝、腹股沟、腘窝部有浅表大血管经过处置冰袋，全身可用酒精擦浴、散风，同时注意水和电解质的平衡，适时补液及给予镇静药。

23. A【解析】产褥感染依感染发生部位分为以下几种。①急性外阴、阴道、宫颈炎。②剖宫产腹部切口、子宫切口感染。③急性子宫内膜炎、子宫肌炎。④急性盆腔结缔组织炎、急性输卵管炎。⑤急性盆腔腹膜炎、弥漫性腹膜炎。⑥血栓性静脉炎。⑦脓毒血症及败血症。

24. C【解析】参见 A1 型题第 4 题解析。

25. D【解析】产褥感染的患者不一定伴有发热。产褥期发热会出现高热、寒战症状，发热的时间也会比平常持续得长一点。

26. C【解析】产褥期甲亢合并甲状腺危象、糖尿病酮症酸中毒、产褥期中暑、乳汁淤积均可出现产妇发热症状。产褥期糖尿病酮症不会出现产妇发热症状。

27. B【解析】参见 A1 型题第 5 解析。

28. B【解析】参见 A1 型题第 1 解析。

二、A2 型题

1. E【解析】产后第 3 天患者开始出现高热、下腹疼痛、恶露血性混浊且有臭味，宫底平脐，压痛，这是急性子宫内膜炎及子宫肌炎的临床表现。

2. D【解析】厌氧性链球菌存在于正常阴道内，在一定诱因下大量繁殖，与大肠埃希菌混合感染，引起异常恶臭味。

3. E【解析】宫底平脐有压痛，恶露血性混浊支持产褥感染的诊断。

三、A3/A4 型题

1. E【解析】发热、疼痛、异常恶露，为产褥感染三大主要症状。产褥早期发热的最常见原因是脱水，但在术后 11 日突然出现高热，应考虑产褥感染可能。

2. E【解析】结合剖宫产时病历，除胎膜早破和抗生素使用不当外，最可能造成感染的原因是临产后剖宫产。

3. B【解析】克林霉素和替硝唑所覆盖的菌谱中缺少革兰阴性菌。

4. A【解析】术后产褥感染可以用物理方法和药物对症降温，采用半卧位使腹腔炎症渗出液局限，同时对宫腔分泌物进行细菌培养和药物敏感试验，选用对需氧菌和厌氧菌有效的抗生素联合用药。不需要进行开腹探查。

5. E【解析】患者最可能的诊断是产褥感染，为进一步确诊，应做宫腔分泌物培养，可在消毒阴道与宫颈后，用棉拭子通过宫颈管取宫腔分泌物，另外还可经阴道后穹隆穿刺取直肠子宫陷凹分泌物或脓液。

6. D【解析】如确诊为产褥感染，最可能的病原菌是溶血性链球菌。一般情况下溶血性链球菌容易产生外毒素和溶组织酶，导致毒力、致病力以及播散能力极强，和产褥感染的关系较为密切，且容易诱发严重的感染发生。

7. B【解析】明确溶血性链球菌导致产褥感染的诊断后，应静脉滴注抗生素，首选广谱高效抗生素，如青霉素、氨苄西林、头孢类或喹诺酮类抗生素等。

四、B 型题

1. E【解析】急性乳腺炎主要的病原菌是金黄色葡萄球菌，少见于链球菌。

2. A【解析】产褥感染最常见的病原菌是大肠埃希菌。引起产褥感染的病原体种类较多，较常见者有链球菌、大肠埃希菌、厌氧菌等，其中内源性需氧菌和厌氧菌混合感染的发生有逐渐增高的趋势。

3. E【解析】产褥期伤口化脓性感染的主要致病菌是金黄色葡萄球菌。

4. A【解析】大肠埃希菌属，包括大肠埃希菌及其相关的革兰阴性杆菌、变形杆菌等，为外源性感染的主要致病菌之一，也是菌血症和感染性休克最常见的病原体。在阴道、尿道、会阴周围均有寄生，平常不致病，产褥期机体抵抗力低下时可迅速增殖而发病。

5. D【解析】下肢血栓性静脉炎者，病变多位于股静脉、腘静脉及大隐静脉，表现为弛张热，下肢持续性疼痛，局部静脉压痛或触及硬索状包块，血液循环受阻，下肢水肿，皮肤发白，称为“股白肿”。可通过彩色多普勒超声血流显像检测出。如患侧踝部、腓肠肌部、大腿中部的周径大于对侧 2cm，也可作出诊断。

6. C【解析】参见 A1 型题第 5 题解析。

7. A【解析】炎症扩散至子宫浆膜层，形成盆腔腹膜炎，继续发展为弥漫性腹膜炎，出现全身中毒症状：高热、寒战、恶心、呕吐、腹胀、下腹剧痛，体检时下腹明显压痛、反跳痛。

8. D【解析】参见 A1 型题第 19 题解析。

9. E【解析】胎盘附着面复旧不全可引起血栓脱落，血窦重新开放，导致子宫出血。多发生在产后 2 周左右，表现为突然大量阴道流血，检查发现子宫大而软，宫口松弛，阴道及宫口有血块堵塞。

10. B【解析】蜕膜多在产后 1 周内脱落，并随恶露排出。若蜕膜剥离不全长时间残留，影响子宫复旧，继发子宫内膜炎症，可引起晚期产后出血。

11. C【解析】剖宫产切口裂开患者常表现为术后 3 周左右突然发生的、无痛性、大量阴道流血，并反复发作，短时间内患者可陷于休克状态。

12. A【解析】晚期产后出血发生在产后更长时间的原因可能为产后滋养。

13. E【解析】产妇有血液系统疾病或由于分娩引起 DIC 等情况，可表现为持续性阴道流血，血液不凝，止血困难，同时可出现全身部位出血灶。

14. B【解析】胎儿娩出后立即发生阴道流血，色鲜红，应考虑软产道裂伤。

15. A【解析】胎盘剥离延缓，胎盘剥离后阴道流血不止，流出的血液能凝固，检查见子宫轮廓不清，应怀疑为子宫收缩乏力。

五、X 型题

1. DE【解析】剖宫产患者术后大出血首先考虑的原因是切口出血，清宫术或宫腔镜检查并止血治疗不彻底。患者可开腹探查，行双侧髂内动脉或子宫动脉结扎术，因有再生育要求，不能行子宫切除术。也可行数字显影介入治疗，并行子宫动脉栓塞。

2. AD【解析】参见 A1 型题第 16 题解析。

3. ADE【解析】在中暑的初期，会出现口渴、多汗和皮肤湿冷的感觉。紧接着患者就会有无力、头晕、胸闷和心悸的症状。而且体温也会升高，及时将患者转移到凉爽的地方，症状很快就会消失。

4. ACE【解析】剖宫产产褥感染的发生率以及严重程度均高于阴道分娩。

5. ABDE【解析】产褥中暑发热患者以体温降到 38℃为宜。

6. BCDE【解析】参见 B 型题第 11 题解析。

7. ACDE【解析】厌氧性链球菌与大肠埃希菌混合感染，其分泌物异常恶臭。

8. ABE【解析】产褥感染确定病原菌的检测方法如下。①病原体培养和药物敏感试验：对治疗极有参考价值，但注意厌氧菌培养时应在厌氧培养基中培养。②分泌物涂片检查：对淋病奈瑟球菌或厌氧菌感染有一定的参考意义。③病原体抗原抗体检测：可采用相应免疫试剂盒进行快速检测。

9. BDE【解析】心理治疗是产褥期抑郁症重要的治疗手段，包括心理支持、咨询与社会干预等。药物治疗适用于中重度抑郁症及心理治疗无效患者。

10. ABCD【解析】婚姻不合、社会经济地位低下、缺乏家庭和社会的支持与帮助，尤其是缺乏来自丈夫和长辈的帮助，是产后抑郁症发生的危险因素。另外，个人的成长经历和心理防御方式、人格特征、精神病史（个体焦虑、抑郁史等）或精神病家族史，特别是有家族抑郁症病史的产妇也是产后抑郁症的易患因素。产褥期抑郁症的发生与妇女的教育水平、婴儿性别、是否母乳喂养及是否计划受孕相关。

11. ABCD【解析】参见 A1 型题第 16 题解析。

12. ACDE【解析】参见 B 型题第 9 题解析。

13. ABCD【解析】产褥期发热的常见原因就是产褥感染。产褥感染发生的部位一般为会阴、阴道、宫颈、腹部切口及子宫切口。产褥期发热也可能由生殖道以外的感染引起，比如急性乳腺炎、上呼吸道感染、泌尿系统感染和血栓性静脉炎。此外，产后 10 天内，乳汁淤积也可能引起发热。

14. ACDE【解析】参见 A1 型题第 2 题及第 8 题解析。

15. ABDE【解析】参见 A1 型题第 23 题解析。

16. ABCD【解析】机体对入侵的病原体的反应，取决于病原体的种类、数量、毒力以及机体自身的免疫力。任何削弱产妇生殖道和全身防御功能的因素均有利于病原体的入侵与繁殖，如贫血、营养不良、各种慢性疾病（如肝功能不全、妊娠合并心脏病、糖尿病等）、临近预产期前性交尤其是配偶患性传播疾病者、胎膜早破、羊膜腔感染、各种产科手术操作、产道损伤、产前产后出血、宫腔填塞纱布、产道异物、产程过长、胎盘残留等，均为产褥感染的诱因。

17. BD【解析】产后出血不合并感染一般不会出现发热。产褥期糖尿病酮症不合并酸中毒等离子紊乱，一般不会出现发热。

18. ABCE【解析】参见 A1 型题第 1 题解析。

19~20 ABCDE、ABCD【解析】剖宫产术后子宫切口裂开的常见原因如下。①子宫峡部的弓形动脉较体部的短小且分支少，子宫下段横切口易将向下斜行的子宫动脉分支切断，从而造成子宫切口愈合不良，尤其是下缘。②横切口选择过高或过低：横切口过高，切口上方宫体肌组织与切口下方子宫下段肌组织厚度相差悬殊，缝合不易对齐致愈合不良；横切口过低，宫颈侧是以纤维组织为主，血供差，愈合能力差，越靠近阴道，越易出现局部缺血、组织坏死、感染和切口裂开。③当胎头过低或嵌顿，局部组织受压时间长，易发生水肿，组织脆弱。当切口过小、娩出胎头用力不当、手法粗暴，可致切口撕裂大出血。如止血不彻底，局部形成血肿，造成愈合不良。④子宫切口缝合过紧或过疏，影响切口血供，致愈合欠佳。⑤切口感染：因为子宫下段横切口与阴道接近，若术前有产程延长、胎膜早破、宫内置监护仪、宫腔操作及多次内诊等，易并发切口感染；子宫内膜炎、脱膜炎、胎盘胎膜残留等可造成子宫及子宫肌层切口感染，导致子宫复旧不良，切口愈合差。⑥产妇体质差、严重贫血、低蛋白血症或合并糖尿病等其他疾病，可造成子宫切口愈合欠佳，常合并腹部切口的愈合不良。

21. ACDE【解析】产褥期抑郁症是指产妇在产褥期间出现抑郁症状，是产褥期精神综合征最常见的一种类型。主要表现为持续和严重的情绪低落以及一系列症候，如动力减低、失眠、悲观等，甚至影响对新生儿的照料能力。该病通常在产后 2 周内发病，产后 4~6 周症状明显。心理治疗为产褥期抑郁症重要的治疗手段，药物治疗适用于中重度抑郁症及心理治疗无效患者。

22. BCDE【解析】有中暑先兆，立即将产妇移至凉爽通风处，解开衣服，多喝凉开水或盐开水，使其安静休息。所以，选项 A 错误，其余选项都是恰当的处理方式。

23. BCDE【解析】参见 X 型题第 20 题解析。

六、案例分析题

1. A【解析】患者大出血 4 小时，血压 70/60mmHg，心率 130 次/分，血红蛋白 60g/L，已处于失血性休克状态，应建立有效的静脉通道，积极补充血容量，快速输血，抢救休克，给予抗生素治疗的同时，立即剖腹探查。

2. F【解析】患者出血的原因首先考虑剖宫产切口裂开，多见于子宫下段横切口剖宫产。

3. EF【解析】参见 X 型题第 1 题解析。

4. ABCDF【解析】参见 B 型题第 11 题解析。

5. ABCDE【解析】参见 X 型题第 20 题解析。

第十一章　外阴上皮内非瘤样病变

一　A1 型题

1. 下列关于外阴硬化性苔藓的说法正确的是

A. 属外阴上皮内非瘤样病变
B. 合并不典型增生
C. 只发生在 40 岁以上女性患者
D. 外阴皮肤因过度角化颜色发黑
E. 临床表现不能做初步诊断

2. 关于外阴鳞状上皮增生，错误的是

A. 比较容易癌变
B. 依靠病理切片检测确诊
C. 主要采用皮质激素局部治疗
D. 内科治疗无效可进行手术切除
E. 是以外阴瘙痒为主要症状

3. 与外阴白化病有关的因素是

A. 种族
B. 营养
C. 遗传
D. 病毒感染
E. 紫外线

4. 不属于外阴上皮内瘤样病变的是

A. 外阴鳞状上皮增生
B. 外阴鳞状上皮轻度不典型增生
C. 外阴鳞状上皮中度不典型增生
D. 外阴鳞状上皮重度不典型增生
E. 原位癌

5. 外阴白化病是由于

A. 黑色素细胞减少
B. 真皮乳头层水肿
C. 表层细胞过度角化
D. 表皮中含有不成熟黑色素细胞
E. 皮层角化和毛囊角质栓塞

6. 外阴硬化性苔藓多发生在

A. 幼儿期
B. 青春期
C. 40 岁左右
D. 50 岁左右
E. 60 岁左右

7. 外阴硬化性苔藓合并鳞状上皮细胞增生时，治疗应选用

A. 局部抗生素治疗

B. 乙醇注射疗法
C. 雌激素局部应用
D. 氟轻松软膏局部涂擦6周，继用丙酸睾酮软膏
E. 丙酸睾酮软膏局部涂擦6周，继用氟轻松软膏

8. 外阴鳞状上皮内病变又称外阴上皮内瘤变（VIN），病理报告为VIN Ⅲ级提示
A. 外阴轻度不典型增生
B. 外阴中度不典型增生
C. 外阴重度不典型增生
D. 原位癌
E. 重度不典型增生和原位癌

9. 关于外阴白癜风的临床治疗，正确的是
A. 无须治疗
B. 2.5%氢化可的松软膏
C. 2%丙酸睾酮凡士林软膏
D. 激光
E. 5%氢化可的松软膏

10. 下列有关外阴硬化性苔藓的说法，错误的是
A. 恶变概率较高，一般均需手术治疗
B. 以外阴皮肤萎缩为特征
C. 主要症状是病损区皮肤发痒
D. 确诊需进行病理检查
E. 绝经后女性患者和青春期少女最多见

11. 外阴硬化性苔藓治疗的标准方案是
A. 2%丙酸睾酮凡士林软膏局部涂抹
B. 皮质激素类软膏局部涂抹
C. 红外线理疗
D. 每日坐浴2次
E. 红霉素软膏局部涂抹

12. 关于外阴白癜风，错误的是
A. 青春期发病多
B. 身体其他部位可伴发
C. 可转化成癌
D. 发白区皮肤周围过度色素沉着
E. 病变区皮肤光滑润泽

13. 外阴鳞状上皮增生的癌变率约
A. 5%
B. 8%
C. 10%
D. 20%
E. 30%

14. 外阴上皮内非瘤样病变又称
A. 硬化性苔藓
B. 鳞状上皮增生
C. 外阴白色病变
D. 黏膜白色病变
E. 外阴皮肤色素减退

15. 外阴鳞状上皮增生的主要病理变化是
A. 细胞不典型增生
B. 表皮层角化过度和角化不良

C. 核异质　　D. 大量淋巴细胞及浆细胞浸润

E. 上皮层极性改变

16. 下列不符合外阴鳞状上皮增生症（增生性营养不良）特点的是

A. 真皮浅层有少量淋巴细胞浸润

B. 鳞状上皮增生、变厚

C. 鳞状上皮假上皮瘤样增生，无异型

D. 外阴瘙痒，见界限清楚的白色、散在性斑片

E. 真皮乳头层均质透明变性带

17. 外阴鳞状上皮增生的主要临床表现为

A. 外阴肿物　　B. 不规则出血

C. 外阴瘙痒　　D. 分泌物增多

E. 外阴疼痛

二 A2 型题

1. 患者，女性，30 岁。新婚 1 周，性生活困难。妇科外阴黏膜变薄、干燥，可见破裂口，皮肤无弹性，阴蒂萎缩，小阴唇平坦消失，阴道口挛缩狭窄，仅容指尖。该患者治疗应选用

A. 手术治疗　　B. 全身+药物保守治疗

C. 活检出现不典型增生时手术治疗　　D. 雌激素制剂局部上药以缓解症状

E. 以上都不是

2. 患者，女性，43 岁。外阴奇痒，抓破后疼痛，检查见病区皮肤增厚，似皮革，隆起有皱襞，无萎缩及粘连，则该患者可能的诊断是

A. 外阴鳞状上皮增生　　B. 外阴硬化性苔藓

C. 外阴阴道假丝酵母菌病　　D. 硬化性苔藓合并鳞状上皮增生

E. 以上均不是

3. 患者，女性，46 岁。外阴瘙痒 1 年，检查发现大阴唇、阴唇间沟处出现皮肤增厚，色素增加，肤纹理突出，并伴散在性皲裂、溃疡。局部应用皮质激素软膏，症状缓解。该患者可能有

A. 外阴白癜风　　B. 外阴白化病

C. 外阴鳞状上皮细胞增生　　D. 滴虫阴道炎

E. 阴道假丝酵母菌病

4. 患者，女性，35 岁。外阴奇痒，分泌物不多。两侧小阴唇增厚，外阴黏膜不红，阴道畅，皱襞正常，无异常分泌物，宫颈柱状，光滑、肥大，子宫前位、正常大小，双附件（-）。为确诊应选用

A. 外阴活检
B. 阴道分泌物涂片
C. 宫颈涂片（CCT）
D. 阴道镜
E. 盆腔 B 超

5. 患者，女性，50 岁。外阴瘙痒 1 个月余，首先考虑的诊断是
A. 外阴癌
B. 外阴阴道炎
C. 外阴鳞状上皮增生
D. 外阴硬化性苔癣
E. 药物过敏或化学品刺激

6. 患者，女性，20 岁。大阴唇外侧及阴蒂包皮处见一 6cm×3cm 大小的白色病损区域，表面光滑润泽，边界清晰，弹性正常，无压痛，无瘙痒不适，应首选的处理方式方法是
A. 局部丙酸睾酮外用
B. 局部病损区切除
C. 外阴切除
D. 激光治疗
E. 定期随访

7. 患者，女性，51 岁。因外阴瘙痒而就医，组织病理为增生型营养不良。下列治疗中正确的是
A. 因有恶变趋向，应及早手术治疗
B. 全身治疗
C. 补充多量维生素
D. 活检有不典型增生时手术治疗
E. 全身+局部治疗

三 A3/A4 型题

（1~4 题共用题干）

患者，女性，43 岁。外阴瘙痒。妇科外阴皮肤变白、变薄、失去弹性，阴蒂缩，阴道畅，无异常分泌物，宫颈柱状，光滑，子宫前位，常大，双附件（-）。外阴活检病理检查提示：表皮层过度角化，表皮萎缩变薄，伴基底细胞液化变性，黑色素细胞减少，上皮脚变钝。白带常规：清洁度Ⅱ度，未见滴虫、霉菌。

1. 此种情况诊断考虑
A. 硬化性苔藓
B. 外阴鳞状上皮细胞增生
C. 不典型增生
D. 混合型外阴色素减退疾病
E. 外阴阴道假丝菌酵母病

2. 关于此病的发生，以下说法正确的是
A. 与 HLA-B40 关系密切
B. 与自身免疫有关
C. 与二氢睾酮水平有关
D. 有家族遗传性
E. 以上均正确

3. 此病可合并的疾病是
A. 外阴白癜风
B. 斑秃

C. 甲状腺功能减退症
D. 甲状腺功能亢进症
E. 以上均正确

4. 治疗上可选用
A. 2%丙酸睾酮软膏
B. 1.0%~2.5%氢化可的松软膏
C. 0.06%氯倍他索软膏
D. 孕酮油剂
E. 以上均正确

四 B 型题

（1~4 题共用备选答案）
A. 激光
B. 无须治疗
C. 手术切除病灶
D. 皮质激素局部涂擦
E. 丙酸睾酮局部涂擦

1. 外阴鳞状上皮增生治疗首选
2. 硬化性苔藓治疗首选
3. 外阴白化病治疗首选
4. 外阴白癜风治疗首选

（5~7 题共用备选答案）
A. 过敏体质
B. 遗传因素
C. 不良卫生习惯
D. HPV 病毒感染
E. 外阴皮肤长期处于潮湿状态

5. 与增生型营养不良的发生有关的是
6. 与硬化性苔藓的发生有关的是
7. 与接触性皮炎的发生有关的是

（8~11 题共用备选答案）
A. 外阴白癜风
B. 外阴白化病
C. 外阴硬化性苔藓
D. 外阴鳞状上皮增生
E. 继发性外阴色素减退

8. 病理示表皮层角化和毛囊角质栓塞，表皮棘层变薄伴基底细胞液化变性，黑色素细胞较少。首先考虑
9. 病理示黑色素细胞被破坏。首先考虑
10. 病理示黑色素细胞不成熟。首先考虑
11. 病理示表皮层角化过度或角化不全，棘细胞层不规则增厚。首先考虑

五 X 型题

1. 关于外阴硬化性苔藓发病年龄的描述正确的是
   A. 绝经后女性患者多见
   B. 育龄女性患者多见
   C. 青春期少女多见
   D. 发生于任何年龄
   E. 婴幼儿多见
2. 下列符合外阴鳞状上皮增生病理改变的是
   A. 棘细胞层规则增厚
   B. 表皮角化过度和角化不全
   C. 上皮细胞大小和核形态正常
   D. 上皮细胞层次排列紊乱，极性消失
   E. 上皮脚间的真皮乳头有淋巴细胞及少量浆细胞浸润
3. 老年生理性外阴萎缩与外阴硬化性苔藓的不同在于
   A. 瘙痒症状明显
   B. 仅见于老年女性患者
   C. 与身体其他部位皮肤萎缩情况相同
   D. 外阴各层组织及皮下脂肪层均萎缩
   E. 大阴唇变平，小阴唇退化
4. 关于外阴鳞状上皮增生的描述错误的是
   A. 瘙痒症状明显
   B. 癌变率 20%左右
   C. 主要依靠病理检查确诊
   D. 手术为主要治疗手段
   E. 多见于绝经后女性患者
5. 外阴鳞状上皮增生手术治疗适应证为
   A. 已有恶变者
   B. 有恶变可能者
   C. 瘙痒严重者
   D. 精神紧张而失眠者
   E. 长期药物治疗无效者

六 案例分析题

（1~4 题共用题干）

患者，女性，35 岁。孕 2 产 1，白带增多 1 年，性交后出血 3 天。月经正常。妇科宫颈中度柱状上皮异位，有接触性出血，子宫正常大小，无压痛，双附件未见异常。

1. 请问该患者可能的诊断有
   A. 宫颈癌
   B. 宫颈炎
   C. 宫颈鳞状上皮内病变
   D. 宫颈尖锐湿疣
   E. 宫颈淋巴瘤
   F. 宫颈结核
2. 首选做的检查是
   A. 阴道镜加宫颈细胞学检查
   B. 宫颈锥形切除送病理检查

C. 疱疹病毒检查　　D. 宫颈管诊刮术
E. HPV 检查　　F. 阴道镜

3. 宫颈细胞学检查提示有不典型鳞状上皮，下一步的检查是
A. 重复阴道镜+宫颈细胞学检查　　B. 宫颈锥形切除送病理检查
C. 阴道镜下宫颈多点活检　　D. 宫颈管诊刮术
E. 疱疹病毒检查　　F. HPV 检查

4. 宫颈多点活检提示慢性炎症，HPV（-），下一步的处理方式是
A. 宫颈激光治疗　　B. 宫颈局部用抗生素治疗
C. 宫颈 LEEP 环切术　　D. 宫颈锥形切除
E. 子宫切除术　　F. 随访观察

参考答案与解析

一、A1 型题

1. A【解析】外阴硬化性苔藓是一种以外阴及肛周皮肤萎缩变薄、色素减退呈白色病变为主要特征的疾病，属于外阴上皮内非瘤样病变。

2. A【解析】外阴鳞状上皮增生的患者一般可以痊愈，这种疾病发生癌变的概率比较低，目前治疗上以内科治疗为主。

3. C【解析】外阴白化病为遗传性疾病，可表现为全身性，也可能仅在外阴局部出现白色病变。外阴白化病无自觉症状，也不发生癌变，无须治疗。

4. A【解析】外阴鳞状上皮增生是以外阴瘙痒为主要症状的鳞状上皮细胞良性增生为主的外阴疾病，是最常见的外阴上皮非瘤样病变。

5. D【解析】外阴白化病是由于表皮基底层中仅含有大而灰白的不成熟黑色素细胞，因而不能制造黑色素所致。外阴局部白化病无自觉症状，也不致癌变，故不必治疗。

6. C【解析】外阴硬化性苔藓可发生于任何年龄，多发生在 40 岁左右。

7. D【解析】外阴硬化性苔藓合并鳞状上皮细胞增生时，治疗应选用氟轻松软膏涂擦局部，每日 3~4 次，共用 6 周，继用 2%丙酸睾酮软膏 6~8 周，之后每周 2~3 次，必要时长期使用，也可选择物理疗法。

8. E【解析】外阴上皮内瘤变Ⅲ级（VIN Ⅲ）：即重度不典型增生及外阴原位癌。重度不典型增生异形细胞占据上皮层 2/3 以上，几乎达表面。

9. A【解析】外阴白癜风患者一般无不适，除伴发皮炎应按炎症处理外，通常无须治疗。

10~11 A、A【解析】外阴硬化性苔藓属于外阴上皮内非瘤样病变，可以应用糖皮质激

素治疗，效果肯定。丙酸睾酮局部涂擦是治疗硬化性苔藓的标准方法，疗效因人而异，部分萎缩皮肤可恢复正常，有的病变有所改善，也有无明显疗效者。本病恶变机会极少，很少采用手术治疗。

12. C【解析】外阴白癜风是黑色素细胞被破坏所引起的疾病，青春期发病者居多（选项A正确）。外阴白癜风原因不明，可能与自身免疫有关，表现为外阴大小不等、形态不一、单发或多发的白色斑片区，外阴白色区周围皮肤往往有过度色素沉着（选项D正确），故界限分明。病变区皮肤光滑润泽，弹性正常，除外阴外，身体其他部位也可伴发白癜风（选项B、E正确）。外阴白癜风只会影响美观，但是并不会发展成癌症。所以，选项C错误。

13. A【解析】外阴鳞状上皮增生主要是以外阴瘙痒为主要症状，有一定的恶变倾向，但癌变的概率比较低，恶变率为5%。

14. C【解析】外阴上皮内非瘤样病变又称外阴白色病变。

15. B【解析】外阴鳞状上皮增生早期病变较轻时，皮肤颜色暗红或粉红，角化过度部位则呈白色。病变晚期皮肤增厚似皮革，色素增加，正常皮肤的纹理明显突出，出现苔藓样变，严重者可因搔抓引起表皮抓破、皲裂、溃疡。如出现溃疡长期不愈，特别是有结节隆起时，应警惕局部癌变的可能而及早行局部活检确诊。

16. E【解析】真皮乳头层均质透明变性带是外阴萎缩性营养不良的特征。

17. C【解析】外阴瘙痒是外阴鳞状上皮增生的最主要症状，患者多难耐受。病损范围不一，主要累及大阴唇、阴唇前庭、阴蒂包皮、阴唇后联合等处，病变可呈孤立、局灶性或多发、对称性。

二、A2型题

1. C【解析】患者符合外阴硬化性苔藓的临床表现，应在有皲裂、溃疡、隆起、硬结或粗糙处多处取材活检，如发现不典型增生及癌变时，应选择手术治疗。

2. A【解析】参见A1型题第15题解析。

3. C【解析】外阴鳞状上皮细胞增生病损主要累及大阴唇、阴唇间沟、阴蒂及阴唇后联合，病变晚期出现皮肤增厚、色素增加、皮肤纹理明显突出，使用皮质激素类药物可以控制瘙痒。

4. A【解析】该患者最主要症状是外阴奇痒，分泌物不多。结合题干其他信息，初步怀疑为外阴鳞状上皮增生，该病主要依靠病理检查方能确诊。活检应在皲裂、溃疡、隆起、硬结或粗糙处进行，并应选择不同部位多点取材。

5. C【解析】外阴瘙痒是外阴鳞状上皮增生的最主要症状。

6. E【解析】外阴鳞状上皮增生应与外阴白癜风、白化病、特异性外阴炎及外阴鳞状上皮内病变和癌相鉴别。若外阴皮肤出现界限分明的发白区，表面光滑润泽，质地完全正常，且无任何自觉症状者为白癜风，除伴发皮炎应按炎症处理外，通常无须治疗，定期随访即可。

7. D【解析】该女性患者因外阴瘙痒而就医，组织病理为增生型营养不良。根据情况，应在活检结果提示存在不典型增生时进行手术治疗（选项 D）。这是因为增生型营养不良有恶变趋向，如出现不典型增生，手术治疗是必要的。

三、A3/A4 型题

1. A【解析】外阴硬化性苔藓病损区常位于大阴唇、小阴唇、阴蒂包皮、阴唇后联合及肛周，多呈对称性。早期病变较轻时呈皮肤发红肿胀，出现粉红、象牙白色或有光泽的多角形小丘疹，丘疹融合成片后呈紫癜状，但在其边缘仍可见散在丘疹；进一步发展则出现外阴萎缩，小阴唇变小甚至消失，大阴唇变薄，皮肤颜色变白、发亮、皱缩，弹性差，常伴有皲裂及脱皮；晚期病变则出现皮肤进一步萎缩菲薄呈“雪茄纸”或羊皮样改变，阴道口挛缩狭窄。幼女病变的过度角化通常不及成年妇女严重，检查时在外阴及肛周区可见锁孔状珠黄色花斑样或白色病损坏，至青春期多数病变可能自行消失。

2~3 E、E【解析】外阴硬化性苔藓的病因如下。①遗传因素：有遗传倾向，与 HLA-B40 抗原关系密切。家族中母女、姐妹同时发病，但尚未发现特异基因。②免疫因素：约 21%患者合并自身免疫病如糖尿病、甲状腺功能亢进或减退症、白癜风、恶性贫血、斑秃等，且外阴表皮有淋巴细胞浸润，提示局部组织有免疫反应，推测本病可能与自身抗胶原纤维抗体引起上皮下损伤有关。③内分泌因素：因青春期前患者在月经初潮后病变可以缓解，曾认为可能与雌激素缺乏有关，但临床应用雌激素治疗无效；患者血清中二氢睾酮及雄烯二酮减少，而游离睾酮升高，局部应用睾酮治疗有效，治疗后血中睾酮及二氢睾酮升高，推测可能与 5α-还原酶活性减低，导致睾酮向二氢睾酮转化受阻有关，然而在 5α-还原酶缺乏患者，其硬化性苔藓的危险性并未增加；此外，多数患者缺乏雄激素受体，推测可能为雄激素不能完全治愈本病的原因。

4. A【解析】参见 A1 型题第 10~11 题解析。

四、B 型题

1. D【解析】外阴鳞状上皮增生的主要症状是外阴瘙痒，治疗瘙痒首选皮质激素软膏如 0. 025%氟轻松软膏，0. 01%曲安奈德软膏或 1%~2%氢化可的松软膏，或 2%苯海拉明软膏及 1%丙酸睾酮鱼肝油软膏涂搽。

2. E【解析】参见 A1 型题第 10~11 题解析。

3. B【解析】参见 A1 型题第 3 题解析。

4. B【解析】参见 A1 型题第 9 题解析。

5. E【解析】外阴皮肤长期处于潮湿状态与增生型营养不良的发生有关。

6. B【解析】遗传因素与硬化性苔癣的发生有关。家族中母女、姐妹同时发病，但尚未发现特异基因。

7. A【解析】过敏体质与接触性皮炎的发生有关。

8. C【解析】外阴硬化性苔藓的病理典型特征为表皮层过度角化和毛囊角质栓塞、棘层变薄伴基底细胞液化变性、上皮脚变钝或消失以及黑色素细胞减少。病变早期真皮乳头层水肿，晚期出现均质化，在均质带下有淋巴细胞和浆细胞浸润。

9. A【解析】外阴白癜风是黑色素细胞被破坏所引起的疾病。外阴白色区周围皮肤，往往有色素沉着，所以界限分明，病变区皮肤光滑润泽，弹性正常，患者一般没有不适的症状。

10. B【解析】参见A1型题第5题解析。

11. D【解析】外阴鳞状上皮增生的病理主要为表皮层角化过度或角化不全，棘细胞层增生、变厚、上皮脚向下延伸，末端钝圆或较尖。上皮脚之间的真皮层乳头明显、有轻度水肿，真皮浅层血管周围少量淋巴细胞和浆细胞浸润。上皮组织和细胞无异型性。

五、X型题

1. ABD【解析】外阴硬化性苔癣可发生于任何年龄，育龄女性患者及绝经后女性患者多见。

2. BCE【解析】参见B型题第11题解析。

3. BCDE【解析】外阴硬化性苔藓应与老年生理性萎缩相区别，后者仅见于老年妇女，其外阴部皮肤的萎缩情况与身体其他部位皮肤相同，表现为外阴组织包括皮肤各层及皮下脂肪层均萎缩，因而大阴唇变平，小阴唇退化，但患者无任何自觉症状。

4~5 BD、ABE【解析】外阴鳞状上皮增生是以外阴瘙痒为主要症状的鳞状上皮细胞良性增生为主的外阴疾病，是最常见的外阴上皮非瘤样病变，可能与外阴潮湿和阴道排出物的刺激有关。手术治疗不是主要的治疗手段，仅适用于已有恶变或恶变可能者和反复内科治疗无效者。

六、案例分析题

1. ABCE【解析】接触性出血常见于宫颈癌、宫颈淋巴瘤、宫颈鳞状上皮内病变及重度宫颈炎。

2. A【解析】首选做的检查是阴道镜加宫颈细胞学检查。遵循“三阶梯式”诊断程序：①宫颈细胞学检查+病因学（TCT+HPV）。②阴道镜活检。③锥切。

3. CF【解析】下一步应行HPV检查及阴道镜活检。

4. A【解析】宫颈多点活检提示慢性炎症，慢性炎症引起宫颈中度柱状上皮异位、接触性出血者，可行宫颈激光治疗。若不满意可行宫颈锥形切除。

女性生殖系统炎症

第十二章　生殖系统炎症

一 A1 型题

1. 关于阴道炎，下列说法恰当的是
   A. 悬滴法检查白带，发现的滴虫与白细胞大小相似
   B. 可应用广谱抗生素治疗复发性外阴阴道假丝酵母菌病
   C. 白念珠菌耐热力强，煮沸 1 小时才可死亡
   D. 为预防恶性肿瘤的发生，老年女性患者不能使用雌激素
   E. 阴道毛滴虫生活能力较强，在 3～50℃下可生存 21 天
2. 为确诊子宫内膜结核进行诊断性刮宫术，下列说法正确的是
   A. 选择时间为排卵期后
   B. 术中应注意刮取宫底部内膜
   C. 术前当天应肌内注射链霉素 0. 5g
   D. 宫腔小无组织刮出者，可排除诊断
   E. 内膜病检未找出结核结节亦不应排除诊断
3. 慢性宫颈炎最常见的病变是
   A. 宫颈肥大
   B. 宫颈柱状上皮异位
   C. 宫颈息肉
   D. 宫颈黏膜炎
   E. 宫颈腺囊肿
4. 关于外阴阴道假丝酵母菌病，下列说法不恰当的是
   A. 白带呈白色稠厚豆渣样
   B. 外阴痒、灼痛，可致坐卧不安
   C. 首选药物为青霉素及甲硝唑
   D. 小阴唇内侧黏膜附着膜状物
   E. 悬滴法镜下见孢子及假菌丝
5. 宫颈柱状上皮异位面积在 1/3 以内，表面较光滑者属于
   A. 中度，单纯型
   B. 中度，颗粒型
   C. 轻度，颗粒型
   D. 轻度，单纯型
   E. 重度，单纯型
6. 绝经期女性患者已除外恶性肿瘤，出现血性白带的最可能原因是
   A. 宫颈息肉
   B. 宫颈柱状上皮异位
   C. 宫腔积液
   D. 围绝经期月经紊乱
   E. 萎缩性阴道炎

7. 生殖器结核最先侵犯的部位是
A. 卵巢，其次是输卵管
B. 子宫内膜，其次是输卵管
C. 输卵管，其次是子宫内膜
D. 阴道，其次是宫颈
E. 外阴，其次是阴道

8. 关于白念珠菌感染的治疗，不恰当的是
A. 常与糖尿病并发，应同时治疗糖尿病
B. 内裤、盆及毛巾用开水烫洗
C. 用0.5%醋酸液阴道灌洗
D. 抗真菌药全身或局部用药
E. 合并妊娠时应行局部治疗

9. 关于婴幼儿外阴阴道炎，下列说法不恰当的是
A. 多与不良卫生习惯有关
B. 发病时常哭闹不安，用手抓外阴
C. 治疗原则是全身应用抗生素和适量雌激素
D. 常见病原体有葡萄球菌、链球菌、大肠埃希菌
E. 应考虑有否阴道异物和蛲虫感染

10. 慢性盆腔炎病变主要存在于
A. 子宫内膜及输卵管
B. 子宫肌层及输卵管
C. 子宫旁结缔组织及输卵管
D. 盆腔腹膜及输卵管、卵巢
E. 子宫旁结缔组织及输卵管、卵巢

11. 关于细菌性阴道病，下列说法恰当的是
A. 阴道 pH 接近中性
B. 阴道黏膜充血明显
C. 病理特征无炎症改变
D. 阴道分泌物为黏稠白带
E. 加10%KOH于阴道分泌物中无臭味

12. 关于前庭大腺炎及前庭大腺囊肿的叙述，不正确的是
A. 前庭大腺位于两侧大阴唇后1/3深部，腺管开口于处女膜与小阴唇之间
B. 前庭大腺囊肿治疗主要采取切开引流或剥除术
C. 若不及时治疗，重时可致败血症
D. 主要病原体为葡萄球菌、大肠埃希菌
E. 易复发

13. 关于滴虫的特征，下列说法错误的是
A. 适合滴虫生存的阴道 pH 为5.2~6.6
B. 隐藏在腺体与阴道皱襞中的滴虫能在月经后繁殖
C. 滴虫消耗或吞噬阴道细胞内糖原，阻碍乳酸生成
D. 滴虫可侵入尿道、尿道旁腺及男性尿道、前列腺
E. 阴道正常菌群内可有滴虫存在

14. 前庭大腺脓肿切开引流术更换引流条的时机是
A. 术后 2 小时
B. 术后 6~8 小时
C. 术后 24 小时
D. 术后 2 天
E. 术后 3 天

15. 关于宫颈息肉，下列说法恰当的是
A. 宫颈息肉需与子宫恶性肿瘤鉴别
B. 系宫颈管黏膜及其下组织充血、水肿所致
C. 宫颈息肉易恶变，故应送病理检查
D. 息肉摘除后不易复发
E. 息肉色红，质韧，蒂细长

16. 外阴阴道假丝酵母菌病患者外阴阴道可见
A. 散在红色斑点
B. 白色膜状物
C. 小阴唇及阴道粘连
D. 阴道分泌物黄色水样
E. 边缘有不规则凸起的溃疡

17. 前庭大腺脓肿造口术随访时间是
A. 每 2 天 1 次
B. 每半月 1 次
C. 每 3 天 1 次
D. 每 4 天 1 次
E. 每周 1 次

18. 诊断子宫内膜结核，最可靠的依据是
A. 盆腔 X 线平片
B. 子宫内膜病理检查
C. 腹腔镜检查
D. 子宫输卵管碘油造影
E. 宫腔镜检查

19. 关于外阴阴道炎，下列说法错误的是
A. 非妊娠期女性患者约 10%阴道中有念珠菌寄生
B. 阴道 pH 升高不利于病菌入侵
C. 绝经后雌激素水平降低，上皮糖原含量减少，易引起炎症
D. 对萎缩性阴道炎的治疗为补充雌激素，以增加阴道抵抗力
E. 萎缩性阴道炎可有溃疡，严重时可造成阴道闭锁

20. 关于慢性宫颈炎，下列说法不正确的是
A. 宫颈肥大是由于鳞状上皮化生所致
B. 宫颈肥大系由慢性炎症长期刺激所致
C. 宫颈息肉摘除后常可复发
D. 治疗宫颈柱状上皮异位前，应先行宫颈刮片，除外早期宫颈癌
E. 异位面的柱状上皮被鳞状上皮取代，即为宫颈柱状上皮异位愈合

21. 外阴瘙痒的原因常见的是
A. 药物过敏
B. 蛲虫病

C. 尿液及粪便浸渍　　D. 卫生用品污染
E. 长期阴道分泌物的刺激

22. 关于滴虫阴道炎的传播方式，下列说法不恰当的是
A. 宫内传播　　B. 性交传播
C. 不洁器械和敷料传播　　D. 公共浴池传播
E. 游泳池传播

23. 关于外阴阴道假丝酵母菌病，下列说法恰当的是
A. 用 1∶5000 的高锰酸钾冲洗阴道可提高疗效
B. 致病的白假丝酵母菌主要来源于手足癣，因交叉感染而致病
C. 顽固病例要注意并发糖尿病
D. 患外阴阴道假丝酵母菌病的孕妇可暂不治疗
E. 典型的白带为黄色泡沫状

24. 关于急性盆腔炎的叙述，不正确的是
A. 下腹剧痛　　B. 伴高热
C. 常有宫腔、盆腔手术操作史　　D. 急性期定期行盆腔检查以了解病情
E. 治疗要彻底，以免形成慢性盆腔炎

25. 关于女性白带的来源，下列说法不恰当的是
A. 子宫内膜分泌物　　B. 宫颈腺体分泌物
C. 阴道黏膜渗出物　　D. 宫颈及阴道的脱落细胞
E. 阴道上皮腺体分泌物

26. 女性生殖器结核最常见的是
A. 盆腔腹膜结核　　B. 输卵管结核
C. 宫颈结核　　D. 卵巢结核
E. 子宫内膜结核

27. 关于急性输卵管炎的病理变化的叙述，错误的是
A. 多形成输卵管周围炎
B. 一般不侵犯输卵管间质
C. 多继发于宫旁结缔组织炎及盆腔腹膜炎
D. 炎症经子宫内膜上行，引起输卵管黏膜炎
E. 炎症可蔓延到卵巢实质形成脓肿

28. 正常阴道菌群不包括
A. 念珠菌　　B. 衣原体
C. 支原体　　D. 消化球菌
E. 大肠埃希菌

29. 关于慢性宫颈炎的物理疗法，说法正确的是
    A. 物理疗法是治疗宫颈柱状上皮异位效果较好，疗程最短的方法
    B. 病变较深者物理治疗后需 1~2 周治愈
    C. 治疗前应肉眼检查排除宫颈癌
    D. 冷冻疗法术后阴道排液最少
    E. 除月经期外都可进行治疗
30. 关于疑诊结核的患者的处理方式，不正确的是
    A. 若子宫腔小而坚硬，未刮出组织，可以排除内膜结核
    B. 术前 3 天、术后 4 天，每天肌内注射链霉素 0.75g
    C. 应于月经前 1 周及月经来潮 6 小时内做诊刮
    D. 病理检查找到典型结核结节诊断即可成立
    E. 诊刮时应注意刮取子宫角部内膜
31. 宫颈息肉的病理变化为
    A. 鳞状上皮化生
    B. 宫颈管口被鳞状上皮覆盖
    C. 宫颈组织充血水肿，腺体和间质增生
    D. 宫颈管局部黏膜增生，向宫颈外口突出
    E. 宫颈管黏膜及黏膜下组织充血、水肿，结缔组织增生
32. 化脓菌引起的急性输卵管炎症病变，不受累或受累最轻的部位是
    A. 肌层　　B. 浆膜层
    C. 输卵管周围　　D. 黏膜层
    E. 输卵管间质
33. 对于生殖器结核的诊断无特异性的是
    A. 旧结核菌素试验阳性　　B. 子宫输卵管碘油造影
    C. 盆腔 X 线检查　　D. 子宫内膜病检
    E. 腹腔镜检查
34. 滴虫阴道炎的治愈标准是
    A. 临床症状消失　　B. 白带悬滴法检查滴虫阴性
    C. 全身及局部用药 3 个疗程后　　D. 连续 3 次月经期后检查滴虫阴性
    E. 连续 3 次月经期前检查滴虫阴性
35. 关于生殖器结核的临床表现，不恰当的是
    A. 不孕　　B. 闭经
    C. 月经稀少　　D. 下腹坠痛
    E. 痛经进行性加重

36. 宫颈柱状上皮异位重度患者，宫颈刮片结果报告为巴氏Ⅲ级，下一步处理方式应为
A. 1个月后复查宫颈刮片
B. 属正常改变，无须处理
C. 阴道镜+宫颈活检
D. 局部药物治疗
E. 激光治疗

37. 盆腔炎的合并症和后遗症极少见的是
A. 输卵管妊娠
B. 输卵管积水
C. 继发性不孕
D. 粘连性子宫后屈
E. 弥漫性腹膜炎

38. 宫颈柱状上皮异位活检呈鳞状上皮化生，提示
A. 非典型增生
B. 炎症愈合过程
C. 宫颈息肉
D. 原位癌
E. 癌变

39. 急性盆腔结缔组织炎最常见的病变部位是
A. 直肠子宫陷凹外
B. 子宫旁结缔组织
C. 膀胱旁结缔组织
D. 直肠旁结缔组织
E. 盆腔腹膜

40. 关于滴虫阴道炎，恰当的是
A. 病原体为比多核白细胞小的阴道毛滴虫
B. 白带增多，灰白稀薄泡沫状
C. 患病后不影响受孕率
D. 病原体最适宜的 pH 为 3.4
E. 主要是直接传染

41. 关于生殖器结核的诊断，下列说法恰当的是
A. 宫颈活检是鉴别宫颈结核与宫颈癌的重要方法
B. 胸部 X 线检查未见肺内结核灶可排除生殖器结核
C. 月经血培养阴性可排除结核
D. 红细胞沉降率正常者可排除结核
E. 白细胞计数增多

42. 急性盆腔炎妇科内诊检查时的表现不包括
A. 穹隆触痛明显
B. 阴道内大量脓性分泌物
C. 宫颈充血，举痛明显
D. 子宫一侧或两侧扪及片状增厚
E. 盆壁增厚压痛，如“冰冻骨盆”

43. 生殖器结核短疗程药物治疗的时间是
A. 4~5个月
B. 2~3个月

C. 6~9 个月　D. 10~12 个月
E. 1~2 年

44. 子宫内膜结核行刮宫术的时间应选择在
A. 月经中期　B. 月经干净后 3~7 天
C. 月经来潮 24 小时后　D. 月经来潮 3 天之内
E. 月经来潮 6 小时内或经前 1 周

45. 关于化脓菌性急性输卵管炎，下列说法正确的是
A. 炎症经子宫内膜向上蔓延者最多　B. 炎症经邻近器官直接扩散者居多
C. 多继发于子宫旁结缔组织炎　D. 病变以输卵管黏膜炎症为主
E. 多继发于卵巢炎

46. 关于滴虫阴道炎的传染方式，下列说法错误的是
A. 性交传播　B. 胃肠道传播
C. 衣物传播　D. 器械及敷料传播
E. 公共浴池或游泳池传播

47. 关于急性盆腔炎的病理变化，下列说法正确的是
A. 输卵管积水最常见　B. 输卵管黏膜层不受累
C. 很少累及盆腔腹膜　D. 宫旁结缔组织炎是因直接蔓延而感染
E. 子宫内膜及子宫肌炎最常见于流产及分娩后

48. 急性盆腔炎治疗中，占有重要地位的是
A. 给予充分营养支持　B. 卧床休息
C. 手术治疗　D. 中药治疗
E. 抗生素治疗

49. 对生殖器结核进行子宫内膜病理检查，下列说法不恰当的是
A. 术中注意刮取子宫角部内膜　B. 无组织物刮出能确诊为子宫内膜结核
C. 病理切片找到典型结核结节可确诊　D. 应选经前 1 周或月经来潮 6 小时内进行
E. 术前 3 日及术后 4 日每日肌内注射链霉素 0. 75g 及口服异烟肼 0. 3g/d

50. 子宫输卵管碘油造影能诊断的疾病是
A. 子宫腺肌病　B. 子宫内膜异位症
C. 输卵管结核　D. 多囊卵巢综合征
E. 子宫浆膜下肌瘤

51. 关于输卵管积水，下列说法正确的是
A. 是输卵管炎的严重结局　B. 囊壁厚，表面光滑
C. 形状如腊肠或曲颈瓶状　D. 输卵管伞端闭锁与周围组织粘连严重
E. 液体来自输卵管黏膜的上皮腺体

52. 输卵管结核的主要传染途径为
A. 血行传播
B. 上行感染
C. 淋巴传播
D. 病灶种植
E. 盆腔腹膜结核直接蔓延扩散

53. 窥阴器检查见宫颈柱状上皮异位面凹凸不平，占整个宫颈面积的2/3以上，宫颈活检除外宫颈癌，则应诊断为
A. 颗粒型重度柱状上皮异位
B. 单纯型中度柱状上皮异位
C. 颗粒型中度柱状上皮异位
D. 单纯型重度柱状上皮异位
E. 乳突型中度柱状上皮异位

54. 关于生殖器结核，下列说法恰当的是
A. 原发感染者居多
B. 月经通常不受影响
C. 输卵管病变多为双侧性
D. 是继发不孕的主要原因
E. 附件区触到包块应首先想到本病

55. 宫颈与阴道黏膜可见散在的红色斑点，应考虑的诊断是
A. 外阴阴道假丝酵母菌病
B. 血小板减少性紫癜
C. 滴虫阴道炎
D. 链球菌性阴道炎
E. 盆腔炎

56. 关于急性盆腔炎的处理方式，下列说法错误的是
A. 半卧位休息
B. 静脉滴注广谱抗生素
C. 急性期不能采用手术治疗
D. 做血培养、宫颈分泌物培养及药敏试验
E. 补充营养及液体，纠正水电解质紊乱

57. 关于外阴尖锐湿疣，下列说法不恰当的是
A. 治疗后容易复发
B. 即使反复发生也不会恶变
C. 由HPV感染引起
D. 大小阴唇、会阴及肛周组织均为尖锐湿疣的好发部位
E. 初发时常无自觉症状，增大后可有瘙痒及压迫感

二、A2型题

1. 患者，女性，33岁。婚后8年不孕，既往曾患肺结核已愈，初步诊断为“生殖器结核”。根据体检及病史，下列不符合诊断的是
A. 子宫两侧可触及大小不规则的肿块或结节
B. 多数患者缺乏明显症状，阳性体征不多见
C. 较严重的患者，腹部触诊可有柔韧感及腹水征

D. 子宫腔小而坚硬，又无组织物刮出者可排除此病

E. 较多数患者经诊断性刮宫时才被发现患有此病

2. 患者，女性，26 岁。于产后第 4 天寒战后出现高温 39.4℃。检查下腹压痛明显，恶露量多且臭味明显，子宫复旧不良。初步判断其病原体是

A. 以沙眼衣原体为主
B. 以大肠埃希菌为主
C. 以金黄色葡萄球菌为主
D. 以革兰阳性溶血性链球菌为主
E. 以厌氧性链球菌及大肠埃希菌为主

3. 患者，女性，33 岁。继发性不孕 5 年，月经第 4 天，渐起发热、畏寒及下腹痛，右侧甚，血压 100/80mmHg，脉搏 120 次/分，体温 38℃，白细胞 12×10^9/L，中性粒细胞 0.80，下腹部轻压痛。妇科检查：宫颈有脓性分泌物，子宫大小正常，有压痛，双附件增厚、压痛。该患者的诊断最可能的是

A. 异位妊娠合并感染
B. 卵巢囊肿合并感染
C. 急性盆腔腹膜炎
D. 急性阑尾炎
E. 急性盆腔炎

4. 患者，女性，45 岁。宫颈活检为重度非典型性增生，较合适的处理方式是

A. 电灼治疗
B. 激光治疗
C. 冷冻治疗
D. 子宫全切术
E. 宫颈锥切治疗

5. 患者，女性，30 岁。婚后 3 年未孕，月经周期（1~2）/30 天，经量减少 1 年，内诊子宫正常大小，活动欠佳，基础体温双相型，经前一周诊断性刮宫未刮出组织物。初步考虑为

A. 子宫内膜结核
B. 子宫发育不良
C. 子宫内膜异位症
D. 子宫内膜炎
E. 宫颈粘连

6. 经产妇，34 岁。腰痛白带多，经多次治疗效果不佳，宫颈重度柱状上皮异位，宫颈活检病理切片报告为“鳞状上皮化生”，应诊断为

A. 子宫颈非典型性增生
B. 宫颈腺体囊肿
C. 子宫颈息肉
D. 子宫颈原位癌
E. 慢性宫颈炎

7. 患者，女性，29 岁。9 天前经阴道分娩一活婴，产后出血为 650ml，未输血。现低热，恶露多有臭味。子宫约妊娠 10 个月大，有明显压痛，双合诊触及子宫左侧 6cm×7cm×8cm 大小的包块，有明显压痛、软包块，境界不清。不恰当的处置是

A. B 超检查盆腔
B. 静脉滴注广谱抗生素
C. 取宫腔分泌物行细菌培养
D. 肌内注射缩宫素促进宫缩

E. 立即刮宫清除残留胎盘

8. 患者，女性，61 岁。绝经 4 年，近期阴道白带增多，偶尔白带带血，诊断为萎缩性阴道炎。治疗中除局部抗感染治疗外，可加用少量

A. 雄激素
B. 孕激素
C. 雌激素
D. 维生素
E. 糖皮质激素

9. 患者，女性，29 岁。脓性白带 1 周。外阴（-），阴道（-），子宫颈充血，接触性出血（+），宫颈口有脓性分泌物，宫腔（-）。最可能的诊断是

A. 滴虫阴道炎
B. 真菌性阴道炎
C. 细菌性阴道病
D. 子宫颈厌氧菌感染
E. 子宫颈沙眼衣原体感染

10. 患者，女性，30 岁。近 3 天来稀薄的泡沫状白带增多，并有外阴瘙痒、灼痛，并伴尿频、尿痛。妇科检查时见阴道黏膜充血，后穹隆见多量白带，呈黄白色泡沫状，阴道分泌物悬滴法有阳性发现。应该诊断为

A. 淋病
B. 滴虫阴道炎
C. 外阴阴道假丝酵母菌病
D. 生殖器疱疹
E. 细菌性阴道病

11. 患者，女性，25 岁。患慢性盆腔炎 2 年，反复发作，此次因高热 3 天伴有下腹痛。妇科检查：子宫大小正常，左侧可及 5cm×6cm×7cm 大小的包块，不活动，压痛明显，最适宜的处理方式原则为

A. 中药治疗
B. 中药及抗生素治疗
C. 抗生素及物理治疗
D. 后穹隆切开引流术
E. 给予足量抗生素下行剖腹术

12. 患者，女性，30 岁。产后 3 个月，月经未复潮，发热伴下腹痛及血性白带 2 天。腹软，下腹有轻压痛，无反跳痛，子宫稍大，压痛，双侧附件增厚，明显压痛，阴道分泌物为脓血性，体温 38.5℃。最大可能诊断为

A. 急性附件炎，双侧
B. 卵巢肿瘤蒂扭转
C. 输卵管积水
D. 输卵管妊娠
E. 急性盆腔炎

13. 初产妇，25 岁。产后 4 天出现下腹痛、低热，恶露量多、臭味明显，子宫平脐。此种情况符合实际的诊断应是

A. 急性子宫内膜炎
B. 急性盆腔结缔组织炎
C. 急性输卵管炎
D. 急性子宫肌炎
E. 盆腔腹膜炎

14. 患者，女性，32 岁。白带多，脓性。妇科检查：宫颈充血，分泌物脓性，宫颈呈颗粒型柱状上皮异位，诊断为宫颈中度颗粒型柱状上皮异位。其最佳治疗方案应是

A. 局部药物治疗　　B. 物理治疗

C. 宫颈锥切术　　D. 局部药物治疗+全身消炎治疗

E. 局部消炎治疗后物理治疗

15. 患者，女性，26 岁。3 个月前正常足月分娩，产后哺乳未来月经。2 天前开始有下腹痛及血性分泌物。妇科检查：子宫前屈，稍大，轻压痛，右侧附件明显增厚伴压痛，左侧附件也有压痛。体温 38℃，尿妊娠试验阴性，血红蛋白 120g/L，白细胞计数 12×10^9/L，应诊断为

A. 输卵管积水　　B. 输卵管妊娠

C. 输卵管囊肿扭转　　D. 急性输卵管炎

E. 子宫内膜异位症

16. 患者，女性，25 岁。因肺炎行抗生素治疗。近 1 周外阴痒，查阴道黏膜覆以白色膜状物，擦除后露出红肿黏膜面。恰当治疗措施应是

A. 局部用克林霉素软膏　　B. 局部放置尼尔雌醇片

C. 局部放置甲硝唑片　　D. 局部用咪康唑栓剂

E. 局部用 0. 5%醋酸冲洗

17. 患者，女性，32 岁。因患慢性宫颈炎行宫颈活检，病理诊断为宫颈息肉，其病理变化正确的是

A. 宫颈腺管口被鳞状上皮细胞覆盖

B. 宫颈鳞状上皮脱落，柱状上皮覆盖

C. 组织充血，宫颈水肿，腺体和间质增生

D. 宫颈管局部黏膜增生，向宫颈外口突出

E. 宫颈管内黏膜及其下组织充血、水肿，结缔组织增生

18. 患者，女性，34 岁。结婚 5 年不育，2 年来月经量少，近 3 个月闭经，经常低热。妇科检查：子宫稍小，活动欠佳，两侧宫旁组织增厚，右侧有 4cm×4cm×6cm 肿物，轻度压痛，红细胞沉降率 30mm/h。子宫输卵管碘油造影呈串珠样改变。首选的治疗措施是

A. 达那唑口服　　B. 中药活血化瘀

C. 静脉滴注青霉素　　D. 系统抗结核治疗

E. 剖腹探查术

19. 患者，女性，29 岁。4 天前在家分娩，手取胎盘完整娩出，阴道流血约 400ml。术后口服复方磺胺甲噁唑片。昨日早起寒战后高热达 39. 4℃，呈弛张热，下腹有压痛，盆腔有边缘不整形肿块。诊断为

A. 急性子宫内膜炎　　B. 急性子宫肌炎

C. 急性输卵管炎
D. 急性盆腔结缔组织炎
E. 急性盆腔腹膜炎

20. 患者，女性，38岁。平时月经规律。因人工流产后下腹部痛10个月，检查发现盆腔包块5个月。妇科检查：子宫中位，正常大小，活动度差，边界欠清，子宫右上方扪及6cm×6cm×5cm肿块，与子宫粘连，边界欠清。B超检查提示：子宫4.8cm×4.4cm×3.8cm，右侧低回声区6.2cm×6.0cm×5.9cm，形态不规则，周围有积液。此病例的诊断可能是
A. 卵巢良性肿瘤
B. 附件炎性肿块
C. 阑尾包块
D. 卵巢恶性肿瘤
E. 盆腔血肿

21. 患者，女性，34岁。重度宫颈柱状上皮异位，乳头型，未累及颈管而盆腔无急性炎症，阴道涂片未见癌细胞。治疗最恰当的为
A. 中药内服，外用中药栓剂
B. 宫颈锥切术
C. 硝酸银腐蚀法
D. 激光治疗
E. 子宫全切术

22. 患者，女性，32岁。流产后1周，阴道血性分泌物淋漓不尽，发热2天，下腹痛伴血性白带。子宫颈口已闭，子宫稍大，压痛，双侧附件可触及拇指大小的肿块，压痛明显，体温38.5℃，血红蛋白110g/L，白细胞$15×10^9$/L，中性粒细胞0.84。最可能的诊断是
A. 卵巢囊肿蒂扭转
B. 输卵管妊娠
C. 急性盆腔炎
D. 输卵管积水
E. 子宫内膜炎

三 A3/A4型题

（1~3题共用题干）

患者，女性，32岁。外阴瘙痒伴多量阴道分泌物4~5天。妇科检查：阴道黏膜散在红色斑点，阴道内多量脓性泡沫状分泌物，有臭味。

1. 对此患者进行检查时，不正确的操作是
A. 取分泌物行悬滴法检查
B. 取分泌物前不能做双合诊
C. 取分泌物前应先行碱性液体冲洗阴道
D. 可疑患者多次悬滴法阴性时应做培养
E. 检查标本应注意保暖

2. 此患者确切的诊断是
A. 细菌性阴道病
B. 霉菌性阴道炎
C. 滴虫阴道炎
D. 淋病性阴道炎
E. 外阴瘙痒症

3. 此患者治疗措施中正确的是
   A. 局部用药即可治愈　　B. 男方不易感染，无须用药治疗
   C. 全身及局部同时用药效果最佳　　D. 使用碱性液体冲洗阴道可提高疗效
   E. 症状消失者复查分泌物转阴应即停止用药

（4~5 题共用题干）

患者，女性，40 岁。白带增多伴外阴瘙痒 5 天。妇科检查：见外阴黏膜充血，阴道壁充血，分泌物黄色、稀薄、泡沫状，草莓样宫颈。

4. 最可能的疾病是
   A. 滴虫阴道炎　　B. 外阴阴道假丝酵母菌病
   C. 萎缩性阴道炎　　D. 非特异性阴道炎
   E. 细菌性阴道病
5. 治疗不妥的是
   A. 甲硝唑 2g，单次口服
   B. 阴道局部应用小苏打冲洗
   C. 性伴侣同时治疗，治疗期间禁止性交
   D. 治疗后应于每次月经后复查白带，3 次均阴性方为治愈
   E. 甲硝唑阴道泡腾片 200mg，每晚 1 次，连用 7~10 天

（6~8 题共用题干）

患者，女性，39 岁。阴道不规则出血 2 个月，2 天前开始发热伴下腹坠痛，腰酸痛。平素月经规律 6/30 天。孕 2 产 1，上环 11 年，曾患左附件炎，1 个月前月经中期阴道开始出血，量时多时少，同时感下腹部坠痛，腰酸，精神不振，疲乏，失眠，昨日起发热体温 38.8℃，腹痛，腰酸加重。血压 120/80mmHg，心率 100 次/分，心、肺（-），下腹部肌紧张（+），压痛（+），反跳痛（±），移动性浊音（-）。妇科检查：外阴经产型，阴道畅，少量暗红血，宫颈中度柱状上皮异位，子宫颈举痛（+），子宫后位正常大，活动受限，子宫左后方触及一拳头大小囊性肿物，张力大，边界不清压痛（+），活动受限。尿酶免疫学检查（-），白细胞 $15.0\times10^9/L$，中性粒细胞 0.90，淋巴细胞 0.10。

6. 该患者可能诊断是
   A. 陈旧性异位妊娠　　B. 盆腔子宫内膜异位症
   C. 卵巢癌　　D. 左卵巢囊肿
   E. 慢性盆腔炎急性发作
7. 正确的治疗方法是
   A. 立即剖腹探查　　B. 化疗后手术治疗

C. 抗生素治疗后化疗
D. 立即后穹隆切开引流
E. 抗生素治疗后剖腹探查

8. 正确的手术范围是
A. 全子宫+双附件切除术
B. 右附件切除术
C. 左附件切除术
D. 盆腔肿瘤减灭术
E. 左附件切除术+子宫次全切术

（9~12 题共用题干）

患者，女性，30 岁。阴道分泌物增多伴外阴瘙痒 1 周。近 1 年曾先后 3 次出现上述症状，被诊断为外阴假丝酵母菌病，给予咪康唑局部治疗后好转。妇科检查见阴道黏膜充血，阴道内大量块状分泌物，取分泌物查滴虫阴性，假丝酵母菌阳性。

9. 取分泌物悬滴法查假丝酵母菌，最好使用
A. 生理盐水
B. 过氧化氢
C. 蒸馏水
D. 小苏打
E. 氢氧化钾

10. 此患者应诊断为
A. 滴虫阴道炎
B. 细菌性阴道病
C. 复发性外阴阴道假丝酵母菌病
D. 外阴阴道假丝酵母菌病
E. 非特异性阴道炎

11. 其发病与下列哪项无关
A. 长期应用抗生素
B. 糖尿病患者治疗
C. 阴道乳杆菌数量的减少
D. 长期使用避孕套避孕
E. 口腔、肠道、阴道假丝酵母菌可交叉感染

12. 关于治疗，下列说法不恰当的是
A. 治疗以全身用药为主
B. 应选用广谱抗生素
C. 性伴侣需同时治疗
D. 应查出诱发因素以消除诱因
E. 治疗后应于月经前复查阴道分泌物

（13~15 题共用题干）

患者，女性，26 岁。1 周前行人工流产术，4 日前出现发热，3 天前出现右下腹痛，追问病史有术后性交史。体温 38.7℃，血压 90/60mmHg，心率 103 次/分，右下腹有压痛、反跳痛。妇科检查：阴道有粉红色少量液体，宫颈举痛（+），宫口闭，子宫正常大，压痛明显，双附件稍增厚，压痛轻度，白细胞计数 16×10^9/L，中性粒细胞 0.90。

13. 此种情况最可能的诊断是

A. 急性阑尾炎
B. 急性肾盂肾炎
C. 急性盆腔炎
D. 急性膀胱炎
E. 急性肠炎

14. 对治疗最有价值的辅助检查项目是
A. 血常规
B. 红细胞沉降率
C. 尿常规
D. 尿妊娠试验
E. 病原体检查

15. 此种情况紧急处置应选用
A. 口服解热镇痛片
D. 后穹隆穿刺注药
C. 少量输新鲜血
B. 腹部置冰袋
E. 静脉滴注广谱抗生素

（16~19 题共用题干）

患者，女性，26 岁。孕 2 产 0，腹痛肛门坠胀 6 小时，既往月经正常，末次月经 7 月 14 日，7 月 18 日晚 6 时开始腹痛，以下腹为主，呈持续性，向肛门放射，逐渐加重。体温 38.3℃，脉搏 104 次/分，下腹压痛，有肌紧张及反跳痛，外阴正常，阴道内少量血性分泌物，宫颈柱状上皮异位，举痛明显，子宫后位。大小正常，活动欠佳，双附件区有压痛，后穹隆较饱满。

16. 可能的诊断是
A. 急性盆腔炎
B. 不全流产
C. 阑尾炎
D. 异位妊娠
E. 肠炎

17. 下列不必要的检查是
A. B 超检查
B. 诊断性刮宫
C. 白细胞分类计数
D. 阴道后穹隆穿刺
E. 宫颈分泌物细菌培养及宫颈涂片革兰染色检查

18. 最紧要的处理方式是
A. 半卧位
B. 补液治疗
C. 输血治疗
D. 剖腹探查
E. 青霉素 480 万 U，每日 2 次

19. 下列措施中应极力避免
A. 半卧位
B. 补液治疗
C. 输血治疗
D. 剖腹探查
E. 青霉素 480 万 U，每日 2 次

（20~23题共用题干）

患者，女性，35岁。白带增多2个月。窥阴器检查见宫颈中度柱状上皮异位，宫颈5点及8点处可见宫颈腺囊肿，宫体正常大小，双附件未及异常。宫颈刮片巴氏Ⅱ级。

20. 宫颈柱状上皮异位的分度依据为

A. 柱状上皮异位面积
B. 柱状上皮异位程度
C. 宫颈刮片
D. 预后情况
E. 碘试验

21. 宫颈腺囊肿的发病机制为

A. 宫颈管局部黏膜增生
B. 慢性炎症的长期刺激，腺体和间质增生
C. 宫颈鳞状上皮脱落，柱状上皮覆盖
D. 宫颈管内黏膜及其下组织充血、水肿，结缔组织增生
E. 新生的鳞状上皮覆盖宫颈腺管口或伸入腺管致管口阻塞

22. 该患者最适宜的治疗为

A. 宫颈锥切术
B. 激光治疗
C. 口服甲硝唑
D. 子宫全切术
E. 宫颈柱状上皮异位面涂硝酸银

23. 该病治疗后痊愈的机制为

A. 鳞状上皮化生
B. 鳞状上皮化
C. 底层细胞增生
D. 抗感染治疗有效
E. 柱状上皮萎缩

（24~26题共用题干）

患者，女性，35岁。阴道分泌物增多伴轻度外阴瘙痒1周。妇科检查见分泌物呈灰白色，均匀一致，并黏附于阴道壁，阴道黏膜无充血。

24. 对此患者进行检查时，不恰当的操作是

A. 进行胺臭味试验
B. 一般不做分泌物细菌定性培养
C. 取分泌物前不能做双合诊
D. 取分泌物在高倍显微镜下寻找线索细胞
E. 取分泌物前应先用苯扎溴铵消毒外阴

25. 诊断为

A. 滴虫阴道炎
B. 外阴阴道假丝酵母菌病
C. 细菌性阴道病
D. 非特异性阴道炎
E. 外阴瘙痒症

26. 治疗应为

A. 选用广谱抗生素　　B. 性伴侣需常规治疗
C. 局部用药较全身用药好　　D. 可选用小苏打冲洗阴道
E. 选用抗厌氧菌药物，如甲硝唑、克林霉素

（27~30 题共用题干）

患者，女性，32 岁。慢性盆腔炎病史 3 年，反复发作，此次因阴道分泌物增多 1 个月，高热伴下腹痛 3 天入院。体温 39℃，心率 100 次/分，心肺无异常，腹肌紧张，压痛、反跳痛。妇科检查：阴道少量脓性分泌物，宫颈充血，可见少量脓性分泌物自宫颈口流出，举痛明显，子宫后位，正常大小，左侧可及 5cm×6cm×6cm 大小的囊性包块，边界不清，活动受限，压痛明显。尿 hCG 阴性，血常规：白细胞 15×10^{12}/L，血红蛋白 130g/L，中性粒细胞 0.90，淋巴细胞 0.10。

27. 该患者可能的诊断是
A. 慢性盆腔炎急性发作　　B. 子宫内膜异位症
C. 卵巢癌　　D. 卵巢囊肿
E. 异位妊娠

28. 为进一步明确诊断，可做的检查是
A. 诊断性刮宫　　B. 阴道分泌物培养
C. 血培养　　D. B 超
E. 血 hCG 测定

29. 恰当的治疗方案是
A. 物理治疗　　B. 中药治疗
C. 抗生素治疗　　D. 立即后穹隆切开引流
E. 立即剖腹探查

30. 患者经上述处理 3 天后包块增大伴腹痛加重，此时的处理方式应是
A. 继续选用敏感抗生素并加大剂量　　B. 后穹隆切开引流
C. 加用中药治疗　　D. 加用物理治疗
E. 剖腹探查

（31~33 题共用题干）

患者，女性，29 岁。有流产史，反复下腹疼痛 3 年多。月经规律，血流量大，无痛经。妇科检查：子宫颈轻度柱状上皮异位，子宫后位，正常大小，活动度受限，双侧附件区增厚，深压痛。

31. 最可能的诊断是
A. 急性盆腔炎　　B. 盆腔结核

C. 输卵管妊娠
D. 慢性盆腔炎
E. 子宫内膜异位症

32. 下列与该病有关的是
A. 慢性盆腔炎急性发作
B. 输卵管卵巢炎性包块
C. 输卵管妊娠
D. 子宫腺肌病
E. 继发性不孕

33. 下列不恰当的治疗是
A. 物理疗法
B. 剖腹探查
C. 中药治疗
D. 加强营养
E. 透明质酸酶1500U肌内注射

（34~37题共用题干）

患者，女性，29岁。婚后4年未孕，半年来低热、盗汗、食欲缺乏。妇科检查：子宫后位，略小于正常，活动差，双附件区扪及直径4cm的肿块，活动受限，红细胞沉降率45mm/L。

34. 首先考虑的疾病是
A. 卵巢癌
B. 生殖器结核
C. 盆腔炎性包块
D. 卵巢子宫内膜样囊肿
E. 子宫发育不良伴肺结核

35. 为明确诊断应进行的检查是
A. 宫腔镜检查
B. 腹腔镜检查
C. CA125测定
D. B超
E. 诊断性刮宫+病理检查

36. 对此患者最适宜的处理方式是
A. 抗感染治疗
B. 支持疗法
C. 手术治疗
D. 中药治疗
E. 抗结核治疗

37. 若此患者月经周期正常，经量增多，拟取子宫内膜病理检查的时间应选在
A. 月经第5天
B. 月经期任何一天
C. 月经干净后3~7天
D. 月经周期任何一天均可
E. 经前1周或月经来潮6小时

（38~40题共用题干）

患者，女性，28岁。尿频、尿痛2天，近1天白带增多，黄色脓样伴外阴疼痛。外阴

肿，黏膜充血，以手指压尿道旁腺时脓性分泌物流出，触痛明显。

38. 此患者的诊断可能是
    A. 淋病性阴道炎　　B. 尿路感染
    C. 霉菌性阴道炎　　D. 滴虫阴道炎
    E. 梅毒
39. 应做的检查是
    A. 衣原体培养　　B. 分泌物悬滴
    C. 宫颈刮片细胞学检查　　D. 宫颈分泌物涂片革兰染色
    E. 分泌物加 10%氢氧化钾镜检
40. 假设宫颈分泌物涂片在多核白细胞内找到“革兰阴性链球菌”最佳的治疗方法是
    A. 卡那霉素 0.5g 肌内注射，每日 2 次
    B. 链霉素 0.5g 肌内注射，每日 2 次
    C. 甲硝唑注射液 250ml 静脉滴注，每 8 小时 1 次
    D. 庆大霉素 8 万 U 肌内注射，每 8 小时 1 次
    E. 水剂普鲁卡因青霉素 G 480 万 U 肌内注射，两侧臀部分别为 240 万 U，注射前1 小时口服丙磺舒 1g

四 B 型题

（1~4 题共用备选答案）
A. 宫颈柱状上皮异位　　B. 宫颈肥大
C. 宫颈息肉　　D. 宫颈腺囊肿
E. 前庭大腺囊肿

1. 慢性炎症长期刺激使宫颈管局部黏膜增生形成
2. 慢性炎症长期刺激使宫颈组织充血、水肿，腺体和间质增生形成
3. 宫颈柱状上皮异位愈合过程可能形成
4. 宫颈阴道部外观呈细颗粒状的红色区，称为

（5~7 题共用备选答案）
A. 炎症经子宫内膜侵犯肌层
B. 输卵管伞端与卵巢粘连贯通，液体渗出
C. 盆腔结缔组织炎，脓液破入直肠或阴道
D. 输卵管伞端闭锁，管腔内浆液积聚，状如腊肠
E. 盆腔结缔组织炎，纤维组织增生变硬，直达盆壁

5. 输卵管积水是指

6. 输卵管卵巢囊肿是指
7. “冰冻骨盆”是指

（8~10题共用备选答案）

A. 滴虫阴道炎
B. 细菌性阴道病
C. 萎缩性阴道炎
D. 淋病性阴道炎
E. 外阴阴道假丝酵母菌病

8. 白带增多，均匀稀薄，有恶臭味，检查见阴道黏膜无明显充血，阴道液 pH>4.5。最可能的诊断是
9. 白带稠厚豆渣样，伴外阴奇痒，检查见小阴唇内侧及阴道黏膜附着白色膜状物。最可能的诊断是
10. 黄白色稀薄有泡沫状白带，检查见阴道黏膜有散在出血斑点。最可能的诊断是

（11~14题共用备选答案）

A. 异位妊娠
B. 急性盆腔炎
C. 生殖器结核
D. 慢性盆腔炎
E. 卵巢良性肿瘤

11. 高热、寒战、下腹痛。妇科检查：宫旁一侧或双侧扪及片状增厚、压痛，可诊断为
12. 闭经、不孕伴低热盗汗，输卵管碘油造影呈串珠状，可诊断为
13. 痛经，子宫一侧或双侧可扪及肿物，活动受限，可诊断为
14. 停经、腹痛、阴道不规则流血，可诊断为

（15~18题共用备选答案）

A. 重度瘙痒，灼烧感，阴道黏膜水肿、红斑，块状分泌物
B. 分泌物增多，轻度瘙痒，阴道黏膜散在出血点
C. 分泌物增多，无或轻度瘙痒，阴道黏膜正常
D. 分泌物增多，呈脓性
E. 分泌物为血性白带

15. 滴虫阴道炎的临床表现为
16. 外阴阴道假丝酵母菌病的临床表现为
17. 细菌性阴道病的临床表现为
18. 婴幼儿阴道炎的临床表现为

（19~23 题共用备选答案）

A. 急性子宫内膜炎及急性子宫肌炎
B. 慢性盆腔结缔组织炎
C. 急性盆腔腹膜炎
D. 急性输卵管炎
E. 卵巢炎

19. 形成“冰冻骨盆”的是
20. 多见于流产、分娩后的是
21. 本身具有防御屏障，很少单独发病的是
22. 导致输卵管粘连、管腔闭塞的是
23. 可能在盆腔形成散在小脓肿的是

（24~26 题共用备选答案）

A. 消化链球菌
B. 大肠埃希菌属
C. 类杆菌属
D. 金黄色葡萄球菌
E. 乙型溶血性链球菌

24. 引起外源性产褥感染的主要致病菌应是
25. 常和厌氧球菌一起引起混合感染的致病菌应是
26. 能加速血液凝固，引起感染邻近部位血栓性静脉炎的致病菌应是

（27~31 题共用备选答案）

A. 宫颈管局部黏膜增生，向宫颈管外口突出
B. 鳞状上皮覆盖子宫颈腺管口或伸入腺管
C. 宫颈组织充血水肿，腺体和间质增生
D. 宫颈管局部黏膜及其下组织发炎
E. 鳞状上皮脱落，柱状上皮覆盖

27. 宫颈柱状上皮异位表现为
28. 宫颈息肉表现为
29. 宫颈肥大表现为
30. 宫颈腺体囊肿表现为
31. 宫颈管炎表现为

（32~34 题共用备选答案）

A. 甲硝唑
B. 广谱抗生素
C. 2%醋酸冲洗阴道
D. 2%~4%碳酸氢钠冲洗阴道
E. 局部或全身给予雌激素制剂

32. 滴虫阴道炎的治疗可选用
33. 外阴阴道假丝酵母菌病的治疗可选用
34. 萎缩性阴道炎的治疗可选用

（35~38 题共用备选答案）
A. 输卵管闭塞、脓液积聚
B. 炎症经子宫黏膜向上蔓延引起
C. 伞端闭锁，管腔内充满干酪样物质
D. 输卵管伞端及峡部粘连闭锁，浆液性渗出积聚
E. 化脓性细菌经宫旁淋巴结播散首先侵及输卵管引起的炎症
35. 输卵管结核表现为
36. 输卵管积脓表现为
37. 输卵管积水表现为
38. 急性输卵管黏膜炎表现为

五 X 型题

1. 对于外阴阴道假丝酵母菌病，下列说法恰当的是
A. 外阴瘙痒，灼痛
B. 主要为内源性传染途径
C. 妇科检查可见草莓样宫颈
D. 显微镜下可见孢子、假菌丝及少量白细胞
E. 若为外阴炎，于外阴可见地图样红斑
2. 细菌性阴道病的诊断依据包括
A. 阴道 pH>4.5
B. 线索细胞阳性
C. 胺臭味试验阳性
D. 阴道黏膜可见充血的炎症表现
E. 阴道分泌物白色、匀质、稀薄
3. 导致急性盆腔炎的病原体有
A. 链球菌
B. 葡萄球菌
C. 肺炎链球菌
D. 结核分枝杆菌
E. 大肠埃希菌
4. 急性宫颈炎最常见的病原体有
A. 链球菌
B. 肠球菌
C. 葡萄球菌
D. 沙眼衣原体
E. 淋病奈瑟球菌

5. 关于贝赫切特综合征的各种主要体征，下列说法恰当的是

A. 骨质疏松症
B. 血钙值升高
C. 虹膜睫状体炎
D. 皮肤丘疹、结节性红斑
E. 口腔黏膜及外阴部溃疡

6. 对于外阴阴道假丝酵母菌病，下列说法恰当的有

A. 正常阴道中无假丝酵母菌存在
B. 假丝酵母菌为机会致病菌，属于双相菌
C. 假丝酵母菌对热、日光、紫外线及化学制剂抵抗力强
D. 大约75%的女性一生中至少患过1次外阴阴道假丝酵母菌病
E. 常见发病诱因有妊娠、糖尿病、应用免疫抑制药及广谱抗生素

7. 急性盆腔炎的鉴别诊断有

A. 异位妊娠
B. 盆腔结核
C. 卵巢囊肿破裂
D. 急性阑尾炎
E. 卵巢囊肿蒂扭转

8. 对于滴虫阴道炎，下列说法恰当的有

A. 草莓样宫颈
B. 阴道 pH>5
C. 与不孕有关
D. 瘙痒症状极显著
E. 白带稀薄、黄绿色、泡沫状，有臭味

9. 慢性宫颈炎的病理类型包括

A. 宫颈息肉
B. 宫颈柱状上皮异位
C. 宫颈肥大
D. 宫颈腺囊肿
E. 外阴瘙痒

10. 对于子宫颈，下列说法恰当的是

A. 储备细胞位于鳞状上皮之下
B. 非典型增生极少与原位癌共存
C. 鳞状上皮越到表层，核质比例越增大
D. 高龄者宫颈上皮内癌，多位于子宫颈管内
E. 宫颈腺体囊肿是在宫颈柱状上皮异位治愈过程中形成

11. 慢性盆腔炎的鉴别诊断有

A. 子宫内膜异位症
B. 子宫肉瘤
C. 卵巢囊肿
D. 子宫肌瘤
E. 卵巢癌

12. 对于滴虫阴道炎的治疗，下列说法恰当的有

A. 初次治疗首选甲硝唑2g，单次口服，或甲硝唑400mg，每日2~3次，连服7天

B. 若在哺乳期用甲硝唑，用药期间及用药后24小时内不宜哺乳
C. 阴道局部可用2%醋酸液冲洗，可减少阴道恶臭分泌物并减轻瘙痒症状
D. 局部用药与全身用药效果无差别
E. 性伴侣无须同时治疗

13. 对于子宫内膜结核诊断的时间，下列说法恰当的是
A. 月经中期
B. 月经前1周
C. 月经干净后3~7天
D. 月经来潮后6小时之内
E. 月经来潮3天之内

14. 生殖器结核的常见传播途径包括
A. 血行传播
B. 直接传播
C. 呼吸道传播
D. 淋巴传播
E. 性交传播

六 案例分析题

（1~5题共用题干）

患者，女性，29岁。1周前行人工流产术，4天前开始发热，3天前开始右下腹痛，追问病史有术后性交史。体温39.2℃，血压90/60mmHg，心率103次/分，右下腹有压痛、反跳痛；阴道有粉红色少量液体，宫颈举痛（+），宫口闭，子宫正常大，痛明显，双附件稍增厚，压痛轻度，白细胞计数16×10^9/L，中性粒细胞0.90。

1. 此种情况最可能的诊断是
A. 急性阑尾炎
B. 急性肾盂肾炎
C. 急性盆腔炎
D. 急性膀胱炎
E. 急性肠炎
F. 子宫穿孔

2. 对治疗最有价值的辅助检查项目是
A. 红细胞沉降率
B. 血常规
C. 尿常规
D. 妇科超声
E. 病原体检查
F. 尿妊娠试验

3. 此种情况紧急处置应选用
A. 腹腔镜检查
B. 宫腔镜检查
C. 口服解热镇痛片
D. 少量输新鲜血
E. 后穹隆穿刺注药
F. 静脉滴注广谱抗生素

4. 若治疗不及时，可常会有的遗症是
A. 不孕
B. 异位妊娠
C. 尿路感染
D. 慢性盆腔痛

E. 输卵管积水、积脓　　F. 子宫内膜异位症

5. 该患者感染途径主要为

A. 上行蔓延　　B. 血循环传播

C. 直接蔓延　　D. 经淋巴系统蔓延

E. 以上都不是　　F. 以上都是

参考答案与解析

一、A1 型题

1. E【解析】阴道毛滴虫是寄生在人体阴道和泌尿道的鞭毛虫，主要引起滴虫阴道炎和尿道炎。毛滴虫对不同的环境适应力很强，能在 25~42℃条件下生长繁殖，3~5℃的低温可生存 21 天，在 46℃时仍能生存 20~60 分钟，脱离人体后在半干燥的条件下也可生存数小时。

2. E【解析】生殖器结核患者多数缺乏明显症状，阳性体征不多，子宫内膜病理检查是诊断子宫内膜结核最可靠的依据。由于经前子宫内膜较厚，此时阳性率高，一般选择在经前 1 周或月经来潮 6 小时内做刮宫术。为预防刮宫引起结核病灶扩散，一般术前 3 天及术后 4 天每日肌内注射链霉素及异烟肼。由于子宫内膜结核多由输卵管蔓延而来，故刮宫时应注意刮取子宫角部内膜送病检。病理切片阴性结果并不能排除结核的可能，有条件者可将部分刮出物或分泌物做结核菌培养，以明确诊断。

3. B【解析】慢性宫颈炎主要的病变有宫颈柱状上皮异位、宫颈息肉、宫颈囊肿和宫颈肥大，一般最常见的病变是宫颈柱状上皮异位。

4. C【解析】外阴阴道假丝酵母菌病（VVC）最常见的症状是白带增多、外阴及阴道内有烧灼感，伴有严重的瘙痒，甚至影响工作和睡眠。部分患者可伴有尿频、尿急、尿痛及性交痛等症状。典型患者妇科检查时可见白带呈豆腐渣样或凝乳状，白色稠厚，略带异味，或带下夹有血丝，阴道黏膜充血、红肿，甚至溃疡形成。部分患者外阴因瘙痒或接触刺激出现抓痕、外阴呈地图样红斑。约 10% 患者携带有假丝酵母菌，而无自觉症状。局部和全身联合性治疗有协同增效的效果，为治疗的首选方法。临床上常选择的药物治疗以氟康唑为主，可以选择口服或者输液。局部可以使用小苏打水清洗同时内裤要用开水煮沸，晾晒在阳光下，阳光中的紫外线能杀死假丝酵母菌，达到杀菌的作用。

5. D【解析】临床常根据宫颈柱状上皮异位的面积将其分成轻、中、重度。凡异位面积小于子宫颈总面积 1/3 者为轻度，占 1/3~1/2 者为中度，超过 1/2 总面积者为重度。根据宫颈柱状上皮异位的表现又可分为单纯型、颗粒型和乳突型三种。单纯型多见于炎症初期，异位面被单层柱状上皮所覆盖，表皮比较平坦光滑；炎症继续存在使子宫颈上皮过度增生，

异位面凹凸不平，外观呈颗粒状为颗粒型；如果腺上皮及间质增生显著，凹凸不平现象更加明显，呈乳头状即为乳突型。所以，选项D正确。

6. E【解析】绝经期女性患者出现血性白带，但已除外恶性肿瘤，应首先考虑萎缩性阴道炎。萎缩性阴道炎常见于绝经后的老年妇女。

7. C【解析】生殖器结核是由结核分枝杆菌侵入生殖器所引起的一种慢性肉芽肿性疾病。由于输卵管黏膜有利于结核分枝杆菌的潜伏感染，结核分枝杆菌首先侵犯的是输卵管，然后依次扩散到子宫内膜及卵巢，侵犯子宫、阴道或外阴者较少。

8. C【解析】念珠菌为机会致病菌，当阴道糖原增加、酸度增高、局部细胞免疫力下降时发病，可局部用药改变阴道酸性环境，常用2%～4%碳酸氢钠溶液。浓度太高有烧灼感，太低效果差。

9. C【解析】婴幼儿外阴阴道炎的治疗原则：①保持外阴清洁干燥，减少摩擦，穿宽松棉丝软裤。②针对病因，治疗滴虫、假丝酵母菌或淋病等病，阴道有异物必须取出。③向阴道内滴入与病原相应的药物，非特异感染可用1∶5000高锰酸钾溶液坐浴，每天1～2次。外阴瘙痒可局部涂搽氢化可的松软膏。

10. E【解析】慢性盆腔炎是指女性内生殖器及其周围结缔组织、盆腔腹膜的慢性炎症，病变主要存在于子宫旁结缔组织及输卵管、卵巢。

11. C【解析】细菌性阴道病（BV）是阴道内正常菌群失调所致的一种混合感染。由于阴道内有大量不同的细菌，10%～40%患者无临床症状。检查阴道无明显充血等炎症表现，并非阴道炎，因此称为细菌性阴道病。

12. C【解析】病原体侵入前庭大腺引起炎症，称为前庭大腺炎。前庭大腺位于两侧大阴唇后1/3深部，腺管开口于处女膜与小阴唇之间，在性交、分娩等情况污染外阴部时易发生炎症。前庭大腺囊肿如果前次治疗不彻底，以后机体抵抗力降低时，细菌乘机大量繁殖，又形成新的脓肿。这个过程可以多次反复，形成恶性循环。前庭大腺炎脓肿形成应立即引流并做造口术，前庭大腺囊肿现多行造口术，CO_2激光囊肿造口术效果较好，术中出血少，无须缝合，局部无瘢痕形成并保留腺体功能。对于囊肿反复感染者可行前庭大腺囊肿切除术。引起前庭大腺的主要病原体为葡萄球菌、大肠埃希菌、链球菌、肠球菌。

13. E【解析】滴虫适合在阴道pH为5.2～6.6，温度25～40℃的潮湿环境中生存。隐藏在腺体及阴道皱襞中的滴虫在月经前后，常得以繁殖，引起炎症的发作。它能消耗或吞噬阴道上皮细胞内的糖原，阻碍乳酸生成。滴虫不仅寄生于阴道，还常侵入尿道或尿道旁腺，甚至膀胱、肾盂以及男性的包皮褶、尿道或前列腺中。阴道内以阴道杆菌占优势，还有少量厌氧菌、支原体及念珠菌。所以，选项E错误。

14. C【解析】前庭大腺脓肿切开引流术更换引流条的时机是术后24小时，一般只要引流条里面没有脓性分泌物，就可以考虑拔出引流条了。

15. A【解析】宫颈息肉是慢性宫颈炎表现的一种，由于慢性炎症长期刺激，使宫颈管局部黏膜增生，因子宫有排除异物倾向，可使增生的黏膜逐渐自基底部向宫颈外口突出而形成息肉。起源于宫颈黏膜的息肉，大多有细长的蒂，表面鲜红色，质软，极易出血。宫颈息肉一般均为良性，但摘除后常复发。偶有恶变可能，摘除后应常规送病理检查，以免延误诊断。本病需要与宫颈癌、黏膜下肌瘤、颈管黏膜微纤体增生、宫颈下段子宫内膜息肉、突出宫颈外口的子宫内膜腺癌相区别。

16. B【解析】外阴阴道假丝酵母菌病患者外阴阴道可见白色膜状物，选项 B 正确。外阴阴道炎会有小阴唇及阴道粘连；细菌性阴道病会有黄色水样分泌物；滴虫阴道炎可见阴道黏膜充血，严重者有散在出血斑点；萎缩性阴道炎一般会有不规则溃疡。

17. E【解析】前庭大腺脓肿造口术术后保持外阴清洁，1/5000 高锰酸钾液坐浴，定期换药，每周随访 1 次，4~6 次可预防造口再狭窄，一般 4 周就能完全恢复。

18. E【解析】子宫内膜结核的诊断，首选宫腔镜，在宫腔镜下可以清楚地看到结核病灶。同时结合临床表现，一般不明原因的不孕症患者都需要排除有子宫内膜结核。

19. B【解析】正常的阴道偏酸性，呈现以非致病性产酸菌为优势的自净状态。当阴道 PH 升高，高于 4.4 时，在酸性环境下被抑制的多种微生物开始大量繁殖，阴道菌群过度生长，以产酸菌为优势菌的正常微生态平衡被打破，阴道微生态失衡，各种致病菌或机会致病菌极易引发或加重阴道炎症或宫颈炎，严重的引发女性盆腔感染、尿路感染。

20. A【解析】宫颈肥大是慢性宫颈炎的一种，是病原体感染宫颈黏膜引起的炎性改变。

21. E【解析】外阴瘙痒的最常见原因是慢性局部刺激，多为外阴、阴道、宫颈炎症的异常分泌物的刺激。

22. A【解析】滴虫阴道炎的传播方式如下。①直接传播：由性交传播，滴虫常寄生于男性生殖道，可无症状或引起尿道炎、前列腺炎或附睾炎，多数阴道滴虫患者的丈夫有生殖道滴虫病。②间接传播：通过各种浴具（如浴池、浴盆、游泳池）、衣物、敷料及污染的器械等传播。

23. C【解析】部分糖尿病患者以外阴瘙痒为首发症状，但往往容易被忽视而长治不愈。在外阴阴道假丝酵母菌病久治不愈或反复出现时，尤其是一年内有症状并经真菌培养证实有发作 4 次或以上时，应查血糖以明确是否根源在于糖尿病。

24. D【解析】急性盆腔炎时，急性期定期做盆腔检查是不正确的，多次盆腔检查可能会加重炎症。

25. E【解析】白带是由阴道黏膜渗出物、宫颈管及子宫内膜腺体分泌液混合而成，其形成与雌激素作用有关。

26. B【解析】女性生殖器结核以输卵管结核多见，多为双侧性。

27. B【解析】出血性输卵管炎是急性输卵管炎的一种特殊类型，在输卵管间质层发生出血，突破黏膜上皮进入管腔，甚至由伞端流入腹腔，引起输卵管及腹腔积血。

28. B【解析】参见 A1 型题第 13 题解析。

29. A【解析】慢性宫颈炎不同病变采用不同的治疗方法。对表现为糜烂样改变者，若为无症状的生理性柱状上皮异位无须处理。对糜烂样改变伴有分泌物增多、乳头状增生或接触性出血者，可给予局部物理治疗，包括激光、冷冻、微波等方法，也可给予中药保妇康栓治疗或其作为物理治疗前后的辅助治疗。但治疗前必须经筛查除外子宫颈鳞状上皮内病变和子宫颈癌。物理治疗注意事项：①治疗前，应常规行子宫颈癌筛查。②有急性生殖道炎症者列为禁忌。③治疗时间选在月经干净后 3~7 日内进行。④物理治疗后有阴道分泌物增多，甚至有大量水样排液，术后 1~2 周脱痂时可有少许出血。⑤在创面尚未完全愈合期间（4~8 周）禁盆浴、性交和阴道冲洗。⑥物理治疗有引起术后出血、子宫颈狭窄、不孕、感染的可能，治疗后应定期复查。观察创面愈合情况直到痊愈，同时注意有无子宫颈管狭窄。

30. A【解析】子宫内膜病理检查是诊断子宫内膜结核最可靠的依据。由于经前子宫内膜较厚，若有结核菌，此时阳性率高，故应选在经前 1 周或月经来潮 6 小时内行刮宫术。术前 3 日及术后 4 日应每日肌内注射链霉素 0.75g 及口服异烟肼 0.3g，以预防结核病灶打散。由于子宫内膜结核多由输卵管蔓延而来，故刮宫时应注意刮取子宫角部内膜，送病理。在切片上找到典型结核结节诊断可成立。未刮出组织，应结合病史及体征进一步检查。

31. D【解析】参见 A1 型题第 15 题解析。

32. D【解析】化脓菌引起的急性输卵管炎症病变，不受累或受累最轻的部位是黏膜层。

33. A【解析】结核菌素试验"阳性"说明以下 3 种情况：①有过结核感染（自然感染），而目前已愈。②目前正处于结核病活动期。③接种卡介苗已成功。对生殖器结核的诊断无特异性。

34. D【解析】滴虫阴道炎常于月经前后复发，故治疗后检查滴虫阴性时，仍应每次月经后复查白带，若经 3 次检查均阴性，方可称为治愈。

35. E【解析】生殖器结核发病多缓慢，常无自觉症状，少数有盗汗、疲劳及潮热等。月经多紊乱，可因炎症而有经血过多、经期延长或不规则出血，到炎症后期则因内膜萎缩，经血将减少，最后导致闭经。部分患者可有下腹坠痛及白带增多等。由于输卵管阻塞，且子宫内膜结核可妨碍孕卵着床，故绝大多数患者均不能受孕。在原发性不孕患者中，生殖器结核常为主要原因之一。

36. C【解析】巴氏Ⅲ级为可疑癌。宫颈刮片细胞学检查巴氏Ⅲ级及Ⅲ级以上均应在阴道镜观察下选择可疑癌变区行宫颈活组织检查。宫颈刮片细胞学检查是宫颈癌筛查的主要方法，应在宫颈转化区取材。

37. E【解析】盆腔炎的合并症和主要危害如下。①输卵管增粗粘连，输卵管堵塞不通。②输卵管卵巢包块形成。③输卵管积水。④子宫粘连固定。⑤继发女性不孕症。⑥慢性盆腔疼痛。所以，弥漫性腹膜炎较少见。

38. B【解析】化生是指一种成熟的组织在某种因素的作用下，被另一种成熟的组织所代替的过程，子宫颈柱状上皮在慢性炎症时逐渐转变为鳞状上皮细胞，这就叫鳞状上皮化生，是一种良性病变，注意随访，防止恶性病变的发生。

39. B【解析】急性盆腔结缔组织炎是指盆腔结缔组织初发的炎症，不是继发于输卵管、卵巢的炎症，是初发于子宫旁的结缔组织，然后再扩展至其他部位。

40. B【解析】滴虫阴道炎检查可见阴道黏膜充血，严重者有散在出血点，甚至宫颈有出血斑点，形成“草莓样”宫颈，后穹隆有多量白带，呈灰黄色、黄白色稀薄液体或黄绿色脓性分泌物，常呈泡沫状。带虫者阴道黏膜无异常改变。

41. A【解析】子宫颈癌的鉴别诊断主要依据子宫颈活组织病理检查，与有临床类似症状或体征的各种子宫颈病变鉴别。

42. E【解析】盆壁增厚压痛，如“冰冻骨盆”，这是急性盆腔结缔组织炎和急性输卵管炎的病理及临床表现。其余选项均为急性盆腔炎妇科内诊检查时的表现。

43. C【解析】抗结核药物治疗对90%女性生殖器结核有效。药物治疗应遵循早期、联合、规律、适量、全程的原则。采用异烟肼（H）、利福平（R）、乙胺丁醇（E）及吡嗪酰胺（Z）等抗结核药物联合治疗6~9个月。推荐两阶段短疗程药物治疗方案，前2~3个月为强化期，后4~6个月为巩固期或继续期。

44. E【解析】参见A1型题第30题解析。

45. C【解析】化脓菌性急性输卵管炎多继发于宫旁结缔组织炎，首先侵及浆膜层。

46. B【解析】参见A1型题第22题解析。

47. E【解析】急性盆腔炎的病理变化：①内生殖器急性炎症时，或阴道、宫颈有创伤时，病原体经淋巴管进入盆腔结缔组织而引起结缔组织充血、水肿及中性粒细胞浸润。以宫旁结缔组织炎最常见（选项A、D错误）。②急性输卵管炎主要由化脓菌引起，根据不同的传播途径而有不同的病变特点。若病原菌通过宫颈的淋巴播散到宫旁结缔组织，首先侵及浆膜层，发生输卵管周围炎，然后累及肌层，而输卵管黏膜层可不受累或受累极轻（选项B错误）。③盆腔内器官发生严重感染时，往往蔓延到盆腔腹膜（选项C错误）。④子宫内膜及子宫肌炎最常见于流产及分娩后（选项E正确）。

48. E【解析】急性盆腔炎的治疗以抗生素治疗为主，必要时需手术治疗。抗生素可以清除病原体，改善症状及体征，减少后遗症。对初治病例，抗生素选择按照经验性、广谱与个体化原则，待阴道/宫颈分泌物细菌培养与药敏结果出来后，应按照药敏结果选择合适的抗生素。

49. B【解析】参见A1型题第30题解析。

50. C【解析】子宫输卵管碘油造影能诊断输卵管结核。可见到输卵管管腔有多个狭窄部分，呈典型的串珠状或显示管腔细小而僵直，相当于输卵管部位可见钙化灶。当病变累及子宫内膜或盆腔其他部位时，可见宫腔形态改变，狭窄，边缘呈锯齿状，盆腔、淋巴结卵巢等部位钙化点。造影前后应使用链霉素及异烟肼等抗结核药物。

51. C【解析】输卵管积水为慢性盆腔炎中较常见的类型，轻度输卵管积水的声像图多呈条索状，中重度输卵管积水因输卵管系膜不能随积水输卵管的伸展而延长呈现为具有典型性形态特征的腊肠状或曲颈瓶状。

52. A【解析】输卵管结核最主要的传染途径就是血行传播，也就是经血液运行传播，其次还有直接蔓延、淋巴传播和性交传播。在临床上几乎所有的生殖器结核均累及输卵管，而且双侧多见。女性在青春期时正值生殖器发育，血供比较丰富，结核菌易借血行传播。结核分枝杆菌感染肺部以后，大约一年内可感染内生殖器，由于输卵管的黏膜有利于结核分枝杆菌的潜伏感染，结核分枝杆菌就会首先侵犯输卵管。

53. A【解析】参见 A1 型题第 5 题解析。

54. C【解析】女性生殖器结核以输卵管结核多见，多为双侧性，外观可有不同的表现：少数在其浆膜面可见粟粒结节，有时盆腔腹膜、肠管表面及卵巢表面也布满类似结节，或并发腹水型结核性腹膜炎；有的输卵管增粗肥大，其伞端外翻如烟斗嘴状，管腔内有时露出干酪样物质，有时伞端封闭，管腔内充满干酪样物质；有的输卵管增粗，管壁内有结核结节；有的输卵管僵直变粗，峡部有多个结节隆起。在输卵管管腔内见到干酪样物质，有助于与非结核性炎症鉴别。输卵管常与其邻近器官如卵巢、子宫、肠曲粘连。

55. C【解析】参见 A1 型题第 40 题解析。

56. C【解析】急性盆腔炎的手术治疗主要用于治疗抗生素控制不满意的输卵管卵巢脓肿或盆腔脓肿。手术指征有：①药物治疗无效。②脓肿持续存在。③脓肿破裂。

57. B【解析】尖锐湿疣属性传播疾病，具备很强的传染性。尖锐湿疣体内病毒没有彻底清除干净会复发，一般复发为 3 个月，临床以 1 年未复发为治愈标准。尖锐湿疣发生癌变的概率是非常小的，只有在经常使用腐蚀性、刺激性治疗手段的情况下，才有可能发生癌变。这是因为长期的刺激会导致病毒变异，由良性病毒变异为恶性病毒，从而导致癌变。

二、A2 型题

1. D【解析】参见 A1 型题第 30 题解析。

2. E【解析】依据题干信息所述，应考虑病原体为厌氧性链球菌及大肠埃希菌（外源性感染的主要菌种）为主。

3. E【解析】患者的诊断最可能为急性盆腔炎。急性盆腔炎的临床表现：发热、腹痛，阴道分泌物增多。查体宫颈有脓性分泌物，子宫双附件区压痛，白细胞计数增多，均证明为急性盆腔炎。

4. D【解析】非典型性增生指宫颈柱状上皮异位比较严重，如果继续发展，有可能会形成癌症，但是如果及时治愈炎症，可以逆转恢复正常。因此，最恰当的处理应是子宫全切除术。手术治疗适用于ⅠA～ⅡA 期患者。

5. A【解析】该患者婚后 3 年未孕，子宫内膜受到破坏，影响了内膜的功能，使月经稀少。内诊子宫正常大小，发育不好，活动欠佳，基础体温双相型，经前一周诊断性刮宫未刮出组织物。这是子宫内膜结核的临床表现和体征。

6. E【解析】慢性宫颈炎常表现为白带增多，而分泌物增多可刺激外阴不适或瘙痒。若继发感染时白带可为黏稠的或脓性的，有时可带有血丝或少量血液，有时会出现接触性出血，也可出现下腹或腰背部下坠痛。宫颈活检病理切片结果为“鳞状上皮化生”。

7. E【解析】患者产后出血、低热、恶露异味，考虑产褥感染可能；子宫增大、附件区炎性包块，考虑存在子宫复旧不良及子宫肌炎、附件炎可能。B超可查盆腔情况、附件包块性质，产褥感染应用广谱抗生素静脉滴注，肌内注射缩宫素促进子宫复旧及排脓，行宫腔分泌物检查明确致病菌。立即刮宫清除残留胎盘的做法是不恰当的。

8. C【解析】萎缩性阴道炎患者治疗中除局部抗感染治疗外，可针对病因给予少量雌激素制剂，可局部用药，也可全身给药。

9. E【解析】该患者外阴（-），阴道（-），子宫颈充血、触血（+），宫颈口有脓性分泌物，宫腔（-），应考虑宫颈炎。宫颈炎常见病原体为淋病奈瑟球菌及沙眼衣原体，而淋病奈瑟球菌感染还常引起尿道旁腺、前庭大腺感染，症状较重，故此患者应为子宫颈沙眼衣原体感染。

10. B【解析】参见A1型题第40题解析。

11. E【解析】慢性盆腔炎的治疗以抗生素药物治疗为主，以达到清除病原体、改善症状和体征的目的。手术治疗主要用于治疗抗生素控制不满意、治疗长时间不愈、炎症反复发作的患者。手术治疗指征有：①药物治疗无效。②脓肿持续存在。③脓肿破裂。应根据病变的范围及程度、患者年龄、有无生育要求等全面考虑，制定合适的手术方案。原则上以切除病灶为主。

12. E【解析】患者最大可能诊断为急性盆腔炎。急性盆腔炎临床表现：发热、腹痛，阴道分泌物增多，异味。查体：子宫稍大，子宫双附件区压痛。

13. A【解析】患者病情较轻，主要是恶露改变明显。急性子宫内膜炎除发生在分娩或流产后可以导致较严重的临床症状外，其他原因所引起的急性子宫内膜炎多数为轻型，这与宫腔有开口通向阴道，有利于炎性分泌物的引流有关。急性子宫内膜炎的主要表现为起病较急，发热，下腹痛，白带增多，有时为血性或有恶臭，有时子宫略大、子宫有触痛。产后感染则恶露呈泥土色。

14. E【解析】参见A1型题第29题解析。

15. D【解析】急性输卵管炎时下腹痛、发热较重，形成脓肿时有寒战、高热，有时伴恶心、呕吐、腹胀、腹泻、排便困难，也可伴尿频、尿痛及排尿困难。严重者可有败血症及感染性休克表现。体征表现：轻者腹胀，下腹部一侧或两侧有显著压痛；重者腹肌紧张，下腹部压痛、反跳痛明显。妇科检查：白带为脓性或血性，宫颈有举痛，子宫一侧或两侧有触痛，有时可能触到肿大的输卵管。

16. D【解析】依据题干信息所述，患者考虑为外阴阴道假丝酵母菌病，首选的治疗措施应为局部用咪康唑栓剂。咪康唑栓200mg阴道塞入，每晚1次，7天为一疗程；或

400mg，3 天为一疗程。

17. D【解析】参见 A1 型题第 15 题解析。

18. D【解析】依据题干信息所述，患者临床表现符合输卵管结核的征象。首选的治疗措施是系统抗结核治疗，用药原则为早期、规律全程适量、联用。

19. D【解析】炎症初期，患者高热达 39.4℃，呈弛张热型，下腹有压痛，典型特征是盆腔有边缘不整形肿块。初步诊断为急性盆腔结缔组织炎。

20. B【解析】附件炎是致病微生物侵入生殖器官后引起输卵管、卵巢感染的常见疾病，人工流产可致微生物侵入生殖器官。附件炎性肿块在育龄女性当中十分常见，主要是由于慢性附件炎症迁延不愈所致。应及早治疗，以免肿物继续增长或恶变，影响受孕。本例患者流产是造成附件炎的主要原因。人工流产术后易出现子宫内膜炎，致病菌可由子宫内膜蔓延至双侧输卵管，致附件炎性包块形成。

21. D【解析】依据题干信息所述，该患者最适合的治疗措施是激光治疗，这是一种温度可达 700℃以上的高温治疗。主要使柱状上皮异位组织炭化、结痂，待痂脱落后，创面为新生的鳞状上皮覆盖达到修复治疗目的。在治疗上有消炎（刺激机体产生较强的防御免疫机能）、镇痛（使组织水肿消退，减少对神经末梢的化学性与机械性刺激）及促进组织修复（增强上皮细胞的合成代谢作用，促进上皮增生，加速创面修复）的作用，治疗时间短，治愈率高。

22. C【解析】患者流产后有发热、下腹痛伴血性白带的症状，符合急性盆腔炎的临床表现。

三、A3/A4 型题

1~5 C、C、C、A、B【解析】参见 A1 型题第 40 题解析，考虑患者为滴虫阴道炎。滴虫阴道炎时，在阴道分泌物中找到滴虫即可确诊。最常用的方法是 0.9%氯化钠溶液湿片法：取 0.9%氯化钠温溶液一滴放于玻片上，在阴道侧壁取分泌物相混于氯化钠溶液中，立即在光镜下寻找滴虫。对可疑患者多次悬滴法阴性时做培养，准确性达 98%左右。取分泌物前 24~48 小时避免性交、阴道灌洗或局部用药，取分泌物时阴道窥器不涂润滑剂，分泌物取出后应及时送检并注意保暖。治疗上应全身用药，主要治疗药物为甲硝唑及替硝唑。滴虫阴道炎主要通过性交传播，故性伴侣应同时治疗。治疗后仍应每次月经后复查白带，若经 3 次检查均阴性，方可称为治愈。

6~8 E、E、E【解析】患者可能诊断为慢性盆腔炎急性发作。阴道不规则流血时间长，易引发盆腔炎症。临床表现为发热、腹痛，可伴分泌物增多、异味。查体可有宫颈举痛或摇摆痛，宫体及双附件区压痛。该患者曾患左附件炎，查体子宫左后方触及囊性肿物，张力大，考虑为附件炎性包块。此次慢性炎症急性发作，应抗生素治疗盆腔炎急性炎症后剖腹探查。患者 39 岁，已产，上环 11 年，无生育要求，阴道不规则流血 2 个月，考虑可行子宫次全切术+左附件切除术。

9. E【解析】取分泌物悬滴法查假丝酵母菌，最好使用氢氧化钾（KOH）。取少许凝乳状分泌物放于盛有 10%KOH 或生理盐水玻片上，混匀后在显微镜下找到芽孢和假菌丝。由于 10%KOH 可溶解其他细胞成分，假丝酵母菌检出率高于生理盐水，检查无症状寄居者的阳性率为 10%，而有症状者阳性检出率为 70%～80%。

10. C【解析】外阴阴道假丝酵母菌病主要表现为外阴瘙痒灼痛，严重时坐卧不安异常痛苦，常伴有尿频、尿急及性交痛。经治疗后，症状体征、真菌均消除后，又再现，且一年内发作≥4 次，为复发性外阴阴道假丝酵母菌病。患者有典型的临床表现且在显微镜下见到芽孢和假菌丝即可作出诊断。

11. D【解析】外阴阴道假丝酵母菌病复发原因：①治疗不彻底，阴道内有真菌，抗生素应用，性伴侣，环境因素等。②口服甲硝唑治疗细菌性阴道病或细菌过多综合征也可诱发外阴阴道假丝酵母菌病。③与肠道宿主和性传播密切相关。有复发的妇女其性伴侣有约 20%阴茎有假丝酵母菌寄生。④糖尿病未控制、穿化纤紧身衣裤等有关因素也都是复发性外阴阴道假丝酵母菌病的易感和诱发因素。

12. B【解析】本病应查出诱发因素并对症治疗以消除诱因，治疗以全身用药为主，复发性顽固病例的治疗主要有定期持续使用克霉唑等局部药物，较长时间使用控制症状，持续用药 6 个月；口服三唑类药物如伊曲康唑、氟康唑连续 3 周；对唑类药耐药者可口服唑类药与制霉菌素硼酸或氟胞嘧啶内外联合应用。性伴侣需同时治疗，治疗后应于月经前复查阴道分泌物。

13. C【解析】该患者最可能的诊断是急性盆腔炎。

14. E【解析】对急性盆腔炎的治疗最有价值的辅助检查项目是病原体检查。取样可为阴道、宫颈管分泌物，或尿道分泌物，或腹腔液（经后穹隆、腹壁，或经腹腔镜获得），立即或在 30 秒内将其接种于 Thayer-Martin 培养基上，置 35℃ 温箱培养 48 小时，以糖酵解进行细菌鉴定，使临床得以合理使用药物。

15. E【解析】应根据细菌培养及药敏试验结果选择抗生素，给药途径为静脉滴注，收效快。盆腔炎急性期经积极治疗，绝大多数能彻底治愈。

16. A【解析】该患者最可能的诊断是急性盆腔炎。

17. B【解析】急性盆腔炎的检查：①B 超检查是常规检查，有助于与其他盆腔疾病进行鉴别。急性盆腔炎时，经阴道超声可见输卵管增粗、管腔积液或盆腔有游离液体。②白细胞分类计数，了解感染程度。③一般 B 超显示有盆腔积液，且诊断不明确时，可以行后穹隆穿刺术，以进一步协助诊断。比如抽出血性液体时，一般见于卵巢黄体破裂或者异位妊娠，抽出透明液体时，可见于盆腔炎或盆腔肿瘤等。④宫颈分泌物细菌培养加药敏检查，可以指导后续抗生素的选择。宫颈涂片革兰染色检查，明确感染的病原体。⑤急性盆腔炎不必做诊断性刮宫，以免加重炎症。

18. E【解析】急性盆腔炎的首要治疗措施是抗生素的治疗，应按照药敏结果选择合适的抗生素。如青霉素 480 万单位，每日 2 次。

19. D【解析】急性盆腔炎的治疗：①严重者应卧床休息，取半卧位，有利于脓液积聚于直肠子宫陷凹而使炎症局限。②补充液体，注意纠正电解质紊乱及酸碱失衡，必要时少量输血。③按照药敏结果选择合适的抗生素治疗。④尽量避免不必要的妇科检查以免引起炎症扩散，若有腹胀应进行胃肠减压。

20. A【解析】参见 A1 型题第 5 题解析。

21. E【解析】宫颈腺囊肿绝大多数情况下是子宫颈的生理性变化。子宫颈转化区内鳞状上皮取代柱状上皮的过程中，新生的鳞状上皮覆盖子宫颈腺管口或伸入腺管，将腺管口阻塞，导致腺体分泌物引流受阻，潴留形成囊肿。子宫颈局部损伤或子宫颈慢性炎症使腺管口狭窄，也可导致子宫颈腺囊肿形成。

22. B【解析】参见 A2 型题第 21 题解析。

23. B【解析】此病治疗后痊愈的机制为鳞状上皮化。

24~26 E、C、E【解析】细菌性阴道病体征检查可见阴道黏膜无充血、红肿的炎症表现，分泌物特点为有恶臭味，灰白色、灰黄色，均匀一致，稀薄，易从阴道壁拭去。确诊需要查阴道分泌物是否为均匀一致的稀薄白带、阴道的 pH 是不是大于 4.5、氨试验是否为阳性、线索细胞是否为阳性。取少量阴道分泌物于玻璃片上，加入 10%氢氧化钾液 1~2 滴，若产生鱼腥恶臭味即为氨试验阳性。取分泌物前 24~48 小时避免性交、阴道灌洗或局部用药。细菌性阴道病应选用抗厌氧菌药物治疗，首选甲硝唑 400mg，每日 2 次，口服，共 7 日；或克林霉素 300mg，每日 2 次，连服 7 日。

27. A【解析】患者曾有慢性盆腔炎病史，此次高热、腹痛伴阴道分泌物增多。阴道脓性分泌物，宫颈举痛，附件炎性包块，考虑为慢性盆腔炎急性发作。

28. D【解析】盆腔炎性疾病的特异性诊断标准：阴道超声显示输卵管增粗、输卵管积液，伴或不伴有盆腔积液、输卵管卵巢肿块。B 超可协助明确左侧囊性包块性质及盆腔积液情况。

29. C【解析】慢性盆腔炎急性发作，一般需要应用抗生素静脉输液进行抗感染治疗，严重者需要进行手术治疗。

30. E【解析】手术治疗用于抗生素控制不满意的输卵管卵巢脓肿或盆腔脓肿。手术指征：①脓肿经药物治疗 48~72 小时无效，中毒症状加重或包块增大。②药物治疗后好转，继续控制炎症 2~3 周，包块仍未消失但已局限化。③脓肿破裂。

31. E【解析】患者症状和体征均符合子宫内膜异位症的表现。

32. D【解析】子宫内膜异位症病因的主要学说为子宫内膜种植、上皮化生、血液和淋巴道转移、医源性的内膜移植等，但以种植学说最受重视。除此以外，近年来发现免疫因素和遗传因素等均可能参与子宫内膜异位症的发生。而子宫腺肌病的特点为子宫内膜异位于子宫肌层生长，常常与盆腔子宫内膜异位症同时存在。

33. B【解析】子宫内膜异位症的治疗方法主要包括期待治疗、药物治疗、手术治疗和联合治疗，不需要剖腹探查。

34. B【解析】患者不孕，有发热、盗汗、食欲缺乏等活动期结核病的一般症状，结合妇科检查，子宫发育较差，活动受限，附件受累，在子宫两侧可触及肿块。最可能的诊断是生殖器结核。

35. B【解析】女性生殖器结核时，需做腹腔镜检查，可直接观察子宫、输卵管浆膜面有无粟粒结节，取腹腔液进行结核菌培养，或在病变处做活组织检查以便进一步明确诊断。

36. E【解析】生殖器结核的治疗原则：注意休息，加强营养，规范抗结核治疗，必要时手术治疗。治疗目的是消除症状、改善全身情况、促使病灶愈合、防止病情蔓延，尽可能保留生育能力。

37. E【解析】若此患者月经周期正常，经量增多，拟取子宫内膜病理检查的时间应选在经前 1 周或月经来潮 6 小时。

38. A【解析】淋病性阴道炎主要表现为尿道烧灼、尿频、尿急及尿痛；阴道分泌物增多，呈脓性，有腥臭味；阴道里有烧灼、疼痛、糜烂、溃破等。依据题干信息，可初步诊断患者为淋病性阴道炎。

39. D【解析】淋病性阴道炎的诊断，需要做宫颈分泌物的培养加药敏。如果在培养中发现革兰阴性链球菌，可以确诊。

40. E【解析】淋病性阴道炎最佳的治疗方法是选择敏感的抗生素，足量、足疗程用药。多数抗生素如青霉素、诺氟沙星、红霉素等，对淋病有效，其中以青霉素为首选药物。

四、B 型题

1. C【解析】参见 A1 型题第 15 题解析。

2. B【解析】宫颈肥大是指由于慢性炎症的长期刺激，宫颈组织充血水肿，腺体和间质增生，使宫颈呈不同程度的肥大，但表面光滑，有时可见到潴留囊肿突起；或由于纤维结缔组织增生，使宫颈硬度增加所致。

3. E【解析】前庭大腺囊肿是前庭大腺开口部堵塞，分泌物聚集于腺腔而形成，继发感染形成脓肿，反复发作。宫颈柱状上皮异位愈合过程可能形成前庭大腺囊肿。

4. A【解析】宫颈阴道部外观呈细颗粒状的红色区，可考虑为宫颈柱状上皮异位。

5~7 D、B、E【解析】输卵管伞端闭锁，管腔内浆液积聚，状如腊肠，考虑为输卵管积水；输卵管伞端与卵巢粘连贯通，液体渗出，考虑为输卵管卵巢囊肿；慢性盆腔结缔组织炎，炎症蔓延至子宫骶骨韧带处，使纤维组织增生，变硬，使子宫固定，宫颈旁组织也增厚变硬，向外呈扇形扩散，形成所谓的“冰冻骨盆”。

8. B【解析】参见 A3/A4 型题第 24~26 题解析。

9. E【解析】参见 A1 型题第 4 题解析。

10. A【解析】参见 A1 型题第 40 题解析。

11. B【解析】参见A2型题第12题解析。

12. C【解析】参见A1型题第50题解析。

13. D【解析】慢性盆腔炎的主要表现为下腹部坠胀、疼痛及腰骶部酸痛。子宫多后倾、活动受限或粘连固定。子宫一侧或双侧可扪及肿物，活动受限。

14. A【解析】异位妊娠的临床表现为停经、腹痛（主要症状）、阴道不规则流血，少量、深褐色。轻者出现晕厥，严重者出现失血性休克。出血越多越快，症状出现也越迅速越严重，但与阴道流血量不成正比。

15. B【解析】参见A1型题第40题解析。

16. A【解析】参见A1型题第4题解析。

17. C【解析】参见A3/A4型题第24~26题解析。

18. D【解析】婴幼儿阴道炎患儿常因外阴瘙痒哭闹不安或用手抓外阴，如波及尿道口也可出现尿频、尿痛。阴道分泌物增多，为稀水样或脓性，有时也有臭味。检查可见外阴、阴蒂红肿，表面可能破溃，阴道前庭黏膜充血，有时见小阴唇粘连，可见脓性分泌物自阴道口流出。在检查时还应做肛诊排除阴道异物及肿瘤。

19. B【解析】参见B型题第5~7题解析。

20. A【解析】急性子宫内膜炎的主要病因是流产，产褥感染，子宫腔内安放避孕器、镭针，子宫颈扩张，诊断性刮宫或宫颈电灼、激光、微波物理治疗等，多见于流产、分娩后。

21. E【解析】女性在正常情况下并不容易发生妇科炎症，原因之一在于其生理上具有独特的防御功能。卵巢很少会单独发炎，一般情况下卵巢经常与输卵管一起发生感染，即附件炎。

22. D【解析】急性输卵管炎病变以黏膜炎症为主，可导致输卵管粘连、管腔闭塞。

23. C【解析】盆腔内器官发生严重感染时，往往蔓延到盆腔腹膜，发炎的腹膜充血、水肿，并有少量含纤维素的渗出液，形成盆腔脏器粘连。当有大量脓性渗出液积聚于粘连的间隙内，可形成散在小脓肿；积聚于直肠子宫陷凹处则形成盆腔脓肿，较多见。

24~26 D、B、C【解析】引起外源性产褥感染的主要致病菌应是金黄色葡萄球菌；大肠埃希菌属常和厌氧球菌一起引起混合感染；类杆菌属能加速血液凝固，引起感染邻近部位血栓性静脉炎。

27. E【解析】宫颈柱状上皮异位检查见宫颈表面呈红色黏膜状，是鳞状上皮脱落，为柱状上皮所代替，上皮下血管显露的结果。柱状上皮与鳞状上皮有清楚的界限，因非真正“糜烂”，可自行消失。

28. A【解析】参见A1型题第15题解析。

29. C【解析】宫颈肥大是因慢性炎症长期刺激，宫颈充血、水肿、腺体和间质增生，还可能在腺体深部有黏液潴留形成囊肿，使宫颈呈不同程度的肥大，由于纤维结缔组织增生，使宫颈硬度增加。

30. B【解析】参见 A3/A4 型题第 21 题解析。

31. D【解析】宫颈管炎病变局限于宫颈管黏膜及黏膜下组织，宫颈阴道部外观很光滑，仅见宫颈外口有脓性分泌物堵塞，有时宫颈管黏膜增生向外口突出，可见宫颈口充血发红。由于宫颈管黏膜及黏膜下组织充血、水肿、炎性细胞浸润和结缔组织增生，可使宫颈肥大。

32. A【解析】参见 A3/A4 型题第 1~5 题解析。

33. D【解析】外阴阴道假丝酵母菌病的治疗主要是局部用药，咪唑类抗真菌药比制霉菌素效果好。可用 2%~4%碳酸氢钠液冲洗阴道改变阴道酸碱度，10 天为一疗程。

34. E【解析】参见 A2 型题第 8 题解析。

35. C【解析】参见 A1 型题第 54 题解析。

36. A【解析】输卵管炎重症时，可导致输卵管管腔闭塞，脓液积聚于管腔而形成输卵管积脓。

37. D【解析】参见 B 型题第 5~7 题解析。

38. B【解析】输卵管黏膜炎可见输卵管黏膜肿胀，间质水肿及充血，大量中性粒细胞浸润，输卵管上皮发生退行性变或成片脱落，引起输卵管黏膜粘连，导致输卵管宫腔及伞端闭锁而引发急性输卵管炎。

五、X 型题

1. ABDE【解析】参见 A1 型题第 4 题解析。

2. ABCE【解析】参见 A3/A4 型题第 24~26 题解析。

3. ABCE【解析】引起急性盆腔炎的病原体来源如下。①来自原寄居于阴道内的菌群：包括需氧菌、厌氧菌。需氧菌及兼性厌氧菌包括大肠埃希菌、棒杆菌、链球菌、肠球菌、葡萄球菌等；厌氧菌包括消化球菌、消化链球菌、脆弱类杆菌等。②来自外界的病原体：如淋病奈瑟球菌、沙眼衣原体、结核分枝杆菌、铜绿假单胞菌等。

4. DE【解析】急性宫颈炎病原体主要为葡萄球菌、链球菌及肠球菌。近年来性传播疾病的增加，使淋病奈瑟球菌、沙眼衣原体等已成为最常见的病原体。

5. CDE【解析】贝赫切特综合征的主要临床、病理特征为反复发作的口腔黏膜、外阴溃疡及眼炎或其他皮肤溃疡，外阴溃疡为单个或多个，边界清楚，愈合后形成瘢痕。眼部最初为结膜炎，继之出现眼周痛和畏光，晚期可发生反复发作的前房积脓性虹膜睫状体炎和/或脉络膜视网膜炎并波及双眼。

6. BDE【解析】假丝酵母菌平时寄生于阴道内，当机体抵抗力降低或白假丝酵母菌达到相当浓度时可致外阴阴道假丝酵母菌病。常见发病诱因有：应用广谱抗生素、妊娠、糖尿病、大量应用免疫抑制药及接受雌激素治疗者。外阴阴道假丝酵母菌病是女性阴道炎症中最常见的一种，大约 75%的女性一生中至少会感染 1 次，有近一半的女性至少会复发一次。

7. ACDE【解析】盆腔炎症需要和急性阑尾炎、卵巢肿瘤蒂扭转、异位妊娠或卵巢黄体囊肿破裂、盆腔子宫内膜异位症等进行鉴别诊断。

8. ABCE【解析】参见A1型题第40题解析。

9. ABCD【解析】慢性宫颈炎有4种病理类型：①宫颈柱状上皮异位，根据柱状上皮异位区域的大小可分为轻度、中度和重度。②宫颈腺囊肿。检查时，可以看出子宫颈表面突出了各种不同大小的白色囊泡，含有黏液。③宫颈息肉，外部子宫颈会突出并形成息肉。④宫颈肥大，导致子宫颈有不同程度的肥大，表面非常光滑，质地变硬。

10. DE【解析】储备细胞位于黏液柱状上皮下方与基底膜之间，可在一些因素的刺激下向鳞状细胞方向分化。所以选项A错误。一般正常细胞到肿瘤的过程分为增生、非典型增生、原位癌和癌。非典型增生是介于正常细胞和癌的中间站，是从量变到质变的过程，所以说它是癌前病变，可以与原位癌共存。所以选项B错误。复层鳞状上皮从底层到表层细胞形态的变化规律为：①细胞体积由小到大。②胞核由小到大，最后消失。③核染色质由细致、疏松、均匀到粗糙、紧密、固缩。④核胞质比由大到小。⑤胞质量由少到多，胞质染色由暗红色到浅红色。所以选项C错误。年轻患者的癌灶以外生型多见，大者可达8~9cm，而老年人的癌多位于子宫颈管内。所以选项D正确。宫颈柱状上皮异位愈合过程中，新生的鳞状上皮覆盖宫颈腺管口或伸入腺管，将腺管口阻塞；腺管周围的结缔组织增生或瘢痕形成压迫腺管，使腺管变窄甚至阻塞，腺体分泌物引流受阻，滞留形成囊肿。所以选项E正确。因此，本题的答案为DE。

11. ACE【解析】慢性盆腔炎最常见的鉴别诊断如下。①子宫内膜异位症：子宫内膜异位症典型的痛经表现为继发性、进行性加重。做妇科查体可以在子宫后壁、子宫骶韧带、子宫后陷凹处可扪及触痛性结节。通常情况下进一步做B超或是腹腔镜检查可以明确诊断。②盆腔淤血综合征：有长期的慢性的下腹痛，这一症状与慢性盆腔炎相似。但盆腔淤血综合征常常在做妇科检查时没有特殊的异常。或偶尔会有宫颈可见紫色变，或有举痛，但无原发的病灶。可通过做盆腔静脉造影，或是腹腔镜来鉴别。③还需与其他症状相似的常见病相互鉴别诊断。比如卵巢囊肿、卵巢肿瘤、陈旧性异位妊娠，这三种病变可直接用B超就能鉴别诊断，若有异议还可采取腹腔镜来鉴别。

12. AB【解析】滴虫阴道炎的治疗：①初次治疗首选甲硝唑2g，单次口服，或甲硝唑400mg，每日2~3次，连服7日，夫妻双方同时用药。②若在哺乳期用甲硝唑，用药期间及用药后24小时内不宜哺乳。③0.5%醋酸或1%乳酸冲洗或中药熏洗，改善阴道内环境，将提高疗效。④阴道局部用药可以较快缓解症状，但不容易彻底消灭滴虫，停药后容易复发。全身用药更能彻底消灭滴虫。⑤滴虫阴道炎主要通过性交传播，故性伴侣应同时治疗。

13. BD【解析】参见A1型题第30题解析。

14. ABDE【解析】生殖器结核的传播途径有血行传播、淋巴道传播、直接蔓延，较少见性交传播。

六、案例分析题

1. C【解析】参见 A2 型题第 3 题解析。

2. E【解析】参见 A3/A4 型题第 14 题解析。

3. F【解析】参见 A1 型题第 48 题解析。

4. ABDE【解析】如果急性盆腔炎治疗不及时，会引发一系列并发症出现。①不孕：输卵管粘连阻塞出现急性炎症会导致女性不孕，发生率高达 20%~30%。②异位妊娠：发生率是正常未妊娠女性的 10 倍。③慢性盆腔痛：盆腔炎出现的炎症形成的粘连或者一些明显的瘢痕以及女性盆腔充血的情况，常常会引起患者出现下腹部坠胀、疼痛及腰骶部酸痛，常在劳累、性交后及月经前后加剧。约 20%急性盆腔炎发作后遗留慢性盆腔痛。慢性盆腔痛常发生在急性盆腔炎急性发作后的 4~8 周。④慢性输卵管炎：双侧居多，输卵管呈轻度或中度肿大，伞端可部分或完全闭锁，并与周围组织粘连。有时输卵管积脓中的脓液渐被吸收，浆液性液体继续自管壁渗出充满管腔，亦可形成输卵管积水。

5. D【解析】该患者急性盆腔炎经淋巴系统蔓延，是流产后感染的主要传播途径。

女性生殖器官肿瘤

子宫内膜癌

第十三章　生殖器肿瘤

宫颈鳞状上皮内病变与宫颈癌

卵巢肿瘤

一、A1 型题

1. 较大子宫壁间肌瘤的主要症状为
   A. 月经间隔时间长，持续时间短　B. 不规则阴道出血
   C. 绝经后出血　D. 月经过多
   E. 接触性出血
2. 下列情况不需要手术治疗的是
   A. 子宫肌瘤子宫近妊娠 3 个月大小　B. 肌瘤体积大压迫膀胱
   C. 无症状者　D. 绝经后肌瘤增大
   E. 经量多，肌瘤不大者
3. 子宫颈癌时，癌浸润已达阴道下 1/3，宫旁浸润已达盆壁应属于
   A. ⅡA 期　B. ⅡB 期
   C. ⅢA 期　D. ⅢB 期
   E. ⅣA 期
4. 子宫内膜癌来源于
   A. 子宫内膜上皮组织　B. 子宫内膜各种组织
   C. 子宫内膜血管内皮细胞　D. 子宫内膜血管壁结缔组织
   E. 子宫内膜纤维结缔组织
5. 外阴癌肿物局限于右侧大阴唇，肿物直径为 2cm。未发现淋巴结转移，临床分期应属于
   A. Ⅰ期　B. 0 期
   C. ⅡA 期　D. ⅡB 期
   E. Ⅲ期
6. 与子宫内膜癌预后关系最为密切的临床因素是
   A. 年龄　B. 病理分期
   C. 肌层浸润子宫颈受累　D. 盆腔淋巴结转移
   E. 患者全身状况
7. 关于卵巢黏液性囊腺癌说法，不恰当的是

A. 切面半囊半实、囊液混浊或血性　　B. 体积较大
C. 切面多房　　D. 间质无浸润
E. 细胞明显异型

8. 子宫颈癌已扩散到直肠、膀胱应属于
A. ⅡA 期　　B. ⅡB 期
C. ⅢA 期　　D. ⅢB 期
E. Ⅳ期

9. 不引起阴道不规则出血及异常排液的生殖器肿瘤是
A. 子宫内膜癌　　B. 子宫颈癌
C. 卵巢浆液性囊腺癌　　D. 原发性输卵管癌
E. 子宫黏膜下肌瘤

10. 关于宫颈癌的随访，第 1 年内应
A. 第 1 次为 1 个月，以后每 2~3 个月 1 次
B. 每 1~2 个月 1 次
C. 每 2 个月 1 次
D. 每月 1 次
E. 每 3 个月 1 次

11. 下列药物不能用于治疗子宫内膜癌的是
A. 戊酸雌二醇　　B. 甲羟孕酮
C. 己酸羟孕酮　　D. 甲地孕酮
E. 他莫昔芬

12. 子宫体癌最常用的诊断方法为
A. 临床盆腔检查　　B. 分段诊刮组织病理学检查
C. 腹腔镜检查盆腔情况　　D. 阴道镜检查，必要时取活体检查
E. 阴道后穹隆分泌物涂片找癌细胞

13. 关于卵巢肿瘤进行腹腔镜检查，禁忌证为
A. 腹膜有种植　　B. 大量腹水
C. 恶病质　　D. 有淋巴结转移
E. 巨大肿块和粘连性肿块

14. 普查子宫颈癌时，最有实用价值的检查方法是
A. 宫颈碘试验　　B. 阴道镜检查
C. 后穹隆涂片检查　　D. 子宫颈活体组织检查
E. 子宫颈刮片细胞学检查

15. 诊断浆液性囊腺癌比较有价值的肿瘤标志物是

A. CA19-9
B. CA125
C. AFP
D. CEA
E. TPA

16. 绝经期女性患者宫颈癌的早期典型临床症状是
A. 绝经后阴道出血
B. 下肢水肿
C. 腹痛
D. 大量血性腥臭白带
E. 接触性出血

17. 对无生育要求的子宫颈原位癌，正确的治疗是
A. 首选放射疗法
B. 子宫全切术
C. 宫颈锥切术
D. 广泛性子宫切除术
E. 广泛性子宫切除术和盆腔淋巴结清除术

18. 外阴肿瘤中最常见的病理类型是
A. 基底细胞癌
B. 鳞状细胞癌
C. 前庭大腺癌
D. 恶性黑色素瘤
E. 汗腺癌

19. 关于子宫肌瘤的表现，下列说法中恰当的是
A. 镜检肌瘤由皱纹状排列的平滑肌纤维交织组成，漩涡状排列，间有不等量的纤维结缔组织
B. 浆膜下肌瘤突起于子宫表面，由肌瘤包膜及子宫浆膜层覆盖。蒂部可扭转或断裂，形成游离性肌瘤
C. 黏膜下肌瘤使宫腔增大，使子宫外形不规则，易形成蒂，常引起子宫收缩
D. 肌瘤为表面光滑的实性球形结节，外被包膜，易于剥出
E. 多发性子宫肌瘤是指单一类型的多个肌瘤发生在同一子宫

20. 关于无性细胞瘤的描述，不恰当的是
A. 好发于青春期和生育期的女性
B. 肿瘤多为囊实性
C. 对放疗特别敏感
D. 间质中常有淋巴细胞浸润
E. 单侧多见

21. 外阴鳞状细胞癌中最常见的发病部位是
A. 大阴唇
B. 小阴唇
C. 肛门周围
D. 阴蒂
E. 会阴

22. 下列有关子宫肉瘤的说法，不恰当的是
A. 多见于 40~60 岁女性
B. 最多见的是子宫平滑肌肉瘤
C. 占子宫恶性肿瘤的 10%
D. 是高度恶性的女性生殖道肿瘤

E. 早期症状不明显

23. 宫颈癌最常见和最重要的转移途径是

A. 淋巴、血行转移为主，直接浸润次之　B. 直接蔓延和淋巴转移

C. 淋巴转移和血行转移　D. 血行转移

E. 播散种植

24. 早期外阴癌最主要的扩散途径是

A. 直接蔓延　B. 血行转移

C. 淋巴转移　D. 淋巴转移及血行转移

E. 局部蔓延及血行转移

25. 好发于儿童的卵巢肿瘤是

A. 无性细胞瘤　B. 布伦纳瘤

C. 颗粒细胞瘤　D. 卵黄囊瘤

E. 畸胎瘤

26. 关于宫颈癌，下列说法错误的是

A. 发病与早婚、过早性交、性生活紊乱有关

B. 宫颈上皮不典型增生，可继续发展为原位癌

C. HPV 感染与其发病有关

D. 以鳞状细胞癌为主

E. 所有不典型增生均发展为宫颈癌

27. 关于外阴恶性黑色素瘤的叙述，下列说法不正确的是

A. 最主要的症状是外阴肿块　B. 由结合痣或复合痣发展而来

C. 仅发生于老年女性　D. 常无明显自觉症状

E. 宜行外阴根治术

28. 肿物直径 1cm，活检报告为鳞状细胞癌，且尿道口有侵犯，按照国际妇产科联盟（FIGO）的临床分期应属于

A. Ⅲ期　B. Ⅱ期

C. ⅣA 期　D. Ⅰ期

E. ⅣB 期

29. 确诊宫颈癌的方法是

A. 宫颈和颈管活检　B. 宫颈刮片细胞学检查

C. 宫颈荧光检查　D. 阴道镜检查

E. 碘试验

30. 对放射线具有较高敏感性的脏器是

A. 骨　B. 食管

C. 肝脏
D. 卵巢
E. 宫体

31. 关于宫颈非典型增生，下列说法错误的是
A. 宫颈磷状上皮内病变不包括宫颈原位癌
B. 妊娠期重度非典型增生需随访
C. 中度非典型增生需行电熨或冷冻治疗
D. 对无生育要求的重度非典型增生行子宫全切术
E. 有生育要求的重度非典型增生行锥切后随访

32. 行分段刮宫的操作顺序应是
A. 先探测宫腔，再分别刮取前后左右四处的子宫内膜
B. 先行宫颈活检，再探宫腔及刮取子宫内膜
C. 先探宫腔，刮取宫颈管黏膜，再刮取子宫内膜
D. 先探宫腔，刮取子宫内膜，再刮宫颈管黏膜
E. 先刮取宫颈管黏膜，再刮取子宫内膜

33. 镜下可见典型的印戒细胞的卵巢肿瘤是
A. 未成熟畸胎瘤
B. 颗粒细胞瘤
C. 卵黄囊瘤
D. 无性细胞瘤
E. 克鲁肯贝格瘤

34. 关于子宫肌瘤的病因，下列说法不恰当的是
A. 子宫肌瘤组织中雌激素受体和雌二醇含量较正常肌组织高，但17-羟类固醇脱氢酶含量较低，故雌二醇转化为雌酮的量多
B. 合并妊娠时胎盘催乳素可促进雌二醇对肌瘤的作用
C. 绝经后肌瘤停止生长，甚至萎缩、消失，提示子宫肌瘤的发生与女性激素有关
D. 子宫肌组织内雌激素受体含量随月经周期不同雌激素水平而变化
E. 神经中枢活动对肌瘤发病也可能起重要作用

35. 关于卵巢肿瘤，下列说法错误的是
A. 来自体腔上皮的肿瘤最常见，占50%~70%
B. 睾丸母细胞瘤来自生殖细胞
C. 发生于生殖细胞的肿瘤次之
D. 透明细胞瘤来自体腔上皮
E. 纤维瘤来自性索间质

36. 关于子宫颈原位癌的叙述正确的是
A. 指异型细胞不穿透基底膜，其病变只限于上皮全层，无间质浸润
B. 好发于子宫颈部的鳞状上皮区域内

C. 阴道镜检查多能与镜下早期浸润癌相鉴别

D. 可浸润到阴道壁

E. 可见淋巴结转移

37. 已婚未生育年轻女性患者患单个较大宫体肌壁间肌瘤，经量明显增多，最恰当的处理方式应是

A. 雄激素小剂量治疗　　B. 经腹子宫肌瘤切除术

C. 子宫大部切除术　　D. 子宫全切除术

E. 随访观察

38. 对巨大卵巢囊肿与腹水的鉴别，最有诊断价值的是

A. 腹部触诊　　B. 腹部叩诊

C. 盆腹腔 B 超检查　　D. 腹部胃肠钡餐透视

E. 腹部 X 线片

39. 若宫颈癌被证实，临床分期为ⅡA，患者一般情况好，其最合适的治疗方法是

A. 放射治疗　　B. 抗癌化学治疗

C. 宫颈锥切术　　D. 广泛性子宫切除术

E. 继续观察，定期随诊

40. 子宫颈癌复发时最为少见的是

A. 腹水　　B. 下肢水肿

C. 坐骨神经痛　　D. 肾盂积水

E. 不规则阴道流血

41. 关于外阴癌，下列说法错误的是

A. 外阴鳞状细胞癌最常见

B. 外阴鳞状细胞癌最常见的部位为大阴唇

C. 外阴癌分为原发性和继发性两类，以继发性为主

D. 外阴疣状鳞状细胞癌是一种特殊的低度恶性鳞状细胞癌

E. 外阴恶性黑色素瘤多数由色素痣恶变所致，恶性程度高，预后差

42. 女性生殖器官良性肿瘤中最常见的为

A. 卵巢冠囊肿　　B. 卵巢皮样囊肿

C. 卵巢浆液性囊腺瘤　　D. 卵巢黏液性囊腺瘤

E. 子宫肌瘤

43. 子宫颈癌淋巴转移首先侵犯

A. 腹股沟浅淋巴结　　B. 腹股沟深淋巴结

C. 腹主动脉旁淋巴结　　D. 盆腔淋巴结

E. 肠系膜淋巴结

44. 宫颈癌超越宫颈，波及阴道，未达下1/3，按FIGO临床分期，应属于

A. ⅡA期
B. ⅠB期
C. ⅡB期
D. ⅢA期
E. ⅢB期

45. 具有男性化作用的卵巢肿瘤为

A. 无性细胞瘤
B. 两性母细胞瘤
C. 胚胎癌
D. 类癌
E. 睾丸母细胞瘤

46. 关于子宫肌瘤，下列说法正确的是

A. 单个发生居多
B. 多见于青年女性
C. 与雌、孕激素降低有关
D. 子宫肌瘤无完整的包膜
E. 由子宫平滑肌组织增生形成的，含有少量纤维结缔组织

47. 关于子宫内膜癌的叙述，错误的是

A. 子宫内膜腺瘤样增生过长属癌前病变
B. 子宫内膜透明细胞癌恶性程度较高
C. 不典型增生为癌前病变
D. 宫腔镜检查可协助诊断
E. 确诊需根据病理检查

48. 月经量增多或经期延长但周期基本正常，应考虑为

A. 子宫内膜癌
B. 子宫肌瘤
C. 宫颈癌
D. 宫颈息肉
E. 子宫畸形

49. 临床具有典型的梅格斯综合征（Meigs syndrome）的卵巢肿瘤是

A. 黏液性囊腺癌
B. 浆液性囊腺癌
C. 卵黄囊瘤
D. 纤维瘤
E. 无性细胞瘤

50. 最常见的子宫肌瘤为

A. 黏膜下子宫肌瘤
B. 浆膜下子宫肌瘤
C. 肌壁间子宫肌瘤
D. 阔韧带肌瘤
E. 子宫颈肌瘤

51. 子宫内膜癌的治疗，错误的是

A. Ⅰ期有浅肌层浸润者，术后常规应辅助放疗
B. Ⅱ期应行广泛性子宫切除术及双侧盆腔淋巴结及腹主动脉旁淋巴结清扫术
C. Ⅰ期患者腹水中有癌细胞者用手术加放疗
D. Ⅰ期患者深肌层浸润者用手术加放疗
E. 严重并发症不能耐受手术者用放疗

52. 宫颈癌淋巴结转移二级组不包括

A. 闭孔淋巴结
B. 髂总淋巴结
C. 腹股沟深淋巴结
D. 腹主动脉旁淋巴结
E. 腹股沟浅淋巴结

53. 诊断子宫内膜癌最可靠的方法是

A. 阴道后穹隆吸取物涂片细胞学检查
B. 宫腔冲洗液涂片细胞学检查
C. 宫腔碘油造影
D. 子宫镜检查
E. 分段刮宫

54. 不符合梅格斯综合征的是

A. 常伴胸腔积液、腹水
B. 是一种恶性肿瘤
C. 多见于老年女性患者
D. 肿瘤为实质性
E. 切除肿瘤后，胸腔积液、腹水自行消失

55. 临床最常见的卵巢恶性肿瘤是

A. 浆液性囊腺癌
B. 子宫内膜样癌
C. 无性细胞瘤
D. 卵黄囊瘤
E. 颗粒细胞瘤

56. 关于子宫肌瘤，下列说法不正确的是

A. 子宫肌瘤为良性肿瘤
B. 绝经后肌瘤可萎缩
C. 黏膜下肌瘤底部易形成蒂
D. 大多数患者无明显症状
E. 肉瘤变性常见于妊娠期或分娩期

57. 下列子宫肌瘤病例需行子宫切除的是

A. 妊娠子宫肌瘤红色变性
B. 肌瘤不大，月经量稍多
C. 多发性肌瘤较大，症状明显
D. 浆膜下或肌壁间较小的肌瘤
E. 绝经后女性患者，子宫如妊娠 6 周大小

58. 适用于早期宫颈癌而效果较好的是

A. 放疗
B. 化学疗法
C. 放疗后手术
D. 手术治疗
E. 化疗后手术

59. 卵巢癌Ⅱ期的病变范围为

A. 病变累及一侧或双侧卵巢，包膜完整，腹膜面有镜下种植
B. 病变累及一侧或双侧卵巢，包膜破裂
C. 病变累及一侧或双侧卵巢，伴盆腔转移
D. 病变累及一侧或双侧卵巢，伴腹水有癌细胞
E. 病变累及一侧或双侧卵巢，伴肝浅表转移

60. 关于子宫肉瘤的叙述，不正确的是
A. 分段诊刮对恶性中胚叶混合瘤可协助诊断
B. 好发于绝经期的女性患者
C. 子宫内膜间质肉瘤最多见
D. 手术治疗为主
E. 5 年存活率仅为 20%~30%

61. 关于子宫肌瘤，下列说法正确的是
A. 浆膜下肌瘤主要症状为月经过多
B. 带蒂的黏膜下肌瘤容易发生扭转
C. 黏膜下肌瘤受孕后易发生流产
D. 浆膜下肌瘤不易受孕
E. 黏膜下肌瘤常无症状

62. 好发于绝经后的肿瘤是
A. 畸胎瘤
B. 克鲁肯贝格瘤
C. 无性细胞瘤
D. 卵巢上皮癌
E. 输卵管癌

63. 关于子宫肌瘤的叙述，不恰当的是
A. 宫颈肌瘤占总数的 8%
B. 肌瘤发生肉瘤变的较少
C. 位于黏膜下的比浆膜下的少
D. 是最常见的女性生殖道良性肿瘤
E. 肌瘤组织中的雌、孕激素受体的含量较低

64. 卵巢癌的治疗原则为
A. 手术
B. 化疗
C. 放疗
D. 先化疗或放疗，再手术
E. 手术为主，加用化疗、放疗

65. 子宫肌瘤临床症状出现的迟早及严重程度主要取决于
A. 肌瘤是否有囊性变性
B. 肌瘤是否有红色变性
C. 肌瘤是否有玻璃样变性
D. 肌瘤的数目
E. 肌瘤的部位

66. 关于阴道鳞状上皮内病变，错误的是
A. 指局限于阴道上皮层内的不同程度的不典型增生病灶
B. 可无症状或仅有阴道分泌物增多和/或接触性阴道出血
C. 诊断主要靠阴道细胞学、阴道镜和活检病理检查
D. 患者可随访观察
E. 不可应用激光治疗

67. 子宫肌瘤出现剧烈腹痛常见的原因是
A. 黏膜下肌瘤刺激子宫收缩
B. 肌瘤压迫膀胱或直肠

C. 肌瘤红色变性
D. 肌瘤迅速生长
E. 肌瘤恶变

68. 卵巢癌肿瘤细胞减灭术应尽量使肿瘤残余灶直径小于
A. 1.0~2.0cm
B. 2.0~2.5cm
C. 2.5~3.0cm
D. 3.0~3.5cm
E. 3.5~4.0cm

69. 肌壁间肌瘤的临床特点为
A. 大的肌壁间肌瘤易致月经周期缩短，经量增多，经期延长
B. 小的肌壁间肌瘤最主要症状为月经过多，随肌瘤增大，可出现经期延长
C. 肌壁间肌瘤常伴血性阴道排液
D. 腹痛为常见症状
E. 是最少见的肌瘤

70. 宫颈癌直接蔓延最常见的方式有
A. 向上到子宫内膜
B. 向下至阴道黏膜
C. 向前侵犯膀胱
D. 向后侵犯直肠
E. 向两侧到主韧带

71. 关于外阴癌的转移途径，下列说法恰当的是
A. 外阴淋巴管丰富，两侧互相交通组成淋巴网，故癌灶多同时向双侧淋巴结转移
B. 一般情况下，若腹股沟浅淋巴结无侵犯，盆腔淋巴结也可以显示阳性
C. 阴蒂癌灶不可向两侧侵犯并可绕过腹股沟浅淋巴结直接至股深淋巴结
D. 早期即可出现血运转移
E. 早期即可经直接浸润累及肛门和直肠

72. 关于宫颈鳞状上皮化生，下列说法正确的是
A. 是柱状上皮异位修复或愈合的过程
B. 是宫颈恶性病变
C. 是宫颈增生活跃的表现
D. 是宫颈不典型性增生
E. 是宫颈癌前病变

73. 关于宫颈癌的临床分期，下列说法恰当的是
A. 癌侵及主韧带一部分时属于ⅡA 期
B. ⅠB 期靠肉眼判断极难确诊
C. 癌使肾功能丧失时属于Ⅳ期
D. 膀胱黏膜有癌浸润属于ⅣB 期
E. 癌扩展至盆壁时属于ⅢB 期

74. 关于子宫肌瘤，下列说法正确的是
A. 浆膜下肌瘤常致不孕
B. 临床症状与肌瘤数目有关
C. 子宫肌瘤的生长、发生和孕激素有关
D. 红色变性常见于妊娠期和分娩后
E. 根据肌瘤与子宫黏膜层的关系，分为黏膜下、浆膜下和肌壁间子宫肌瘤

75. 子宫壁间肌瘤最主要的症状是
A. 月经量过少
B. 月经量过多
C. 阴道排液
D. 接触性出血
E. 绝经后出血

76. 子宫肌瘤短期内迅速增大或伴不规则阴道出血应考虑
A. 扭转
B. 感染
C. 囊性变
D. 红色变性
E. 肉瘤变

77. 卵巢癌最常见的转移途径为
A. 血行转移到肝、肺
B. 沿圆韧带转移到髂外及腹股沟淋巴结
C. 沿卵巢淋巴管转移到髂内外淋巴结
D. 直接蔓延累及邻近器官及腹腔种植
E. 腹腔镜探查或腹壁穿刺抽腹水引起局部转移

78. 黏膜下子宫肌瘤的主要症状是
A. 易发生红色变性
B. 易合并蒂扭转
C. 月经量过多
D. 刺激子宫收缩引起剧烈腹痛
E. 压迫直肠或膀胱引起尿频、便秘

79. 绝经后女性患者子宫肌瘤增大，应考虑
A. 肉瘤变
B. 囊性变
C. 肌瘤蒂扭转
D. 玻璃样变性
E. 红色变性

80. 宫颈癌淋巴结转移一级组不包括
A. 髂内淋巴结
B. 闭孔淋巴结
C. 输尿管旁淋巴结
D. 髂外淋巴结
E. 髂总淋巴结

81. 卵巢癌最易转移的部位是
A. 脑
B. 肝
C. 肾
D. 腹腔
E. 肺部

82. 子宫肌瘤继发贫血最常见于
A. 浆膜下子宫肌瘤
B. 肌瘤囊性变性
C. 肌瘤红色变性
D. 黏膜下子宫肌瘤
E. 肌壁间子宫肌瘤

83. 子宫内膜癌的癌前病变是
A. 子宫内膜不典型增生
B. 子宫内膜单纯性增生

C. 增生期子宫内膜　　D. 萎缩期子宫内膜

E. 子宫内膜复合性增生

84. 我国女性生殖器官恶性肿瘤发生率最高的是

A. 子宫内膜癌　　B. 子宫颈癌

C. 子宫肉瘤　　D. 卵巢癌

E. 绒毛膜上皮癌

85. 卵巢浆液性囊腺瘤的胚胎细胞来源是

A. 初级性索细胞　　B. 体腔上皮细胞

C. 生殖嵴细胞　　D. 卵黄囊内胚层细胞

E. 间充质细胞

86. 与子宫肌瘤关系最密切的症状是

A. 接触性出血　　B. 排尿障碍

C. 尿路感染　　D. 贫血

E. 腰痛

87. 输卵管癌"三联征"指的是

A. 阴道排液、腹痛、盆腔包块　　B. 阴道流血、阴道排液、腹痛

C. 盆腔包块、阴道流血、腹痛　　D. 下腹坠胀、白带增多、盆腔包块

E. 腹腔积液、阴道排液、下腹剧痛

88. 多见于妊娠期的肌瘤变性是

A. 钙化　　B. 肉瘤变

C. 玻璃样变性　　D. 红色变性

E. 囊性变

89. 关于子宫内膜癌的发病与雌激素的关系，下列说法不正确的是

A. 体内雌酮的增加

B. 雌激素替代疗法的使用

C. 子宫内膜长期受雌激素刺激而无孕酮拮抗

D. 常与有排卵性异常子宫出血、多囊卵巢综合征合并存在

E. 绝经女性患者虽卵巢功能已衰竭，仍可有性腺外的雌激素

90. 子宫内膜癌ⅠB期患者，首选治疗措施是

A. 化疗　　B. 放疗

C. 放疗后行全子宫及双附件切除术　　D. 子宫广泛切除及盆腔淋巴结清扫术

E. 扩大性子宫切除术及双附件切除术

91. 子宫肌瘤红色变性常发生在

A. 妊娠期　　B. 分娩期

C. 月经期经量多时
D. 肌瘤扭转时
E. 性功能活跃时

92. 卵巢克鲁肯贝格瘤的原发部位是
A. 胃肠道
B. 宫颈
C. 输卵管
D. 子宫
E. 乳腺

93. 子宫内膜癌的发病与子宫内膜关系最密切的是
A. 子宫内膜腺上皮细胞异型性改变
B. 子宫内膜腺囊型增生过长
C. 子宫内膜腺型增生过长
D. 增生期子宫内膜
E. 萎缩型子宫内膜

94. 下列有关子宫肉瘤的说法正确的是
A. 低度恶性子宫内膜间质肉瘤细胞含雌激素受体，不含孕激素受体
B. 来源于子宫肌层或肌层内结缔组织和子宫内膜间质
C. 对于子宫肌瘤肉瘤变，分段诊刮是辅助诊断方法
D. 子宫肌瘤肉瘤变的恶性程度高，预后差
E. 癌肉瘤对放疗不敏感

95. 较早出现不规则阴道出血的子宫肌瘤是
A. 浆膜下肌瘤
B. 肌壁间肌瘤
C. 阔韧带内肌瘤
D. 黏膜下肌瘤
E. 宫颈肌瘤

96. 卵巢良性囊性畸胎瘤最常见的并发症是
A. 恶性变
B. 蒂扭转
C. 感染
D. 出血
E. 破裂

97. 关于子宫内膜癌的发生，下列说法正确的是
A. 绝大多数子宫内膜癌为鳞状细胞癌
B. 约占女性生殖器官恶性肿瘤的第一位
C. 近年来发病率有上升趋势
D. 欧美国家发病率最低
E. 80%以上的病例发生在40岁以下的生育年龄女性

98. 宫颈癌普查最常用的方法是
A. 宫颈细胞学检查
B. 阴道镜检查
C. 碘试验
D. 宫颈活检
E. 血清学检查

99. 卵巢上皮性癌常采取联合化疗，其方案中，最常用的药物是
A. 顺铂类
B. 植物碱类

C. 抗肿瘤抗生素类
D. 抗代谢药
E. 激素类

100. 子宫内膜癌病变最好发的部位是
A. 子宫底部及前后壁
B. 子宫下段
C. 子宫体部前后壁
D. 宫体左、右两侧壁
E. 子宫底部及子宫两角附近

101. 子宫肌瘤影响月经量的主要因素为
A. 肌瘤数目
B. 肌瘤大小
C. 肌瘤有无变性
D. 肌瘤部位
E. 年龄

102. 关于卵巢肿瘤的治疗原则，下列说法不恰当的是
A. 疑为卵巢瘤样病变，可短期观察
B. 恶性肿瘤以手术为主，辅以放疗、化疗
C. 恶性肿瘤一经确诊，应尽早剖腹探查
D. Ⅰ期卵巢癌常规行后腹膜淋巴结清扫
E. 化疗只能作为辅助治疗

103. 子宫内膜癌显微镜下诊断最常见的类型是
A. 腺癌
B. 鳞状细胞癌
C. 腺鳞癌
D. 腺角化癌
E. 透明细胞瘤

104. 关于宫颈癌的转移，下列说法不恰当的是
A. 淋巴转移最常见
B. 血行转移常发生在晚期
C. 主要是直接蔓延及淋巴转移
D. 向下沿阴道黏膜蔓延
E. 向两旁至主韧带、阴道旁组织

105. 子宫肌瘤细胞中含量显著增高的是
A. 睾酮
B. 孕酮
C. 催乳素
D. 雌二醇
E. 雌酮

106. 对卵巢肿瘤蒂扭转处理方式不恰当的是
A. 一经确诊即行手术切除肿瘤
B. 依肿瘤性质决定是否切除子宫及双侧附件
C. 术中避免将肿瘤弄破
D. 取下肿瘤后切开检查并送病理
E. 手术时将扭转部位以上的蒂部钳断

107. 对于晚期或复发子宫内膜癌患者，为控制病情，常采用的措施是
A. 放疗
B. 化疗
C. 大剂量雌激素治疗
D. 大剂量雄激素治疗
E. 大剂量孕激素治疗

108. 卵巢转移性恶性肿瘤的最常见原发部位为
A. 肺
B. 肝脏
C. 子宫
D. 膀胱
E. 胃肠道
109. 子宫内膜癌的筛选检查方法为
A. 宫腔吸取分泌物细胞学检查
B. 宫颈口刮取分泌物细胞学检查
C. 宫腔镜检查
D. B 超检查
E. 分段诊刮
110. 关于外阴鳞状细胞癌的发病因素，下列说法恰当的是
A. 外阴癌多为单发疾病，不易与宫颈癌等同时发生
B. 患有外阴色素减退疾病的患者，半数以上可以发展成为外阴癌
C. 外阴部若受到乳头状瘤、尖锐湿疣等的长期刺激有发展成外阴癌的可能
D. 此种情况研究显示 HPV 只与宫颈癌的发病密切相关，而与外阴癌的发病无关
E. 免疫抑制与外阴癌的发病有直接关系
111. 能引起子宫内膜增生过长的卵巢肿瘤是
A. 卵泡膜细胞瘤
B. 浆液性囊腺瘤
C. 卵黄囊瘤
D. 皮样囊肿
E. 纤维瘤
112. 子宫内膜癌行妇科检查时主要体征为
A. 子宫固定不活动
B. 阴道内见紫蓝结节
C. 宫颈口有脱出肿物，质脆，触之出血
D. 子宫增大质软
E. 盆腔内可及不规则结节状物
113. 宫颈癌播散超出真骨盆，按 FIGO 临床分期，应属于
A. ⅡB 期
B. ⅢA 期
C. ⅢB 期
D. ⅣA 期
E. ⅣB 期
114. 女性生殖器恶性肿瘤死亡率最高的是
A. 子宫内膜癌
B. 宫颈癌
C. 外阴癌
D. 卵巢癌
E. 绒癌
115. 关于卵巢恶性肿瘤，下列说法不恰当的是
A. 卵巢颗粒细胞瘤是低度恶性的功能性卵巢瘤
B. 卵巢浆液性囊腺癌是成人最多见的卵巢癌
C. 卵巢恶性肿瘤生长迅速，短期内可出现腹水

D. 黏液性囊腺癌常生长较慢

E. 包膜完整的双侧卵巢肿瘤有腹水，腹水中找到癌细胞，分期为ⅠC3

116. 女性生殖器官恶性肿瘤对化学药物治疗效果最好的是

A. 宫颈鳞状细胞癌　　B. 子宫内膜腺癌

C. 子宫肉瘤　　D. 卵巢浆液性囊腺癌

E. 绒毛膜癌

117. 关于子宫内膜癌的转移途径，下列说法错误的是

A. 位于宫体上段或宫底部的病灶可转移至腹主动脉旁淋巴结

B. 癌灶扩散至宫颈管后可转移至盆腔淋巴结

C. 血行转移较多见

D. 可直接蔓延至颈管，侵犯宫颈及阴道

E. 初起时癌灶沿子宫内膜生长扩散

118. 不属于宫颈癌术后并发症的是

A. 尿潴留　　B. 淋巴囊肿

C. 肠梗阻　　D. 输尿管瘘

E. 心力衰竭

119. 女性生殖器官恶性肿瘤放疗效果最好的是

A. 子宫肉瘤　　B. 子宫内膜腺癌

C. 绒毛膜癌　　D. 卵巢无性细胞瘤

E. 卵巢未成熟畸胎瘤

120. 浆膜下子宫肌瘤最常见的症状是

A. 月经过多　　B. 下腹部包块

C. 继发性贫血　　D. 痛经

E. 月经不调

121. 女性生殖器官恶性肿瘤预后最差的是

A. 外阴鳞状细胞癌　　B. 宫颈鳞状细胞癌

C. 卵巢浆液性囊腺癌　　D. 卵巢黏液性囊腺癌

E. 子宫内膜癌

122. 关于子宫内膜癌孕激素治疗的适应证，下列说法错误的是

A. 适用于晚期患者

B. 适用于复发患者

C. 适用于不能手术切除的病例

D. 对分化不良，生长缓慢，雌孕激素受体含量低的患者治疗效果良好

E. 适用于年轻早期患者要求保持生育功能者

123. 子宫内膜癌ⅠB 期患者，首选的治疗措施是
A. 放疗后行全子宫及双附件切除术
B. 筋膜外子宫全切术及双附件切除术
C. 广泛性子宫切除术及盆腔淋巴结清扫术
D. 大剂量孕酮类药物治疗
E. 直线加速器放射治疗

124. 关于子宫内膜癌手术治疗，下列说法错误的是
A. 早期病例手术是首选的治疗方法
B. 临床Ⅲ期以上的病例应及早施行手术
C. 术中应探查盆腔及腹腔各个脏器
D. 临床Ⅱ期患者术前可加用放疗
E. 剖腹后立即取腹水找癌细胞

125. 关于妊娠合并子宫肌瘤，下列说法中不恰当的是
A. 妊娠合并浆膜下肌瘤可发生慢性或急性蒂扭转，导致肿瘤坏死、感染、化脓
B. 较大肌瘤于妊娠期可使胎位异常，并发生胎儿宫内发育迟缓、胎盘低置或前置等
C. 分娩可发生产道阻塞、产程延长、产后出血
D. 妊娠期一旦确诊子宫肌瘤红色变性，则须手术治疗
E. 妊娠期间子宫肌瘤迅速增大，分娩后逐渐缩小

126. 女性生殖器官三大恶性肿瘤是指
A. 宫颈癌、卵巢癌、绒癌
B. 宫颈癌、子宫内膜癌、绒癌
C. 宫颈癌、子宫内膜癌、外阴癌
D. 宫颈癌、子宫内膜癌、卵巢癌
E. 宫颈癌、子宫内膜癌、子宫肉瘤

127. 对晚期及复发的子宫内膜癌患者，为暂时控制病情进展，可选用
A. 化疗
B. 放疗
C. 睾酮
D. 手术治疗
E. 高效孕激素类药物

128. 关于宫颈癌的描述，不恰当的是
A. 发病率占我国女性生殖道恶性肿瘤之首
B. 多见于 40~55 岁女性患者
C. 不典型增生是癌前病变
D. 发病率与宫颈炎无明显关系
E. 原位癌不发生转移

129. 子宫内膜癌Ⅱ期患者，首选治疗措施是
A. 子宫广泛切除及双附件切除术加盆腔淋巴结清扫术加腹主动脉旁淋巴结清扫术
B. 大剂量孕激素治疗
C. 扩大性子宫切除术及双附件切除术

D. 放疗后行子宫全切术及双附件切除术

E. 放疗

130. 普遍采用的卵巢肿瘤组织学分类法是

A. GOG　　B. FIGO

C. CMA　　D. WHO

E. ACOG

131. 能合成甲胎蛋白的卵巢肿瘤是

A. 颗粒细胞瘤　　B. 卵黄囊瘤

C. 成熟畸胎瘤　　D. 克鲁肯贝格瘤

E. 纤维瘤

132. 子宫内膜癌ⅠA（G_1）期首选的治疗方法是

A. 放疗　　B. 放疗加化疗

C. 广泛性子宫切除术及附件切除　　D. 筋膜外子宫切除及附件切除

E. 术前放疗加子宫切除及双附件切除

133. 全身各脏器肿瘤类型最多的器官是

A. 卵巢　　B. 骨骼

C. 子宫　　D. 肝脏

E. 胃

134. 能产生雌激素的卵巢肿瘤是

A. 克鲁肯贝格瘤　　B. 浆液性囊腺瘤

C. 颗粒细胞瘤　　D. 黏液性囊腺瘤

E. 卵黄囊瘤

135. 关于外阴平滑肌瘤，下列说法不恰当的是

A. 主要发生在大阴唇、阴蒂及小阴唇

B. 来源于外阴平滑肌、毛囊立毛肌或血管平滑肌

C. 肿物生长缓慢，质软

D. 常伴有退行性变

E. 肌瘤有蒂可行局部切除

136. 容易继发胸腔积液、腹水的卵巢良性肿瘤是

A. 皮样囊肿　　B. 纤维瘤

C. 黏液性囊腺瘤　　D. 浆液性囊腺瘤

E. 卵泡膜细胞瘤

137. 能促进子宫内膜增生的肿瘤是

A. 纤维瘤　　B. 卵巢卵黄囊瘤

C. 卵巢无性细胞瘤
D. 卵巢颗粒细胞瘤
E. 卵巢睾丸母细胞瘤

138. 属于卵巢上皮性肿瘤的是
A. 畸胎瘤
B. 无性细胞瘤
C. 卵黄囊瘤
D. 颗粒细胞瘤
E. 浆液性囊腺瘤

139. 符合卵巢恶性肿瘤特点的是
A. 肿瘤表面光滑
B. 肿瘤生长迅速
C. 红细胞沉降率正常
D. 单侧居多
E. 多为囊性

140. 宫颈癌的病因主要是
A. 包皮垢的影响
B. 早婚、早育、多产
C. 慢性宫颈炎和宫颈裂伤
D. 病毒感染
E. 以上多种因素的协同作用

141. 特异性性索间质肿瘤不包括
A. 睾丸母细胞瘤
B. 颗粒细胞瘤
C. 卵泡膜细胞瘤
D. 无性细胞瘤
E. 两性母细胞瘤

142. 属于卵巢性索间质肿瘤的是
A. 畸胎瘤
B. 绒毛膜癌
C. 颗粒细胞瘤
D. 卵巢甲状腺肿
E. 卵黄囊瘤

143. 卵巢成熟畸胎瘤的特点是
A. 多为双侧性
B. 成熟畸胎瘤不常见
C. 少数可见外胚层组织
D. 恶变多发生于妊娠女性患者
E. 通常由2~3个胚层组织组成

144. AFP最常用于哪种卵巢肿瘤的诊断
A. 卵黄囊瘤
B. 原发绒癌
C. 畸胎瘤
D. 晚期上皮癌
E. 无性细胞瘤

145. 子宫内膜癌的高危因素不包括
A. 多产
B. 肥胖
C. 糖尿病
D. 高血压
E. 绝经延迟

146. 最常见的多房性卵巢肿瘤是
A. 黏液性囊腺瘤
B. 浆液性囊腺瘤
C. 良性囊性畸胎瘤
D. 卵泡膜细胞瘤
E. 颗粒细胞瘤

147. 卵巢肿瘤最常见的并发症是
A. 囊肿破裂
B. 蒂扭转
C. 感染
D. 恶性变
E. 肿瘤远处转移

148. 阴道镜检查最适用的疾病是
A. 子宫颈癌
B. 子宫内膜异位症
C. 子宫内膜癌
D. 子宫黏膜下肌瘤
E. 子宫内膜息肉

149. 子宫颈癌宫旁浸润未达盆壁，按国际临床分期应属于
A. ⅡA 期
B. ⅡB 期
C. ⅢA 期
D. ⅢB 期
E. ⅣA 期

150. 子宫内膜癌恶性程度最高的是
A. 腺棘癌
B. 腺鳞癌
C. 膜样腺癌
D. 纤毛样腺癌
E. 浆液性腺癌

151. 最常见于儿童及少女的卵巢肿瘤是
A. 黏液性囊腺瘤
B. 卵黄囊瘤
C. 颗粒细胞瘤
D. 克鲁肯贝格瘤
E. 纤维瘤

152. 卵巢肿瘤蒂扭转最初的典型临床表现是
A. 发热达 39℃
B. 频繁呕吐
C. 白细胞计数明显增多
D. 叩诊移动性浊音
E. 突然发生一侧剧烈腹痛

153. 关于阴道癌，下列说法错误的是
A. 阴道鳞状细胞癌最常见
B. 阴道鳞状细胞癌好发部位为阴道上 1/3 后壁和下 1/3 前壁
C. 阴道癌分为原发性和继发性两类，以原发性为主
D. 阴道癌的主要转移途径是淋巴转移和直接浸润
E. 原发阴道透明细胞腺癌常发生于青春期少女和年轻女性，以及个别儿童

154. 最适合放疗的卵巢肿瘤是
A. 浆液性癌
B. 卵黄囊瘤
C. 黏液性癌
D. 无性细胞瘤
E. 未成熟畸胎瘤

155. 关于卵巢肿瘤的治疗，下列说法正确的是
A. 瘤样病变均以手术治疗为好
B. 囊肿直径为 8cm 可观察
C. 良性肿物无须手术，可观察
D. 上皮性癌对化疗较敏感，术后应行化疗
E. 恶性肿瘤治疗以全子宫加双附件切除术为主

156. 输卵管原发性恶性肿瘤少见，主要继发于
A. 乳腺癌
B. 直肠癌
C. 子宫颈癌和外阴癌
D. 胃癌和肝癌
E. 子宫内膜癌和卵巢癌

157. 子宫颈癌Ⅱ期的诊断标准是
A. 癌扩展达盆壁
B. 癌扩展达阴道下 1/3
C. 癌扩展达腹膜
D. 癌扩展至膀胱及直肠
E. 癌扩展至穹窿未达盆壁，也未达阴道下 1/3

158. 关于输卵管癌的转移途径，恰当的说法是
A. 主要有直接蔓延和淋巴转移
B. 主要有血行转移和淋巴转移
C. 主要有直接蔓延和血行转移
D. 主要有血行转移
E. 主要有淋巴转移

159. 卵巢恶性肿瘤的主要转移途径是
A. 腹腔种植
B. 淋巴转移
C. 血行转移
D. 血行与淋巴转移为主
E. 直接侵犯和腹腔种植

160. 关于宫颈腺癌，下列说法不恰当的是
A. 病灶可向宫颈管内生长，宫颈外观正常
B. 宫颈腺鳞癌是储备细胞同时向腺癌和不典型鳞状上皮化生发展而来，两者之间不互相转化
C. 黏液性腺癌最常见，细胞可分泌大量黏液
D. 宫颈腺癌早期即可侵犯宫旁组织
E. 老年人多见

161. 子宫肉瘤Ⅰ期首选的治疗措施是
A. 扩大性子宫切除术加双附件切除术
B. 子宫全切术及双附件切除术
C. 广泛性子宫切除术加盆腔淋巴结清扫术
D. 子宫全切术

E. 广泛性子宫切除术加盆腔淋巴结清扫术加腹主动脉旁淋巴结活检

162. 输卵管癌的主要治疗原则是

A. 化疗为主
B. 手术为主，免疫治疗为辅
C. 放疗为主
D. 免疫治疗为主
E. 手术为主，辅以化疗、放疗的综合治疗

163. 关于浆液性囊腺瘤蒂扭转的手术治疗，正确的是

A. 可行肿瘤剥除术
B. 剖腹后即刻缓解扭转
C. 剖腹后行囊肿穿刺术
D. 缓解扭转后行患侧附件切除术加子宫切除术
E. 先将扭转蒂部夹住，复位，然后切除

164. 关于宫颈原位癌，下列说法正确的是

A. 病变局限于宫颈上皮层内，且无间质浸润
B. 可借助宫颈细胞学检查及阴道镜与浸润癌鉴别
C. 宫颈鳞状上皮内病变不包括宫颈原位癌
D. 镜下表现为中度不典型增生
E. 应行广泛性子宫切除术

165. 子宫肉瘤的诊断方法不包括

A. B超
B. 分段诊刮
C. 盆腔检查
D. 血 CA125
E. 手术切除的子宫肌瘤冷冻切片

166. 子宫颈癌的好发部位是

A. 子宫颈阴道部
B. 子宫颈管内
C. 子宫峡部
D. 子宫颈间质部
E. 子宫颈鳞柱状上皮交界处

167. 宫颈鳞状上皮内病变又称宫颈上皮内瘤变（CIN），CIN Ⅲ提示

A. 炎症
B. 可疑癌
C. 重度非典型增生或原位癌
D. 癌
E. 正常

168. 子宫颈癌ⅡA 期的治疗效果是

A. 手术与疗效相近
B. 手术优于放疗
C. 放疗优于手术
D. 放疗后手术效果好
E. 手术后化疗效果好

169. 按肌瘤和子宫肌层的关系，子宫肌瘤可分类为

A. 黏膜下、浆膜下、肌壁间肌瘤
B. 平滑肌瘤和间质瘤
C. 宫体肌瘤与宫颈肌瘤
D. 宫体瘤与阔韧带肌瘤
E. 有蒂肌瘤与无蒂肌瘤

170. 与子宫肌瘤的临床表现无明显相关性的是
A. 尿频、尿急、尿痛
B. 反复早期流产
C. 排便困难
D. 不孕
E. 贫血

171. 子宫肉瘤的治疗原则是
A. 手术为主
B. 化疗为主
C. 放疗为主
D. 孕激素治疗为主
E. 保守治疗为主

172. 关于子宫颈癌，下列说法正确的是
A. ⅠA 期为镜下早期浸润
B. 鳞状细胞癌与腺癌在临床分期上不同
C. ⅡA 期为癌组织浸润宫旁组织，但未达盆壁
D. ⅢB 期为癌侵犯阴道达下 1/3
E. ⅣA 期癌浸润超出真骨盆腔

173. 宫颈原位癌最常用的治疗方法是
A. 子宫全切术
B. 广泛性子宫切除术
C. 化疗
D. 免疫治疗
E. 放疗

174. 关于阴道癌淋巴转移，下列说法不恰当的是
A. 阴道上 1/3 病变，主要转移至盆腔淋巴结
B. 阴道中 1/3 病变，主要转移至宫旁淋巴结
C. 阴道下 1/3 病变，主要转移至腹股沟淋巴结
D. 淋巴转移未纳入 FIGO 的阴道癌分期标准
E. 是阴道癌的主要转移途径

175. 子宫肉瘤的主要临床表现是
A. 双侧卵巢均增大
B. 不规则阴道出血
C. 闭经
D. 清亮腹水
E. 合并感染

176. 子宫颈癌蔓延途径中最常见的是
A. 沿子宫下段肌壁间向上蔓延
B. 沿宫旁两侧向盆壁蔓延
C. 沿宫颈前方向膀胱蔓延
D. 沿宫颈后方向直肠蔓延

E. 沿阴道黏膜向下蔓延

177. 宫颈癌的普查时间为

A. 每 2 年 1 次
B. 每 1 年 1 次
C. 每 1~2 年 1 次
D. 每半年 1 次
E. 有问题随时复查

178. 关于宫颈刮片细胞学检查，下列说法正确的是

A. 宫颈刮片多次为Ⅲ级以上，宫颈活检为阴性时，则无须进一步检查
B. 宫颈刮片细胞学检查可区分原位癌与浸润癌
C. 临床分期越晚，宫颈刮片细胞学检查阳性率越高
D. 阴道镜检查，可以取代宫颈刮片细胞学检查
E. 宫颈刮片细胞学检查，是发现宫颈癌前病变的首筛方法

179. 宫颈癌超出宫颈，未达盆壁，累及宫旁为主，按 FIGO 的临床分期，应属于

A. ⅡA 期
B. ⅠB 期
C. ⅡB 期
D. ⅢA 期
E. ⅢB 期

二 A2 型题

1. 患者，女性，15 岁。腹部叩诊移动性浊音（+）。肛诊：左附件区触及新生儿头大实性肿瘤，血清甲胎蛋白值>400μg/L，此种情况卵巢肿瘤最可能的诊断为

A. 黏液性囊腺瘤
B. 颗粒细胞瘤
C. 浆液性囊腺瘤
D. 卵黄囊瘤
E. 纤维瘤伴腹水

2. 患者，女性，19 岁。自觉腹部包块 6 个月，未见迅速增大，月经正常，下腹偏右可触及囊性包块，如儿头大小，活动佳，腹部 X 线平片见右下腹数块大小不等的钙化影，应诊断为

A. 结核性盆腔炎性包块
B. 卵巢子宫内膜样囊肿
C. 子宫肌瘤
D. 卵巢癌
E. 卵巢皮样囊肿

3. 患者，女性，50 岁。绝经 2 年，少量阴道出血月余。妇科检查：宫颈中度柱状上皮异位，宫体大小正常。宫颈涂片阴性。为明确诊断，首选的检查是

A. 宫腔冲洗液细胞学检查
B. 染色体检查
C. 随访
D. 阴道镜
E. 分段诊刮

4. 患者，女性，50 岁。下腹部触及包块 60 天，2 年前行胃癌手术治疗。妇科检查：外阴、阴道无异常，宫颈光滑，宫体中位，正常大小，双侧附件区均可触及直径 7cm 左右实性

肿物，活动良好。最可能的诊断是

A. 卵巢浆液性囊腺瘤
B. 卵巢黏液性囊腺瘤
C. 卵巢颗粒细胞瘤
D. 卵巢转移性肿瘤
E. 卵巢畸胎瘤

5. 患者，女性，46岁。3个月前出现阴道不规则出血，分泌物呈水样。宫颈重度柱状上皮异位。活检报告：宫颈鳞状细胞癌，癌细胞泪滴样穿透基底膜，深度4cm。下列恰当的治疗方法应是

A. 广泛性子宫切除术及盆腔淋巴结清扫术
B. 子宫全切术后行体外放疗
C. 放疗后行全子宫及双附件切除术
D. 腔内放射治疗
E. 子宫全切术后行化疗

6. 患者，女性，48岁。停经70天，阴道出血时多时少。子宫增大，如妊娠4个月大小，子宫双侧均可及直径约6cm囊性包块，表面稍不平、活动，无压痛，尿妊娠反应（-）。盆腔包块最可能的诊断为

A. 卵巢黄体囊肿
B. 卵巢黄素囊肿
C. 输卵管结核包块
D. 单纯性卵巢囊肿
E. 卵巢转移性肿瘤

7. 患者，女性，50岁。2个月来消瘦，行妇科检查发现盆腔肿物。胃溃疡20多年，已绝经2年。妇科检查：阴道正常，宫颈光滑，子宫平位，正常大小，子宫两侧均可及直径10cm大小实性肿物，活动，与子宫可分开。应考虑为

A. 颗粒细胞瘤
B. 乳头状囊腺癌
C. 卵巢囊性畸胎瘤
D. 卵巢纤维瘤
E. 克鲁肯贝格瘤

8. 患者，女性，53岁。绝经9年，阴道流血3个月，阴道细胞学检查CIN Ⅲ，进一步的处理方式应是

A. 切除子宫
B. 宫颈锥切术
C. 广泛性子宫切除术
D. 诊断性刮宫及宫颈活组织检查
E. 广泛性子宫切除术及盆腔淋巴结清除术

9. 患者，女性，50岁。白带带血1个月。妇科检查：宫颈有柱状上皮异位，子宫大小正常，附件正常，宫颈活检报告为上皮全层非典型增生，进一步处理方式的方法是

A. 宫颈锥切术
B. 诊断性刮宫
C. 电烙宫颈
D. 宫颈刮片
E. 定期随访

10. 患者，女性，54 岁。绝经 8 年，半个月前出现阴道淋漓流血。右附件区扪及胎儿头大肿物，阴道脱落细胞检查提示雌激素高度影响，宫内膜活检为增生过长，提示右侧卵巢肿瘤。应诊断为

A. 卵泡膜细胞瘤　　B. 浆液性囊腺瘤

C. 良性囊性畸胎瘤　　D. 黏液性囊腺瘤

E. 纤维瘤

11. 患者，女性，42 岁。月经周期缩短、经期延长及经量增多 1 年。宫颈光滑，宫体如妊娠 3 个月大，表面凹凸不平，质硬。恰当处理方式是

A. 随访观察　　B. 雄激素治疗

C. 肌瘤剜除术　　D. 子宫全切术

E. 全子宫及双附件切除术

12. 患者，女性，35 岁。白带增多 2 个月，门诊检查见宫颈中度柱状上皮异位，经激光治疗白带减少，宫颈光滑，其修复过程是

A. 柱状上皮增生修复　　B. 鳞状上皮不典型增生

C. 宫颈管腺上皮鳞化　　D. 鳞状上皮化

E. 鳞状上皮间变

13. 患者，女性，30 岁。白带增多，检查见宫颈阴道部宫口周围外观呈细颗粒状红色区，占整个宫颈面积的近 2/3，宫颈刮片未见癌细胞。下列处置恰当的是

A. 药物阴道冲洗　　B. 阴道放置药物

C. 子宫全切术　　D. 宫颈锥切术

E. 红外线凝结疗法

14. 患者，女性，62 岁。1 个月前感觉上腹部胀满。妇科检查：子宫直肠陷窝可触及质硬、固定结节，左卵巢增大 6cm×5cm×4cm。B 超显示左卵巢实性，血流丰富，大量腹水，此患者最可能诊断为

A. 左卵巢未成熟畸胎瘤　　B. 左卵巢无性细胞瘤

C. 左卵巢浆液性囊腺癌　　D. 左卵巢卵黄囊瘤

E. 左卵巢纤维瘤

15. 患者，女性，40 岁。3 个月前开始不规则阴道流血，阴道顶端及宫颈均为硬、脆、易出血的组织代替，宫体前位，大小正常，欠活动，双穹隆增厚，硬未达盆壁，宫颈活检为鳞状细胞癌，其最适合的治疗是

A. 广泛性子宫切除术及盆腔淋巴结清扫术　　B. 广泛性子宫次全切术

C. 化疗后子宫全切术　　D. 化疗+放疗

E. 放疗

16. 患者，女性，54 岁。绝经近 2 年，1 个月前阴道出现不规则出血，无腹痛，阴道脱落细

胞学检查为CINⅡ。妇科检查：宫颈轻度柱状上皮异位，宫体略大，双宫旁（-）。进一步检查应为

A. 宫颈锥切术　　B. 广泛性子宫切除术

C. 子宫全切术　　D. 诊刮及宫颈活组织检查

E. 宫腔镜检查

17. 患者，女性，21岁。3个小时前于上体育课时突发右下腹剧痛，伴恶心、呕吐，月经5天/30~34天，有痛经，现已停经33天。查体发现腹肌紧张，右下腹压痛。妇科检查：阴道内少量暗红色血，子宫正常大小稍软，于子宫右侧可及囊性包块约7cm，张力较大，压痛明显，临床检验结果白细胞 11×10^9/L，尿常规（-）。最可能的诊断是

A. 卵巢子宫内膜异位囊肿破裂　　B. 卵巢肿瘤合并感染

C. 卵巢囊肿蒂扭转　　D. 异位妊娠

E. 急性阑尾炎

18. 患者，女性，35岁。因接触性出血，查宫颈中度柱状上皮异位，刮片有核异质，进一步检查为

A. 严密观察随访　　B. 阴道镜指导下活检

C. 分段诊刮术　　D. 再次宫颈涂片

E. 碘试验

19. 患者，女性，48岁。孕3产2，经量增多3年。妇科检查：子宫增大如妊娠3个月大小，B超提示子宫肌瘤。最恰当的治疗是

A. 子宫肌瘤挖除术　　B. 子宫切除术

C. 性激素治疗　　D. 中医治疗

E. 放射治疗

20. 患者，女性，39岁。因卵巢肿物行手术治疗，术中探查发现左卵巢肿物25cm×20cm×15cm，肿物完整，肿瘤剖面可见多房囊腔1~5cm，部分囊壁较厚，囊内壁可见细小乳头，质软。镜下见囊壁内衬高柱状上皮，约为2层，细胞有异型性，核分裂象<1个/HP，未见明显间质浸润，亦未见其他部位转移。可能的诊断为

A. 黏液性囊腺瘤　　B. 浆液性囊腺瘤

C. 黏液性囊腺癌ⅠA期　　D. 交界性浆液性囊腺癌ⅠA期

E. 交界性黏液性囊腺癌ⅠA期

21. 患者，女性，47岁。半年前开始阴道不规则流液及流血，宫颈呈菜花状，阴道顶端穹隆消失，宫体大小硬度正常，欠活动，宫颈两侧增厚而硬，但未达盆壁，宫颈活检为宫颈鳞状细胞癌，临床分期应为

A. Ⅰ期　　B. Ⅱ期

C. ⅡB期　　D. Ⅲ期

E. ⅢA 期

22. 患者，女性，32 岁。自觉左侧小阴唇结节状物，直径 1cm，伴有瘙痒。查体发现肿物处有明显色素沉着，表面有溃疡。诊断为

A. 外阴鳞状细胞癌　　B. 纤维瘤

C. 外阴基底细胞癌　　D. 外阴鳞状上皮内病变

E. 外阴恶性黑色素瘤

23. 患者，女性，40 岁。4 个月前开始阴道不规则出血。阴道左侧穹隆增厚，宫颈稍大，直径 5cm，菜花状，触之出血活跃，子宫中位稍大，左宫旁明显增厚，附件未触及肿物。首选治疗方法为

A. 广泛性子宫切除术及盆腔淋巴结清扫术

B. 全子宫及双附件切除术

C. 手术及放疗

D. 放疗

E. 化疗

24. 患者，女性，39 岁。1 年来阴道不规则出血，分泌物臭，宫颈呈菜花样，右侧宫旁组织增厚，但未达盆壁，应采取的治疗是

A. 广泛性子宫切除术加盆腔淋巴结清扫术

B. 扩大性子宫切除术

C. 广泛性子宫切除术

D. 子宫全切术

E. 放疗

25. 患者，女性，46 岁。阴道不规则流血 3 个月。检查见宫颈后唇菜花状赘生物并侵及阴道后穹隆达 1cm，双侧主韧带不增厚，子宫正常大。宫颈活检为鳞状细胞癌。恰当治疗方法应是

A. 子宫全切术及双附件切除术　　B. 广泛性子宫切除术及盆腔淋巴结清扫术

C. 化疗后行子宫全切术　　D. 化疗后放疗

E. 单纯放疗

26. 患者，女性，46 岁。白带增多 3 年，有异味，半年前出现下腹坠痛，外阴、阴道无异常，宫颈中度柱状上皮异位，触之出血，盆腔检查未见异常，宫颈活检为重度非典型增生，治疗首选

A. 冷冻治疗　　B. 激素治疗

C. 子宫全切术　　D. 宫颈锥切术

E. 宫颈电灼治疗

27. 患者，女性，43 岁。子宫肌瘤 5 年，该患者手术指征应不包括

A. 子宫如妊娠 8 周大小，月经增多，伴贫血
B. B 超提示多发浆膜下肌瘤
C. 短期内子宫肌瘤迅速增大
D. 黏膜下肌瘤已脱出宫颈口
E. 尿急、尿频症状

28. 患者，女性，52 岁。未曾生育，绝经 3 年，近 3 个月出现阴道流血。宫颈光滑，子宫正常大，双附件未触及。为确诊应采取的措施是
A. 宫颈刮片细胞学检查
B. 分段诊刮活组织检查
C. 阴道后穹隆涂片细胞学检查
D. 阴道镜检查后取宫颈活组织检查
E. 宫颈锥形切除后活组织检查

29. 患者，女性，37 岁。诊断为子宫黏膜下肌瘤继发贫血，血红蛋白 60g/L，肌瘤未突出宫口，恰当的处理方式应为
A. 大剂量雄激素
B. 大剂量雌激素
C. 观察随访
D. 子宫全切术
E. 放射治疗

30. 患者，女性，59 岁。绝经 8 年，出现不规则阴道出血及不定时的下腹部阵发性疼痛伴有脓性分泌物等情况。妇科宫颈光滑，子宫稍大，附件阴性，防癌涂片阴性。最可能的诊断为
A. 异常子宫出血
B. 子宫体癌并有宫腔积脓
C. 子宫肌瘤
D. 卵巢囊肿
E. 子宫颈癌

31. 患者，女性，60 岁。7 个月前绝经后出血。宫颈呈结节状，质硬，触血（+），子宫萎缩，双侧主韧带增粗达盆壁，弹性差，有触痛。宫颈活检为“鳞状细胞癌”。治疗方法是
A. 动脉插管化疗后行外放疗
B. 单纯腔内后装治疗
C. 外放疗及腔内后装治疗
D. 单纯外放疗
E. 单纯化疗

32. 患者，女性，48 岁。阴道不规则出血月余，白带有臭味，阴道内能触到肿块，约 5cm×5cm×3cm，表面有脓苔，触之有出血，肿块周围可触及宫颈一周，宫体正常大小，双附件（-），最可能的诊断是
A. 子宫黏膜下肌瘤
B. 子宫内膜癌
C. 子宫颈息肉
D. 子宫颈肌瘤
E. 子宫颈癌

33. 患者，女性，53 岁。绝经 3 年，近 1 个月出现阴道流血。外阴、阴道萎缩不明显，宫颈

光滑，子宫正常大小，右侧触及 8cm×6cm×4cm 大小韧性椭圆形包块，稍活动，左附件正常，阴道细胞涂片提示雌激素水平高度影响，分段诊断性刮宫，子宫内膜活检病理切片为子宫内膜单纯性增生，颈管内膜未见异常。此病首先应考虑为

A. 异常子宫出血　　B. 卵巢子宫内膜异位囊肿
C. 卵巢颗粒细胞瘤　　D. 卵巢皮样囊肿
E. 子宫内膜癌

34. 患者，女性，56 岁。绝经 5 年，1 个月前出现阴道流脓血样物伴有臭味。妇科检查：子宫稍大、稍软，有压痛，双附件未触及异常，分泌物脓血性，有臭味。此种情况最有价值的处置是

A. 检查血、尿常规　　B. 分段刮宫活组织检查
C. 宫颈刮片细胞学检查　　D. 阴道分泌物涂片查病原体
E. 静脉滴注广谱抗生素消炎治疗

35. 患者，女性，39 岁。结婚 12 年未孕，2 年来月经周期缩短，且经量增多有血块，月经 5 ~14 天干净，平时白带多，有时为血性。妇科宫口开大 2cm，可见一直径约 3cm 质较硬的肿物堵塞子宫口，子宫正常大，附件（-）。本病考虑为

A. 宫颈息肉　　B. 子宫内膜癌
C. 子宫黏膜下肌瘤　　D. 多发性子宫内膜息肉
E. 异常子宫出血

36. 患者，女性，48 岁。绝经 2 年，子宫稍小，右侧触及 6cm×6cm×4cm 囊实性不均肿物，活动欠佳，左附件正常，剖腹探查见少量血性腹水，细胞学检查找到可疑癌细胞，卵巢肿瘤切除快速切片组织学检查，提示为腺癌，最恰当的治疗是

A. 子宫全切术及右侧附件切除术
B. 子宫全切术及双侧附件切除术
C. 全子宫双侧附件及大网膜切除术
D. 全子宫双侧附件切除术及盆腔淋巴结清扫术
E. 全子宫双侧附件及大网膜切除术，术后化疗

37. 患者，女性，43 岁。患早期子宫体癌，最好的治疗方法是

A. 广泛性子宫切除术及盆腔淋巴清除术　　B. 子宫全切术，保留双侧卵巢
C. 子宫切除术及双侧卵巢输卵管切除术　　D. 广泛性子宫切除术
E. 放射治疗，外照射

38. 患者，女性，55 岁。3 个月前出现绝经后阴道出血。妇科阴道黏膜正常，宫颈光滑，子宫稍大。诊刮刮出内膜为烂肉样，此种情况最可能的诊断是

A. 子宫内膜结核　　B. 萎缩性阴道炎
C. 子宫内膜癌　　D. 黏膜下子宫肌瘤

E. 异常子宫出血

39. 患者，女性，40岁。孕1产1，月经过多4年，贫血。重度宫颈柱状上皮异位，子宫如妊娠2个月大小，表面凹凸不平，质硬，双附件（-），血红蛋白30g/L，恰当的处理方式是

A. 立即行子宫次全切术及双附件切除术
B. 纠正贫血后行子宫全切术
C. 输血及雄激素治疗
D. 宫颈锥切术
E. 肌瘤剔除术

40. 患者，女性，32岁。已婚未育，半年前妇科检查子宫右侧有一直径10cm囊性肿块，活动，诊断为卵巢皮样囊肿。现停经8周，恶心、食欲缺乏，宫颈着色，子宫2个月妊娠大小，软、前倾，右侧可触及10cm直径大小囊肿，活动，无压痛，左侧阴性，诊断为早期妊娠合并卵巢皮样囊肿，正确处理方式是

A. 人工流产
B. 人工流产后切除附件囊肿
C. 立即行囊肿切除术并切除对侧卵巢
D. 妊娠40周行剖宫产及囊肿摘除术
E. 妊娠3个月后剖腹，行囊肿切除术及对侧卵巢详细检查

41. 患者，女性，34岁。发现外阴肿物7年，无不适。左侧大阴唇外直径3cm肿物，质硬，边界清楚，有一定活动度，表面见沟纹，色泽如正常皮肤。合理的诊断是

A. 外阴平滑肌瘤
B. 外阴乳头状瘤
C. 外阴纤维瘤
D. 外阴脂肪瘤
E. 外阴颗粒细胞瘤

42. 患者，女性，46岁。4个月前出现阴道间断出血。妇科检查阴道黏膜正常，宫颈光滑，子宫稍大。药物治疗后出血停止，最可能的诊断是

A. 子宫内膜结核
B. 黏膜下子宫肌瘤
C. 萎缩性阴道炎
D. 子宫内膜癌
E. 异常子宫出血

43. 患者，女性，35岁。已确诊子宫肌瘤，单个结节，子宫如妊娠3个月大，血红蛋白80g/L。首选治疗方案为

A. 子宫次全切术
B. 服中药消瘤丸
C. 子宫全切术
D. 纠正贫血
E. 子宫肌瘤剔除术

44. 患者，女性，56岁。绝经4年，半年来阴道出血3次，每次持续8~10天，血流量大，伴两乳胀痛。妇科检查阴道未萎缩，宫颈光滑，外口见有较多透明分泌物，子宫正常大小，活动；右侧附件可触及8cm×7cm×7cm大小质地不均的囊性肿物，前壁实性感，表面光滑，活动，无压痛。阴道涂片：雌激素中度影响。分段诊刮：宫颈管未刮出组织，宫腔刮出较多内膜组织，病理报告为内膜增生过长。最可能的诊断是

A. 卵巢颗粒细胞瘤　B. 卵巢黏液性囊腺瘤
C. 卵巢囊性畸胎瘤　D. 子宫体腺癌
E. 卵巢纤维瘤

45. 患者，女性，43 岁。5 个月前出现不规则阴道出血。妇科检查宫颈均为菜花状癌组织替代，子宫前位，大小正常，欠活动，两侧浸润，质硬，未达盆壁。宫颈活检为鳞状细胞癌Ⅱ级，合适的治疗是

A. 化疗后子宫全切术　B. 广泛性子宫切除术加双侧淋巴结清扫术
C. 子宫全切术　D. 放疗
E. 化疗

46. 患者，女性，43 岁。孕 2 产 1，子宫增大如妊娠 3 个月，诊断子宫肌瘤，行子宫全切术，保留附件，无须切断的韧带是

A. 子宫骶韧带　B. 骨盆漏斗韧带
C. 圆韧带　D. 主韧带
E. 阔韧带

47. 患者，女性，30 岁。患有原发性不孕症，月经过多 2 年余。子宫前位，如妊娠 3 个月大小，左角明显突出，质硬，无压痛，两附件未触及，血红蛋白 97g/L。最恰当的处理方式为

A. 继续观察，3 个月复查　B. 行子宫肌瘤剔除术
C. 行子宫全切术　D. 诊断性刮宫止血
E. 放射治疗

48. 患者，女性，36 岁。卵巢癌术后病理报告提示：大网膜、肠系膜内及肝表面、膈表面均有癌转移，最大直径为 1.5cm，余未见转移。该患者分期应为

A. ⅡC 期　B. ⅢC 期
C. ⅢB 期　D. ⅢA 期
E. Ⅳ期

49. 患者，女性，29 岁。未育，患单个子宫肌壁间肌瘤（7.5cm×8.0cm）伴经量过多，血红蛋白 80g/L。最恰当的处置是

A. 经腹子宫次全切术　B. 口服甲睾酮数月
C. 经腹肌瘤剔除术　D. 随访观察
E. 经腹子宫全切术

50. 患者，女性，16 岁。剖腹探查见右侧卵巢拳头大小实性肿瘤，包膜完整，腹腔液未找到癌细胞。右侧卵巢外观正常，冷冻病理切片报告为卵巢颗粒细胞瘤。此种情况恰当处理方式应是

A. 肿瘤切除，术后化疗　B. 肿瘤切除，术后放疗

C. 患侧附件切除，术后放疗
D. 全子宫及双附件切除，术后放疗
E. 全子宫、双附件及大网膜切除

51. 患者，女性，29岁。停经4个月，B超提示双胎妊娠，突然下腹剧痛，伴恶心、呕吐，二便正常，阴道无流水流血，体温38.2℃，子宫如妊娠5个月大小，宫体前壁突起，触痛明显，胎心正常，最可能的诊断是
A. 胎盘早剥
B. 晚期先兆流产
C. 妊娠合并急性阑尾炎
D. 妊娠合并急性胃肠炎
E. 妊娠合并子宫肌瘤红色变性

52. 患者，女性，40岁。患卵巢癌，术中探查发现左卵巢肿物包膜完整，表面光滑，无粘连，无腹水，其余各处未见明显癌灶。术后病理提示：腹腔冲洗液未见癌细胞，但左髂外淋巴结可见转移。该患者手术病理分期为
A. ⅠA期
B. ⅠC期
C. ⅢA期
D. ⅢB期
E. ⅢC期

53. 患者，女性，43岁。不规则阴道出血，内诊见宫颈外口可扪及5cm×4cm大小质硬肿物，最恰当的处理方式是
A. 还纳后行经腹子宫切除术
B. 还纳后抗感染治疗
C. 立即剖腹探查
D. 经阴道切除
E. 继续观察

54. 患者，女性，27岁。未婚，感腹稍胀、下坠2个月，无腹痛，月经周期正常，经期下腹不适。查子宫正常大小，子宫左侧可触及一个10cm×8cm×7cm囊性、硬度不均肿块，和子宫贴近，表面光滑，可活动。考虑诊断为
A. 浆膜下子宫肌瘤
B. 子宫内膜异位囊肿
C. 输卵管积水
D. 卵巢畸胎瘤
E. 卵巢炎性囊肿

55. 患者，女性，26岁。顺产2天感下腹部剧烈疼痛，伴恶心、呕吐。体温39℃，白细胞计数14×10^9/L，B超检查见子宫底肌壁间7cm×5cm×5cm的实质性暗区。最可能的诊断是
A. 子宫肌瘤囊性变
B. 子宫肌瘤红色变性
C. 子宫肌瘤肉瘤变
D. 子宫肌瘤玻璃样变性
E. 子宫肌瘤伴感染

56. 患者，女性，48岁。半个月前出现阴道不规则出血，白带有臭味，妇科检查：阴道内可见5cm×4cm×3cm黑紫色肿物，自宫口脱出，有臭味，可触及宫口一周完整，宫体如妊娠50天大小，质硬，双侧附件无异常，体温37.8℃，白细胞计数15.8×10^9/L，中性粒

细胞 0.71，最可能的诊断是

A. 黏膜下肌瘤继发感染　　B. 宫颈息肉继发感染

C. 宫颈癌　　D. 感染性流产

E. 子宫内膜癌

57. 患者，女性，53 岁。绝经 4 年，子宫不规则出血数日。检查见子宫正常大小，左附件可触及拳头大小活动性肿块，无压痛，其诊断可能为

A. 卵巢颗粒细胞瘤　　B. 子宫内膜异位症

C. 输卵管卵巢积水　　D. 浆膜下肌瘤

E. 子宫内膜炎

58. 患者，女性，33 岁。现产后 5 日，急性腹痛伴发热 1 天，腹部包块增大达脐部，曾因不孕行妇科检查，诊断为“子宫肌瘤”，最合适的诊断是

A. 子宫肌瘤囊性变　　B. 卵巢肿瘤蒂扭转

C. 子宫肌瘤红色变性　　D. 产褥感染

E. 子宫肌瘤玻璃样变性

59. 患者，女性，33 岁。未婚，因下腹膨隆来门诊检查。子宫小，子宫前方触及一囊实性肿物，约 18cm×15cm×13cm 大小。B 超证实肿物部分暗区，部分实性回声，红细胞沉降率 40mm/h，AFP 水平升高，应考虑为

A. 成熟畸胎瘤　　B. 妊娠

C. 卵黄囊瘤　　D. 无性细胞瘤

E. 克鲁肯贝格瘤

60. 患者，女性，36 岁。确诊为“子宫内膜腺癌”行剖腹术，术中切开子宫标本，肉眼见癌瘤组织侵犯宫体及宫颈，正确的临床分期是

A. ⅠA 期　　B. ⅠB 期

C. Ⅱ期　　D. Ⅲ期

E. Ⅳ期

61. 患者，女性，37 岁。右下腹阵发性绞痛伴恶心呕吐 5 天，6 个月前上环时发现右侧附件区囊性肿物 4cm×5cm×5cm。体温 38℃，右下腹压痛（+），子宫正常大小，其右侧触及 8cm×6cm×6cm 囊性肿物，张力较大，压痛，活动受限，左侧附件正常。白细胞 12×10^9/L，中性粒细胞 0.90。最可能的诊断是

A. 子宫浆膜下肌瘤扭转　　B. 卵巢囊肿蒂扭转合并感染

C. 肾盂积水　　D. 异位妊娠

E. 卵巢囊肿蒂扭转

62. 患者，女性，38 岁。5 个月前出现阴道不规则出血。妇科宫颈后唇外生菜花样肿物直径 5cm，阴道后穹隆质硬，双侧主韧带内增厚，子宫正常大小。宫颈活检为“鳞状细胞

癌”。治疗方法应是

A. 广泛性子宫切除术及盆腔淋巴结清扫术

B. 全子宫及双附件切除

C. 化疗后行子宫全切术

D. 化疗后放疗

E. 放疗

63. 患者，女性，19 岁。3 个月前发现腹部肿块，伴胸腔积液、腹水，均为淡黄色滤出液，患者月经正常，一般情况好。妇科检查：子宫后位，大小正常，其右前方实质性肿块 15cm×12cm×10cm，表面光滑，浮球感。最可能的诊断为

A. 卵巢颗粒细胞瘤

B. 卵巢无性细胞瘤

C. 卵巢恶性畸胎瘤

D. 卵巢纤维瘤

E. 盆腔结核

64. 患者，女性，23 岁。妊娠 3 个月，下床后突然出现右下腹持续性剧烈疼痛。妇科检查子宫如妊娠 3 个月大，质软，右侧附件区肿物如新生儿头大，近右侧宫角区压痛明显拒按，最可能的诊断是

A. 卵巢囊肿破裂

B. 卵巢囊肿感染

C. 阑尾周围脓肿

D. 卵巢囊肿蒂扭转

E. 先兆流产

65. 患者，女性，25 岁。发现腹胀、食欲缺乏 2 个月。检查发现：腹膨隆，肛查子宫正常大，右下腹包块，如婴儿头大小，活动。剖腹探查：腹水淡黄、清，2000ml。子宫正常大小，双输卵管、左卵巢、大网膜、阑尾外观未见异常，右卵巢包块直径 10cm，表面呈结节状，切面似脑组织，质脆。冰冻切片：右卵巢未成熟畸胎瘤。手术范围最佳应为

A. 右附件切除+多点活检

B. 右附件切除+子宫切除

C. 双附件切除+子宫切除

D. 双附件+子宫+大网膜+阑尾切除

E. 双附件切除+子宫切除+大网膜切除

66. 患者，女性，34 岁。诊断为左附件肿物行开腹术，术中见少量血性腹水，子宫正常大小，左卵巢肿物 6cm×7cm×8cm，实性，表面有乳头生长，质脆，与大网膜及肠管有粘连，应采用的术式是

A. 肿物切除术

B. 双侧附件切除术

C. 子宫全切术及双附件切除术

D. 左侧附件切除术

E. 全子宫及双附件切除术，同时行大网膜切除术及盆腔淋巴结清除术

67. 患者，女性，45 岁。绝经 5 年，腹胀，腹部胀大 3 个月，腹部穿刺抽出血性腹水，细胞学检查见到腺癌细胞。妇科：外阴、阴道萎缩，宫颈光滑，子宫中位，较正常略小，右侧附件扪及 12cm×10cm×10cm 质软活动的包块。胸部 X 线片：双侧胸腔少量积液，疑诊

卵巢肿瘤。可能性最大的是

A. 纤维瘤　　B. 卵黄囊瘤

C. 颗粒细胞瘤　　D. 无性细胞瘤

E. 浆液性囊腺癌

68. 患者，女性，19 岁。2 个月前发现下腹部肿物，肿物生长迅速，腹水征（+）。肛查发现子宫细长，左附件区触及拳头大小的肿物，实性，AFP 水平升高，应诊为

A. 卵巢颗粒细胞瘤　　B. 卵巢无性细胞瘤

C. 卵巢未成熟畸胎瘤　　D. 卵巢克鲁肯贝格瘤

E. 卵巢癌

69. 患者，女性，34 岁。3 年前顺产一男孩，因盆腔肿物行剖腹探查，术中见子宫正常大小，双卵巢拳头大小，囊性，包膜完整，冰冻切片报告为“良性囊性畸胎瘤”，最适当的处理方式是

A. 双卵巢切除术　　B. 双卵巢肿瘤剔除术

C. 双附件切除术　　D. 子宫次全切术及双附件切除术

E. 一侧卵巢肿瘤剔除术，一侧卵巢切除术

70. 患者，女性，39 岁。血性白带。妇科检查：子宫颈无柱状上皮异位，宫体稍大，后穹隆分泌物涂片检查找到癌细胞。进一步处理方式最佳为

A. B 超检查　　B. 碘试验

C. 阴道镜检查　　D. 宫颈荧光检查

E. 分段诊断性刮宫

71. 患者，女性，28 岁。结婚 2 年未孕。现停经 60 天。子宫超鹅卵大，呈球形，软。左侧附件区触及超手拳大、表面光滑、壁厚质韧肿物，活动良好。B 超声提示肿物包膜完整，厚度较均匀，瘤内回声多样化，可见面团征。尿妊娠试验阳性。该肿物恰当处理方式应是

A. 立即行人工流产术，观察附件肿物是否增大

B. 妊娠 24 周后行剖腹手术切除肿物

C. 妊娠 12 周后行剖腹手术切除肿物

D. 立即剖腹手术切除肿物

E. 待产后切除附件区肿物

72. 患者，女性，39 岁。卵巢囊肿直径 4cm，月经正常，恰当的处理措施为

A. 严密观察 2 个月以上，肿物不消则手术

B. 剖腹探查做冰冻切片，决定性质后再行处理

C. 立即行患侧卵巢切除术

D. 按多囊卵巢处理方式，促排卵

E. 预防性化疗

73. 患者，女性，50岁。病理检查示外阴基底细胞癌，腹股沟未扪及淋巴结，治疗宜选择

A. 放射治疗+手术
B. 局部病灶扩大切除
C. 单纯外阴切除术
D. 广泛性外阴切除术
E. 外阴广泛切除+左侧腹股沟淋巴结清扫术

74. 患者，女性，28岁。转身时突感右下腹疼痛不能直立。子宫正常大小，于右侧扪及拳头大小包块，形状规则，触痛明显，以子宫右角部为甚。最可能诊断的是

A. 卵巢肿瘤恶变
B. 卵巢肿瘤蒂扭转
C. 卵巢肿瘤感染
D. 卵巢肿瘤破裂
E. 异位妊娠

75. 患者，女性，63岁。外阴瘙痒2年，近期加重。右侧大阴唇皮肤色素脱失，可触及直径1.5cm结节，右侧腹股沟可及黄豆大小结节2个，质硬固定。活检报告为鳞状细胞癌。治疗方法应是

A. 外阴广泛切除及右侧淋巴结清扫术
B. 右侧外阴切除及右侧腹股沟淋巴结清扫术
C. 较广泛切除局部病灶及双侧腹股沟淋巴结清扫术
D. 外阴广泛切除及双侧腹股沟淋巴结清扫术
E. 外阴广泛切除及双侧腹股沟、盆腔淋巴结清扫术

76. 患者，女性，40岁。术中见左侧卵巢肿瘤拳头大小，包膜完整，实质性，左侧卵巢剖视正常，腹腔冲洗液中未发现肿瘤细胞。冷冻切片示左卵巢颗粒细胞瘤。处理方式宜为

A. 子宫全切术+双附件切除术
B. 左侧附件切除术，术后密切随访
C. 左侧附件切除术+大网膜切除术
D. 子宫全切术+左侧附件切除术，术后化疗
E. 左侧肿瘤切除术+子宫切除术，术后密切随访

77. 患者，女性，56岁。绝经5年，后阴道少量断续出血2个月余，左侧附件区扪及拳头大小包块，阴道脱落细胞检查显示雌激素中度影响，子宫内膜活检为内膜增生过长，可能为

A. 卵巢颗粒细胞瘤
B. 卵巢浆液性囊腺癌
C. 卵巢畸胎瘤
D. 卵巢纤维瘤
E. 卵巢黏液性囊腺瘤

78. 患者，女性，23岁。未婚，行B超检查时发现右附件区有一8cm×7cm×6cm囊实肿块，境界清晰，肛查肿物韧性，活动好。此种情况最可能的诊断是

A. 卵巢良性囊性畸胎瘤
B. 卵巢子宫内膜异位囊肿

C. 卵巢黏液性囊腺瘤　　D. 盆腔炎症性包块

E. 阔韧带内肌瘤

79. 患者，女性，58岁。绝经5年，阴道流黄水样分泌物1年。宫颈光滑，宫体后位，稍小，右侧穹隆扪及鸽蛋大小包块，质硬，与子宫关系密切，粘连。分段诊刮病理切片示萎缩性子宫内膜。最可能的诊断是

A. 卵巢癌　　B. 输卵管癌

C. 子宫内膜癌　　D. 内生型宫颈癌

E. 浆膜下子宫肌瘤

80. 患者，女性，59岁。发现左侧大阴唇溃疡1个月。局限于左侧大阴唇溃疡直径1.8cm，双侧腹股沟淋巴结无肿大。局部活检结果：外阴鳞状细胞癌。FIGO分期应为

A. Ⅰ期　　B. Ⅱ期

C. Ⅲ期　　D. ⅣA期

E. ⅣB期

81. 患者，女性，29岁。人工流产术后20小时出现右下腹部剧痛伴呕吐。体温37.3℃，脉搏96次/分，痛苦面容，下腹软，右下腹有压痛。妇科：子宫正常大，活动不良，其右侧扪及拳头大小不活动囊性肿块，近子宫处压痛明显。白细胞计数$13×10^9/L$。此种情况的诊断应是

A. 右侧输卵管妊娠流产　　B. 右侧盆腔炎性包块

C. 右侧卵巢囊肿蒂扭转　　D. 右侧盆腔脓肿

E. 阑尾周围脓肿

82. 患者，女性，52岁。血性白带3个月，宫颈中度柱状上皮异位，接触性出血，子宫和附件无异常，阴道镜下多点活检为CINⅡ，合适的治疗为

A. 诊断性刮宫　　B. 广泛性子宫切除术

C. 子宫全切术　　D. 激光治疗

E. 定期随访

83. 患者，女性，45岁。2个多月前出现阴道不规则流血，阴道分泌物呈脓血性、有臭味。阴道内触及鸡卵大实质性肿物，其周围均有宫颈包绕，子宫正常大。诊断是

A. 子宫内膜癌　　B. 宫颈腺囊肿

C. 宫颈癌　　D. 宫颈巨大息肉

E. 子宫黏膜下肌瘤

84. 患者，女性，51岁。月经不规律2年，(3~4)天/(2~3)个月，妇科普查发现右侧卵巢肿物6cm×5cm×4cm，质硬，活动差，最恰当的处理方式是

A. 化疗　　B. 短期内严密观察

C. 住院择期手术治疗　　D. 腹腔镜检查进一步确诊

E. 定期随访，等待绝经后肿物自行消失

85. 患者，女性，52岁。确诊宫颈鳞状细胞癌ⅠA2期，最佳治疗方案是

A. 宫颈锥切术
B. 广泛性子宫切除术
C. 广泛性子宫次全切术
D. 子宫大部分切除术加双附件切除术
E. 广泛性子宫切除术加盆腔淋巴结清扫术

三 A3/A4型题

（1~4题共用题干）

患者，女性，45岁。子宫次全切除术后7年。6个月前开始出现阴道分泌物增多，黏液水样，且伴有腰部胀痛，尿量可。妇科检查：宫颈结节状，阴道前壁上1/3质硬，双侧主韧带团块状增粗达盆壁，触痛（+），既往无慢性病史。

1. 此患者最可能的诊断为

A. 阴道癌
B. 宫颈癌
C. 膀胱癌转移
D. 宫颈肌瘤
E. 卵巢癌转移

2. 若确诊需做的检查是

A. 膀胱镜检查
B. 腹腔镜检查
C. 阴道镜检查
D. 宫颈刮片细胞学检查
E. 病变部位活组织检查

3. 若确诊为宫颈腺癌，其临床分期为

A. ⅡA期
B. ⅡB期
C. ⅢA期
D. ⅢB期
E. ⅣA期

4. 患者腰部胀痛可能是因为

A. 肿瘤压迫骶骨
B. 肿瘤压迫脊椎神经
C. 输尿管、肾盂积水
D. 腰椎间盘脱出
E. 急性肾炎

（5~8题共用题干）

患者，女性，58岁。绝经7年，腹胀，消瘦1个月。全腹部膨隆，下腹压痛（±），未触及明显包块，肝区叩诊肝界无扩大。妇科检查：外阴、阴道萎缩，宫颈光滑，后穹隆触及砂粒样结节，子宫附件触诊不满意。B超见大量腹水，右附件区12cm×10cm×8cm，实性，不规则，包膜不完整。全消化道造影未见异常。

5. 为进一步确诊需行

A. 立即剖腹探查　　B. 试验性放疗
C. 试验性化疗　　D. 查血、尿常规、肝功能、甲胎蛋白
E. 放腹水，找癌细胞，并于放腹水后再次内诊

6. 最可能的诊断是
A. 肾病综合征　　B. 原发性腹膜炎
C. 卵巢恶性肿瘤　　D. 卵巢肿瘤破裂
E. 肝硬化

7. 最恰当的处理方式为
A. 全子宫+双附件+大网膜切除术　　B. 全子宫+双附件切除术
C. 肿瘤细胞减灭术　　D. 门脉分流术
E. 肾移植术

8. 术后主要的辅助治疗方法为
A. 免疫抑制治疗　　B. 放疗或化疗
C. 增加营养　　D. 随访观察
E. 输血

（9~13 题共用题干）

患者，女性，70 岁。发现右侧小阴唇肿物 1 个月，自觉肿物增长较快且伴瘙痒和少量出血。查体：左侧小阴唇肿物 3cm×1cm×1cm，质硬，边界不规则，表面菜花样，右侧腹股沟触及 2cm×2cm 结节，质硬固定，患者合并心房颤动，心功能Ⅲ级。

9. 首选检查为
A. 阴道镜检查　　B. 局部涂片细胞学检查
C. 右腹股沟结节活检　　D. 外阴肿物活组织检查
E. 阴道涂片细胞学检查

10. 若检查为鳞状细胞癌，右侧腹股沟结节可能为
A. 淋巴结炎　　B. 纤维瘤
C. 腹股沟疝　　D. 淋巴结增生
E. 淋巴结转移癌

11. 其临床分期为
A. ⅠA 期　　B. ⅠB 期
C. Ⅱ期　　D. Ⅲ期
E. ⅣA 期

12. 治疗方法为
A. 化疗　　B. 单纯放疗

C. 左侧外阴切除及右腹股沟淋巴结摘除
D. 单纯外阴切除及右腹股沟淋巴结摘除
E. 外阴广泛切除及双侧腹股沟淋巴结清扫术

13. 若行放疗，最可能出现的并发症为
A. 放射性尿道炎
B. 膀胱阴道瘘
C. 放射性直肠炎
D. 腹股沟区肿物疗效差
E. 因放疗引起外阴皮肤严重损伤

（14~16题共用题干）

患者，女性，55岁。绝经4年，近2个月再现少量阴道流血。查子宫稍大稍软。

14. 对诊断有价值的病史应是
A. 消瘦
B. 未育
C. 低血压
D. 慢性肾炎
E. 曾患肝脏疾病

15. 为进一步确诊，最有诊断价值的辅助检查方法应是
A. B超检查
B. X线胸片
C. 腹腔镜检查
D. 分段刮宫活组织检查
E. 刮取子宫内膜病理检查

16. 此种情况最恰当的处理方式应是
A. 放射治疗
B. 他莫昔芬治疗
C. 大剂量孕激素治疗
D. 氟尿嘧啶、环磷酰胺治疗
E. 行全子宫及双附件切除术

（17~21题共用题干）

患者，女性，59岁。腹胀5个月，2个月加重。消瘦病容，半卧位，腹部高度膨隆，张力大。阴道通畅，宫颈光滑，萎缩，子宫小，触诊不满意，经阴道后穹隆触及子宫直肠凹陷处腹膜片状增厚伴多数砂粒样结节，似可触及肿物，边界不清楚。肝功能检查正常，肾功能检查正常，血压、脉搏、体温均正常。

17. 应首先考虑的诊断是
A. 结核性腹膜炎
B. 肝硬化腹水
C. 巨大卵巢囊肿
D. 卵巢恶性肿瘤
E. 肾病综合征

18. 进一步的检查是
A. 盆腹腔B超
B. 腹腔镜检查
C. 盆腹腔CT检查
D. 抽腹水常规化验+培养

E. 抽腹水病理检查找肿瘤细胞

19. 假设腹水中找到恶性肿瘤细胞，下一步首先应进行

A. 直接开腹手术

B. 放腹水同时注入化疗药物

C. 放腹水同时注入抗生素

D. 腹腔镜下放部分腹水并查清肿瘤性质（活检）

E. 放出部分腹水，减轻患者痛苦，并再次内诊检查，查清肿物

20. 假设患者除腹水中找到肿瘤细胞外，伴有胸腔积液并找到同样类型的肿瘤细胞，临床肿瘤分期应为

A. Ⅲ期　　B. ⅢC 期

C. Ⅳ期　　D. ⅡC 期

E. ⅠC 期

21. 此患者应考虑的治疗方案是

A. 化疗后手术　　B. 姑息性治疗

C. 放弃手术，进行放疗或化疗　　D. 卵巢肿瘤细胞减灭术+化疗

E. 剖腹探查术，已广泛转移即关腹，以后化疗后放疗

（22~25 题共用题干）

患者，女性，36 岁。以往月经周期规律。近 2 个月有接触性出血。妇科检查：宫颈重度柱状上皮异位，阴道脱落细胞涂片发现核大深染，核形不规则或双核。

22. 按巴氏五级分类法，可能是

A. CINⅠ级　　B. CINⅡ级

C. CINⅢ级　　D. CINⅣ级

E. CINⅤ级

23. 进一步确诊的最佳方法为

A. 阴道镜下活组织检查　　B. 宫腔镜检查

C. 碘试验　　D. B 超检查

E. 宫颈活组织检查

24. 若确诊为宫颈癌，妇科检查发现宫颈、阴道后穹隆为癌组织浸润，宫旁无浸润，其临床分期为

A. ⅠB 期　　B. ⅡA 期

C. ⅡB 期　　D. ⅢA 期

E. ⅢB 期

25. 确诊后最恰当的治疗应是

A. 放射治疗　　B. 子宫全切术
C. 扩大性子宫切除术　　D. 放疗后行子宫全切术
E. 广泛性子宫切除术及盆腔淋巴结清扫术

（26~28 题共用题干）

患者，女性，40 岁。白带增多 8 个月，接触性出血 3 个月。妇科检查：宫颈中度柱状上皮异位，子宫后位，无明显异常，附件无异常。宫颈细胞学涂片高度可疑，活检报告为癌细胞突破基底膜 5mm 以内，有淋巴管侵犯及病灶融合。

26. 该患者的诊断是
A. 宫颈原位癌　　B. 宫颈癌ⅠA 期
C. 宫颈癌ⅡA 期　　D. 宫颈癌ⅡB 期
E. 宫颈癌ⅠB 期

27. 其合适的处理方式是
A. 子宫全切术　　B. 激光治疗
C. 宫颈锥切术　　D. 扩大性子宫切除术
E. 广泛性子宫切除术加盆腔淋巴结清扫术

28. 若要清扫淋巴结，不是清扫范围的是
A. 髂内　　B. 髂外
C. 闭孔　　D. 腹股沟
E. 输尿管旁

（29~32 题共用题干）

患者，女性，40 岁。经量增多 3 年，妇科检查：子宫增大如妊娠 2 个月，彩超提示子宫肌瘤。

29. 子宫肌瘤患者经量增多与下列有关的是
A. 肌瘤大小　　B. 肌瘤数目
C. 肌瘤变性　　D. 肌瘤部位
E. 肌瘤伴感染

30. 较早出现月经不规律的类型是
A. 浆膜下肌瘤　　B. 肌壁间肌瘤
C. 黏膜下肌瘤　　D. 阔韧带肌瘤
E. 多发性肌瘤

31. 最少见的子宫肌瘤变性类型是
A. 囊性变　　B. 玻璃样变性

C. 肉瘤变　　D. 红色变性
E. 钙化

32. 最多见的子宫肌瘤变性类型是
A. 玻璃样变性　　B. 囊性变
C. 肉瘤变　　D. 红色变性
E. 钙化

（33~36 题共用题干）

患者，女性，56 岁。发现右侧大阴唇黄豆大小结节 1 年，无明显增长，全身检查未发现异常，浅表淋巴结未触及。局部取活检报镜下见组织自表皮基底层长出，可见有黏液变性。

33. 诊断是
A. 外阴恶性黑色素瘤　　B. 外阴基底细胞癌
C. 乳头状瘤　　D. 佩吉特（Paget）病
E. 脂肪瘤

34. 常伴有其他部位原发性恶性肿瘤，除外
A. 乳腺癌　　B. 阴道癌
C. 直肠癌　　D. 宫颈癌
E. 胃癌

35. 最需与下列疾病鉴别的是
A. 阴道癌　　B. 尿道癌
C. 前庭大腺癌　　D. 前列腺癌
E. 外阴良性肿瘤

36. 恰当的治疗方法是
A. 结节剥除术　　B. 外阴根治术
C. 单纯外阴切除术　　D. 较广泛切除局部病灶
E. 外阴切除术及腹股沟淋巴结清扫术

（37~39 题共用题干）

患者，女性，50 岁。绝经后少量阴道出血 3 个月。妇科检查见宫口脱出一肿物，质中，直径约 3cm，蒂粗为 1cm，子宫大小正常，双附件无异常。

37. 最可能的诊断是
A. 宫颈息肉　　B. 宫颈癌
C. 黏膜下宫颈肌瘤　　D. 宫颈肌瘤肉瘤变

E. 黏膜下子宫肌瘤

38. 进一步首选的检查方法是

A. 彩超　　B. 宫腔镜

C. 阴道镜　　D. 分段诊刮

E. 宫颈细胞学涂片

39. 如各项检查均提示无恶性可能，最佳处理方式是

A. 观察　　B. 子宫全切术

C. 经阴道肿物切除术　　D. 宫腔镜下肿物切除术

E. 全子宫及双附件切除术

（40~43 题共用题干）

患者，女性，45 岁。性交后出血，检查宫颈中度柱状上皮异位，子宫正常大小，活动，宫旁（-），CIN Ⅲ级。

40. 最合适的辅助检查是

A. 宫颈活检　　B. 碘试验

C. 定期随访　　D. 宫颈管内膜活检

E. 氮激光肿瘤固有荧光诊断法

41. 最常见的组织学类型是

A. 子宫颈鳞状细胞癌　　B. 子宫颈腺鳞癌

C. 子宫颈腺角化癌　　D. 子宫颈未分化癌

E. 子宫颈腺癌

42. 若证实为镜下早期浸润癌，首选的手术是

A. 宫颈锥切术　　B. 子宫全切术

C. 扩大性子宫切除术　　D. 广泛性子宫切除术

E. 广泛性子宫切除术及盆腔淋巴结清扫术

43. 若术后证实有淋巴结转移，应采取的处理方式是

A. 化疗　　B. 内照射

C. 淋巴化疗　　D. 激素治疗

E. 外照射

（44~46 题共用题干）

患者，女性，60 岁。绝经 5 年，阴道流血淋漓不尽 10 天，肥胖，有慢性高血压史。妇科检查外阴、阴道正常，宫颈光滑，子宫稍大，双附件无异常。

44. 为明确诊断，除阴道细胞学检查外，还应进行的辅助检查是

A. 阴道镜检查
B. 腹腔镜检查
C. B 超检查
D. MRI 检查
E. 分段性刮宫及病理检查

45. 最可能的诊断是
A. 萎缩性阴道炎
B. 宫颈癌
C. 子宫内膜癌
D. 异常子宫出血
E. 子宫内膜间质肉瘤

46. 下列治疗不恰当的是
A. 手术治疗
B. 手术+化疗
C. 放射治疗
D. 手术+放疗
E. 用止血药治疗

(47~50 题共用题干)

患者，女性，55 岁。绝经 1 年，阴道分泌物增多伴腰痛 2 个月，偶有少量阴道出血。妇科检查：宫颈结节状增大，直径 5cm，质硬，触血（+），左侧主韧带条索状增粗超过 1/2，右侧主骶韧带增粗 1/2，均弹性下降。

47. 确诊的方法首选
A. B 超检查
B. 盆腔 CT 检查
C. 阴道镜下碘试验
D. 宫颈活组织检查
E. 宫颈刮片细胞学检查

48. 临床分期为
A. ⅠB 期
B. ⅡB 期
C. ⅡA 期
D. ⅢA 期
E. ⅢB 期

49. 后行 B 超检查发现左侧肾盂积水，其临床分期为
A. ⅡA 期
B. ⅡB 期
C. ⅢA 期
D. ⅢB 期
E. ⅣA 期

50. 最合适的治疗方法为
A. 单纯外放疗
B. 外放疗加腔内放疗
C. 单纯腔内放疗
D. 外放疗加化疗
E. 化疗

（51~56 题共用题干）

患者，女性，50 岁。宫颈活检确诊为“子宫颈癌”。妇科检查：发现癌组织浸润达阴道穹隆处，双侧宫旁柔软，无增厚，未及浸润结节。

51. 此病最早出现的临床症状为

A. 腰骶部剧痛
B. 高热，尿频
C. 阴道接触性出血
D. 阴道多量出血较常见
E. 阴道排出脓性臭味白带

52. 根据以上临床检查，该患者应属于

A. ⅠA 期
B. ⅠB 期
C. ⅡA 期
D. ⅡB 期
E. ⅢA 期

53. 此患者最适宜的治疗方法为

A. 放疗优于手术治疗
B. 宫颈锥切术
C. 扩大性子宫切除术
D. 广泛性子宫切除术
E. 广泛性子宫切除术和盆腔淋巴结清扫术

54. 为降低此病发生率，在行妇科普查时，宫颈刮片Ⅲ级或Ⅲ级以上者，应采取的措施为

A. 宫颈碘试验
B. 阴道镜检查
C. 阴道镜指导下宫颈活检
D. 宫颈锥形切除送病理检查
E. 连续重复宫颈刮片细胞学检查

55. 假设诊断为宫颈非典型增生伴部分区域原位癌，应选择的治疗方案是

A. 宫颈锥切术
B. 宫颈冷冻术
C. 扩大性子宫切除术
D. 广泛性子宫切除术+盆腔淋巴结清扫术
E. 子宫全切术

（56~58 题共用题干）

患者，女性，55 岁。白带多，伴性交出血 1 个月，阴道涂片 CINⅢ级，宫颈活检为鳞状细胞癌，临床检查确诊为ⅠB 期。

56. 首选的治疗方法是

A. 体外放疗
B. 腔内放疗
C. 免疫治疗
D. 烷化剂化疗
E. 合成孕激素

57. 该患者手术治疗时，术式应选择

A. 扩大性子宫切除术
B. 广泛性子宫次全切术
C. 子宫次全切术+双附件切除术
D. 全子宫+双附件+大网膜切除术

E. 广泛性子宫切除术+盆腔淋巴结清扫术

58. 术后病理证实双侧髂外淋巴结转移，应补充的治疗是

A. 免疫治疗　　B. 体外照射

C. 红外线照射　　D. 抗癌抗生素

E. 烷化剂化疗

（59～61 题共用题干）

患者，女性，48 岁。平素月经规律，经量增多，经期延长半年。妇科检查：宫颈光滑，子宫增大如妊娠 4 个月，质硬，表面可触及多个结节状突起，双附件无异常。

59. 其最可能的诊断是

A. 子宫肌瘤　　B. 子宫畸形

C. 子宫腺肌瘤　　D. 妊娠

E. 盆腔炎

60. 进一步首选辅助检查方法是

A. 宫腔镜　　B. B 超

C. 腹腔镜　　D. CT

E. 子宫输卵管造影

61. 首选的治疗措施是

A. 保守治疗　　B. 放疗

C. 子宫全切术　　D. 扩大性子宫切除术

E. 全子宫及双附件切除

（62～65 题共用题干）

患者，女性，46 岁。月经正常，近 3 个月发现性交后少量阴道流血。阴道正常，子宫颈肥大，糜烂状，宫体常大，双宫旁组织及附件正常。

62. 为明确诊断，下列检查无意义的是

A. 阴道镜检　　B. B 超

C. 宫颈或宫颈管活检　　D. 宫颈刮片细胞学检查

E. 碘试验+活检

63. 病理描述：上皮全层极性消失，细胞显著异型，个别地区突破基底膜，深度 4mm。诊断应为

A. 宫颈原位癌　　B. 宫颈腺癌

C. 宫颈癌ⅠB 期　　D. 宫颈癌ⅠA 期

E. 宫颈重度非典型增生

64. 诊断确立后，下列治疗最佳的是
A. 放疗
B. 子宫全切术
C. 扩大性子宫切除术
D. 子宫全切术和双附件切除术
E. 广泛性子宫切除术+盆腔淋巴结清扫术

65. 如果患者有肝功能不全，心电图亦有心肌供血不足表现，其处理方式应选择
A. 广泛性子宫切除术和盆腔淋巴结清扫术
B. 宫颈锥切术
C. 激光治疗
D. 冷冻治疗
E. 放疗

（66~68 题共用题干）

患者，女性，43 岁。孕 2 产 1，3 年前查体发现右下腹一直径 5cm 实性肿物，未定期复查。2 天前排尿后突然下腹痛，伴恶心，无发热。子宫正常大小，子宫右上方可及一直径 10cm 包块，张力较大，不活动，有压痛。B 超提示右卵巢肿物，内有不均质回声，后陷凹有少量积液。

66. 可能的诊断为
A. 卵巢肿物恶变
B. 卵巢囊肿蒂扭转
C. 继发感染
D. 阑尾炎穿孔包裹
E. 卵巢囊肿蒂破裂

67. 下一步治疗应为
A. 先化疗
B. 外科急诊处理方式
C. 立即急诊剖腹手术
D. 消炎治疗，继续观察有无缓解
E. 准备常规检查，以免为恶性需扩大手术范围

68. 若此患者为恶性卵巢肿瘤，手术中不应
A. 仔细探查盆腹腔
B. 留取腹水找癌细胞
C. 患者年轻可仅行一侧附件切除术
D. 为彻底治疗应行肿瘤细胞减灭术
E. 术中肉眼观察肿瘤性状不好，应送冰冻病理检查

（69~72 题共用题干）

患者，女性，60 岁。既往有外阴色素减退性疾病史，近期外阴瘙痒症状明显加重且伴有疼痛。查体见外阴色素脱失，右侧大阴唇见直径 3cm 不规则肿物，质硬，表面有浅表溃疡。表浅淋巴结未触及。

69. 诊断是

A. 乳头状瘤　　B. 纤维瘤
C. 外阴基底细胞癌　　D. 外阴恶性黑色素瘤
E. 外阴鳞状细胞癌

70. 首选检查为
A. 阴道镜检查　　B. B 超检查
C. CT 检查　　D. 病灶处活组织检查
E. 病灶处涂片细胞学检查

71. 分期为
A. 0 期　　B. Ⅰ期
C. ⅡA 期　　D. ⅡB 期
E. Ⅲ期

72. 治疗方法是
A. 单纯放疗　　B. 外阴广泛切除术
C. 外阴次广泛切除术　　D. 外阴广泛切除及双侧腹股沟淋巴结清扫术
E. 外阴次广泛切除及双侧腹股沟淋巴结清扫术

（73~75 题共用题干）

初孕妇，27 岁。妊娠 36 周，自述剧烈腹痛伴发热、恶心、呕吐半日。B 超见子宫大小如妊娠 35 周，于宫底偏左有一超拳头大小的肌瘤。查血白细胞计数 14.4×10^9/L。

73. 该患者所患疾病易并发的继发变性是
A. 肉瘤变　　B. 囊性变
C. 脂肪变　　D. 红色变性
E. 玻璃样变性

74. 该病与卵巢肿瘤蒂扭转在妊娠中表现不同之处是
A. 腹痛常伴恶心呕吐　　B. B 超可帮助明确诊断
C. 持续性下腹绞痛常伴发热　　D. 腹部检查时腹部拒按，有压痛和反跳痛
E. 妊娠中期和产褥期均可发病

75. 在急诊室，告诉患者应并需做的处置是
A. 静脉滴注广谱抗生素　　B. 剖腹切除变性肌瘤
C. 行剖宫产，同时切除肌瘤　　D. 对症处理方式，观察病情进展
E. 行剖宫产，以后再考虑行肌瘤切除

（76~78 题共用题干）

患者，女性，54 岁。绝经一年，不规则阴道出血伴下腹胀痛及脓性臭白带 1 个月余。

妇科检查：阴道内无异常，宫颈光滑，子宫体略大，质软，双附件正常。

76. 此患者最可能的诊断是

A. 子宫颈癌　　B. 子宫肉瘤

C. 输卵管癌　　D. 子宫内膜癌

E. 围绝经期异常子宫出血

77. 后行分段诊断性刮宫术，术中刮出少许脆烂内膜组织，彩超提示浅肌层浸润，正确的临床分期是

A. Ⅰ期　　B. ⅠA期

C. ⅠB期　　D. 0期

E. Ⅱ期

78. 此患者确定诊断后行剖腹术，子宫切除后可见深肌层浸润，最佳的处理方式方案是

A. 子宫全切术及双侧附件切除术

B. 子宫全切术及双附件切除术后加用放疗

C. 广泛性子宫切除术及双侧盆腔淋巴结清扫术

D. 子宫全切术及双附件切除术后腹腔放置化疗药物

E. 子宫全切术及双附件切除术后继用高效孕激素治疗

（79～82题共用题干）

患者，女性，42岁。既往月经周期规则，经期正常，经量中等。末次月经于10日前。今晨排便后突然发生右下腹剧烈疼痛急诊来院。妇科检查：子宫稍大，硬，其右侧扪及拳头大小实性肿块，触痛明显。检查：白细胞计数$14.2\times10^9/L$，中性粒细胞0.84，淋巴细胞0.16。患者腹痛进一步加重，检查下腹部时压痛及反跳痛均明显。

79. 补充能协助诊断的病史是

A. 停经史　　B. 晕厥史

C. 附件炎症史　　D. 阑尾炎史

E. 下腹部包块史

80. 还应做的检查是

A. 阴道后穹隆穿刺　　B. B超检查盆腔

C. 尿妊娠试验　　D. 腹腔镜检查

E. 诊断性刮宫活组织检查

81. 此病例最可能的诊断是

A. 子宫肌瘤红色变性　　B. 子宫腺肌病

C. 卵巢子宫内膜异位症　　D. 子宫浆膜下肌瘤扭转

E. 输卵管妊娠流产

82. 此种情况的处理方式应是

A. 清宫术
B. 剖腹探查
C. 严密观察病情
D. 镇痛，对症处理方式
E. 给予广谱抗生素

（83~85 题共用题干）

患者，女性，53 岁。阴道分泌物增多 2 年，不规则出血 2 个月。妇科检查：宫颈呈菜花样，质硬，阴道后壁上 1/3 质硬，双侧骶韧带内 1/2 增粗，弹性差，子宫萎缩。

83. 确诊的首选检查方法是

A. 碘试验
B. B 超检查
C. 宫颈刮片检查
D. 分段刮宫
E. 宫颈活组织检查

84. 若确诊为宫颈鳞状细胞癌，其临床分期为

A. ⅠB 期
B. ⅡA 期
C. ⅡB 期
D. ⅢA 期
E. ⅢB 期

85. 首选的治疗为

A. 单纯全盆外放疗
B. 全盆放疗加化疗
C. 单纯腔内放疗
D. 腔内照射及体外照射
E. 化疗

（86~89 题共用题干）

患者，女性，56 岁。肌瘤病史 10 年，绝经 5 年。近半年阴道不规则流血水样物，伴下腹疼痛和便秘。阴道通畅，黏膜润泽。宫颈增粗，质硬，表面光滑。宫口扩张，可见暗红色息肉样赘生物，质脆，触血。子宫增大如妊娠 4 个月大小，质稍软，后壁明显突向直肠，活动度尚可。双侧附件区无异常发现，双侧主韧带、骶韧带无明显增厚。直肠黏膜光滑，检查时指套无血染。X 线胸片未见异常。

86. 可能的诊断是

A. 卵巢恶性肿瘤
B. 输卵管恶性肿瘤
C. 直肠癌
D. 绒癌
E. 子宫肌瘤肉瘤变

87. 确诊的手段是

A. 血 CA125 测定
B. 分段诊刮
C. 阴道镜
D. 血 hCG 测定

E. 腹腔镜

88. 如果已确诊为恶性肿瘤，则其临床分期可能是

A. Ⅰ期
B. Ⅱ期
C. Ⅲ期
D. Ⅳ期
E. Ⅴ期

89. 治疗方案恰当的是

A. 放疗
B. 化疗
C. 免疫治疗
D. 全子宫及双侧附件切除术
E. 广泛性子宫切除术及双侧盆腔淋巴结清扫术，术后酌情加用放疗或化疗

（90~93题共用题干）

患者，女性，60岁。绝经9年，近5个月阴道出血3次，每次持续2天。妇科检查：外阴、阴道无萎缩，宫颈光滑，子宫前位，正常大小，右侧附件区可触及拳头大小肿物，质地中等，光滑，实性，活动良好，无腹水，全身淋巴结无转移。

90. 为确诊需行的检查是

A. 宫颈防癌刮片
B. 阴道镜检查
C. 宫颈活体组织检查
D. 分段诊断性刮宫
E. 宫腔分泌物涂片找癌细胞

91. 本患者最可能的诊断为

A. 卵巢颗粒细胞瘤
B. 卵巢无性细胞瘤
C. 卵巢睾丸母细胞瘤
D. 卵巢畸胎瘤
E. 卵巢卵黄囊瘤

92. 最恰当的治疗为

A. 放疗为主
B. 化疗加放疗
C. 右侧附件切除术
D. 肿瘤细胞减灭术
E. 全子宫加双侧附件切除术

93. 辅助治疗应加用

A. 化疗
B. 放疗
C. 雌激素治疗
D. 雄激素治疗
E. 孕激素治疗

四 B型题

（1~4题共用备选答案）

A. 颗粒细胞瘤
B. 无性细胞瘤

C. 卵黄囊瘤
D. 成熟囊性畸胎瘤
E. 未成熟畸胎瘤

1. 能分泌雌激素的卵巢肿瘤是
2. 对放疗极敏感的卵巢肿瘤是
3. 含有原始神经细胞组织的卵巢肿瘤是
4. 恶变多发生于绝经后女性的卵巢肿瘤是

（5~9 题共用备选答案）

A. 接触性阴道出血
B. 不规律阴道出血
C. 绝经期阴道出血
D. 经间出血
E. 经量增多，经期延长

5. 子宫肌瘤的典型症状是
6. 子宫内膜癌的常见症状是
7. 宫颈癌的常见症状是
8. 排卵期出血的常见症状是
9. 子宫肉瘤的常见症状是

（10~14 题共用备选答案）

A. 随访观察
B. 雄激素治疗
C. 肌瘤剔除术
D. 子宫全切术
E. 经阴道肌瘤摘除术

10. 患者，女性，53 岁。月经不规则，月经过多，子宫如妊娠 50 天大小，无贫血，诊断为子宫肌瘤，需采用
11. 患者，女性，29 岁。子宫如妊娠 50 天大小，诊断为浆膜下子宫肌瘤，应采用
12. 患者，女性，43 岁。孕 4 产 1。诊断为子宫肌壁间肌瘤，继发贫血，恰当处理方式为
13. 患者，女性，33 岁。子宫肌瘤如妊娠 50 天大小，月经正常，处理方式为
14. 患者，女性，33 岁。子宫黏膜下肌瘤脱入阴道内，应行

（15~18 题共用备选答案）

A. 颈管搔刮活组织检查
B. 阴道镜下活组织检查
C. 宫颈刮片细胞学检查
D. 分段诊刮活组织检查
E. 碘试验后宫颈活组织检查

15. 子宫内膜癌适用的检查是
16. 宫颈鳞状细胞癌适用的检查是

17. 宫颈腺癌适用的检查是
18. 外阴尖锐湿疣适用的检查是

（19~24 题共用备选答案）
A. 子宫内膜癌
B. 子宫腺肌病
C. 卵巢癌
D. 宫颈癌
E. 绒毛膜癌
19. 易早期诊断的是
20. 常发生于围绝经期或绝经后的是
21. 有经量增多及进行性痛经的是
22. 与雌激素长期刺激有关的是
23. 缺乏有效早期诊断方法的是
24. 是一种高度恶性肿瘤，主要经血液转移的是

（25~27 题共用备选答案）
A. 黏膜下子宫肌瘤
B. 浆膜下子宫肌瘤
C. 阔韧带肌瘤
D. 子宫颈肌瘤
E. 肌壁间肌瘤
25. 最容易出现蒂扭转的肌瘤是
26. 合并妊娠易引起胎位不正的肌瘤是
27. 最易发生阴道多量出血及肌瘤坏死的是

（28~31 题共用备选答案）
A. 镜下表皮增厚以棘细胞层和基底细胞为主
B. 镜下见肿瘤组织自表皮基底层长出，细胞成堆伸向间质，有黏液变性
C. 来源于宫颈黏膜柱状黏液细胞，分泌大量黏液，细胞异型，极性消失
D. 镜下见平滑肌细胞增生，细胞排列紊乱，核异型，核分裂象>5 个/HP
E. 由成纤维细胞增生而成，镜下见波浪状或相互盘绕的胶质囊和成纤维细胞
28. 外阴基底细胞癌的病理变化是
29. 宫颈腺癌的病理变化是
30. 子宫平滑肌肉瘤的病理变化是
31. 外阴乳头状瘤的病理变化是

（32～35 题共用备选答案）

A. 子宫全切术
B. 肿瘤细胞减灭术
C. 孕激素治疗
D. 子宫全切术及双附件切除术
E. 广泛性子宫切除术及盆腔淋巴结清扫术及腹主动旁淋巴结清扫术

32. 子宫内膜癌Ⅰ期应行
33. 子宫内膜癌Ⅱ期应行
34. 子宫内膜癌Ⅲ期应行
35. 子宫内膜癌晚期应行

（36～38 题共用备选答案）

A. 月经量增多，周期缩短，经期延长
B. 阴道分泌物增多伴不规则阴道出血
C. 尿频、排尿障碍等压迫症状
D. 腹痛，发热
E. 腹部包块

36. 子宫肌瘤合并子宫内膜增生过长，表现为
37. 子宫肌瘤合并妊娠时红色变性，表现为
38. 黏膜下肌瘤，表现为

（39～42 题共用备选答案）

A. 来源于体腔上皮
B. 肿瘤成分主要由原始神经组织组成
C. 仅向单一胚层分化，具有高度特异性
D. 来源于原始性腺中的性索及间质组织
E. 镜下多为腺癌和腺棘皮癌，常并发子宫内膜癌

39. 卵巢透明细胞肿瘤是
40. 未成熟畸胎瘤是
41. 卵巢甲状腺肿是
42. 睾丸母细胞瘤是

（43～45 题共用备选答案）

A. 卵黄囊瘤
B. 克鲁肯贝格瘤
C. 黄素囊肿
D. 卵巢子宫内膜样囊肿
E. 成熟畸胎瘤

43. 患者，女性，50 岁。食欲差，粪便干 1 年。近 6 个月觉下腹有活动性包块。4 年前做过胃大部切除术。妇科检查：子宫正常大小，双侧附件区均可及实性肿物，分别 9cm×8cm×

6cm 和 8cm×6cm×4cm 大小，活动。最可能的诊断是

44. 患者，女性，34 岁。孕 3 产 1，经期腹痛 1 年，加重 4 个月。子宫后位，正常大小，其左后方可及一直径 5cm 囊性肿物，压痛（+）。最可能的诊断是

45. 患者，女性，23 岁。3 个月前行葡萄胎清宫术，现查血 hCG 125U/L，子宫正常大小，双侧附件均可及囊性包块。此卵巢肿物最可能是

（46~49 题共用备选答案）

A. 急诊刮宫
B. 分段诊断性刮宫
C. 月经周期第 5 天刮宫
D. 先用抗生素控制感染再刮宫
E. 月经来潮前或来潮 6~12 小时内刮宫

46. 证实或排除子宫内膜癌的刮宫时机是
47. 疑为子宫内膜结核的刮宫时机是
48. 不孕症了解卵巢功能的刮宫时机是
49. 不全流产的刮宫时机是

（50~54 题共用备选答案）

A. hCG
B. AFP
C. E_2
D. CA125
E. 睾酮类固醇

50. 卵巢浆液性恶性肿瘤的标志物是
51. 卵巢颗粒细胞瘤的标志物是
52. 卵巢卵黄囊瘤的标志物是
53. 卵巢原发绒癌的标志物是
54. 卵巢睾丸母细胞瘤的标志物是

（55~58 题共用备选答案）

A. 宫颈病变直径大于 4cm，韧带无增粗
B. 病变侵犯阴道上 2/3，双侧韧带无增粗
C. 癌组织穿透基底膜深度 4mm，宽度 7mm
D. 病变侵犯阴道上 1/3，右主韧带条索状增粗近盆壁
E. 病变侵犯左侧主骶韧带达 1/2，左输尿管扩张，肾盂积水

55. 宫颈癌ⅡA 期是指
56. 宫颈癌ⅢB 期是指
57. 宫颈癌ⅡB 期是指

58. 宫颈癌ⅠB期是指

（59~61题共用备选答案）

A. 宫腔镜检查　　B. 分段诊断性刮宫
C. 阴道镜下宫颈活检术　　D. 宫颈刮片细胞学检查
E. B超

59. 患者，女性，65岁。绝经11年，阴道少许血水样分泌物6个月，有臭味。妇科检查：阴道黏膜充血，宫颈萎缩，子宫如妊娠一个多月大，质软，双附件正常。首先应选择的检查是
60. 患者，女性，52岁。绝经半年，阴道少许接触性出血10天。门诊阴道黏膜光滑，宫颈轻度柱状上皮异位，子宫正常大小，双附件正常。首先应选择的检查是
61. 初步筛查子宫内膜癌时，首先应选择的检查是

（62~65题共用备选答案）

A. 卵巢纤维瘤　　B. 皮样囊肿
C. 支持细胞-间质细胞瘤　　D. 卵泡膜细胞瘤
E. 黏液性囊腺瘤

62. 具有女性化作用的肿瘤是
63. 具有男性化作用的肿瘤是
64. 肿瘤为良性，但可伴发胸腔积液、腹水的是
65. 肿瘤可含外、中、内三胚层组织的是

（66~70题共用备选答案）

A. 35岁，痛经，后陷凹有痛性结节
B. 40岁，单侧囊性包块，直径4cm
C. 30岁，原发不孕，低热，腹水，盗汗，消瘦
D. 28岁，双侧囊实性包块，直径8cm，活动
E. 50岁，子宫后陷凹有不平、实性结节，有腹水

66. 可能为黄体囊肿的是
67. 可能为成熟畸胎瘤的是
68. 可能为卵巢恶性肿瘤的是
69. 可能为盆腔结核的是
70. 可能为盆腔子宫内膜异位症的是

（71～74 题共用备选答案）

A. 癌瘤扩散至子宫以外，但未超出真骨盆

B. 癌瘤局限于子宫体，肿瘤浸润深度≥1/2 肌层

C. 腺瘤样增生或原位癌

D. 癌瘤已有远处转移

E. 癌瘤已侵犯宫颈

关于子宫内膜癌的分期表现

71. 临床ⅠB 期表现为

72. 临床Ⅲ期表现为

73. 临床Ⅱ期表现为

74. 临床ⅣB 期表现为

（75～79 题共用备选答案）

A. 卵巢纤维瘤　　B. 卵巢克鲁肯贝格瘤

C. 卵巢卵黄囊瘤　　D. 卵巢卵泡膜细胞瘤

E. 卵巢无性细胞瘤

75. 镜下见典型印戒细胞的肿瘤为

76. 能产生雌激素的肿瘤为

77. 放射治疗效果最好的肿瘤为

78. 伴胸腔积液、腹水的肿瘤，切除肿瘤后胸腔积液、腹水自行消失的肿瘤为

79. 能产生甲胎蛋白的肿瘤为

（80～83 题共用备选答案）

A. 转移而来　　B. 发生于体腔上皮

C. 发生于生殖上皮　　D. 发生于性索间质并具内分泌功能

E. 发生于卵巢间质增生和卵泡膜细胞增生

80. 克鲁肯贝格瘤是

81. 卵巢透明细胞肿瘤是

82. 卵泡膜细胞瘤是

83. 卵巢无性细胞瘤是

（84～87 题共用备选答案）

A. 卵黄囊瘤　　B. 颗粒细胞瘤

C. 浆液性囊腺癌　　D. 成熟畸胎瘤

E. 卵巢转移性肿瘤

84. 最常见的卵巢恶性肿瘤是
85. 最常见的卵巢良性肿瘤是
86. 具有内分泌功能的卵巢肿瘤是
87. 恶性度极高，预后极差的卵巢肿瘤是

（88~91 题共用备选答案）

A. 宫颈管局部黏膜增生，表面覆盖单层高柱状上皮
B. 鳞状上皮覆盖宫颈腺管口，将腺管口阻塞
C. 复层鳞状上皮脱落，单层柱状上皮覆盖
D. 宫颈组织充血水肿，腺体和间质增生
E. 宫颈管黏膜及黏膜下组织病变

88. 宫颈腺囊肿的病理是
89. 宫颈柱状上皮异位的病理是
90. 宫颈肥大的病理是
91. 宫颈息肉的病理是

（92~93 题共用备选答案）

A. 宫腔镜检查　B. 腹腔镜检查
C. 诊断性刮宫　D. 阴道镜检查宫颈活检
E. 阴道脱落细胞学检查

92. 46 岁女性患者，绝经后阴道出血 40 天。妇科检查：阴道黏膜无异常，宫颈光滑，子宫稍大。为确诊，首选检查方法是
93. 39 岁女性患者，接触性出血 10 个月余，宫颈轻度柱状上皮异位，首选检查方法是

（94~96 题共用备选答案）

A. B 超　B. 宫腔镜
C. 阴道镜　D. 分段诊刮
E. 宫颈涂片细胞学检查

94. 宫颈癌的首选辅助检查是
95. 子宫肌瘤的首选辅助检查是
96. 子宫内膜癌的首选辅助检查是

（97～100 题共用备选答案）

A. 钙化
B. 肉瘤变
C. 囊性变
D. 玻璃样变性
E. 红色变性

关于子宫肌瘤：

97. 最多见的变性是
98. 最少见的变性是
99. 常继发于玻璃样变性的是
100. 多见于妊娠期或产褥期的变性是

（101～103 题共用备选答案）

A. 子宫内膜癌
B. 外阴癌
C. 卵巢癌
D. 宫颈癌
E. 绒癌

101. 妇科恶性肿瘤中发病率最高的是
102. 化疗能治愈的是
103. 预防措施较得力的是

（104～106 题共用备选答案）

A. 腹腔镜
B. 阴道镜
C. 宫腔镜
D. 羊膜镜
E. 膀胱镜

104. 适用于诊断宫颈癌的是
105. 适用于诊断卵巢癌的是
106. 适用于诊断子宫内膜异位症的是

（107～109 题共用备选答案）

A. 行有蒂肌瘤切除或深部肌瘤摘除
B. 行外阴病灶切除或单纯外阴切除
C. 只有肿瘤较大，引起行走不适和性生活困难时，需手术切除
D. 较广泛切除局部病灶，无须做外阴根治术及腹股沟淋巴结清扫术
E. 肿瘤有恶变倾向，术时需做冷冻切片，若为恶性，应做较广泛的外阴切除

107. 脂肪瘤的处理方式是
108. 外阴乳头状瘤的处理方式是

109. 外阴基底细胞癌的处理方式是

五 X 型题

1. 子宫肌瘤引起不规则阴道出血的原因有
   A. 宫缩不良
   B. 内膜血液循环障碍
   C. 宫腔及内膜面积缩小
   D. 肌瘤表面溃疡、坏死、感染
   E. 可伴有子宫内膜增生过长
2. 卵巢肿瘤的并发症不包括
   A. 出血
   B. 破裂
   C. 感染
   D. 贫血
   E. 蒂扭转
3. 阴道癌治疗原则有
   A. 阴道上段癌，治疗基本同宫颈癌
   B. 阴道下段癌，治疗基本同宫颈癌
   C. 阴道下段癌，治疗基本同外阴癌
   D. 阴道中段癌，治疗应兼顾宫颈癌
   E. 阴道上段癌，治疗基本同子宫内膜癌
4. 关于输卵管癌的叙述，正确的是
   A. 原发性比继发性常见
   B. 多见于绝经后女性
   C. 有异常阴道排液
   D. 常伴下腹痛
   E. 常有慢性附件炎病史
5. 宫颈癌显微镜镜检可见到的类型有
   A. 鳞状细胞癌镜下早期浸润癌
   B. 透明细胞癌
   C. 鳞状细胞癌浸润癌
   D. 黏液腺癌
   E. 腺鳞癌
6. 有关子宫肌瘤合并妊娠，下列说法恰当的是
   A. 对妊娠和分娩均有影响
   B. 发病率占肌瘤患者的 0.5%~1.0%
   C. 红色变性保守治疗效果不佳，需手术治疗
   D. 多不能自然分娩，剖宫产同时切除肌瘤
   E. 妊娠期子宫肌瘤细胞明显增大，分娩后缩小
7. 卵巢肿瘤发生蒂扭转的条件为
   A. 瘤蒂长
   B. 肿瘤体积小
   C. 活动度好
   D. 突然改变体位
   E. 肿瘤重心偏于一侧
8. 宫颈鳞状细胞癌的生长类型有

A. 菜花型
B. 外生型
C. 内生型
D. 溃疡型
E. 蛇型

9. 属于卵巢非上皮性肿瘤的是
A. 颗粒细胞瘤
B. 无性细胞瘤
C. 浆液性囊腺瘤
D. 卵黄囊瘤
E. 畸胎瘤

10. 宫颈锥切术的指征为
A. 宫颈刮片多次阳性，宫颈活检阴性
B. 活检为原位癌，但不排除浸润癌
C. CIN Ⅲ
D. 宫颈妊娠
E. 宫颈柱状上皮异位

11. 下列有关子宫肌瘤说法正确的是
A. 以40~50岁女性患者最多见
B. 是人体最常见的肿瘤
C. 肌瘤小，无症状的，无须治疗
D. 子宫大于妊娠子宫2个半月大小宜手术治疗
E. 肌瘤细胞中雌激素受体和组织中雌三醇含量增高

12. 子宫内膜癌Ⅰ期患者，手术时应行腹主动脉旁淋巴结取样和/或清扫术的有
A. 病理类型是透明细胞癌
B. 病理类型是鳞状细胞癌或G3的内膜样癌
C. 肿瘤直径>3cm
D. 侵犯肌层<1/2
E. 侵犯肌层>1/2

13. 卵巢转移性肿瘤的特征为
A. 肿瘤多为双侧、肾形
B. 胃肠道转移癌最常见
C. 镜下见典型的印戒细胞
D. 很少有腹水
E. 预后极差

14. 为预防和早期发现宫颈癌，应采取的措施有
A. 尽量在30岁前生育
B. 积极治疗慢性宫颈炎患者
C. 定期广泛开展防癌普查
D. 广泛进行性卫生宣教
E. 重视女性阴道异常出血、异常白带等症状

15. 宫颈癌的远期放疗反应包括
A. 血尿
B. 肠粘连
C. 直肠溃疡
D. 直肠狭窄
E. 膀胱阴道瘘

16. 宫颈不典型增生轻度和中度的转归是

A. 消退　　B. 不变
C. 癌变　　D. 转化为柱状上皮
E. 重度不典型增生

17. 治疗晚期宫颈腺癌最常用的化疗方案有
A. PM　　B. PAC
C. VBP 血压　　D. FIP
E. PVB

18. 关于子宫肌瘤发生红色变性，常见症状是
A. 肌瘤迅速增大　　B. 腹痛
C. 发热　　D. 肌瘤内有出血
E. 不规则阴道出血

19. 下列有关子宫内膜癌说法恰当的是
A. 晚期患者可用大剂量孕激素治疗　　B. 病变多见于宫底部内膜
C. 高发年龄是 58~61 岁　　D. 转移途径主要为血行转移
E. 绝大多数是鳞状细胞癌

20. 关于可疑卵巢肿瘤，进行腹腔镜检查的意义为
A. 可窥视横膈部位　　B. 可直接看到肿块大体情况
C. 可观察淋巴结转移情况　　D. 对可疑部位进行多点活检
E. 可抽吸腹腔液进行细胞学检查

21. 容易伴有腹水形成的卵巢肿瘤是
A. 卵黄囊瘤　　B. 无性细胞瘤
C. 浆液性囊腺癌　　D. 胃肠道转移癌
E. 成熟囊性畸胎瘤

22. 关于外阴鳞状细胞癌的转移途径，说法恰当的是
A. 晚期患者可出现血行转移
B. 以间接浸润和淋巴转移为主
C. 阴蒂癌灶可绕过腹股沟浅淋巴结直接至股深淋巴结
D. 外阴后部及阴道下段癌可直接转移至盆腔内淋巴结
E. 癌灶多向同侧淋巴结转移，一般浅淋巴结被侵犯后，才转移至深淋巴结

23. 宫颈癌的早期临床表现有
A. 接触性出血　　B. 肾积水
C. 无症状　　D. 盆腔疼痛
E. 阴道排液，并有臭味

24. 治疗晚期宫颈鳞状细胞癌常用的化疗方案有

A. PAC
B. PVB
C. BIP
D. VAP
E. PM

25. 下列有关子宫肉瘤说法恰当的是
A. 子宫平滑肌肉瘤为最多见
B. 好发于围绝经期女性
C. 5 年存活率为 20%~30%
D. 早期症状为不规则阴道出血
E. 分段诊刮是有效的辅助检查方法

26. 好发于儿童和生育期女性的卵巢肿瘤为
A. 卵黄囊瘤
B. 无性细胞瘤
C. 纤维瘤
D. 黏液性囊腺瘤
E. 未成熟畸胎瘤

27. 下列关于成熟畸胎瘤的描述恰当的是
A. 肿瘤可含外、中、内三胚层组织
B. 卵巢甲状腺肿仅为单一胚层分化
C. “头节”上皮易恶变为腺鳞癌
D. 恶变多发生于青春期女性患者
E. 多为单侧、单房

28. 对于宫颈癌诊断有帮助的检查方法有
A. 宫腔镜
B. 阴道镜
C. 碘试验
D. 宫颈活检
E. 宫颈涂片细胞学检查

29. 外阴癌的主要症状有
A. 外阴水肿
B. 下腹痛
C. 外阴瘙痒
D. 侵犯尿道时，出现尿频、尿痛、排尿灼热感或排尿困难
E. 外阴结节或肿块，溃疡形成，外阴痛，出血

30. 关于平滑肌肉瘤的病理诊断标准，下列说法恰当的是
A. 可见癌成分
B. 肿瘤灶内出血坏死
C. 平滑肌细胞核分裂象>5 个/HP
D. 平滑肌细胞增生，排列紊乱，细胞大小不一
E. 细胞核异型，核仁明显，有多核巨细胞

31. 血性白带常发生于
A. 宫颈癌
B. 子宫颈息肉
C. 黏膜下肌瘤
D. 浆膜下肌瘤

E. 萎缩性阴道炎

32. 具有临界恶性的卵巢肿瘤为

A. 畸胎瘤　B. 纤维瘤

C. 多胚瘤　D. 未分化癌

E. 黏液性囊腺瘤

33. 关于输卵管癌的描述，下列说法恰当的是

A. 根据癌细胞分化程度和组织结构分三级，以腺泡髓样型恶性程度最低

B. 常见腹膜种植，晚期可经血运转移至肺及阴道

C. 临床主要表现为阴道出血、腹痛、盆腔肿块

D. 治疗以手术为主，辅以化疗或放疗

E. 原发性输卵管癌多发生于绝经后

34. 宫颈癌的主要临床表现为

A. 腹水　B. 阴道出血

C. 盆腔包块　D. 阴道排液

E. 腰痛、坐骨神经痛

35. 宫颈癌的临床分期，除根据双合诊与三合诊检查外，还可借助于

A. 宫腔镜　B. 盆腔 CT

C. 膀胱镜　D. 直肠镜

E. MRI

36. 预防及早期发现子宫内膜癌的措施有

A. 恰当掌握使用雄激素的指征

B. 普及防癌知识，定期防癌检查

C. 注意高危因素，重视高危患者

D. 绝经过渡期女性月经紊乱或不规则阴道流血应先除外内膜癌

E. 绝经后女性出现阴道流血应警惕内膜癌可能

37. 卵巢恶性肿瘤内照射的条件为

A. 腹水或腹腔冲洗液阳性　B. 早期病例术中肿瘤破裂

C. 晚期病例不能手术者　D. 术中发现腹腔内粘连严重

E. 术后残余灶直径大于 2cm

38. 外阴癌主要发病因素有

A. HPV 感染　B. STD

C. 外阴慢性炎性长期刺激　D. 早婚、早育、多产

E. 免疫功能低下或损害

39. 宫颈癌患者阴道镜检查可观察到的表现是

A. 异型血管　　B. 毛细血管形成的红点
C. 无血管的醋酸白色上皮　　D. 血管网围绕的镶嵌白色上皮
E. 血管网围绕的镶嵌紫色上皮

40. 临床对宫颈癌分期必须做双合诊的目的是
A. 确定是原位癌还是浸润癌　　B. 确定是Ⅰ期还是Ⅱ期
C. 确定是Ⅱ期还是Ⅲ期　　D. 确定是Ⅲ期还是Ⅳ期
E. 确定是否放疗

41. 月经过多常见的原因是
A. 子宫腺肌病　　B. 子宫内膜结核
C. 子宫内膜增生过长　　D. 黏膜下子宫肌瘤
E. 异常子宫出血

42. 卵巢恶性肿瘤症状的轻重决定于
A. 肿瘤的位置　　B. 患者的年龄
C. 有无并发症　　D. 肿瘤的组织学类型
E. 肿瘤侵犯邻近器官的程度

43. 关于原发性输卵管癌的病理学特点，下列说法中不恰当的是
A. 早期呈结节状增大，以后增粗似腊肠，外观似输卵管积水
B. 多双侧发生，好发于壶腹部
C. 病灶起自输卵管浆膜层
D. 镜下结构主要为腺癌
E. 乳头型恶性度高

44. 外阴恶性黑色素瘤的表现为
A. 发痒　　B. 疼痛
C. 出血　　D. 炎症
E. 隆起长毛

45. 关于外阴恶性黑色素瘤，下列说法恰当的是
A. 恶性程度高，预后差　　B. 早期即可通过血行转移至远处
C. 对放疗不敏感，以手术治疗为主　　D. 对放疗敏感，适用于绝大多数患者
E. 疑为阴道恶性黑色素瘤，应立即行局部活检，明确诊断

46. 属于外阴良性肿瘤的有
A. 纤维瘤　　B. 脂肪瘤
C. 乳头状瘤　　D. 外阴佩吉特病
E. 外阴尖锐湿疣

47. 宫颈癌淋巴结转移的一级组淋巴结为

A. 髂外淋巴结
B. 髂内淋巴结
C. 闭孔淋巴结
D. 宫旁淋巴结
E. 髂总淋巴结

48. 与宫颈癌关系密切的因素有
A. 吸烟
B. 肥胖
C. 性生活紊乱
D. HPV 感染
E. 口服避孕药

49. 浆膜下子宫肌瘤常见临床表现是
A. 蒂扭转
B. 阴道出血
C. 下腹疼痛
D. 下腹部包块
E. 白带增多

50. 诊断子宫内膜癌，常用的检查方法有
A. B 超
B. 腹腔镜
C. 宫腔镜
D. 分段诊刮
E. 细胞学检查

51. 卵巢良性上皮性肿瘤的治疗原则有
A. 可取出部分肿瘤
B. 术中对肿瘤进行剖视辨别良恶性
C. 围绝经期女性患者应行全子宫+双附件切除术
D. 对年轻、患双侧卵巢肿瘤者，应争取进行剥除术
E. 可疑有恶性倾向时应做冷冻切片组织学检查，以决定手术范围

52. 关于外阴病变的叙述错误的是
A. 外阴癌生在外阴皮肤表面，易发现，均能获早期诊断
B. 对外阴病变未活检确诊前，不能给药，以免延误病情
C. 需病理诊断，肉眼无法确认
D. 外阴鳞状细胞癌以小阴唇最多见
E. 均有外阴瘙痒

53. 现已公认的与外阴癌发病有关的病毒主要有
A. 单纯疱疹病毒Ⅰ型
B. 单纯疱疹病毒Ⅱ型
C. HPV
D. 柯萨奇病毒
E. 巨细胞病毒

54. 宫颈癌随诊内容应包括
A. 宫颈刮片
B. B 超检查
C. 盆腔 CT
D. 妇科检查及三合诊检查

E. 定期胸透和血常规

55. 晚期宫颈癌的主要死因为

A. 脑疝
B. 呼吸衰竭
C. 感染
D. 尿毒症
E. 大出血

56. 绝经后阴道出血，应考虑

A. 卵巢癌
B. 宫颈癌
C. 子宫肌瘤
D. 萎缩性阴道炎
E. 子宫内膜癌

57. 子宫肌瘤常用的辅助诊断方法有

A. 诊断性刮宫
B. B 超检查
C. 腹腔镜、宫腔镜检查
D. 阴道镜检查
E. 子宫腔碘油造影

58. 卵巢瘤样变的特点有

A. 可由慢性炎症引起
B. 孤立性滤泡囊肿最常见
C. 多为单例，直径小于 5cm
D. 多在 2 个月内自行消失
E. 肿物壁薄，囊内液清亮

59. 为预防外阴癌，下列措施正确的是

A. 每周用女性洗液清洗 2 次
B. 治疗外阴瘙痒
C. 外阴出现结节、溃疡或白色病变及时就诊
D. 外阴切除肿块均应送病理学检查
E. 外阴良性肿瘤应及时切除，以防恶变

60. 关于阴道鳞状细胞癌的治疗，下列说法恰当的是

A. 放疗较敏感，适用于绝大多数各期患者
B. 手术治疗主要适用于Ⅱ期以前的病例
C. 手术治疗主要适用于晚期的病例
D. 放疗不敏感，一般不采用放疗
E. 化疗有一定疗效，可作为综合治疗的一种手段

61. 诊断外阴癌的主要辅助检查有

A. 静脉肾盂造影
B. 活检病理检查
C. 阴道镜检查
D. 涂片细胞学检查
E. B 超、CT、淋巴造影等影像学检查

62. 关于无性细胞瘤的叙述，下列说法正确的是

A. 为恶性
B. 放疗特别敏感
C. 多发于青春期及生育期女性
D. 纯无性细胞瘤预后良好
E. AFP 水平增高

63. 下列有关宫颈癌说法恰当的是
A. 宫颈癌发病是多种因素综合作用结果
B. 宫颈癌是最常见的妇科恶性肿瘤
C. 早期宫颈癌常无症状，也无明显体征
D. 宫颈癌全部起源于宫颈移行带
E. 鳞状细胞癌占全部的 70%~75%

64. 卵巢癌行保留生殖功能手术的指征有
A. 已经生育的年轻人
B. 肿瘤局限于一侧
C. 有条件严密随访
D. 为交界性或低度恶性
E. 包膜完整，腹腔冲洗液（-）

65. 妊娠期子宫肌瘤发生红色变性时，保守治疗的原因是
A. 妊娠期肌瘤充血变软，边界有时不清或位置有改变，常不能达到预期的手术范围
B. 肌瘤剔除后有发生流产或早产的可能，保守治疗症状缓解后，妊娠可继续，等待自然分娩
C. 肌瘤红色变性后，由于血液供应障碍而致坏死，易感染，称肌瘤败血症性变性，抗生素治疗于短期内多可缓解
D. 妊娠期血运丰富，但手术易出血
E. 妊娠期肌瘤体积增大，即使发生红色变性，产后即见缩小

66. 子宫内膜间质肉瘤的分类为
A. 中度恶性间质肉瘤
B. 子宫平滑肌肉瘤
C. 高度恶性间质肉瘤
D. 恶性米勒管混合瘤
E. 低度恶性间质肉瘤

67. 子宫肌瘤患者出现急性下腹痛，最可能的诊断是
A. 浆膜下肌瘤蒂扭转
B. 子宫肌瘤肉瘤变
C. 子宫肌瘤红色变性
D. 子宫肌瘤玻璃样变性
E. 子宫肌瘤囊性变

68. 卵巢性索间质肿瘤不包括
A. 皮样囊肿
B. 卵黄囊瘤
C. 克鲁肯贝格瘤
D. 两性母细胞瘤
E. 睾丸母细胞瘤

六 案例分析题

（1~5 题共用题干）

患者，女性，43 岁。子宫次全切除术后 7 年。5 个月前开始出现阴道分泌物增多，黏液水样，且伴有腰部胀痛，尿量可。妇科宫颈结节状，阴道前壁上 1/3 质硬，双侧主韧带团块状增粗达盆壁，触痛（+），既往无慢性病史。

1. 此患者最可能的诊断为
   A. 宫颈癌
   B. 阴道癌
   C. 宫颈肌瘤
   D. 膀胱癌转移
   E. 卵巢癌转移
   F. 子宫内膜癌
2. 为确诊及分期，需进行的检查为
   A. 诊刮
   B. 妇科检查
   C. 腹腔镜检查
   D. 阴道镜检查
   E. 病变部位活组织检查
   F. 宫颈刮片细胞学检查
3. 若确诊为宫颈腺癌，其临床分期为
   A. Ⅰ期
   B. ⅡA 期
   C. ⅡB 期
   D. ⅢA 期
   E. ⅢB 期
   F. ⅣA 期
4. 患者腰部胀痛可能是因为
   A. 膀胱转移
   B. 急性肾炎
   C. 腰椎间盘脱出
   D. 肿瘤压迫骶骨
   E. 肿瘤压迫脊椎神经
   F. 输尿管、肾盂积水
5. 宫颈腺癌的显微镜检类型有
   A. 腺鳞癌
   B. 浸润瘤
   C. 黏液腺瘤
   D. 恶性腺瘤
   E. 溃疡型癌
   F. 微小浸润癌

（6~9 题共用题干）

患者，女性，41 岁。因白带多、间有阴道少量出血 3 个月。既往月经规律，末次月经在 1 周前。妇科：宫颈重度柱状上皮异位，子宫体正常大小，双侧附件未扪及异常。

6. 为明确诊断，患者应首先做的检查是
   A. 腹部 CT
   B. 血常规
   C. 白带培养
   D. 宫颈活检
   E. 尿妊娠试验
   F. 宫颈刮片细胞学检查

7. 患者做了妇科 B 超检查，发现子宫正常大小，子宫内膜厚 2cm，左侧附件区可见一个 3cm×2cm混合回声块影，右附件区未见异常。为了明确诊断，患者进一步最有临床意义的检查是

A. 宫颈活检　　B. 腹部 CT

C. 诊断性刮宫　　D. 宫腔镜检查

E. 血清 CA125 测定　　F. 在 B 超引导下细针穿刺活检

8. 患者做了宫腔镜子宫颈管光滑，宫腔深 7cm，子宫内膜厚，宫底近左侧壁可见多个直径 0.3~0.5cm 大小菜花样新生物。病理检查提示：腺癌。有关该患者的叙述正确的是

A. 该患者首选放射治疗

B. 诊断子宫内膜腺癌ⅠA 期

C. 诊断子宫内膜腺癌ⅠB 期

D. 应先行宫颈活检再决定是否手术

E. 应行广泛性子宫切除术+盆腔淋巴结清扫术

F. 应行筋膜外子宫切除术+盆腔淋巴结清扫术

（9~12 题共用题干）

患者，女性，57 岁。肌瘤病史 12 年，绝经 6 年。6 个月前出现阴道不规则流血水样物，伴下腹疼痛和便秘。阴道通畅，黏膜润泽。宫颈增粗，质硬，表面光滑。宫口扩张，可见暗红色息肉样赘生物，质脆，触血。子宫增大如妊娠 4 个月大小，质稍软，后壁明显突向直肠，活动度尚可。双侧附件区无异常发现，双侧主韧带、骶韧带无明显增厚。直肠黏膜光滑，检查时指套无血染。X 线胸片未见异常。

9. 可能的诊断是

A. 子宫肌瘤肉瘤变　　B. 卵巢恶性肿瘤

C. 输卵管恶性肿瘤　　D. 子宫内膜癌

E. 子宫肌瘤　　F. 直肠癌

10. 如果已确诊为恶性肿瘤，则其临床分期可能是

A. 0 期　　B. Ⅰ期

C. Ⅱ期　　D. Ⅲ期

E. Ⅳ期　　F. Ⅴ期

11. 治疗方案恰当的是

A. 放疗　　B. 化疗

C. 免疫治疗　　D. 化疗+放疗

E. 全子宫及双侧附件切除术

F. 广泛性子宫切除术及双侧盆腔淋巴结清扫术，术后酌情加用放疗或化疗

12. 关于该病临床表现，描述恰当的是
    A. 合并感染坏死时可有大量脓性分泌物及组织碎片排出，伴有恶臭
    B. 不规则阴道出血是常见症状
    C. 晚期可有血性腹水及压迫症状
    D. 早期症状即很明显
    E. 腹部包块

参考答案与解析

一、A1 型题

1. B【解析】较大子宫壁间肌瘤的主要症状为不规则阴道出血。多数患者有经量增多，经期延长，不规则阴道出血或血样脓性排液等症状。长期经量增多可继发贫血，出现乏力、心悸等症状。

2. C【解析】子宫增大近妊娠 3 个月及以上者；肌瘤体积大压迫膀胱、直肠等引起相应症状者；子宫肌瘤体积大的，或者单个肌瘤直径>6cm；女性绝经后不缩小反而增大的肌瘤；子宫肌瘤体积不大，但是有症状的，如患者有月经量多，或是贫血、尿频、便秘等不适症状的，以上情况均需手术治疗。

3. D【解析】子宫颈癌的临床分期如下。①Ⅰ期：肿瘤局限在子宫颈（扩展至宫体应被忽略）。ⅠA：镜下浸润癌（所有肉眼可见的病灶，包括表浅浸润，均为ⅠB 期），间质浸润深度<5mm，宽度≤7mm。ⅠA1：间质浸润深度≤3mm，宽度≤7mm；ⅠA2：间质浸润深度>3mm 且<5mm，宽度≤7mm。ⅠB：临床癌灶局限于子宫颈，或者镜下病灶>ⅠA。ⅠB1：临床癌灶≤4cm；ⅠB2：临床癌灶>4cm。②Ⅱ期：肿瘤超越子宫，但未达骨盆壁或未达阴道下 1/3。ⅡA：肿瘤侵犯阴道上 2/3，无明显宫旁浸润。ⅡA1：临床癌灶≤4cm。ⅡA2：临床癌灶>4cm。ⅡB：有明显宫旁浸润，但未达到盆壁。③Ⅲ期：肿瘤已扩展到骨盆壁，在进行直肠指诊时，在肿瘤和盆壁之间无间隙，肿瘤累及阴道下 1/3，由肿瘤引起的肾盂积水或肾无功能的所有病例，除非已知道由其他原因所引起。ⅢA：肿瘤累及阴道下 1/3，没有扩展到骨盆壁。ⅢB：肿瘤扩展到骨盆壁，或引起肾盂积水或肾无功能。④Ⅳ期：肿瘤超出了真骨盆范围，或侵犯膀胱和/或直肠黏膜。ⅣA：肿瘤侵犯邻近的盆腔器官；ⅣB：远处器官转移。

4. A【解析】子宫内膜癌是发生于子宫内膜的一组上皮性恶性肿瘤，以来源于子宫内膜腺体的腺癌最常见。

5. A【解析】外阴鳞状细胞癌的临床分期按照 2009 年国际妇产科联盟（FIGO）分期。Ⅰ期：肿瘤局限于外阴和/或会阴，无淋巴结转移。①ⅠA 期：肿瘤最大径线≤2cm 且间质

浸润≤1.0mm。②ⅠB 期：肿瘤最大径线>2cm 或间质浸润>1.0mm。Ⅱ期：任何大小的肿瘤侵犯至会阴邻近结构（下 1/3 尿道、下 1/3 阴道、肛门），无淋巴结转移。Ⅲ期：任何大小的肿瘤，有或无侵犯至会阴邻近结构（下 1/3 尿道、下 1/3 阴道、肛门），有腹股沟-股淋巴结转移。①ⅢA 期：1 个淋巴结转移（≥5mm）；或 1~2 个淋巴结转移（<5mm）。②ⅢB 期：≥2 个淋巴结转移（≥5mm）；或≥3 个淋巴结转移（<5mm）。③ⅢC 期：阳性淋巴结伴囊外扩散。Ⅳ期：肿瘤侵犯其他区域（上 2/3 尿道、上 2/3 阴道），或远处转移。①ⅣA 期：肿瘤侵犯至上尿道和/或阴道黏膜、膀胱黏膜、直肠黏膜，或固定于骨盆壁；或腹股沟-股淋巴结出现固定或溃疡形成。②ⅣB 期：任何远处转移包括盆腔淋巴结转移。

6. D【解析】有无淋巴结转移与子宫内膜癌预后密切相关。

7. D【解析】卵巢黏液性囊腺癌的病理特点是体积较大，切面多房，囊、实性，囊液混浊或血性，细胞明显异型。浆液性囊腺癌除细胞层次增加超过 3 层外，最主要的特征是伴有癌细胞间质浸润。肿瘤细胞呈现癌细胞特点，细胞异型性明显，核分裂象多见，乳头分支多而复杂，呈树枝状分布，或呈未分化的特点。常可见砂粒体。选项 D 是浆液性囊腺瘤的病理特点。

8. E【解析】参见 A1 型题第 3 题解析。

9. C【解析】卵巢浆液性囊腺癌初期无明显症状，大多患者是在身体检查或者手术过程中才被发现。患者病情加重之后会出现腹胀、下腹部包块。肿块增大之后压迫膀胱或者是直肠会引发尿急、尿频以及排便次数增多等症状。肿瘤破裂会有恶病质表现，主要表现为发热、贫血、无力和消瘦等。卵巢浆液性囊腺癌不引起阴道不规则出血及异常排液。

10. A【解析】宫颈癌的随访，第 1 年内应第 1 次为 1 个月，以后每 2~3 个月 1 次。

11. A【解析】子宫内膜癌的激素治疗如下。①孕激素治疗：适用于晚期或复发癌、早期要求保留生育功能者。常用药物有甲羟孕酮、甲地孕酮、己酸羟孕酮。②抗雌激素制剂治疗：常用药物为他莫昔芬。而戊酸雌二醇是治疗甲状腺功能减退症的药物。

12. B【解析】分段诊断性刮宫是子宫体癌最常见、最有价值的诊断方法，能鉴别子宫内膜癌和宫颈管腺癌，也可明确子宫内膜癌是否累及宫颈管，为制定治疗方案提供依据。

13. E【解析】腹腔镜检查的禁忌证如下。绝对禁忌证：①心脏代偿功能不全或中重度肺功能不全不能耐受气腹、特殊体位者。②不能耐受包括气管插管在内的麻醉者。③腹股沟疝或膈疝者。④急性弥漫性腹膜炎伴严重胀气者。⑤非囊性巨大盆腔、腹腔包块影响人工气腹或不能置镜者。⑥严重的急性内出血性休克者。⑦妊娠 20 周以后者。⑧严重盆腔、腹腔粘连影响人工气腹或不能置镜者。相对禁忌证：①既往有腹部手术史者。②过度肥胖与消瘦者。③有急慢性盆腔炎史者。④妊娠 20 周以前者。⑤大于拳头大小的肌瘤或卵巢肿瘤者。

14. E【解析】子宫颈癌早期病例的诊断应采用子宫颈细胞学检查和/或高危型人乳头状瘤病毒（HPV）DNA 检测、阴道镜检查、子宫颈活组织检查的“三阶梯”程序，确诊依据为组织学诊断。

15. B【解析】CA125是一种大分子多聚糖蛋白，分子量可达220~1000kD，99%健康人血清值<35U/ml。对浆液性癌的诊断有相对特异性，可用于浆液性卵巢癌、子宫内膜癌、乳腺癌等恶性肿瘤的辅助诊断和随访。

16. E【解析】绝经期女性宫颈癌的早期典型临床症状是接触性出血，即性生活或妇科检查后阴道流血，也可表现为不规则阴道流血，或经期延长、经量增多。

17. B【解析】子宫颈原位癌，对无生育要求者，应行子宫全切术。

18. B【解析】外阴组织为鳞状上皮，肿瘤中鳞状细胞癌最多见，占外阴恶性肿瘤的80%~90%，多见于60岁以上妇女，其发生率近年有所增加，病因尚不完全清楚。

19. A【解析】镜检子宫肌瘤由皱纹状排列的平滑肌纤维相互交叉组成，呈漩涡状，其间掺有不等量的纤维结缔组织。细胞大小均匀，呈卵圆形或杆状，核染色较深。

20. B【解析】无性细胞瘤：①为中度恶性的卵巢生殖细胞肿瘤，占卵巢恶性肿瘤的2%~4%。好发于青春期及生育期妇女。②肿瘤为实性，触之如橡皮样。表面光滑，呈分叶状，包膜一般完整。切面质实而脆，呈灰淡红或棕黄色。约50%有坏死及出血区，偶见囊性间隙。③治疗上以手术及放、化疗为主，而无性细胞瘤对放疗特别敏感，故放疗效果较好，5年生存率可达90%。④肿瘤间质结缔组织内常见多少不等的淋巴细胞浸润，有时可查见朗格汉斯细胞，常见结缔组织玻璃样变性或胶原化。⑤无性细胞瘤常为单侧性，10%~17%为双侧性。

21. A【解析】外阴鳞状细胞癌有结节状、菜花状和溃疡型3种类型。癌组织较脆，边界清楚，基底发硬。癌灶可发生在外阴的任何部位，以大阴唇最常见，其次为小阴唇、阴蒂、会阴等。

22. C【解析】子宫肉瘤是较为罕见的恶性肿瘤，占子宫恶性肿瘤的3%左右。子宫肉瘤主要来源于子宫肌层、肌层内结缔组织和内膜间质，也可继发于子宫平滑肌瘤，最多见的是子宫平滑肌肉瘤。多见于40~60岁的妇女，5年存活率为20%~30%。肉瘤可见于子宫各个部位。早期症状多不明显。

23. B【解析】子宫颈癌的转移途径如下。①直接蔓延：最常见。②淋巴转移：是宫颈癌最重要的转移途径。③血行转移：比较少见，大多发生在晚期患者，可转移至肺、肝、心、脑和皮肤。

24. A【解析】外阴癌的转移途径以直接蔓延（早期）和淋巴转移较常见，晚期可经血行转移。

25. D【解析】卵黄囊瘤为一罕见而恶性程度高且预后差的卵巢生殖细胞瘤，发病率在卵巢恶性生殖细胞肿瘤中居首位，占31.9%~60.2%，多见于儿童及年轻妇女。

26. E【解析】轻度的不典型增生属于癌前病变，若病变范围较小、较局限，部分患者会康复，另外一部分有可能进一步发展。

27. C【解析】外阴恶性黑色素瘤占外阴恶性肿瘤的2%~3%，常来自结合痣或复合痣。

任何年龄妇女均可发生。可无症状偶然体检时发现，但其最常见的主诉是外阴肿块。手术是控制甚至治愈女性生殖道恶性黑色素瘤的主要治疗方式，目前比较公认的是行外阴根治术及腹股沟淋巴结清扫术。

28. A【解析】参见 A1 型题第 5 题解析。

29. A【解析】当宫颈发生病变，为了确诊宫颈组织是否癌变，需要行宫颈活检明确诊断。通常宫颈活检是在宫颈外口鳞柱交界处，或者是在明显的有病变处钳取宫颈组织做病理检查。

30. D【解析】对放射线具有较高敏感性的脏器是卵巢，生殖道上皮组织对放射线较为敏感。

31. A【解析】宫颈鳞状上皮内病变是宫颈癌的癌前病变，包括宫颈非典型增生和宫颈原位癌。

32. E【解析】行分段刮宫的操作顺序应是先刮取宫颈管黏膜，再刮取子宫内膜。这种顺序能确定是子宫内膜癌在先，还是子宫颈管癌在先，有鉴别诊断价值。

33. E【解析】克鲁肯贝格瘤，是一种特殊的卵巢转移性癌，镜下可见印戒状黏液细胞，间质伴有肉瘤样的浸润的卵巢转移。

34. A【解析】子宫肌瘤确切病因尚不明了，根据好发于生育年龄妇女，绝经后肌瘤停止生长，甚至萎缩、消失等，提示子宫肌瘤的发生可能与女性激素有关。雌激素能使子宫肌细胞增生肥大，肌层变厚，子宫增大。女性激素通过相应激素受体起作用。子宫肌组织内雌激素受体含量随月经周期不同雌激素水平而变化。子宫肌瘤组织中雌激素受体和雌二醇含量较正常子宫肌组织高，但 17-羟类固醇脱氢酶含量较低，故雌二醇转变为雌酮的量少。合并妊娠时胎盘催乳素有促进雌二醇对肌瘤的作用，故子宫肌瘤生长加快。同时卵巢功能、激素代谢均受高级神经中枢的调控，故神经中枢活动对肌瘤发病也可能起重要作用。

35. B【解析】卵巢睾丸母细胞瘤来源于原始性腺中的性索及间质组织，瘤组织主要由支持细胞构成，呈现纤维肉瘤图像，其中混杂少量间质细胞。

36. A【解析】子宫颈原位癌常发生于颈管下段移行带附近，也可局限于一个宫颈管黏膜息肉内。可累及成组的腺体结构或单个腺体，呈芽状生长入间质，使腺体呈筛状改变，由上皮细胞构成的乳头亦可穿入腺体内或突出于颈管表面，但非浸润。原位腺癌由假复层柱状上皮构成。阴道镜检查是诊断宫颈鳞状上皮内病变和早期宫颈癌的重要的辅助诊断方法。阴道镜检查可以发现较隐秘的病变部位，提高检出率。在阴道镜检查的指导下活检，能够大大提高盲目活检的准确性。如果细胞学诊断和阴道镜检查结果不一致，必要时还可以行颈管搔刮术，明确颈管有无病灶的可能。

37. B【解析】经腹或经腹腔镜子宫肌瘤切除术适用于年轻患者或需保留生育功能的患者，对子宫切除术有顾虑的患者可行子宫肌瘤切除术，然后行子宫整形术。

38. C【解析】对巨大卵巢囊肿与腹水的鉴别，最有诊断价值的是盆腹腔 B 超检查，腹水液性暗区内有肠管回声，囊肿液性暗区无肠管回声。

39. D【解析】早期子宫颈癌（ⅠA～ⅡA期）选用广泛性子宫切除术及盆腔淋巴结清扫术，年轻患者卵巢正常者可予保留。术中冷冻切片检查髂总淋巴结阳性者应做腹主动脉旁淋巴清扫或取样，进一步明确病变累及范围，选择术后治疗方案。

40. A【解析】子宫颈癌复发时的症状因复发部位不同而异。宫颈局部或阴道复发，常有不规则的阴道流血或恶臭白带；盆壁或宫旁复发，可出现患侧下肢疼痛、浮肿，腰骶部或下腹部疼痛，盆腔检查可触及宫旁肿块或骶窝部固定的包块；直肠或膀胱转移者，常有便血或血尿；骨转移常出现局部疼痛；肺转移可有咳嗽、胸痛等。宫颈癌复发以盆壁、宫旁和宫颈局部复发为最常见。

41. C【解析】外阴癌是外阴的恶性肿瘤，以原发性鳞状细胞癌为主，继发性少见。

42. E【解析】子宫肌瘤为女性生殖器官最常见的良性肿瘤，是由子宫平滑肌细胞增生而形成，其中有少量纤维结缔组织作为一种支持组织而存在，也称为子宫平滑肌瘤。

43. D【解析】淋巴转移是宫颈癌最重要的转移途径。一般沿宫颈旁淋巴管先转移至闭孔、髂内及髂外等区域淋巴结，后再转移至髂总、骶前和腹主动脉旁淋巴结。晚期患者可远处转移至锁骨上及腹股沟深、浅淋巴结。

44. A【解析】参见A1型题第3题解析。

45. E【解析】分泌雄激素的卵巢肿瘤如卵巢睾丸母细胞瘤、卵巢间质细胞瘤等均可产生大量雄激素。

46. E【解析】参见A1型题第42题解析。

47. A【解析】子宫内膜腺瘤样增生过长即复合性增生过长，不属于癌前病变。

48. B【解析】月经量多或经期延长但月经周期基本正常，应首先考虑子宫肌瘤。

49. D【解析】纤维瘤为较常见的良性卵巢肿瘤，多见于中年妇女，单侧居多，中等大小，表面光滑或结节状，切面灰白色，实性、坚硬。伴有腹水或胸腔积液者称梅格斯综合征。

50. C【解析】子宫肌瘤按肌瘤与子宫肌壁的关系类如下。①肌壁间肌瘤：占60%～70%，肌瘤位于子宫肌壁间，周围均被肌层包围。②浆膜下肌瘤：约占20%，肌瘤向子宫浆膜面生长，并突出于子宫表面，肌瘤表面仅由子宫浆膜覆盖。③黏膜下肌瘤：占10%～15%。

51. A【解析】Ⅰ期有浅肌层浸润者应行子宫切除术加双侧附件区切除术，根据侵犯肌层深度行盆腔及腹主动脉旁淋巴结清扫术。所以，选项A错误。

52. A【解析】宫颈癌的淋巴结转移根据转移时间的先后可分为一级组和二级组。二级组淋巴结：①髂总淋巴结。②腹股沟淋巴结，包括腹股沟深、浅淋巴结。③腹主动脉旁淋巴结。

53. E【解析】诊断子宫内膜癌最可靠的方法是分段刮宫，这对于鉴别原发病灶是在子宫内膜还是在子宫颈，或子宫内膜癌是否已累及子宫颈很有帮助。

54. B【解析】参见A1型题第49题解析。梅格斯综合征患者的临床表现，往往颇似晚期肝硬化、充血性心力衰竭或晚期恶性肿瘤，但切除肿瘤后，腹水及胸腔积液均消失。

55. A【解析】卵巢恶性肿瘤分为以下 4 类：上皮性肿瘤、性索间质肿瘤、生殖细胞肿瘤和转移性肿瘤。其中最常见的是卵巢上皮性肿瘤，占卵巢恶性肿瘤的 85%~90%，而卵巢上皮性肿瘤又以卵巢浆液性囊腺瘤最为常见，约占 75%，其次是卵巢黏液性囊腺瘤，约占 20%。

56. E【解析】肌瘤恶变为肉瘤少见，多见于绝经后伴疼痛和出血的患者。

57. C【解析】参见 A1 型题第 2 题解析。

58. D【解析】参见 A1 型题第 39 题解析。

59. C【解析】卵巢癌Ⅱ期的病变范围：肿瘤累及一侧或双侧卵巢，伴有盆腔蔓延（在骨盆缘以下）。

60. C【解析】子宫肉瘤是一组起源于子宫平滑肌组织、子宫间质、子宫内组织或子宫外组织的恶性肿瘤。组织学起源多是子宫肌层，也可是肌层内结缔组织或子宫内膜的结缔组织。多见于 40~60 岁的妇女，好发年龄为 50 岁左右，分段诊刮对子宫平滑肌肉瘤诊断率低，对子宫内膜间质肉瘤及子宫恶性中胚叶混合瘤有较高的诊断价值。子宫肉瘤以手术治疗为主，单纯子宫全切除+双侧附件切除是其手术治疗的标准术式，子宫肉瘤 5 年存活率为 20%~30%。

61. C【解析】黏膜下肌瘤可妨碍受精卵着床，引起流产或影响胎盘功能，即使妊娠至足月，也常因肌瘤脱垂于阴道而继发感染。

62. E【解析】原发性输卵管癌是一种少见的女性生殖道恶性肿瘤，多发生于绝经后妇女。

63. E【解析】子宫肌瘤组织的雌、孕激素受体含量高于同一子宫正常肌层的含量。

64. E【解析】卵巢癌总的治疗原则是以手术治疗为主，辅用化疗、放疗，部分患者还可以使用靶向药物等。

65. E【解析】子宫肌瘤临床症状出现的迟早及严重程度主要取决于肌瘤的部位。按肌瘤生长部位分为宫体肌瘤和宫颈肌瘤，前者占大多数。

66. E【解析】阴道鳞状上皮内病变的物理治疗：对早期病变可采用 CO_2 激光、冷冻和 LEEP、高能聚焦超声刀等治疗方法。

67. C【解析】子宫肌瘤红色变性多见于妊娠期或产褥期，为肌瘤的一种特殊类型坏死。患者可有剧烈腹痛伴恶心、呕吐、发热，白细胞计数增多，检查发现肌瘤迅速增大、压痛，肌瘤内有出血。

68. A【解析】卵巢癌肿瘤细胞减灭术适用于术前或术中评估为中晚期的卵巢癌患者及部分复发患者，手术是为了尽可能切净所有病灶，降低肿瘤负荷，提高化疗疗效，改善预后。因此，肿瘤细胞减灭术应尽量使肿瘤残余灶直径小于 1.0~2.0cm。

69. A【解析】肌壁间肌瘤占子宫肌瘤的 60%~70%，肌瘤位于子宫肌壁间，周围均被肌层包围。大的肌壁间肌瘤易致月经周期缩短，经量增多，经期延长。

70. B【解析】子宫颈癌的转移以直接蔓延最常见，癌组织局部浸润，向邻近器官及组织扩散。常向下累及阴道壁，极少向上由子宫颈管累及宫腔；癌灶向两侧扩散可累及主韧带及子宫颈旁、阴道旁组织直至骨盆壁；晚期可向前、后蔓延侵及膀胱或直肠。

71. A【解析】外阴癌的转移途径有直接浸润、淋巴转移、血运转移，前两种途径较常见，后者多发生在晚期。①直接浸润：癌灶逐渐增大，沿皮肤、黏膜向内侵及阴道和尿道，晚期可累及肛门、直肠和膀胱等。②淋巴转移：外阴淋巴管丰富，两侧互相交通组成淋巴网。癌灶多向同侧淋巴结转移。最初转移至腹股沟淋巴结，再至股深淋巴结，并经此进入盆腔淋巴结，如髂总、髂内、髂外、闭孔淋巴结等，最后转移至腹主动脉旁淋巴结。一般浅淋巴结被癌灶侵犯后，才转移至深淋巴结。若腹股沟浅、深淋巴结无癌灶转移，一般不会侵犯盆腔淋巴结。阴蒂癌灶常向两侧侵犯并可绕过腹股沟浅淋巴结直接至股深淋巴结。外阴后部及阴道下段癌可直接转移至盆腔内淋巴结。

72. A【解析】宫颈鳞状上皮化生是柱状上皮异位修复或愈合的过程，化生的鳞状上皮来自柱状上皮下的基底细胞。

73. E【解析】参见 A1 型题第 3 题解析。

74. D【解析】参见 A1 型题第 67 题解析。

75. B【解析】子宫壁间肌瘤最常见的症状是月经变化，即月经周期缩短、月经量增多、经期延长等。

76. E【解析】子宫肌瘤恶变即为肉瘤变，多见于年龄较大的妇女。因无明显症状，易被忽视。肌瘤在短期内迅速增大或伴不规则阴道流血者，应考虑有肉瘤变可能，若绝经后妇女肌瘤增大，更应警惕发生恶变。

77. D【解析】卵巢癌是较易扩散转移的肿瘤，因早期不易重视，一般确诊时大部分已到了晚期。卵巢癌的常见转移方式是直接蔓延至邻近组织和器官，或至腹腔脏器浆膜或腹膜壁层。肿瘤细胞从瘤组织表面脱落种植在全盆、腹腔脏器或组织表面，造成种植性转移，也是常见的转移方式。

78. C【解析】黏膜下子宫肌瘤，由于肌瘤突向宫腔，最常见的临床表现主要是月经量增多以及经期延长。

79. A【解析】参见 A1 型题第 76 题解析。

80. E【解析】宫颈癌的淋巴结转移根据转移时间的先后可分为一级组和二级组。一级组淋巴结：①宫旁淋巴结，横跨宫旁组织的一组小淋巴结。②宫颈旁或输尿管旁淋巴结，位于输尿管周围横跨子宫动脉段附近的淋巴结。③闭孔或髂内淋巴结，围绕闭孔血管及神经的淋巴结。④髂内淋巴结，沿髂内静脉近髂外静脉处的淋巴结。⑤髂外淋巴结，位于髂外动、静脉周围的 6~8 个淋巴结。⑥骶前淋巴结。

81. D【解析】参见 A1 型题第 77 题解析。最易发生的是腹腔内转移。

82. D【解析】黏膜下肌瘤使宫腔内膜面积增大和子宫收缩不良，或伴有子宫内膜增生过长，可引起月经量增多、经期延长；长期多量出血可造成失血性贫血。

83. A【解析】子宫内膜癌的癌前病变是子宫内膜不典型增生或是复杂性增生。患者可能会出现阴道不规律出血和阴道异常排液的症状。

84. B【解析】宫颈癌是最常见的妇科恶性肿瘤。原位癌高发年龄为30~35岁，浸润癌为45~55岁，近年来其发病有年轻化趋势。

85. B【解析】卵巢浆液性囊腺瘤是卵巢良性上皮性肿瘤之一，其表面上皮来自体腔上皮，胚胎时期参与米勒管的形成，由米勒管进一步分化为输卵管、宫内膜、宫颈管等各种不同类型上皮。

86. D【解析】子宫肌瘤多数患者有经量增多、经期延长的症状。长期经量增多可继发贫血。

87. A【解析】阴道排液、腹痛、盆腔包块为输卵管癌的“三联征”，但不足15%的患者有此典型的“三联征”。

88. D【解析】参见A1型题第67题解析。

89. D【解析】子宫内膜癌的发生，首先可能与雌激素水平过高或孕激素水平不足有关。雌激素对子宫内膜的长期持续刺激与无排卵性异常子宫出血、多囊卵巢综合征、功能性卵巢肿瘤、绝经后长期服用雌激素而无孕酮拮抗有关。所以选项D错误。

90. E【解析】子宫内膜癌Ⅰ期不能耐受手术者选择肿瘤靶向放疗并进行后续检测；可手术者应行筋膜外全子宫切除及双侧附件切除术。有下述情况之一者，行盆腔淋巴结切除及腹主动脉旁淋巴结取样：①可疑的盆腔和/或腹主动脉旁淋巴结转移。②特殊病理类型，如浆液性腺癌、透明细胞癌、鳞状细胞癌、癌肉瘤、未分化癌等。③子宫内膜样腺癌G3。④肌层浸润深度≥1/2。⑤癌灶累及宫腔面积超过50%。

91. A【解析】参见A1型题第67题解析。

92. A【解析】克鲁肯贝格瘤的原发部位在胃肠道，肿瘤为双侧性，中等大，多保持卵巢原状或呈肾形。

93. A【解析】大部分子宫内膜癌由内分泌紊乱引起，而长期持续雌激素的影响是子宫内膜癌发病的重要因素。任何年龄的妇女，尤其是围绝经期和绝经后的妇女，子宫内膜在长期雌激素刺激下，会产生内膜增生、腺上皮细胞异型性改变。内源性或外源性雌激素持续作用于子宫内膜，可引起内膜的一系列变化，而最后可能发展为癌。

94. B【解析】参见A1型题第22题解析。

95. D【解析】子宫肌瘤根据与子宫肌壁间的关系，可以分为子宫浆膜下肌瘤、子宫肌壁间肌瘤，还有子宫黏膜下肌瘤。其中，子宫黏膜下肌瘤较早出现月经量增多、经期延长、月经周期缩短等月经异常的表现。

96. B【解析】卵巢良性囊性畸胎瘤最常见的并发症是蒂扭转，这是最常见的妇科急腹症，扭转可引起坏死穿孔和腹腔内出血。

97. C【解析】子宫内膜癌是发生于子宫内膜的一组上皮性恶性肿瘤，以来源于子宫内膜腺体的腺癌最常见。为女性生殖道三大恶性肿瘤之一，占女性全身恶性肿瘤的 7%，占女性生殖道恶性肿瘤的 20%~30%。近年来发病率在世界范围内呈上升趋势。

98. A【解析】子宫颈细胞学检查是最普遍应用的筛查宫颈癌的辅助方法。

99. A【解析】卵巢上皮性癌对化疗较敏感，即使已有广泛转移也能取得一定疗效。常用化疗药物有顺铂、卡铂、紫杉醇、环磷酰胺、依托泊苷等。多采用顺铂类为基础的联合化疗，其中铂类联合紫杉醇为“金标准”一线化疗方案。

100. E【解析】子宫内膜癌好发于绝经后妇女，宫底及两侧宫角部是子宫内膜癌的好发部位，另外，子宫体后壁也是内膜癌好发部位。

101. D【解析】子宫肌瘤影响月经量的主要因素为肌瘤部位。大的肌瘤使宫腔增大，子宫内膜面积增加并影响子宫收缩，还可能使附近静脉受压，致子宫内膜静脉丛充血扩张，引起经量增多；当肌瘤较小时引起经量增多可能性小。

102. D【解析】卵巢瘤样病变的肿块直径一般<5cm，可短暂观察。若疑为卵巢良性肿瘤（肿物直径>5mm），即应手术治疗，通常采用腹腔镜手术。恶性肿瘤的治疗原则是以手术为主，辅以化疗、放疗的综合治疗。一经疑为恶性肿瘤应尽早剖腹探查。若为早期卵巢恶性上皮性肿瘤，应行全面确定分期的手术，包括腹水或腹腔冲洗液做细胞学检查；全面探查盆、腹腔，包括横膈、肝、脾、消化道、腹膜后各组淋巴结及内生殖器；对可疑病灶及易发生转移部位多处取材做组织学检查；全子宫和双附件切除（卵巢动静脉高位结扎）；盆腔及腹主动脉旁淋巴结清扫；大网膜和阑尾切除。晚期病例则行肿瘤细胞减灭术，术式与全面确定分期的手术相同。手术的目的是尽最大努力切除卵巢恶性肿瘤的原发灶和转移灶，使肿瘤残余灶直径<1cm。ⅠA、ⅠB 期应做全子宫及双侧附件切除术。

103. A【解析】内膜样腺癌占子宫内膜癌的 80%~90%，最常见。

104. A【解析】参见 A1 型题第 70 题解析。

105. D【解析】子宫肌瘤好发于生育期，青春期前少见，绝经后萎缩或消退，提示其发生可能与女性激素相关。生物化学检测证实肌瘤中雌二醇的雌酮转化明显低于正常肌组织，肌瘤中雌激素受体浓度明显高于周边肌组织，故认为肌瘤组织局部对雌激素的高敏感性是肌瘤发生的重要因素。肌瘤中雌激素浓度比子宫肌的高，肌瘤中雌二醇受体（E_2R）及孕酮受体（PR）含量均比子宫肌高。

106. E【解析】蒂扭转是常见的妇科急腹症，约 10%卵巢肿瘤并发蒂扭转。传统的治疗方法是蒂扭转一经确诊，应尽快剖腹或腹腔镜行患侧卵巢切除术。术时应在蒂根下方钳夹，将肿瘤和扭转的瘤蒂一并切除，钳夹前不可回复扭转，以防栓塞脱落。

107. E【解析】对子宫内膜癌晚期或复发癌、早期要求保留生育功能患者可考虑孕激素治疗。为抑制癌细胞生长，孕激素以高效、大剂量、长期应用为宜，至少应用 12 周以上方可评定疗效。孕激素受体阳性者有效率可达 80%。

108. E【解析】卵巢转移性恶性肿瘤最常见的原发部位为胃肠道，依次为乳腺、除卵巢外的生殖道、泌尿道，其他如肝、胰、胆道少见，白血病、淋巴瘤也可累及卵巢。

109. A【解析】子宫内膜癌的筛选检查方法为宫腔吸取分泌物细胞学检查，此方法简单、无损伤，可作为筛选，确诊还需要内膜的病理检查。

110. C【解析】外阴鳞状细胞癌的发病原因尚不完全清楚。外阴癌患者常并发外阴色素减退疾病，其中 5%～10%伴不典型增生者可能发展为外阴癌；其他如外阴受慢性长期刺激如乳头状瘤、尖锐湿疣、慢性溃疡等也可发生癌变；外阴癌可与宫颈癌、阴道癌合并存在。现已公认单纯疱疹病毒Ⅱ型、人乳头状瘤病毒、巨细胞病毒等与外阴癌的发生可能有关。

111. A【解析】卵泡膜细胞瘤为发生于性索间质并具有内分泌功能的卵巢实性肿瘤，可分泌更多的雌激素，因此女性化症状比颗粒细胞瘤显著。常合并子宫内膜增生甚至子宫内膜癌。卵泡膜细胞瘤少见，预后好。

112. D【解析】早期子宫内膜癌妇科检查无异常发现。晚期子宫增大质软，合并宫腔积脓时可有明显触痛，宫颈管内偶有癌组织脱出，触之出血。癌灶浸润周围组织时，子宫固定或宫旁扪及不规则结节状物。

113. D【解析】参见 A1 型题第 8 题解析。

114. D【解析】卵巢恶性肿瘤是女性生殖器官常见的恶性肿瘤之一，发病率仅次于子宫颈癌和子宫体癌。卵巢上皮性癌死亡率占各类妇科肿瘤的首位，对女性生命造成严重威胁。因卵巢深居盆腔，体积小，缺乏典型症状，难以早期发现。

115. D【解析】卵巢颗粒细胞瘤是卵巢的一种低度的恶性肿瘤，也就是卵巢的间质细胞瘤。所以，选项 A 正确。卵巢浆液性囊腺癌，是发生在卵巢上皮的一种恶性肿瘤，是成人最常见的卵巢癌。所以，选项 B 正确。卵巢癌中期，患者有腹部膨胀感，由于肿瘤生长迅速短期内可有腹胀、腹部肿块及腹水。所以，选项 C 正确。黏液性囊腺癌癌灶巨大生长快。所以，选项 D 错误。卵巢癌ⅠC 3 期，伴有腹水，腹水中有癌细胞。所以，选项 E 正确。

116. E【解析】女性生殖器官恶性肿瘤对化学药物治疗效果最好的是绒毛膜癌，绒毛膜癌的治疗以化疗为主，根据肿瘤分期和预后评估结果等，制定个体化治疗方案。

117. C【解析】淋巴转移是子宫内膜癌的主要转移途径，血行转移少见。

118. E【解析】宫颈癌术后的并发症包括：①淋巴囊肿，是宫颈癌术后最常见的并发症之一。②尿潴留和尿路感染。③静脉栓塞，宫颈癌术后下肢静脉血栓的发生率可达 13%～33%。④肠粘连及肠梗阻。⑤输尿管阴道瘘及阴道膀胱瘘。一般多发生在手术 1～2 周内，表现为阴道持续性流液，伴尿量减少。

119. D【解析】女性生殖器官恶性肿瘤放疗效果最好的是卵巢无性细胞瘤。无性细胞瘤对放疗敏感，但肿瘤原发部位放疗会损伤生育能力。所以目前很少应用，除非患者不能予以化疗时才会考虑放疗。

120. B【解析】浆膜下子宫肌瘤最常见的症状是下腹部包块。出现浆膜下子宫肌瘤时，如果肌瘤比较小，患者可能没有比较明显的症状，一般不容易被发现，可能被发现是因为来医院体检，发现腹部包块，进而发现了浆膜下的子宫肌瘤。浆膜下子宫肌瘤体积比较大时，有可能会出现急腹症。

121. C【解析】卵巢浆液性囊腺癌是卵巢癌里面比较常见的一种病理类型，在女性生殖器官恶性肿瘤中，预后最差。

122. D【解析】参见 A1 型题第 107 题解析。

123. B【解析】参见 A1 型题第 90 题解析。

124. B【解析】早期手术是子宫内膜癌首选的治疗方法。术中应探查盆腔及腹腔各个脏器，开腹后立即取腹水找癌细胞。子宫内膜癌的手术治疗如下。①Ⅰ期患者：不能耐受手术者选择肿瘤靶向放疗并进行后续检测；可手术者应行筋膜外全子宫及双侧附件切除术。②Ⅱ期患者：不能耐受手术者选择放疗并进行后续检测；可手术者应行广泛性子宫切除术及双附件切除术，同时行盆腔及腹主动脉旁淋巴结清扫。宫颈活检或者 MRI 阳性发现或者肉眼见受侵者可行根治性子宫及双附件切除+盆腔及腹主动脉旁淋巴结清扫。高危患者或仅行子宫全切术者推荐进行辅助性盆腔放疗±近距离照射。③Ⅲ期和Ⅳ期的晚期患者：a. 病灶在腹腔内，包括腹水、大网膜、淋巴结、卵巢、腹膜肿瘤细胞阳性者行筋膜外全子宫及双附件切除术+细胞学+最大限度肿瘤减灭或盆腔、腹主动脉旁淋巴结切除；b. 病灶在子宫外盆腔，包括阴道、膀胱、结肠/直肠、宫旁出现浸润者，行盆腔放疗或手术+近距离放疗或化疗；c. 腹膜外膜腔/肝脏发现病灶者考虑姑息性子宫双附件切除或放疗或激素治疗或化疗。此外，对晚期或复发癌、早期要求保留生育功能患者可考虑孕激素治疗。

125. D【解析】妊娠合并子宫肌瘤的处理原则：①妊娠合并肌瘤者多能自然分娩，不应急于干预，但应预防产后出血。②肌瘤过大阻碍胎儿下降者或发生胎位异常、产力异常者应行剖宫产结束分娩。③妊娠期及产褥期肌瘤发生红色变性时，多采用保守治疗不做手术。④浆膜下肌瘤发生蒂扭转经确诊后应手术治疗。⑤剖宫产手术时是否同时切除子宫肌瘤及子宫，应根据肌瘤的大小、数目、部位和患者的情况决定。

126. D【解析】子宫颈癌、子宫内膜癌、卵巢癌是女性生殖器官常见的三大恶性肿瘤。

127. E【解析】参见 A1 型题第 107 题解析。

128. D【解析】宫颈炎是子宫颈细菌或者是支原体、衣原体慢性感染引起的宫颈炎症。如果长时间感染 HPV 病毒，可能会导致宫颈的癌变。

129. A【解析】参见 A1 型题第 124 题解析。

130. D【解析】目前普遍采用 WHO 制定的女性生殖器官肿瘤组织学分类。

131. B【解析】卵黄囊瘤多见于儿童及青少年。瘤细胞产生甲胎蛋白（AFP），因此患者血清 AFP 浓度较高，其浓度与肿瘤消长相关，是诊断及治疗监测时的重要标志物。

132. D【解析】参见 A1 型题第 90 题解析。

133. A【解析】卵巢是全身各脏器肿瘤类型最多的部位，缺乏有效的早期诊断方法。

134. C【解析】颗粒细胞瘤是低度恶性肿瘤，高峰年龄为 45~55 岁。能分泌雌激素，因此有女性化作用。

135. C【解析】外阴平滑肌瘤好发于阴蒂、大阴唇、小阴唇，一般为单发，外形呈圆形或椭圆形，表面光滑，质地偏硬，有包膜，活动好。外阴平滑肌瘤多来源于外阴的平滑肌、毛囊的竖毛肌或血管的平滑肌。治疗原则为有蒂肌瘤局部切除或深部肌瘤摘除。

136. B【解析】参见 A1 型题第 49 题解析。

137. D【解析】能引起雌激素过度分泌的卵巢肿瘤都可以刺激子宫内膜的生长，比如卵泡膜细胞瘤、颗粒细胞瘤等。

138. E【解析】卵巢浆液性囊腺是介于良性腺瘤与癌之间的具有恶性潜能的卵巢上皮性肿瘤。

139. B【解析】卵巢恶性肿瘤特点：病程短，肿瘤迅速增大；双侧多、实性或囊实性、不规则、固定；常有腹水，可能查到恶性细胞；超声检查液性暗区内有杂乱光团、光点、界限不清；CA125 多显著升高。

140. E【解析】子宫颈癌的病因主要包括以下两个方面。①行为危险因素：如性生活过早、多个性伴侣、多孕多产、营养不良和性混乱等。②生物学因素：包括细菌、病毒和衣原体等各种微生物的感染。

141~142 D、C【解析】特异性性索间质肿瘤来源于卵巢的特异性性索间质，包括颗粒细胞瘤、卵泡膜细胞瘤、纤维瘤、卵巢睾丸母细胞瘤、两性母细胞瘤等。特异性性索间质肿瘤不包括无性细胞瘤。

143. E【解析】卵巢成熟畸胎瘤是卵巢畸胎瘤家族的一部分，起源于具有全能分化功能的生殖细胞，包含有外胚层、中胚层及内胚层结构。卵巢成熟畸胎瘤可分为实性成熟畸胎瘤及囊性成熟畸胎瘤。前者十分罕见，多见于青年妇女。后者为卵巢最常见的良性肿瘤，故又称良性囊性畸胎瘤或皮样囊肿。卵巢成熟畸胎瘤含有 2 个或以上胚层成分的成熟性组织，主要来源于外胚层。其发生率高，仅次于卵巢浆液性囊腺瘤。可发生于任何年龄，以生育年龄妇女多见。

144. A【解析】参见 A1 型题第 131 题解析。

145. A【解析】子宫内膜癌患者常伴有不育、肥胖、高血压、糖尿病、月经异常、绝经后延、多囊卵巢综合征等因素。

146. A【解析】约 5%的黏液性肿瘤中混合有畸胎瘤，良性及交界性几乎都是囊性，典型病变为多房性。

147. B【解析】参见 A1 型题第 106 题解析。

148. A【解析】阴道镜主要是检查宫颈和阴道壁的问题，最适用于子宫颈癌的检查，因为宫颈形态和组织学检查可提高宫颈癌及癌前病变的诊断价值。

149. B【解析】参见 A1 型题第 44 题解析。

150. E【解析】子宫内膜癌的病理类型如下。①腺癌，占 80%～90%。Ⅰ级（高分化）：非鳞状或桑葚状实性生长区域≤5%，常局限于子宫内膜；Ⅱ级（中分化）：分化稍差，腺体轮廓欠清晰，部分为实性癌，非鳞状或桑葚状实性生长区域占 6%～50%；Ⅲ级（低分化或未分化癌）：分化差，腺体结构消失，实性癌块为主，非鳞状或桑葚状实性生长区域>50%。②腺癌伴鳞状上皮化生：包括腺癌中含分化良好的良性鳞状上皮（腺棘癌）及鳞状细胞癌（腺鳞癌）。③透明细胞癌：呈管状结构，内衬透明的鞋钉状细胞，恶性度高。④浆液性乳头样腺癌：1/3 含有沙砾体，易广泛累及肌层和脉管，恶性度极高。

151. C【解析】颗粒细胞瘤最常见于儿童及青春期少女。

152. E【解析】卵巢囊肿蒂扭转主要好发于囊肿的肿瘤较大，活动度较好，其重心偏向于一侧的肿瘤，如畸胎瘤。一般常发生在患者体位改变或妊娠时。发生蒂扭转时，患者会出现典型的一侧下腹部剧烈疼痛。常伴有恶心、呕吐甚至休克，这是由于腹部受到了牵引而引起的症状。

153. C【解析】原发性阴道癌很罕见，约占女性生殖器官恶性肿瘤的 1%。主要是鳞状细胞癌、腺癌，其他如肉瘤及恶性黑色素瘤更为罕见。阴道的继发性癌较多见，在诊断原发性癌前应考虑及排除继发性阴道癌的可能性。

154. D【解析】参见 A1 型题第 20 题解析。

155. D【解析】参见 A1 型题第 99 题解析。

156. E【解析】输卵管原发性恶性肿瘤少见，一般以绝经后的女性比较多见。输卵管的转移性癌多来自卵巢癌和子宫内膜癌，转移性和原发性肿瘤的治疗都以手术为主。

157. E【解析】参见 A1 型题第 44 题解析。

158. A【解析】输卵管癌的转移途径主要有直接蔓延和淋巴转移。①直接蔓延：癌细胞可经伞端口扩散到腹膜、大网膜、肠表面、膀胱及直肠或通过输卵管的蠕动移向宫腔、宫颈，甚至蔓延至对侧输卵管。②淋巴转移：输卵管癌可循髂部、腰部淋巴结至腹主动脉旁淋巴结，少数可累及锁骨上及腹股沟淋巴结，也常可见转移至大网膜。淋巴结是复发病灶最常见的部位。癌细胞充塞输卵管的淋巴管后，淋巴回流将癌细胞带到对侧输卵管形成双侧输卵管癌。

159. E【解析】参见 A1 型题第 77 题解析。

160. B【解析】宫颈腺鳞癌占宫颈癌的 3%～5%，是由储备细胞同时向腺细胞和鳞状细胞分化发展而形成。癌组织中含有腺癌和鳞状细胞癌两种成分。宫颈腺癌来自宫颈管并浸润宫颈管壁，宫颈腺鳞癌是由子宫柱型体细胞腺癌和鳞状细胞癌混合产生，具备较高的侵蚀性。宫颈腺癌较鳞状细胞癌少见。宫颈鳞状细胞癌来源于复层鳞状上皮，由于复层鳞状上皮位于宫颈的表面，因此肿瘤常呈外生性生长。而宫颈腺癌来源于单层柱状上皮，由于单层柱状上皮位于宫颈管内，因此肿瘤常位于宫颈管内。

161. B【解析】子宫肉瘤的治疗原则是以手术为主。手术范围为全子宫切除及双侧附件切除。由于肉瘤主要经血行转移，宫旁组织常易受浸润，血管内常有瘤栓，所以应尽可能做较广泛的子宫切除术。如子宫明显增大，子宫颈有肿瘤，宫旁组织增厚，则应行广泛性子宫切除术。必要时行腹主动脉旁淋巴结活检。术中腹腔内灌注应给予化疗药物，以预防局部复发。

162. E【解析】输卵管癌的主要治疗原则是手术为主，辅以化疗、放疗的综合治疗。彻底的手术切除是输卵管癌最根本的治疗方法。早期患者行全面的分期手术，包括全子宫、双侧附件、大网膜切除和腹膜后淋巴结清扫；晚期病例行肿瘤细胞减灭术，手术时应该尽可能切净原发病灶及其转移病灶。放化疗多作为术后辅助治疗，放疗一般以体外放射为主。

163. E【解析】浆膜下肌瘤发生蒂扭转经确诊后应手术治疗，应尽快行剖腹手术。术时应在蒂根下方钳夹，将肿瘤和扭转的瘤蒂一并切除，钳夹前不可回复扭转，以防栓塞脱落。卵巢囊肿蒂扭转传统的治疗方法是行患侧附件切除术，不采取患侧附件松解、囊肿剔除，是为了避免来自卵巢静脉血栓栓塞的危险。通常大部分的卵巢肿瘤蒂扭转手术切除后即可顺利恢复。

164. A【解析】参见 A1 型题第 36 题解析。

165. D【解析】CA125 是卵巢癌的特异性指标之一，不是子宫肉瘤的检测指标。

166. E【解析】子宫颈主要由致密的结缔组织构成。子宫颈管的黏膜上皮细胞呈高柱状，黏膜层中有许多腺体，能分泌碱性黏液。子宫颈阴道部的上皮为复层鳞状上皮。鳞状上皮与宫颈管的柱状上皮在宫颈外口处相交接，此处是宫颈癌的好发部位。

167. C【解析】CIN Ⅲ提示宫颈重度非典型增生及原位癌。

168. A【解析】放射治疗适用于宫颈癌各期患者，主要用于晚期无法手术的患者。子宫颈癌ⅡA 期患者手术治疗与放射治疗的疗效相近。

169. A【解析】参见 A1 型题第 50 题解析。

170. A【解析】肌瘤压迫膀胱出现尿频、排尿障碍、尿潴留等，但不会出现尿急、尿痛等临床表现。肌瘤压迫输卵管使之扭曲，或使宫腔变形，妨碍受精卵着床可引起不孕；肌瘤合并妊娠时由于机械性阻碍或宫腔畸形也易流产；压迫直肠可致排便困难；长期月经过多导致继发性贫血，严重时有全身乏力、面色苍白、气短、心悸等症状。

171. A【解析】参见 A1 型题第 161 题解析。

172. A【解析】参见 A1 型题第 3 题解析。

173. A【解析】宫颈原位癌最常用的治疗方法是采取手术方法切除子宫，子宫全切术和广泛性子宫切除术均属于此方式。临床最常用的子宫切除手术是子宫全切术，术中切除子宫体和子宫颈，但不切除子宫旁组织和阴道组织。

174. B【解析】阴道癌的转移途径如下。①淋巴转移：是主要转移途径。依解剖部位，阴道上 1/3 的淋巴引流入盆腔淋巴结，下 1/3 引流入腹股沟淋巴结，中 1/3 即可引流入盆腔淋巴结，又可引流入腹股沟淋巴结。因此，随阴道癌灶的位置不同，其淋巴转移有所不同。②直接浸润：阴道前壁癌灶可累及尿道和膀胱；后壁癌灶可累及直肠或直肠旁组织；侧壁病灶常向阴道旁浸润；上 1/3 和下 1/3 病灶可分别累及宫颈和外阴。淋巴转移未纳入 FIGO 的阴道癌分期标准。

175. B【解析】子宫肉瘤的主要临床表现是不规则阴道出血。出血量多少不定。生育年龄妇女表现为月经量增多，经期延长或阴道出血持续至下次月经来潮。老年妇女表现为绝经后出血，量少，时出时止。如肿瘤坏死合并感染，可排臭液，呈脓血样。

176. E【解析】参见 A1 型题第 72 题解析。

177. C【解析】宫颈癌筛查是检查女性是否存在宫颈病变的一种重要手段，一般情况下女性超过 25 周岁之后，建议每 1~2 年的时间做一次宫颈癌前筛查，一直持续到 65 周岁。

178. E【解析】子宫颈癌首选的普查方法是宫颈刮片细胞学检查，它是检查和排除宫颈癌的最简便有效的诊断方法。

179. C【解析】参见 A1 型题第 3 题解析。

二、A2 型题

1. D【解析】参见 A1 型题第 131 题解析。

2. E【解析】患者应诊断为卵巢皮样囊肿。卵巢皮样囊肿是一种错构瘤，囊肿内可包含不同的成分，如牙齿、指甲和软骨样或骨样结构。X 线平片可见钙化影。

3. E【解析】绝经后阴道出血首先考虑子宫内膜癌。子宫内膜癌为明确诊断，首选分段诊刮。

4. D【解析】50 岁老年女性患者，胃癌术后 2 年，首先考虑为转移性肿瘤。胃癌的转移可以有 4 条途径，通常以淋巴转移和直接蔓延为主，在晚期也可经血行转移。此外，癌细胞可以直接种植于腹腔内。部分患者可发生胃癌细胞或癌栓经血行转移至全身其他器官，如肝、肺、骨、肾、脾、脑、脑膜、皮肤，也可转移至卵巢，形成卵巢转移性肿瘤。血行转移多发生在胃癌晚期，除治疗原发灶外，还需治疗转移灶。

5. A【解析】宫颈鳞状细胞癌早期适合手术切除病灶，可不扩散。该患者癌细胞泪滴样穿透基底膜，深度 4cm，手术方式应选用广泛性子宫切除术及盆腔淋巴结清扫术，基本上可以消除所有癌症病灶。

6. B【解析】患者停经 70 天，子宫增大如妊娠 4 个月大小，提示子宫增大大于相应月份，考虑葡萄胎。子宫双侧附件触及囊性包块，考虑葡萄胎并发卵巢黄素囊肿。

7. E【解析】子宫两侧有实性肿物，不论有无腹水，都应考虑到转移的可能性。患者有胃溃疡病史 20 多年，应考虑为克鲁肯贝格瘤。克鲁肯贝格瘤是一种特殊的卵巢转移性癌，原发部位在胃肠道，预后极坏。

8. D【解析】阴道细胞学检查 CIN Ⅲ级提示重度不典型增生或原位癌，进一步处理方式应进行诊断性刮宫及宫颈活组织检查。

9. A【解析】宫颈上皮全层非典型增生即为宫颈原位癌（CIN Ⅲ级），CIN Ⅲ级多主张行子宫全切术，活检诊断为 CIN Ⅲ级时有取材不足的可能，因此术前应做宫颈锥切术来确定有无浸润癌，若未升级仅做子宫全切术即可；若发现浸润癌则手术范围需要扩大。年轻未育患者若迫切要求生育，也可行宫颈锥切术治疗。术后应密切随访。

10. A【解析】患者阴道脱落细胞提示雌激素高度影响，考虑此肿物有内分泌功能，应选择产生雌激素的肿瘤。参见 A1 型题第 111 题解析。

11. D【解析】患者症状和体征均符合“子宫肌瘤”的临床表现。对于肌瘤较大、生长迅速，或者临床症状明显，患者无生育要求，已近围绝经期或绝经期者，可行子宫全切术，保留一侧或双侧附件，这是子宫肌瘤最彻底、最可靠的治疗方法。

12. D【解析】鳞状上皮化及鳞状上皮化生多见于宫颈柱状上皮异位愈合过程中，移行带区内柱状上皮被鳞状上皮替代，愈合后的上皮与宫颈阴道部的鳞状上皮无区别。

13. E【解析】依据题干信息所述，患者可以诊断为慢性宫颈炎，中度宫颈柱状上皮异位，颗粒型。物理治疗是最常用的有效的治疗方法。其原理是以各种物理方法将宫颈柱状上皮异位面单层柱状上皮破坏，使其坏死脱落后，为新生的复层鳞状上皮覆盖。临床常用的方法有激光、冷冻、红外线凝结及微波等。局部药物治疗适用于柱状上皮异位面积小和炎症浸润较浅的病例；只有 CIN Ⅱ和 CIN Ⅲ才需要进行宫颈锥切术和子宫全切术。所以，选项 E 正确。

14. C【解析】卵巢浆液性囊腺癌未发生转移或并发症时很难出现症状。一旦合并有腹水或转移则出现腹胀胃肠道症状，如消化不良或排便困难等。患者左卵巢增大，实性，血流丰富，大量腹水，最可能的诊断是左卵巢浆液性囊腺瘤。

15. E【解析】阴道鳞状细胞癌的分期不同，治疗也会有很大差异。该患者为Ⅱ期，癌细胞已侵犯到阴道下组织，但还没有达到盆壁。所以通常会建议进行放疗治疗。

16. D【解析】阴道脱落细胞学检查为 CIN Ⅱ级，提示炎症，无恶性证据。进一步应进行诊刮及宫颈活组织检查，确定诊断及治疗方法。

17. C【解析】青年女性，运动后腹痛，伴恶心、呕吐，查体附件区有压痛、张力大之肿物，应考虑卵巢囊肿蒂扭转。

18. B【解析】刮片有核异质，提示可疑癌。进一步应在阴道镜下进行活检，排查宫颈癌变的情况。

19. B【解析】患者肌瘤较大，临床症状明显，无生育要求，已近围绝经期或绝经期，可行子宫切除术。

20. E【解析】卵巢交界性黏液性囊腺癌ⅠA 期可见少许核异型，细胞层不超过 3 层。

21. C【解析】患者肿瘤超越子宫，但未达骨盆壁或未达阴道下 1/3。有明显宫旁浸润，但未达到盆壁。这是宫颈鳞状细胞癌ⅡB 期。

22. E【解析】外阴恶性黑色素瘤常由色素痣恶变而来，以小阴唇和阴蒂最多见。主要临床表现为外阴瘙痒、出血、疼痛，色素痣扩大，色素沉着增加，但也可见无色素。检查可见病灶稍隆起，形成隆起而光滑的有色素沉着的结节，以后形成肿块，周围有炎症表现，最后溃破出血。

23. D【解析】子宫颈癌可表现为不规则阴道流血，外生型子宫颈癌可见菜花状，常伴感染，质脆易出血。子宫颈癌的放疗几乎所有期别都可采用，适用于ⅡB期、Ⅲ期、Ⅳ期患者，或无法手术的患者。

24. E【解析】依据题干信息所述，患者考虑为宫颈癌ⅡB期，适用于此期的治疗方式首选放疗。

25. B【解析】患者考虑为子宫颈癌ⅡA期，应行广泛性子宫切除术及盆腔淋巴结清扫术并保留卵巢。

26. C【解析】参见A1型题第39题解析。

27. B【解析】子宫肌瘤的手术适应证参见A1型题第2题解析。

28. B【解析】老年妇女绝经后有阴道流血，可考虑子宫内膜癌，为确诊应采取的措施是分段诊刮活组织检查。

29. D【解析】参见A1型题第2题解析，患者应行手术治疗。

30. B【解析】子宫体癌的症状表现包括绝经后出现阴道持续性或不规则出血，晚期并发坏死感染时，可出现恶臭脓血分泌物。出现下腹胀痛是因为晚期子宫颈管被癌肿组织堵塞导致宫腔积血或积脓出现疼痛。妇科检查：子宫大小正常或稍大而软，阴道及宫颈无明显病变，有时可见息肉样组织自宫颈口向外突出；当宫腔积血或积脓时子宫可显著增大并有囊性感；晚期可在子宫旁扪到转移结节或包块。该患者最可能的诊断为子宫体癌并有宫腔积脓。

31. C【解析】该患者最适合的治疗方法是外放疗及腔内后装治疗。即外照射结束后，用后装治疗来补充外照射不能达到的剂量，也可以更好的保护周围组织。

32. A【解析】根据患者临床表现，最可能的诊断是子宫黏膜下肌瘤。

33. C【解析】患者附件发现包块，结合阴道细胞涂片提示雌激素水平高度影响，分段诊断性刮宫子宫内膜活检病理切片为子宫内膜单纯性增生，可初步诊断为卵巢颗粒细胞瘤。

34. B【解析】分段刮宫活组织检查是为了区分子宫内膜癌和宫颈管癌。

35. C【解析】根据患者临床表现，考虑为子宫黏膜下肌瘤。

36. E【解析】腺癌呈浸润性生长，故应做广泛扩大切除。腺癌对放射线不敏感，术后可采用辅助性化疗。

37. C【解析】早期子宫体癌最好的治疗方法是子宫切除及双侧卵巢输卵管切除。

38. C【解析】根据典型的临床症状、诊刮结果可以判断为子宫内膜癌。该患者妇科检查宫颈光滑可以排除宫颈癌，需要与卵巢癌鉴别。

39. B【解析】该患者子宫肌瘤伴贫血，根据年龄和是否有生育的要求，应首先纠正贫血后进行子宫全切术。

40. E【解析】妊娠合并卵巢囊肿，卵巢肿瘤不大且无明显症状可考虑保守治疗，如腹痛明显或伴卵巢囊肿蒂扭转则必须手术，一般的保守治疗为抗炎治疗，必须手术的手术最佳时间为妊娠中期14~16周胚胎发育稳定后，可考虑在腹腔镜下行卵巢囊肿剥除或者切除手术，术中术后使用孕酮抑制宫缩。

41. C【解析】外阴纤维瘤常生长于大阴唇，质硬、光滑、表面分叶，色如正常皮肤或呈深红色，可推动或有蒂呈悬挂状，表面可有溃疡和坏死。

42. E【解析】不伴痛经，月经不规则，量多或经期过长，但妇科检查子宫无异常。药物治疗后出血停止，最可能的诊断是异常子宫出血。

43. E【解析】年轻患者或需保留生育功能的患者，子宫肌瘤的治疗应选择经腹或经腹腔镜子宫肌瘤剔除术。

44. A【解析】根据患者症状及体征，考虑为卵巢颗粒细胞瘤。

45. D【解析】该患者考虑为宫颈癌ⅡB期，应行放疗。

46. B【解析】子宫固定装置主要有4条韧带，分别为子宫圆韧带、子宫主韧带、子宫阔韧带及宫骶韧带，行全子宫加双附件切除时均须剪断。骨盆漏斗韧带是属于女性的正常组织，行全子宫加双附件切除时，不需要切断卵巢固有韧带。

47. B【解析】依据题干信息所述，该患者应考虑为子宫肌瘤，子宫大于等于妊娠两个半月，症状明显致继发性贫血者常需手术治疗，对于35岁以下，有生育要求的患者应采取子宫肌瘤剔除术。

48. C【解析】患者分期应为卵巢癌ⅢB期。

49. C【解析】年龄仅为29岁，未育，肌瘤仅为单个，以肌瘤剔除术为宜。

50. A【解析】卵巢颗粒细胞瘤为低度恶性肿瘤，因少数在治疗多年后可能复发，加之患者年龄小，以保留生育功能为宜，强调进行系统的手术分期，恰当的处理是肿瘤切除，术后化疗。

51. E【解析】子宫肌瘤红色变性多见于妊娠期，是肌瘤的一种特殊类型坏死。患者可有剧烈腹痛伴恶心、呕吐、发热，白细胞计数增多，检查发现肌瘤迅速增大、压痛。

52. E【解析】卵巢癌Ⅲ期：肿瘤累及一侧或双侧卵巢，伴有细胞学或组织学确认的盆腔外腹膜转移，和/或转移至腹膜后淋巴结。ⅢA：转移至腹膜后淋巴结，伴有或不伴有骨盆外腹膜微小转移（最大直径≤1cm）。ⅢB：累及骨盆缘外腹膜的大块转移，最大直径≤2cm，伴有或不伴有腹膜后淋巴结阳性，无远处转移。ⅢC：累及骨盆缘外腹膜的大块转移，最大直径>2cm，伴有或不伴有腹膜后淋巴结阳性（包括肿瘤蔓延至肝脏和脾脏包膜，但不包括脏器实质的受累），无远处转移。

53. D【解析】黏膜下肌瘤若已脱出子宫颈坠入阴道，可自阴道将蒂扭断摘除肌瘤，然后用刮匙刮除残留之蒂部。

54. D【解析】成熟囊性畸胎瘤大多发生于30岁左右的育龄妇女。临床症状无特异性，随着肿瘤的生成，患者可出现腹胀、腹部疼痛或腹部扪及肿块。该患者可考虑诊断为卵巢畸胎瘤。畸胎瘤的诊断标准主要是依靠超声等影像学检查。超声检查可以明确查出瘤体。

55. B【解析】患者最可能的诊断是子宫肌瘤红色变性。参见A1型题第67题解析。

56. A【解析】患者白带有臭味，说明有感染发生，可以排除选项C、D、E。黏膜下肌瘤表现为白带增多，可有继发性不规则阴道出血，子宫均匀增大。所以，正确答案为A。

57. A【解析】根据绝经后出血，子宫无萎缩，附件拳头大活动性肿块。考虑为卵巢颗粒细胞瘤。

58. C【解析】患者处于产褥期，急性腹痛发热，检查腹部包块增大达脐部，应考虑为子宫肌瘤红色变性。

59. C【解析】参见A1型题第131题解析。

60. C【解析】子宫内膜癌的分期如下。①Ⅰ期：肿瘤局限于子宫体。ⅠA：肿瘤浸润深度<1/2肌层。ⅠB：肿瘤浸润深度≥1/2肌层。②Ⅱ期：肿瘤侵及宫颈间质，但无宫体外蔓延。③Ⅲ期：肿瘤局部和/或区域扩散。ⅢA：肿瘤侵及子宫浆膜和/或附件。ⅢB：肿瘤侵及阴道和/或宫旁组织。ⅢC：盆腔淋巴结和/或腹主动脉旁淋巴结转移。ⅢC1：盆腔淋巴结转移；ⅢC2：腹主动脉旁淋巴结转移，伴或不伴盆腔淋巴结转移。④Ⅳ期：肿瘤侵及膀胱和/或直肠黏膜，和/或远处转移。ⅣA：肿瘤侵及膀胱和/或直肠黏膜。ⅣB：远处转移，包括腹腔内和/或腹股沟淋巴结转移。该患者病灶侵犯宫颈，为Ⅱ期。

61. B【解析】依据题干信息所述，考虑该患者为卵巢囊肿蒂扭转合并感染，最终确诊需手术探查明确。

62. E【解析】子宫颈癌对放疗属中度敏感，适用于原位癌和全部子宫颈浸润癌的治疗，尤其适用于中期子宫颈癌灶大的患者。

63. D【解析】参见A1型题第49题解析。

64. D【解析】参见A1型题第152题解析。

65. A【解析】该患者肿瘤为右侧，患者25岁较年轻，多主张作右侧附件切除，保留生育功能，然后进行多点活检。

66. E【解析】晚期卵巢癌（FIGO Ⅲ~Ⅳ期）应尽最大努力切除卵巢癌的原发灶和转移灶，使残余肿瘤直径小于1cm，必要时可切除部分肠管或脾脏等。肿瘤为Ⅱ期及以上者，可作双侧附件及全子宫切除。大网膜是常见的转移部位，不论肿瘤期别的早晚，均作大网膜切除。

67. E【解析】根据题干所述症状，结合腹部穿刺抽出血性腹水，细胞学检查见到腺癌细胞，有附件包块，可能为卵巢浆液性囊腺癌，浆液性癌的腹腔播散迅猛，可伴大量腹水。

68. C【解析】根据患者发病年龄19岁、腹部包块、病程发展快等特点，结合AFP水平升高，考虑为卵巢未成熟畸胎瘤。

69. B【解析】患者34岁尚年轻，且双侧均为良性囊性畸胎瘤，可行双侧肿物剔除术，以保留部分卵巢组织，保留卵巢内分泌功能。

70. E【解析】该患者后穹窿分泌物涂片检查找到癌细胞，怀疑子宫内膜癌或者宫颈癌，需明确病变的性质、部位、累及程度，最佳选择是做分段诊断性刮宫。

71. C【解析】肿物最大可能是卵巢成熟畸胎瘤。卵巢妊娠黄体功能于妊娠10周后由胎盘取代，故应在妊娠12周后手术。

72. A【解析】无临床表现的卵巢囊肿，可随诊观察2个月以上，若中途继续增大或者出现临床症状时，则应考虑手术治疗。手术应根据肿瘤单侧还是双侧、年龄、生育要求等综合考虑。

73. B【解析】外阴基底细胞癌的治疗原则是较广泛切除局部病灶，无须做外阴根治术及腹股沟淋巴结清扫术。单纯局部切除后约20%局部会复发，需再次手术。但是对于那些病变范围较广、浸润较深的患者，应行外阴广泛切除。若疑有腹股沟淋巴转移者应行活体组织检查，病理证实有转移时应作腹股沟淋巴结清扫术，腹股沟深淋巴结转移者应行盆腔淋巴结清扫术。若合并鳞状细胞癌者则需行外阴广泛切除加双侧腹股沟淋巴结清扫。

74. B【解析】参见A1型题第152题解析。

75. E【解析】依据题干信息所述，该患者外阴鳞状细胞癌Ⅳ期。手术治疗除广泛性外阴切除、双侧腹股沟及盆腔淋巴结切除外，分别根据膀胱、上尿道或直肠受累情况选作相应切除术。

76. B【解析】手术是卵巢颗粒细胞瘤最重要的治疗手段，该患者只是单侧的卵巢颗粒细胞瘤，周围没有转移，手术应切除左侧附件，术后仍需要配合服用对症的药物，密切随访。

77. A【解析】患者阴道脱落细胞提示雌激素中度影响，考虑此肿物有内分泌功能。患者绝经后阴道少量断续出血，左侧附件发现拳头大包块，伴有明显的雌激素刺激引起的内分泌紊乱症状，可初步诊断为卵巢颗粒细胞瘤。

78. A【解析】应首先怀疑为卵巢良性囊性畸胎瘤。畸胎瘤患者早期常无症状，仅在妇科检查或B超检查时发现，初步诊断主要依靠超声等影像学检查。手术病理检查为诊断的金标准。

79. B【解析】患者典型症状为阴道排液，排液为浆液性黄水，右侧穹窿扪及鸽蛋大小包块，质硬，与子宫关系密切，粘连。分段诊刮病理切片示萎缩性子宫内膜，应高度疑为输卵管癌。

80. A【解析】参见A1型题第5题解析。该患者肿瘤局限于外阴，属Ⅰ期。

81. C【解析】参见A1型题第152题解析。

82. C【解析】患者已有接触性出血症状，CIN Ⅱ提示重度不典型增生或原位癌，建议及早手术切除治疗，患者52岁无生育要求，可选用子宫全切术。

83. E【解析】肿物周围均有宫颈包绕，表明肿物来自子宫。子宫黏膜下肌瘤常伴有不规则阴道流血、经量增多、经期延长，黏膜下肌瘤坏死伴感染时，有不规则出血或脓血性排液。

84. C【解析】患者妇科普查发现右侧 6cm×5cm×4cm 卵巢肿物，质硬，活动差，不排除恶性肿瘤可能，建议收入院择期开腹探查术，依据探查结果行进一步手术治疗。

85. C【解析】宫颈鳞状细胞癌ⅠA2 期，属于宫颈癌早期，这时癌细胞只是在子宫上生长，没有在宫体以外的其他部位转移，治疗方法主要以手术为主。可以考虑直接行开腹手术，将子宫附件完全切除，同时在术中还要行盆腔淋巴结的清扫手术，在手术后还要进行放疗和化疗来辅助治疗。广泛性子宫切除术适用于宫颈癌ⅠB~ⅡA 期，广泛性子宫次全切术适用于宫颈癌ⅠA 期和子宫内膜癌早期。年轻患者的卵巢正常，对于需要保留生育功能的年轻患者，属于特别早期的可行宫颈锥切术或根治性宫颈切除术。所以选项 C 正确。

三、A3/A4 型题

1. B【解析】结合妇科检查结果，该患者临床表现和体征符合子宫颈癌的征象。

2. E【解析】取病变部位活组织检查是确诊子宫颈癌及宫颈癌前病变的可靠依据。

3. D【解析】参见 A1 型题第 3 题解析。

4. C【解析】癌灶压迫或侵及输尿管时，可引起输尿管阻塞及肾积水，这是导致患者腰部胀痛的原因。

5~6 E、C【解析】58 岁老年女性，卵巢恶性肿瘤的可能性大。放腹水，找到癌细胞可确诊卵巢肿瘤，放腹水后应再次内诊，触诊子宫附件。

7. C【解析】肿瘤细胞减灭术适用于术前或术中评估为中晚期的卵巢癌患者及部分复发患者。手术是为了尽可能切净所有病灶，降低肿瘤负荷，提高化疗疗效，改善预后。

8. B【解析】化疗是卵巢癌重要的辅助治疗方式，在卵巢癌的初次治疗和复发治疗中占有重要的地位。化疗的主要目的是为了杀灭残余病灶、控制复发，以缓解症状、延长生存期。除少数类型的早期患者，大部分卵巢癌患者都应接受辅助化疗，应根据指南推荐，选择规范的化疗方案。放疗仅用于个别复发性卵巢癌的姑息治疗，不良反应大。

9. D【解析】患者主要表现为外阴瘙痒和小阴唇菜花状肿物，伴有出血，可考虑为外阴鳞状细胞癌。

10. E【解析】若检查为鳞状细胞癌，右侧腹股沟结节可能为淋巴结转移癌。

11. C【解析】参见 A1 型题第 5 题解析。

12~13 B、E【解析】70 岁老年女性，合并心房颤动，心功能Ⅲ级，不能耐受手术，应单纯放疗。外阴对放射线较为敏感，很易出放射反应，外阴皮肤对放射线的耐受量低，在放射剂量达到 30~40Gy 时即可出现充血、肿胀、糜烂、疼痛等不良反应，还可以导致外阴晚期纤维化、萎缩、坏死等并发症。

14. B【解析】患者主要表现为绝经后阴道流血，量不多，子宫稍大、软。首先怀疑子宫内膜癌。对诊断有价值的病史是未育。

15. D【解析】分段刮宫活组织检查是确诊子宫内膜癌最常用最可靠的方法。先刮宫颈黏膜，再刮宫腔内膜。

16. E【解析】子宫内膜癌最主要的治疗方法是手术。

17~21 D、E、A、C、D【解析】参见 A3/A4 型题第 5~8 题解析。

22. C【解析】CINⅢ级表现为病变细胞占据 2/3 层以上或全部上皮层，细胞核异常增大，核质比例显著增大，核形不规则，染色较深，核分裂象多，细胞拥挤，排列紊乱，无极性。

23. E【解析】患者疑为宫颈癌，最佳的检查方法是宫颈活组织检查。

24. B【解析】参见 A1 型题第 3 题解析。

25. A【解析】ⅡA 期宫颈癌患者最恰当的治疗首选放疗，包括体外照射及腔内照射。

26. E【解析】依据题干信息，患者为宫颈癌ⅠB 期。参见 A1 型题第 3 题解析。

27. E【解析】宫颈癌ⅠB 期，应行广泛性子宫切除术加盆腔淋巴结清扫术。

28. E【解析】盆腔淋巴结切除的手术范围：双侧髂总淋巴结，髂外、髂内淋巴结，髂外血管下段、腹股沟韧带深部淋巴结，闭孔深、浅组淋巴结。如果髂总淋巴结阳性或ⅠB2 期及以上病例，需行腹主动脉旁淋巴结取样。

29. D【解析】参见 A1 型题第 101 题解析。

30. C【解析】黏膜下肌瘤易形成蒂，在宫腔内生长犹如异物，常引起子宫收缩，较早出现月经不规律，肌瘤可被挤出宫颈外口而突入阴道。

31. C【解析】子宫肌瘤肉瘤变少见，多见于绝经后伴疼痛和出血的患者。

32. A【解析】子宫肌瘤玻璃样变性又称透明样变性，最常见。

33. B【解析】外阴基底细胞癌在镜下可以观察到肿瘤组织从表皮基底层长出，伸向真皮或者间质，轮廓比较像棒状或者不规则地图形状分布。在细胞团巢的外围是栅栏状排列的一层细胞，相当于是表皮的基底细胞。在中间部分的细胞，核是卵形，细胞质也不多。

34. B【解析】外阴基底细胞癌常伴其他原发性恶性肿瘤，如乳腺、胃、直肠、肺、宫颈、子宫内膜及卵巢癌等。

35. C【解析】外阴基底细胞癌须与前庭大腺癌相鉴别。

36. D【解析】参见 A2 型题第 73 题解析。

37. E【解析】依据题干信息所述，考虑为黏膜下子宫肌瘤。

38. B【解析】黏膜下肌瘤一般经 B 超就可以大概判断，但如果需要很准确的判断，宫腔镜是最好的检查方法。

39. D【解析】如各项检查均提示无恶性可能，最佳处理方式是宫腔镜下肿物切除术，避免肌瘤进一步增大，引起失血性贫血。

40. A【解析】患者考虑有宫颈癌的可能，最合适的辅助检查是宫颈活检。

41. A【解析】宫颈癌是最常见的妇科恶性肿瘤，主要组织学类型是鳞状细胞癌，其次是腺癌。

42. E【解析】若证实为镜下早期浸润癌，应为Ⅰ期，应选用广泛性子宫切除术及盆腔淋巴结清扫术，年轻患者卵巢正常者可予保留。术中冷冻切片检查髂总淋巴结阳性应做腹主动脉旁淋巴清扫或取样，进一步明确病变累及范围，选择术后治疗方案。

43. E【解析】早期病例以局部腔内照射为主，体外照射为辅；晚期则体外照射为主，腔内为辅。患者术后证实有淋巴结转移，应选择外照射。

44~46 E、C、E【解析】患者绝经后阴道流血淋漓不尽，应考虑子宫内膜癌。早期妇科检查无异常发现，晚期可有子宫明显增大。为明确诊断，除阴道细胞学检查外，还应进行分段性刮宫及病理检查，对于鉴别原发病灶是在子宫内膜还是在子宫颈，或子宫内膜癌是否已累及子宫颈很有帮助。子宫内膜癌的治疗以手术治疗为主，辅助治疗包括放疗和化疗。放疗可以选择单纯放疗、术前放疗或术后放疗。所以，用止血药治疗不恰当。

47~50 D、B、D、B【解析】根据患者的临床表现及妇科检查，高度怀疑宫颈病变，为确诊是普通炎症还是恶性病变，首选的方法为宫颈活检。妇科检查结果提示有明显的宫旁浸润，应该属于ⅡB期。后行B超检查发现左侧肾盂积水，其临床分期应为ⅢB期。对于晚期患者，最合适的治疗方法应以体外照射为主，腔内照射为辅。

51. C【解析】处于不同疾病时期的子宫颈癌患者，临床表现差别很大。早期可能没有任何症状。但随着疾病的进展，患者会有接触性出血、异常阴道流血等症状，随后由于肿瘤的增大，压迫和侵犯邻近器官组织而出现相应症状。

52. C【解析】患者妇科检查发现癌组织浸润达阴道穹窿处，应属于ⅡA期（肿瘤侵犯阴道上2/3，无明显宫旁浸润）。

53. E【解析】ⅡA期子宫颈癌患者的治疗应首选广泛性手术治疗，选用广泛性子宫切除术及盆腔淋巴结清扫术。

54. C【解析】为降低子宫颈癌的发生率，在行妇科普查时，宫颈刮片Ⅲ级或Ⅲ级以上者，应进行阴道镜指导下宫颈活检。

55. E【解析】宫颈非典型增生伴部分区域原位癌，应选择子宫全切术。

56~58 B、E、B【解析】参见A3/A4型题第42题及第43题解析。

59~61 A、B、C【解析】患者有经量增多、经期延长症状，妇科检查子宫增大，表面不平，有单个或多个结节，质硬。最可能的诊断是子宫肌瘤。B超检查诊断率高，可明显显示子宫大小，肌瘤数目及部位，及有否变性，也有助于与卵巢肿瘤及其他盆腔肿块进行鉴别。患者肌瘤较大、生长较快，且临床症状明显，治疗应选择子宫全切术。

62. B【解析】阴道镜检查早期宫颈癌的诊断准确率可达到98%左右，宫颈刮片细胞学检查是宫颈癌筛查的主要方法，宫颈碘试验如发现不正常碘阴性区即可在此区处取活检送病理检查，宫颈活组织检查是确诊宫颈癌最可靠的方法。

63. C【解析】应为宫颈癌ⅠB期。参见A1型题第3题解析。

64. E【解析】宫颈癌ⅠB期手术选择广泛性子宫切除术及盆腔淋巴结清扫术。

65. E【解析】全身情况不适宜手术的早期患者可选择放疗。患者有肝功能不全，心电图也有心肌供血不足表现，应选择放疗。

66~68 B、C、C【解析】患者有右下腹实性肿物史，排尿后突发一侧下腹剧痛，伴恶心，一侧附件区扪及肿物，张力高，有压痛。应疑为卵巢囊肿蒂扭转。卵巢肿瘤蒂扭转为常见的妇科急腹症，一经确诊，应尽快剖腹或腹腔镜行患侧卵巢切除术。年轻女性卵巢肿瘤蒂扭转回复扭转后行保守性手术治疗是安全有效的，腹腔镜可早期诊断卵巢囊肿蒂扭转并于镜下行保守治疗，且手术安全有效。对于恶性肿瘤，手术起关键作用，尤其是首次手术更重要。一经疑为恶性肿瘤，即应尽早剖腹探查；先吸取腹水或腹腔冲洗液做细胞学检查；全面探查盆腔及腹腔，对可疑病灶及容易发生转移的部位取材做细胞学检查；根据探察结果，决定肿瘤分期及手术范围。为彻底治疗应行肿瘤细胞减灭术。

69. E【解析】外阴鳞状细胞癌发生在大阴唇最常见，早期表现为局部小硬结或小溃疡，不痛不痒，以后溃破出血、感染。病灶发展呈乳头状或菜花状，缺血坏死后成为溃疡型。晚期有疼痛，肿瘤增大，溃烂伴周围水肿。

70. D【解析】应仔细检查外阴部，若有可疑应及时做活组织检查，确诊后再予治疗。

71. B【解析】参见 A1 型题第 5 题解析。该患者肿瘤分期为Ⅰ期。

72. D【解析】外阴鳞状细胞癌以手术治疗为主，辅以放射治疗与化学药物治疗。手术治疗如下。①ⅠA 期：行外阴的局部广泛切除，无须行腹股沟淋巴结的切除。②ⅠB 期：行广泛性外阴切除及腹股沟淋巴结切除。③Ⅱ～Ⅲ期：广泛性外阴切除及受累的部分下尿道、阴道与肛门皮肤切除、双侧腹股沟淋巴结切除。④Ⅳ期：除广泛性外阴切除、双侧腹股沟及盆腔淋巴结切除外，分别根据膀胱、上尿道或直肠受累情况选作相应切除术。

73. D【解析】患者妊娠期有剧烈腹痛伴恶心、呕吐、发热，白细胞计数增多，检查发现肌瘤，这是子宫肌瘤继发了红色变性。

74. C【解析】与卵巢肿瘤蒂扭转的不同之处是，子宫肌瘤红色变性时，可出现急性腹痛伴发热。

75. D【解析】子宫肌瘤发生红色变性时应采用保守治疗，对症处理，观察病情进展，几乎均可以自行缓解。

76. D【解析】阴道流血是子宫内膜癌最主要的症状，常发生在绝经后又出现不规则阴道流血，血量一般不多，未绝经者表现为经量增多、经期延长或经间期出血。阴道排液早期多为浆液性或浆液血性白带。晚期并发感染则为脓性或脓血性分泌物，伴恶臭。

77. B【解析】参见 A2 型题第 60 题解析。所以，患者“宫颈光滑，子宫体略大，质软，双附件正常”为ⅠA 期。

78. B【解析】子宫内膜癌Ⅰ期患者若不能耐受手术选择肿瘤靶向放疗并进行后续检测，可手术者应行筋膜外全子宫切除及双侧附件切除术，术后放疗，这是内膜癌最主要的术后辅助治疗，可明显降低局部复发，提高生存率。

79~82 E、B、D、B【解析】该患者体位改变后突然发生右下腹剧烈疼痛，既往月经规律，应考虑可能发生肿瘤扭转，应追问患者病史，既往查体有无发现盆腔包块。B超检查盆腔可明确。结合病史及患者症状，子宫浆膜下肌瘤扭转最符合诊断。患者的症状及体征提示有肿块破裂的可能，最恰当的处理方式是行剖腹探查。

83. E【解析】考虑患者为宫颈癌，宫颈活组织检查是确诊宫颈癌的最可靠方法。

84. C【解析】参见A1型题第3题解析。

85. D【解析】该患者应首选腔内照射及体外照射，腔内照射与体外照射的合理配合是宫颈癌放疗成功的关键。腔内照射主要针对原发灶，体外照射则对肿瘤周围浸润区及淋巴转移区照射，以弥补腔内治疗的不足。

86. E【解析】子宫肌瘤肉瘤变多见于绝经后伴疼痛和出血的患者。绝经后肌瘤增大应高度怀疑为子宫肉瘤。排液稀薄，呈浆液性或血性，具有恶臭味的血性或脓性排液尤其要引起注意。肌瘤恶变后，组织变软且脆，切面灰黄色，似生鱼肉状，与周围组织界限不清。

87. B【解析】分段诊刮可确诊。

88. B【解析】子宫平滑肌肉瘤分期如下。①Ⅰ期：肿瘤局限于子宫体。ⅠA：肿瘤最大直径≤5cm；ⅠB：肿瘤最大直径>5cm。②Ⅱ期：肿瘤扩散到盆腔。ⅡA：侵犯附件。ⅡB：侵犯子宫外的盆腔内组织。③Ⅲ期：肿瘤扩散到腹腔（不仅仅是肿瘤突出达腹腔）。ⅢA：一个病灶；ⅢB：多个病灶；ⅢC：侵犯盆腔和/或腹主动脉旁淋巴结。④Ⅳ期：肿瘤侵犯膀胱和/或直肠或有远处转移。ⅣA：肿瘤侵犯膀胱和/或直肠；ⅣB：远处转移。该患者如果已确诊为恶性肿瘤，分期可能为Ⅱ期。

89. D【解析】子宫肌瘤肉瘤变Ⅱ期仅全子宫及双侧附件切除即可。

90~93 E、A、E、A【解析】宫腔分泌物涂片找到颗粒细胞可诊断为卵巢颗粒细胞瘤。卵巢颗粒细胞瘤可发生于任何年龄，多数发生在绝经期后，绝经后出血是典型的临床症状，常会有急剧的腹痛症状出现。发生于绝经期妇女的一侧或双侧卵巢肿瘤，除非患者全身情况不能承受，否则均以行双侧附件及子宫全切术为宜。恶性卵巢肿瘤采取手术为主，尽可能彻底切除，如加大网膜切除术。术后采取化疗或放疗。

四、B型题

1~4 A、B、E、D【解析】卵巢颗粒细胞瘤是最常见的一种具有内分泌（以雌激素为主）功能的卵巢肿瘤；无性细胞瘤对放疗高度敏感，效果良好；未成熟畸胎瘤以神经外胚叶组织最多见，最具特征的是原始神经管组织，由神经母细胞、髓母细胞样细胞组成；成熟囊性畸胎瘤恶变率为2%~4%，恶变机会随年龄增长而增加，多发生于绝经后妇女。

5~9 E、C、A、D、B【解析】子宫肌瘤的典型症状是经量增多，经期延长。子宫内膜癌极主要表现为绝经后阴道流血；宫颈癌的常见症状为接触性出血，即性生活或妇科检查后阴道流血；排卵期出血的常见症状为在排卵期有不规则出血，出血量比较少，一般持续2~3天就会自动消失，排卵期出血量不超过正常的月经量；子宫肉瘤的常见症状是阴道不规则流血，流血量多少不等。

10~14 A、A、D、A、E【解析】子宫肌瘤的治疗原则必须根据患者年龄、生育要求、症状、肌瘤大小等情况全面考虑。①随访观察：若肌瘤较小且无明显不适症状，一般无须治疗。尤其近绝经年龄患者，因绝经后雌激素水平低落，肌瘤可自然萎缩或消失，可每3~6个月随访一次。随访期间若发现肌瘤增大或症状明显时，再考虑进一步治疗。②药物治疗：凡肌瘤在2个月妊娠子宫大小以内，症状不明显或较轻，近绝经年龄及全身情况不能手术者，均可考虑药物治疗。采用抗雌激素制剂及戈那瑞林。③手术治疗：若肌瘤大于2个半月妊娠子宫大小或症状明显，以及致继发性贫血者，常需手术治疗。

15. D【解析】子宫内膜癌适用的检查是分段诊刮活组织检查。

16. B【解析】宫颈鳞状细胞癌适用的检查是阴道镜下活组织检查。

17. A【解析】宫颈腺癌适用的检查是颈管搔刮活组织检查。

18. B【解析】尖锐湿疣适用的检查是阴道镜下活组织检查，可发现病变和癌变。

19. D【解析】近几十年宫颈细胞学筛查的普遍应用，使宫颈癌和癌前病变得以早期发现和治疗，宫颈癌的发病率和死亡率已有明显下降。

20. A【解析】子宫内膜癌好发于围绝经期及绝经后女性，以阴道出血和月经紊乱为主要症状。

21. B【解析】子宫腺肌病有子宫增大、月经增多等症状。局限型子宫腺肌病类似子宫肌壁间肌瘤，质硬。但子宫腺肌病有继发性痛经明显，子宫多呈均匀增大，很少超过3个月妊娠子宫大小。

22. A【解析】大部分子宫内膜癌是由内分泌紊乱引起，而长期持续雌激素的影响是子宫内膜癌发病的重要因素。

23. C【解析】卵巢癌早期无明显临床症状，且缺乏有效诊断手段，其病死率居于妇科肿瘤首位。

24. E【解析】绒毛膜癌简称绒癌，是一种高度恶性的肿瘤，其特点是滋养细胞失去了原来绒毛结构而散在地侵入子宫肌层或通过血液转移至其他部位。

25. B【解析】浆膜下肌瘤表面仅由子宫浆膜层覆盖。当瘤体继续向浆膜面生长，仅有一蒂与子宫肌壁相连，成为带蒂的浆膜下肌瘤。若血供不足，肌瘤可变性坏死。如蒂扭转断裂，肌瘤脱落形成游离性肌瘤。

26. D【解析】子宫颈肌瘤因生长部位低，可嵌顿于盆腔内，产生压迫症状，手术切除困难，易损伤输尿管，膀胱。合并妊娠易引起胎位不正。

27. A【解析】黏膜下子宫肌瘤引起子宫内膜感染或并发子宫内膜增生时可引起不孕，也最容易引起月经量增多、经期延长等症状。

28. B【解析】参见A3/A4型题第33题解析。

29. C【解析】宫颈腺癌主要组织学类型有2种。①黏液性腺癌：最常见，来源于宫颈管柱状黏液细胞，镜下见腺体结构，腺上皮细胞增生呈多层，异型性增生明显，见核分裂象，癌细胞呈乳突状突入腺腔。可分为高、中、低分化腺癌。②恶性腺瘤：又称微偏腺癌，属高分化宫颈管黏膜腺癌。癌性腺体多，大小不一，形态多变，呈点状突起伸入宫颈间质深层，腺上皮细胞无异型性，常有淋巴结转移。

30. D【解析】子宫平滑肌肉瘤的病理变化是平滑肌细胞增生，排列紊乱，细胞大小不一。细胞核异型，核仁明显，有多核巨细胞。平滑肌细胞核分裂相>5/10HPF。

31. A【解析】外阴乳头状瘤的病理生理如下。①典型的乳头状瘤：镜下可见复层鳞状上皮有明显的棘层细胞增生肥厚，上皮向表面突出而形成多数的乳头状形态，上皮脚变粗向真皮纤维结缔组织内伸展。上皮细胞排列整齐，细胞无明显的变异性，但偶尔可见少数核分裂象。②疣状乳头状瘤：镜下可见上皮棘层细胞增生肥厚，基底膜较平坦，无明显上皮脚向下伸展。③纤维上皮乳头状瘤：镜下可见表面为复层鳞状上皮覆盖，细胞有中度增生，细胞无异型性，上皮脚多而宽大。

32~35 D、E、B、C【解析】参见A1型题第124题解析。

36. A【解析】子宫肌瘤患者常由于雌激素过高而合并子宫内膜增生及息肉，致月经量多，周期缩短，经期延长。

37. D【解析】子宫肌瘤合并妊娠时红色变性，患者可有剧烈腹痛伴恶心、呕吐、发热，白细胞计数增多，检查发现肌瘤迅速增大、压痛。

38. B【解析】黏膜下肌瘤，表现为阴道分泌物增多伴不规则阴道出血等症状。长期经量增多可继发贫血，出现乏力、心悸等症状。

39. A【解析】卵巢透明细胞肿瘤是卵巢上皮性肿瘤，肿瘤来源于卵巢表面的生发上皮，生发上皮来自原始体腔上皮。

40. B【解析】未成熟畸胎瘤是恶性肿瘤，肿瘤由分化程度不同的未成熟胚胎组织构成，主要为原始神经组织。

41. C【解析】卵巢甲状腺肿是卵巢畸胎瘤的特殊类型，也是一种很少见的卵巢良性肿瘤。仅向单一胚层分化，具有高度特异性。

42. D【解析】参见A1型题第35题解析。

43. B【解析】克鲁肯贝格瘤是一种特殊的卵巢转移性癌，原发部位在胃肠道，肿瘤为双侧性，中等大。对查到双侧、实性活动的附件肿物，不论有无腹水，都应考虑到转移的可能性。

44. D【解析】卵巢子宫内膜样囊肿是子宫内膜异位症的一种病变。临床表现以痛经为主，并且有逐渐加重的趋势，除此之外还有月经不规律以及月经量发生变化的症状。50%左右的患者会导致不孕。

45. C【解析】卵巢黄素囊肿是一个综合性名称，包括黄体囊肿、白体囊肿及卵泡膜黄素囊肿。卵泡膜黄素囊肿多与葡萄胎及绒毛膜癌并发。一般不产生症状，偶因急性扭转而致急性腹痛。黄素囊肿常为双侧性，也可能独立存在于一侧卵巢中，大小差异悬殊。

46~49 B、E、E、A【解析】刮宫时机的选择：证实或排除子宫内膜癌时，应选择分段刮宫；疑为子宫内膜结核时，应选择月经来潮前1周或来潮6~12小时内取材，取材前3日及取材后3日每日肌肉注射链霉素0.75g并口服异烟肼0.3g，防止结核扩散；不孕症了解卵巢功能时，应选择月经来潮前或来潮6~12小时内刮宫；不全流产随时都可以刮宫。

50~54 D、C、B、A、E【解析】肿瘤标志物：CA125（上皮性卵巢癌）、AFP（卵黄囊瘤）、hCG（原发性卵巢绒毛膜癌）、雌激素（颗粒细胞瘤、卵泡膜细胞瘤）、睾酮（睾丸母细胞瘤）升高对诊断及病情监测有价值。

55~58 B、E、D、A【解析】参见A1型题第3题解析。

59. B【解析】患者应怀疑为子宫内膜癌，分段诊断性刮宫为其最可靠的诊断方法。

60. D【解析】患者可怀疑为子宫颈癌。子宫颈癌首选的普查方法是宫颈刮片细胞学检查。

61. E【解析】B超检查是子宫内膜癌初步筛查的方法，可以了解患者子宫大小，子宫内膜厚度，有无回声不均或者是宫腔内赘生物。

62. D【解析】卵泡膜细胞瘤是由内分泌功能的卵巢实性肿瘤，可分泌更多的雌激素，具有女性化作用。

63. C【解析】支持细胞-间质细胞瘤由于肿瘤细胞分泌雄激素的功能，多数患者体内激素水平检测均有变化，最明显的变化是血清中睾酮及雄烯二酮浓度明显升高。由于雄激素的影响，临床上25%~77%的患者会出现一系列去女性化及男性化症状。

64. A【解析】卵巢纤维瘤是卵巢性索间质肿瘤中常见的良性肿瘤。临床上可出现盆腔包块，伴胸腔积液、腹水、腹痛、月经障碍等症状。

65. B【解析】皮样囊肿是最常见的卵巢生殖细胞肿瘤，单侧多见，肿瘤可含外、中、内三胚层组织。多见于青少年。

66. B【解析】黄体囊肿多为单侧囊性包块，直径一般不超过4cm，以生育年龄妇女最多见。

67. D【解析】卵巢实性成熟畸胎瘤较罕见，多见于青年女性。瘤体表面光滑，切面呈实性，可有蜂窝状小囊存在，瘤内各胚层组织均分化成熟。无原始神经组织成分，预后好。

68. E【解析】子宫后陷凹有不平、实性结节，有腹水可怀疑为卵巢恶性肿瘤，卵巢恶性肿瘤合并腹水者较多。

69. C【解析】患者有原发不孕症，有一般结核的全身症状，如低烧、盗汗、消瘦、无力等，可怀疑为盆腔结核，盆腔结核多合并输卵管结核。

70. A【解析】触痛结节是子宫内膜异位症所特有的体征，所以，有痛性结节就可高度怀疑为子宫内膜异位症，确诊需要做腹腔镜手术。

71~74 B、A、E、D【解析】参见A2型题第60题解析。

75. B【解析】参见 A1 型题第 33 题解析。

76. D【解析】参见 A1 型题第 111 题解析。

77. E【解析】参见 A1 型题第 119 题解析。

78. A【解析】参见 A1 型题第 54 题解析。

79. C【解析】参见 A1 型题第 131 题解析。

80. A【解析】参见 A1 型题第 33 题解析。

81. B【解析】参见 B 型题第 39 题解析。

82. D【解析】参见 A1 型题第 111 题解析。

83. C【解析】卵巢无性细胞瘤是反映原始生殖细胞的恶性肿瘤。本病源于尚未分化以前的原始生殖细胞，故名无性细胞瘤。

84. C【解析】最常见的卵巢恶性肿瘤是浆液性囊腺癌。

85. D【解析】参见 A1 型题第 143 题解析。

86. B【解析】参见 A1 型题第 134 题解析。

87. A【解析】参见 A1 型题第 25 题解析。

88. B【解析】宫颈腺囊肿可见鳞状上皮覆盖宫颈腺管口，将腺管口阻塞。

89. C【解析】宫颈阴道部被复层鳞状上皮组织覆盖，宫颈柱状上皮异位时，复层鳞状上皮脱落，单层柱状上皮覆盖。

90. D【解析】宫颈肥大是慢性宫颈炎的一种。宫颈充血、水肿，并使得宫颈腺体和间质发生增生，从而引发宫颈肥大。

91. A【解析】宫颈息肉是慢性宫颈炎的一种临床表现，一般是由于慢性的炎症长期刺激引起的宫颈黏膜过度增生，增生的黏膜组织自宫颈内口向宫颈外口突出生长形成息肉样物。

92. C【解析】46 岁绝经后患者子宫稍大，应行诊断性刮宫。

93. E【解析】宫颈轻度柱状上皮异位应行阴道脱落细胞学检查。

94. E【解析】宫颈癌筛查的首选方法是宫颈刮片细胞学检查。

95. A【解析】子宫肌瘤的首选检查是 B 超。

96. D【解析】子宫内膜癌的首选检查是分段诊刮。

97~100 D、B、C、E【解析】子宫肌瘤最多见的变性是玻璃样变性；最少见的变性是肉瘤变；常继发于玻璃样变性的变性是囊性变，很难与妊娠子宫或卵巢囊肿区别；多见于妊娠期或产褥期的变性是红色变性。

101~103 D、E、D【解析】宫颈癌是最常见的妇科恶性肿瘤，其次是子宫体癌和卵巢癌；绒毛膜癌是一种高度恶性的肿瘤，治疗以化疗为主，发现早、治疗及时、没有转移的话，是可以治愈的。因定期开展宫颈癌的普查普治，做到早发现、早诊断和早治疗。相对其他女性生殖器官肿瘤而言，宫颈癌的预防措施是最好的。

104. B【解析】参见 A1 型题第 148 题解析。

105～106 A、A【解析】腹腔镜可用于卵巢癌和子宫内膜异位症的诊断与治疗。

107. C【解析】脂肪瘤直径在 1cm 以内一般无须处理。较大者可行手术切除，深在的脂肪瘤有时因较难完整切除，可局部复发，但基本不发生恶性变。多发性脂肪瘤治疗也以局部切除为主。

108. E【解析】外阴乳头状瘤的治疗以肿瘤局部切除为主，但范围宜稍广。切除不尽，术后可复发，切除物应送病理检查。

109. D【解析】外阴基底细胞癌治疗为较广泛局部病灶切除，无须做外阴根治术及腹股沟淋巴结清除术。

五、X 型题

1. ABDE【解析】宫腔及内膜面积增大，可导致子宫肌瘤引起不规则阴道出血。所以，选项 C 错误，其余选项均是子宫肌瘤引起不规则阴道出血的原因。

2. AD【解析】卵巢肿瘤是常见的妇科肿瘤，可发生于任何年龄，其并发症主要有蒂扭转、破裂、感染、恶变 4 种。

3. ACD【解析】原发性阴道癌不论手术及单纯放射治疗的处理，原则上肿瘤部位仅限于阴道上 1/3 而宫颈存在时，按宫颈癌处理原则，肿瘤仅位于阴道下 1/3 时，按外阴癌处理原则；若病变位于阴道中段，或侵及部位广泛，或阴道全部时，需采取高度个别对待的原则。

4. BCDE【解析】输卵管癌有原发性和继发性两种，继发性输卵管癌比原发性输卵管癌常见。输卵管癌常发生在不孕或患有慢性附件炎、输卵管结核的妇女中，发病年龄以 50 岁前后多见，多发生于绝经后妇女。常见腹膜种植，晚期可经血运转移至肺及阴道等器官。阴道排液、腹痛、盆腔包块为输卵管癌的“三联征”。

5. ACDE【解析】宫颈癌显微镜镜检可见到的类型有黏液腺癌、腺鳞癌、鳞状细胞癌镜下早期浸润癌、宫颈恶性腺瘤、鳞状细胞癌浸润癌。

6. ABE【解析】子宫肌瘤合并妊娠发病率占肌瘤患者的 0.5%～1.0%，对妊娠和分娩均有影响。妊娠合并肌瘤者多能自然分娩，不应急于干预，但应预防产后出血。妊娠期及产褥期肌瘤发生红色变性时，多采用保守治疗不做手术。妊娠后由于子宫血供丰富，子宫肌瘤组织水肿，平滑肌细胞肥大，故肌瘤常相应增大。尤其在妊娠 4 个月以前更为明显，分娩后增大的肌瘤大多数可以缩小。

7. ACDE【解析】卵巢肿瘤发生蒂扭转的原因：瘤体生长到一定程度时，瘤体表面较光滑与周围组织没有粘连，瘤蒂（根部）比较长，当患者的体位发生改变（如睡觉翻身、起床、弯腰等）时，特别是在妊娠中期后，卵巢肿瘤随子宫上升到腹腔内，产后子宫缩小，瘤体的活动余地变大，当患者活动或体位改变时，瘤体在腹腔内旋转，则瘤蒂发生扭转，因神经牵扯、瘤体张力增加等引起突然性剧烈下腹部疼痛，常伴有恶心呕吐、大汗淋漓、四肢冰凉、面色苍白等症状。

8. ABCD【解析】宫颈鳞状细胞癌按照局部大体观分型如下。①外生型：最常见，癌灶向外生长呈乳头状或菜花样，组织脆弱，触之易出血，常累及阴道。②内生型：癌灶向宫颈深部组织浸润，宫颈表面光滑或仅有柱状上皮异位，宫颈肥大变硬，呈桶状，常累及宫旁组织。③溃疡型：上述两型癌组织继续发展或合并感染坏死，组织脱落后形成溃疡或空洞，如火山口状。④颈管型：癌灶发生在宫颈管内，常侵入宫颈管及子宫峡部供血层及转移至盆腔淋巴结。

9. ABDE【解析】颗粒细胞瘤、无性细胞瘤、卵黄囊瘤及畸胎瘤属于卵巢非上皮性肿瘤。浆液性囊腺瘤是卵巢的良性肿瘤，是卵巢上皮性肿瘤。

10. AB【解析】宫颈锥切术的适应证：①宫颈刮片细胞学检查多次找到恶性细胞，而宫颈多处活检及分段诊刮病理检查均未发现癌灶者。②宫颈活检为 CIN Ⅲ需要确诊，或可疑为早期浸润癌，为明确病变累及程度及决定手术范围者。

11. ABCD【解析】子宫肌瘤为女性生殖器官最常见的良性肿瘤，是由子宫平滑肌细胞增生而形成，也称为子宫平滑肌瘤。多发生于 30~50 岁的妇女，以 40~50 岁最为多见。子宫肌瘤是一种性激素依赖性肿瘤，与过多的雌激素刺激有关。雌激素能使子宫肌细胞增生、肥大，肌层变厚、子宫增大，尤其在只有雌激素作用而无孕激素作用时较易发生。子宫肌瘤小且无症状的，无须治疗。但如果子宫大于妊娠子宫 2 个半月大小，应手术治疗。

12. ABCE【解析】参见 A1 型题第 90 题解析。

13. ABCE【解析】体内任何部位如乳腺、肠、胃、生殖道、泌尿道等的原发性恶性肿瘤，均可转移到卵巢。卵巢转移性恶性肿瘤最常见的原发部位为胃肠道。参见 A1 型题第 92 题解析。

14. BCDE【解析】子宫颈癌预防分为三级：一级预防是病因的预防，比如注射 HPV 疫苗；二级预防包括早发现、早诊断和早治疗；三级预防是康复后的预防，要定期的随诊等。建议定期进行宫颈的防癌筛查。

15. ACDE【解析】宫颈癌放疗的远期反应多发生在治疗后 1~3 年，放疗后引起的远期并发症如下。①放射性膀胱炎：多发生在放疗后 1 年左右，主要表现为尿频、尿急、尿痛，严重者有膀胱阴道瘘。②放射性小肠炎：表现为稀便、大便次数增加、黏液便、腹痛等，严重者小肠有穿孔、梗阻等。③盆腔纤维化：大剂量全盆腔照射后可引起盆腔纤维化，严重者继发输尿管梗阻及淋巴管阻塞，导致肾积水、肾功能障碍、下肢水肿。④阴道狭窄。⑤放射性直肠炎、乙状结肠炎：常发生在放疗后半年至一年，少数可出现直肠狭窄，严重者可导致直肠阴道瘘。

16. ABCE【解析】宫颈不典型增生轻度和中度的转归如下。①消退或逆转：轻度不典型增生的患者，经过治疗炎症后复查，找不到不典型增生的病变。②不变。③癌变：癌变时间至少间隔一年以上。④重度不典型增生。

17. AD【解析】鳞状细胞癌：PVB 方案（顺铂、长春新碱、博来霉素）与 BIP 方案（博来霉素、异环磷酰胺与顺铂）。腺癌：PM 方案（顺铂及丝裂霉素）与 FIP（氟尿嘧啶、异环磷酰胺及顺铂）。所以，本题应选 AD。

18. ABCD【解析】参见 A1 型题第 67 题解析。

19. ABC【解析】子宫内膜癌以来源于子宫内膜腺体的腺癌最常见，主要转移途径是淋巴转移。所以选项 D、E 错误。

20. ABDE【解析】对于可疑卵巢肿瘤进行腹腔镜检查可窥视横膈部位，直接看到肿块大体情况，对可疑部位进行多点活检及可抽吸腹腔液进行细胞学检查。腹腔镜检查可清楚地观察到盆腔组织结构及卵巢肿瘤的外观性状，这对诊断及治疗卵巢疾病意义重大。特别是在决定对卵巢进行何种手术时，如是作肿瘤剔除术、卵巢切除术还是保留卵巢，对肿瘤性质的判断非常重要。

21. ACD【解析】肝广泛转移癌、腹膜转移癌可致腹水形成，卵巢肿瘤中的卵黄囊瘤、浆液性囊腺癌、胃肠道转移癌可伴有腹水形成。

22. ABCDE【解析】外阴鳞状细胞癌的转移途径以直接浸润和淋巴扩散为主，极少发生血行转移。血行转移仅发生于晚期，引起肺、骨转移多见。癌灶多向同侧淋巴结转移，浅淋巴结被癌灶侵犯后才转移至深淋巴结。阴蒂癌灶常向两侧侵犯并可绕过腹股沟浅淋巴结直接进入股深淋巴结。外阴后部及阴道下段癌可直接转移至盆腔淋巴结。

23. AC【解析】早期子宫颈癌常无明显症状和体征。颈管型患者因子宫颈外观正常易漏诊或误诊，随病变发展，可出现接触性出血、阴道排液等症状。

24. BC【解析】参见 X 型题第 17 题解析。

25. ABC【解析】参见 A1 型题第 22 题解析。

26. ABE【解析】卵黄囊瘤和卵巢未成熟畸胎瘤是卵巢恶性生殖细胞肿瘤，恶性程度高。无性细胞瘤为中度恶性的卵巢生殖细胞肿瘤。它们都好发于儿童和生育期女性。

27. ABE【解析】成熟畸胎瘤属良性，可发生于任何年龄，以 20～40 岁居多。多为单侧，中等大小，呈圆形或卵圆形，壁光滑、质韧。多为单房，腔内充满油脂和毛发，有时可见牙齿或骨质。囊壁上常见小丘样隆起向腔内突出称“头节”。“头节”的上皮易恶变，形成鳞状细胞癌，预后差，其扩散方式主要为直接浸润和腹膜种植。肿瘤可含外、中内胚层组织，偶见向单一胚层分化。成熟畸胎瘤恶变机会随年龄增长而增加，多发生于绝经后妇女。

28. BCDE【解析】宫腔镜主要是检查子宫内膜病变。

29. CDE【解析】外阴癌最常见的症状是外阴的瘙痒，长时间反复出现瘙痒症状，继而出现局部的一些硬性的肿块，包括溃疡。外阴癌到晚期时合并感染，可能会出现局部的疼痛、渗液和出血。当肿瘤邻近或侵犯尿道时，可出现尿频、尿痛、排尿烧灼感和排尿困难。晚期者表现为溃疡或不规则的乳头状或菜花样肿块，病变部位常有脓血性分泌物。

30. BCDE【解析】癌是来源于上皮组织，而平滑肌肉瘤来源于间叶组织，属于肉瘤。

所以，选项A错误。其余选项都是平滑肌肉瘤的病理诊断标准。

31. ABCE【解析】宫颈癌、子宫颈息肉、黏膜下肌瘤、萎缩性阴道炎都可以发生血性白带，而浆膜下肌瘤主要的症状是月经增多、经期延长、月经周期缩短。

32. DE【解析】临界恶性肿瘤是指上皮细胞增生活跃及核异型，表现为上皮细胞层次增加，但无间质浸润，是一种低度潜在恶性肿瘤，生长缓慢，转移率低，复发迟。未分化癌是分化程度中恶性程度最高的，最易复发转移，预后最差。黏液性囊腺瘤占卵巢良性肿瘤的20%~30%，恶变率为5%~10%。

33. BDE【解析】输卵管癌镜下多为腺癌，根据癌细胞分化程度及组织结构分为3级：Ⅰ级为乳头型，恶性程度低；Ⅱ型为乳头腺泡型，恶性程度高；Ⅲ型为腺泡髓样型，恶性程度最高。所以，选项A错误。阴道排液、腹痛、盆腔肿块，临床上称为输卵管癌“三联征”。所以，选项C错误。

34. BDE【解析】早期子宫颈癌常无明显症状和体征。随病变发展，可出现阴道流血（常表现为接触性出血）、阴道排液（白色或血性、稀薄如水样或米泔状、有腥臭味），宫颈癌中晚期的情况下，肿瘤侵犯盆底、骶丛神经等可引起腰痛、坐骨神经痛。

35. BCDE【解析】子宫颈癌确诊后根据具体情况选择胸部X线摄片、静脉肾盂造影、膀胱镜检查、直肠镜检查、B超检查及CT、MRI、PET-CT等影像学检查确定临床分期。

36. BCDE【解析】子宫内膜癌的预防主要针对发病有关的危险因素：①开展防癌宣传普查，加强卫生医学知识、教育有围绝经期异常出血、阴道排液、合并肥胖、高血压或糖尿病的妇女，要提高警惕、及时就医，早期诊断。②治疗癌前病史，对子宫内膜有增生过长，特别是有不典型增生患者，应积极给予治疗，严密随诊。疗效不好者及时手术切除子宫。已有子女，或无生育希望或年龄较大者，可不必保守治疗。直接切除子宫。③有妇科良性疾病时，最好不采用放疗，以免诱发肿瘤。④严格掌握雌激素使用的指征，围绝经期妇女使用雌激素进行替代治疗，应在医师指导下使用，同时应用孕激素以定期转化子宫内膜。⑤对有高危因素的人群应有密切随访或监测：子宫内膜癌患者在治疗后应密切定期随访，争取及早发现有无复发，75%~95%患者复发是在术后2~3年内。95%复发病例均可经临床检查、阴道细胞学涂片检查及血清CA125检查发现。

37. AB【解析】内照射是指腹腔内注入肢体金（198AU）或磷（32P）可使腹腔表面达到外照射不易达到的剂量，由于其穿透性有限可用以治疗腹腔内表浅转移镜下残留肿瘤或Ⅰ期肿瘤术时破裂者，以提高五年存活率。缺点是腹腔必须无粘连，使放射性同位素分布均匀，否则可引起肠道损伤造成严重后果。

38. ABCE【解析】外阴癌的发病原因尚不明确。目前认为人乳头状瘤病毒（HPV）是其发病的主要原因。可能与下面的因素有关：①某些内科疾病如肥胖症、高血压、糖尿病等，常合并外阴癌。②过早绝经，据统计外阴癌患者比一般妇女绝经早3~5年。③患者常同时并发其他器官癌症，如乳腺癌、子宫内膜癌，考虑与女性内分泌失调有关。④外阴上皮营养障碍合并上皮结构不良，或外阴白斑被认为是癌前病变，其中部分可以发展成癌。⑤部分妇女外阴卫生不良，或洗涤不当，以致唇间垢长期存积，可能成为致癌的一种慢性刺激。⑥有报道患有梅毒和其他溃烂性性病，易发生外阴癌。

39. ABCD【解析】早期子宫颈癌病变常局限在基底层，阴道镜下可见局部血管呈“基底”改变，也可出现镶嵌改变，上皮出现白斑改变；发展至浸润癌阶段，血管生长速度难以适应肿瘤的快速生长，肿瘤局部可出现缺血、水肿，阴道镜下整个背景呈橘黄色改变。癌组织表面突出，可出现乳突状基底；癌组织呈溃疡状改变，则常有一锐利边缘。

40. BCDE【解析】宫颈癌分期必须做双合诊的目的是明确宫旁主骶韧带有无增粗及短缩，直肠有无病灶侵袭，明确宫颈癌临床分期及治疗方案。

41. ACDE【解析】除子宫内膜结核外，其余疾病均可造成月经过多的症状。子宫内膜结核可表现为月经紊乱，并可伴有继发性的闭经，月经过少，异常子宫出血。

42. ACDE【解析】卵巢恶性肿瘤症状的轻重取决于肿瘤的大小、位置、有无侵犯邻近器官、有无并发症及组织学分类。

43. BCE【解析】原发性输卵管癌绝大多数是乳头型腺癌，占 90%，其他的组织类型有透明细胞癌、鳞状细胞癌、腺棘癌、腺鳞癌、黏液癌及子宫内膜样癌等。早期肿瘤限于黏膜层时，仅在手术时见输卵管小结节状增粗，触诊可及柔软结节。若侵犯肌层则结节或肿块硬度增加，若未侵犯浆膜层则浆膜面光滑。当管腔内充满肿瘤组织时，输卵管可呈香肠或腊肠形。输卵管剖面见腔内有菜花样组织充塞，有时还可见坏死团块。乳头型往往为较早期病变，恶性程度较低。而乳头腺泡型及腺泡髓样型则往往为较晚期及恶性程度较高者。

44. ABCD【解析】参见 A2 型题第 22 题解析。

45. ABC【解析】外阴恶性黑色素瘤恶性程度高，预后差。临床上争取早期发现、早期诊治。早期即可通过血行转移至远处。目前仍认为在病灶上作活检会使肿瘤迅速扩散，因此主张在充分的手术准备下，对于可疑者行病灶局部切除，范围需距离病灶边缘一定距离。早期外阴恶性黑色素瘤以手术为主，而晚期患者考虑综合治疗。

46. ABC【解析】外阴良性肿瘤较少见。根据良性肿瘤的性状可划分为囊性或实质性两大类。根据肿瘤的来源划分为 4 大类。①上皮来源的肿瘤：如外阴乳头状瘤、软垂疣、痣。②上皮附件来源的肿瘤：如汗腺瘤、皮脂腺腺瘤。③中胚叶来源的肿瘤：如粒细胞成肌细胞瘤、平滑肌瘤、血管瘤。④神经源性肿瘤：如神经鞘瘤、神经纤维瘤。

47. ABCD【解析】参见 A1 型题第 83 题解析。

48. ACDE【解析】子宫颈癌发生的共刺激因子：①吸烟。②生殖道其他微生物的感染，如单纯疱疹病毒（HSV）、淋病奈瑟球菌、衣原体和真菌等可提高生殖道对 HPV 感染的敏感性。③性激素影响，激素替代和口服避孕药等。④内源性或外源性因素引起免疫功能低下。

49. AD【解析】浆膜下肌瘤常无明显月经改变。常见临床表现是蒂扭转，蒂扭转时出现急性腹痛。肌瘤红色变性时，腹痛剧烈且伴发热。下腹坠胀、腰酸背痛常见，且经期加重。可扪及质硬、球状块物与子宫有细蒂相连，活动。

50. ACDE【解析】诊断子宫内膜癌常用的检查方法有 B 超检查、分段刮宫、阴道细胞学检查、宫腔镜检查、宫颈管搔刮及子宫内膜活检。

51. BCDE【解析】良性卵巢上皮性肿瘤的手术治疗：①若卵巢直径小于 5cm，疑为卵巢瘤样变，可作短期观察。一经确诊，则应手术治疗。②手术应根据肿瘤单侧还是双侧、年龄、生育要求等综合考虑。年轻、未婚或未生育者，一侧卵巢囊性肿瘤，应行患侧卵巢囊肿剥除术或卵巢切除术，尽可能保留正常卵巢组织和对侧正常卵巢。正常者缝合保留，隐蔽的良性肿瘤则行剥除术。双侧良性肿瘤，也应争取行囊肿剥除术，保留正常卵巢组织。③围绝经期妇女可行单侧附件切除或子宫及双附件切除。④术中剖开肿瘤肉眼观察区分良恶性，必要时做冰冻切片组织学检查明确性质，确定手术范围。⑤若肿瘤较大或可疑恶性，尽可能完整取出肿瘤，防止囊液流出及瘤细胞种植于腹腔。巨大囊肿可穿刺放液，待体积缩小后取出，穿刺前须保护穿刺周围组织，以防囊液外溢，放液速度应缓慢，以避免腹压骤降发生休克。⑥良性肿瘤手术可以开腹或腹腔镜下行卵巢囊肿剥除术，经阴道卵巢囊肿剥除术及超声引导下卵巢囊肿穿刺术应用较少。

52. AD【解析】外阴癌最常发生在大阴唇，其次是小阴唇、阴道前庭及阴蒂等处。绝大多数肿瘤生长在外阴皮肤表面，但仍有许多患者未能得到早期诊断和治疗。所以，选项 A 错误。外阴鳞状细胞癌以大阴唇最多见。所以，选项 D 错误。

53. BCE【解析】现已公认单纯疱疹病毒Ⅱ型、人乳头状瘤病毒、巨细胞病毒等与外阴癌的发生可能有关。

54. ADE【解析】宫颈癌患者随诊内容如下。①随诊时间：宫颈癌患者经治疗后多在 2 年以内复发，少数发生在治疗后 4~5 年内。因此手术后的随访非常重要。第 1 年内最初 3 个月每月随诊 1 次，以后每 3 个月 1 次；第 2 年半年随诊 1 次；第 3 年以后每年 1 次。②随诊内容：生活状态，饮食起居，询问自觉症状，有无出血、白带增多、贫血、黄疸等；检查全身各部淋巴结，肝脾有无大，下肢有无水肿；胸部 X 线摄片；外阴、阴道、阴道穹隆，子宫旁结缔组织变化；膀胱、直肠周围组织有无增厚、硬结；阴道断端需做细胞学检查。

55. CDE【解析】宫颈癌晚期的主要死因：肿瘤压迫双侧输尿管所致的尿毒症；癌灶侵及大血引起的出血；局部或全身感染；重要器官癌转移或全身衰竭所致恶病质。

56. BDE【解析】宫颈癌、萎缩性阴道炎、子宫内膜癌都会出现绝经后阴道出血的情况。

57. BC【解析】子宫肌瘤常用的辅助诊断方法如下。①超声检查：B 超检查诊断率高，可明显显示子宫大小，肌瘤数目及部位，及有否变性，也有助于与卵巢肿瘤及其他盆腔肿块进行鉴别。②探测宫腔：用探针测量宫腔的深度及方向，结合双合诊，有助于确定包块性质及其包块部位。③宫腔镜检：了解宫腔内有否黏膜下肌瘤及其部位、大小。④腹腔镜检：了解突起于子宫表面的浆膜下肌瘤或肌壁间肌瘤的数目及大小。⑤子宫输卵管造影：通过造影摄片检查显示宫腔充盈缺损，了解黏膜下肌瘤的数目、大小及部位。

58. BCDE【解析】卵巢瘤样变是卵巢肿瘤中的一种，其中包括孤立性滤泡囊肿、多发性滤泡囊肿、黄体囊肿、单纯囊肿、子宫内膜异位症等。①孤立性滤泡囊肿：为最常见的卵巢囊肿，因卵泡不成熟或成熟但不排卵，卵泡腔内有卵泡液潴留而致。单侧性，直径一般<4cm，壁薄，切面为单房，含淡黄色清亮液体。绝大多数可于2个月内自行消失，无须特殊处理。②黄体囊肿：在月经黄体或妊娠黄体基础上，因黄体持续存在而形成黄体囊肿。较为少见。单发性、直接可达4～6cm。一般无症状，未妊娠妇女一般于2月内消失，孕妇则至妊娠晚期逐渐缩小。偶见囊肿破裂、急腹痛症状与异位妊娠相似。③多发性黄素化卵囊肿。④多囊卵巢。⑤卵巢子宫内膜异位症。

59. BCDE【解析】在日常生活中应该避免使用一些刺激性较强或者是碱性的肥皂来清洗外阴部，一般用温水清洗，减少刺激和摩擦。所以，选项A错误，其余选项均为正确的预防措施。

60. ABE【解析】阴道鳞状细胞癌部分早期以及大部分晚期患者，首选放射治疗，放疗较敏感，包括腔内照射及体外照射。手术治疗主要适用于Ⅱ期以前的患者。化疗有一定疗效，可以作为综合治疗的一种手段。除静脉途径全身给药外，介入化疗也应用于临床。

61. BCDE【解析】外阴癌主要依据临床症状及活体组织病理检查（为确诊的依据）。主要辅助检查还包括阴道镜检查（可见异形血管和坏死组织）、涂片细胞学检查（阳性率可达50%）、盆腔部位B超、CT检查、MRI和淋巴造影等影像学检查，有助于判断有无淋巴结转移。

62. ABCD【解析】无性细胞瘤是中度恶性的卵巢生殖细胞肿瘤，好发于青春期及生育期妇女。无性细胞瘤常为单侧性，10%～17%为双侧性。无性细胞瘤对放疗高度敏感，但放疗并不是无性细胞瘤的一线治疗方法。纯无性细胞瘤预后良好。

63. ABC【解析】宫颈癌是起源于宫颈上皮细胞的癌症，原始的鳞状上皮-柱状上皮交界和生理性鳞-柱交界之间的上皮细胞，也就是“移行带”，是宫颈癌的好发部位，但宫颈癌并不全部起源于宫颈移行带。宫颈癌有很多病理类型，鳞状细胞浸润癌占子宫颈癌的75%～80%，腺癌占子宫颈癌的20%～25%，腺鳞癌占子宫颈癌的3%～5%，还有其他少见的病理类型，如神经内分泌癌。

64. BCDE【解析】卵巢癌患者保留生育功能的适应证：①患者年龄<35岁，渴望生育功能。②手术病理分期为ⅠA期。③病理分化程度为高分化。④对侧卵巢外观正常，活检后病理检测阴性。⑤腹腔细胞学检测阴性。⑥“高危区域”（包括直肠子宫陷凹、结肠侧沟、肠系膜、大网膜和腹膜后淋巴结）探查及多点活检均阴性。⑦有随诊条件。⑧完成生育后，视情况再行子宫及对侧附件切除术。

65. ABCDE【解析】妊娠合并子宫肌瘤红色变性时，原则上采取保守治疗，理由：①妊娠期血运丰富，手术易出血。②妊娠期肌瘤充血变软，边界有时不清或位置有改变，往往不能达到预期的手术范围。③妊娠期合并肌瘤体积增大即使发生红色变性，产后即渐缩小，如不影响妊娠，不必急于手术。④肌瘤剜除术有发生流产或早产的可能。另外，肌瘤红色变性虽非感染所致，但红色变性后，由于局部血液供应障碍而致坏死，易感染，称为肌瘤败血症性变性，故一般都主张应用对胎儿影响不大的抗生素，如青霉素、头孢类等。

66. CE【解析】子宫内膜间质肉瘤是来源于子宫内膜间质细胞的肿瘤。根据肿瘤的组织学和临床特征将其分为2类，即低度恶性子宫内膜间质肉瘤和高度恶性子宫内膜间质肉瘤。前者曾称淋巴管内间质异位症、淋巴管内间质肌病等，约占80%，病情发展缓慢，预后较好。后者恶性程度高，病情发展快，易侵袭和转移，预后差。两者的病理特征也不相同。

67. AC【解析】浆膜下肌瘤蒂扭转和红色变性时，患者会出现急性下腹痛。

68. ABCD【解析】卵巢性索间质细胞肿瘤又称性腺间质肿瘤，大多是良性肿瘤，也有低度恶性的。以颗粒细胞瘤最常见，好发于育龄期妇女以及绝经后女性。主要分为颗粒细胞瘤、卵泡膜细胞瘤、支持细胞瘤、间质细胞瘤、颗粒细胞-卵泡膜细胞瘤、支持-间质细胞瘤、两性母细胞瘤。

六、案例分析题

1~5 A、BE、E、F、ACD【解析】患者可初步怀疑为宫颈癌。为进一步确诊及分期，应进行妇科检查及病变部位活组织检查。妇科检查主要观察宫颈外形和病灶的位置、形态、大小及有无溃疡等。宫颈部位的活检，是确诊宫颈癌及宫颈癌前病变的可靠依据。若确诊为宫颈腺癌，根据阴道前壁上1/3质硬，双侧主韧带团块状增粗达盆壁，触痛（+），其临床分期为ⅢB期。癌肿压迫或累及输尿管时，可引起输尿管梗阻、肾盂积水及尿毒症，患者可有腰部胀痛。宫颈腺癌的显微镜检有腺瘤、黏液腺瘤、恶性腺瘤等类型。

6~8 BE、CDE、BF【解析】对于有阴道出血者，应首先做血常规和尿妊娠试验以排除妊娠。患者B超检查发现子宫内膜增厚及左侧附件区包块。为明确诊断应行诊断性刮宫及宫腔镜检查、血清CA125检测判断有无癌变。宫底近左侧壁见多个直径0.3~0.5cm大小菜花样新生物应诊断为ⅠA期，行筋膜外子宫切除+盆腔淋巴结清扫术。

9. A【解析】依据题干信息所述，最可能的诊断是子宫肌瘤肉瘤变。

10. C【解析】参见A3/A4型题第88题解析。

11. E【解析】子宫肌瘤肉瘤变Ⅰ、Ⅱ期应行全子宫及双侧附件切除术。

12. ABCF【解析】临床上，子宫肉瘤早期一般没有明显不适，但随着病情发展，患者可有阴道异常出血、腹部包块、腹痛等不适症状表现。①绝经前后异常阴道出血。子宫肉瘤发展到一定程度时，患者可有阴道异常出血症状表现。阴道异常出血是子宫肉瘤的一个常见症状表现。②腹部包块。一般多见于子宫肌瘤肉瘤变的患者。子宫肉瘤发生后，在子宫内不断生长变化，导致子宫体积被撑大形成腹部包块。③阴道分泌物增多。因为子宫内感染，肉瘤不断恶化而导致。一般来说，子宫肉瘤引发的分泌物是浆液性、血性或者白色的。当出现合并感染的时候，可表现为脓状且伴有比较明显的恶臭味。④腹部疼痛。因子宫内的肉瘤不断生长，膨大，当体积占据子宫大部分的时候，患者就会出现明显的腹部发胀疼痛感或者隐隐作痛。⑤压迫症状及其他：晚期可压迫膀胱或直肠，出现尿频、尿急、尿潴留、大便困难等症状，晚期患者全身消瘦、贫血、低热或出现肺、脑转移相应症状。宫颈肉瘤或肿瘤自宫脱出至阴道内，常有大量恶臭分泌物。

第十四章　妊娠滋养细胞疾病

一 A1 型题

1. 关于侵蚀性葡萄胎的诊断标准，下列说法正确的是
   A. 侵入子宫肌层，滋养细胞高度增生
   B. 肉眼可见多量细小水泡组织
   C. 伴有肺内及阴道转移
   D. 葡萄胎清宫 6 周以后，血 hCG 持续下降至正常水平
   E. 子宫肌层及子宫以外转移的切片中可见到绒毛或绒毛的蜕变痕迹
2. 关于葡萄胎发病的病因学，下列说法不恰当的是
   A. 完全性葡萄胎的染色体基因组是父系来源，染色体核型是二倍体 46XX 或 46XY
   B. 部分性葡萄胎的染色体基因组是母系来源，染色体核型是二倍体 46XX 或 46XY
   C. 完全性葡萄胎的发生与年龄有关，部分性葡萄胎的发生与年龄无关
   D. 葡萄胎的发生与营养状况、社会经济有关
   E. 完全性葡萄胎的发生率高于部分性葡萄胎
3. 侵蚀性葡萄胎可来源于
   A. 完全性葡萄胎　　B. 早期流产
   C. 晚期流产　　D. 过期妊娠
   E. 异位妊娠
4. 绒毛膜癌（绒癌）与侵蚀性葡萄胎患者多死于
   A. 脑转移　　B. 阴道转移
   C. 肺转移　　D. 肝转移
   E. 感染
5. 关于滋养细胞疾病的发生，下列说法正确的是
   A. 侵蚀性葡萄胎有部分是继发于流产后　　B. 绝经后女性不会再患绒毛膜癌
   C. 葡萄胎的发生仅与精子的异常有关　　D. 绒毛膜癌可继发于足月分娩或葡萄胎
   E. 侵蚀性葡萄胎的发生机会为 20%~40%
6. 侵蚀性葡萄胎无组织学检查者，其诊断标准错误的是
   A. 应根据病史及临床表现结合辅助诊断方法进行判断

B. 血 hCG 已降至正常水平一段时间后又出现升高
C. 尿 hCG 定性试验阴性后又转为阳性
D. 葡萄胎清宫术后一年内
E. 葡萄胎清宫 4 周以后，hCG 仍持续在正常水平以上

7. 侵蚀性葡萄胎与绒毛膜癌最主要的区别是
A. 活组织检查镜下有无绒毛膜结构
B. 阴道流血时间的长短
C. 子宫大小的程度
D. 尿中 hCG 水平的高低
E. 转移部位的不同

8. 典型的葡萄胎的临床表现不包括
A. 子宫异常增大变软
B. 停经后不规则阴道流血
C. 肺转移
D. 卵巢高反应黄素化
E. 妊娠呕吐、妊娠期高血压疾病或甲状腺功能亢进

9. 关于侵蚀型葡萄胎的确诊，下列说法不恰当的是
A. B 超发现宫壁局灶性或弥漫性强光点或光团与暗区相间的蜂窝样病灶可辅助诊断
B. hCG 水平持续高于异常或降至正常后又迅速升高，排除清宫不全、高反应黄素化或再次妊娠
C. 葡萄胎清宫后半年内出现阴道不规则出血及 hCG 水平异常升高，可以确诊
D. 子宫切除标本中觅到子宫深肌层有绒毛结构或绒毛蜕变痕迹
E. 刮宫标本中见到绒毛或绒毛蜕变痕迹

10. 与葡萄胎诊断不符的临床表现是
A. 阴道不规则出血
B. 轻微阵发性腹痛
C. 高血压、蛋白尿
D. 甲状腺功能亢进
E. 闭经

11. 绒毛膜癌脑转移时，首选的化疗药物是
A. 甲氨蝶呤
B. 氟尿嘧啶
C. 环磷酰胺
D. 放线菌素 D
E. 长春新碱

12. 鉴别侵蚀性葡萄胎和绒毛膜癌，下列说法正确的是
A. 子宫标本镜下未见绒毛结构，仅能见到成团的滋养细胞者为绒毛膜癌
B. 葡萄胎清宫后间隔半年以上发病者为绒毛膜癌
C. 侵蚀性葡萄胎都有肺内转移，而绒毛膜癌无肺内转移
D. 两者发病都可继发于足月产或流产后
E. 有高反应黄素化者为侵蚀性葡萄胎

13. 关于葡萄胎，下列说法错误的是

A. 葡萄胎的恶变率随年龄而增加　　B. 各国间葡萄胎的发病率无明显差异
C. >40 岁女性妊娠时易患葡萄胎　　D. <20 岁女性妊娠时易患葡萄胎
E. 恶性滋养细胞肿瘤的发生与口服避孕药有关

14. 侵蚀性葡萄胎血行转移的部位主要是
A. 肺和肾　　B. 肺和阴道
C. 胃肠道和肝　　D. 肺和胃肠道
E. 子宫旁血管和阴道静脉丛

15. 关于滋养细胞疾病，下列说法正确的是
A. 侵蚀性葡萄胎多数是在葡萄胎清除后 6 个月内发生
B. 侵蚀性葡萄胎和绒毛膜癌的发病率几乎相等
C. 侵蚀性葡萄胎极少数发生肺内转移
D. 绒毛膜癌 90%继发于葡萄胎清宫后
E. 葡萄胎时的绒毛水肿及血管变化程度与今后是否恶变有着直接关系

16. 绒毛膜癌最主要的转移途径是
A. 淋巴转移　　B. 血行转移
C. 直接侵蚀　　D. 腹腔种植
E. 经宫颈黏膜下行至阴道

17. 葡萄胎排空后随访时最重要的检查项目是
A. B 超检查　　B. X 线胸片
C. 盆腔内诊检查　　D. 血 hCG 检查
E. 阴道脱落细胞涂片检查

18. 良性葡萄胎的病理特点不包括
A. 滋养细胞增生　　B. 绒毛间质水肿
C. 血栓形成，细胞间变　　D. 滋养细胞的增生程度与预后有关
E. 绒毛间质内胎源性血管消失

19. 关于绒毛膜上皮癌，下列说法恰当的是
A. 绒癌最常见的转移部位是肺，其次是脑和肝
B. 是一种高度恶性肿瘤，早期就可经淋巴转移至全身，引起出血坏死
C. 绒癌不可能达到临床治愈
D. 绒癌均发生于子宫，不可能有只出现转移灶而未发现子宫内原发灶的情况
E. 妊娠绒癌 50%继发于葡萄胎清宫后 1 年以上，发生于流产、足月分娩后者各占 25%，少数发生于异位妊娠后

20. 侵蚀性葡萄胎最好的治疗方法是
A. 手术+放疗　　B. 单纯放疗

C. 单纯化疗　　D. 全子宫切除

E. 化疗为主，手术为辅

21. 关于胎盘部位滋养细胞肿瘤（PSTT）的诊断依据，下列说法不恰当的是

A. 血 hPL 明显低值　　B. 主要症状为不规则阴道流血

C. 子宫大如妊娠 2~3 个月　　D. 血 β-hCG 值<3000U/L

E. B 超见肌壁内低回声区

22. 关于葡萄胎，下列说法正确的是

A. 欧美国家发病率最高

B. 卵巢高反应黄素化的出现意味着恶变

C. 葡萄胎水泡来源于蜕膜细胞

D. 部分性葡萄胎染色体核型常为 46XY，系由空卵受精

E. 完全性葡萄胎染色体核型常为 46XX，均来源于精子

23. 葡萄胎在清宫时的注意事项不包括

A. 应采用负压吸引术

B. 吸宫前充分扩张宫颈

C. 缩宫素静脉滴注应在宫口充分扩大后再应用

D. 尽可能取宫腔中央的组织行病理检查

E. 必须在输液、备血条件下进行

24. 关于葡萄胎的预后，下列说法中不恰当的是

A. 部分性葡萄胎与完全性葡萄胎的最大区别是部分性葡萄胎发展为持续性葡萄胎的较少，不易恶变

B. 持续性葡萄胎为葡萄胎清宫后 3 个月 hCG 水平仍高于正常范围者，多恶变

C. 单从清宫后 hCG 降至正常水平后又迅速升高就可确诊侵蚀性葡萄胎

D. 高反应黄素化可影响清宫后 hCG 的下降曲线，不一定进展为侵蚀性葡萄胎

E. 葡萄胎清宫后 8 周 hCG 水平降至不可测出水平者，预后较好

25. 葡萄胎清宫后，避孕最理想的方法是

A. 皮下埋植 Norplant　　B. 放置宫内节育器

C. 阴茎套　　D. 口服避孕药

E. 避孕针

26. 胎盘部位滋养细胞肿瘤首选的治疗方法是

A. 手术　　B. 放疗

C. 化疗　　D. 手术+化疗

E. 手术+放疗

27. 绒毛膜癌最可靠的确诊依据是

A. 阴道可见紫蓝色转移结节
B. X 线胸片可见转移阴影
C. 卵巢高反应黄素化持续不消失
D. 子宫病理学检查仅见滋养细胞而无绒毛结构
E. 刮宫术后血 hCG 持续阳性不转阴

28. 关于良性葡萄胎的处理方式，下列说法不正确的是
A. 充分扩张子宫颈，选小号吸管
B. 确诊后尽快排空子宫腔
C. 应取近子宫壁刮出物送病检
D. 40 岁以上女性患者，水泡较小，滋养层细胞增生明显，可行子宫切除
E. 子宫大于妊娠 3 个月者，葡萄胎排出 1 周后行第 2 次刮宫

29. 关于胎盘部位滋养细胞肿瘤，下列说法不正确的是
A. 首选化疗
B. 肿瘤组织主要由中间型滋养细胞组成
C. 可继发于足月产、流产或葡萄胎后，也可与妊娠合并存在
D. 肿瘤呈实质性，一般局限于子宫，可侵入子宫肌层或突向宫腔，子宫增大
E. 临床上主要表现为不规则阴道出血或月经过多，有时闭经

30. 葡萄胎确诊后应采取的处理方式是
A. 备血，立即行清宫术
B. 静脉滴注缩宫素
C. 输血输液
D. 子宫切除后化疗
E. 立即化疗

31. 女性生殖系统疾病的恶性肿瘤中，应用化学药物治疗能治愈的疾病是
A. 绒毛膜癌
B. 卵巢癌
C. 宫颈癌
D. 输卵管癌
E. 子宫内膜癌

32. 葡萄胎清除后常规随访的项目不包括
A. 定期阴道细胞涂片检查
B. 定期行血 β-hCG 检查
C. 胸部 X 线检查
D. 盆腔 B 超
E. 妇科检查

33. 关于侵蚀性葡萄胎的诊断，下列说法恰当的是
A. 能查到卵巢囊肿者
B. 不发生脑转移
C. 血 hCG 水平异常升高
D. 光镜下见不到绒毛膜结构
E. 葡萄胎排出后不足半年内发病

34. 侵蚀性葡萄胎的先行妊娠是

A. 流产　　B. 早产
C. 输卵管妊娠　　D. 葡萄胎
E. 足月产

35. 下列能完全排除完全性葡萄胎诊断的是
A. 妊娠试验阴性　　B. 停经后阴道出血
C. 卵巢高反应黄素化　　D. 超声多普勒闻及胎心搏动
E. 子宫大于妊娠月份

36. 关于完全性葡萄胎的定义，下列说法错误的是
A. 整个子宫腔内充满水泡状组织　　B. 染色体核型常是三倍体
C. 无胎儿及其附属物　　D. 滋养细胞增生
E. 绒毛水泡状水肿

37. 葡萄胎随访中，提示恶变可能性大的是
A. 月经周期紊乱　　B. 子宫变大、变软
C. 咳嗽、咳痰　　D. hCG 降至一定水平后又重新上升
E. 高反应黄素化消退缓慢

38. 良性葡萄胎术后随访的目的是
A. 及早发现恶变　　B. 指导避孕
C. 及早发现妊娠　　D. 了解盆腔恢复情况
E. 指导进一步妊娠

39. 侵蚀性葡萄胎和绒癌均可发生于
A. 输卵管妊娠后　　B. 人工流产以后
C. 足月分娩后　　D. 葡萄胎清宫后
E. 先兆流产

40. 诊断葡萄胎最有价值的是
A. 尿中 hCG 呈高值　　B. 停经及不规则阴道流血
C. 子宫异常增大，大于妊娠周数　　D. 妇科检查于附件区触及囊性肿物
E. B 超见宫腔内充满弥漫分布光点和小囊样无回声区

41. 有关妊娠滋养细胞疾病，下列说法错误的是
A. 葡萄胎 hCG 水平越高病情越重
B. 葡萄胎确诊后应及早行清宫术
C. 肺转移是绒毛膜癌最常见的部位
D. 侵蚀性葡萄胎病变在子宫，化疗无效时可切除子宫
E. 葡萄胎时 hCG 水平较相应月份正常妊娠的 hCG 水平高

42. 侵蚀性葡萄胎的诊断依据是

A. 是否侵入子宫肌层
B. 病理分级
C. 葡萄样水泡状物的大小
D. 子宫囊肿的大小
E. hCG 定量测定

43. 葡萄胎最易被误诊的疾病是
A. 妊娠剧吐
B. 月经紊乱
C. 先兆流产
D. 多胎妊娠
E. 羊水过多

44. 侵蚀性葡萄胎与绒毛膜癌最常见的转移部位是
A. 肝
B. 脑
C. 肺
D. 阴道
E. 宫颈

45. 关于葡萄胎组织学检查特征，下列说法正确的是
A. 绒毛间质中可见到毛细血管为完全性葡萄胎的主要特征
B. 绒毛间质细胞增生活跃
C. 绒毛间质呈退行性变
D. 滋养细胞有不同程度的增生
E. 水肿的绒毛侵入子宫浅肌层

二 A2 型题

1. 患者，女性，27 岁。孕 1 产 0，因患葡萄胎住院治疗 40 天，经清宫后行各项必要化验，均在正常范围，出院。出院后下一步处理方式是
A. 定期复查血 hCG
B. 定期做胸部 X 线摄片
C. 出现异常情况再随诊
D. 定期做阴道细胞涂片检查
E. 出院后休息半年可再继续妊娠

2. 患者，女性，33 岁。因疑为侵蚀性葡萄胎行子宫切除，见子宫肌壁间有水泡样物，镜下见滋养细胞增生活跃。恰当处理方式应是
A. 继续随访观察
B. 消炎治疗
C. 化学药物治疗
D. 放射治疗
E. 免疫疗法

3. 患者，女性，26 岁。停经 2 个半月，阴道不规则流血 7 天。妇科检查：子宫如妊娠 4 个月大，软，双侧附件区触及手拳大囊性肿物，活动良好。为协助诊断，最有价值的检查方法是
A. 尿 hCG 测定
B. 盆腔 X 线片
C. 盆腔 B 超检查
D. 超声多普勒检测胎心

E. 盆腔 CT 检查

4. 患者，女性，50 岁。葡萄胎吸宫术后，吸出物为细小针头样水泡组织，术后 7 天行子宫全切术。手术理由是

A. 无条件随访

B. 无生育要求

C. 预防再次发生葡萄胎

D. 40 岁以上恶性率明显增加

E. 估计宫腔内有残留水泡状组织物

5. 患者，女性，42 岁。孕 2 产 2，半年前阴道出现不规则出血，伴轻微咳嗽 2 个月。妇科检查：子宫正常大小，质较软，右附件可及拳头大小囊性肿物，活动无压痛。尿 hCG 阳性，胸部 X 线片可见棉球状阴影。最可能的诊断是

A. 肺结核及子宫内膜结核

B. 右卵巢颗粒细胞瘤

C. 侵蚀性葡萄胎

D. 绒毛膜癌

E. 不全流产

6. 患者，女性，28 岁。停经近 3 个月，阴道少量流血 5 天。子宫如妊娠 4 个月大，软，双附件区各有 5cm×5cm×3cm 囊状肿物。此种情况恰当诊断应是

A. 葡萄胎

B. 难免流产

C. 先兆流产

D. 早期妊娠合并卵巢囊肿

E. 先兆流产合并卵巢囊肿

7. 患者，女性，43 岁。晨起剧烈头痛伴呕吐，晕倒 30 分钟后清醒。胸部 X 线片检查示肺部有半透明小圆形阴影。追问病史，阴道少量不规则出血 2 个月，咳嗽、痰中带血 10 天。孕 4 产 1，顺产 1 次，人流 3 次，末次妊娠 2 年前，最可能的诊断是

A. 侵蚀性葡萄胎脑转移

B. 肺癌脑转移

C. 绒癌脑转移

D. 脑栓塞

E. 脑卒中

8. 初产妇，29 岁。停经 3 个月余，阴道流血 10 天，宫底在平脐，听不到胎心，扪不到胎体。此种情况有价值的辅助诊断方法是

A. X 线腹部片

B. 血 hCG 测定

C. 尿 hCG 测定

D. 盆腔内诊检查

E. B 超

9. 患者，女性，29 岁。3 个月前人工流产术后不规则阴道出血，经 2 次刮宫术均未见明显妊娠残留组织，亦未送病检。B 超示子宫增大如妊娠 2 个月，宫底部 3cm×4cm 肌结节，内部回声杂乱，伴部分强回声，首先应考虑的诊断是

A. 人工流产后宫腔感染

D. 人工流产不全

C. 绒毛膜癌

B. 侵蚀性葡萄胎

E. 异位妊娠

10. 患者，女性，24 岁。4 个月前人工流产术后，阴道不规则流血 1 个月。外阴正常，阴道侧前壁 1cm×2cm×2cm 紫色结节。子宫稍大，左角处稍软，hCG 阳性。最可能诊断为
A. 人流后子宫复旧不全
B. 阴道壁囊肿伴出血
C. 子宫内膜异位症
D. 绒癌阴道转移
E. 前庭大腺囊肿感染

11. 经产妇，28 岁。人工流产术后 8 个月，术后不断有阴道流血，量不多。阴茎套避孕。现尿妊娠试验阳性，X 线胸片见两肺中下叶散在浅淡半透明圆形阴影及棉花团影。此种情况最可能的诊断为
A. 葡萄胎
B. 侵蚀性葡萄胎
C. 绒毛膜癌
D. 吸宫不全
E. 先兆流产

12. 患者，女性，24 岁。停经 13 周后出现不规则阴道流血，量不多，时断时续。停经 10 周时恶心、呕吐明显。子宫底平脐。B 超见子宫腔内呈典型落雪状图像。该患者最佳处理方式方案是
A. 给予宫缩抑制药，以减少阴道流血
B. 行负压吸宫术，清除子宫内容物
C. 依沙吖啶羊膜腔内注射引产
D. 给予镇吐药，治疗频繁呕吐
E. 行药物性流产

13. 患者，女性，28 岁。既往月经周期规律。停经 12 周时出现阴道流血及腹部紧张感。妇科检查：宫口未开，子宫如婴儿头大，软。两侧附件区均触及，手拳大、囊性、活动良好、无压痛肿物，分泌物陈旧血性，尿妊娠试验阳性。此种情况双侧附件区肿物最可能的诊断是
A. 双侧卵巢高反应黄素化
B. 双侧输卵管积水
C. 双侧输卵管卵巢囊肿
D. 双侧卵巢浆液性囊腺瘤
E. 双侧卵巢子宫内膜异位囊肿

14. 患者，女性，39 岁。停经 3 个月，突然剧烈下腹疼 2 小时，腹腔内出血伴休克，即剖腹探查，见子宫左角破口有水泡状物，出血活跃，镜下见子宫肌壁深层及浆膜下有增生活跃的滋养层细胞，并见绒毛结构。正确的诊断是
A. 宫角妊娠
B. 葡萄胎
C. 绒毛膜癌
D. 侵蚀性葡萄胎
E. 合体细胞子宫内膜炎

15. 经产妇，42 岁。因葡萄胎行子宫全切除术。病理子宫肌深层镜下见肿大绒毛，滋养细胞高度增生且分化不良。此种情况恰当处理方式应是
A. 病灶已切除，随访观察 2 年
B. 广谱抗生素治疗
C. 化学药物治疗
D. 免疫疗法

E. 放射治疗

三 A3/A4 型题

（1~3 题共用题干）

患者，女性，29 岁。3 个月前行葡萄胎刮宫术，阴道流血 25 天，术后一直无月经来潮。3 天前突然下腹剧痛，出冷汗，晕倒。贫血貌，血压 80/50mmHg，心率 108 次/分，体温 37.0℃，腹部移动性浊音阳性，阴道左侧壁有 1.5cm 紫蓝色结节，子宫大小不清，双侧附件有 6cm 直径囊性包块，尚活动，下腹有压痛及反跳痛。

1. 诊断是

A. 输卵管妊娠破裂　B. 黄体囊肿破裂

C. 侵蚀性葡萄胎并发子宫穿孔　D. 卵巢囊肿破裂

E. 卵巢囊肿扭转

2. 对于 3 个月前的葡萄胎治疗方面患者有哪项缺憾以致现在的严重后果

A. 未纠正贫血　B. 未行 2 次清宫

C. 未行全子宫切除　D. 未行预防性化疗

E. 葡萄胎清宫后未定期随访

3. 紧急处理方式中不应包括

A. 立即给予化疗　B. 剖腹探查

C. B 超或腹腔穿刺进一步明确诊断　D. 建立静脉通道，补充血容量及输血

E. 测定静脉血 hCG 水平，留待日后疗效比较

（4~8 题共用题干）

患者，女性，27 岁。尚未生育，此次停经 70 天伴少量阴道出血 4 天。医师检查子宫大小明显超出停经月份。

4. 为明确诊断，采用的辅助检查最适宜的是

A. 腹部 X 线平片　B. 多普勒超声检查

C. B 超检查　D. 血 β-hCG 测定

E. A 型超声检查

5. 如果检查为葡萄胎，处理方式错误的是

A. 如有高反应黄素化应手术切除　B. 全面检查，除外侵蚀性葡萄胎

C. 估计有出血可能者，应备血、输液　D. 明确诊断后，应及时清除宫内容物

E. 吸宫后子宫明显缩小，可慎重刮宫，并送病理

6. 出院后应随诊，下列处理方式错误的是

A. 应避孕半年　B. 随访期至少 2 年

C. 定期测定血 hCG
D. 随诊时注意有无转移症状
E. 必要时胸部 X 线摄片或超声显像检查

7. 吸宫 4 个月后，妊娠试验由阴转阳，首先考虑的是
A. 葡萄胎吸宫不全
B. 侵蚀性葡萄胎
C. 绒毛膜癌
D. 再次妊娠
E. 再次患葡萄胎

8. 对此患者下一步治疗应采用
A. 放疗
B. 化疗
C. 子宫切除术
D. 广泛性子宫切除术
E. 全子宫及双附件切除术

（9～11 题共用题干）

患者，女性，27 岁。停经 8 周，阴道不规则流血 10 天。检查见阴道右侧壁上 1/3 段有一直径为 1.5cm 紫蓝色结节，子宫如妊娠 3 个月大，B 超检查见宫腔内充满弥漫分布的光点和小囊样无回声区图像。胸部 X 线检查未发现异常。

9. 下列诊断恰当的是
A. 子宫积血
B. 葡萄胎
C. 侵蚀性葡萄胎
D. 早期妊娠合并子宫肌瘤
E. 绒毛膜癌

10. 处理方案应该是
A. 清宫术后化疗
B. 纠正一般情况，化疗
C. 纠正一般情况，放疗
D. 给抗生素及纠正贫血后再手术切除子宫，术后化疗
E. 切除子宫及阴道壁结节，以免大出血或远处转移

11. 此患者根据 FiGO 分期，应分为
A. Ⅰ期
B. ⅡA 期
C. ⅡB 期
D. ⅢA 期
E. ⅢB 期

（12～14 题共用题干）

患者，女性，36 岁。行葡萄胎清宫术 6 个月后，尿妊娠免疫实验（+），肺部出现转移灶。

12. 此种情况患者最大的可能是

A. 侵蚀性葡萄胎　　B. 再次葡萄胎
C. 宫内妊娠　　D. 绒癌
E. 异位妊娠

13. 此种情况患者应首选的检查是
A. 血 hCG 测定　　B. B 超+血 hCG 测定
C. X 线腹部摄片　　D. 再次测定尿 hCG
E. CT 检查

14. 此种情况患者最佳的治疗方法是
A. 单纯化疗　　B. 单纯放疗
C. 手术+放疗　　D. 全子宫切除
E. 化疗为主，手术为辅

四 B 型题

（1~3 题共用备选答案）
A. 氟尿嘧啶　　B. 环磷酰胺
C. 甲氨蝶呤　　D. 联合治疗
E. 氟尿嘧啶+放线菌素 D

1. 妊娠滋养细胞肿瘤肺转移，首选药物是
2. 绒毛膜癌脑转移鞘内注射，首选药物是
3. 葡萄胎预防性化学治疗，首选药物是

（4~7 题共用备选答案）
A. 瘤组织主要由中间型滋养细胞组成，无大片出血坏死
B. 滋养细胞增生，绒毛间质水肿，间质内胎源性血管消失
C. 滋养细胞不典型增生，侵入子宫肌层，可见绒毛结构或绒毛“鬼影”
D. 滋养细胞增生并侵入子宫肌层和血管，不见绒毛结构，伴大片坏死出血
E. 由细胞滋养细胞分化出合体滋养细胞，二者分裂增生与胚外中胚层一起组成绒毛膜

4. 良性葡萄胎病理表现为
5. 绒癌病理表现为
6. 侵蚀性葡萄胎病理表现为
7. 胎盘部位滋养细胞肿瘤病理表现为

（8~11 题共用备选答案）
A. 葡萄胎　　B. 绒癌肺转移

C. 绒癌脑转移

D. 卵巢上皮性癌

E. 子宫内膜腺癌

8. 顺铂用于治疗
9. 甲氨蝶呤用于治疗
10. 放线菌素 D 用于治疗
11. 他莫昔芬用于治疗

（12～14 题共用备选答案）

A. 绒癌

B. 再次葡萄胎

C. 侵蚀性葡萄胎

D. 持续性葡萄胎

E. 胎盘部位滋养细胞肿瘤

12. 来源于胎盘部位的滋养细胞肿瘤是
13. 流产、分娩、异位妊娠后出现阴道出血或转移灶症状，hCG 异常升高的是
14. 葡萄胎清宫后 6 个月内，阴道不规则出血，hCG 水平高于正常，水泡样组织侵入子宫深肌层的是

（15～17 题共用备选答案）

A. 氟尿嘧啶

B. 甲氨蝶呤

C. 长春新碱

D. 环磷酰胺

E. 放线菌素 D

15. 绒毛膜癌阴道转移时．首选药物是
16. 绒毛膜癌肺转移时，首选药物是
17. 绒毛膜癌脑转移时，首选药物是

五 X 型题

1. 对于葡萄胎的随访，下列说法恰当的是

A. 病后应避孕 2 年，避孕方法应选 IUD

B. 卵巢高反应黄素化清宫后应逐渐缩小

C. 基础体温双相型，提示恶变的机会较少

D. 定期随访的意义在于可早期发现葡萄胎恶变

E. 清除宫腔后必须每周测血 hCG 浓度，直至正常，共随访 2 年，以后多长时监测

2. 胎盘部位滋养细胞肿瘤高危型行辅助性化疗的高危因素包括

A. 年龄>40 岁

B. 有子宫外转移病灶

C. 距先前妊娠时间大于 2 年

D. 肿瘤细胞有丝分裂指数>5 个/10 倍高倍镜

E. 肿瘤细胞有丝分裂指数>10 个/10 倍高倍镜

3. 影响绒毛膜癌预后的因素有

A. 病程　　B. 年龄

C. 转移部位　　D. 先行妊娠

E. 肿瘤数量

4. 关于胎盘部位滋养细胞肿瘤的治疗，恰当的说法是

A. hCG 水平无显著升高，应用 hCG 监测肿瘤复发效果差

B. 术后化疗的常用方案是氟尿嘧啶与放线菌素 D 联合化疗

C. 单个转移瘤和局部复发者可以行放疗

D. 原则上以手术为主

E. 此肿瘤对化疗敏感

5. 侵蚀性葡萄胎的诊断依据是

A. 葡萄胎清宫后血 hCG 水平持续升高超过 4 周

B. 侵入子宫肌层，滋养细胞高度增生

C. 葡萄胎清宫后半年内发病

D. 镜检见绒毛结构

E. 发生肺部转移

6. 下列需给予预防性化疗的有

A. 27 岁完全性葡萄胎患者，清宫病理检查是滋养细胞增生显著并伴不典型增生

B. 24 岁未育女性患者，部分性葡萄胎，清宫后 hCG 水平异常升高

C. 30 岁已婚已育女性患者，再次葡萄胎，hCG 120000U/L

D. 42 岁女性患者，完全性葡萄胎，随访困难

E. 持续性葡萄胎

7. 关于胎盘部位滋养细胞肿瘤的叙述，不正确的是

A. 首选手术治疗　　B. 镜下可见绒毛结构

C. 继发于足月产、流产或可合并妊娠　　D. 血 hCG>3000U/L

E. 来源于胎盘种植部位的一种良性滋养细胞肿瘤

8. 关于绒毛膜癌，下列说法恰当的是

A. 镜下未见绒毛结构　　B. 可发生在足月产以后

C. 最常见的转移部位为阴道　　D. 前次为异位妊娠，不发生绒毛膜癌

E. 治疗原则是化疗为主，手术为辅

9. 关于胎盘部位滋养细胞肿瘤，常见的辅助检查有

A. HPL 测定　　B. 超声检查

C. 组织学诊断　　D. 血 hCG 测定

E. 宫腔镜检查

10. 关于侵蚀性葡萄胎及绒癌的转移，下列说法恰当的是

A. 阴道转移占第一位

B. 其他转移部位是肝

C. 肺是最常见的转移部位

D. 脑转移是常见的死亡原因之一

E. 滋养细胞最早侵入宫旁组织的静脉内

11. 影响胎盘部位滋养细胞肿瘤预后的因素有

A. 先行妊娠至临床诊断间隔时间>2 年预后不良

B. 核分裂象高者尤其伴大片出血坏死者预后差

C. 先行妊娠为妊娠 40 周者易发生转移

D. 患者的发病年龄越小，预后越好

E. 子宫外转移者预后差

12. 与绒癌预后有关的因素包括

A. hCG 水平

B. 年龄、病程长短

C. 血型

D. 婚姻状况

E. 转移部位及转移个数

13. 部分性葡萄胎与完全性葡萄胎的区别在于

A. 部分性葡萄胎除葡萄胎组织外，还有胎儿及其附属物成分

B. 完全性葡萄胎是二倍体核型，部分性葡萄胎是三倍体核型

C. 完全性葡萄胎很少恶变，部分性葡萄胎多有恶变

D. 部分性葡萄胎多伴有高反应黄素化

E. 部分性葡萄胎子宫大于停经月份少见

14. 滋养细胞肿瘤单一化疗常用的药物有

A. 甲氨蝶呤

B. 放线菌素 D

C. 依托泊苷

D. 多柔比星

E. 氟尿嘧啶

15. 关于完全性葡萄胎组织学检查特征，下列说法正确的是

A. 绒毛间质细胞中可见到毛细血管

B. 水肿的绒毛侵入子宫浅肌层

C. 滋养细胞有不同程度增生

D. 绒毛间质细胞增生活跃

E. 绒毛间质细胞水肿

16. 关于滋养细胞疾病的发生，下列说法错误的是

A. 绒毛膜癌可继发于足月分娩或死胎

B. 绝经后女性不会再患绒毛膜癌

C. 侵蚀性葡萄胎部分继发于流产后

D. 侵蚀性葡萄胎镜下可见绒毛结构

E. 侵蚀性葡萄胎极少发生转移

17. 绒毛膜癌可发生于

A. 人工流产后
B. 自然流产后
C. 输卵管妊娠后
D. 葡萄胎排空后
E. 长期月经不调

18. 对于葡萄胎的处理方式，下列不恰当的是
A. 清宫时应准备缩宫素
B. 葡萄胎术后应口服避孕药 2 年
C. 第二次清宫组织可以不送病理检查
D. 葡萄胎术后应根据情况，给予常规化疗
E. 葡萄胎排空后，应追踪观察到妊娠试验连续 3 次阴性

19. 胎盘部位滋养细胞肿瘤常见的临床表现有
A. 发生于绝经期
B. 子宫均匀性或不规则增大
C. 血 hCG 多为阴性或轻度升高
D. 可继发于足月产、流产和葡萄胎
E. 多表现为停经后不规则阴道流血或月经过多

20. 葡萄胎排出后，血 hCG 转阴后又变为阳性，应考虑
A. 检验误差
B. 绒毛膜癌
C. 再次妊娠
D. 侵蚀性葡萄胎
E. 葡萄胎残留

21. 关于绒癌阴道转移瘤破溃大出血的急救，下列说法恰当的是
A. 行阴道检查，了解破溃发生部位
B. 等待期间压迫腹主动脉以减少出血
C. 局部敷以止血药并压迫止血
D. 无须清洁阴道，纱布条填塞阴道
E. 给静脉氟尿嘧啶化疗

22. 胎盘部位滋养细胞肿瘤的病理特征有
A. 肿瘤呈实性
B. 不侵犯肌层
C. 无绒毛结构
D. 多数肿瘤细胞可产生人胎盘催乳素（hPL），免疫组化可 hPL 阳性
E. 主要由中间型滋养细胞组成，缺乏典型的细胞滋养细胞和合体滋养细胞

23. 关于 hCG 转阴时间的叙述正确的是
A. 葡萄胎清宫后 48~100 天，hCG 值降至正常
B. 自然流产清宫术后平均 29 天，hCG 值降至正常
C. 足月分娩后平均 12 天，hCG 值降至正常
D. 人工流产后平均 30 天，hCG 值降至正常
E. 异位妊娠术后平均 9 天，hCG 值降至正常

24. 对于绒癌的治疗，下列说法不恰当的是
A. 临床症状、体征消失，hCG 连续 3 次检查均阴性，应继续巩固 1 个疗程后停药
B. 虽然还有临床体征，但 β-hCG 已经持续 3 周阴性，可以立即停止化疗

C. 严重的化疗反应致造血、肝、肾功能损害应暂时停药，纠正后再化疗
D. 病变局限于子宫，化疗无效或耐药者，应考虑全子宫、双附件切除术
E. 巩固化疗停药后随访2年无复发者未临床痊愈

25. 关于胎盘部位滋养细胞肿瘤，下列说法不正确的是
A. 治疗一般同绒癌
B. 血hCG水平均升高
C. 胎盘部位滋养细胞肿瘤都是良性病变
D. 彩超提示肿瘤部位血流丰富，低阻力
E. 一般继发于足月产（或早产）、流产或葡萄胎后，或与妊娠同时存在

六 案例分析题

（1~4题共用题干）

患者，女性，43岁。停经13周，阴道不规则出血10天。查体：宫底耻骨上3横指，未闻及胎心。尿妊娠试验阳性。B超检查见宫腔内充满弥漫分布的光点和小囊样无回声区图像。胸部X线片正常。

1. 最可能的初步诊断是
A. 稽留流产
B. 先兆流产
C. 不全流产
D. 绒毛膜癌
E. 良性葡萄胎
F. 侵蚀性葡萄胎

2. 需采用的治疗是
A. 化疗
B. 放疗
C. 观察
D. 诊刮术
E. 子宫切除术
F. 子宫双侧附件切除术

3. 诊刮病检提示滋养细胞增生，可见绒毛结构。应诊断为
A. 稽留流产
B. 先兆流产
C. 不全流产
D. 绒毛膜癌
E. 良性葡萄胎
F. 侵蚀性葡萄胎

4. 葡萄胎刮宫后5个月，妊娠试验由阴转阳，肺部有散在棉絮状阴影。最大可能是
A. 侵蚀性葡萄胎
B. 绒毛膜上皮癌
C. 子宫肌瘤合并肺结核
D. 宫内妊娠
E. 异位妊娠
F. 葡萄胎

参考答案与解析

一、A1 型题

1. E【解析】侵蚀性葡萄胎组织学诊断：侵入子宫肌层或于宫外转移灶的组织切片中见到绒毛结构或绒毛退变痕迹，可确诊。

2. B【解析】葡萄胎发病的病因尚不清楚。可能与种族、营养状况、社会经济因素、年龄、夫妻双方的遗传因素等有关。完全性葡萄胎的发生与年龄有关，部分性葡萄胎的发生与年龄无关。不管是完全性还是部分性葡萄胎，多余的父源基因物质是造成滋养细胞增生的主要原因，部分性葡萄胎的发生率远低于完全性葡萄胎。完全性葡萄胎的染色体基因组是父系来源，染色体核型是二倍体 46XX 或 46XY。部分性葡萄胎的染色体基因组是父系来源，染色体核型是三倍体 96XXY、96XXX 或 96XYY。

3. A【解析】侵蚀性葡萄胎来自良性葡萄胎，多数在葡萄胎清除后 6 个月内发生。

4. A【解析】侵蚀性葡萄胎的治疗同绒毛膜癌的治疗。临床症状及转移灶消失，hCG 测定持续正常称为临床痊愈。临床痊愈后尚需巩固 1~2 个疗程。一般均能治愈，个别病例可死于脑转移。

5. D【解析】绒毛膜癌继发于葡萄胎、流产或足月分娩后，少数可发生于异位妊娠后，但其真正发生原因尚不清楚，免疫异常可能与本病密切相关。

6. E【解析】侵蚀性葡萄胎的 hCG 连续测定：葡萄胎清宫后 12 周以上 hCG 仍持续高于正常，或 hCG 降至正常水平后又上升。

7. A【解析】侵蚀性葡萄胎与绒毛膜癌最主要的区别是活组织检查镜下有无绒毛膜结构，侵蚀性葡萄胎有绒毛结构，而绒毛膜癌不形成绒毛或水泡状结构。

8. C【解析】完全性葡萄胎的临床表现：①阴道流血（最常见的症状）。②子宫异常增大、变软。③妊娠呕吐。④子痫前期征象（多发生于子宫异常增大者）。⑤甲状腺功能亢进。⑥腹痛（常发生于阴道流血之前）。⑦卵巢高反应黄素化（在葡萄胎清宫后 2~4 个月自行消退）。

9. E【解析】参见 A1 型题第 1 题解析，所以，选项 E 错误。

10. E【解析】参见 A1 型题第 8 题解析。闭经不是葡萄胎的临床表现。

11. A【解析】绒毛膜癌的治疗以化疗为主，氟尿嘧啶、放线菌素 D、甲氨蝶呤最常用。肺转移常用放线菌素 D，盆腔阴道转移常用氟尿嘧啶，脑转移常用甲氨蝶呤。

12. A【解析】侵蚀性葡萄胎及绒毛膜癌均属妊娠滋养细胞恶性肿瘤。侵蚀性葡萄胎多继发于葡萄胎后半年，其恶性程度较低，呈现局部侵犯的特点，较少出现远处转移，预后较好。绒毛膜癌是一种高度恶性的肿瘤，多继发于妊娠后，如流产、异位妊娠及正常生产

（选项D错误），继发时间常大于一年，其恶性程度较高，早期即易发生转移。偶尔发生于未婚妇女的卵巢称为原发性绒毛膜癌。绒毛膜癌最常见的转移器官为肺（选项C错误），患者可能出现咯血等症状，早期死亡率高达90%。在侵蚀性葡萄胎与绒毛膜癌鉴别诊断时，最根本的是两者的组织学不同，侵蚀性葡萄胎在活组织镜下见有绒毛结构，而绒毛膜癌在活组织镜下无绒毛结构（选项A正确）。葡萄胎清宫后半年至1年内发病者有侵蚀性葡萄胎和绒毛膜癌的可能（选项B错误）。葡萄胎和侵蚀性葡萄胎都有高反应黄素化（选项E错误）。

13. B【解析】地理环境、气候、温度、病毒感染及免疫等方面，在葡萄胎发病中也起作用，因此各国间葡萄胎的发病率有明显差异。

14. B【解析】侵蚀性葡萄胎的主要转移途径是血行转移，常见的转移部位依次是肺、阴道、肝、脑。

15. A【解析】葡萄胎组织侵入子宫肌层或转移至子宫以外，即为侵蚀性葡萄胎，发生的机会为5~20%，多数在葡萄胎清除后6个月内发生。所以，选项A正确。

16. B【解析】绒毛膜癌的特点是滋养细胞失去了原来绒毛结构而散在地侵入子宫肌层或通过血行转移至其他部位。

17. D【解析】葡萄胎清除后随访内容：①hCG定量测定，葡萄胎清宫后术后每周1次直至hCG正常连续3次，以后每月1次持续至少6个月，此后每半年1次，共随访2年。②注意有无阴道异常流血、咳血等其他转移症状，并作盆腔检查。③选择一定间隔时间进行B超、X线胸片或CT检查。④随访期间应避孕1~2年，方法首选阴茎套及阴道隔膜，不选用宫内节育器。

18. C【解析】良性葡萄胎病变局限于子宫内，不侵入肌层，也不发生远处转移。其病理特点为滋养细胞呈不同程度的增生，间质水肿，间质内血管消失。

19. E【解析】妊娠性绒毛膜癌是一种高度恶性的肿瘤，早期即可通过血行转移至全身，最常见部位依次是肺、阴道、脑及肝，可造成组织器官破坏，引起出血坏死。约50%继发于葡萄胎（葡萄胎清宫术后1年以上），其余由流产和正常妊娠而来，大约各占25%，少数发生于异位妊娠后。继发于正常妊娠的滋养细胞肿瘤一定是绒毛膜癌，绝不会是葡萄胎或侵蚀性葡萄胎。近年来应用化学药物治疗，使绒毛膜癌的预后有了显著的改观。

20. E【解析】侵蚀性葡萄胎的治疗原则以化疗为主，手术为辅。可单药治疗或联合化疗。化疗需持续到症状、体征消失，hCG每周测定一次，连续3次在正常范围，再巩固2~3个疗程。

21. A【解析】胎盘部位滋养细胞肿瘤（PSTT）的hPL测定：一般为轻度升高或阴性，但免疫组化染色通常阳性。

22. E【解析】参见A1型题第2题解析。

23. D【解析】葡萄胎一经确诊，立即终止妊娠。一般采用吸宫术，1周后第2次刮宫。遇有大出血与休克时，应在补液的同时清宫。清宫注意事项：①建立静脉通道，做好输液输血准备。②采用大吸头，低负压。③宫颈口未开时不用缩宫素。④子宫大于妊娠 12 周时需二次清宫。⑤每次刮出物均需送病理做检查。

24. E【解析】葡萄胎清宫后，hCG 不呈进行性下降，而是降至一定水平后即持续不再下降，或始终处于高值。

25. C【解析】参见 A1 型题第 17 题解析。

26. A【解析】胎盘部位滋养细胞肿瘤对化疗不敏感，手术是主要的治疗手段，首选子宫全切术。

27. D【解析】绒毛膜癌的组织学诊断：手术标本或转移灶标本中若仅见大量滋养细胞及出血坏死，则可诊断为绒毛膜癌；若见到绒毛结构，可排除绒毛膜癌的诊断。

28. A【解析】参见 A1 型题第 23 题解析。

29. A【解析】参见 A1 型题第 26 题解析。

30. A【解析】参见 A1 型题第 23 题解析。

31. A【解析】绒毛膜癌以化疗为主，根据肿瘤分期和预后评估结果等，制定个体化治疗方案。在女性生殖系统恶性肿瘤中，治愈率属比较高的，预后与临床分期、滋养细胞增生活跃程度、是否正规治疗有关。

32. A【解析】参见 A1 型题第 17 题解析。

33. E【解析】侵蚀性葡萄胎的检查与诊断如下。①病史及临床表现：a. 阴道出血，葡萄胎清宫后半年内出现不规则阴道出血或月经恢复正常数月后又不规则出血；b. 咯血，葡萄胎后出现痰中带血丝，应高度疑为肺转移；c. 腹痛及腹腔内出血；d. 宫旁肿块。②hCG 连续测定：葡萄胎清宫后 12 周以上 hCG 仍持续高于正常，或 hCG 降至正常水平后又上升。③B 超检查：子宫肌层有蜂窝样组织侵入。④X 线检查：若有肺部转移，胸片中于肺野外带常有浅淡半透明的小圆形结节，有助于诊断。⑤组织学诊断：侵入子宫肌层或于宫外转移灶的组织切片中见到绒毛结构或绒毛退变痕迹，可确诊。

34. D【解析】参见 A1 型题第 3 题解析。

35. D【解析】葡萄胎患者，宫腔内呈粗点状或落雪状图像，而且无妊娠囊可见，也不会有胎儿结构及胎心搏动征，葡萄胎只能听到子宫血流杂音，听不到胎心。

36. B【解析】参见 A1 型题第 2 题解析。

37. D【解析】hCG 再次升高与第一次清宫不全有关，可能宫腔内仍有残留。一般 2 个月之内 hCG 回复到正常的范围内，若下降后再次升高，发生恶性葡萄胎的可能性比较大。

38. A【解析】葡萄胎清除后随访的目的是早期发现及治疗滋养细胞肿瘤。

39. D【解析】葡萄胎清宫后 1 年以上发病者，临床可诊断为绒癌，半年至 1 年内发病则有侵蚀性葡萄胎和绒癌的可能，需经组织学检查鉴别。

40. E【解析】超声检查是葡萄胎重要的辅助诊断方法。B 超检查可见弥漫分布的光点和小囊样无回声区。

41. A【解析】葡萄胎时，滋养细胞高度增生产生大量hCG，血清hCG滴度通常高于相应妊娠周数的正常妊娠值，而且在停经12周以后，随着子宫增大继续持续上升，但也有少数葡萄胎，尤其是部分性葡萄胎因绒毛退行性变，hCG升高不明显。所以，选项A错误。

42. A【解析】参见A1型题第33题解析。

43. C【解析】葡萄胎病史与流产相似，容易相混淆。完全性葡萄胎与先兆流产的鉴别比较容易，B超检查可以确诊。

44. C【解析】参见A1型题第14题及第19题解析。

45. D【解析】参见A1型题第18题解析。

二、A2型题

1. A【解析】葡萄胎排出后，仍有恶变的可能，故应定期随访，至少2年。葡萄胎清除后，每周查血或尿hCG 1次，阴性后每2周复查1次，然后每月1次持续半年，半年后改为3个月1次，第2年起改为每半年1次，共随访2年。

2. C【解析】患者已发现子宫肌壁间有水泡样物，说明滋养细胞疾病已发生转移，即为滋养细胞肿瘤，其治疗原则是以化疗为主，手术为辅。

3. C【解析】患者最可能的是葡萄胎，为进一步确诊，最有价值的检查方法是超声检查，B超检查为弥漫分布的光点和小囊样无回声区。

4. B【解析】年龄大于40岁，吸出组织物为细小针尖样水泡组织，葡萄胎恶变率明显增高，无生育要求，应行子宫全切术。

5. D【解析】患者症状和体征符合绒毛膜癌的征象，胸部X线片可见棉球状阴影提示肺转移。

6. A【解析】依据题干信息所述，应疑诊为葡萄胎。

7. C【解析】依据题干信息所述，最可能的诊断为绒癌脑转移。

8. E【解析】凡出现停经后不规则阴道流血，进行体格检测时子宫尚不能触及胎体，不能听见胎心、无胎动，则可以怀疑为葡萄胎。B超检查可确诊。

9. C【解析】患者人工流产术后不规则阴道出血，2次刮宫术均未见妊娠残留组织（可排除人工流产不全）。B超宫底部结节，内部回声杂乱，应高度怀疑绒毛膜癌，并进一步检测hCG及行病理检查。

10. D【解析】患者人工流产术后阴道不规则流血，并有hCG阳性，可诊断为绒毛膜癌。绒毛膜癌阴道转移的典型特征为紫蓝色的结节。突出于阴道黏膜面，为实质的肿块，如表面破裂，可引起大出血，也易感染。

11. C【解析】患者应疑为绒毛膜癌，应结合hCG测定、辅助诊断方法及可取得的病灶组织检查，获得正确诊断。

12. B【解析】患者症状和体征最符合葡萄胎的特点。葡萄胎一经确诊，立即终止妊娠。一般采用吸宫术，清除子宫内容物。

13. A【解析】双侧附件区肿物最可能的诊断是双侧卵巢高反应黄素化。卵巢高反应黄素化包括黄体囊肿、白体囊肿及卵泡膜黄素囊肿。卵泡膜黄素囊肿多为双侧，与 hCG 的产生关系密切。

14. D【解析】子宫左角破口有水泡状物，镜下见子宫肌壁深层及浆膜下有增生活跃的滋养层细胞，并见绒毛结构，提示诊断为侵蚀性葡萄胎。

15. C【解析】葡萄胎行子宫切除后应行化疗，一般选用甲氨蝶呤、氟尿嘧啶、放线菌素 D 等单一药物。采用多疗程治疗直到 hCG 达到阴性。

三、A3/A4 型题

1~3 C、E、A【解析】患者可初步诊断为侵蚀性葡萄胎。患者突然下腹剧痛、出冷汗、晕倒，腹部移动性浊音（+），子宫大小不清，下腹部压痛及反跳痛，应怀疑子宫穿孔。造成侵蚀性葡萄胎并发子宫穿孔最有可能的原因是 3 个月前葡萄胎清宫后未定期随访，而化疗应是在抢救生命后进行的规范治疗，紧急处理措施中不需要立即给予化疗。

4. C【解析】怀疑葡萄胎后应做 B 超检查进一步确诊。

5. A【解析】卵巢高反应黄素化在葡萄胎清宫后会自行消退，一般无须处理。若发生急性蒂扭转，可在 B 超或腹腔镜下作穿刺吸液，囊肿也多能自然复位。若扭转时间较长发生坏死，则需作患侧附件切除术。

6. A【解析】参见 A1 型题第 17 题解析。

7. B【解析】葡萄胎吸宫 4 个月后，妊娠试验由阴转阳，首先考虑的是侵蚀性葡萄胎（多数在葡萄胎清除后 6 个月内发生）。

8. B【解析】参见 A1 型题第 20 题解析。

9~11 C、A、C【解析】B 超检查见宫腔内充满弥漫分布的光点和小囊样无回声区图像，加阴道右侧壁紫蓝色结节，可诊断为侵蚀性葡萄胎。治疗原则以化疗为主，手术为辅。侵及阴道壁上 1/3 为ⅡB 期。

12. A【解析】葡萄胎清宫术后尿妊娠免疫实验（+），出现肺部的转移病灶，首先应考虑侵袭性葡萄胎的可能。

13. B【解析】参见 A1 型题第 33 题解析。

14. E【解析】参见 A1 型题第 20 题解析。

四、B 型题

1. E【解析】妊娠滋养细胞肿瘤易发生血行转移，血行转移首先是肺转移，首选药物是氟尿嘧啶+放线菌素 D。

2. C【解析】参见 A1 型题第 11 题解析。

3. A【解析】预防性化疗时机选择在葡萄胎排空前或排空时实施，首选甲氨蝶呤。

4. B【解析】参见 A1 型题第 18 题解析。

5. D【解析】参见 A1 型题第 16 题解析。

6. C【解析】参见 A1 型题第 1 题解析。

7. A【解析】胎盘部位滋养细胞肿瘤位于胎盘种植部位，呈结节状，棕黄色，切面肿瘤侵入子宫肌层，与周围组织界限不清，肌层的浸润程度不一，少数情况下，肿瘤可穿透子宫全层。一般无明显出血。

8. D【解析】卵巢上皮性癌对化疗较敏感，多采用顺铂类为基础的联合化疗，其中铂类联合紫杉醇为“金标准”一线化疗方案。

9~10 C、B【解析】参见 A1 型题第 11 题解析。

11. E【解析】子宫内膜腺癌应用抗雌激素制剂治疗时，常用药物为他莫昔芬，可与孕激素交替使用。

12. E【解析】参见 B 型题第 7 题解析。

13. A【解析】流产、足月产后、异位妊娠以后出现不规则阴道出血等症状或转移灶，并有 hCG 升高，可诊断为绒癌。

14. C【解析】参见 A1 型题第 33 题解析。

15~17 A、E、B【解析】参见 A1 型题第 11 题解析。

五、X 型题

1. BCDE【解析】参见 A1 型题第 17 题解析。

2. BCD【解析】与胎盘部位滋养细胞肿瘤（PSTT）预后相关的高危因素：①肿瘤细胞有丝分裂指数>5/10HPF。②距先前妊娠时间>2 年。③具有子宫外转移病灶。

3. ABCD【解析】影响绒毛膜癌预后的因素有年龄、前次妊娠、距前次妊娠的时间、治疗前血 hCG、最大肿瘤大小、转移部位、转移病灶数目等。

4. ACD【解析】胎盘部位滋养细胞肿瘤（PSTT）对血 hCG 缺乏敏感性，不利于预测肿瘤复发，使转移率、死亡率增高，故手术是首选治疗方法。与其他妊娠滋养细胞肿瘤相比，PSTT 对化疗不敏感，一般作为手术后的辅助治疗，特别对术后有残余肿瘤、远处转移、术后复发或进展性病变者化疗有重要意义。放疗适用于单个转移瘤或局部复发病变。

5. BCDE【解析】参见 A1 型题第 33 题解析。

6. ABDE【解析】葡萄胎预防性化疗指征：①年龄大于 40 岁。②葡萄胎排出前 hCG 值异常升高。③滋养细胞高度增生或伴有不典型增生。④葡萄胎清除后，hCG 不呈进行性下降，而是降至一定水平后即持续不再下降，或始终处于高值。⑤出现可疑转移灶者。⑥无条件随访者。一般选用氟尿嘧啶或放线菌素 D 单药化疗 1~2 个疗程。

7. BCDE【解析】胎盘部位滋养细胞肿瘤（PSTT）手术是主要的治疗手段，对化疗不敏感。

8. ABCE【解析】参见 A1 型题第 5 题解析。

9. ABCD【解析】胎盘部位滋养细胞肿瘤常见的辅助检查如下。①血清 hCG 测定：多数阴性或轻度升高，其水平与肿瘤负荷不成比例，无评估预后的价值。但检测 hCG 游离 β 亚单位常升高。②血 hPL 测定：血清 hPL 一般为轻度升高或阴性，免疫组化通常阳性。③超声检查：二维超声提示子宫增大，腔内未见胚囊，子宫肌层内多个囊性结构或蜂窝状低回声区或类似子宫肌瘤的回声，或腔内见光点紊乱区。彩色多普勒提示肌壁间蜂窝状暗区内血流丰富，呈“火球征”，在整个肿瘤区内侧及高速低阻动脉频谱。④组织学诊断：确诊靠组织学检查。通过刮宫标本可对极少部分肿瘤突向宫腔者作出组织学诊断，但在多数情况下，需靠手术切除的子宫标本作出准确的组织学诊断。

10. BCDE【解析】参见 A1 型题第 14 题及第 19 题解析。

11. ABE【解析】参见 X 型题第 2 题解析。

12. ABE【解析】参见 X 型题第 3 题解析。

13. ABE【解析】部分性和完全性葡萄胎的区别如下。①流行病学：完全性葡萄胎发生率远较部分性葡萄胎高。②病因：完全性葡萄胎与年龄有关，染色体核型为二倍体，染色体基因组是父系来源；部分性葡萄胎与年龄无关，染色体核型常为三倍体。③病理：完全性葡萄胎胎盘绒毛完全受累呈弥慢性病变，无胎儿及附属物，可伴有卵巢高反应黄素化，部分性葡萄胎仅部分胎盘绒毛受累，为局灶性改变，可见死亡胎儿，一般不伴有高反应黄素化。④临床表现：完全性葡萄胎的临床表现参见 A1 型题第 8 题解析。部分性葡萄胎主要表现为：a. 停经后阴道出血；b. 子宫大多数是小于停经月份；c. 无高反应黄素化；d. 一般不发生转移。完全性葡萄胎恶变倾向大。

14. ABCE【解析】滋养细胞肿瘤单一化疗常用的药物有甲氨蝶呤、放线菌素 D、依托泊苷、氟尿嘧啶等。

15. CE【解析】完全性葡萄胎（完全性水泡状胎块）的组织学特征：①绒毛间质幼稚化、高度水肿，常形成“中心池”，绒毛圆钝、分叶或息肉状外观。②滋养细胞弥漫性增生。③绒毛间质血管消失或明显减少，可见有核红细胞。④绒毛间质中常出现核碎片。

16. BE【解析】足月分娩或死胎是绒毛膜癌的患病原因之一（选项 A 正确）；绒毛膜癌虽然多发生在妊娠期和分娩后，但也有极少数病例发生在绝经后（选项 B 错误）；侵蚀性葡萄胎可部分继发于葡萄胎、流产或足月分娩后（选项 C 正确）；侵蚀性葡萄胎镜下可见绒毛结构，这是与绒毛膜癌的主要区别，绒毛膜癌没有绒毛结构（选项 D 正确）；侵蚀性葡萄胎转移的风险相对较低，但在极少数情况下，也可发生转移（选项 E 错误）。

17. ABCD【解析】参见 A1 型题第 5 题解析。

18. BCDE【解析】参见 A1 型题第 17 题及第 33 题解析。

19. BCDE【解析】胎盘部位滋养细胞肿瘤大多数发生于生育期年龄，绝经后罕见，发病年龄多在 31~35 岁。所以，选项 A 错误，其余选项内容都是正确的。

20. CDE【解析】葡萄胎排出后，血 hCG 降至正常以后，如果有再次的升高，排除葡萄胎未清干净以及再次妊娠的可能以后考虑侵蚀性葡萄胎，需要给予化疗。

21. ABCE【解析】绒癌阴道转移瘤未破溃，除氟尿嘧啶静脉滴注外，可加用氟尿嘧啶转移瘤内注射。若转移瘤已破溃出血，可清洁阴道，用纱布条压迫止血，或纱布条上涂上无菌出血药物填塞阴道。所以，选项 D 错误。其余选项均正确。

22. CE【解析】参见 B 型题第 7 题解析。

23. ABCD【解析】异位妊娠术后 hCG 转阴时间为 1 个月左右。

24. ABE【解析】绒毛膜癌化疗的停药指征：化疗需持续到症状、体征消失，hCG 每周测定一次，连续 3 次在正常范围，再巩固 2~3 个疗程，随访 5 年无复发者为治愈。病变在子宫、化疗无效者可切除子宫，手术范围主张行广泛性子宫次全切术及卵巢动静脉高位结扎术，主要切除宫旁静脉丛。年轻未育者尽可能不切子宫，以保留生育功能；必须切除子宫时，仍应保留卵巢。

25. ABC【解析】胎盘部位滋养细胞肿瘤的治疗应彻底切除局部病灶，术后辅以化疗。而绒毛膜癌的治疗以化疗为主，手术为辅。所以，选项 A 错误；血清 hCG 多数阴性或轻度升高，其水平与肿瘤负荷不成比例，无评估预后的价值。所以，选项 B 错误；胎盘部位滋养细胞肿瘤多数为良性，但也可能为恶性。所以，选项 C 错误。

六、案例分析题

1~4 E、D、E、A【解析】患者可以怀疑为葡萄胎。葡萄胎一经确诊，应立即采用诊刮术，清除子宫内容物。诊刮病检提示滋养细胞增生，可见绒毛结构时，应诊断为良性葡萄胎。若葡萄胎刮宫后半年内，妊娠试验又呈阳性，肺部有散在棉絮状阴影，应考虑侵蚀性葡萄胎。

生殖内分泌疾病-闭经（1）

第十五章　生殖内分泌疾病

生殖内分泌疾病-闭经（2）

一 A1 型题

1. 下列说法恰当的是
   A. 以往月经正常，以后发生月经不能按时来潮为继发性闭经
   B. 由于病理性原因月经停止为继发性闭经
   C. 闭经是卵巢内分泌功能失调导致的月经停止
   D. 以往月经正常，以后发生月经停止 6 个月以上为继发性闭经
   E. 年满 18 岁仍无月经来潮为原发性闭经
2. 关于无排卵性异常子宫出血的病理生理的叙述，不正确的是
   A. 月经周期后半期内膜病理示分泌不良
   B. 有雌激素突破出血
   C. 内膜纤溶活性增加
   D. 子宫内膜多为增生性变化
   E. 有雌激素撤退出血
3. 大剂量雌激素治疗异常子宫出血的作用在于
   A. 反馈抑制子宫内膜生长　　B. 促使子宫内膜生长修复
   C. 促排卵纠正出血　　D. 药物性刮宫
   E. 减少子宫血流
4. 性激素治疗异常子宫出血中，雄激素止血作用机制不包括
   A. 增强子宫平滑肌张力　　B. 增强子宫血管张力
   C. 减轻盆腔充血　　D. 迅速改变子宫内膜
   E. 拮抗雌激素作用
5. 青春期与围绝经期异常子宫出血治疗原则的不同点是
   A. 恢复卵巢功能　　B. 改善全身状况
   C. 减少经量　　D. 止血
   E. 调整周期
6. 关于异常子宫出血大出血患者给予性激素药物止血的原则：6 小时内见效，24~48 小时内出血基本停止，若几个小时仍不止血，应考虑器质性病变存在

A. 96 小时
B. 72 小时
C. 48 小时
D. 60 小时
E. 120 小时

7. 疑为无排卵性异常子宫出血，取内膜活检的恰当时间是
A. 月经第 1 日
B. 月经第 5 日
C. 月经来潮前 12 小时
D. 月经周期中间
E. 月经干净后 3 天

8. 关于闭经溢乳综合征的叙述，下列说法错误的是
A. 服用氯丙嗪、甾体类避孕药等可能引起闭经、溢乳
B. 可能存在垂体微腺瘤
C. 应用放疗有较好疗效
D. PRL 值升高
E. 可用溴隐亭治疗

9. 黄体萎缩不全出血是因为
A. 子宫内膜持续受孕激素影响
B. 子宫内膜腺体分泌不足
C. 内膜缺乏雌孕激素的支持
D. 孕激素不足
E. 雌激素不足

10. 氯米芬适用于
A. 垂体血管闭塞的排卵障碍患者
B. 有一定雌激素水平的排卵障碍
C. 内源性雌激素缺乏的排卵障碍
D. GnRH 分泌不足患者
E. 卵巢衰竭引起的排卵障碍

11. 诊断子宫内膜脱落不全时诊刮时间需在
A. 月经第 2 天
B. 月经第 1 天
C. 月经来潮 24 小时内
D. 月经第 5~7 天
E. 任何时间诊刮均可

12. 为了解闭经患者的卵巢功能，简便易行的检查是
A. 阴道细胞涂片检查
B. 子宫内膜活检
C. 基础体温测定
D. 宫颈黏液检查
E. 尿 FSH、LH 测定

13. 围绝经期女性内分泌的变化是
A. 雌激素减少，FSH 减少，雌/雄激素比例降低
B. 雌激素升高，FSH 升高，雌/雄激素比例不变
C. 雌激素不变，FSH 升高，雌/雄激素比例增加
D. 雌激素增加，FSH 减少，雌/雄激素比例增加

E. 雌激素减少，FSH 升高，雌/雄激素比例降低

14. 子宫性闭经的病因不包括

A. 子宫内膜炎　　B. 子宫腔内放射治疗后

C. 先天性子宫缺陷　　D. 剖宫产术后哺乳

E. 热球术后

15. 多囊卵巢综合征最常见的表现是

A. 月经过多与闭经相间出现　　B. 月经周期紊乱，经期长而淋漓不净

C. 继发性月经稀发或闭经　　D. 原发性闭经

E. 进行性闭经

16. 闭经患者雌、孕激素序贯试验阳性，垂体兴奋试验阳性，说明病变部位在

A. 子宫　　B. 卵巢

C. 下丘脑　　D. 垂体

E. 大脑皮质

17. 分段诊刮时恰当的操作是

A. 为防止恶性肿瘤播散，取够组织后停止刮宫

B. 必须进行全面刮宫，以彻底止血

C. 先刮宫腔下段，再刮上段，分别送病理

D. 选择可疑恶变的内膜组织送病理检查

E. 必须首先探测宫腔

18. 关于异常子宫出血，下列说法正确的是

A. 由神经内分泌调节紊乱引起，内外生殖器无器质性病变

B. 常表现为月经周期正常，月经量过多，经期缩短

C. 卵巢功能性肿瘤所致的不规则阴道出血

D. 无排卵性异常子宫出血多见于生育期女性

E. 无排卵性异常子宫出血可以是子宫内膜脱落不全

19. 关于多囊卵巢综合征的检查，下列说法错误的是

A. 经前诊刮子宫内膜病检为增生期或增生过长

B. 腹腔镜下可见卵巢增大，有血体或黄体征象

C. 基础体温呈单相型

D. B 超显示不排卵

E. 卵巢活检可确诊

20. 关于异常子宫出血的药物治疗，下列说法不恰当的是

A. 青春期少女应以止血为主，可不调整周期

B. 青春期少女应促使卵巢恢复功能及排卵

C. 对不同年龄对象采用不同方法

D. 围绝经期女性患者止血后再调经

E. 围绝经期女性患者调经以减少经量为原则，不必促排卵

21. 最常见的异常子宫出血是

A. 黄体功能不足　　B. 子宫内膜脱落不全

C. 排卵性　　D. 无排卵性

E. 排卵期出血

22. 关于黄体功能不足型异常子宫出血，下列说法正确的是

A. 青春期多见

B. 月经周期正常，经期延长

C. 阴道脱落细胞可无周期性变化

D. 基础体温呈双相型，升高的体温持续9~10天

E. 于月经第五天，刮宫子宫内膜可见分泌期反应

23. 关于功能性异常子宫出血的叙述，下列说法错误的是

A. 下丘脑-垂体-卵巢调节机制失调

B. 不伴有全身和生殖器官器质性病变

C. 围绝经期异常子宫出血多数是排卵性异常子宫出血

D. 以绝经前期多见

E. 绝经期异常子宫出血多数不排卵

24. 卵巢性闭经不包括

A. 卵巢早衰　　B. 卵巢切除

C. 低促性腺激素性闭经　　D. 卵巢功能性肿瘤

E. 多囊卵巢综合征

25. 关于无排卵性异常子宫出血，下列说法正确的是

A. 雌激素突破性出血都发生在高水平雌激素引起的闭经后

B. 发生于青春期是因为卵泡对FSH感应性低下

C. 主要发生于青春期和围绝经期女性

D. 发生于围绝经期主要是由于LH无高峰形成

E. 无排卵性异常子宫出血都是雌激素撤退性出血

26. 关于子宫内膜脱落不全异常子宫出血的表现，下列说法正确的是

A. 于月经期第5天，子宫内膜仍能见呈分泌反应的腺体

B. 月经周期缩短，经期正常

C. 基础体温呈双相型，但上升缓慢

D. 月经来潮前刮宫，示子宫内膜分泌反应不足

E. 经前宫颈黏液出现羊齿状结晶

27. 无排卵性异常子宫出血的临床表现不包括

A. 出血期下腹疼痛
B. 停经后较多出血
C. 大量阴道出血
D. 月经周期紊乱
E. 经期长短不一，出血量时多时少

28. 我国应用最多的雌激素制剂是

A. 戊酸雌二醇片
B. 替勃龙片
C. 结合雌激素片
D. 尼尔雌醇
E. 己烯雌酚

29. 与子宫内膜癌的癌前病变关系最密切的是

A. 子宫内膜复杂性增生过长
B. 子宫内膜单纯性增生过长
C. 分泌期子宫内膜
D. 萎缩型子宫内膜
E. 增生期子宫内膜

30. 关于排卵性异常子宫出血，下列说法不正确的是

A. 临床上比无排卵性异常子宫出血少见
B. 患者有排卵功能，但黄体功能异常
C. 黄体功能不足是指黄体期孕激素分泌不足或黄体过早衰退
D. 子宫内膜不规则脱落是指黄体萎缩过程延长
E. 多发生于围绝经期女性

31. 青春期异常子宫出血大出血使用大剂量雌激素止血后，雌激素减量的原则是

A. 止血后每 3 天减 1/3 量至维持量
B. 止血后每天减 1/2 量至维持量
C. 止血后每 2 天减 1/3 量至维持量
D. 止血后每 2 天减 1/2 量至维持量
E. 止血后每天减 1/3 量至维持量

32. 黄体功能不足的发病机制不包括

A. 卵泡期 FSH 缺乏
B. 卵巢功能衰退
C. 卵泡期雌激素分泌减少
D. LH 不足
E. 孕激素分泌减少

33. 为确定患者为子宫内膜脱落不全时，取子宫内膜行病理检查的最合适时间是

A. 月经来潮第 5~6 天
B. 月经来潮 12 小时内
C. 排卵期前后
D. 月经前期
E. 月经期任何时间

34. 治疗黄体功能不足一般不选用

A. 氯米芬
B. hCG
C. 米非司酮
D. 孕酮

E. 小剂量雌激素

35. 关于继发性闭经、溢乳，以下常见的原因中错误的是

A. 催乳素瘤
B. 口服避孕药
C. 长期服用氯丙嗪
D. 高催乳素血症
E. 多囊卵巢综合征

36. 高水平雌激素突破性出血典型的表现是

A. 停经后出血，同月经
B. 停经后大量出血
C. 经前淋漓
D. 经前经后淋漓
E. 阴道淋漓出血

37. 异常子宫出血患者给予药物性刮宫适合以下情况，但不包括

A. 血红蛋白在90g/L以上者
B. 血红蛋白在70g/L以下者
C. 体内有一定雌激素水平者
D. 青春期异常子宫出血
E. 围绝经期异常子宫出血

38. 激素替代治疗的禁忌证不包括

A. 肾囊肿
B. 深静脉血栓
C. 严重肝病
D. 脑膜瘤
E. 胆汁淤积

39. 青春期异常子宫出血治疗原则不包括

A. 调整周期
B. 大量雌激素止血
C. 诱发排卵
D. 纠正贫血，改善全身状况
E. 大量孕激素+睾酮止血

40. 需与异常子宫出血相鉴别的生殖道肿瘤不包括

A. 卵泡膜细胞瘤
B. 卵巢高反应黄体化
C. 子宫肌瘤
D. 子宫内膜癌
E. 子宫颈癌

41. 无排卵性异常子宫出血促排卵可使用的药物不包括

A. 氯米芬
B. 尿促性素
C. 绒毛膜促性腺激素
D. 雌孕激素序贯服药
E. 促性腺素释放激素激动药

42. 导致青春期无排卵性异常子宫出血的原因是

A. 雌激素水平低落
B. 黄体功能不足
C. 内膜前列腺素含量过高
D. 雌、孕激素水平均低落
E. 不能形成正常月经周期中的FSH和LH峰状分泌

43. 关于闭经的诊断，下列说法正确的是

A. 雌激素试验阳性提示卵巢性闭经

B. 垂体兴奋试验反应良好，证明病变在垂体

C. 头颅 X 线摄片或 CT 检查，除外脑病变

D. 雌激素试验阴性，应进一步做孕激素试验

E. 必须排除妊娠

44. 不孕和痛经并存的患者，最常见于

A. 子宫肌瘤　　B. 子宫腺肌病

C. 生殖器结核　　D. 多囊卵巢综合征

E. 无排卵性异常子宫出血

45. 关于痛经下列说法正确的是

A. 初潮即开始的痛经为原发性痛经

B. 痛经主要由于精神、神经因素的影响

C. 盆腔器质性病变引起的痛经多为继发性痛经

D. 月经期及其前后出现的下腹不适为痛经

E. 无排卵性月经常常发生痛经

46. 以下治疗错误的是

A. 围绝经期异常子宫出血止血给予大量雌激素

B. 黄体功能不足行孕激素替代疗法

C. 围绝经期异常子宫出血以调整月经周期，减少血量为原则

D. 青春期异常子宫出血以止血、调整周期、促卵巢功能恢复为原则

E. 青春期异常子宫出血调整月经周期给予雌、孕激素序贯疗法

47. 溴隐亭的直接作用是

A. 刺激排卵　　B. 促进黄体发育

C. 促进垂体功能　　D. 抑制催乳素合成

E. 刺激雌激素合成

48. 鉴别下丘脑性闭经和垂体性闭经的方法是

A. 经前诊刮　　B. 基础体温测定

C. 卵巢兴奋试验　　D. 染色体检查

E. 垂体兴奋试验（GnRH 刺激试验）

49. 关于卵巢激素的特点，下列说法错误的是

A. 属于甾体激素，都是通过同样的基本途径合成，不同组织中酶系统的差别决定所合成的激素

B. 生物合成过程为醋酸盐—胆固醇—孕激素—雄激素—雌激素

C. 孕烯醇酮是雌、孕激素和雄激素的前体

D. 雌激素有潴留钠水，促进骨钙沉积作用，孕激素有使体温轻度升高作用

E. 卵泡内膜细胞中存在芳香化酶系统，能将颗粒细胞所分泌的雄激素转化为雌激素

50. 围绝经期无排卵性异常子宫出血的病因是

A. 卵泡分泌雌激素已不足

B. 对 FSH 的负反馈不敏感

C. 排卵前 FSH 峰无法形成

D. 对 LH 的正反馈缺陷

E. 卵泡对垂体激素的反应不足

51. 青春期无排卵性异常子宫出血的病因是

A. 排卵前 FSH 峰无法形成

B. 卵泡分泌雌激素尚不足

C. 卵泡对垂体的反应尚不足

D. 对 LH 的负反馈机制尚未成熟

E. 对 LH 的正反馈尚未建立

52. 无排卵性异常子宫出血患者子宫出血量多的机制不包括

A. 子宫内膜不能同步脱落，致使一处修复，另一处破裂出血

B. 长时间大量雌激素作用使子宫腔增大，内膜出血面积增大

C. 子宫内膜螺旋小动脉收缩乏力，使出血时间长，不易自止

D. 血内纤维蛋白溶解酶活化，引起纤维蛋白裂解，加重出血

E. 雌激素长时间持续作用而缺乏孕激素拮抗，子宫内膜不受限制地增生

53. 下丘脑-垂体-卵巢轴的调节存在反馈作用，下列说法错误的是

A. LH 在月经中期有一个分泌高峰，卵泡在高峰时排卵

B. 卵泡期的雌激素高峰可对下丘脑产生正反馈

C. FSH 有刺激卵泡生长发育的功能

D. 下丘脑通过门脉循环与垂体前叶密切联系

E. 下丘脑分泌促性腺激素释放激素（GnRH），作用于垂体

54. 下丘脑性闭经常见的原因是

A. 精神、神经因素

B. 垂体肿瘤

C. 卵巢功能早衰

D. 子宫内膜炎

E. 甲状腺功能亢进

55. 异常子宫出血患者用性激素止血，理想的效果为

A. 在 6 小时内明显见效，24~48 小时出血基本停止

B. 在 6 小时内明显见效，72 小时内出血基本停止

C. 在 12 小时内明显见效，24~48 小时内出血基本停止

D. 在 21 小时内明显见效，48~96 小时内出血基本停止

E. 在 12 小时内明显见效，72 小时内出血基本停止

56. 关于围绝经期，下列说法正确的是

A. 绝经是月经停止

B. 绝经之前为绝经前期

C. 任一卵巢切除可导致人工绝经
D. 绝经以后女性就进入老年期
E. 绝经期一系列性激素减少所致的症状称为围绝经期综合征

57. 异常子宫出血与早期子宫内膜癌的鉴别诊断可采用如下方法，但不包括
A. 宫腔镜
B. 诊刮
C. 妇科检查
D. B 超
E. 血 E_2、FSH、LH 测定

58. 下列说法恰当的是
A. 子宫内膜不规则脱落，临床表现为经期延长，出血量少
B. 黄体一般生存 12 天后萎缩
C. 月经第 3~4 天分泌期内膜已全部脱落
D. 子宫内膜不规则脱落，基础体温双相，但高温相不下降
E. 诊断子宫内膜不规则脱落应选择月经来潮 12 小时内刮宫

59. 绝经后女性骨质疏松的原因是
A. 血钙降低
B. 血钙升高
C. 骨吸收速度加快
D. 甲状旁腺功能亢进
E. 骨质停止生成

60. 下列辅助检查结果中可确定诊断无排卵性异常子宫出血的是
A. 基础体温呈双相型
B. 经前期妇科会诊，子宫增大变软
C. 经前宫颈黏液可见椭圆形细胞
D. B 超可见子宫内膜线增厚
E. 经前期诊刮，病理示增生期子宫内膜

61. 青春期无排卵性异常子宫出血患者，已知内膜呈萎缩型合并重症贫血，为止血应
A. 肌内注射苯甲酸雌二醇
B. 肌内注射丙酸睾酮
C. 肌内注射孕酮
D. 口服小剂量己烯雌酚
E. 静脉滴注缩宫素

62. 对于无排卵性异常子宫出血，诊刮病理结果不会有
A. 分泌期与增生期内膜并存
B. 子宫内膜腺瘤型增生过长
C. 子宫内膜腺囊型增生过长
D. 增生期子宫内膜
E. 萎缩型子宫内膜

63. 闭经患者雌激素试验阴性表示病变在
A. 卵巢
B. 子宫
C. 垂体
D. 丘脑下部
E. 肾上腺

64. 测卵巢排卵功能可以采用以下方法，但不包括
A. 周期阴道脱落细胞检查
B. 宫颈黏液结晶试验

C. 血雌、孕激素测定　　D. 基础体温测定
E. 分段诊刮

65. 黄体功能不足的典型临床表现是
A. 月经中期少量出血　　B. 不孕或妊娠中期流产
C. 不规则出血　　D. 月经周期缩短，经后淋漓
E. 月经周期缩短，经前淋漓

66. 关于围绝经期尿中促性腺激素的变化，下列说法正确的是
A. 无变化　　B. 不确定
C. 减少　　D. 增加
E. 微量

67. 原发性闭经患者，孕、雌激素试验均为阴性，其病变部位应确定在
A. 卵巢　　B. 子宫
C. 垂体　　D. 丘脑下部
E. 肾上腺

68. 与闭经行卵巢功能检查无关的项目是
A. 测基础体温　　B. 阴道脱落细胞学检查
C. 行子宫输卵管碘油造影　　D. 宫颈黏液结晶检查
E. 测血中雌、孕激素值

69. 下列情况出现的闭经不属于垂体性闭经的是
A. 催乳素瘤　　B. 垂体脓肿
C. 希恩综合征　　D. 垂体手术后
E. 多囊卵巢综合征

70. 对于孕激素试验阴性的闭经患者，下列说法正确的是
A. 说明生殖道通畅　　B. 首先应除外妊娠
C. 继之行垂体兴奋试验　　D. 体内有一定雌激素水平
E. 继之做雌激素试验，阳性者表示子宫性闭经

71. 多囊卵巢综合征是
A. 子宫性闭经　　B. 原发性闭经
C. 下丘脑性闭经　　D. 垂体性闭经
E. 卵巢性闭经

72. 异常子宫出血与黏膜下肌瘤的鉴别诊断可采用以下方法，但不包括
A. 盆腔 B 超　　B. 诊刮
C. 宫腔镜　　D. 子宫输卵管碘油造影
E. 血雌二醇测定

73. 黄体功能不足时子宫内膜的病理表现不会有
A. 子宫内膜呈现蜕膜样变
B. 腺体与间质不同步
C. 腺体分泌不足
D. 内膜各个部位分泌反应不均
E. 间质水肿不明显

74. 关于子宫性闭经，下列说法正确的是
A. 雌激素试验阳性
B. 孕激素试验阳性
C. 基础体温呈单相型
D. 子宫无功能性内膜
E. 阴道脱落细胞检查无周期性变化

75. 可以诊断子宫性闭经的检查项目是
A. 雌激素试验阳性
B. 孕激素试验阳性
C. 垂体兴奋试验阴性
D. 孕激素试验阴性
E. 雌孕激素序贯试验阴性

76. 关于卵巢性闭经，下列说法正确的是
A. 阴道脱落细胞以表层细胞为主
B. 宫颈黏液可见典型羊齿状结晶
C. 基础体温测定呈双相型
D. 血清 FSH 水平升高
E. 雌激素试验阴性

77. 与痛经无关的疾病是
A. 无排卵性异常子宫出血
B. 子宫内膜异位症
C. 子宫黏膜下肌瘤
D. 盆腔炎症性包块
E. 子宫腺肌病

二 A2 型题

1. 患者，女性，37 岁。婚后 7 年自然流产 2 次，近 1 年来月经不调，表现为经期延长，出血量多，基础体温双相，但高温相常持续到下次月经来潮不降，经来第 5 天刮宫仍能见到分泌期内膜，其可能的诊断是
A. 子宫内膜炎
B. 无排卵性异常子宫出血
C. 黄体功能不足
D. 子宫黏膜下肌瘤
E. 子宫内膜不规则脱落

2. 患儿，女，13 岁。月经已来潮 3 次，周期（5~6）天/（0.5~2.0）个月，血流量适中，基础体温呈单相型，处理方式的最佳方案是
A. 雌激素治疗
B. 孕激素治疗
C. 子宫内膜活检
D. 雌、孕激素周期治疗
E. 不必处理

3. 患者，女性，32 岁。闭经 3 年，以往月经稀发，每 3~4 个月 1 次，阴道涂片雌激素水平

高度低落，孕酮试验（-），雌激素试验（+），血清 FSH 水平升高，B 超子宫前正常大小，应诊断为

A. 子宫性闭经　　B. 丘脑下闭经

C. 垂体性闭经　　D. 卵巢性闭经

E. 其他内分泌疾病所致的闭经

4. 患者，女性，25 岁。结婚 4 年未孕，8 个月前出现继发性闭经。检查子宫稍小，每日肌内注射孕酮连续 5 天，停药后不见阴道流血。行雌孕激素序贯试验出现阴道流血。放射免疫法测定 FSH 值正常。此种情况应诊断为

A. 下丘脑性闭经　　B. 肾上腺性闭经

C. 垂体性闭经　　D. 卵巢性闭经

E. 子宫性闭经

5. 患者，女性，15 岁。13 岁初潮，尚无规律月经，阴道持续流血 20 余天，增多 5 天。血红蛋白 60g/L，心率 110 次/分，妇科检查无异常所见。首选的止血方法是

A. 孕激素止血　　B. 雄激素止血

C. 三合激素止血　　D. 垂体后叶素止血

E. 雌激素止血

6. 患者，女性，25 岁。原发性闭经，婚后 2 年性生活正常，未生育，孕激素试验阴性，用人工周期可来月经。身高 164cm，肘外翻明显，腭弓高尖，后发际低，阴、腋毛少，内生殖器发育不良。为查病因，下列检查中重要的是

A. 染色体核型　　B. 诊断性刮宫

C. 基础体温测定　　D. 尿雌激素水平测定

E. 阴道涂片性激素水平检查

7. 患者，女性，26 岁。第一胎产后出血达 800ml，产后无乳汁分泌。现产后 11 个月尚未见月经来潮，自觉畏寒，周身无力，毛发脱落明显。此种情况属于

A. 子宫性闭经　　B. 卵巢性闭经

C. 下丘脑性闭经　　D. 肾上腺性闭经

E. 垂体性闭经

8. 患者，女性，50 岁。一年前曾因阴道不规则出血诊刮，病理报告为子宫内膜腺囊型增生改变。现又阴道不规则流血，恰当的处理方式是

A. 药物性刮宫　　B. 大量雄激素

C. 再次分段诊刮　　D. 子宫全切术

E. 孕激素+雄激素治疗

9. 患者，女性，32 岁。孕 3 产 1，4 个月前做人流手术，目前无月经来潮，周期性腹痛近 2 个月。检查见子宫稍大于正常，有压痛，用人工周期治疗，无撤退性出血，最可能的诊

断是

A. 垂体性闭经　　B. 卵巢性闭经

C. 子宫性闭经　　D. 丘脑下部性闭经

E. 妊娠

10. 患者，女性，30 岁。已婚 3 年未孕，近 1 年出现痛经，经量增多，经期延长，性交痛。B 超提示左附件区直径 5cm 无回声区，内有点状强回声。下列治疗不恰当的是

A. 剖腹手术治疗　　B. 腹腔镜手术治疗

C. 孕激素治疗　　D. 达那唑治疗

E. 雌激素治疗

11. 患者，女性，27 岁。月经频发，经血量正常，因婚后准备妊娠来院。妇科：子宫后倾，正双附件无异常，基础体温呈双相型，诊断是

A. 无排卵性异常子宫出血　　B. 排卵期出血

C. 子宫内膜脱落不全　　D. 黄体功能不足

E. 子宫内膜炎

12. 患者，女性，34 岁。继发闭经 3 年，孕激素试验阴性，雌激素试验阴性，基础体温呈双相型。闭经属于

A. 卵巢性　　B. 垂体性

C. 子宫性　　D. 下丘脑性

E. 大脑皮质功能失调

13. 患者，女性，27 岁。未婚，闭经 3 年，肛查子宫正常大，行孕酮试验（-），下一步最佳检查方法是

A. 垂体兴奋试验　　B. 基础体温测定

C. 染色体检查　　D. 雌激素试验

E. T_3、T_4测定

14. 患者，女性，19 岁。痛经剧烈，月经来潮时需服强镇痛药并卧床。平时月经周期规律，基础体温呈双相型曲线。除子宫稍小外，余未见异常。最可能的诊断是

A. 输卵管炎　　B. 子宫腺肌病

C. 子宫肌瘤　　D. 原发性痛经

E. 子宫内膜炎、子宫肌炎

15. 患者，女性，37 岁。月经周期 26~32 天。经期 3~7 天，经量不多，半年来，自月经前 1~2 周，出现头痛，乳房胀痛，腹部胀满，体重增加，易怒、焦虑、抑郁、思想不集中，甚至有自杀意图。此患者最可能的诊断是

A. 围绝经期综合征　　B. 经前期综合征

C. 精神分裂症　　D. 痛经

E. 甲亢

16. 患者，女性，37岁。孕3产1，自然流产后出现月经不规则，（8~10）/26^{+}天，基础体温双相，月经第5天刮宫，内膜活检可见部分分泌期子宫内膜，应诊断为

A. 无排卵性月经　　B. 子宫内膜脱落不足

C. 正常月经　　D. 黄体功能不足

E. 不全流产

17. 患者，女性，22岁。月经一直正常，去年人流后至今无月经来潮，连续6个月基础体温双相，最可能的诊断为

A. 丘脑性闭经　　B. 子宫性闭经

C. 垂体性闭经　　D. 卵巢性闭经

E. 中枢性闭经

18. 患者，女性，26岁。不孕3年，继发性闭经4个月。无卵巢增大及多毛症，肌内注射孕酮20mg 3天，停药7天后有子宫出血，血FSH、LH低值，垂体兴奋试验，LHRH注射后60分钟血中LH值升至注射前的3倍以上。提示病变部位在

A. 垂体　　B. 卵巢

C. 子宫　　D. 肾上腺

E. 丘脑下部

19. 患者，女性，46岁。因异常子宫出血给予诊刮，病理示内膜复杂性增生过长，下列说法不恰当的是

A. 雌、孕激素序贯疗法　　B. 宫腔镜下内膜电切术

C. 孕激素类宜选用炔诺酮　　D. 月经周期后半期加用孕激素

E. 全子宫切除，保留双侧卵巢

20. 患者，女性，28岁。结婚3年不孕。月经周期不规则，刮宫组织学检查表明为有排卵的子宫内膜，应是

A. 增生早期　　B. 增生期晚期

C. 增生期中期　　D. 萎缩型

E. 分泌期

21. 患者，女性，43岁。不规律阴道出血一年，表现为月经周期长短不一，出血量时多时少，血红蛋白100g/L，妇科子宫正常大小，双附件（-）。以下正确的处理方式是

A. 雌激素治疗　　B. 口服避孕药

C. 子宫全切术　　D. 诊断性刮宫

E. 前列腺素合成酶抑制药

22. 患者，女性，22岁。月经不规则，特别是经期长，基础体温双相，下降缓慢，为明确诊断，刮宫最好安排在

A. 任何时候均可
B. 月经来潮的第3天
C. 月经来潮的12小时内
D. 排卵日的10天后
E. 月经来潮的第5天

23. 患者，女性，38岁。结婚10年不孕，月经一直不规则，临床考虑为“无排卵性异常子宫出血”。根据月经史，下列情况中，符合其诊断的是
A. 周期紊乱，经期、长短不一，经血量时多时少
B. 周期正常，经期延长，经血量多
C. 周期紊乱，经血量少，淋漓不尽
D. 周期正常，月经中期少量出血
E. 周期缩短，经血量稀少

24. 患者，女性，49岁。宫内节育器避孕10年，月经紊乱1年，偶感潮热、阵发出汗，现阴道出血25天。检查见宫颈光滑，子宫正常大小，双附件正常，诊刮子宫内膜复杂性增生，最可能的诊断
A. 子宫内膜粘连
B. 围绝经期异常子宫出血
C. 异位妊娠
D. 子宫内膜癌
E. 子宫内膜炎

25. 患者，女性，50岁。月经增多，周期缩短，经期延长，子宫正常大小，双附件（-），服甲睾酮治疗无效，此次月经量极多，面色苍白。本病例应采取的措施是
A. 诊断性刮宫
B. 大剂量孕激素
C. 大剂量雌激素
D. 大剂量雄激素
E. 用抗血纤溶芳酸止血

26. 患者，女性，29岁。停经60天后阴道出血10天，子宫正常大小，质软，宫颈黏液见典型羊齿状结晶，应考虑为
A. 先兆流产
B. 异位妊娠
C. 无排卵性异常子宫出血
D. 卵巢性闭经
E. 黄体萎缩不全所致的出血

27. 患者，女性，38岁。闭经3个月。子宫正常大小，附件未及异常，孕激素试验（-），雌、孕激素序贯治疗后有月经来潮，测LH、FSH水平均升高。可能的诊断是
A. 卵巢性闭经
B. 垂体性闭经
C. 子宫性闭经
D. 妊娠
E. 丘脑下部性闭经

28. 患者，女性，35岁。结婚3年未孕，月经周期（3~4）/（24~25）天，经量正常。子宫正常大小，附件（-），月经来潮6小时诊刮结果为部分内膜分泌反应正常，部分分泌反应不良，本病例最可能的诊断是

A. 正常月经
B. 黄体功能不足
C. 子宫内结核
D. 子宫内膜脱落不全
E. 无排卵性异常子宫出血

29. 患者，女性，28岁。结婚3年未孕。基础体温曲线呈单相型，于月经来潮前3日取宫颈黏液，其特点应是
A. 量少，黏稠，拉丝度为2cm
B. 量多，黏稠，拉丝度为3cm
C. 量少，稀薄，拉丝度为5cm
D. 如同蛋清样，拉丝度为20cm
E. 量多，稀薄，透明，拉丝度为8cm

30. 患者，女性，26岁。结婚3年不孕，月经周期25天，经期正常，经量多，测基础体温曲线高温相为10天，此种情况考虑为
A. 无排卵性异常子宫出血
B. 子宫内膜脱落不全
C. 属正常月经周期
D. 排卵性月经过多
E. 黄体功能不足

31. 患者，女性，43岁。2年前闭经，考虑为子宫性闭经，必需的辅助检查方法是
A. 静脉滴注LHRH 100μg
B. 测血中FSH及LH值
C. 行阴道脱落细胞检查
D. 肌内注射孕酮20mg连用3~5天
E. 口服结合雌激素1.25mg 20天，后10天加服甲羟孕酮6mg

32. 患者，女性，19岁。于停经3个月后阴道出血24天未净，今晨突然晕倒，家属送来，平素月经周期为13天/（2~6）个月。查体：血压为90/60mmHg，脉搏120次/分。肛查：子宫正常大小，略软。B超宫腔内膜线无异常，血红蛋白50g/L，考虑此患者出血的最大可能性是
A. 黄体功能不足
B. 子宫内膜脱落不全
C. 无排卵性异常子宫出血
D. 甲状腺功能亢进
E. 不全流产

33. 患者，女性，30岁。婚后4年未孕，月经稀发，测基础体温呈单相型，在月经来潮前5天取宫颈黏液检查，应是
A. 典型羊齿状结晶
B. 无结晶形成
C. 典型椭圆体
D. 不典型椭圆体
E. 非典型羊齿状结晶与椭圆体共存

34. 患者，女性，37岁。婚后8年不孕，月经一直不规律，临床考虑为“无排卵性异常子宫出血”。根据月经史，下列情况中符合其诊断的是
A. 周期紊乱，经期长短不一，经血量时多时少
B. 周期正常，经期延长，经血量多
C. 周期正常，月经中期少量出血

D. 周期正常，经血量多

E. 周期缩短，经血量稀少

35. 患者，女性，23 岁。初潮 15 岁，以后月经周期较规律。3 年前患病后经量逐渐减少，6 个月前闭经，基础体温呈双相型曲线。此种情况应考虑的疾病是

A. 子宫颈管狭窄　　B. 子宫发育不良

C. 子宫内膜结核　　D. 垂体功能减退

E. 卵巢支持细胞—间质细胞瘤

36. 患者，女性，20 岁。8 个月前继发闭经，雌激素试验（+），血 FSH、LH 均低，垂体兴奋试验注射后 45 分钟 LH 值增高 3 倍，闭经原因是

A. 特纳综合征　　B. 神经性厌食

C. 卵巢功能早衰　　D. 甲状腺功能减退

E. 结核性子宫内膜炎

37. 患者，女性，32 岁。孕 3 产 1，人流后 4 个月，无月经来潮，近 2 个月周期性腹痛。查子宫稍大于正常，有压痛，用人工周期治疗无撤退性出血。最可能的诊断是

A. 妊娠　　B. 垂体性闭经

C. 子宫性闭经　　D. 卵巢性闭经

E. 丘脑下部性闭经

38. 患者，女性，36 岁。继发不育，自然流产 2 次，月经规律，（4~6）天/（21~24）天，经量正常，无痛经，妇科检查无异常，协助诊断应首先做的检查是

A. 宫颈黏液检查　　B. 基础体温测定

C. B 超检查　　D. 腹腔镜检查

E. 血 LH、FSH 测定

39. 患者，女性，17 岁。原发性闭经，体型及容貌呈女性，乳房发育好，外阴未见异常，肛查见子宫小细长，双附件正常，经孕酮及雌激素试验均阴性，闭经原因是在

A. 肾上腺　　B. 脑垂体

C. 卵巢　　D. 子宫

E. 丘脑下部

40. 患者，女性，26 岁。结婚 3 年不孕。月经周期不规则，刮宫组织学表明为有排卵的子宫内膜，应是

A. 增生早期　　B. 分泌期

C. 萎缩型　　D. 增生期中期

E. 增生期晚期

41. 患者，女性，31 岁。26 岁时做人流 1 次，继发不孕，近来低热消瘦，经量减少，继而闭经。妇科：发育好，消瘦，子宫比正常略小，活动受限，左侧附件区增厚感，右侧可

及条块状物，界限不清，超声示子宫腔小而不规则，子宫输卵管碘油造影示双侧输卵管不通，有串珠样改变，考虑闭经的原因可能是

A. 慢性盆腔炎
B. 卵巢早衰
C. 盆腔结核
D. 双侧输卵管炎
E. 刮宫后引起宫腔粘连

42. 患者，女性，30岁。因产后大出血继发闭经3年。妇科子宫明显小于正常，雌激素-孕激素序贯治疗有撤退性出血，血FSH水平降低，多次垂体兴奋试验（-），应诊断为

A. 垂体性闭经
B. 子宫性闭经
C. 卵巢性闭经
D. 丘脑性闭经
E. 生理性闭经

三 A3/A4型题

（1~5题共用题干）

患者，女性，30岁。2017年3月15日因阴道大量出血15天伴头晕5天。既往月经6天/28天，血流量适中，无痛经。有性生活史，孕0产0。前次月经2022年2月7日，正常。2022年3月2日始阴道少量出血，3天后血量增多，有大血块，口服止血药不好转，出现食欲差、头晕、视物模糊。门诊检查血压105/60mmHg，脉搏120次/分，消瘦，面色苍白。外阴阴道（-），宫颈光，外口松，有活动性出血，子宫前位正常大小，无压痛，双附件（-）。化验：血红蛋白34g/L，白细胞$27.1\times10^9/L$，中性粒细胞0.8血小板$62\times10^9/L$。B超：子宫前位4.0cm×4.2cm×3.1cm，内膜0.4cm，双卵巢3cm×2cm×2cm，多泡，最大0.8cm。

1. 最可能的诊断是

A. 无排卵性异常子宫出血
B. 排卵性异常子宫出血
C. 不全流产
D. 异位妊娠
E. 血小板减少所致出血

2. 宫颈黏液结晶会看到

A. Ⅲ型羊齿状结晶
B. Ⅰ型羊齿状结晶
C. 椭圆小体
D. 羊齿结晶及椭圆小体
E. 无法看到结晶

3. 脉搏120次/分是由于

A. 失血性休克
B. 雌激素作用
C. 血小板减少
D. 继发重度贫血
E. 继发感染

4. 下列治疗中不必要的是

A. β受体阻断药　　B. 卧床休息
C. 抗感染　　D. 输血
E. 激素治疗

5. 止血首选
A. 雌孕激素　　B. 分段诊刮
C. 人工合成孕激素　　D. 丙酸睾酮
E. 孕酮

（6~8 题共用题干）

患者，女性，19 岁。13 岁初潮，月经不规律，经期不定，量时多时少，末次月经 16 天前，阴道淋漓出血 10 余天，无腹痛。

6. 仔细询问病史，必须包括的内容是
A. 性生活及避孕措施
B. 有无慢性病史如肝、肾、血液病等
C. 有无甲状腺、肾上腺或垂体疾病
D. 有无精神紧张、情绪打击、生活环境变迁等情况
E. 以上都是

7. 如患者面临考试，经常夜间读书且生活起居无规律，应首先行
A. 妇科检查，血红蛋白，红细胞计数　　B. 宫颈黏液结晶检查
C. 阴道脱落细胞涂片　　D. 诊断性刮宫
E. 基础体温测定

8. 如诊断为异常子宫出血，无心悸乏力症状，可给予治疗是
A. 大剂量雌激素止血　　B. 大剂量孕激素止血
C. 孕激素药物刮宫　　D. 氯米芬诱发排卵
E. 雄激素止血

（9~12 题共用题干）

患者，女性，16 岁。月经量增多 4 天。既往月经（5~8）天/（16~58）天，量中等，无痛经。2022 年 7 月发现血小板少，药物治疗。2022 年 7 月 17 日月经来潮，量比往常增多 1 倍，无血块。否认性生活史。血压 100/60mmHg，脉搏 90 次/分，营养中等，面色苍白。子宫后位，小。化验：白细胞 3.3×10^9/L，血小板 35×10^9/L。B 超：子宫前位 4.6cm×4.9cm×3.6cm。内膜 0.3cm. 双附件（-）。

9. 最可能的诊断是
A. 青春期异常子宫出血　　B. 血小板减少

C. 不全流产　　D. 异位妊娠
E. 药物不良反应

10. 如果需要诊断无排卵性异常子宫出血，还需要检查
A. 基础体温测定　　B. 分段诊刮术
C. 宫颈黏液结晶　　D. 阴道脱落细胞学检查
E. 测定血清性激素水平

11. 止血首选
A. 雄激素　　B. 止血药物
C. 药物性刮宫　　D. 大剂量雌激素
E. 大量输注血小板

12. 进一步治疗还需要
A. 人工周期　　B. 输血
C. 促排卵治疗　　D. 口服避孕药
E. 升血小板药物

（13～14题共用题干）

患者，女性，39岁。既往月经规律，无明显原因突然闭经7个月。

13. 妇科检查，以下支持妊娠的是
A. 子宫大小正常　　B. 子宫稍大稍硬
C. 宫颈黏液结晶呈椭圆体　　D. 宫颈黏液可见羊齿状结晶
E. 阴道脱落细胞均为底层细胞

14. 若孕激素试验阴性，最可能的诊断是
A. 早期妊娠　　B. 希恩综合征
C. 卵巢早衰　　D. 子宫性闭经
E. 多囊卵巢综合征

（15～17题共用题干）

患者，女性，48岁。月经过多半年，周期不定，经期较前延长，末次月经是两周前，检查见子宫正常大小，软。

15. 可能的诊断
A. 子宫内膜癌　　B. 子宫肌瘤
C. 子宫肌腺瘤　　D. 绝经过渡期异常子宫出血
E. 早期妊娠

16. 如于月经来潮6小时行诊断性刮宫，内膜厚2～3mm，镜下见腺上皮细胞呈高柱状，核

分裂象增多，腺体较长，形成弯曲状，小动脉略呈弯曲状。此种情况的内膜为

A. 分泌晚期内膜　　B. 增生晚期内膜

C. 月经期内膜　　D. 子宫内膜不典型增生过长

E. 蜕膜

17. 恰当的治疗是

A. 连续孕-雄激素治疗　　B. 连续孕-雌激素治疗

C. 子宫切除　　D. 人工周期

E. 周期性孕激素治疗

（18~20 题共用题干）

患者，女性，39 岁。不规则阴道出血 4 年。月经 8 天/2 个月，有时淋漓 1~2 个月。孕 3 产 2，末次分娩 8 年前，未避孕。末次月经 2022 年 7 月 15 日至 8 月 1 日。2022 年 8 月 20 日入院，一般情况好。外阴阴道（-），宫颈光滑，子宫前位，正常大，双附件（-）。化验：血红蛋白 122g/L，白细胞 7.2×10^9/L，血小板 333×10^9/L。

18. 最可能的诊断是

A. 无排卵性异常子宫出血　　B. 子宫内膜息肉

C. 排卵性异常子宫出血　　D. 子宫颈病变

E. 子宫黏膜下肌瘤

19. 止血首选

A. 妇康片　　B. 孕酮

C. 口服避孕药　　D. 分段诊刮

E. 大剂量雌激素

20. 若已排除肿瘤，下一步治疗建议是

A. 妇康片口服　　B. 口服避孕药

C. 促排卵治疗　　D. 子宫切除术

E. 子宫内膜去除术

（21~25 题共用题干）

患者，女性，15 岁。于初潮后月经一直紊乱，有时大量阴道出血，本次停经 2 个月后持续阴道流血 20 余天，血流量大。体检呈重度贫血貌，妇科检查无阳性发现。

21. 急需的辅助检查是

A. 诊刮　　B. B 超

C. 血 FSH、LH 检测　　D. 血常规

E. 基础体温测定

22. 后首选的止血方法是
A. 止血药止血　　B. 性激素止血
C. 刮宫止血　　D. 药物刮宫
E. 子宫收缩剂
23. 止血成功后，下一步治疗是
A. 增强体质，等待自然周期建立　　B. 性激素控制周期
C. 如复发再治疗　　D. 促排卵治疗
E. 纠正贫血
24. 为解决生育问题，应采取的最佳治疗是
A. 基础体温上升后 hCG 注射　　B. 人工周期治疗
C. 孕激素维持黄体　　D. 促排卵治疗
E. 人工授精
25. 经治疗后妊娠并得足月儿，产后病情依旧，应采取的措施是
A. 子宫切除　　B. 卵巢切除
C. 定期观察　　D. 定期诊刮
E. 恰当激素治疗

（26~28 题共用题干）

患者，女性，56 岁。绝经后有骨质疏松症并有骨折危险，已决定进行激素替代治疗。

26. 在用药之前应进行的检查及询问应包括
A. 乳腺癌、子宫内膜癌家族史　　B. 盆腔 B 超了解宫内膜厚度
C. 肝、肾功能　　D. 乳腺扫描
E. 以上都是
27. 可使用的药物
A. 结合雌激素　　B. 尼尔雌醇
C. 己烯雌酚　　D. 替勃龙片
E. 以上都能用
28. 如使用雌激素的同时，周期性给予孕激素，是为了
A. 减少卒中的危险　　B. 减少乳腺癌的危险
C. 对脂蛋白产生有益的影响　　D. 减少子宫内膜癌的危险
E. 减少心血管病的危险

（29~32 题共用题干）

患者，女性，21 岁。因肥胖、多毛及闭经拟诊为多囊卵巢综合征。

29. 最明显的阳性体征应是

A. 单侧卵巢增大　　B. 双侧卵巢增大

C. 子宫明显增大　　D. 阴毛稀疏

E. 子宫与双侧卵巢均增大

30. 最常见的临床表现是

A. 原发性闭经　　B. 继发性闭经

C. 进行性痛经　　D. 月经周期紊乱

E. 相间出现月经过多与闭经

31. 测定内分泌改变应是

A. FSH 呈持续高水平　　B. LH/SH 比值<2

C. 雌酮低于正常值　　D. LH 呈持续高水平

E. 雄激素增多主要是脱氢表雄酮硫酸盐增加

32. 若确诊为多囊卵巢综合征，其治疗方案应是

A. 促排卵治疗　　B. 抗雌激素疗法

C. 卵巢楔形切除术　　D. 抗雄激素疗法

E. 尿促性素-hCG 疗法

（33~38 题共用题干）

患者，女性，25 岁。闭经 6 个月。食欲差，头晕乏力求诊。既往月经 13 岁初潮，6/30 天。量中，轻度痛经。有性生活史，孕 2 产 0，人工流产 2 次，末次妊娠 9 个月前，此后一直控制体重。消瘦，面色苍白。外阴阴道（-），宫颈中度柱状上皮异位，子宫后位小，双附件（-）。化验：血红蛋白 99g/L，白细胞 4.5×10^9/L，血小板 235×10^9/L。B 超：子宫前位，4.2cm×4.1cm×3.2cm，内膜厚 0.3cm，双附件（-）。

33. 诊断为

A. 子宫性闭经　　B. 卵巢性闭经

C. 下丘脑性闭经　　D. 垂体性闭经

E. 不是闭经

34. 最不需要鉴别诊断的情况是

A. 肝功能异常　　B. 甲状腺功能亢进

C. 营养不良性贫血　　D. 宫腔粘连

E. 妊娠

35. 下列检查对诊断最有帮助的是

A. 肝功能检查　　B. 甲状腺功能检查

C. 性激素 6 项检查　　D. 宫颈黏液检查

E. 孕激素试验

36. 如果孕激素试验阴性，雌激素试验阳性，则可以肯定的是

A. 是子宫性闭经
B. 是卵巢性闭经
C. 是垂体性闭经
D. 是下丘脑性闭经
E. 不是子宫性闭经

37. 垂体性闭经时，性激素 6 项检查结果应为

A. TSH 升高，LH 降低，雌激素降低，孕激素降低
B. FSH 降低，LH 降低，雌激素降低，孕激素降低
C. FSH 降低，LH 升高，雌激素升高，孕激素降低
D. FSH 升高，LH 升高，雌激素降低，孕激素降低
E. FSH 不变，LH 升高，雌激素不变，孕激素降低

38. 下列治疗中对此患者没有帮助的是

A. 增加营养
B. 减少高强度运动
C. 心理治疗
D. 孕激素周期治疗
E. 氯米芬月经第 5 天日服

（39~41 题共用题干）

患者，女性，43 岁。阴道出血 22 天。末次月经 2022 年 4 月 10 日。2022 年 9 月 13 日淋漓出血。10 天后血量增多有血块，伴下腹隐痛。既往月经 5 天/28 天，量中，无痛经。孕 2 产 1，18 年前顺产，此后人流 1 次。17 年前带环至今。血压 120/80mmHg，脉搏 80 次/分。外阴阴道（-），宫颈光滑，子宫中位常大，双附件（-）。化验：血红蛋白 121g/L，白细胞 4.1×10^9/L，血小板 357×10^9/L。B 超：子宫前位 5.9cm×5.3cm×4.4cm，内膜厚 1.3cm，O 型环位置正，双附件（-）。

39. 诊断不考虑

A. 带环出血
B. 异位妊娠
C. 子宫内膜炎
D. 子宫腺肌病
E. 黄体萎缩不全

40. 止血首选的是

A. 大剂量雌激素
B. 止血药物
C. 孕激素治疗
D. 雌孕激素联合治疗
E. 取环及诊刮术

41. 子宫内膜病理为月经期内膜，下一步应建议患者的是

A. 人工周期治疗
B. 口服避孕药治疗
C. 妇康片治疗
D. 继续口服抗生素 1 个月

E. 观察，无须治疗

（42~44 题共用题干）

患者，女性，52 岁。上环 22 年，月经紊乱 3 年，停经 4 个月，子宫出血 12 天，淋漓不净，有潮热，阵发出汗 3 个月。外阴阴道正常，宫颈光，子宫水平位，正常大小，双附件未触及肿物。

42. 最有可能的诊断

A. 子宫内膜炎
B. 围绝经期异常子宫出血
C. 子宫内膜癌
D. 宫内节育器异位
E. 先兆流产

43. 为进一步确诊，首先选用的辅助检查方法是

A. 尿妊娠试验
B. 分段诊刮
C. 性激素测定
D. 阴道 B 超
E. 基础体温测定

44. 如尿妊娠试验（-），该患者可能出现如下子宫内膜病理表现，除外

A. 子宫内膜炎
B. 萎缩型子宫内膜
C. 子宫内膜复杂性增生过长
D. 分泌期子宫内膜伴 A-S 现象
E. 子宫内膜不典型增生过长

四 B 型题

（1~3 题共用备选答案）

A. 希恩综合征
B. 特纳综合征
C. 多囊卵巢综合征
D. 闭经溢乳综合征
E. 宫颈粘连综合征

1. 闭经、不育、多毛及肥胖的原因为
2. 产后大出血闭经的原因为
3. 人工流产术后闭经的原因为

（4~6 题共用备选答案）

A. 孕激素长期应用
B. 用大量雌激素止血后人工周期 3 个月
C. 用合成孕激素配合适量的雌激素长期口服
D. 孕雄激素合并疗法减少月经量并调整月经周期
E. 于月经期前 8~12 天，肌内注射孕酮 10~20mg 共 5 天

4. 治疗青春期异常子宫出血的方法为
5. 治疗绝经过渡期异常子宫出血的方法为
6. 治疗育龄期经期延长的方法为

（7~10题共用备选答案）

A. 经前诊刮，病理表现：增生期子宫内膜
B. 即时诊刮，病理表现：分泌期内膜
C. 淋漓出血后诊刮，病理表现：子宫内膜蜕膜样改变伴A-S现象
D. 经前1天诊刮，病理表现：分泌期内膜，腺体分泌不足，腺体与间质发育不同步
E. 经期第5天诊刮，病理表现：可见分泌期内膜、增生早期内膜及出血坏死内膜混合存在

7. 无排卵性异常子宫出血诊刮时间和病理表现为
8. 子宫内膜不完全脱落性异常子宫出血诊刮时间和病理表现为
9. 黄体功能不足性异常子宫出血诊刮时间和病理表现为
10. 异位妊娠诊刮时间和病理表现为

（11~14题共用备选答案）

A. 雌激素　　B. 孕激素
C. 溴隐亭　　D. 尿促性素
E. 氯米芬

11. 闭经溢乳综合征时选用
12. 治疗异常子宫出血行药物刮宫时选用
13. 垂体功能不全，有生育要求者选用
14. 卵巢垂体功能正常，丘脑下部功能不足者选用

（15~17题共用备选答案）

A. 月经周期规则，经期延长　　B. 月经周期不规则，经期不定
C. 月经周期规则，经期3~5天　　D. 月经周期缩短，经期3~5天
E. 月经周期稀发，经期5~7天

15. 无排卵性异常子宫出血表现为
16. 黄体功能不足表现为
17. 子宫内膜不规则脱落表现为

（18～20 题共用备选答案）

A. 绝经过渡期异常子宫出血　　B. 黄体功能不足

C. 青春期异常子宫出血　　D. 子宫肌瘤

E. 血液病

18. 患者，女性，33 岁。3 次自然流产史，继发不孕 5 年，月经周期缩短，经量减少。子宫正常大小，双附件未见异常。最可能的诊断是

19. 患者，女性，17 岁。月经规律，经期 6～9 天，经量增多，检查双下肢有出血点。最可能的诊断是

20. 患者，女性，15 岁。13 岁初潮，月经周期 2～3 个月，阴道大出血 15 天，有较多血块排出，血纤维蛋白原降低。最可能的诊断是

（21～24 题共用备选答案）

A. 原发性闭经　　B. 卵巢性闭经

C. 垂体性闭经　　D. 下丘脑性闭经

E. 哺乳期闭经

21. 睾丸女性化的闭经是

22. 希恩综合征的闭经是

23. 特纳综合征的闭经是

24. 多囊卵巢综合征的闭经是

25. 颅咽管瘤所致的闭经，属于

（26～28 题共用备选答案）

A. FSH、LH 均升高　　B. FSH 正常，LH 升高

C. FSH 正常，LH 降低　　D. FSH、LH 均降低

E. FSH 升高，LH 正常

26. 绝经后

27. 垂体性闭经

28. 多囊卵巢综合征

（29～31 题共用备选答案）

A. 黄体发育不足　　B. 萎缩型子宫内膜

C. 伴随高 FSH 水平　　D. 黄体发育良好，但萎缩过程延长

E. 无排卵性异常子宫出血，子宫内膜增生过长

29. 月经不规则，出血量时多时少，可能为

30. 生育年龄妇女，产后月经来潮，周期正常，经期延长，可能为
31. 月经周期缩短伴不孕，可能为

（32~35题共用备选答案）
A. 基础体温单相
B. 基础体温双相，高温相时间9天
C. 基础体温双相，高温相下降缓慢
D. 基础体温双相，高温相时间13天
E. 基础体温双相，体温上升时有少量阴道出血
32. 青春期异常子宫出血常表现为
33. 排卵期出血常表现为
34. 子宫内膜脱落不全常表现为
35. 黄体功能不足常表现为

五 X型题

1. 无排卵性异常子宫出血常见于
A. 青春期
B. 育龄期
C. 绝经后期
D. 哺乳期
E. 绝经过渡期
2. 对闭经患者使用性激素治疗作用在于
A. 诱发排卵
B. 促进子宫发育
C. 纠正失常的生理心理状态
D. 促进第二性征发育
E. 对下丘脑反馈调节
3. 围绝经期异常子宫出血的激素治疗选用
A. 孕酮
B. 结合雌激素片
C. 妇康片
D. 炔雌醇
E. 丙酸睾酮
4. 常用调整月经周期的方法有
A. 人工周期
B. 雄激素疗法
C. 雌、孕激素联合法
D. 激素替代治疗
E. 后半周期疗法
5. 无排卵性异常子宫出血诊刮病理结果可以有
A. 子宫内膜癌
B. 萎缩型子宫内膜
C. 增生期子宫内膜
D. 子宫内膜腺瘤型增生过长
E. 子宫内膜腺囊型增生过长
6. 促排卵治疗可以采用

A. 氯米芬
B. 尿促性素-hCG 方案
C. GnRH-α
D. 结合雌激素片+孕酮方案
E. 溴隐亭+性激素+促性腺激素

7. 对异常子宫出血的诊断有帮助的是
A. 宫颈涂片
B. 基础体温测定
C. 子宫内膜活检
D. 血 FSH、LH 测定
E. 宫颈黏液及阴道脱落细胞学检查

8. 黄体功能刺激疗法是
A. 月经中期用 hCG 10000U
B. 基础体温上升后每日肌内注射孕酮
C. 月经第 5 天开始 hCG 2000U 连续 5 天
D. 基础体温上升后用 hCG 2000U，隔日，共 5 次
E. 基础体温上升后用 hCG 2000U，隔日肌内注射，共 5 次，可使血浆孕酮明显上升

9. 异常子宫出血的常用手术治疗方法包括
A. 子宫全切术
B. 广泛性子宫次全切术
C. 子宫内膜去除术
D. 分段诊刮术
E. 热球仪治疗

10. 绝经后雌激素缺乏引起的近期改变有
A. 性欲减低
B. 尿频尿急
C. 容易骨折
D. 阴道反复感染
E. 血管舒缩功能障碍

11. 卵巢性闭经时体内激素的改变有
A. LH 水平降低
B. LH 水平增高
C. FSH 水平增高
D. 雌激素及孕激素水平降低
E. 部分患者雄激素水平增高

12. 帮助诊断无排卵性异常子宫出血的辅助检查有
A. 基础体温单相
B. 月经后半期血孕酮测定
C. 宫腔镜检查见内膜多发息肉
D. 宫颈黏液拉丝见椭圆小体
E. 阴道脱落细胞涂片为底层细胞

13. 绝经后雌激素缺乏引起的远期改变有
A. 易怒
B. 骨质疏松
C. 盆底肌肉松弛
D. 血管舒缩功能障碍
E. 可能与阿尔茨海默病有关

14. 闭经患者未接受治疗前确定闭经的最初步骤是

A. 脑 CT 检查
B. 孕激素试验
C. PRL 检测
D. 甲状腺功能亢进
E. hCG 检测

15. 异常子宫出血的支持治疗包括
A. 休息
B. 抗感染
C. 止血药物
D. 纠正贫血
E. 静脉高营养

16. 无排卵性异常子宫出血的病理生理表现为
A. 雌激素的撤退出血
B. 雌激素的突破出血
C. 雌激素与孕酮的撤退出血
D. FSH、LH 的撤退出血
E. 雌激素与睾酮的撤退出血

17. 多囊卵巢综合征的病理生理变化有
A. 卵巢无成熟卵泡生成、无排卵
B. 雄激素和雌激素水平升高
C. 胰岛素高于生理水平
D. 睾酮水平增加
E. FSH 水平升高

18. 闭经的治疗可以包括
A. 心理学治疗
B. 米非司酮
C. 抗结核治疗
D. 性激素治疗
E. 放置宫内节育器

19. 围绝经期泌尿生殖道改变包括
A. 外阴皮下脂肪变薄
B. 阴道皱襞变平
C. 子宫缩小
D. 尿道结石
E. 膀胱炎

20. 关于多囊卵巢综合征，说法错误的是
A. 睾酮值升高
B. 体内 FSH 低水平
C. 胰岛素减少与黑棘皮病有关
D. 雄激素过多，持续无排卵
E. 性激素结合球蛋白升高，导致雄激素增高

21. 黄体功能不足患者表现为
A. 不孕或流产
B. 月经周期缩短
C. 基础体温双相，但上升缓慢
D. 基础体温双相，但上升幅度偏低
E. 基础体温双相，但上升后下降缓慢

22. 围绝经期综合征的临床表现有
A. 月经正常
B. 骨质疏松
C. 泌尿、生殖道改变
D. 心血管系统变化

E. 精神、神经症状

23. 原发性痛经的病因可能是

A. 受精神因素影响

B. 痛经患者常伴有宫颈长而狭窄

C. 经血中 $PGF_{2\alpha}$水平升高，致使子宫收缩而引起痛经

D. 前列腺素可使子宫平滑肌收缩而引起痛经

E. 分泌型子宫内膜 PG 含量明显低于增生期内膜

24. 促排卵药物有

A. hCG　　B. GnRH

C. 尿促性素　　D. 氯米芬

E. 雌孕激素

25. 围绝经期综合征的一般治疗包括

A. 镇静药　　B. 心理治疗

C. 补钙　　D. 降钙素

E. 调血压药物

26. 闭经按发病原因可分为

A. 子宫性闭经　　B. 卵巢性闭经

C. 垂体性闭经　　D. 中枢性闭经

E. 阴道性闭经

六 案例分析题

（1~5 题共用题干）

患者，女性，22 岁。因肥胖闭经拟诊为多囊卵巢综合征。

1. 关于多囊卵巢综合征，妇科检查时最明显的阳性体征是

A. 子宫与双侧卵巢均增大　　B. 子宫明显增大

C. 单侧卵巢增大　　D. 双侧卵巢增大

E. 阴毛稀疏　　F. 消瘦

2. 最常见的临床表现是

A. 月经周期紊乱，经期长而淋漓不清　　B. 相间出现月经过多与闭经

C. 继发性月经稀发或闭经　　D. 进行性痛经

E. 原发性闭经　　F. 不孕

G. 肥胖

3. 如果确诊为多囊卵巢综合征，其治疗方案中不恰当的是

A. 卵巢楔形切除术　　B. 抗雄激素疗法

C. 抗雌激素疗法
D. 尿促性素-hCG 疗法
E. 促排卵治疗
F. 孕激素治疗
G. 卵巢打孔

4. 腹腔镜下检查卵巢主要表现有
A. 有排卵迹象
B. 卵巢增大
C. 呈灰白色
D. 多个成熟卵泡
E. 卵巢皮质厚
F. 多个不成熟卵泡
G. 卵巢表面血管异型

5. 内分泌测定表现为
A. FSH 水平升高
B. E 水平升高
C. E 水平降低
D. LH 水平升高
E. LH 水平降低
F. PRL 水平升高
G. LH/FSH 水平降低
H. LH/FSH 水平升高
I. 雄激素水平升高

参考答案与解析

一、A1 型题

1. E【解析】凡女性年满 16 岁或年满 14 岁仍无女性第二性征发育者，称为原发性闭经。

2. A【解析】黄体功能不足时，月经周期后半期内膜病理示分泌不良。

3. B【解析】大剂量雌激素治疗异常子宫出血的作用在于促使子宫内膜生长修复，短期内修复创面。

4. D【解析】雄激素有拮抗雌激素的作用，能增强子宫平滑肌及子宫血管张力，减轻盆腔充血而减少出血量。适用于绝经过渡期异常子宫出血。大出血时雄激素不能立即改变内膜脱落过程，也不能使其立即修复，单独应用止血效果不佳。

5. A【解析】青春期少女以止血、调整月经周期为主，生育期妇女以止血、调整月经周期和促排卵为主；绝经过滤期妇女以止血、调整月经、减少经量，防止子宫内膜癌变为主。异常子宫出血的药物治疗对不同年龄对象采用不同方法：青春期少女应促使卵巢恢复功能及排卵；围绝经期女性止血后再调经，以减少经量为原则，不必促排卵。

6. A【解析】异常子宫出血大出血患者给予性激素药物止血的原则：6 小时内见效，24~48 小时内出血基本停止，若 96 小时仍不止血，应考虑器质性病变存在。

7. C【解析】疑为无排卵性异常子宫出血，取内膜活检的恰当时间是月经来潮前 12 小时，主要是因为此时内膜比较厚，而且有月经出血，容易刮，对身体的影响也最小。

8. C【解析】闭经溢乳综合征的放疗用于不能坚持或耐受药物治疗者、不愿手术者、不能耐受手术者。放疗显效慢，可能引起垂体功能低下、视神经损伤、肿瘤等并发症，不主张单纯放疗。

9. A【解析】由于下丘脑-垂体-卵巢轴调节功能紊乱，或溶黄体机制失常，引起黄体萎缩不全，内膜持续受孕激素影响，以致不能如期完整脱落。

10. B【解析】氯米芬适用于下丘脑-垂体-卵巢轴有一定功能，体内雌激素有中度影响的患者。

11. D【解析】如疑为子宫内膜脱落不全，诊断性刮宫的取材时间应于月经第 5~7 日。

12. C【解析】患者闭经，基础体温测定是最简便易行的检查方法，可以了解卵巢功能。

13. E【解析】围绝经期女性整体机能衰退，卵巢功能衰退突出，有明显的内分泌变化。主要是雌激素减少，FSH 升高，孕激素相对不足或缺乏。

14. D【解析】子宫性闭经的病因在子宫，而此时月经的调节功能正常。①先天性无子宫：由于中肾旁管严重发育不全或不发育，以致造成始基子宫或无子宫。②子宫内膜损伤：常因人工流产刮宫过度引起，产后或流产后出血刮宫损伤也可引起，尤其伴有子宫内膜炎时，更易导致宫腔粘连或闭锁而闭经。③子宫内膜炎：结核性子宫内膜炎时，子宫内膜遭受严重破坏而发生闭经，其他子宫内膜炎也可造成闭经。④子宫切除后或子宫腔内放射治疗后：手术切除子宫或因子宫恶性肿瘤行腔内放疗破坏子宫内膜而闭经。

15. C【解析】多囊卵巢综合征的主要特点是不排卵，雄激素和雌激素过多，胰岛素水平高，典型的症状为月经失调，可表现为月经稀发或闭经，也可表现为不规则出血或月经过多、肥胖、不孕和卵巢增大及多囊。

16. C【解析】下丘脑性闭经为最常见的一类闭经，是指中枢神经系统及下丘脑各种功能和器质性疾病引起的闭经，以功能性原因为主。下丘脑性闭经患者雌、孕激素序贯试验阳性，垂体兴奋试验阳性。

17. B【解析】分段诊刮时恰当的操作是必须进行全面的刮宫，以彻底止血。应注意避免术者在操作时唯恐不彻底，反复刮宫而伤及子宫内膜基底层，甚至刮出肌纤维组织，造成子宫内膜炎或宫腔粘连，导致闭经的情况。

18. A【解析】异常子宫出血由神经内分泌调节紊乱引起，内外生殖器无器质性病变。常表现为无规律的子宫出血，血量时多时少，或突然增多。闭经时间长者，出血量多，并可持续数月不止。子宫内膜活检病理检查呈增殖、单纯增生、复合增生（腺体结构不规则，无腺上皮异型性改变），子宫内膜息肉或非典型增生（腺上皮有异型性改变），无分泌期表现。无排卵性异常子宫出血多见于青春期与绝经过渡期的妇女。

19. B【解析】多囊卵巢综合征腹腔镜下典型的表现是卵巢增大，包膜增厚，表面白色珍珠样，有新生血管。无排卵斑、血体和黄体形成。

20. A【解析】参见A1型题第5题解析。

21. D【解析】异常子宫出血可分为排卵性和无排卵性两类，80%~90%的病例属于无排卵性异常子宫出血。

22. D【解析】黄体功能不足时，虽然基础体温仍然是双相，但是在排卵后体温上升缓慢，或者上升幅度偏低，通常小于0.6℃，升高的时间持续短，仅仅持续9~10天。正常黄体期的天数为12~16天。但注意应连续测定3个月经周期的基础体温才可以确定。

23. C【解析】围绝经期妇女由于卵巢功能逐渐退化，不能产生成熟的卵泡而排卵，从而失去正常女性激素的周期性变化，出现不规律阴道出血。

24. C【解析】卵巢性闭经的原因在卵巢。因卵巢性激素水平低落，使子宫内膜不能发生周期性变化而闭经，包括卵巢早衰、卵巢切除或组织破坏、卵巢功能性肿瘤，以及多囊卵巢综合征等。低促性腺激素性闭经为下丘脑或垂体性闭经。

25. C【解析】无排卵性异常子宫出血多见于青春期与绝经过渡期的妇女。①青春期异常子宫出血：主要由于下丘脑性周期调节中枢还不够成熟，下丘脑和垂体与卵巢间尚未建立稳定的周期性调节，月经中期无LH高峰形成，因此，卵巢虽有大量卵泡并有成批的卵泡生长，但却无排卵，卵泡发育到一定程度即发生退行性变，形成闭锁卵泡。②围绝经期异常子宫出血：围绝经前期妇女的卵巢功能逐渐衰退，卵泡近于耗尽，剩余卵泡往往对垂体促性腺激素的反应性低下，故雌激素分泌量锐减，对垂体的负反馈变弱，以致促性腺激素水平升高、往往FSH比LH更高，不形成排卵期前LH高峰，故不排卵，发生无排卵性异常子宫出血。

26. A【解析】子宫内膜脱落不全，最常见的异常表现就是子宫出血。月经周期非常正常，但是经期会延长，出血量比较多，正常月经的第3~4天分泌期，子宫内膜已全部脱落，代之以再生的增生期内膜。但是在黄体萎缩不全时，月经第5~6天会有分泌反应的子宫内膜，有些区域内膜会有出血的症状，还会有新的增生期内膜出现。

27. A【解析】无排卵性异常子宫出血的临床表现包括月经周期紊乱，经期长短不一，血量时多时少，甚至大量出血，反复发作。出血多者可致贫血。异常子宫出血患者生殖器无明显病变，有时仅子宫略有增大，也有时可伴有一侧或双侧卵巢囊性增大。

28. D【解析】尼尔雌醇为合成长效雌三醇衍生物，我国应用最多。

29. A【解析】子宫内膜复杂性增生主要是雌激素的作用引起，有癌变的概率，与子宫内膜癌的癌前病变关系最密切。不典型增生过长已属癌前病变，一经诊断，应尽快行子宫切除术。

30. E【解析】排卵性异常子宫出血较无排卵性异常子宫出血少见，多发生于生育年龄妇女。患者虽有排卵功能，但黄体功能异常。常见有2种类型。①黄体功能不足：有排卵，黄体期孕激素分泌不足或黄体过早衰退，致使子宫内膜分泌反应不良。②子宫内膜不规则脱落：有排卵，黄体发育良好，但萎缩过程延长，导致子宫内膜不规则脱落。围绝经期女性多为无排卵性异常子宫出血。

31. A【解析】雌激素适用于无排卵性青春期异常子宫出血。结合雌激素 1.25~2.50mg，每 6 小时 1 次，有效者于 2~3 天内止血，血止或明显减少后逐渐减量，每 3 天减量 1 次，每次减药量不超过原用量的 1/3，直至维持量。

32. B【解析】黄体功能不足是因多种因素所致：①神经内分泌调节功能紊乱，可导致卵泡早期 FSH 分泌不足，使卵泡发育缓慢，雌激素分泌减少。②LH 脉冲频率虽增加，但峰值不高，LH 不足使排卵后黄体发育不全，孕激素分泌减少。③LH/FSH 比率也可造成性腺轴功能紊乱，使卵泡发育不良，排卵后黄体发育不全，以致子宫内膜反应不足。部分患者在黄体功能不足的同时，表现为血催乳素水平升高。

33. A【解析】为确定患者为子宫内膜脱落不全，诊断性刮宫及病理组织学检查应在月经来潮第 5~6 天进行，仍能见到呈分泌反应的子宫内膜。

34. C【解析】米非司酮具有强抗孕酮作用，用药后可使体内孕激素和雌激素水平下降，也可用于子宫肌瘤治疗，使子宫肌瘤萎缩变小。黄体功能不足时一般不选用。

35. E【解析】引起继发性闭经、溢乳的原因主要有：①垂体或者下丘脑肿瘤。②产后性的高催乳素血症。③特发的催乳素水平升高。④口服药物。由于使用氯丙嗪、利血平和抗组胺类药物会导致催乳素升高。口服避孕药也可导致溢乳。选项 E“多囊卵巢综合征”不会引起继发性闭经、溢乳。

36. B【解析】雌激素突破性出血主要是由于雌激素的水平较低导致的间断性出血，典型的表现是停经后大量出血。

37. B【解析】血红蛋白在 70g/L 以下者，贫血，不适用药物性刮宫，应诊刮。

38. A【解析】激素替代治疗是一种通过口服或皮下注射等方式补充激素，以缓解围绝经期综合征、停经后综合征等症状的治疗方法。但其可增加深静脉血栓的风险（选项 B 正确）；可促进瘤细胞生长和扩散（选项 D 正确）；可导致胆汁分泌减少，从而影响胆汁的排泄，使胆汁淤积加重（选项 E 正确）。此外，肝脏对激素的代谢与清除起着重要作用，如患者已有严重肝病，应避免使用激素替代治疗（选项 C 正确）。但并没有证据表明激素替代治疗会对肾囊肿产生不良影响，所以，选项 A 错误。

39. E【解析】参见 A1 型题第 5 题解析。青春期异常子宫出血由于无排卵，多采用雌激素、孕激素或雌孕激素联合治疗。血色素>80g/L 者，采用子宫内膜脱落法，如孕酮、醋酸甲羟孕酮等；血色素<80g/L 者，采用子宫内膜修复法，如大剂量雌激素或雌孕激素联合治疗。

40. B【解析】需与异常子宫出血相鉴别的生殖道炎症与肿瘤有子宫内膜炎、子宫内膜息肉、黏膜下子宫肌瘤、子宫内膜癌、卵巢颗粒细胞瘤及卵泡膜细胞瘤。异常子宫出血主要为月经失调、出血。卵巢高反应黄素化无此临床症状，不会引起阴道流血。

41. D【解析】雌激素、孕激素序贯法常用于青春期异常子宫出血患者，一般使用 2~3

个周期后，患者即能自发排卵。雌孕激素序贯服药是为了调整月经，而非促排卵。

42. E【解析】青春期异常子宫出血是由于下丘脑-垂体-卵巢轴发育不成熟或延迟，导致卵巢中虽有卵泡生长发育，但不能出现排卵所致。在青春期，下丘脑-垂体-卵巢轴激素间的反馈调节尚未成熟，大脑中枢对雌激素的正反馈作用存在缺陷。FSH 呈持续低水平，无促排卵性 LH 陡直高峰形成而不能排卵。

43. E【解析】闭经的诊断首先要寻找病因，按下丘脑-垂体-卵巢轴的调节失常发生在哪一个环节，然后再确定是哪一种疾病引起的。首先排除妊娠（根据病史、妇科检查、血尿 hCG 测定等），仔细寻找引起闭经的可能原因（选项 E 正确）。孕激素试验阴性说明体内雌激素水平低或子宫病变导致闭经。雌激素试验阳性说明有子宫内膜，并且子宫内膜对雌激素有反应，宫腔通畅，可以排除子宫性闭经。无撤药性出血为阴性，提示闭经原因可能在子宫，即子宫性闭经（选项 A、D 错误）。垂体兴奋试验血清 LH 不上升者为无反应（阴性），提示病变部位在垂体。若注射后 LH 值上升（阳性），表明垂体促性腺功能良好，而卵泡不发育、成熟的病因在下丘脑或下丘脑以上的中枢性因素（选项 B 错误）。头痛、溢乳或高 PRL 血症患者应进行头颅和/或蝶鞍的 MRI 或 CT 检查，以确定是否存在颅内肿瘤及空蝶鞍综合征等；有明显男性化体征者，还应进行卵巢和肾上腺超声或 MRI 检查，以排除肿瘤（选项 C 错误）。

44. C【解析】生殖器结核的典型临床表现包括不孕（因输卵管管腔阻塞、输卵管周围粘连及黏膜纤毛被破坏，输卵管僵硬、蠕动受限，丧失其运输功能引起）和下腹坠痛（由盆腔炎症和粘连引起，经期腹痛加重）。

45. C【解析】生殖器官无器质性病变的痛经为原发性痛经。原发性痛经的发生主要与月经时子宫内膜前列腺素（PC）含量增高有关。由于盆腔器质性疾病所引起的痛经为继发性痛经。月经第 1、2 天出现的下腹部阵发性绞痛为痛经，有时也放射至肛门、腰部及阴道，疼痛程度也多变异。无排卵性月经一般不发生痛经。

46. A【解析】围绝经期异常子宫出血时，B 超检查无异常，但由于无排卵导致出血量较大者，可采用激素治疗，以孕激素治疗为主。

47. D【解析】溴隐亭对功能性或肿瘤引起的催乳素水平升高均能产生抑制作用。溴隐亭治疗后能缩小肿瘤体积，使闭经、溢乳妇女月经和生育能力得以恢复，其直接作用是抑制催乳素合成。

48. E【解析】垂体兴奋试验（GnRH 刺激试验）可用于鉴别下丘脑性闭经和垂体性闭经，LH<5U/L 或者正常范围提示病变环节在下丘脑或者垂体。

49. B【解析】生物合成过程为醋酸盐-胆固醇-孕激素-雌激素或雄激素。所以，选项 B 错误。

50. E【解析】围绝经期异常子宫出血是由于卵巢自然衰老，卵泡缺乏，卵巢功能减退，对垂体促性腺激素敏感性降低，以致无法排卵而引起不规则的阴道出血。

51. E【解析】青春期异常子宫出血是由于下丘脑-垂体-卵巢轴发育不成熟或延迟，导致卵巢中虽有卵泡生长发育，但不能出现排卵所致。

52. B【解析】长时间大量雌激素作用使雌激素积累维持于较高水平，子宫内膜持续增厚，可出现一段时间闭经后的大量出血，雌激素不可使子宫腔增大。所以，选项B错误。

53. A【解析】卵泡期的雌激素高峰可对下丘脑-垂体产生正反馈作用，形成LH高峰，卵泡在LH高峰后排卵。

54. A【解析】下丘脑性闭经的常见原因有精神和神经因素、严重营养不良或长期消耗性疾病、剧烈运动等。

55. A【解析】参见A1型题第6题解析。

56. E【解析】绝经是指卵巢功能衰退，月经停止。绝经分为自然绝经和人工绝经。自然绝经指卵巢内卵泡生理性耗竭所致的绝经；人工绝经指两侧卵巢经手术切除或放射线照射等所致的绝经。女性绝经期绝经之前已存在卵巢逐步衰退的阶段为绝经前期。女性在绝经前后，由于性激素含量的减少导致的一系列精神及躯体表现为围绝经期综合征。

57. E【解析】子宫内膜癌最常见的症状是绝经后出血或围绝经期出血，围绝经期异常子宫出血以经期延长、经量增多或阴道不规则出血为特点，与子宫内膜癌症状相同，因此对于此类患者，即使妇科检查无阳性发现，也应行分段诊刮病理学检查排除内膜癌变方可对症治疗。对于存在阴道不规则出血的年轻女性特别是合并不孕、月经稀发或多囊卵巢综合征的患者也应谨慎，如B超子宫内膜增厚或回声不均，亦应行分段诊刮排除子宫内膜癌或癌前病变。宫腔镜检查可直视宫腔，若有癌灶生长，能直接观察病灶大小、生长部位、形态，并可取活组织送病理检查。

58. C【解析】子宫内膜不规则脱落，临床表现为月经周期正常，但经期延长，长达9~10天，且出血量多，基础体温呈双相，但下降缓慢。若卵子未受精，黄体在排卵后9~10天开始退化。正常情况下，在月经的第3~4天，分泌期子宫内膜就会全部脱落，随后代之的是再生的增生期内膜。但是在黄体萎缩不全时，一直到月经期第5~6天，还可以见到子宫内膜碎片，有些区域的内膜还会有出血现象，此时也处于子宫内膜的增生期，增生期的内膜和脱落的内膜并存。诊断性刮宫在月经期第5~6天进行，仍能见到呈分泌反应的子宫内膜。

59. C【解析】绝经后妇女雌激素缺乏使骨质吸收增加，导致骨量快速丢失而出现骨质疏松。50岁以上妇女半数以上会发生绝经后骨质疏松，一般发生在绝经后5~10年内，最常发生在椎体。

60. E【解析】经前期刮诊病理示增生期子宫内膜可确定诊断无排卵性异常子宫出血。

61. A【解析】青春期无排卵性异常子宫出血患者，内膜呈萎缩型合并重症贫血，为止血可改用针剂，如苯甲酸雌二醇1~3mg，肌内注射，每天2~3次，以后逐渐减量或改服结合雌激素0.625~1.250mg或17β-雌二醇1~2mg，维持至血止后15~20天。

62. A【解析】无排卵性异常子宫出血患者的子宫内膜受雌激素持续作用而无孕激素拮抗，可有不同程度的增生性改变，少数可呈萎缩性改变。但不会出现分泌期。

63. B【解析】参见A1型题第43题解析。

64. E【解析】检查卵巢功能的主要方法如下。①基础体温测定：孕酮通过体温调节中枢使体温升高，致使基础体温在正常月经周期中显示为双相型，即月经周期后半期的基础体温较前半期上升0.4~0.6℃，提示卵巢功能有排卵和黄体形成。②阴道脱落细胞检查：观察表、中、底层细胞的百分比，表层细胞的百分率越高反映雌激素水平也越高。卵巢早衰患者的涂片出现不同程度的雌激素低落或持续雌激素轻度影响。③宫颈黏液结晶检查：雌激素使宫颈黏液稀薄，拉丝度长，并出现羊齿状结晶，羊齿状结晶越明显、越粗，提示雌激素作用越显著。若涂片上见成排的椭圆体，提示在雌激素作用的基础上，已受孕激素影响。④血甾体激素测定：作雌二醇、孕酮及睾酮的放射免疫测定。若雌、孕激素浓度低，提示卵巢功能不正常或衰竭。若睾酮值高，提示有多囊卵巢综合征、卵巢男性化肿瘤或睾丸女性化等疾病可能。

65. E【解析】卵巢黄体功能不足的主要临床表现是月经周期提前，月经期时间延长，经期月经量淋漓不断。

66. D【解析】围绝经期表现为雌激素水平低下而促性腺激素浓度升高。围绝经期黄体已萎缩，雌孕激素分泌下降，血中雌孕激素含量急剧下降，其对中枢的负反馈抑制减弱，所以就会出现促性腺激素分泌增加。

67. B【解析】原发性闭经患者，孕激素试验无撤药性出血为阴性，提示可能无子宫内膜，但卵巢功能正常。也可能有子宫内膜，但卵巢功能低落；也可能妊娠，需进一步排除妊娠后再做雌激素试验。雌激素试验无撤药性出血为阴性，提示闭经原因可能在子宫，即子宫性闭经。

68. C【解析】子宫输卵管碘油造影主要是了解子宫及输卵管腔道内情况。造影不但能提示输卵管是否通畅，阻塞的部位，还能观察子宫腔形态。所以，选项C与闭经行卵巢功能检查无关。

69. E【解析】多囊卵巢综合征的闭经属于卵巢性闭经。

70. B【解析】孕激素试验阴性的闭经患者，首先要排除妊娠（根据病史、妇科检查、血尿hCG测定等）。

71. E【解析】参见A1型题第69题解析。

72. E【解析】异常子宫出血患者有时子宫也略大于正常。通过B超、诊断性刮宫或宫腔镜检查可以对两者进行鉴别诊断。较小的肌瘤，尤其是黏膜下肌瘤，仅靠妇科检查诊断比较困难。B超可以较明确显示肌瘤大小及部位，是诊断子宫肌瘤主要手段之一；诊断性刮宫可以感觉到内膜有突起或明显不平。

73. A【解析】黄体功能不足时，子宫内膜的形态往往表现为腺体分泌不足，间质水肿不明显，也可观察到腺体与间质的不同步现象，或在内膜各个部位显示分泌反应不均。有时黄体分泌功能正常，但维持时间短。而子宫内膜蜕膜样病变，就是子宫内膜像妊娠期的子宫内膜。

74. D【解析】子宫性闭经是闭经的原因在子宫，月经调节功能正常，由于子宫内膜受到破坏或对卵巢激素不能产生正常的反应出现闭经。

75. E【解析】参见 A1 型题第 43 题解析。

76. D【解析】卵巢性闭经激素特征为高促性腺激素水平，特别是 FSH 升高，FSH>40U/L，伴雌激素水平下降。

77. A【解析】痛经为最常见的妇科症状之一，指行经前后或月经期出现下腹部疼痛、坠胀，伴有腰酸或其他不适。痛经分为原发性和继发性两类。无排卵性异常子宫出血是由于生殖内分泌轴功能紊乱造成的，其最常见的症状是子宫不规则出血，表现为月经紊乱，在出血期间一般无腹痛或其他不适，与痛经无关（选项 A 正确）。子宫黏膜下肌瘤、盆腔炎症性包块均有下腹坠胀、腰酸背痛，经期加重等继发性痛经症状（选项 C、D 错误）。子宫内膜异位症、子宫腺肌病的典型症状为继发性痛经，进行性加重（选项 B、E 错误）。

二、A2 型题

1. E【解析】子宫内膜不规则脱落的诊断如下。①临床表现：月经周期正常，但经期延长，长达 9~10 天，且出血量多。②辅助检查：a. 基础体温，呈双相，但下降缓慢；b. 诊断性刮宫及病理组织学检查，诊断性刮宫在月经期第 5~6 天进行，仍能见到呈分泌反应的子宫内膜。

2. E【解析】月经初潮时都有一个调节过程，这是生理现象，不必处理。

3. D【解析】患者继发性闭经，孕激素试验（-），雌激素试验阳性，排除子宫性闭经，血清 FSH 水平升高，应为卵巢性闭经。

4. D【解析】孕激素试验不见阴道流血，改雌孕激素序贯试验出现阴道流血，放射免疫测定血 FSH 值正常，表明为卵巢性闭经。

5. E【解析】患者处于青春期，月经周期紊乱，出血量多，导致贫血。应为无排卵性青春期异常子宫出血。应用大剂量雌激素可迅速提高血内雌激素浓度，促使子宫内膜增生，短期内修复创面而止血。主要用于无排卵性青春期异常子宫出血。

6. A【解析】疑有细胞染色体异常可做细胞染色体核型及分带分析。

7. E【解析】由于产后大出血引起低血容量性休克，使垂体前叶缺血坏死，垂体前叶功能减退，促性腺激素分泌明显减少，出现闭经、生殖器官萎缩、第二性征衰退，还可出现畏寒、嗜睡、基础代谢低等症状。应诊断为产后大出血休克所致垂体缺血坏死，临床称希恩综合征，属于垂体性闭经。

8. C【解析】患者子宫内膜腺囊型增生改变及阴道不规则流血，应再次分段诊刮。既可以明确诊断，又可以起到止血的作用。

9. C【解析】人工周期治疗无撤药性出血为阴性，提示闭经原因可能在子宫，即子宫性闭经。

10. E【解析】根据继发痛经史以及超声提示的点状强回声，初步诊断为子宫内膜异位症，腹腔镜检查可确诊。治疗措施如下。①剖腹手术适用于粘连广泛、病灶巨大的患者。应在直视下手术，尽量切除病灶，分离粘连，提高生育功能。②在腹腔镜下切除病灶，分离粘连或行子宫内膜样囊肿穿刺抽液，然后冲洗，注入无水乙醇、孕酮等进行治疗，或行囊肿切除术或附件切除术。③孕激素疗法可暂时缓解症状，并防止病情继续发展。④口服达那唑可暂时减少卵巢激素的分泌，使子宫内膜萎缩，导致短暂绝经。选项 E“雌激素治疗”不恰当。

11. D【解析】由于黄体期缩短，患者可表现为月经周期缩短、月经频发。如果卵泡期延长，月经周期也可在正常范围。一般认为基础体温升高天数≤11 天、上升幅度≤3℃或上升速度缓慢时，应考虑黄体功能不足。

12. C【解析】参见 A1 型题第 43 题解析。

13. D【解析】孕酮试验的意义在于要检查引起闭经的原因是哪个部位。如果用了孕酮以后患者有撤退性出血，说明子宫内膜是好的。如果用了孕酮以后没有撤退性出血，需要做雌激素试验。参见 A1 型题第 43 题解析。

14. D【解析】原发性痛经常发生在年轻女性，疼痛常在月经即将来潮前或来潮后开始出现，疼痛常呈痉挛性，有时很重，以至于需卧床数小时或数天。

15. B【解析】经前期综合征的心理症状主要为负性情绪或心境恶劣。表现如下。①抑郁：心境低落、郁郁不乐、消极悲观、空虚孤独，甚至有自杀意念。②焦虑、激动：烦躁不安，似感到处于应激之下。③运动共济和认知功能改变：可出现行动笨拙、运动共济不良、记忆力差、自感思路混乱。

16. B【解析】患者月经不规则，月经周期正常，但经期延长，长达 8~10 日。基础体温双相型，诊断性刮宫在月经期第 5 日进行，内膜切片检查仍能见到呈分泌反应的内膜，为子宫内膜脱落不全。

17. B【解析】患者人流前月经一直正常，人流后半年无月经，连续 6 个月基础体温双相，很可能子宫内膜因刮宫过深或吸宫负压过高等原因造成损坏，导致子宫性闭经。

18. E【解析】患者孕激素试验肌内注射孕酮 20mg 3 天，3~7 天有撤药性出血为阳性，提示宫腔通畅，子宫内膜功能存在，并受卵巢分泌一定量雌激素的影响。垂体兴奋试验，在注射后 15~45 分钟 LH 较注射前增高 2~4 倍以上，提示垂体功能正常，病变可能在丘脑下部或以上。

19. A【解析】子宫内膜复杂性增生过长临床表现主要为不正常的阴道流血，B 超示子宫内膜异常增厚，多大于 15mm。一经诊断应重视治疗，如果延误治疗有发展成子宫内膜癌的风险。由于子宫内膜是由单一雌激素作用引起的增生异常，所以主要治疗方法为孕激素后半周期疗法或长效周期疗法，一般治疗 6~9 个月后重新评估子宫内膜病变的转归，然后再调整治疗方案。所以，选项 A 错误。

20. E【解析】刮宫组织学检查表明为有排卵的子宫内膜，应为分泌期改变。

21. D【解析】患者符合无排卵性异常子宫出血的表现，血红蛋白 100g/L 提示患者已贫血。诊断性刮宫将刮出物送病理检查既有诊断意义，也兼有治疗目的。

22. E【解析】患者可怀疑为子宫内膜不规则脱落。为明确诊断，诊断性刮宫在月经期第 5 天进行，仍能见到呈分泌反应的子宫内膜可确诊。

23. C【解析】无排卵性异常子宫出血的特点是月经周期紊乱，经期长短不一，血量时多时少，甚至大量出血，反复发作。“周期紊乱，经血量少，淋漓不尽”符合表现。

24. B【解析】患者的症状体征符合围绝经期异常子宫出血的表现。

25. A【解析】依据题干信息所述，患者为异常子宫出血，此时采取的最恰当措施应是诊断性刮宫。既可协助诊断，又能使出血减少或停止。刮宫时需彻底刮净，才能止血。

26. C【解析】无排卵性异常子宫出血时，宫颈黏液结晶检查经前出现羊齿状结晶。

27. A【解析】卵巢性闭经以低雌激素及高促性腺激素为特征，表现为继发性闭经，常伴围绝经期症状。激素特征为高促性腺激素水平，特别是 FSH 升高，FSH>40U/L，伴雌激素水平下降。

28. B【解析】患者月经周期短，有一定规律性，流血时间和血量可能正常，只表现为月经频发。子宫内膜显示分泌反应，但分泌不足。最可能的诊断是黄体功能不足。

29. E【解析】患者 3 年未孕，基础体温曲线呈单相型，诊断为无排卵性月经，月经来潮前 3 日取宫颈黏液，其特点应是量多，稀薄，透明，拉丝度为 8cm，提示雌激素的特征。

30. E【解析】参见 A2 型题第 11 题解析。由于黄体功能不足，患者不容易受孕。即使受孕，也容易发生早期流产。

31. E【解析】子宫性闭经可采用雌激素试验的辅助检查方法：每天口服结合雌激素 1.25mg，连续 20 天，在服药第 11 天起加用甲羟孕酮 6mg，每天口服，共 10 天，停药后 2~7 天出现撤药性流血为阳性。无撤药性出血为阴性，提示闭经原因可能在子宫，即子宫性闭经。

32. C【解析】参见 A1 型题第 27 题解析。

33. A【解析】基础体温呈单相型提示无排卵，月经前做宫颈黏液检查，因无孕激素作用，应呈典型羊齿植物叶状结晶。

34. A【解析】参见 A1 型题第 27 题解析。

35. C【解析】该患者应考虑的疾病是子宫内膜结核。因子宫内膜结核引起月经不调，因为结核破坏子宫内膜会引起先月经量增多，之后慢慢变少或者闭经的情况。妇科检查常会发现患者子宫发育不好，子宫偏小或有畸形。若合并有盆腔结核，可以摸到盆腔包块或有压痛等阳性体征。

36. B【解析】患者8个月前继发闭经，雌激素试验（+），血FSH、LH均低，垂体兴奋试验注射后45分钟LH值增高3倍，提示闭经的原因在丘脑下部。应首先怀疑是神经性厌食引起的闭经。

37. C【解析】参见A1型题第43题解析。

38. B【解析】为协助诊断，首先应做基础体温测定查看是否有排卵。

39. D【解析】参见A1型题第43题解析。

40. B【解析】参见A2型题第20题解析。

41. C【解析】生殖器结核时，子宫输卵管碘油造影呈串珠状，再结合题干信息所述，该患者应为盆腔结核。

42. A【解析】雌孕激素序贯治疗有撤退性出血，多次垂体兴奋试验（-），应诊断为垂体性闭经。

三、A3/A4型题

1~5 A、B、D、A、A【解析】患者最可能的诊断是无排卵性异常子宫出血。患者处于月经周期第10~14天，此时做宫颈黏液结晶会看到Ⅰ型羊齿状结晶。由于大量出血引起继发重度贫血，患者脉搏可达120次/分。该患者应卧床休息，给予抗感染、输血等治疗，同时激素药物进行止血治疗，首选雌激素（适用血红蛋白<70g/L时，常用结合雌激素或17β-雌二醇）和孕激素（即药物刮宫法，常用甲地孕酮）。

6~8 E、A、C【解析】患者临床表现符合无排卵性异常子宫出血的特点。为确诊首先咨询病史，了解一般情况及异常子宫出血的病情和治疗经过，有无引起异常子宫出血的全身性或生殖道本身器质性病变，并注意除外与妊娠有关的疾病，有无使用性激素或避孕药不当引起子宫出血的可能。如患者面临考试，经常夜间读书且生活起居无规律的情况下，首先做妇科检查，血常规、出凝血时间及血小板常规检查，血或尿β-hCG检查。青春期患者可采用药物性刮宫，给孕酮10~20mg肌肉注射，每天一次，用5天，停药1~5天后会发生撤退性出血，但不适用于较重贫血患者。

9~12 B、E、D、E【解析】患者血小板35×10^9/L，可诊断为血小板减少。若要诊断无排卵性异常子宫出血，还需检查血清性激素水平。止血首选大剂量雌激素，短期内修复创面出血。患者血小板减少进一步需使用升血小板药物进行升血小板治疗。

13~14 C、A【解析】宫颈黏液在排卵前是羊齿状结晶，排卵后变为椭圆体。若患者孕激素试验阴性，可确诊为早期妊娠。

15~17 D、B、E【解析】绝经过渡期异常子宫出血是围绝经期女性较为常见的一种疾病。患者48岁处于绝经过渡期。在此时期，由于卵巢功能逐步衰退，体内雌激素处于相当高的水平。高水平的雌激素持续刺激子宫内膜，导致子宫内膜增生过长（指子宫内膜过度增生）。当体内的雌激素水平有所下降时，就会引起部分子宫内膜脱落而出血。诊断性刮宫病理为增生晚期内膜，应及时给予周期性孕激素进行药物治疗，防止再次发生子宫出血。

18~20 A、D、B【解析】参见 A1 型题第 27 题解析可知，该患者最可能的诊断是无排卵性异常子宫出血。进一步应诊断性刮宫，将刮出物送病理检查，既有诊断意义，也兼有治疗目的。若确诊已排除肿瘤，可口服避孕药进行治疗，对生育期年龄无排卵性异常子宫出血效果好。

21~25 D、B、B、D、E【解析】由于患者有持续性阴道流血和重度贫血，急需检查血常规，评估贫血程度以及排除其他系统性疾病的可能性。患者处于青春期，月经周期紊乱，血流量大导致重度贫血。这是无排卵性异常子宫出血。治疗时应首选性激素止血，止血成功后，采用雌孕激素序贯法或雌孕激素合并应用法进行调整周期的治疗。考虑到生育问题时，采用促排卵药物治疗，如氯米芬（3 个周期为一疗程，不宜长期应用）、绒促性素 hCG 或尿促性素。若产后病情依旧，可以采用恰当激素进行治疗。

26~28 E、E、D【解析】激素替代治疗应综合评估。根据病史、妇科检查及相关辅助检查，评估是否有适应证、禁忌证或慎用。激素替代治疗可使用的药物有结合雌激素、尼尔雌醇、己烯雌酚、替勃龙片等。有子宫的妇女长期单独应用雌激素会使子宫内膜癌的危险增加，加服孕激素危险降低。

29~32 B、B、D、D【解析】多囊卵巢综合征是以高雄激素血症、排卵障碍以及多囊卵巢为特征的病变。典型的症状为月经失调，可表现为月经稀发或闭经（绝大多数为继发性闭经）。腹腔镜下典型的表现是卵巢增大，包膜增厚，表面白色珍珠样，有新生血管。由于垂体卵巢轴功能异常，导致垂体对促性腺激素释放激素敏感性增加，分泌过量的 LH，导致 LH 呈持续高水平。目前药物治疗已取代手术治疗作为一线治疗方法，治疗的目的主要与患者的生育要求相关。可采用降低高雄激素血症的药物治疗，也可选择促排卵药物治疗及胰岛素增敏剂（ISD）治疗。该患者肥胖、多毛应选择抗雄激素疗法。

33. C【解析】下丘脑性闭经主要表现为闭经、性征及生殖器官幼稚型或者发育后退缩。主要通过临床表现、体格检查、激素测定等进行诊断。下丘脑性闭经原因最常见包括精神应激（突然或长期精神压抑、紧张、忧郁、环境改变、过度劳累等），体重下降（过度节食、体重急剧下降），长期剧烈运动，药物（长期用甾体类避孕药），颅咽管瘤。

34. E【解析】已婚育龄妇女若一贯月经都是正常而极有规律的，却突然出现月经停闭不再来潮，应首先考虑是否妊娠。题干中提示子宫后位小可排除妊娠。

35. C【解析】患者闭经诊断明确，原因未明，首先检查性激素水平有助于分析闭经原因。

36. E【解析】参见 A1 型题第 43 题解析。

37. B【解析】垂体性闭经时，垂体分泌的促性腺激素水平低，卵巢激素也处于低水平。

38. E【解析】氯米芬适用于下丘脑-垂体-卵巢轴有一定功能，体内雌激素有中度影响的病例，对该患者没有帮助。

39. D【解析】子宫腺肌病有继发性进行性加重的痛经表现，该患者无此症状，诊断时不考虑子宫腺肌病。

40. E【解析】患者带环至今，应先取环，进行诊断性刮宫，将刮出物送病理检查，同时也能达到止血目的。

41. E【解析】若子宫内膜病理为月经期内膜，建议患者先观察，无须治疗。

42. B【解析】该患者 52 岁处于围绝经期，围绝经期妇女出现月经不规则，检查后排除妊娠、肿瘤、炎症、外伤和血液系统疾病，并确定子宫内无节育器就可诊断为围绝经期异常子宫出血。

43. B【解析】为进一步确诊，首选的辅助检查方法是分段诊刮。排除子宫内膜病变，同时达到止血目的。诊刮时应注意宫腔大小、形态，宫壁是否平滑，刮出物的性质和量。

44. D【解析】子宫腔内妊娠时子宫内膜间质为蜕膜组织，腺体呈 A-S 反应。该患者不可能出现分泌期子宫内膜伴 A-S 现象。

四、B 型题

1. C【解析】多囊卵巢综合征临床表现为月经稀发、闭经或月经不调、多毛、肥胖、不孕、卵巢增大及多囊。

2. A【解析】参见 A2 型题第 7 题解析。

3. E【解析】人工流产后闭经可能是由于在刮宫的过程中损伤了子宫内膜而导致粘连。

4. B【解析】雌激素适用于无排卵性青春期异常子宫出血，常用方法为用大量雌激素止血后人工周期 3 个月。

5. D【解析】绝经过渡期异常子宫出血的治疗采用孕雄激素合并疗法，减少月经量并调整月经周期。丙酸睾酮 25 ~ 50mg，肌内注射，每天 1 次，连用 3 ~ 5 天，血止后减量为 25mg，每 3 天 1 次，维持 15~20 天，每月总量不超过 300mg，以免引起男性化。

6. E【解析】治疗育龄期妇女经期延长，一般在排卵期服用孕酮或者地屈孕酮治疗。如于月经期前 8 ~ 12 天，肌内注射孕酮 10 ~ 20mg，共 5 天。

7. A【解析】无排卵性异常子宫出血想了解是否有排卵或黄体功能是否健全，应在经前期或月经来潮 6 小时内刮取内膜。病理表现：增生期子宫内膜。

8. E【解析】子宫内膜不规则脱落的诊断性刮宫在月经期第 5 天进行。病理表现：可见分泌期内膜、增生早期内膜及出血坏死内膜混合存在。

9. D【解析】黄体功能不足性异常子宫出血诊刮时间应在经前 1 天，如果子宫内膜分泌不良或落后于诊刮日两天的内膜，则考虑黄体功能不足。病理：分泌期内膜，腺体分泌不足，腺体与间质发育不同步。

10. C【解析】异位妊娠时，可在淋漓出血后行诊断性刮宫术，获取子宫内膜进行病理检查。异位妊娠的子宫内膜变化并无特征性，可表现为蜕膜组织，高度分泌相伴或不伴 A-S 反应，分泌相及增生相多种。

11~14 C、B、D、E【解析】溴隐亭用以治疗高催乳素血症所致的闭经；异常子宫出血行药物刮宫治疗时应选用孕激素，适用于患者体内有一定雌激素水平、血量多者；垂体功能不全有生育要求者应选用尿促性素，用药时应注意剂量不宜过大；卵巢垂体功能正常但丘脑下部功能不足者应选用氯米芬，诱发排卵。

15. B【解析】参见 A1 型题第 27 题解析。

16. D【解析】参见 A2 型题第 11 题解析。

17. A【解析】参见 A1 型题第 26 题解析。

18. B【解析】黄体功能不足的病人平时无不适症状。若出现临床表现，主要为月经周期缩短、月经频发、不孕或流产，而流产主要发生在妊娠早期。

19. E【解析】患者双下肢有出血点，可能存在血液病，血小板减少导致经量增多。

20. C【解析】青春期异常子宫出血在临床上的主要症状就是子宫大量出血、出血时间长、周期紊乱等，患者在出血前有过停经的现象。量多的呈现鲜血，伴有大量的血块，不能自行停止。

21. A【解析】睾丸女性化患者是染色体核型为正常的男性，存在正常的睾丸，但是外生殖器是正常的女性特征，而且在青春期过后，女性的第二特征开始发育，但是会呈现原发性闭经。

22. C【解析】参见 A2 型题第 7 题解析。

23. B【解析】特纳综合征患者促性腺激素水平升高，雌激素水平低，盆腔 B 超提示子宫卵巢发育不良。因此，特纳综合征的闭经是卵巢性闭经。

24. B【解析】多囊卵巢综合征为卵巢性闭经。

25. D【解析】正常月经是由中枢神经系统、下丘脑-垂体前叶和卵巢功能之间相互调节而控制的。任何因素直接或间接影响下丘脑-垂体功能，导致下丘脑分泌促性腺释放激素，以及垂体前叶分泌促性腺激素的功能低下或紊乱，从而影响卵巢功能引起 3 个月以上的停经时，称之为下丘脑-垂体性闭经。而颅咽管瘤属于器质性改变，直接导致神经传导障碍，从而导致下丘脑-垂体性闭经。

26~28 A、D、B【解析】如果 LH 升高，或者 LH 正常而 FSH 降低，基础 LH/FSH>2，可能为多囊卵巢综合征；如果 FSH 和 LH 均降低，提示垂体或者下丘脑功能减退。绝经后女性的雌激素水平下降，所以导致 FSH 分泌增加，LH 上升。

29. E【解析】参见 A1 型题第 27 题解析。

30. D【解析】黄体发育良好，但萎缩过程延长，表现为周期正常，但经期延长，长达 9~10 日，且出血量多。

31. A【解析】黄体功能不足表现为月经周期缩短，患者不易受孕。

32. A【解析】青春期异常子宫出血基础体温测定为单相型。

33. E【解析】排卵期出血基础体温测定呈双相，在低、高温转变时发生少量阴道出血，腹腔镜检查可确诊。

34. C【解析】子宫内膜脱落不全的患者除有典型的临床表现，还会有基础体温双相的情况，但是高温相下降得比较缓慢。

35. B【解析】黄体功能不足时，基础体温呈双相型，但上升缓慢，黄体期较短。

五、X型题

1. AE【解析】无排卵性异常子宫出血主要发生于青春期和围绝经期。

2. BCDE【解析】对闭经患者使用性激素治疗作用：先天性卵巢发育不全者用雌激素代替治疗，可促进乳房、外生殖器发育，腋毛、阴毛生长，子宫内膜增生、脱落，这对生理及心理均有意义，应长期使用。下丘脑-垂体功能紊乱而引起的继发性闭经，用人工周期治疗。模拟正常月经周期性激素水平的变化，先给20天雌激素，后5天加用孕激素，形成每月1次的撤退性出血。一般3个周期为1疗程。小剂量雌激素可以刺激垂体功能，提高其敏感性（正反馈），有助于月经周期的恢复。

3. ACE【解析】围绝经期异常子宫出血的治疗一般多使用激素治疗。①孕激素：出血不多者，每日用孕酮10~20mg，多能在2~3天内止血。出血时间长，失血多，应延长治疗时间，可口服较大量人工合成孕激素，止血后逐渐减量。②雄激素：一般不能单独用以止血，可和雌激素或孕激素联合应用，以弥补单一用药的缺陷及增强疗效，有时还可减少撤药性出血。用法是月经血量多时，可每日肌内注射丙酸睾酮25~50mg，连用3天。③炔诺酮：治疗周期一般为21天。

4. ACE【解析】常用调整月经周期的方法包括雌孕激素序贯疗法（即人工周期）；雌、孕激素联合法；后半周期疗法。雌孕激素序贯疗法适用于青春期异常子宫出血患者。

5. BCDE【解析】无排卵性异常子宫出血患者诊断性刮宫的病理结果，可能为子宫内膜单纯性增生、子宫内膜复杂性增生、萎缩型子宫内膜、增生期子宫内膜等，但不可能出现分泌期与增生期内膜并存。

6. ABE【解析】促排卵药物治疗方案如下。①氯米芬：自月经第5天起，每天口服50~100mg，共5天，以3个周期为一疗程，不宜长期应用，以免引起卵巢过度刺激征。②hCG：当卵泡发育到近成熟时，可大剂量肌内注射hCG 5000~1000U，可望引起排卵。③尿促性素。④溴隐亭+性激素+促性腺激素。

7. BCE【解析】异常子宫出血要做的检查包括：①诊断性刮宫。止血，并能探查宫腔，确定有无器质性疾病。②基础体温测定。排卵期体温升高，并出现双相型曲线。单向型的曲线就表示没有排卵。③阴道细胞学和宫颈黏液功能检查。评估身体排卵和黄体功能，有助于检测异常子宫出血。④激素测定和超声检查。观察卵泡发育和黄体的情况，能够排除掉卵巢囊肿，因为卵巢囊肿也可能会导致异常子宫出血，查准病因后对症治疗。

8. DE【解析】黄体功能刺激疗法通常应用hCG以促进及支持黄体功能。于基础体温上升后开始，隔天肌内注射hCG 2000~3000U，共5次，可明显提高血浆孕酮水平，随之正常月经周期恢复。然而，多数黄体功能不足者，单纯黄体期 hCG 治疗可能不够，与促进卵泡发育的药物联合应用治疗效果更好。

9. AC【解析】对药物疗效不佳或不宜用药、无生育要求的异常子宫出血患者，可采用手术治疗。主要分为两类手术，即子宫内膜去除术和子宫全切术。

10. ABDE【解析】绝经后雌激素缺乏引起的近期改变包括：①女性绝经后最为明显的特征就是生殖系统逐渐衰退，女性体内的雌激素减少，身体抵抗力会下降，易患上萎缩性阴道炎，泌尿系统易被感染，可能还会出现压力性尿失禁，盆底肌肉张力下降，子宫脱垂等疾病。②绝经后女性会多出现焦虑、抑郁、易暴怒、情绪不稳定、易遗忘事情、注意力不集中、失眠多梦等症状。③易得骨质疏松症，还可能引发骨折。④绝经后女性会盆底松弛、乳房下垂、阴道黏膜变薄、性交时比以往正常时疼痛、女性的性欲会减弱。⑤绝经后女性可能还会出现血管舒缩综合征，现象就是易潮红、出汗、心悸、眩晕等。

11. BCDE【解析】参见 A1 型题第 76 题解析。

12. AB【解析】无排卵性异常子宫出血的诊断要点如下。①具有典型症状，参见 A1 型题第 27 题解析。②妇科检查子宫稍大而软，无器质性病变。③基础体温单相。④宫颈黏液结晶为羊齿状结晶，无椭圆体。⑤激素测定：LH 的测定可了解下丘脑-垂体-卵巢轴功能状态；雌孕激素测定可了解卵巢功能状态和有无排卵。⑥诊断性刮宫：子宫内膜病理检查出现不同程度的增生期子宫内膜。⑦B 超检查：盆腔正常，监测排卵虽有卵泡发育，但无优势卵泡形成，无排卵征象。

13. BCE【解析】绝经综合征的远期症状表现如下。①泌尿生殖道症状：主要表现为泌尿生殖道萎缩症状，出现阴道干燥、性交困难及反复阴道感染，排尿困难、尿痛、尿急等反复发生的尿路感染。②骨质疏松：绝经后妇女雌激素缺乏使骨质吸收增加，导致骨量快速丢失而出现骨质疏松。③阿尔茨海默病：绝经后期妇女比老年男性患病风险高，可能与绝经后内源性雌激素水平降低有关。④心血管病变：绝经后妇女糖脂代谢异常增加，动脉硬化、冠心病的发病风险较绝经前明显增加，可能与雌激素低下有关。

14. CE【解析】闭经患者未接受治疗前确定闭经的最初步骤是 hCG 检测和 PRL 检测。血尿 hCG 测定首先排除妊娠；PRL 测定可诊断高催乳素血症及垂体催乳素瘤引起的闭经，继发性闭经者中 20%有高催乳素血症。

15. ABD【解析】异常子宫出血的支持治疗应加强营养，改善全身状况。出血期间注意休息。出血时间长者给予抗生素预防感染，纠正贫血。

16. AB【解析】无排卵性异常子宫出血是由于单一雌激素刺激而无孕酮对抗而引起的雌激素撤退出血或雌激素突破出血。

17. ABC【解析】参见 A1 型题第 15 题解析。

18. ACDE【解析】米非司酮长期使用可导致闭经。所以，米非司酮不用于闭经的治疗。

19. ABC【解析】女性绝经开始之后，生殖器官也会开始逐渐萎缩，阴道黏膜萎缩、变薄，阴道干涩，子宫缩小。

20. CE【解析】参见A1型题第15题解析。持续LH分泌引起卵巢分泌雄激素增加。

21. ABCD【解析】参见A2型题第11题解析。

22. BCDE【解析】月经周期改变是围绝经期出现最早的临床症状，所以选项A错误，其余选项内容都是正确的。

23. AC【解析】原发性痛经的发生主要与月经时子宫内膜前列腺素（PG）含量升高有关。研究表明，$PGF_{2\alpha}$含量升高是造成痛经的主要原因。月经期因溶酶体酶溶解子宫内膜细胞而大量释放$PGF_{2\alpha}$及PGE_2。$PGF_{2\alpha}$含量高可引起子宫平滑肌过强收缩，血管挛缩，造成子宫缺血、缺氧状态而出现痛经。此外，原发性痛经还受精神、神经因素影响，疼痛的主观感受也与个体痛阈有关，无排卵的增生期子宫内膜因无孕酮刺激，所含前列腺素浓度很低，不发生痛经。

24. ABCDE【解析】促排卵药主要用于治疗女性因排卵功能异常而造成的不孕症。促排卵药物有很多种，例如氯米芬、雌孕激素、hCG、尿促性素、黄体生成素释放激素（LRH）、下丘脑促性腺激素释放激素（GnRH）、溴隐亭等。

25. ABCD【解析】围绝经期综合征患者的一般治疗如下。①通过心理疏导，使绝经过渡期妇女了解绝经过渡期的生理过程，并以乐观的心态相适应。必要时选用适量镇静药以助睡眠。②心理治疗是围绝经期综合征治疗的重要组成部分，可辅助使用自主神经功能调节药物。③钙剂作为各种药物治疗的辅助或基础用药，补钙方法首先是饮食补充，不能补足的部分以钙剂补充。④降钙素是作用很强的骨吸收抑制剂，用于骨质疏松症。⑤围绝经期综合征患者的一般治疗不需要服用调血压药物。

26. ABC【解析】闭经按生殖轴病变和功能失调的部位分为下丘脑性闭经、垂体性闭经、卵巢性闭经、子宫性闭经以及下生殖道发育异常性闭经。

六、案例分析题

1~5 D、CFG、C、BCEFG、BDFHI【解析】参见A3/A4型题第29~32题解析。抗雌激素疗法主要用于子宫内膜癌、黄体功能不足等，不作为多囊卵巢综合征的治疗。多囊卵巢综合征的内分泌特点：①雄激素过多。②雌激素过多。③促性腺激素比率失常。代谢异常特点：胰岛素高值和胰岛素抵抗。

第十六章　子宫内膜异位症和子宫腺肌病

一 A1 型题

1. 子宫内膜异位症患者最多见于
   A. 青春期
   B. 生育期
   C. 绝经前期
   D. 绝经后期
   E. 幼儿期
2. 子宫内膜异位症保留生育功能的手术是
   A. 指保留患者的子宫
   B. 可以经腹腔镜和剖腹手术进行
   C. 子宫内膜异位症患者首选的术式
   D. 尽量采用电灼代替切除子宫内膜异位病灶
   E. 指至少保留患者的一侧卵巢
3. 关于盆腔子宫内膜异位症，下列说法正确的是
   A. 卵巢子宫内膜异位症较少见
   B. 卵巢子宫内膜样囊肿最大不超过 8cm
   C. 子宫内膜异位症具有远处转移和种植能力，故为癌前病变
   D. 卵巢子宫内膜异位囊肿，最恰当的治疗方法是手术切除
   E. 子宫内膜异位症的发病为异位内膜随卵巢激素变化而发生的周期性出血
4. 子宫内膜异位症引起不孕的最主要原因是
   A. 自身免疫反应
   B. 黄体期功能不足
   C. 输卵管阻塞
   D. 不排卵
   E. 性交疼痛
5. 关于达那唑治疗子宫内膜异位症的药理作用，下列说法错误的是
   A. 抑制下丘脑性腺激素释放激素和/或垂体促性腺激素
   B. 促使异位内膜转变为增生期子宫内膜
   C. 直接与子宫内膜雌、孕激素受体结合
   D. 直接抑制卵巢甾体激素的产生
   E. 增加体内雌二醇和孕酮的清除率
6. 达那唑治疗子宫内膜异位症的主要机制是
   A. 假孕作用
   B. 雄激素作用

C. 抗前列腺素作用
D. 假绝经作用
E. 抗雌激素作用

7. 关于子宫内膜异位症，下列说法恰当的是
A. 与遗传无关
B. 不影响生育能力
C. 输卵管间质部最多见
D. 小剂量孕激素疗法效果好
E. 绝经后临床症状明显改善

8. 子宫内膜异位症所致痛经的特点是
A. 多为原发性痛经
B. 无渐进性加重
C. 程度与病灶大小成正比
D. 与月经周期无关
E. 常发生于月经前 1~2 天，经期加重，经后缓解

9. 关于子宫内膜异位症，恰当的描述是
A. 子宫内膜异位症发病有遗传倾向
B. 子宫内膜异位症常发生于少女
C. 子宫内膜异位症是孕激素依赖性的疾病
D. 子宫内膜异位症最常见的症状是不规则出血
E. 子宫内膜异位症是子宫内膜生长在子宫以外的部位

10. 子宫内膜异位症最常发生于
A. 直肠
B. 宫颈
C. 乙状结肠
D. 腹膜脏层
E. 子宫骶韧带与卵巢

11. 诊断子宫内膜异位症的最佳方法是
A. 腹腔镜检查
B. X 线检查
C. 诊断性刮宫
D. B 超
E. CA125 测定

12. 子宫内膜异位症的根治性手术是
A. 适用于 30 岁以上的患者
B. 适用于痛经严重的患者
C. 术后需加用孕激素
D. 切除子宫及宫旁 3cm 组织，并行双附件切除
E. 切除子宫双附件及盆腔所有子宫内膜异位病灶

13. 关于子宫内膜异位症的治疗，此种情况的观点是
A. 以期待为主，慎重采取手术
B. 首选手术治疗，复发仅用药物治疗
C. 首选药物治疗，失败后手术
D. 药物治疗期间要避孕
E. 手术和药物治疗结合

14. 子宫内膜异位症最主要的临床特点是
A. 经期第 1~2 天出现腹痛
B. 经期腹痛伴肛门坠胀感
C. 继发性痛经，进行性加重
D. 下腹两侧疼痛
E. 经期腹痛伴发热
15. 关于子宫腺肌病的叙述，正确的是
A. 多发生在初产妇
B. 发病与经血倒流有关
C. 假孕疗法有效
D. 子宫内膜对孕激素敏感
E. 经量增多和经期延长，继发痛经，子宫均匀增大和质硬
16. 子宫腺肌病的治疗通常是
A. 可选用孕激素
B. 不选用镇痛药
C. 近绝经期可采用保守手术
D. 子宫大于妊娠 10 周即有手术指征
E. 视症状和年龄而定
17. 显微镜下典型的异位子宫内膜组织结构包括
A. 子宫内膜腺体、纤维素及出血
B. 子宫内膜腺体与纤维素
C. 子宫内膜腺体、子宫内膜间质与出血
D. 子宫内膜间质、纤维素与出血
E. 子宫内膜腺体、子宫内膜间质、纤维素与出血
18. 子宫内膜异位症好发部位依发生率大小依次是
A. 卵巢、子宫浆膜、输卵管、子宫骶韧带、直肠子宫陷凹
B. 直肠子宫陷凹、子宫浆膜、输卵管、卵巢、子宫骶韧带
C. 卵巢、子宫骶韧带、子宫浆膜、直肠子宫陷凹、输卵管
D. 卵巢、直肠子宫陷凹、输卵管、子宫骶韧带
E. 输卵管、卵巢、直肠子宫陷凹、子宫浆膜
19. 已确诊为子宫内膜异位症，为缓解痛经不适，首选
A. 孕三烯酮
B. 己烯雌酚
C. 甲羟孕酮
D. 甲睾酮
E. 口服短效避孕药
20. 子宫内膜异位症确定诊断最有效的辅助检查方法是
A. 腹腔镜检查
B. 诊断性刮宫
C. 宫腔镜检查
D. 子宫输卵管碘油造影
E. B 超检查
21. 关于卵巢子宫内膜样囊肿，下列说法正确的是
A. 又称巧克力囊肿
B. 一般单侧发生
C. 卵巢与周围器官有疏松粘连
D. 囊肿内主要是新鲜出血
E. 囊肿直径一般在 5~6cm

22. 关于子宫内膜异位症的临床表现，下列说法不恰当的是
A. 痛经程度与病灶大小成正比
B. 直肠子宫陷凹有异位病灶者可有性交痛
C. 周期性腹痛不一定均与月经同步
D. 40%患者不孕
E. 痛经逐年加剧

23. 关于子宫内膜异位症引起不孕的原因，下列说法错误的是
A. 内膜异位患者不孕率可高达40%
B. 盆腔解剖无明显异常的轻症患者亦可继发不孕
C. 盆腔的广泛粘连，致使输卵管蠕动减弱
D. 卵巢功能失调
E. 子宫后位

24. 卵巢以外的子宫内膜异位症病灶最早可见
A. 子宫后壁与直肠粘连
B. 子宫后壁下段散在结节
C. 直肠子宫陷凹消失
D. 直肠阴道隔结节
E. 腹膜无色素灶

25. 关于子宫腺肌病的发生，下列说法正确的是
A. 多发生于20~30岁初产妇
B. 多数子宫内的异位病灶为局限性
C. 子宫腺肌病病灶可从子宫肌层中剔除
D. 绝大多数患者有外在性子宫内膜异位症
E. 子宫内膜侵入和扩散至子宫肌层

26. 子宫内膜异位症患者行保留卵巢功能手术的适合年龄为
A. 40岁以下
B. 50岁以下
C. 35岁以下
D. 45岁以下
E. 30岁以下

27. 关于子宫腺肌病的病理特点，下列说法错误的是
A. 病灶以后壁居多
B. 子宫呈均匀性增大
C. 子宫增大，最大可达正常子宫的2倍
D. 腺肌瘤不易自肌层剥出
E. 子宫腺肌瘤有假包膜存在

二 A2型题

1. 患者，女性，36岁。8年前曾行1次人工流产术，术后半年出现痛经，且进行性加重，经量较前略多。子宫后位增大活动受限，B超检查见子宫肌层回声增强。最可能的诊断是
A. 盆腔炎
B. 盆腔结核
C. 继发性痛经
D. 子宫腺肌病
E. 侵蚀性葡萄胎

2. 患者，女性，30 岁。近 3 年痛经逐渐加重。妇科子宫后屈，活动受限，在直肠子宫陷凹处触及多个蚕豆大触痛明显硬结，附件区未触及包块。此种情况恰当的治疗方案应是

A. 行孕三烯酮疗法　　B. 镇痛对症治疗

C. 给予广谱抗生素　　D. 病灶切除术

E. 子宫及双附件切除术

3. 患者，女性，36 岁。因左附件肿物 10cm×10cm×9cm 拟手术，后 3 小时突感下腹剧痛，再次妇科左侧肿物隐约可及，大小边界不清，后穹隆穿刺抽出 10ml 深咖啡黏稠液体，最可能的诊断是

A. 卵巢肿物蒂扭转　　B. 卵巢肿物破裂

C. 残角子宫妊娠破裂　　D. 子宫浆膜下肌瘤蒂扭转

E. 卵巢子宫内膜样囊肿破裂

4. 患者，女性，27 岁。继发性痛经进行性加重 2 年，结婚 3 年未孕，子宫后位活动受限，子宫右前方可触及一囊性包块，不活动。最可能的诊断是

A. 卵巢癌　　B. 子宫腺肌病

C. 子宫腺肌瘤　　D. 右侧阔韧带内肌瘤

E. 卵巢子宫内膜样囊肿

5. 患者，女性，34 岁。婚后 6 年未孕，3 年来经血量增多，伴经期腹痛加重，妇科后穹隆可及黄豆大小数个触痛结节，子宫后位，略大，质中等，活动差，子宫右侧可及 5cm×6cm×4cm 大小的包块，质韧，不活动，压痛，此患者最可能的诊断是

A. 子宫腺肌病　　B. 右侧卵巢畸胎瘤

C. 结核性盆腔包块　　D. 子宫浆膜下肌瘤

E. 子宫内膜异位症，伴右卵巢子宫内膜样囊肿

6. 患者，女性，15 岁。无月经来潮，发生周期性腹痛 3 次，妇检后诊断为处女膜闭锁，并行处女膜切开及成形术，最可能的诊断是

A. 宫颈癌　　B. 卵巢癌

C. 宫腔粘连　　D. 阴道直肠瘘

E. 子宫内膜异位症

7. 患者，女性，27 岁。痛经 4 年逐渐加重，伴经量增多，本次行经 8 日血仍未止。子宫后位，正常大小，左侧触及 5cm×3cm×3cm 韧性包块，不活动，触痛，与子宫关系密切，双侧子宫骶韧带均触及痛性结节。首先考虑为

A. 卵巢癌　　B. 盆腔脓肿

C. 子宫内膜异位症　　D. 陈旧性异位妊娠

E. 子宫腺肌病

8. 患者，女性，43 岁。经量增多 5 年，经期 7 天，痛经进行性加重，周期尚规则。子宫增

大．如妊娠2月余，最可能的诊断是

A. 子宫畸形
B. 子宫腺肌病
C. 子宫内膜癌
D. 子宫肥大症
E. 子宫肌瘤

9. 患者，女性，33岁。未孕，痛经5年。子宫后倾、欠活动，直肠子宫陷凹触及数个触痛结节，双侧未及包块。恰当的治疗为

A. 子宫全切术
B. 假绝经疗法
C. 对症治疗
D. 腹腔镜下病灶切除术
E. 子宫次全切除术

10. 患者，女性，33岁。结婚5年未孕，继发性痛经6年。左附件区可及囊性包块，直径约8cm，活动度差，最合适的治疗方法是

A. 假绝经疗法
B. 假孕疗法
C. 期待疗法
D. 保留生育功能手术
E. 保留卵巢功能手术

11. 经产妇，41岁。继发性痛经2年余，逐渐加重。子宫后倾，球形增大，质硬，附件未见异常，诊断最可能是

A. 妊娠子宫
B. 子宫肌炎
C. 子宫腺肌病
D. 畸形子宫
E. 子宫肌瘤

12. 患者，女性，32岁。发现右卵巢子宫内膜样囊肿4年，于3小时前突发右下腹剧痛，伴恶心、呕吐及肛门憋坠感。宫颈举痛，子宫后倾、固定，双侧附件区未触及明显包块，压痛明显。该患者最可能的诊断是

A. 急性盆腔炎
B. 输卵管妊娠破裂
C. 卵巢黄体囊肿破裂
D. 右卵巢子宫内膜样囊肿破裂
E. 右卵巢子宫内膜样囊肿扭转

13. 患者，女性，32岁。结婚5年不孕，月经规律，量中等，痛经3年，需服镇痛药物。末次月经近干净时突然发生剧烈性下腹痛。妇科子宫后位稍大活动欠佳，双侧卵巢增大约6cm×4cm×4cm大小，右侧子宫骶韧带可触及2个黄豆大小硬结，有触痛。此种情况应首先考虑

A. 痛经
B. 异位妊娠
C. 肿物蒂扭转
D. 子宫内膜样囊肿破裂
E. 并发急性盆腔炎

14. 患者，女性，33岁。原发不孕伴进行性痛经7年，平时月经规律，1周前曾进行妇科检查：子宫正常大小，后壁下段有触痛性结节，左侧附件扪及6cm×5cm×5cm大小粘连性

的包块，与子宫紧密粘连，左侧附件未扪及包块。月经来潮 1 天，晨起突然左下腹剧痛，伴恶心，下腹部明显压痛及反跳痛，其诊断可能是

A. 急性阑尾炎　　B. 异位妊娠
C. 卵巢囊肿蒂扭转　　D. 盆腔炎急性发作
E. 卵巢子宫内膜样囊肿破裂

15. 患者，女性，30 岁。继发痛经 3 年，原发不孕 5 年。妇科：后穹隆可扪及触痛结节，宫体后壁有多个小结节，右附件可扪及 5cm×4cm×4cm 大小囊肿，欠活动、压痛，下列处理方式不恰当的是

A. 腹腔镜手术　　B. 达那唑治疗
C. 孕三烯酮治疗　　D. 子宫及右附件切除术
E. 戈舍瑞林治疗

16. 患者，女性，28 岁。孕 3 产 1，确诊为双侧卵巢子宫内膜样囊肿，左侧肿物 8cm×8cm×9cm，右侧肿物 5cm×5cm×4cm。最适宜的处理方式原则是

A. 根治性手术　　B. 假孕治疗
C. 假绝经治疗　　D. 保留卵巢功能手术
E. 经阴道后穹隆穿刺抽液治疗

17. 患者，女性，35 岁。婚后 5 年未孕。2 年来经血量增多，伴经期腹痛加重，妇科：后穹隆可触及黄豆大小数个触痛结节，子宫后位，略大，质中等，活动差，子宫右侧可触及 5cm×5cm×4cm 包块，质韧，不活动，压痛，最可能的诊断是

A. 子宫腺肌瘤　　B. 右侧卵巢畸胎瘤
C. 结核性盆腔包块　　D. 子宫浆膜下肌瘤
E. 子宫内膜异位症伴右侧卵巢子宫内膜样囊肿

18. 经产妇，30 岁。因经量多、经期延长及逐年加重的痛经，近 3 年需服用镇痛药。妇科检查：子宫均匀增大如妊娠 7 周，质硬，有压痛。附件区未见异常。逐渐加重的痛经原因，最可能的是

A. 子宫内膜结核　　B. 子宫腺肌病
C. 子宫发育不良　　D. 子宫黏膜下肌瘤
E. 功能性痛经

19. 患者，女性，30 岁。继发性痛经 3 年。3 年前曾人工流产 1 次，术后开始痛经，进行性加重，平日月经规律，(3~4) 天/30 天，量中。妇科检查：子宫较正常略大，后位，活动度差，子宫骶韧带处扪及数个小结节，有触痛，两侧附件增厚，轻度压缩，此患者最可能的诊断是

A. 卵巢炎　　B. 子宫肌瘤
C. 慢性附件炎　　D. 生殖器结核

E. 子宫内膜异位症

20. 患者，女性，44岁。孕4产3，人工流产1次。月经量多2年，有大血块，伴贫血。子宫中位，如妊娠9周大小，呈球形，质硬，活动，B超示子宫11cm×9cm×8cm大小，后壁明显增厚。叙述错误的是

A. 子宫腺肌病可能性大
B. 子宫肌瘤不能除外
C. 可剖腹行子宫切除术
D. 应做腹腔镜检查明确诊断
E. 应做宫腔镜检查除外黏膜下肌瘤

21. 患者，女性，38岁。人工流产术后8年不孕，近2年来月经量增多，经期腰酸腹坠痛加剧。妇科检查：子宫球形增大，如妊娠50天大小，质硬，双侧附件正常，诊断可能性最大的是

A. 子宫肌瘤
B. 子宫腺肌病
C. 子宫内膜癌
D. 子宫腔粘连综合征
E. 盆腔炎性肿物与子宫粘连

22. 患者，女性，31岁。婚后3年不孕。平日月经规律，基础体温双相，继发痛经4年。妇科检查：宫颈轻度柱状上皮移位，子宫正常，双附件增厚。配偶精液正常。其不孕原因可能是

A. 排卵因素
B. 子宫因素
C. 宫颈因素
D. 免疫因素
E. 输卵管因素

三 A3/A4型题

（1~3题共用题干）

患者，女性，39岁。经期腹痛进行性加重4年，孕2产1，6年前人工流产后未避孕。妇科检查：阴道后穹隆可触及0.5cm×0.3cm结节数个，子宫后位，如妊娠7周大小，质中等，不活动，左附件可及6cm×5cm×4cm肿物，质囊感，不活动，有轻压痛。

1. 此患者的正确诊断是

A. 子宫肌瘤并左卵巢囊肿
B. 子宫内膜异位症
C. 盆腔结核
D. 早期妊娠
E. 左附件恶性肿瘤

2. 对此患者选用的辅助检查中，最可靠的是

A. 诊断性刮宫术
B. 宫腔镜检查
C. 腹部B超检查
D. 腹腔镜检查
E. 血hCG检查

3. 对此患者采取的最佳处理方式是

A. 高效孕激素同期疗法
B. 雄激素疗法
C. 腹腔镜下手术穿刺
D. 左侧附件切除术
E. 子宫切除及盆腔内病灶切除术

（4~6 题共用题干）

患者，女性，40 岁。孕3 产1，进行性痛经10 年。4 年前发现右下腹有一逐渐增长的包块，经期有发热及性交痛。阴道后穹隆有 2 个直径分别为 1.0cm 及 1.5cm 触痛结节；子宫后位，固定、正常大小，双骶韧带增粗，触痛（+）；子宫右侧后方有 12cm×10cm×12cm 大小触痛（+）的包块。

4. 可能的诊断是
A. 炎性包块
B. 卵巢新生物
C. 陈旧性异位妊娠
D. 子宫内膜异位症
E. 子宫浆膜下肌瘤

5. 此患者适合的治疗方式是
A. 全子宫+右附件切除术
B. 全子宫+双附件切除术
C. 单纯右附件切除术
D. 双侧附件切除术
E. 药物保守治疗

6. 手术后为预防复发，加用药物治疗，一般应用的时间是
A. 1 个月
B. 2 个月
C. 3~6 个月
D. 10 个月
E. 12 个月

（7~10 题共用题干）

患者，女性，32 岁。继发性痛经逐渐加重，月经周期正常，量中等。结婚 2 年，未避孕，未怀孕。妇科检查：外阴阴道正常，宫颈光滑，子宫后位，稍大，活动不好。双附件增厚。B 超见子宫稍大，肌壁有短线回声，双附件非纯囊肿。

7. 诊断是
A. 子宫腺肌病
B. 卵巢肿物
C. 子宫腺肌病，卵巢生理性囊肿
D. 子宫肌瘤，双卵巢子宫内膜样囊肿
E. 子宫腺肌病，双卵巢子宫内膜样囊肿

8. 治疗应选择
A. 根治术
B. 期待妊娠
C. 内分泌治疗
D. 半根治术，术后内分泌治疗
E. 保守手术，术后内分泌治疗

9. 若手术，最佳方案为

A. 剥除双侧卵巢囊肿
B. 电灼双侧卵巢囊肿
C. 子宫及一侧附件切除
D. 子宫及双附件切除
E. 剥除双侧卵巢囊肿，切除子宫

10. 内分泌治疗不考虑

A. 吲哚美辛
B. 达那唑
C. GnRH-α
D. 妇康片
E. 孕三烯酮

（11~13题共用题干）

经产妇，38岁。进行性痛经5年，查体：子宫均匀增大如妊娠2个月大小，质硬，压痛。

11. 下列对该患者最有诊断价值的病史为

A. 室性期前收缩
B. 肾结石
C. 高血压
D. 继发不孕
E. 慢性气管炎

12. 最可靠的诊断方法为

A. 血CA125测定
B. 腹部X线摄片
C. 宫腔镜检查
D. 盆腔B超
E. 宫颈刮片

13. 最可能的诊断是

A. 子宫黏膜下肌瘤
B. 子宫内膜异位症
C. 子宫腺肌病
D. 子宫内膜癌
E. 卵巢畸胎瘤

（14~16题共用题干）

患者，女性，39岁。痛经7年，体检发现盆腔包块。月经周期缩短，经期延长，经量多。孕3产2，放置节育器。妇科检查：外阴阴道正常，宫颈光滑，子宫后位。妊娠9周大，活动不好。右附件区可及囊实性包块，与子宫后方粘连。B超见子宫稍大，肌壁有多个低回声结节，右附件非纯囊肿。

14. 诊断可以排除

A. 子宫内膜炎
B. 子宫内膜样囊肿
C. 原发性痛经
D. 子宫腺肌病
E. 卵巢癌

15. 治疗方案为
   A. 口服避孕药　　B. 取环诊刮术
   C. 孕三烯酮　　D. 手术
   E. 对症
16. 如果手术，方案应是
   A. 右附件切除　　B. 右卵巢肿物剥除
   C. 全子宫双附件切除　　D. 全子宫及右附件切除
   E. 右卵巢囊肿剥除，肌瘤切除

（17~20 题共用题干）

患者，女性，37 岁。孕 3 产 1，带环避孕 10 年。近 5 年来经量渐增多，痛经逐渐加重，并经期低热。子宫均匀增大，妊娠 8 周大小，质硬，活动尚好，压痛（+）；双侧附件未及包块。

17. 最可能的诊断是
   A. 子宫肌瘤　　B. 妊娠
   C. 子宫肉瘤　　D. 子宫腺肌病
   E. 子宫内膜异位症
18. 最好的处理方式是
   A. 期待疗法　　B. 手术切除子宫
   C. 手术切除双附件　　D. 手术切除子宫+双附件
   E. 口服达那唑、孕三烯酮等药物治疗
19. 应做的检查助诊为
   A. B 超　　B. 分段诊刮送病理
   C. 血清雌激素测定　　D. 血清孕激素测定
   E. 宫颈活检
20. 与此病发病机制有关的学说是
   A. 多次刮宫损伤基底层内膜　　B. 淋巴及静脉播散而来
   C. 体腔上皮化生　　D. 多产，早产
   E. 经血倒流

（21~23 题共用题干）

经产妇，34 岁。近 5 年痛经并逐渐加重，伴经量多，需服镇痛药。子宫后倾，大如妊娠 2 个月，质硬。

21. 痛经逐渐加重的原因最可能是

A. 子宫内膜结核
B. 子宫腺肌病
C. 子宫黏膜下肌瘤
D. 子宫内膜癌
E. 功能性痛经

22. 为明确诊断，不需要的辅助检查是
A. B 超检查
B. 宫腔镜检查
C. 诊断性刮宫活组织检查
D. 输卵管通液术
E. 子宫输卵管碘油造影

23. 一旦明确诊断之后，处理方式应选择
A. 性激素治疗
B. 镇痛药物治疗
C. 化学药物治疗
D. 放射治疗
E. 手术治疗

（24~26 题共用题干）

患者，女性，39 岁。痛经 9 年，体检发现子宫增大。近 1 年稍减轻，且月经稀发，经量少，有潮热多汗。孕 3 产 1，工具避孕。妇科检查：外阴阴道正常，宫颈光滑，子宫前位，妊娠 9 周大，活动不好。双附件区增厚。B 超见子宫 8.3cm×6.1cm×5.7cm，肌壁有短线回声，右卵巢囊性无回声 3.2cm。

24. 诊断为
A. 子宫肌瘤
B. 子宫腺肌病
C. 盆腔炎
D. 右卵巢囊肿
E. 盆腔子宫内膜异位症

25. 建议治疗方法为
A. 定期复查
B. 高效孕激素
C. 改用口服避孕药
D. 激素替代治疗
E. 手术

26. 如果手术治疗，方案是
A. 子宫切除，右卵巢囊肿剥除
B. 右卵巢囊肿剥除
C. 子宫及右附件切除
D. 子宫及双附件切除
E. 子宫切除

四 B 型题

（1~3 题共用备选答案）
A. 高效孕激素疗法
B. 假绝经疗法
C. 雄激素疗法
D. GnRH-α 治疗

E. 假孕疗法

1. 长期口服大量高效孕激素时辅以小量雌激素的人工闭经方法属于
2. 对垂体产生降调节，称为药物性卵巢切除的治疗为
3. 达那唑治疗属于

（4~6 题共用备选答案）

A. 观察治疗
B. 根治性手术
C. 性激素治疗
D. 保留卵巢功能手术
E. 保留生育功能手术

4. 病变轻微，无症状或症状轻微子宫内膜异位症患者，给予
5. 近绝经期的重症子宫内膜异位症患者，给予
6. 年轻无生育要求的重症子宫内膜异位症患者，给予

（7~10 题共用备选答案）

A. 孕三烯酮
B. 戈舍瑞林
C. 甲羟孕酮
D. 雄激素
E. 达那唑

7. 无转氨酶水平升高不良反应的药物为
8. 对肝功能影响较小，很少因转氨酶水平过度升高而需中途停药的药物为
9. 常见不良反应为点滴状出血的药物为
10. 属于 17α-炔孕酮衍生物的药物为

（11~13 题共用备选答案）

A. 子宫黏膜下肌瘤
B. 子宫浆膜下肌瘤
C. 子宫腺肌瘤
D. 子宫内膜癌
E. 宫颈息肉

11. 患者，女性，32 岁。继发性痛经 3 年。查体：子宫前位，前壁外突，质硬，有压痛，首先考虑为
12. 患者，女性，34 岁。因经量多、周期缩短 6 个月。宫颈口扩张，可见一红色肿物 3cm×3cm×2cm 大小，其蒂位于内口处，子宫饱满，应诊断为
13. 患者，女性，63 岁。绝经 10 年，因阴道出血 3 个月行分段诊刮术，刮出物组织糟脆，最可能的诊断为

（14~16 题共用备选答案）

A. 50%侵犯卵巢
B. 与排卵障碍有关
C. 多发生于 30~50 岁的经产妇
D. 子宫内膜种植学说为公认的病因之一
E. 异位的子宫内膜可发生周期性变化，与子宫内膜同步

14. 关于子宫内膜异位症，正确的是
15. 关于子宫腺肌病，正确的是
16. 关于不孕，正确的是

五 X 型题

1. 子宫内膜异位症的鉴别诊断有
A. 阑尾炎
B. 妊娠子宫
C. 卵巢恶性肿瘤
D. 慢性盆腔炎
E. 结核性盆腔炎

2. 对子宫内膜异位症诊断有意义的检查有
A. CA125 水平升高
B. 子宫后倾固定
C. 卵巢子宫内膜样囊肿
D. 后穹隆触痛结节
E. 子宫增大，表面不平

3. 治疗子宫内膜异位症的药物有
A. 达那唑
B. 尼尔雌醇
C. GnRH-α
D. 孕三烯酮
E. 罗红霉素

4. 子宫内膜异位症的临床特点为
A. 直肠子宫陷凹存在异位病灶时多有性交痛
B. 痛经的程度与病灶大小成正比
C. 痛经为继发性且进行性加重
D. 部分患者可无症状
E. 不孕率达 80%

5. 与子宫腺肌病发病相关的因素有
A. 经血倒流
B. 子宫壁创伤
C. 高雌激素
D. 子宫内膜炎
E. 子宫内膜黏膜下层破坏

6. 子宫内膜异位症的药物治疗包括
A. 雌激素
B. 假孕疗法
C. 抗代谢药物
D. 口服避孕药

E. 假绝经疗法

7. 达那唑是治疗子宫内膜异位症的有效药物，不良反应有

A. 脱发　　B. 痤疮

C. 性欲减退　　D. 肾功能损害

E. 肝功能损害

8. 子宫腺肌病大体病理可见

A. 肌层增厚　　B. 肌壁下囊腔

C. 肌层中局限生长结节　　D. 剖面漩涡状结构

E. 结节包膜完整

9. 治疗子宫腺肌病可采用

A. 假孕疗法　　B. 布洛芬

C. 高效孕激素　　D. 抗生素

E. 手术

10. 子宫腺肌病的特点为

A. 手术时可沿假包膜剥除腺肌瘤　　B. 痛经为继发性、进行性

C. 子宫呈均匀性增大　　D. 可无任何临床症状

E. 孕激素治疗有效

11. 典型子宫内膜异位症的临床症状可以有

A. 痛经　　B. 痤疮

C. 闭经　　D. 习惯性流产

E. 持续下腹疼痛

12. 子宫内膜异位症的常见体征有

A. 紧张　　B. 子宫颈蓝染

C. 阴道触痛结节　　D. 子宫旁囊实性包块

E. 子宫后倾固定

六 案例分析题

（1~7 题共用题干）

患者，女性，28 岁。婚后 4 年未孕，经期腹痛 2 年。平素月经规律，近 2 年出现经期腹痛，并渐进性加重。男方精液检查未见明显异常。妇科检查：外阴、阴道、宫颈未见异常；子宫后倾后屈位，大小正常，后壁颈峡部可及触痛性结节；右侧附件区可触及一囊肿，大小约 8cm×5cm，活动差。左侧附件未触及明显异常。

1. 该病例引起不孕的原因最可能为

A. 子宫内膜异位症　　B. 排卵功能障碍

C. 输卵管阻塞
D. 免疫因素
E. 内分泌因素
F. 心理因素

2. 为明确诊断，应进一步做的检查是
A. 腹腔镜检查
B. 内分泌检查
C. 输卵管碘油造影
D. 血 CA125 测定
E. 超声检查
F. 血糖检查

3. 如超声提示右侧卵巢子宫内膜样囊肿可能性大，应
A. 根治术
B. 药物治疗
C. 期待妊娠
D. 根治术，术后内分泌治疗
E. 保守手术，术后内分泌治疗
F. 观察

4. 若手术治疗，最佳的方案为
A. 腹腔镜下剥除右侧卵巢囊肿+输卵管通液术，术后内分泌治疗
B. 腹腔镜下剥除右侧卵巢囊肿
C. 经腹右侧卵巢囊肿剥除术
D. 腹腔镜下右侧附件切除术
E. 经腹右侧附件切除术
F. 腹腔镜下剥除右侧卵巢囊肿+输卵管通液术

参考答案与解析

一、A1 型题

1. B【解析】子宫内膜组织（腺体和间质）出现在子宫体以外的部位时，称为子宫内膜异位症，简称内异症。多见于生育期妇女，以 25~45 岁多见。

2. B【解析】年轻需保留生育功能的子宫内膜异位症患者，可根据病情施行保守性手术：①腹腔镜手术。②B 超监测下经腹或后穹隆囊肿穿刺抽液，然后冲洗，注入无水乙醇或孕酮。③剖腹手术：适用于粘连广泛、病灶巨大的患者。

3. E【解析】子宫内膜异位症的主要病理变化为异位内膜周期性出血及其周围组织纤维化，形成异位结节，痛经、慢性盆腔痛、月经异常和不孕是其主要症状。

4. B【解析】子宫内膜异位症患者不孕主要为子宫内膜异位症后造成盆腔粘连，使输卵管功能及卵巢功能障碍所致。多认为子宫内膜异位症患者的不孕还可能与黄体功能不足及未破卵泡黄素化综合征等因素有关，也有认为与自身免疫反应有关。

5~6 B、D【解析】达那唑治疗子宫内膜异位症的药理作用是通过抑制垂体促性腺激素峰、抑制卵巢甾体激素的产生、直接与子宫内膜雌孕激素受体结合，最终使子宫内膜萎缩，

导致假绝经。

7. D【解析】子宫内膜异位症采用小剂量孕激素疗法效果好，可暂时缓解症状，并防止病情继续发展。

8. E【解析】痛经和持续性下腹痛是子宫内膜异位症的主要症状，多为继发性、进行性逐渐加剧的痛经，以下腹及肛门坠胀痛为主，可于经前 1~2 天开始，月经干净后消失，疼痛的程度与异位的部位有关，但与病灶的大小不成正比。25%左右患者可无痛经。

9. A【解析】子宫内膜异位症病因的主要学说为子宫内膜种植、上皮化生、血道和淋巴道转移等，但以种植学说最受重视。除此以外，近年来发现免疫因素和遗传等因素均可能参与子宫内膜异位症的发生。

10. E【解析】子宫内膜异位症病灶常在盆腔，好发部位依次为卵巢、子宫骶韧带、子宫下段后壁浆膜、直肠子宫陷凹、输卵管及宫旁周围组织的盆腔等处。

11. D【解析】B 超声检查是诊断卵巢异位囊肿和膀胱、直肠内异症的重要方法，可确定异位囊肿位置、大小和形状，其诊断敏感性和特异性均在 96%以上。

12. E【解析】对于子宫内膜异位症的重症患者，年龄在 45 岁以上或尽管年轻，但由于盆腔病灶广泛，卵巢受累严重，无法保留者，行全子宫及双侧盆腔肉眼可见病灶的切除术。卵巢切除后，即使残留部分病灶，也可逐渐自行萎缩退化。

13. E【解析】子宫内膜异位症的治疗方案，因病情的轻重，患者的年龄和生育情况而有所不同。如病情较重，或表现为重的痛经，或盆腔检查发现有肯定的内膜异位结节，就必须采取药物或手术治疗。

14. C【解析】参见 A1 型题第 8 题解析。

15. E【解析】子宫腺肌病的主要症状是经量过多、经期延长和逐渐加重的进行性痛经，疼痛位于下腹正中，常于经前 1 周开始，直至月经结束。妇科检查子宫呈均匀增大或有局限性结节隆起，质硬且有压痛，经期压痛更甚。

16. E【解析】子宫腺肌病的治疗手段较多，临床决策需结合患者的年龄、症状及生育要求进行个体化选择。并且常常结合手术、药物等综合性治疗方案。

17. E【解析】在组织学上，异位子宫内膜组织结构与正常子宫内膜相似，主要由子宫内膜腺体、子宫内膜间质和纤维素组成，同时还伴随不同程度的出血和炎症反应。因此，选项 E 正确。

18. C【解析】参见 A1 型题第 10 题解析。

19. A【解析】子宫内膜异位症缓解痛经不适，应首选孕三烯酮，2. 5mg，每周 2 次，月经第 1 天开始，连服 3~6 个月。

20. A【解析】腹腔镜检查是诊断子宫内膜异位症的最佳方法，是借助腹腔镜直接窥视盆腔，在腹腔镜下见到大体病理所述典型病灶或可疑病变进行活组织检查即可确诊。

21. A【解析】卵巢子宫内膜样囊肿，是子宫内膜异位症的一种病变，又名卵巢巧克力囊肿。囊肿可以是一侧的，也可以是双侧的。囊肿可以逐渐增大，有时在月经前后或经期出现破裂，很少发生恶变。根据囊肿的大小和粘连情况分为Ⅰ型和Ⅱ型。Ⅰ型囊肿直径多<2cm，囊壁多有粘连、层次不清，手术不易剥离。

22. A【解析】子宫内膜异位症疼痛的程度与异位的部位有关，但与病灶的大小不成正比；性交不适多见于直肠子宫陷凹有异位病灶或因局部粘连使子宫后倾固定者；不孕率高达40%，多为继发性不孕；痛经多为继发性、进行性逐渐加剧。

23. E【解析】参见 A1 型题第 4 题解析。

24. E【解析】卵巢以外的子宫内膜异位症腹膜早期病变，通过腹腔镜可见到无色素的早期子宫内膜异位腹膜病灶。如白色混浊腹膜灶、火焰状红色病灶、腺样息肉灶和卵巢粘连等。这些病灶发展成典型的色素灶需 6~24 个月。

25. E【解析】子宫内膜出现和生长在子宫肌层时，称为子宫腺肌病。多发生于 30~50 岁经产妇，约 15%同时合并子宫内膜异位症，约半数合并子宫肌瘤。子宫腺肌病的特点为子宫内膜异位于子宫肌层生长，常常与盆腔子宫内膜异位症同时存在。

26. D【解析】参见 A1 型题第 12 题解析。

27. E【解析】异位内膜在子宫肌层多呈弥漫性生长，累及后壁居多，故子宫呈均匀性增大，前后径增大明显，呈球形，一般不超过 12 周妊娠子宫大小。可于肌壁中见到粗厚肌纤维带和微囊腔，腔内偶有陈旧血液。少数病灶类似肌壁间肌瘤，称为子宫腺肌瘤，与周围肌层无明显界限，手术时难以剥出。镜检特征为肌层内有呈岛状分布的异位内膜腺体及间质。异位内膜细胞属基底层内膜，对卵巢激素特别是孕激素不敏感，故异位腺体常呈增生期改变。

二、A2 型题

1. D【解析】患者的主要症状是经量过多和逐渐加重的进行性痛经。子宫后位增大，B 超检查见子宫肌层回声增强。这是子宫腺肌病的特征表现。

2. A【解析】依据题干信息所述，考虑患者为子宫内膜异位症。患者 30 岁尚年轻，所以考虑应先行孕三烯酮药物治疗，药物治疗如果不明显，且病情仍加重，可考虑保留生育功能手术。

3. E【解析】下腹剧痛提示肿物破裂，后穹隆穿刺抽出 10ml 深咖啡黏稠液体提示为卵巢子宫内膜样囊肿。

4. E【解析】患者有继发性痛经进行性加重史，不孕史，检查子宫后位活动受限，子宫右前方可触及一不活动的囊性包块，最可能的诊断是卵巢子宫内膜样囊肿。

5. E【解析】患者最可能的诊断为子宫内膜异位症，伴右卵巢子宫内膜样囊肿。

6. E【解析】由于处女膜开口闭锁，经血不能排出，积聚在阴道里。长年累月以后，阴道内积满血液，可把子宫向上顶起，甚至经血经过上端的子宫颈口向子宫腔和输卵管腔“倒灌”，使子宫和输卵管腔内都积满血液，最后倒流入腹腔。这时输卵管黏膜被积血挤压破坏，上皮细胞上的纤毛消失，失去输送精子、卵子或受精卵的作用，从而不能妊娠，经血倒流入腹腔中可引起子宫内膜异位症及腹腔粘连。

7. C【解析】依据题干信息所述，首先考虑的诊断是子宫内膜异位症。

8. B【解析】患者痛经进行性加重，月经量增多，子宫增大，符合子宫腺肌病症状。

9. B【解析】该患者考虑为子宫内膜异位症，可以选择假绝经疗法，常用药物达那唑。

10. D【解析】患者年轻，应选择保留生育功能手术进行治疗。

11. C【解析】该患者继发性痛经进行性加重，子宫增大、质硬，这是子宫腺肌病的典型特点。

12~14 D、D、E【解析】患者有右卵巢子宫内膜样囊肿史，突发右下腹剧痛，伴恶心、呕吐及肛门憋坠感，提示肿物破裂。最可能的诊断是右卵巢子宫内膜样囊肿破裂。体征表现包括：①腹部有明显腹膜刺激症状，有明显压痛、反跳痛及肌紧张。②妇科检查于盆腔一侧或双侧可触及周界不清的包块，包块常与子宫后壁相连，与子宫紧贴，不活动，有触痛。

15. D【解析】该患者未达到手术切除子宫及右附件的标准。年轻女性未育，应保留生育功能。

16. D【解析】卵巢子宫内膜样囊肿的治疗应根据年龄、症状轻重、病变程度和对生育的要求选择治疗方案。该患者年轻有生育要求，要选择保守性手术。尽量切除病灶，保留子宫及一侧卵巢。无生育要求者，可切除子宫及一侧附件。盆腔内局部病灶电灼、CO_2激光气化等。

17. E【解析】患者可初步诊断为盆腔子宫内膜异位症、右侧卵巢子宫内膜样囊肿。

18. B【解析】患者符合子宫腺肌病的临床表现。对于子宫腺肌病的治疗，症状严重、年龄偏大、无生育要求或药物治疗无效者可采用全子宫切除，患者为经产妇，症状重，需强镇痛药，故可手术治疗。

19. E【解析】患者症状与体征符合子宫内膜异位症的表现。

20. D【解析】患者最可能的是子宫腺肌病，但不能排除子宫肌瘤。可做宫腔镜检查以排除子宫肌瘤。患者症状严重、无生育要求，治疗可行开腹手术。

21. B【解析】子宫腺肌病多发于有流产史的已育女性，临床表现有经量增多，经期腰酸腹坠痛加重，妇科检查发现子宫球形增大、质硬。

22. E【解析】根据临床表现可初步排除男性因素、排卵因素、子宫因素、宫颈因素。双附件增厚，可能为输卵管因素。

三、A3/A4 型题

1~3 B、D、E【解析】凡育龄妇女有继发性痛经进行性加重和不孕史，盆腔检查及盆内有触痛性结节，或子宫旁有不活动的囊性包块，即可初步诊断为子宫内膜异位症。腹腔镜检查是诊断子宫内膜异位症的最佳方法。该患者盆腔病灶广泛，卵巢受累严重，应行全子宫及双侧盆腔肉眼可见病灶的切除术。

4~6 D、A、C【解析】患者可初步诊断为子宫内膜异位症。应行全子宫及右侧附件切除术。手术后可给予药物治疗 3~6 个月，以使残留子宫内膜异位病灶萎缩退化，降低术后复发率。

7~10 E、E、A、D【解析】结合病史，患者继发性痛经，继发不孕，查体及辅助检查支持卵巢子宫内膜样囊肿和子宫腺肌病诊断；因患者未孕，治疗采用保守手术治疗加内分泌治疗为宜。若手术，剥除双侧卵巢囊肿是最佳的选择方案，卵巢囊肿剔除后卵巢功能可以保持良好状态。内分泌治疗不考虑妇康片，妇康片是一种纯中药的妇科内服药，需要长期服用才能有一定的疗效。

11~13 D、D、C【解析】患者有进行性痛经史，如果同时存在不孕史，可初步诊断为子宫腺肌病。因此，继发不孕是对该患者最有价值的病史。确诊取决于术后组织病理学检查。阴道超声检查敏感性达 80%，特异性可达 74%，较腹部探头准确性高。声像图特点为子宫增大，子宫肌壁回声不均，有多个散在的无回声反射，局限性的子宫腺肌病或子宫腺肌瘤，表现为子宫壁肿块与正常子宫肌层界限不清，病灶多位于子宫后壁。

14~16 C、D、E【解析】原发性痛经与继发性痛经的区别在于原发性痛经没有盆腔器质性病变。依据题干信息所述，该患者子宫增大，右附件区囊实性包块与子宫后方粘连，说明盆腔有器质性病变，所以可以排除原发性痛经的诊断。对该患者最恰当的治疗措施为手术治疗，行右卵巢囊肿剥除术并切除肌瘤。

17~20 D、B、A、B【解析】约 30% 子宫腺肌病患者可无任何临床症状，但多数患者出现下腹部疼痛不适，坠胀及轻度痛经等症状。该患者经量逐渐增多，进行性加重的痛经，为经产妇，且盆腔检查子宫增大，质硬，应当考虑该病。B 超检查结果有助于确诊。症状轻的患者主要考虑保守治疗，症状重的患者手术治疗切除子宫。与子宫腺肌病发病机制有关的学说：①子宫基底层内膜内陷学说。②化生学说。③米勒管残余理论学说。④组织重构学说。⑤上皮-间质转化理论学说。⑥淋巴与静脉播散学说。⑦肥大细胞活化学说等。

21~23 B、D、E【解析】患者可考虑为子宫腺肌病，子宫腺肌病的辅助检查项目不包括输卵管通液术。明确诊断后，应选择手术治疗，行子宫全切术，尽可能保留卵巢。

24~26 B、A、E【解析】继发性痛经 9 年，子宫增大，肌壁间有短线回声，符合子宫肌腺病的症状和体征，应考虑子宫肌腺病的诊断。对于没有症状而且没有生育要求的患者可行期待疗法观察治疗。症状较轻、有生育要求及近绝经期患者可试用药物治疗，但需要注意药物的不良反应，并且停药后症状可复发。症状严重而药物治疗无效的患者可采用手术治疗。该患者 39 岁，孕 3 产 1，无生育要求，可行子宫全切术，达到根治目的。

四、B 型题

1. E【解析】长期口服大量高效孕激素，辅以大剂量雌激素防止突破性出血以造成类似妊娠的人工闭经，称为假孕疗法。

2. D【解析】对垂体产生降调节，称为药物性卵巢切除的治疗为 GnRH-α 治疗。

3. B【解析】假绝经疗法：口服达那唑，暂时减少卵巢激素的分泌，使子宫内膜萎缩，导致短暂绝经的疗法。达那唑 400~800mg/d，一般于月经第 1 天开始，持续不间断用药 6 个月。

4~6 A、B、D【解析】子宫内膜异位症的治疗目标是减小和去除病灶，减轻和控制疼痛，治疗和促进生育，减少和预防复发。根据患者的年龄、症状、体征、病变范围以及对生育要求等选择个体化的治疗方法。主要包括期待治疗、药物治疗、手术治疗和联合治疗等。①症状轻或没有症状的轻微病变可选择期待治疗，不采取任何治疗措施，观察疾病的发展状况。②有生育要求的轻度患者，在明确诊断后可先行药物治疗，病情重者行保留生育功能手术。③年轻没有生育要求的重症患者可行保留卵巢功能手术，并辅以药物治疗。④症状及病变均严重且无生育要求的患者，可行子宫和双附件切除以及病灶清除手术。

7. B【解析】戈舍瑞林是子宫内膜异位症假绝经疗法的常用药物，无转氨酶升高的不良反应。

8. A【解析】孕三烯酮是子宫内膜异位症假绝经疗法的常用药物，对肝功能影响较小，很少因转氨酶过度升高而需中途停药。

9. C【解析】甲羟孕酮是子宫内膜异位症孕激素疗法的常用药物，常见不良反应为点滴状出血。

10. E【解析】达那唑是子宫内膜异位症假绝经疗法的常用药物，属于 17α-炔孕酮衍生物。

11. C【解析】参见 A3/A4 型题第 17~20 题解析。

12. A【解析】子宫黏膜下肌瘤的主要临床症状为经量增多及周期缩短，肌瘤易形成蒂，在宫腔内生长。妇科检查时，可见宫颈口处有肿块，粉红色，表面光滑，宫颈外口边缘清晰。

13. D【解析】造成绝经后出血的原因可能为子宫内膜癌、内膜息肉、黏膜下肌瘤和炎症等，结合患者分段诊刮术后刮出物组织糟脆，最可能的诊断为子宫内膜癌。

14. D【解析】参见 A1 型题第 9 题解析。

15. C【解析】子宫腺肌病多发生于 30~50 岁的经产妇。

16. B【解析】排卵障碍是很多内分泌疾病的共同表现，临床表现主要为月经不规则甚至闭经，周期短于 26 天或长于 32 天提示有排卵异常，排卵障碍导致不孕。

五、X 型题

1. BCD【解析】子宫内膜异位症的鉴别诊断如下。①卵巢恶性肿瘤：患者一般情况差，病情发展快，常常伴持续性腹痛、腹胀；检查时可扪及盆腔包块，同时常伴有腹水。B 超显示肿瘤为实性或混合性，形态不规则。②盆腔炎性包块：患者多有急性盆腔感染和反复感染发作史，表现为经期疼痛，且平时也有腹部隐痛，常伴发热，抗感染治疗有效。

③子宫腺肌病：患者也有痛经，但疼痛可更剧烈。子宫一般呈均匀性增大，质硬；经期检查，子宫压痛明显；B 超检查，可见子宫肌层内不规则的回声增强。但往往与盆腔子宫内膜异位症并存。④直肠癌：直肠癌患者大便经常带血或便血，且症状不受经期影响，肛诊时手指有血染，但当盆腔子宫内膜异位病情严重时，可侵犯直肠导致直肠狭窄，伴大便坠胀，甚至大便带血，一般症状的出现与月经周期有关。需与直肠癌相鉴别，可行钡剂灌肠或者内镜检查确诊。⑤妇科、外科急腹症：与妇科异位妊娠、黄体破裂、卵巢囊肿蒂扭转等相鉴别。同时，也应与外科急性阑尾炎相鉴别。由于目前子宫内膜异位症的发生率不断上升，相应卵巢子宫内膜样囊肿破裂的发生也成为妇产科临床的一个新问题。如发生破裂应立即进行手术处理。

2. ABCD【解析】子宫内膜异位症的诊断性检查如下。①血清 CA125 测定：血清 CA125 水平可能增高，重症患者更为明显，但变化范围很大，临床上多用于重度内异症和疑有深部异位病灶者。②抗子宫内膜抗体（EMAb）：血清 EMAb 的检测为子宫内膜异位症患者诊断及疗效观察的有效检查手段。子宫内膜异位症患者子宫内膜抗体的检测率为 70%～80%。③影像学检查：a. B 型超声检查，是诊断卵巢子宫内膜样囊肿和膀胱、直肠内异症的重要方法，可确定囊肿的位置、大小和形状，其诊断敏感性和特异性均在 96%以上，但不能单纯依靠 B 型超声图像确诊；b. CT 和 MRI 检查，一般以超声诊断为主，对盆腔内异症有诊断价值，但费用昂贵，不作为初选的诊断方法；c. X 线检查，可做单独盆腔充气造影、子宫输卵管碘酒造影辅助诊断盆腔子宫内膜异位症。④腹腔镜检查：是诊断子宫内膜异位症的最佳方法，是借助腹腔镜直接窥视盆腔，在腹腔镜下见到大体病理所述典型病灶或可疑病变进行活组织检查即可确诊。

3. ACD【解析】子宫内膜异位症假绝经疗法：①口服达那唑，暂时减少卵巢激素的分泌，使子宫内膜萎缩，导致短暂绝经的疗法。②孕三烯酮：2. 5mg，每周 2 次，月经第 1 天开始，连服 3～6 个月。③促性腺激素释放激素类似物（GnRH-α）：使用 GnRH-α 以后，可使病灶萎缩和消失、症状改善等。

4. ACD【解析】子宫内膜异位症的临床表现如下。①痛经和持续性下腹痛：为主要症状，多为继发性、进行性逐渐加剧的痛经，以下腹及肛门坠胀痛为主，可于经前 1～2 天开始，月经干净后消失，疼痛的程度与异位的部位有关，但与病灶的大小不成正比。25%左右可无痛经。②月经失调：15%～30%的患者有经量增多或经期延长，或点滴出血，可能与卵巢实质病变、无排卵、黄体功能不足或合并有子宫腺肌病和子宫肌瘤有关。③不孕：子宫内膜异位症患者不孕率高达 40%，多为继发性不孕。④性交不适：多见于直肠子宫陷凹有异位病灶或因局部粘连使子宫后倾固定者。性交时碰撞或子宫收缩上提而引起疼痛，一般表现为深部性交痛，月经来潮前性交痛最明显。

5. BCD【解析】多次妊娠和分娩所致子宫壁的创伤可能为导致子宫腺肌病的主要原因，其次刮宫时过度的搔扒及多次人工流产造成肌壁的损伤，以及子宫手术（如肌瘤剔除手术、子宫畸形整形手术及剖宫产等）将子宫内膜种植于子宫肌层，会形成子宫腺肌病。除此以外，卵巢功能失调，雌激素过度刺激，可使子宫内膜向肌层生长，也可通过淋巴道、血道将子宫内膜移至肌层。

6. BDE【解析】子宫内膜异位症的药物治疗包括孕激素疗法、假孕疗法和假绝经疗法。暂无生育要求或已有子女者，若有痛经，经量增多或月经失调，建议口服避孕药，既可避孕，还可能减少子宫内膜异位症的发生。

7. BCE【解析】达那唑在服用以后较多见的不良反应为闭经、乳房缩小、性欲减退、毛发增多，还可出现痤疮、下肢浮肿等雄激素效应的表现；较少见的不良反应有血尿、牙龈出血、白内障、肝功能异常、白细胞增多、多发性神经炎等。

8. ABC【解析】子宫腺肌病的病理特征如下。①巨检：子宫多均匀性增大，星球形，一般不超过 12 周妊娠子宫大小。少数腺肌病病灶呈局限性生长，形成子宫腺肌瘤。弥漫增大的子宫和腺肌瘤的剖面可见明显增厚且质硬，肌壁间见粗厚肌纤维带和微囊腔，腔内有陈旧性血液。腺肌瘤与周围正常子宫肌层无明显界限。②镜检：子宫肌层内有岛状分布的异位内膜腺体和间质为其特征。

9. BE【解析】子宫腺肌病的治疗如下。①非手术治疗：对年轻患者或近绝经期的妇女，若症状轻可行非手术治疗。一般选用能降低体内雌激素水平的药物，如达那唑、孕三烯酮、他莫昔芬、GnRH-α 等，均有一定的治疗效果；也可行对症治疗，减轻疼痛症状，如布洛芬、萘普生等。②手术治疗：对于无生育要求，且症状严重者行子宫全切术，尽可能保留卵巢。对年轻患者且要求生育者也可考虑病灶切除，但往往由于病灶周围界限不清，使手术无法彻底，症状无法完全解除，故术后易复发。

10. BCD【解析】参见 A1 型题第 15 题解析。

11. AE【解析】参见 X 型题第 4 题解析。

12. DE【解析】子宫内膜异位症患者子宫一侧或两侧附件处可扪及与子宫相连的不活动囊性肿块。直肠子宫陷凹或子宫骶韧带、子宫后壁下段等部位可有不规则的米粒大小至蚕豆大小的硬节，单个或多个，触痛明显。如在阴道、子宫颈或手术瘢痕处见到紫蓝色结节，月经期更为明显，可确诊。

六、案例分析题

1~4 A、DE、E、A【解析】依据题干信息所述，可初步排除男性因素、排卵功能障碍因素、宫颈因素、内分泌因素，最可能引起该患者不孕的原因是子宫内膜异位症。为明确诊断，应进一步做血 CA125 测定和超声检查。血清 CA125 水平用于监测异位内膜病变活动情况，确定异位囊肿位置、大小和形状。如超声提示右侧卵巢子宫内膜样囊肿可能性大，考虑到患者 28 岁且婚后 4 年未孕，年轻有生育要求，选择保守手术治疗，腹腔镜下剥除右侧卵巢囊肿及输卵管通液术，术后进行内分泌治疗。

第十七章　女性生殖器官损伤性疾病

一　A1 型题

1. 关于子宫脱垂，下列说法恰当的是
   A. 初产妇比经产妇多见
   B. 发生原因为盆底组织松弛
   C. 宫颈外口达处女膜缘为Ⅰ度轻型
   D. 宫颈已脱出至阴道口外为Ⅱ度重型
   E. 宫颈及部分宫体脱出至阴道口外为Ⅲ度
2. 关于阴道前壁膨出的诊断及处理方式，下列说法恰当的是
   A. 阴道前壁完全膨出于阴道口外，称Ⅰ度膨出
   B. 症状严重者应行曼彻斯特手术
   C. 无症状的轻度患者无须治疗
   D. 阴道前壁膨出均会合并有尿道膨出
   E. 初产妇居多
3. Ⅲ度子宫脱垂是指
   A. 子宫颈脱出于阴道伴直肠膀胱膨出
   B. 子宫脱垂，直肠、膀胱膨出
   C. 子宫颈伴部分子宫体脱出于阴道口
   D. 子宫颈与子宫体完全脱出于阴道口外
   E. 子宫颈于阴道可见
4. 关于放置子宫托，不正确的是
   A. 子宫托大小因人而异
   B. 子宫托使用安全，可长期佩戴不取
   C. 放置子宫托后应定期复查
   D. 在每日晨起时放入，晚间取出，清洁备用
   E. 子宫托放置不合适，可导致尿瘘或粪瘘
5. 关于阴道前后壁膨出、子宫脱垂的预防，下列描述不恰当的是
   A. 积极治疗咳嗽、便秘
   B. 产褥期可进行 Kegel 训练
   C. 产后避免过早参加体力劳动
   D. 第二产程不应侧切，避免损伤
   E. 恰当方式处理产程，头盆不称者尽早剖宫产
6. 我国发生尿瘘最常见的原因是
   A. 妇科手术损伤
   B. 膀胱病变
   C. 放射性损伤
   D. 阴道内放腐蚀性药物
   E. 产伤

7. 子宫脱垂最重要的病理改变是

A. 阔韧带变厚
B. 宫底韧带松弛
C. 骨盆漏斗韧带松弛
D. 圆韧带松弛
E. 盆底组织松弛，失去正常张力

8. 对于正常子宫位置的描述，恰当的是

A. 正常位置的宫颈外口位于骶棘韧带以上
B. 正常位置的宫颈外口位于骶结节韧带以上
C. 正常位置的宫颈外口距处女膜缘 4cm
D. 所有的正常位置的子宫均为前倾前屈
E. 正常情况下，腹压增加，子宫可沿阴道方向下降

9. 对子宫脱垂Ⅱ度并有子宫颈延长的年轻患者，恰当的治疗方法是

A. 曼彻斯特手术
B. 阴道前后壁修补术
C. 阴道纵隔成形术
D. 经腹子宫全切除术
E. 经阴道子宫全切除术

10. 不能预防尿瘘发生的是

A. 临产后应用抗生素
B. 恰当处理异常分娩
C. 认真进行定期产前检查
D. 防止滞产和第二产程延长
E. 留置导尿管 10 日，保持膀胱空虚

11. 妇科手术中剥离过度引起缺血坏死型的尿瘘，发生漏尿的时间是

A. 术后 3~7 天
B. 术后 1 个月
C. 术后 2 个月
D. 手术当中
E. 术后 3 个月

12. 子宫脱垂的病因不包括

A. 早婚
B. 分娩损伤
C. 腹压增加
D. 产褥期过度劳累
E. 卵巢功能衰退

13. 查体可见患者部分阴道前壁膨出阴道外，临床分度为

A. Ⅱ度轻型
B. Ⅱ度重型
C. Ⅰ度轻型
D. Ⅱ度
E. Ⅲ度

14. 关于阴道前壁膨出，下列说法不恰当的是

A. 与产伤有关
B. 无须手术治疗
C. 可置子宫托缓解症状

D. 咳嗽或用力屏气时有块状物排出甚至有尿液溢出

E. 与产褥期过早参加体力活动有关

15. 预防子宫脱垂最关键的措施是

A. 积极开展计划生育
B. 防治慢性气管炎和便秘
C. 对老年人适当补充雌激素
D. 加强营养，增强体质
E. 推行科学接生和做好产褥期保健

16. 年龄较大不需再生育的子宫Ⅲ度脱垂并发阴道前后壁膨出的患者，最有效的方法是

A. 宫旁注射药物
B. 阴道前后壁修补术
C. 经阴道子宫全切术
D. 经阴道子宫全切术+阴道前后壁修补术
E. 子宫托

17. 关于尿瘘术后处理方式，下列说法错误的是

A. 给予抗生素抗感染
B. 保证导尿管引流持续通畅
C. 导尿管一般放置 24~48 小时
D. 保持排便通畅
E. 多饮水，增加尿量

18. 关于尿瘘的手术时机，下列说法不恰当的是

A. 妇科手术中输尿管缺血损伤引起的输尿管阴道瘘，应立即修补
B. 上次尿瘘修补失败，再次手术应 3~6 个月后手术
C. 妇科手术中切断输尿管，应立即修补
D. 未绝经女性患者，应月经干净后 3~7 天手术
E. 合并尿路感染者，应先控制感染再手术

19. 关于尿瘘的临床表现，下列说法错误的是

A. 漏尿出现的时间多在产后或术后立即开始
B. 尿道阴道瘘仅在膀胱充盈时才漏尿
C. 可出现闭经
D. 外阴皮炎
E. 尿路感染

20. 与子宫脱垂无关的韧带是

A. 主韧带
B. 阔韧带
C. 圆韧带
D. 子宫骶韧带
E. 卵巢固有韧带

21. Ⅲ度子宫脱垂患者阴道脱出物的特点是

A. 由长蒂与脱出物相连
B. 呈茄子状，末端为子宫颈外口
C. 脱出物呈球形，两侧可见输卵管开口
D. 脱出物表面呈暗红色海绵状
E. 肿物呈囊性位于阴道前壁，表面为阴道黏膜

22. 关于尿瘘的预防，下列描述不正确的是

A. 经阴道助产后要常规检查泌尿道有无损伤

B. 可疑损伤者，产后留置尿管长期开放 5~7 天

C. 妇科手术中明确解剖位置，防止输尿管损伤

D. 防止第二产程延长及滞产

E. 经阴道助产前应先导尿

23. 我国大、中型城市医院中发生尿瘘的最常见原因是

A. 盆腔放疗　　B. 晚期癌

C. 妇科手术　　D. 膀胱结核

E. 产伤

24. 关于尿瘘术后注意事项，下列说法不恰当的是

A. 拔除尿管前应定时夹闭尿管以锻炼膀胱

B. 术后留置尿管保持通畅

C. 导尿管保留 7~14 天

D. 预防感染

E. 发现尿管阻塞应及时处理

25. 下列关于子宫脱垂的病因最少见的是

A. 盆底组织先天性发育不良　　B. 长期便秘

C. 长期超负重劳动　　D. 雌激素水平下降

E. 分娩损伤

26. 最容易出现压力性尿失禁的是

A. 子宫脱垂Ⅰ度轻型　　B. 子宫脱垂Ⅰ度重型

C. 子宫脱垂Ⅱ度轻型　　D. 子宫脱垂Ⅱ度重型

E. 阴道前壁Ⅰ度至Ⅱ度膨出

27. 关于亚甲蓝试验，下列描述不恰当的是

A. 可协助辨认位置不明的小的瘘孔　　B. 蓝色液体由阴道流出为膀胱阴道瘘

C. 蓝色液体由宫颈流出为膀胱宫颈瘘　　D. 流出液体为无色或淡黄色为尿道阴道瘘

E. 目的为鉴别膀胱阴道瘘、输尿管阴道瘘

28. 用力屏气时，子宫颈脱出阴道口外，临床诊断为

A. 子宫脱垂Ⅰ度　　B. 膀胱膨出

C. 子宫脱垂Ⅱ度轻型　　D. 子宫脱垂Ⅱ度重型

E. 子宫脱垂Ⅲ度

29. 关于阴道后壁膨出，下列描述不恰当的是

A. 不会伴有阴道前壁膨出　　B. 阴道后壁脱垂多伴有会阴撕裂

C. 可疑阴道后壁脱垂后行肛诊检查
D. 患者自觉下坠、腰痛及排尿困难
E. 严重者应行阴道前后壁及会阴修补术

30. 子宫脱垂Ⅱ度重型的诊断依据是
A. 子宫颈外口位于阴道口内
B. 子宫颈外口在坐骨棘水平以下
C. 子宫颈或部分子宫体露出阴道外口
D. 子宫颈及子宫体完全脱出于阴道口外
E. 子宫颈外口下降到距阴道口不足4cm

31. 关于阴道后壁脱垂的病因及病理，不恰当的说法是
A. 产伤
B. 年迈体弱
C. 习惯性便秘
D. 阴道后壁脱垂伴直肠膨出
E. 阴道后壁脱垂较阴道前壁脱垂多见

二 A2型题

1. 患者，女性，60岁。患子宫Ⅱ度脱垂并发阴道前后壁膨出，最有效的治疗方法是
A. 经阴道全子宫切除及阴道前后壁修补
B. 宫颈部分切除及阴道前后壁修补
C. 阴道前后壁修补及主韧带短缩
D. 宫旁注射药物，放置子宫托
E. 经阴道全子宫切除

2. 患者，女性，44岁。查体发现子宫颈外口距处女膜缘2cm，最为合适的处理方式为
A. Kegel训练
B. 手术治疗
C. 口服中药
D. 子宫托
E. 休息

3. 患者，女性，26岁。孕3产2。产后阴道脱出物3年且逐渐加重而来。一般情况好，心肺(-)，用力时全宫颈及部分宫体脱出阴道口外，宫颈长4cm。阴道前后壁膨出，其处理方式应为
A. 使用子宫托
B. 行曼彻斯特手术
C. 经腹子宫悬吊术
D. 经腹子宫全切术
E. 经阴道行子宫切除术+阴道前、后壁修补术

4. 患者，女性，60岁。2年来阴道口脱出一肿物，逐渐增大，咳嗽、大哭时伴尿液流出。妇科会阴Ⅱ度陈旧裂伤，阴道前后壁膨出，宫颈光滑，用力时宫颈脱出阴道口外，子宫萎缩，双附件正常。诊断为
A. 子宫Ⅲ度脱垂伴压力性尿失禁
B. 子宫Ⅱ度脱垂伴会阴陈旧裂伤
C. 子宫Ⅰ度脱垂伴阴道前后壁膨出
D. 子宫Ⅱ度脱垂伴阴道前后壁膨出
E. 子宫Ⅱ度脱垂伴压力性尿失禁

5. 初产妇，28 岁。5 小时前产钳助产分娩一女婴，现有排便感，并感会阴疼痛，排便 1 次，黄色软便，便后仍有排便感。最可能的诊断为

A. 便秘
B. 产后宫缩痛
C. 阴道后壁血肿
D. 会阴伤口痛
E. 产后尿潴留

6. 患者，女性，27 岁。孕 1 产 1，由于滞产压迫致尿瘘。漏尿开始出现时间多是在

A. 分娩后立即出现
B. 产后 3~7 天
C. 产后 10~14 天
D. 产后 1 个月
E. 产后 2 个月

7. 患者，女性，53 岁。绝经 2 年，阴道口脱出一肿物 1 年，开始休息时能回纳，之后休息也不能回纳。妇科：会阴Ⅱ度裂伤，阴道壁脱垂，子宫稍大。诊断为子宫脱垂Ⅱ度轻型，处理方式为

A. 子宫托
B. 曼彻斯特手术
C. 阴道纵隔成形术
D. 阴道前后壁修补术
E. 经阴道子宫全切术+阴道前后壁修补术

8. 患者，女性，65 岁。外阴脱出肿物 2 年。妇科部分宫体脱出阴道。恰当的诊断及相应的治疗是

A. 子宫脱垂Ⅱ度重型—手术
B. 子宫脱垂Ⅲ度—手术
C. 子宫脱垂Ⅱ度轻型—手术
D. 子宫脱垂Ⅰ度轻型—子宫托
E. 子宫脱垂Ⅰ度重型—子宫托

9. 患者，女性，30 岁。孕 3 产 1，身高 140cm，临产已 30 小时，有血性分泌物，阴道口见胎头已 2 小时。经阴道双顶径达棘下，宫口开全，行产钳助产分娩，产后 10 天开始有阴道流液，可考虑

A. 产后子宫内膜炎
B. 产后尿道口松弛
C. 产后恶露增多
D. 产后尿失禁
E. 产伤尿瘘

10. 患者，女性，56 岁。阴道口膨出一肿物已 2 年，休息时能回纳，近半月来经休息亦不能回纳，大笑、咳嗽时有尿液流出，有腰酸及下坠感。绝经 3 年，以往有 3 次足月生产史。会阴Ⅱ度陈旧裂伤，阴道前壁有球形膨出，宫颈脱出于阴道外，肥大，12 点处有 10cm 直径的溃疡，有渗血，子宫略小水平位，活动，两侧附件阴性。诊断为子宫脱垂，应采取的治疗措施是

A. 子宫托
B. 宫颈溃疡愈合后阴道中隔成形术
C. 宫颈溃疡愈合后阴道前后壁修补术

D. 阴道前后壁修补术，缩短圆韧带+切除部分宫颈

E. 溃疡愈合后，经阴道子宫全切术+阴道前后壁修补术

11. 患者，女性，33 岁。5 年前足月产钳娩一男婴，半年前阴道掉出一肿物，伴下坠，腰酸痛。已婚经产型外阴，宫颈轻度柱状上皮异位，脱出阴道口约 3cm，伴阴道壁明显脱垂，子宫正常大小，双附件（-）。手术方式应为

A. 曼彻斯特手术

B. 阴道中隔成形术

C. 宫颈锥切+阴道前壁修补术

D. 经阴道子宫全切术+阴道前壁修补术

E. 经腹子宫全切术+阴道前壁修补术

12. 患者，女性，65 岁。半年前外阴肿物脱出，可还纳，内裤带血 1 个月。出血最可能的原因是

A. 外阴癌

B. 宫颈癌

C. 萎缩性阴道炎

D. 绝经后出血，应除外子宫内膜病变

E. 子宫脱垂Ⅱ度以上，伴宫颈炎症、溃疡

13. 患者，女性，42 岁。自觉阴道口脱出肿物 2 年。妇科宫颈及部分宫体脱出阴道口外，宫颈肥大，8 点处可见溃疡，应诊为

A. 子宫Ⅲ度脱垂

B. 子宫Ⅱ度脱垂（轻型）

C. 子宫Ⅱ度脱垂（重型）

D. 子宫Ⅰ度脱垂（轻型）

E. 子宫Ⅰ度脱垂（重型）

14. 患者，女性，56 岁。孕 4 产 2，绝经 3 年，阴道口脱出一块状物 1 年，用力屏气时有尿液溢出。妇科会阴口裂伤，阴道口外见一半球形隆起，触之柔软，用力屏气可见尿液溢出，导尿时可在隆起的块物内扪及导尿管。恰当的诊断和处理方式应为

A. 子宫脱垂

B. 子宫托

C. 阴道后壁膨出

D. 阴道前壁Ⅲ度膨出

E. 经阴道子宫全切术+阴道前后壁修补术

三 A3/A4 型题

（1~2 题共用题干）

患者，女性，50 岁。因子宫肌瘤行子宫全切术后 8 天，阴道排液，阴道畅，阴道断端可见线结，左侧角部可见中量液体流出，色淡黄色。

1. 此患者最可能的诊断是

A. 尿瘘

B. 阴道炎

C. 阴道残端线结反应

D. 残端炎症

E. 残端血肿

2. 首先进行的辅助检查是

A. 亚甲蓝试验
B. 靛胭脂试验
C. 超声检查
D. 膀胱镜检查
E. IVP

（3~5 题共用题干）

患者，女性，68 岁。曾生育 5 胎，已绝经 18 年。近 1 年来下腹坠胀，自觉有块状物脱出于阴道口，休息后不能还纳。妇科宫颈脱出阴道口外 1.5cm，子宫正常大小。

3. 该病例诊断应是
A. 膀胱膨出
B. 子宫脱垂Ⅰ度
C. 子宫脱垂Ⅱ度轻型
D. 子宫脱垂Ⅲ度轻型
E. 子宫脱垂Ⅲ度重型

4. 造成子宫脱垂的最主要原因是
A. 分娩时损伤未及时修复
B. 先天性发育不全
C. 慢性咳嗽
D. 长期便秘
E. 多产

5. 此病首选的处理方式方法是
A. 阴道前后壁修补术
B. 经阴道子宫全切术
C. 经腹子宫全切
D. 放置子宫托
E. 曼彻斯特手术

（6~7 题共用题干）

患者，女性，60 岁。孕 4 产 3，绝经 9 年，慢性支气管炎 24 年，阴道口脱出一块状物 2 年，近来常有排便困难，且常在咳嗽时有尿液溢出。有会阴陈旧裂伤，阴道口外见两个半球形隆起，触之柔软。用力屏气时可见尿液溢出，导尿时可在隆起的块物内扪及导尿管。直肠指诊时，指端向前可进入凸向阴道的盲袋内。

6. 恰当的诊断是
A. 阴道后壁脱垂伴阴道前壁脱垂
B. 阴道前壁脱垂
C. 阴道后壁脱垂
D. 子宫脱垂
E. 宫颈癌

7. 恰当的处理方式是
A. 子宫托
B. 曼彻斯特手术
C. 肿物切除术
D. 经阴道子宫全切术
E. 阴道前后壁及会阴修补术

（8~10题共用题干）

初产妇，30岁。5天前家中足月分娩一巨大男婴，分娩历时24小时。2天前出现不能控制的阴道溢液。

8. 此种情况最有可能的诊断是

A. 膀胱阴道瘘
B. 尿道阴道瘘
C. 直肠阴道瘘
D. 膀胱宫颈瘘
E. 输尿管阴道瘘

9. 为明确诊断需做的检查是

A. 排泄性尿路造影
B. 亚甲蓝实验
C. 靛胭脂试验
D. 超声检查
E. 肾显像

10. 不恰当的处理方式是

A. 放置导尿管
B. 立即行修补术
C. 术前预防性应用抗生素
D. 术后继续放置尿管7~14天
E. 术前3~5天高锰酸钾坐浴

（11~12题共用题干）

患者，女性，58岁。孕4产4，1年前出现阴道掉出肿物，3个月前出现伴排尿困难，每于咳嗽或大笑时有尿溢出。妇科检查：会阴陈旧裂伤，阴道口可见膨出的阴道前壁，宫腔及部分子宫亦膨出阴道口外，嘱患者向下屏气用力可见尿液溢出。

11. 恰当的诊断应为

A. 宫颈延长伴阴道前后壁膨出
B. 子宫脱垂Ⅱ度伴阴道前壁膨出
C. 子宫脱垂Ⅲ度
D. 阴道前后壁膨出
E. 宫颈肌瘤

12. 恰当的处理方式应为

A. 支持疗法
B. 曼彻斯特手术
C. 阴道纵隔成形术
D. 阴道前后壁修补术
E. 经阴道子宫全切术+阴道前后壁修补术

（13~14题共用题干）

患者，女性，66岁。绝经15年，近3年下腹坠胀。阴道前壁明显膨出，宫颈外口位于处女膜缘，有较大溃疡形成。

13. 本病例应诊断为

A. 阴道前壁脱垂
B. 子宫脱垂Ⅰ度轻型及阴道前壁脱垂

C. 子宫脱垂Ⅰ度重型及阴道前壁脱垂
D. 子宫脱垂Ⅱ度轻型及阴道前壁脱垂
E. 子宫脱垂Ⅱ度重型及阴道前壁脱垂

14. 本病例最恰当的手术方式是
A. 经阴道子宫全切术及阴道前壁修补术
B. 经腹子宫全切术
C. 曼彻斯特手术
D. 阴道纵隔成形术
E. 阴道前壁修补术

四 B 型题

（1~4 题共用备选答案）
A. 子宫脱垂Ⅰ度轻型
B. 子宫脱垂Ⅰ度重型
C. 子宫脱垂Ⅱ度轻型
D. 子宫脱垂Ⅱ度重型
E. 子宫脱垂Ⅲ度

1. 宫颈距处女膜缘小于 4cm，诊断为
2. 宫颈及部分宫体脱出阴道口外，诊断为
3. 子宫颈及子宫体全部脱出阴道口外，诊断为
4. 宫颈已脱出阴道口外，宫体仍在阴道内，诊断为

（5~9 题共用备选答案）
A. 膀胱阴道瘘
B. 尿道阴道瘘
C. 直肠阴道瘘
D. 膀胱宫颈瘘
E. 输尿管阴道瘘

5. 通常不能控制排尿，尿液均从阴道流出，亚甲蓝试验见到有蓝色液体经阴道壁小孔溢出为
6. 通常不能控制排尿，尿液均从阴道流出，亚甲蓝试验见到有蓝色液体经宫颈外口流出为
7. 仅在膀胱充盈时才漏尿为
8. 漏尿同时仍有自主排尿为
9. 有粪便经阴道排出为

（10~13 题共用备选答案）
A. 曼彻斯特手术
B. 经阴道子宫全切术
C. 开腹子宫全切术
D. 阴道纵隔成形术
E. 子宫托

10. 患者，女性，39 岁。子宫脱垂Ⅱ度，治疗方法为
11. 患者，女性，80 岁。子宫脱垂Ⅱ度，合并高血压、冠心病，治疗方法为

12. 患者，女性，65岁。子宫脱垂Ⅲ度，无合并症，治疗方法为
13. 患者，女性，60岁。子宫脱垂Ⅰ度轻型，子宫肌瘤20周大小，治疗方法为

（14~16题共用备选答案）

A. 立即修补
B. 1~3个月后待炎症消失，血供恢复正常后修补
C. 3~6个月后待炎症消失，血供恢复正常后修补
D. 6~12个月后待炎症消失，血供恢复正常后修补
E. 12个月后待炎症消失，血供恢复正常后修补

14. 因滞产引起的尿瘘，最佳手术时间是
15. 手术直接损伤的尿瘘最佳修补时间是
16. 坏死及伴有感染的瘘孔最佳修补时间是

（17~21题共用备选答案）

A. 阴道壁囊肿
B. 宫颈延长
C. 子宫内翻
D. 子宫脱垂Ⅱ度轻型
E. 子宫黏膜下肌瘤

17. 阴道内脱出鲜红色球状物，质硬，表面无宫颈口，称为
19. 阴道内可见球状物脱出，表面被覆暗红色黏膜，无宫颈口，两侧角部似有小的开口，称为
19. 宫颈外口位于处女膜缘，但宫体位置基本正常，称为
20. 宫颈外口脱出处女膜缘外，宫体位于阴道内，称为
21. 阴道下1/3左侧壁可见直径5cm囊肿突出，宫颈位置正常，称为

（22~24题共用备选答案）

A. 肾图
B. 亚甲蓝试验
C. 膀胱镜检查
D. 靛胭脂试验
E. 静脉肾盂造影

22. 为鉴别膀胱阴道瘘和输尿管阴道瘘，应选择
23. 为了解膀胱瘘孔位置和数目及输尿管阴道瘘位于哪侧，应选择
24. 鉴别膀胱阴道瘘的较小瘘孔，同时排除输尿管阴道瘘，应选择

五 X 型题

1. 子宫脱垂的病因有
   A. 绝经后或长期哺乳，卵巢激素降低
   B. 急产、滞产及阴道手术导致产道损伤
   C. 产后过早参加劳动或慢性咳嗽
   D. 年轻女性盆底组织先天发育不全
   E. 不曾生育的老年女性
2. 可以鉴别输尿管尿道瘘的检查是
   A. 靛胭脂试验
   B. 腹腔镜检查
   C. 膀胱镜检查
   D. 肾显像
   E. 排泄性尿路造影
3. 子宫脱垂的手术方式包括
   A. 经阴道子宫全切术及阴道前后壁修补术
   B. 阴道前后壁修补
   C. 阴道纵隔成形术
   D. 经腹子宫全切术
   E. 曼彻斯特手术
4. 患者阴道内脱出一肿块，可能是
   A. 子宫脱垂
   B. 子宫颈癌
   C. 阴道壁囊肿
   D. 阴道前后壁膨出
   E. 子宫肌壁间肌瘤
5. 尿瘘的辅助诊断方法有
   A. 亚甲蓝试验
   B. 靛胭脂试验
   C. 膀胱镜检查
   D. 腹部 X 线检查
   E. 排泄性尿路造影
6. 与生殖器尿瘘关系密切的有
   A. 第二产程延长
   B. 重复宫腔手术
   C. 长期放置子宫托
   D. 尿路感染
   E. 胆石症
7. 尿瘘术前准备包括
   A. 术前 1 周开始应用抗生素预防感染
   B. 有尿路感染者应先控制感染再行手术
   C. 术前 3~5 天用 1∶5000 高锰酸钾溶液坐浴
   D. 必要时术前给予地塞米松，促进瘢痕软化
   E. 老年女性患者或闭经者，术前应口服雌激素制剂半个月
8. 放置子宫托的注意事项有
   A. 宫颈有恶变可疑者禁用
   B. 子宫托应 3 个月更换 1 次

C. 凡生殖器有急、慢性炎症者不宜放置　　D. 放置前应选择好托的大小
E. 应每晨起床后放入，每晚睡前取出

9. 关于粪瘘的预防，下列说法正确的是
A. 避免第一产程延长
B. 避免长期放置子宫托不取出
C. 注意保护会阴，避免会阴Ⅲ度裂伤
D. 生殖道癌放疗时应掌握放射剂量和操作技术
E. 会阴裂伤缝合后应常规肛门检查，避免缝线穿透直肠黏膜

六 案例分析题

（1~4 题共用题干）

患者，女性，60岁。孕3产2，6个月前发现阴道掉出物，伴排尿困难。外阴经产型，子宫萎缩，宫颈外口及部分子宫脱出阴道口外，阴道前壁膨出和阴道后壁轻度膨出。

1. 该患者诊断为
A. 子宫脱垂Ⅱ度轻型伴阴道前后壁膨出　　B. 子宫脱垂Ⅱ度重型伴阴道前后壁膨出
C. 宫颈延长伴阴道前后壁膨出　　D. 子宫脱垂Ⅲ度伴阴道前后壁膨出
E. 子宫脱垂Ⅰ度重型　　F. 子宫脱垂Ⅲ度

2. 其处理方式为
A. 子宫悬吊术
B. 阴道纵隔形成术
C. 阴道前后壁修补术
D. 主韧带缩短及宫颈部分切除术
E. 阴道前后壁修补、主韧带缩短及宫颈部分切除术
F. 经阴道子宫全切术及阴道前后壁修补术

3. 与子宫脱垂关系密切的有
A. 输卵管积水　　B. 直肠子宫陷凹疝
C. 月经失调　　D. 子宫颈延长
E. 宫颈柱状上皮异位合并溃疡

4. 如患者存在压力性尿失禁，可使用的药物为
A. 苯妥英钠　　B. 酚妥拉明
C. 坦索罗辛　　D. 丙米嗪
E. 酒石酸托特罗定片　　F. 米索前列醇

参考答案与解析

一、A1 型题

1. B【解析】子宫脱垂的发病机制：分娩过程中软产道及其周围的盆底组织极度扩张，肌纤维拉长或撕裂，尿生殖裂孔受损松弛而扩大，特别是助产手术分娩所导致的损伤，导致维持子宫正常位置的盆腔深浅筋膜及肛提肌损伤，这种损伤若未缝合或缝合不佳，或产妇产后过早参加体力劳动，特别是重体力劳动，将影响盆底组织张力的恢复，削弱子宫支持力，使未复旧的大子宫不同程度的下移。

2. C【解析】阴道前壁膨出无症状、分级为Ⅰ度和Ⅱ度的患者无须治疗。重度有症状的患者应行阴道前壁修补术，加用医用合成网片或生物补片来达到加强修补、减少复发的作用。合并压力性尿失禁者应同时行膀胱颈悬吊手术或阴道无张力尿道中段悬吊带术。阴道壁的膨出一般是因多产以及产后早期负重等原因。

3. D【解析】子宫脱垂的临床分度如下。①Ⅰ度：a. Ⅰ度轻型，子宫颈距处女膜缘少于4cm，但未达处女膜缘；b. Ⅰ度重型，子宫颈已达处女膜缘，于阴道口即可见到。②Ⅱ度：a. Ⅱ度轻型，子宫颈脱出阴道外，但宫体尚在阴道内；b. Ⅱ度重型，子宫颈及部分宫体已脱出阴道口外。③Ⅲ度：子宫颈及子宫体全部脱出阴道口外。

4. B【解析】无论选用哪种子宫托，都需要在医师指导下佩戴，大小适当，日放夜取，保持清洁。因此，选项 B 错误。

5. D【解析】子宫脱垂及阴道前后壁膨出的预防：①计划生育，防止多产。②产时听从助员指导，避免盲目屏气用力，避免滞产。③产伤要及时正修补。④产后不要过早做重体力劳动。⑤加强产后保健，其中做健身操很有益处。⑥注意防治慢性气管炎、便秘等经常增加腹压的慢性病。

6. E【解析】产伤曾经作为引起尿瘘的主要原因，如今在发达国家已不存在，现仅发生在医疗条件落后的地区。

7. E【解析】参见 A1 型题第 1 题解析。

8. A【解析】子宫通常呈倒置的梨形，分为底部、体部和颈部。正常情况下，子宫位于盆腔内，前屈前倾，宫颈外口位于骶棘韧带以上。

9. A【解析】曼彻斯特手术，即阴道前后壁修补、主韧带缩短及子宫颈部分切除术，适用于年龄较轻、子宫颈较长的Ⅱ、Ⅲ度子宫脱垂伴阴道前、后壁脱垂者。

10. A【解析】生殖道尿瘘的预防：①加强围产期保健，加强产程观察，滞产者必须及早查明原因并处理。②防止第二产程延长，一般初产妇不应超过 3 小时，经产妇不应超过 2 小时，有明显手术指征者应尽早采取适当的手术。③胎头压迫阴道过久者，产后常规留置导尿管，对预防尿瘘有良好作用。④产科手术要谨慎、细致，应用锐性器械或断头、断肢的骨片经过阴道时，必须保护好阴道壁。术后常规检查生殖道与泌尿道间有无损伤，有则立即修补。子宫下段横切口剖宫产，先拨正右旋子宫，避免切口撕裂。有裂伤出血者，宜先用卵圆钳钳夹止血，而后推开子宫切口周围组织，清楚暴露切口两侧缘，而后进行缝扎止血，可避免缝扎输尿管而致瘘。遇子宫破裂者，缝合前应注意有否膀胱损伤（辨认困难时，膀胱内注入亚甲蓝），或膀胱损伤是否累及输尿管开口（必要时切开膀胱行输尿管逆行插管）。尿瘘患者治愈后，再次分娩宜行剖宫产。

11. A【解析】由于手术时分离组织粘连，伤及膀胱、输尿管，或输尿管末端游离过度，造成膀胱阴道瘘或输尿管阴道瘘，主要原因为术后输尿管血供减少引发迟发性缺血性坏死，多在术后 3~7 天开始漏尿。

12. A【解析】子宫脱垂的病因如下。①产伤：分娩时，子宫口未开全产妇即用力屏气，急产、滞产、手术产都能使子宫支持组织松弛或撕裂，如未及时修复裂伤，则为日后子宫脱垂创造了条件。②骨盆支持组织紧张力减退：老年人及长期哺乳妇女雌激素下降，生殖系统萎缩，或生育过多、过密，或年轻妇女盆底组织先天性发育不良等，均可发生子宫脱垂。③腹腔内压力增加：产后过早参加重体力劳动，或有慢性咳嗽、习惯性便秘、长期从事蹲位、站位的劳动，可使后位子宫发生脱垂。

13. D【解析】阴道前壁膨出临床上传统分度为 3 度，以屏气下膨出最大限度来判定。①Ⅰ度：阴道前壁形成球状物，向下突出，达处女膜缘，但仍在阴道内。②Ⅱ度：阴道壁展平或消失，部分阴道前壁突出于阴道口外。③Ⅲ度：阴道前壁全部突出于阴道口外。

14. B【解析】临床上对于有明显症状、阴道前壁膨出超出处女膜的患者可考虑手术治疗。包括封闭手术、阴道前壁修补术等。手术治疗指征：①重度膨出。②脱垂导致尿潴留或反复性膀胱炎。③伴有压力性尿失禁。

15. E【解析】分娩损伤是子宫脱垂的最主要病因，因此，推行科学接生和做好产褥期保健是预防子宫脱垂最关键的措施。

16. D【解析】经阴道子宫全切术及阴道前后壁修补术适用于Ⅱ、Ⅲ度子宫脱垂伴阴道前后壁脱垂，且年龄较大，无须考虑生育的患者。

17. C【解析】生殖道尿瘘的修补手术是否成功，除手术本身外，术后护理也是重要环节之一。术后保留导尿管或耻骨联合上膀胱造瘘，应保证膀胱引流持续通畅，发生阻塞时及时处理。导尿管的放置时间根据不同情况有所差异，一般放置 7~14 天。术后每天进液量不少于 3000ml，大量尿液可起到冲洗膀胱的作用，有利于防止尿路感染。每天应将会阴部擦洗干净，术后继续用抗生素预防感染。

18. A【解析】生殖道尿瘘的手术时间选择：①直接器械损伤引起的新鲜清洁瘘孔可在发现后立即手术修补。②缺血坏死或伴感染的瘘孔应等 3~6 个月待炎症消失、局部血供恢复后再行手术。③瘘孔修补失败后亦至少等 3 个月后再行手术。④膀胱内有结石伴炎症者，应在控制炎症后行取石和修补术。

19. A【解析】漏尿主要症状为患者不能自主排尿，尿液不断由阴道流出。产后或术后3~7天开始漏尿。所以，选项A错误。尿道阴道瘘仅在膀胱充盈时才漏尿。尿瘘还可出现外阴皮炎、尿路感染、闭经的症状。

20. E【解析】子宫韧带共包括4条韧带，分别是子宫主韧带、子宫阔韧带、子宫圆韧带、子宫骶韧带。主韧带和阔韧带是支撑子宫的两个重要韧带，圆韧带位于子宫颈周围，子宫骶韧带与盆底肌群一起，也参与支撑子宫。而卵巢固有韧带是连接卵巢和子宫的韧带，它不直接支撑子宫，因此与子宫脱垂无关。

21. B【解析】子宫Ⅲ度脱垂常发生于中老年生育妇女，偶也见于年轻妇女。临床表现为子宫颈及子宫体全部脱出于阴道口外，脱垂物呈茄子状，因经常摩擦，局部红肿溃烂。末端为子宫颈外口。

22. B【解析】尿瘘疑有损伤者，应留置导尿管10天，保证膀胱空虚，有利于膀胱变压部位血液循环恢复，预防尿瘘发生。

23. C【解析】目前，在我国大、中型城市医院中发生尿瘘的最常见原因是妇科手术。

24. A【解析】妇科手术后在拔除尿管前1~2天，将尿管夹闭定时开放，一般3~4小时开放一次，以训练和恢复膀胱功能。

25. A【解析】参见A1型题第12题解析。盆底组织先天性发育不良是子宫脱垂最少见的病因。

26. E【解析】阴道前壁膨出更易使膀胱颈及近端尿道脱出于盆底外引起压力性尿失禁。

27. D【解析】亚甲蓝试验：经导尿管向膀胱内注入稀释亚甲蓝100~200ml后，观察阴道内蓝色液体流出的部位，如见到经阴道壁小孔溢出者为膀胱阴道瘘；自宫颈口流出者为膀胱宫颈瘘；若阴道内流出液清亮则属输尿管阴道瘘。

28. C【解析】参见A1型题第3题解析。

29. A【解析】盆腔脏器脱垂可阴道前后壁、子宫同时脱垂。阴道后壁脱垂可以单独存在，也常合并阴道前壁脱垂。因此，选项A错误。阴道后壁脱垂轻者多无不适。重者自觉下坠、腰痛及排便困难，有时需用手指推压膨出的阴道后壁方能排出粪便。检查时见阴道后壁呈半球状块物膨出，肛诊时指端向前可进入凸向阴道的盲袋内。患者多伴有陈旧性会阴撕裂。所以，选项B、C、D正确。轻者无须治疗，重者多伴有阴道前壁脱垂，应行阴道前后壁及会阴修补术。所以，选项E正确。

30. C【解析】参见A1型题第3题解析。

31. E【解析】阴道后壁脱垂较阴道前壁脱垂少见。所以，选项E错误。分娩使阴道直肠筋膜间密切交织的耻尾肌纤维及盆底组织过度伸展或撕裂，失去直肠的支托作用，导致直肠前壁似盲袋凸向阴道后壁，成为伴直肠膨出的阴道后壁脱垂。此外，长期便秘、排便时用力向下屏气以及年迈体弱可加剧其膨出程度。

二、A2型题

1. A【解析】参见A1型题第16题解析。

2. A【解析】患者子宫颈外口距处女膜缘2cm，为子宫脱垂Ⅰ度。最为合适的处理方式为Kegel训练，加强子宫盆底组织支持力。

3. B【解析】患者全力时全宫颈及部分宫体脱出阴道口外，为Ⅱ度重型子宫脱垂，且合并阴道前后壁膨出，最适宜的处理方式是手术治疗，选择曼彻斯特手术，即阴道前后壁修补、主韧带缩短及子宫颈部分切除术。

4. D【解析】参见A1型题第3题解析，患者为Ⅱ度轻型子宫脱垂，结合题干信息，该患者为Ⅱ度轻型子宫脱垂伴阴道前后壁膨出。

5. C【解析】分娩后，有会阴疼痛，自觉肛门坠胀有大便感，便后仍有大便感，或有排尿困难等症状时，应怀疑有阴道后壁血肿。

6. B【解析】参见A1型题第19题解析。

7. E【解析】参见A1型题第16题解析。

8. A【解析】参见A1型题第3题解析，患者为子宫脱垂Ⅱ度重型，应手术治疗。

9. E【解析】患者产程延长，阴道前壁、膀胱、尿道被挤压在胎头和耳骨联合之间，导致局部组织缺血坏死形成尿瘘，产钳助产手术也可导致尿瘘。

10. E【解析】依据题干信息可知，患者为子宫脱垂Ⅱ度伴阴道前壁膨出，伴渗血溃疡。子宫脱垂手术治疗禁忌证之一：子宫颈及阴道有溃疡者，治愈后再手术。因此，患者溃疡愈合后，行经阴道子宫全切术及阴道前后壁修补术。

11. A【解析】患者宫颈脱出阴道口约3cm，为子宫脱垂Ⅱ度，伴阴道壁明显脱垂，应行阴道前后壁修补、主韧带缩短及子宫颈部分切除术，又称曼彻斯特手术。

12. E【解析】患者有外阴肿物脱出，可还纳，为子宫脱垂Ⅱ度以上。暴露在外的宫颈和阴道黏膜长期与衣裤摩擦，可致宫颈发生溃疡而出血，易感染。

13. C【解析】参见A1型题第3题解析。

14. D【解析】参见A1型题第14题解析。导尿管在隆起的块物内，证明有膀胱膨出。阴道前壁Ⅲ度膨出易出现膀胱膨出。

三、A3/A4型题

1~2 A、A【解析】根据患者有漏尿症状及有子宫肌瘤行子宫全切手术病史，考虑为生殖道尿瘘。接下来最重要的是进行亚甲蓝试验，明确产生尿瘘的原因，瘘的性质、部位、大小及周围组织情况，这对于正确处理有重大意义。

3~5 C、A、B【解析】患者有下腹坠胀（由于宫颈旁组织及子宫骶韧带受到下垂子宫的牵引而感腰背酸痛及下坠），有阴道脱出肿块，符合子宫脱垂的初步诊断。“宫颈脱出阴道口外1.5cm”提示Ⅱ度轻型。因患者“曾生育5胎，已绝经18年”，很有可能因分娩时损伤未及时修复造成子宫脱垂。Ⅱ度子宫脱垂应选择手术治疗，患者年龄较大，无须考虑生育，选择经阴道子宫全切术。

6~7 A、E【解析】患者应诊断为阴道后壁脱垂伴阴道前壁脱垂。患者有压力性尿失禁加便秘，应行手术治疗，行阴道前后壁及会阴修补术。

8~10 A、B、B【解析】根据分娩病史和临床表现，可诊断为尿瘘。分娩引起的损伤部位多为膀胱、阴道前壁和尿道，根据"不能控制的阴道溢液"这一症状应考虑膀胱阴道瘘。膀胱阴道瘘首选的辅助检查为亚甲蓝实验。即把亚甲蓝注入膀胱，观察阴道有无蓝染液体流出。产伤引起的坏死性尿瘘不适宜立即修补，应当局部炎症消退、瘢痕软化和局部供血恢复后方可手术。一般为产后 3 个月修补。

11~12 B、E【解析】该患者症状体征符合子宫脱垂Ⅱ度伴阴道前壁膨出，应手术治疗，行经阴道子宫全切术和阴道前后壁修补术。

13~14 C、E【解析】患者子宫脱垂Ⅰ度重型，合并阴道前壁膨出。对于子宫脱垂Ⅰ度伴明显阴道前壁膨出但子宫颈延长不明显者，应选择阴道前后壁修补术。

四、B 型题

1~4 A、D、E、C【解析】参见 A1 型题第 3 题解析。

5~6 A、D【解析】参见 A1 型题第 27 题解析。

7~9 B、E、C【解析】在膀胱充盈时才出现漏尿的尿瘘类型是尿道阴道瘘；输尿管阴道瘘是指因为各种原因导致的阴道和输尿管发生异常相通，漏尿同时仍有自主排尿；阴道排气排便，严重时大便不能自控的是直肠阴道瘘。

10~13 A、D、B、C【解析】子宫脱垂的手术治疗：凡Ⅱ、Ⅲ度子宫脱垂或有症状的膀胱膨出、直肠膨出以及非手术治疗无效者，根据不同情况采取下列不同手术方式。①阴道前后壁修补术：适用于Ⅰ、Ⅱ度子宫脱垂伴明显阴道前后壁膨出但子宫颈延长不明显者。②阴道前后壁修补、主韧带缩短及子宫颈部分切除术：又称曼彻斯特手术，适用于年龄较轻、子宫颈较长的Ⅱ、Ⅲ度子宫脱垂伴阴道前、后壁脱垂者。③经阴道子宫全切术及阴道前后壁修补术：适用于Ⅱ、Ⅲ度子宫脱垂伴阴道前后壁脱垂，且年龄较大，无须考虑生育的患者。④阴道纵隔形成术：系将阴道前后壁各切除相等大小的黏膜瓣，然后将阴道前后壁剥离创面相对缝合以部分封闭阴道。术后失去性交功能，故仅适用于年老体弱不能耐受较大手术者。⑤阴道、子宫悬吊术：可采用手术缩短圆韧带，或利用生物材料制成各种吊带，达到悬吊子宫和阴道的目的。⑥盆底重建手术：阴道穹隆或子宫骶韧带悬吊，通过吊带、网片和缝线固定于骶骨前或骶棘韧带上，可经阴道或经腹腔镜或开腹完成。

14~16 C、A、C【解析】参见 A1 型题第 20 题解析。

17~21 E、C、B、D、A【解析】阴道内脱出鲜红色球状物，质硬，表面无宫颈口，称为子宫黏膜下肌瘤；阴道内可见球状物脱出，表面被覆暗红色黏膜，无宫颈口，两侧角部似有小的开口，称为子宫内翻；子宫颈延长时有肿物自阴道突出。检查见子宫颈长度增加，但阴道穹隆及子宫均在正常位置，阴道壁亦无膨出；宫颈外口脱出处女膜缘外，宫体位于阴道内，为子宫脱垂Ⅱ度轻型；阴道壁囊肿的囊肿物在阴道壁内，壁薄，囊性，界限清楚，位置固定不变，不能移动。

22~24 B、C、B【解析】为鉴别膀胱阴道瘘和输尿管阴道瘘，应选择亚甲蓝试验；膀胱镜检查可以了解膀胱瘘孔位置和数目及输尿管阴道瘘位于哪侧；鉴别膀胱阴道瘘的较小瘘孔，同时排除输尿管阴道瘘，也应选择亚甲蓝试验。

五、X型题

1. ABCD【解析】参见A1型题第12题解析。

2. ACDE【解析】生殖道尿瘘的特殊检查包括亚甲蓝试验、靛胭脂试验（用于亚甲蓝试验阴性患者，以进一步确诊瘘孔部位）、膀胱镜及输尿管镜检查（明确瘘孔的位置、大小、数目及瘘孔和膀胱三角的关系等）、排泄性尿路造影（了解双肾功能及输尿管有无异常）、肾显像了解双侧肾功能和上尿路通畅情况。

3. ABCE【解析】参见B型题第10~13题解析。

4. AD【解析】阴道内脱出一肿物，可能为盆腔器官脱垂，包括子宫脱垂、阴道前后壁膨出等。

5. ABCE【解析】参见X型题第2题解析。

6. ABCD【解析】生殖道尿瘘的病因如下。①产伤：根据发病机制分为两类。a. 坏死型尿瘘，由于骨盆狭窄、胎儿过大或胎位异常所致头盆不称，产程延长，特别是第二产程延长者，阴道前壁、膀胱、尿道被挤压在胎头和耻骨联合之间，导致局部组织缺血坏死形成尿瘘；b. 创伤型尿瘘，产科助产手术，尤其产钳助娩直接损伤，创伤型尿瘘远多于坏死型尿瘘。②妇科手术损伤：经腹手术和经阴道手术损伤均有可能导致尿瘘。通常是由于手术时分离组织粘连，伤及膀胱、输尿管或输尿管末端游离过度，造成膀胱阴道瘘和输尿管阴道瘘。③晚期生殖道或膀胱癌肿侵蚀：膀胱或尿道可形成瘘；阴道子宫托长期放置、结核、外伤、放射治疗等损伤尿道、膀胱也可形成瘘。

7. BCDE【解析】尿瘘的术前准备目的在于为手术创造条件，以促进伤口的愈合。①术前3~5天用1∶5000高锰酸钾溶液坐浴。有外阴湿疹者在坐浴后局部涂搽氧化锌油膏，待痊愈后再行手术。②老年妇女或闭经患者，应每晚口服己烯雌酚1mg，连服20天，以促进阴道上皮增生，有利于伤口愈合。③有尿路感染者应先控制感染，再行手术。

8. ACDE【解析】放置子宫托是为了改善中重度的子宫脱垂、阴道前后壁膨出，使用子宫托的注意事项如下。①放置前需要查体排除阴道炎、急性宫颈炎，检查是否有溃疡，发现问题要先进行处理。②选择合适的大小。太大了放置和取出困难，容易嵌顿，损伤阴道壁；太小了容易脱落，不能起到作用。③放置方法：每天早上放入，夜间睡觉前取出，尽量一天取放一次。④消毒：取放前一定要肥皂清洗干净双手；不要留长指甲以免划伤阴道壁；保持外阴清洁干燥；子宫托要消毒，不能高温蒸煮，采取消毒液浸泡的方式。一般使用1∶5000

的高锰酸钾溶液浸泡 15~20 分钟即可，也可以使用 2%的碘伏或者 10%的苯扎氯铵溶液浸泡，时间均是 15 分钟。⑤放置一段时间后要去医院检查，评估脱垂是否有好转，若有好转，需要及时更换子宫托的型号。检查阴道有没有炎症，溃疡等，发现问题及时处理。复查时间是 1~3 个月。⑥放置子宫托期间如有不适，比如阴道分泌物增多、外阴瘙痒、异常出血等，要及时去医院检查，查找原因。

9. BCDE【解析】生殖道粪瘘的预防：①产时处理避免第二产程延长。②注意保护会阴，避免会阴Ⅲ度撕裂。③会阴裂伤缝合后应常规肛门检查，发现有缝线穿透直肠黏膜时应立即拆除重缝。④避免长期放置子宫托不取出。⑤生殖道癌放射治疗时应掌握放射剂量和操作技术。

六、案例分析题

1. B【解析】该患者为子宫脱垂Ⅱ度重型伴阴道前后壁膨出。

2. B【解析】患者年老体弱不能耐受较大手术，应选择阴道纵隔形成术。

3. ABD【解析】检查子宫脱垂时须注意：①子宫是否脱垂，脱垂程度如何。②子宫脱垂是否并发子宫颈延长，抑或仅有子宫颈延长而无脱垂。③有无膀胱膨出或尿道膨出。④有无直肠膨出或直肠子宫陷凹疝。⑤会阴裂伤情况，肛提肌解剖情况，肌肉收缩张力。⑥有无膀胱炎、局部溃烂及输尿管积水。⑦患者体质情况，有无长期引起腹压增加的因素存在。

4. D【解析】子宫脱垂患者存在压力性尿失禁，一般是选用肾上腺素 α 受体药物，如丙米嗪、麻黄碱等。目的是增加尿道括约肌张力。丙米嗪 10~20mg，每日 1~4 次口服。

第十八章　女性生殖器官发育异常

一　A1 型题

1. 女性假两性畸形最常见的原因是
   A. 性染色体异常
   B. 常染色体显性遗传病
   C. 先天性肾上腺皮质增生
   D. 卵巢卵泡膜细胞瘤
   E. 卵巢颗粒细胞瘤
2. 关于外生殖器的发育，下列说法不恰当的是
   A. 外阴局部组织缺乏 5α-还原酶，无论睾丸是否存在，外阴均表现为女性
   B. 泌尿生殖褶的前方左右两侧在正中相会呈结节形隆起，称生殖结节
   C. 只要有睾酮的作用，外生殖器的始基就向男性分化
   D. 两性的外生殖器始基相同
   E. 生殖结节又称初阴
3. 女性内生殖器的始基是
   A. 副中肾
   B. 中肾旁管
   C. 中肾管
   D. 尿生殖嵴
   E. 尿生殖窦
4. 关于先天性肾上腺皮质增生的叙述错误的是
   A. 是女性假两性畸形最常见类型
   B. 是性染色体隐性遗传性疾病
   C. 常因 21-羟化酶缺乏所致
   D. 女性青春期无月经来潮
   E. 出生时有阴蒂肥大
5. 女性生殖管道的形成中错误的是
   A. 卵巢形成后中肾管退化
   B. 中肾旁管的头段形成输卵管
   C. 中肾旁管的头段形成子宫
   D. 中肾旁管的中段和尾段合并形成子宫及阴道上段
   E. 胎儿 12 周末中两侧子宫中隔消失，成为单腔
6. 下列女性生殖器官发育异常，不影响性生活，能正常怀孕，但影响正常分娩的是
   A. 阴道闭锁
   B. 阴道横隔

C. 处女膜闭锁　　D. 先天无阴道

E. 阴道纵隔

7. 关于女性假两性畸形的叙述错误的是

A. 染色体核型为 46，XX　　B. 生殖腺是卵巢

C. 女性内生殖器均存在　　D. 生殖器出现部分男性化

E. 不可能正常生育

8. 关于先天性宫颈闭锁，下列说法正确的是

A. 先天性宫颈闭锁在生殖道发育异常中较常见

B. 该病与子宫内膜异位症和子宫腺肌病无关

C. 若患者子宫内膜有功能，青春期可出现周期性腹痛

D. 先天性宫颈闭锁均可通过手术穿通宫颈达到矫形目的

E. 治疗原则为切除子宫

9. 下列女性生殖器官发育异常，合并存在泌尿系统畸形可能性最大的是

A. 单角子宫　　B. 残角子宫

C. 幼稚子宫　　D. 无子宫无阴道

E. 双子宫双阴道

10. 以下女性生殖器官发育异常，合并存在原发不孕可能性最大的是

A. 双子宫双阴道　　B. 单角子宫

C. 幼稚子宫　　D. 始基子宫

E. 子宫纵隔

11. 关于幼稚子宫，下列描述不恰当的是

A. 月经极少　　B. 子宫小于正常

C. 原发性不孕　　D. 多合并无阴道

E. 可给予人工周期治疗

12. 下列女性生殖器官发育异常，合并存在子宫内膜异位症可能性最大的是

A. 单角子宫　　B. 残角子宫

C. 始基子宫　　D. 幼稚子宫

E. 双子宫

13. 关于男性假两性畸形的处理方式，下列说法不正确的是

A. 外生殖器含糊的幼儿，应按女性抚养　　B. 8 岁幼童，应按原社会性别继续生活

C. 社会性别的改动必须在 2 岁以前　　D. 异位睾丸应行切除

E. 心理治疗很重要

14. 关于真两性畸形，以下说法恰当的是

A. 真两性畸形即使切除睾丸组织亦不可能有正常生育功能

B. 真两性畸形需取生殖腺活检方能最后确诊
C. 手术切除的性腺需根据其当前的社会性别决定
D. 患者生殖腺均是一侧为卵巢另一侧为睾丸
E. 真两性畸形在两性畸形中多见

15. 关于先天性无阴道的叙述错误的是
A. 为双侧中肾旁管发育不全的结果
B. 常合并无子宫
C. 常合并卵巢发育不良
D. 第二性征发育正常
E. 青春期后无月经来潮

16. 卵巢畸胎瘤的胚胎细胞来源是
A. 生殖嵴细胞
B. 卵黄囊内胚层细胞
C. 间充质细胞
D. 体腔上皮细胞
E. 初级性索细胞

17. 关于残角子宫的叙述正确的是
A. 由一侧中肾旁管发育不全所致
B. 与正常子宫腔间有狭窄通道
C. 其内膜无功能
D. 不可能妊娠
E. 易误诊为子宫肌瘤

二 A2型题

1. 患者，女性，26岁。婚后2年性生活正常，未孕，无月经来潮，第二性征患者，女性，应用人工周期治疗有少量月经。最可能的诊断是
A. 始基子宫
B. 幼稚子宫
C. 先天性无子宫
D. 女性假两性畸形
E. 男性假两性畸形

2. 患者，女性，29岁。自幼无月经来潮。以往体健，无腹痛、腹胀等不适。婚后性交困难。该患者最可能的诊断是
A. 阴道纵隔
B. 阴道横隔
C. 处女膜闭锁
D. 先天性无阴道
E. 先天性无阴道，无子宫

3. 患者，女性，18岁。无月经来潮伴有周期性下腹痛，检查未见阴道开口，黏膜表面无蓝染，未见黏膜膨出。肛查扪及向直肠突出的包块，直肠腹部诊可在下腹部扪及腹腔内一较小包块，压痛明显。可能的诊断是
A. 处女膜闭锁
B. 先天性无阴道
C. 先天性阴道闭锁
D. 先天性宫颈闭锁
E. 先天性无子宫

4. 患者，女性，27 岁。月经从未来潮。妇科外阴，阴道发育正常，子宫颈呈圆锥形，较长，子宫体小，宫颈与宫体之比为 1∶1，两侧附件阴性。根据上述检查，首先考虑的诊断为

A. 始基子宫　　B. 幼稚子宫

C. 先天性宫颈闭锁　　D. 女性假两性畸形

E. 先天性卵巢发育不良

5. 患者，女性，23 岁。停经 40 余天，诊断为早期妊娠，人工流产失败。继续妊娠后，16 周时出现剧烈腹痛伴心悸、头晕、四肢湿冷。最可能的诊断是

A. 残角子宫妊娠破裂　　B. 瘢痕子宫破裂

C. 异位妊娠破裂　　D. 难免流产

E. 胎盘早剥

6. 患者，女性，26 岁。妊娠 4 个月发现残角子宫妊娠活胎，有生育要求，以下处理最恰当的是

A. 期待足月后剖宫产

B. 立即手术，刮宫取胎

C. 立即手术，剖宫取胎，同时行残角子宫切除术

D. 立即手术，剖宫取胎，同时行残角子宫切除术+患侧输卵管切除术

E. 立即手术，剖宫取胎，同时行残角子宫切除术+患侧输卵管切除术+对侧输卵管绝育术

7. 患者，女性，27 岁。结婚 3 年，自然流产 2 次，宫腔镜检查可见双侧输卵管开口，宫底部向内突出。最可能的诊断是

A. 双角子宫　　B. 纵隔子宫

C. 单角子宫　　D. 残角子宫

E. 黏膜下子宫肌瘤

8. 初产妇，33 岁。孕 1 产 0，第一产程进展顺利，因第二产程延长行阴道检查发现阴道横隔。此种情况的处理方式是

A. 切开横隔　　B. 切开会阴

C. 立即剖宫产　　D. 切开会阴及阴道

E. 观察先露部，能否进一步下降

9. 患者，女性，19 岁。无月经来潮，但周期性下腹痛伴有肛门坠胀。检查时见处女膜向外膨隆，表面呈紫蓝色，无阴道开口。直肠腹部诊可在下腹部扪及位于阴道包块上方的另一较小包块，压痛明显。可能的诊断

A. 处女膜闭锁　　B. 先天性无子宫

C. 先天性无阴道　　D. 阴道横隔

E. 阴道闭锁

10. 患儿，女，14 岁。周期性下腹痛 5 个月，无月经来潮。首选检查是

A. 内分泌激素检查
B. B超检查
C. 外阴视诊检查
D. 双合诊检查
E. 肛腹诊检查

三 A3/A4型题

（1~2题共用题干）

患者，女性，29岁。孕1产0，妊娠39周临产，宫缩持续45秒，间隔1~2分钟，宫口开全近2小时，阴道口不见胎头，却见一薄膜膨隆突出。

1. 可能的情况是
A. 头盆不称
B. 阴道闭锁
C. 阴道纵隔
D. 阴道横隔
E. 子宫脱垂

2. 恰当的处理方式是
A. 立即行剖宫产术
B. 将阴道横隔切开
C. 将阴道纵隔横行切开
D. 将处女膜“×”形切开
E. 将阴道纵隔“×”形切开

（3~5题共用题干）

患者，女性，33岁。于妊娠早期因先兆流产服用人工合成的孕激素保胎治疗。

3. 可能会导致胎儿
A. 先天性肾上腺皮质增生
B. 女胎外生殖器男性化
C. 男胎外生殖器女性化
D. 外阴两性畸形
E. 真两性畸形

4. 孕妇子女会有的临床表现是
A. 胎儿出生后男性化不再加剧，至青春期月经来潮
B. 随婴儿长大，男性化日益明显
C. 无正常生育能力
D. 血雄激素增高
E. 尿17-酮升高

5. 如胎儿出生后发现异常，应采用的治疗方法是
A. 终身使用可的松
B. 长期服用雄激素
C. 切除睾丸
D. 期待疗法
E. 整形术

（6~7 题共用题干）

患者，女性，19 岁。至今未来月经，周期性下腹疼痛半年。清晨摸及下腹正中有一肿块。发育中等，第二性征发育良好。

6. 诊断为
   A. 卵巢肿瘤　　B. 子宫肌瘤
   C. 充盈膀胱　　D. 处女膜闭锁
   E. 卵巢内膜异位囊肿
7. 按上述诊断，恰当处理方式应是
   A. 用粗针抽取经血并造口
   B. “×”形切开处女膜，并用生理盐水冲洗
   C. 将处女膜做“×”形切开，切缘肠线缝合
   D. “×”形切开处女膜后，置橡皮条引流 48 小时
   E. “×”形切开处女膜，探查宫颈和宫腔有无异常

（8~11 题共用题干）

患者，女性，22 岁。原发性闭经。第二性征乳房发育但乳头小。阴毛和腋毛均缺如。孕酮注射后无撤药性出血，检查外阴正常，但阴道短浅呈盲端。双侧腹股沟扪及 12mm×14mm×12mm 大小的实质性质地中等的包块。

8. 下一步首先检查的项目是
   A. 腹腔镜检查　　B. 垂体 MRI 扫描
   C. 盆腔超声检查　　D. 染色体核型分析
   E. 子宫输卵管碘油造影
9. 下一步的诊断有法应是
   A. 性激素测定　　B. 糖耐量试验
   C. 尿 LH 测定　　D. 垂体兴奋试验
   E. 地塞米松抑制试验
10. 如果行性激素检查，最可能的结果是
    A. 雌激素如正常女性　　B. 雄激素如正常女性
    C. 雌激素如正常男性　　D. 雄激素如正常男性
    E. 雌激素和雄激素均如正常女性
11. 双侧腹股沟包块首先要考虑是
    A. 双侧卵巢　　B. 双侧睾丸
    C. 双侧淋巴结　　D. 双侧肾上腺
    E. 双侧转移性肿瘤

四 B 型题

（1~3 题共用备选答案）

A. 双子宫
B. 始基子宫
C. 鞍状子宫
D. 纵隔子宫
E. 幼稚子宫

1. 患者，女性，18 岁。初潮月经量少，最可能的是
2. 患者，女性，18 岁。原发闭经，最可能的是
3. 患者，女性，25 岁。月经规律，量正常，婚后 3 年不孕，最可能的是

（4~8 题共用备选答案）

A. 阴道闭锁
B. 阴道纵隔
C. 阴道横隔
D. 先天性无阴道
E. 无孔处女膜

4. 尿生殖窦上皮未能贯穿前庭部所致为
5. 尿生殖窦未参与形成阴道下端所致为
6. 双侧中肾旁管汇合后，其中隔未消失或未完全消失为
7. 双侧中肾旁管发育不全，为
8. 两侧中肾旁管汇合后的尾端与尿生殖窦相连接处未贯通或部分贯通，为

（9~11 题共用备选答案）

A. 双子宫
B. 单角子宫
C. 双角子宫
D. 始基子宫
E. 幼稚子宫

9. 患者，女性，22 岁。无月经来潮。最可能的诊断是
10. 患者，女性，30 岁。18 岁初潮，经量极少，规律，24 岁结婚至今未孕，最可能的诊断是
11. 患者，女性，32 岁。反复于妊娠 5 个月左右自然流产，宫腔镜检查可见双侧输卵管开口，宫底部向内突出，最可能的诊断是

（12~14 题共用备选答案）

A. 鞍状子宫
B. 阴道横隔
C. 女性假两性畸形
D. 先天性无阴道无子宫
E. 先天性卵巢发育不全

12. 由于中肾旁管衍化物发育不全所致的异常，属于
13. 由于副中肾衍化物融合障碍所致的异常，属于
14. 由于正常管道形成受阻所致的异常，属于

（15~19 题共用备选答案）

A. 始基子宫　　B. 残角子宫
C. 先天性无子宫　　D. 先天性无阴道
E. 一侧输卵管缺失

15. 两侧中肾旁管中段及尾段未发育会发生哪种生殖道畸形
16. 两侧中肾旁管发育不全会发生哪种生殖道畸形
17. 一侧中肾旁管发育正常，另一侧发育不全会发生哪种生殖道畸形
18. 中肾旁管汇合后不久即停止发育会发生哪种生殖道畸形

（19~22 题共用备选答案）

A. 生殖嵴　　B. 中肾嵴
C. 米勒管　　D. 尿生殖嵴
E. 尿生殖窦

19. 子宫是由以上哪项发育而来的
20. 外阴是由以上哪项发育而来的
21. 卵巢是由以上哪项发育而来的
22. 输尿管是由以上哪项发育而来的

（23~25 题共用备选答案）

A. 真两性畸形　　B. 女性假两性畸形
C. 男性假两性畸形　　D. 混合性生殖腺发育不全
E. 单纯型生殖腺发育不全

23. 在两性畸形中最罕见的是
24. 孕妇若妊娠早期服用具有雄激素作用类药物易发生
25. 若患者染色体为 46，XY，在胚胎或胎儿时期外周组织缺乏雄激素受体或受体功能异常会出现

（26~30 题共用备选答案）

A. 真两性畸形　　B. 女性假两性畸形
C. 睾丸女性化综合征　　D. 男性化男性假两性畸形

E. XY 单纯性腺发育不全

26. 体内同时有卵巢和睾丸发生的畸形是
27. 性腺是卵巢，染色体 46，XX，外阴发育有不同程度的男性化，这种畸形是
28. 又称 Swyer 综合征，X 连锁或常染色体遗传病，这种畸形是
29. 外阴为女性，染色体 46，XY，但外阴组织缺乏 5α-还原酶，发生的畸形是
30. 染色体 46，XY，幼年多按照女性抚养，青春期后外阴及第二性征向男性化分化，发生的畸形是

五 X 型题

1. 仅一侧中肾旁管发育可导致
A. 幼稚子宫
B. 单角子宫
C. 单侧输卵管缺失
D. 单侧肾缺失
E. 单侧卵巢缺失
2. 患者，女性，29 岁。闭经近 2 个月，出现恶心呕吐，尿妊娠试验阳性，行人工流产术未吸出组织物，以下可能的情况是
A. 葡萄胎
B. 吸宫技术不熟练
C. 残角子宫妊娠
D. 单纯闭经未妊娠
E. 双子宫，一侧宫腔妊娠
3. 子宫发育异常包括
A. 单角子宫
B. 双角子宫
C. 子宫下垂
D. 始基子宫
E. 先天性无子宫

六 案例分析题

（1~4 题共用题干）

患者，女性，15 岁。体格及智力发育与同龄人相似，已出现第二性征 2 年，一直无月经来潮。近半年常感下腹胀痛，每 1~2 个月发作 1 次，每次持续 3~4 天，可自然缓解，近来偶于腹痛时伴有腰骶部胀痛及肛门坠胀，亦可自然缓解。2 个月前无意间发现下腹部有一包块。身高 160cm，体重 50kg，乳房发育好，女性体态，其他系统查体未发现异常。

1. 该患者诊断首先可考虑
A. 卵巢肿瘤
B. 盆腔炎
C. 子宫肌瘤
D. 先天性处女膜闭锁
E. 子宫内膜异位症
F. 先天性无阴道

G. 原发性闭经　　H. 继发性闭经

2. 为明确诊断，该患者首先应作的检查是

A. 腹部 B 超　　B. 妇科检查

C. 染色体检查　　D. 胸部 X 线摄片

E. 血常规检查　　F. 心电图检查

G. 肿瘤标志物检查　　H. 肝肾功能检查

3. 该患者妇科检查见阴阜、大小阴唇、阴蒂均发育正常，前庭内未见阴道开口，仅于相应位置见直径为 1cm 的紫蓝色组织向外膨出，直肠-腹部检查于阴道相应部位可扪及直径约 3cm 的条索状物，盆腔内可扪及直径约 10cm 类圆形包块，边界尚清晰，无压痛。双附件区均未扪及异常。该患者诊断考虑

A. 外阴肿瘤　　B. 阴道肿瘤

C. 两性畸形　　D. 子宫肌瘤

E. 先天性无阴道　　F. 卵巢肿瘤

G. 子宫内膜异位症　　H. 先天性处女膜闭锁

4. 对该患者应做的治疗是

A. 剖腹探查术　　B. 阴道成形术

C. 宫腔镜手术　　D. 处女膜切开术

E. 外阴肿瘤切除术　　F. 腹腔镜探查手术

G. 子宫肌瘤剥除术　　H. 卵巢肿瘤剥除术

参考答案与解析

一、A1 型题

1. C【解析】女性假两性畸形为常染色体隐性遗传病，生殖腺为卵巢，表现为外生殖器出现部分男性化，雄激素水平过高，其原因可能是先天性肾上腺皮质增生，也可能是非肾上腺来源。

2. C【解析】性腺由未分化生殖细胞分化形成，主要由性染色体和性激素决定。

3. B【解析】中肾旁管自胚胎第 5 周，胚胎体腔背部，肠系膜两侧的体腔上皮增生，肥厚，隆起，形成尿生殖嵴，外侧为中肾，内侧为生殖嵴，是性腺发生的始基。

4. B【解析】参见 A1 型题第 1 题解析。

5. C【解析】卵巢与中肾管无关，而中肾旁管分为头、中、尾三部分，头段发育成输卵管，中段和尾段合并后形成子宫及阴道上段。胎儿 12 周末时，两侧子宫中隔消失，形成单腔。

6. E【解析】阴道完全纵隔者无症状，性生活和阴道分娩无影响。不全纵隔者可有性生活困难或不适，分娩时胎先露下降可能受阻。

7. E【解析】女性假两性畸形患者染色体核型为46，XX，生殖腺为卵巢，内生殖器包括子宫、宫颈和阴道均存在，但外生殖器出现部分男性化，男性化的程度取决于胚胎暴露于高雄激素的时候早晚和雄激素量，可从阴蒂中度粗大直至阴唇后部融合和出现阴茎。确诊后应即开始并终身给予可的松类药物，以抑制垂体促肾上腺皮质激素的过量分泌和防止外阴进一步男性化及骨骺提前闭合，还可促进女性生殖器官发育和月经来潮，甚至有受孕和分娩的可能。

8. C【解析】先天性宫颈闭锁为双侧中肾旁管下段形成或融合不全所致，临床上较为罕见（选项A错误）。若患者子宫内膜有功能，青春期后可因宫腔积血而出现周期性腹痛，经血还可经输卵管逆流入腹腔，引起盆腔子宫内膜异位症（选项B错误）。症状体征为青春期后因宫腔积血出现周期性腹痛（选项C正确）。主要的治疗方法就是手术治疗，还有生育要求的女性患者最好采用保守的治疗方法，在保留子宫颈的基础上，把宫颈扩大，手术需要十分小心（选项D、E错误）。

9. D【解析】无子宫无阴道常合并泌尿系统畸形。

10. D【解析】始基子宫是因两侧中肾旁管汇合后不久即停止发育所致，常常与无阴道症状一起出现。这种子宫极小，仅1~3厘米长，并且通常无宫腔和子宫内膜，没有月经来潮，故合并存在原发不孕的可能性大。

11. D【解析】幼稚子宫是一种先天畸形，通常表现为子宫小、子宫颈短或闭锁、输卵管异常等特征。常见临床表现包括月经过少或无经期、原发性不孕等。但幼稚子宫并不一定会合并无阴道，大多数患者仍然会有正常的阴道。幼稚子宫的治疗可根据具体情况采取人工周期治疗、手术矫治等措施。

12. B【解析】残角子宫无功能性子宫内膜者，一般无症状。若子宫内膜有功能，且与对侧子宫腔不相通，可出现痛经及宫腔积血，可并发子宫内膜异位症。

13. A【解析】外生殖器模糊的幼儿应根据其阴茎及睾丸发育情况决定性别，按男性或女性做外生殖器成形。

14. B【解析】真两性畸形是指患者体内睾丸和卵巢两种生殖腺同时存在，是两性畸形最罕见的一种。可能一侧生殖腺为卵巢，另一侧为睾丸；或每侧生殖腺内同时含卵巢及睾丸两种组织，称为卵睾；也可能一侧为卵睾，另一侧为卵巢或睾丸（选项D、E错误）。诊断起来比较困难，须经过对性腺组织进行切片检查，确定同时存在睾丸和卵巢时，方能作出诊断（选项B正确）。治疗的原则是根据解剖学的条件建立适当的性别并适当地保留性腺组织，以期能形成比较有功能的性发育。性别的建立常常是依赖于矫正外生殖器的可能性，并不受细胞染色体核型的限制（选项C错误）。个别有子宫的患者在切除睾丸组织后，不但月经来潮，还具有正常生育能力（选项A错误）。

15. C【解析】先天性无阴道为中肾旁管发育异常所致（选项 A 正确）。临床表现为青春期后无月经来潮，原发性闭经及性生活困难（选项 E 正确）。极少数具有内膜组织的始基子宫患者因经血无正常流出通道，可表现为周期性腹痛。检查可见患者体格、第二性征以及外阴发育正常（选项 D 正确），但无阴道口，或仅在前庭后部见一浅凹。偶见短浅阴道盲端。常伴子宫发育不良（无子宫或始基子宫）（选项 B 正确、C 错误）。可伴有泌尿道异常或脊椎异常。

16. B【解析】卵巢畸胎瘤是一种常见的卵巢生殖细胞肿瘤。生殖细胞肿瘤占卵巢肿瘤的 20%~40%。生殖细胞来源于生殖腺以外的内胚叶组织，有发生多种组织的功能。未分化者为无性细胞瘤，胚胎多能者为胚胎癌，向胚胎结构分化为畸胎瘤，向胚外结构分化为卵黄囊瘤、绒毛膜癌。

17. A【解析】子宫残角为先天发育畸形，由于一侧中肾旁管发育不全所致（选项 A 正确）。残角子宫往往不与另一侧发育较好的子宫腔沟通，但有纤维束与之相连（选项 B 错误）。残角子宫无功能性子宫内膜者，一般无症状。若子宫内膜有功能，且与对侧子宫腔不相通，可出现痛经及宫腔积血，可并发子宫内膜异位症（选项 C 错误）。若有内膜且与对侧子宫腔相通，可出现残角子宫妊娠破裂或人工流产无法刮出胚胎组织（选项 D 错误）。需与卵巢肿瘤、卵巢子宫内膜样囊肿及浆膜下子宫肌瘤鉴别（选项 E 错误）。

二、A2 型题

1. B【解析】幼稚子宫也称子宫发育不良，是指子宫结构和形态正常，但体积较小，子宫颈相对较长，是不能受孕的重要原因。

2. E【解析】先天性无阴道无子宫是女性生殖器官发育畸形的一种，大部分是由于中肾旁管发育不良导致的。患者往往没有月经来潮，而且性生活会非常的困难。有的患者子宫非常小，往往没有周期性腹痛这样的症状。

3. C【解析】先天性阴道闭锁绝大多数患者至青春期发生周期性下腹坠痛，呈进行性加剧。严重者可引起肛门或阴道部胀痛和尿频等症状。症状与处女膜闭锁相似，无阴道开口。但闭锁处黏膜表面色泽正常，也不向外隆起。肛诊可扪及凸向直肠的包块，位置较处女膜闭锁高。

4. B【解析】临床上常见的幼稚子宫有两种类型：一种是青春型子宫，比较多见，其子宫腔与宫颈管的比例约 1∶1；另一种是幼儿型，其子宫腔与宫颈管的比例约 1∶2，且常伴有卵巢发育不全。依据题干信息，该患者为幼稚子宫。

5. A【解析】该患者为早期妊娠，后因人工流产失败继续妊娠，妊娠 16 周时出现“剧烈腹痛伴心悸、头晕、四肢湿冷”症状，可初步诊断为残角子宫妊娠破裂。临床表现无明确症状、术前仅 33. 3%确诊，因此延误手术可造成妊娠中期破裂导致腹腔大出血、失血性休克。

6. D【解析】残角子宫妊娠是异位妊娠的一种，临床上比较少见，一旦确诊残角子宫妊娠，一般应立即手术。妊娠早期、中期者以残角子宫切除，同时切除同侧输卵管为宜，以防止日后发生同侧输卵管妊娠。如妊娠已至足月或过期，且胎儿存活者应先剖宫产抢救胎儿，然后切除残角子宫及同侧输卵管。

7. A【解析】子宫畸形是流产的原因之一，此题干中有宫腔镜检查可见双侧输卵管开口，宫底部向内突出，可初步诊断为双角子宫。

8. A【解析】患者第二产程延长行阴道检查发现阴道横隔，应行切开横隔处理。

9. A【解析】患者 19 岁仍无月经来潮，出现周期性下腹痛伴有肛门坠胀，首先考虑处女膜闭锁，外阴检查时可见处女膜向外膨隆，表面呈紫蓝色，无阴道开口。

10. C【解析】患儿 14 岁，周期性下腹痛 5 个月，无月经来潮，可能为处女膜闭锁，首选检查应为外阴视诊。

三、A3/A4 型题

1~2 D、B【解析】患者临产宫口开全不见胎头，却见一薄膜膨隆突出，初步诊断为阴道横隔。阴道横隔如发生在阴道较高段，部分可闭锁，可不影响性生活，可以受孕，但在分娩时影响胎儿娩出，宜在分娩时做横隔切开术。术后若受孕分娩不能顺利进行，需采取剖宫产。

3~5 B、A、D【解析】妊娠早期长期、大量服用人工合成的孕激素可引起女胎男性化，发生假两性畸形。程度轻，在出生后男性化不再加剧，至青春期月经来源，还可有正常生育，可行期待治疗。

6~7 D、C【解析】依据题干信息所述，患者可诊断为处女膜闭锁。治疗时先用粗针穿刺处女膜膨隆部，抽出积血可以送检进行细菌培养及抗生素敏感试验，而后再 X 形切开，排出积血，常规检查宫颈是否正常，切除多余的处女膜瓣，修剪处女膜，再用可吸收缝线缝合切口边缘，使开口成圆形，必要时术后给予抗感染药物。

8. D【解析】症状和体征需要对性别和遗传问题进行鉴别诊断，染色体检查可能发现核型异常。

9. A【解析】性激素测定可以进一步分析性别翻转的原因。

10. D【解析】推测患者可能是睾丸女性化综合征，因雄激素受体的异常导致。该患者的雄激素水平可与正常男性相似。

11. B【解析】双侧腹股沟的包块很可能是睾丸组织。

四、B 型题

1~3 E、B、D【解析】幼稚子宫又称子宫发育不良，但卵巢发育正常，月经量少或无月经来潮；始基子宫及处女膜闭锁患者青春期没有月经来潮；纵隔子宫可引起不孕及反复妊娠失败。

4. E【解析】处女膜是阴道腔与尿生殖窦之间的环状薄膜，由阴道上皮、泌尿生殖窦上皮及间质组织构成。若泌尿生殖窦上皮未能贯穿前庭部，则导致处女膜闭锁。在生殖道发育异常中比较常见。

5. A【解析】阴道闭锁为泌尿生殖窦未参与形成阴道下段所致。闭锁位于阴道下段，长度2~3cm，其上多为正常阴道。

6. B【解析】阴道纵隔为双侧中肾旁管融合后，其中隔未消失或未完全消失所致。纵隔一般附着在阴道前、后壁的正中线上，纵向行走，可分为部分性和完全性，后者形成双阴道，常合并双宫颈、双子宫。

7. D【解析】先天性无阴道可能由于基因突变（可能有家庭史）引起中肾旁管发育异常所致。

8. C【解析】两侧中肾旁管汇合后的尾端与尿生殖窦相连接处未贯通或部分贯通时，可出现阴道横隔。即阴道内部存在一定程度的纵隔，导致阴道不连续，或者只有一侧的阴道通畅，而另一侧被隔断。

9. D【解析】始基子宫因无内膜，所以没有月经，多数伴有无阴道。

10. E【解析】幼稚子宫可表现为月经初潮延迟伴月经稀少、痛经，甚至闭经，常常是子宫发育不良的重要临床表现。

11. C【解析】双角子宫是双侧中肾管融合不良所致，一般无症状。有时双角子宫月经量较多并伴有程度不等的痛经。妇科检查可扪及子宫底凹陷呈双角，程度不一。

12. D【解析】参见B型题第7题解析。

13. A【解析】鞍形子宫主要是形态异常，在发育期间，由于中肾旁管的尾端已大部融合，纵隔已退化，行成单宫颈，子宫底部会合不完而形成鞍形子宫。

14. B【解析】参见B型题第8题解析。

15~16 C、D【解析】先天性无子宫因双侧中肾旁管形成子宫段未融合，退化所致。常合并无阴道。卵巢发育正常。

17. B【解析】一侧中肾旁管发育正常，另一侧发育不全会形成残角子宫。

18. A【解析】始基子宫系双侧中肾旁管融合后不久即停止发育，子宫极小，仅长1~3cm。多数无宫腔或为一实体肌性子宫。偶见始基子宫有宫腔和内膜。卵巢发育可正常。

19~22 C、E、A、D【解析】子宫是由米勒管发育而来的；外阴是由尿生殖窦发育而来的；卵巢是由生殖嵴发育而来的；输尿管是由尿生殖嵴发育而来的。

23. A【解析】真两性畸形是指患者体内睾丸和卵巢两种生殖腺同时存在，是两性畸形最罕见的一种。

24. B【解析】孕妇若妊娠早期服用具有雄激素作用类药物，会导致雄激素水平过高，易发生女性假两性畸形。

25. C【解析】若患者染色体为46，XY，在胚胎或胎儿时期外周组织缺乏雄激素受体或受体功能异常会出现男性假两性畸形。

26. A【解析】参见A1型题第14题解析。

27. B【解析】参见A1型题第7题解析。

28. E【解析】XY单纯性腺发育不全又称Swyer综合征。患者染色体核型以46，XY为主，嵌合体45，X/46，XY等极少见。本症呈家族性或散发性，为X连锁隐性或常染色体显性遗传。

29. C【解析】睾丸女性化综合征患者可以表现出不同程度的男性假两性畸形，甚至是完全的女性化外观。患者染色体核型为正常男性型（46，XY），外生殖器为正常女性型，但外阴组织缺乏5α-还原酶，性腺为功能正常的睾丸。

30. D【解析】男性假两性畸形是指生物染色体核型是（46，XY），但是从外观上看起来像女性，不能够明显辨别出男性生殖器。幼年多按照女性抚养，青春期后外阴及第二性征向男性化分化。

五、X型题

1. BCDE【解析】仅一侧中肾旁管发育，另一侧中肾旁管发育缺陷可形成单角子宫、单侧输卵管缺失、单侧肾缺失、单侧卵巢缺失。

2. BCDE【解析】患者闭经2个月，尿妊娠试验阳性，行人工流产术未吸出组织物，可能是吸宫技术不熟练未吸出，也可能为残角子宫妊娠或双子宫一侧宫腔妊娠，也有单纯闭经未妊娠的可能。

3. ABDE【解析】子宫发育异常根据中肾旁管发育及融合异常可分为以下几种。①子宫未发育或发育不良：是指双侧中肾旁管融合前后发育异常导致的。患者卵巢发育正常，可进一步分为先天性无子宫、始基子宫和幼稚子宫。②单角子宫与残角子宫。③双子宫。④双角子宫。⑤纵隔子宫。⑥弓形子宫。⑦己烯雌酚所致的子宫发育异常。

六、案例分析题

1. DFG【解析】患者周期性下腹痛，一直无月经来潮，可能为原发性闭经，原因可能为先天性处女膜闭锁、先天性无阴道。

2. B【解析】为明确诊断，患者应首先做妇科检查，行外阴视诊，观察外阴生殖器有无异常。

3. H【解析】患者直肠-腹部检查可于阴道相应部位扪及条索状物，于阴道开口相应位置见紫蓝色组织向外膨出，考虑为先天性处女膜闭锁。

4. D【解析】先天性处女膜闭锁可行处女膜切开术。

不孕症

第十九章 不 孕 症

一 A1 型题

1. 子宫因素不孕不包括
   A. 子宫内膜息肉
   B. 子宫浆膜下肌瘤
   C. 子宫黏膜下肌瘤
   D. 子宫纵隔
   E. 子宫内膜炎
2. 经阴道采卵术最常见的并发症是
   A. 感染
   B. 出血
   C. 膀胱穿孔
   D. 肠穿孔
   E. 人流综合征
3. 关于性交后试验，下列说法不恰当的是
   A. 试验前 3 日禁止性交
   B. 每高倍视野有 5 个活动精子为正常
   C. 性交后 2~8 小时检查
   D. 宫颈黏液呈羊齿植物状结晶
   E. 选择在预期的排卵期进行
4. 最能明确宫腔粘连部位的诊断方法是
   A. 子宫输卵管碘油造影
   B. 宫腔镜检查
   C. 女性内分泌检查
   D. B 超
   E. 分段诊刮
5. 正常卵细胞体外受精后 18~20 小时显微镜下常见的是
   A. 配子
   B. 合子
   C. 2 细胞胚胎
   D. 4 细胞胚胎
   E. 8 细胞胚胎
6. 人工流产刮宫过度、产后或流产后出血刮宫损伤子宫内膜，造成子宫内膜广泛粘连、宫腔闭锁而闭经，称为
   A. 雄激素不敏感综合征
   B. 空蝶鞍综合征
   C. 子宫腔粘连综合征
   D. 希恩综合征
   E. 卡尔曼综合征
7. 导致女方不孕最常见的因素是

A. 子宫因素　　B. 子宫颈因素
C. 外阴、阴道因素　　D. 输卵管因素
E. 排卵障碍

8. 引起女性不孕症的原因不包括
A. 排卵障碍　　B. 子宫内膜异位症
C. 输卵管不通　　D. 性交后试验异常
E. 浆膜下子宫肌瘤

9. 宫颈因素引起不孕的情况不包括
A. 宫颈畸形及解剖位置异常　　B. 宫颈黏液功能异常
C. 宫颈免疫学功能异常　　D. 宫颈裂伤
E. 宫颈炎

10. 输卵管通畅试验的禁忌证是
A. 诊刮病理回报无结核及子宫内膜炎症　　B. 无阴道炎，白带常规检查无异常
C. 妇科查体，宫旁无压痛及增厚　　D. 术前可有性生活史
E. 月经净后3~7天内

11. 因输卵管粘连扭曲使输卵管蠕动受到限制，影响伞端捡拾卵子造成不孕的主要原因是
A. 输卵管过长　　B. 输卵管过短
C. 输卵管再通术　　D. 子宫内膜异位症
E. 多囊卵巢综合征

12. 输卵管炎症病原体的主要传播形式不包括
A. 血行播散　　B. 由消化系统炎症传播
C. 直接蔓延　　D. 沿生殖器官黏膜上行感染
E. 沿阴道上部及宫颈旁腹膜后淋巴系统向输卵管延伸

13. 测定基础体温不能用于
A. 协助诊断早期妊娠　　B. 判断有无排卵
C. 确定闭经部位诊断　　D. 判断黄体功能
E. 葡萄胎排出后的随访

14. 关于输卵管不孕因素的检查方法，最有价值的项目是
A. 宫颈黏液、精液相合试验　　B. 子宫输卵管碘油造影
C. 输卵管通畅试验　　D. 性交后试验
E. 子宫镜检查

15. 与不孕症无关的疾病是
A. 子宫内膜异位症　　B. 多囊卵巢综合征
C. 子宫黏膜下肌瘤　　D. 生殖器结核

E. 宫颈柱状上皮异位

16. 下列影响受精卵着床的有关因素，错误的是

A. 宫颈肌瘤　　B. 子宫发育不良

C. 子宫黏膜下肌瘤　　D. 宫腔粘连

E. 子宫内膜结核

17. 黄体功能不足的特点是排卵后至下次月经来潮时间为

A. 16 天　　B. 13 天

C. 12 天　　D. <12 天

E. 15 天

18. 临床首选的促排卵药是

A. 溴隐亭　　B. 氯米芬

C. hCG　　D. 人绝经促性腺素（hMG）

E. 黄体生成激素释放激素（LHRH）

19. 控制性超排卵方案中，短方案是指

A. GnRH-α 与促性腺素在月经第 2 天同时使用，直到使用 hCG 日

B. GnRH-α 与促性腺素在月经第 2 天同时使用，3 天后停用 GnRH-α

C. GnRH-α 在前一月经周期第 2 天使用，28 天后开始使用促性腺素

D. GnRH-α 在黄体中期使用，促性腺素在月经来潮后使用

E. 促性腺素使用少于 10 天

20. 导致宫腔粘连症的原因不包括

A. 宫腔感染　　B. 损伤性刮宫

C. 畸形子宫矫正术后　　D. 子宫浆膜下肌瘤切除术后

E. 子宫黏膜下肌瘤切除术后

21. 可见第一极体和细胞核的卵细胞是

A. MⅡ期　　B. MⅠ期

C. GV期　　D. 受精卵细胞

E. 卵冠丘复合体

22. 同输卵管堵塞无关的疾病是

A. 卵巢囊肿　　B. 慢性输卵管炎

C. 输卵管结核　　D. 输卵管积水

E. 子宫内膜异位症

23. 进行性交后试验的最佳时间是

A. 2 次月经中间　　B. 排卵期

C. 非经期的任何日期　　D. 月经来潮一周或月经来潮 6 小时内

E. 月经干净后3~7天内

24. 控制性超排卵方案中，超短方案是指

A. GnRH-α与促性腺素在月经第3天同时使用，直到使用hCG日

B. GnRH-α与促性腺素在月经第3天同时使用，3天后，停用GnRH-α

C. GnRH在月经周期第3天使用，28天后开始使用促性腺素

D. 促性腺素使用不超过7天

E. CnRH-α在黄体中期使用，促性腺素在月经来潮后使用

25. 不孕症伴有痛经常发生于

A. 子宫内膜炎
B. 多囊卵巢综合征
C. 卵巢囊肿
D. 子宫肌瘤
E. 子宫内膜异位症

26. 试管婴儿的主要适应证是

A. 无精症
B. 无排卵
C. 子宫发育不良
D. 免疫性不孕
E. 输卵管阻塞

27. 关于性交后试验，下列说法错误的是

A. 可在月经周期的任何时期进行

B. 受试者在性交后2~8小时内接受检查

C. 每高倍视野小于5个活动精子考虑免疫问题

D. 有宫颈炎症不应做此检查

E. 每高倍视野有20个活动精子为正常

28. 控制性超排卵方案中，超长方案是指

A. 促性腺素使用超过14天

B. GnRH-α与促性腺素在月经第二天同时使用，直到使用hCG日

C. GnRH-α与促性腺素在月经第二天同时使用，3天后停用GnRH-α

D. GnRH-α在前一月经周期第二天使用，28天后开始使用促性腺素

E. GnRH-α在黄体中期使用，促性腺素在月经来潮后使用

29. 关于宫颈黏液-精液相合试验，下列说法不恰当的是

A. 取1滴宫颈黏液和1滴液化的精液，相距2~3mm

B. 镜下观察，精子能否穿过黏液并继续向前运行

C. 选择在月经前1周进行

D. 性交后6小时内进行

E. 需要轻晃玻片使两滴接近

30. 卵巢功能的检查方法不包括

A. 阴道脱落细胞及宫颈黏液检查
B. 基础体温测定
C. 子宫内膜活检
D. 盆腔 CT
E. 垂体促性腺激素测定

31. 下列符合原发性不孕的诊断的情况是
A. 结婚 3 年，安全期避孕，未孕
B. 结婚 2 年，未避孕 1 年未孕
C. 结婚 5 年，未避孕自然流产 2 次，至今未孕
D. 结婚 5 年，避孕套避孕，近半年未避孕未孕
E. 结婚 5 年，3 年前人工流产，近 2 年未避孕未孕

32. 关于输卵管性不孕的治疗，下列说法不正确的是
A. 输卵管伞端粘连阻塞可行盆腔粘连松解术和输卵管伞成形术
B. 输卵管间质部阻塞直接行 IVF-ET
C. 输卵管间质部和峡部部分阻塞可行宫腔镜下输卵管插管疏通术治疗
D. 输卵管粘连可给予中药治疗
E. 输卵管阻塞程度重常规给予人工授精

33. 关于宫腔粘连，下列说法不正确的是
A. 常发生于人工流产后
B. 月经量明显减少或闭经
C. 患者均有周期性下腹痛
D. 宫腔镜是最适合的诊断及治疗方法
E. 排卵功能正常

34. 关于基础体温，下列说法不恰当的是
A. 是诊断排卵功能的简便方法
B. 受卵巢分泌孕激素影响
C. 排卵周期体温呈双相
D. 熟睡至少 6 小时，醒后测腋温 5 分钟
E. 体温升高是由于孕酮有中枢升温作用

35. 女子不孕因素中最常见的病因是
A. 子宫黏膜下肌瘤
B. 子宫内膜异位症
C. 宫颈细长，宫颈炎
D. 无排卵
E. 输卵管因素

36. 性交后精子穿透力试验主要应用于
A. 少精液症
B. 弱精症
C. 子宫内膜炎
D. 免疫因素不孕
E. 精子穿透透明带能力

37. 卵巢早衰是指
A. FSH>40U/L
B. 年龄<40 岁，FSH>50U/L
C. 年龄<40 岁，FSH>40U/L
D. 年龄<45 岁，FSH>40U/L

E. 年龄<45 岁，FSH>50U/L

38. MⅡ期的卵子是

A. 可见第一极体，无细胞核
B. 可见第一极体和细胞核
C. 无第一极体，有细胞核
D. 无第一极体，无细胞核
E. 体外培养 24~36 小时后成熟

二 A2 型题

1. 患者，女性，36 岁。婚后 8 年未孕。夫妇双方生殖器形态学检查未发现异常，为监测有无排卵，下列不宜采用的是

A. 宫颈黏液结晶检查
B. 基础体温测定
C. 经前诊断性刮宫
D. 腹腔镜检查
E. 超声检查

2. 患者，女性，36 岁。患有不孕症，痛经 8 年。子宫大小正常，后倾，不活动，压痛，双附件增厚，有压痛，可触及直径 6cm 大小的囊性肿块，考虑诊断

A. 慢性盆腔炎
B. 双卵巢囊肿
C. 结核性盆腔炎
D. 子宫内膜异位症
E. 卵巢癌

3. 患者，女性，30 岁。患有不孕症，现停经近 2 个月，阴道不规则流血 4 天。今晨从阴道排出三角形膜样物，检查发现下腹部压痛及反跳痛。此种情况恰当的治疗措施是

A. 肌内注射子宫收缩药
B. 静脉滴注缩宫素
C. 立即行刮宫术
D. 行剖腹探查术
E. 请外科会诊

4. 患者，女性，28 岁。患有原发性不孕，发现盆腔包块及月经量逐渐减少 4 年，子宫边界不清，包块直径 8cm 左右，欠活动，可能为

A. 卵巢肿瘤
B. 子宫肌瘤
C. 生殖器结核
D. 子宫腺肌病
E. 陈旧性异位妊娠

5. 患者，女性，33 岁。婚后性生活和谐，但 4 年未孕，既往体健，月经规律，（4~5）天/28 天，血量中等，妇科盆腔检查正常，男方检查未发现异常。为确定不孕的原因，首先应采取的特殊检查是

A. 经前期取子宫内膜组织学检查
B. 子宫输卵管碘油造影
C. 基础体温测定
D. 输卵管通畅试验
E. 宫腔镜检查

6. 患者，女性，45 岁。月经周期延长，约 2 个月来潮 1 次，经期 8~10 日，经量多。为确

诊生殖内分泌失常类型，在月经来潮前 4 日检查，最有价值的辅助检查方法应是

A. 测基础体温
B. 阴道脱落细胞学检查
C. 测尿孕二醇值
D. 子宫内膜活组织检查
E. 宫颈黏液涂片干燥后镜下检查

7. 患者，女性，34 岁。患有不孕症，月经规律，痛经 2 年，每次需服镇痛药。盆腔子宫后位。稍活动，双侧卵巢增大 6cm×4cm×4cm 大小，右骶骨韧带处有触痛硬结。可能的阳性检查是

A. AFP 增高
B. CA125 增高
C. 丈夫精液异常
D. 输卵管呈串珠样改变
E. 月经第 21 天血孕酮<31. 8nmol/L

三 A3/A4 型题

（1~3 题共用题干）

患者，女性，33 岁。发育良好，婚后 3 年未孕，经检查基础体温双相，子宫内膜病理为分泌期改变。男方精液检查常规为正常。

1. 该患者需要的进一步检查是

A. 阴道镜检查
B. 女性激素测定
C. B 超监测卵泡发育
D. 输卵管通畅试验
E. 腹腔镜检查

2. 上述检查发现有异常，应选的处理方式是

A. 异常部位活检送病理
B. 氯米芬促排卵
C. 输卵管通畅治疗
D. 抗感染治疗
E. 服己烯雌酚

3. 上述检查未发现异常，应继续

A. 宫颈刮片
B. 宫腔镜检查
C. 性交后试验
D. 阴道脱落细胞涂片检查
E. 子宫输卵管碘油造影

（4~6 题共用题干）

患者，女性，33 岁。原发性不孕 5 年，平时月经不规律，（3~15）天/（60~90）天，痛经（-）。月经第二天化验检查卵泡刺激素 3. 5U/L，黄体生成素 12. 1U/L，身高 160cm，体重 70kg，多毛，痤疮（+），泌乳（-）。

4. 该患者的诊断是

A. 多囊卵巢综合征
B. 月经不调

C. 单纯肥胖
D. 异常子宫出血
E. 卵巢储备功能下降

5. 首选诱发排卵的治疗是
A. IVF-ET
B. 人工授精
C. 药物促排卵
D. 腹腔镜手术
E. 卵巢楔形切除术

6. 在药物促排卵治疗过程中该患者最容易出现的并发症是
A. 卵巢过度刺激综合征（OHSS）
B. 卵巢无反应
C. 空蝶鞍综合征
D. 子宫腔粘连综合征
E. 未破卵泡黄素化综合征

（7~9 题共用题干）

患者，女性，33 岁。原发性不孕 6 年，月经不规律、稀发，近半年闭经，无痛经。妇科双乳房有少许乳汁分泌，外阴毛发分布正常，阴道通畅。子宫中位，常大，活动，质中，无压痛，双附件（-）。

7. 最可能出现异常的结果是
A. FSH 升高
B. LH 升高
C. P 升高
D. T 升高
E. PRL 升高

8. 如有异常，应进一步做的检查是
A. B 超
B. 腹腔镜
C. 宫腔镜
D. 输卵管通畅试验
E. 蝶鞍相 X 线片或头颅 CT

9. 应用的药物治疗是
A. 氯米芬
B. 二甲双胍
C. 溴隐亭
D. 炔雌醇环丙孕酮片
E. hMG

（10~12 题共用题干）

患者，女性，37 岁。不孕症，继发性进行性痛经 5 年。多次测基础体温呈双相型。阴道后穹隆有一直径 1cm 触痛结节，子宫大小正常，后位，不活动，无压痛，右卵巢稍增大，固定，压痛（+）。

10. 此患者不孕的原因可能是
A. 无卵泡发育
B. 盆腔炎性粘连

C. 子宫内膜异位症
D. 子宫内膜发育不良
E. 黄体功能不足

11. 药物治疗首选的是
A. 氯米芬
B. 雄激素
C. 雌激素
D. 孕三烯酮
E. 尿促性素

12. 确诊的最好方法是
A. 宫腔镜检查
B. 阴道镜检查
C. 腹腔镜检查
D. 阴道后穹隆穿刺
E. 分段诊刮

（13~15 题共用题干）

患者，女性，33 岁。不孕症，继发性痛经，近 2 年加重。月经规律，量中。子宫大小正常，左附件区可及一直径 6cm 囊肿。

13. 该患者最可能的诊断是
A. 盆腔炎
B. 盆腔结核
C. 子宫腺肌病
D. 卵巢癌
E. 子宫内膜异位症

14. 不孕的原因可能是
A. 无排卵
B. 宫颈因素
C. 输卵管不通
D. 男方精液异常
E. 盆腔有子宫内膜异位病灶

15. 最合适的处理方式是
A. B 超检查
B. CT 检查
C. 腹腔镜检查+囊肿切除术
D. 经阴道后穹隆囊肿穿刺
E. 按子宫内膜异位症药物治疗

（16~18 题共用题干）

患者，女性，33 岁。继发性不孕 4 年，孕 3 产 0，2 年前自然流产清宫术后月经量明显减少，周期正常，无痛经。妇科双乳房（-），外阴毛发分布正常，阴道通畅，子宫中位，常大，活动，质中，无压痛，双附件（-）。

16. 最适合的检查方法是
A. 女性激素检查
B. 性交后试验
C. 输卵管通畅试验
D. 基础体温测定

E. 宫腔镜

17. 最可能的诊断是

A. 宫腔粘连
B. 宫颈粘连
C. 高催乳素血症
D. 垂体异常
E. 输卵管不通

18. 如发现异常，除给予手术治疗外，还应包括

A. IUI
B. 促排卵治疗
C. IUD+孕酮
D. 中药活血化瘀
E. IUD+人工周期3~6个月

四 B型题

（1~4题共用备选答案）

A. ICSI
B. PGD
C. AID
D. AIH
E. 常规IVF-ET

1. 对于丈夫患有生殖细胞不发育症的不孕夫妇可选择的治疗为
2. 对于患有子宫内膜异位症，继发不孕的患者，选择体外受精方式为
3. 对于免疫性不孕患者，首选的助孕方式是
4. 对于患有地中海贫血的夫妇，应选择的助孕方式是

（5~7题共用备选答案）

A. 卵母细胞单精子显微注射
B. 体外受精与胚胎移植
C. 配子输卵管内移植
D. 供胚移植
E. 人工授精

5. 主要适用于女性不可逆性输卵管损害的助孕技术是
6. 适用于患卵巢功能不良或严重遗传病女性的助孕技术是
7. 主要用于治疗男性不育的助孕技术是

（8~11题共用备选答案）

A. hCG
B. hMG
C. 己烯雌酚
D. 溴隐亭
E. LHRH

8. 促进黄体分泌功能的是
9. 促使卵泡生长发育成熟的是

10. 适用于下丘脑性无排卵的是
11. 促进宫颈黏液变为稀薄，利于精子穿过的是

（12~14 题共用备选答案）
A. 月经第 5 天刮宫，内膜病理为增生期改变
B. 月经第 5 天刮宫，内膜病理有分泌期改变
C. 月经前 2 天子宫内膜为早期分泌期改变
D. 月经前 1~2 天或来潮后 6 小时内刮宫
E. 月经第 10 天刮宫，子宫内膜萎缩
12. 检测有无排卵，可采用
13. 提示黄体功能不足的是
14. 提示黄体萎缩不全的是

（15~19 题共用备选答案）
A. B 超检查
B. 腹腔镜检查
C. 宫腔镜检查
D. 输卵管通畅试验
E. 性交后穿透试验
15. 多囊卵巢综合征可行
16. 免疫性不孕症可行
17. 输卵管炎可行
18. 子宫内膜异位症可行
19. 子宫内膜息肉可行

五 X 型题

1. 输卵管性不孕症的处理方式手段有
A. 诊断性刮宫
B. 经宫腔通畅术
C. 明确阻塞部位
D. 经宫颈输卵管导管疏通术
E. 输卵管阻塞手术复通术
2. 多囊卵巢综合征的治疗手段包括
A. 增加体重
B. 促排卵治疗
C. IVF-ET
D. 腹腔镜手术治疗
E. 醋酸环丙孕酮加炔雌醇
3. 可进行植入前遗传学诊断（PGD）检查的是
A. 第一极体
B. 第二极体

C. 滋养细胞
D. 内细胞团
E. 卵裂球

4. 应用氯米芬的适应证包括
A. 因下丘脑功能失调、口服避孕药等原因引起的继发性闭经
B. 高促性腺激素闭经
C. 无排卵性异常子宫出血
D. 排卵障碍
E. 黄体功能不足

5. 宫腔粘连引起不孕的治疗方法是
A. 宫腔镜粘连分离术
B. 抗生素治疗
C. 人工周期
D. 促排卵
E. IUD

6. 女性卵巢功能的检查方法包括
A. 子宫内膜活检
B. 性交后试验
C. 输卵管通畅术
D. 基础体温测定
E. B超检查

7. 控制性超排卵过程中使用hCG的结果是
A. 生成更多的卵子
B. 子宫内膜分泌期改变
C. 提高雌激素水平
D. 黄体形成
E. 卵子成熟

8. IVF-ET的并发症包括
A. 卵巢过度刺激综合征
B. 妊娠期高血压疾病
C. 流产和异位妊娠
D. 多胎妊娠
E. 感染

9. 发生卵巢过度刺激综合征的高危因素有
A. 卵泡期一开始就使用大剂量促性腺激素
B. 消瘦、矮小年轻女性
C. 多囊卵巢综合征
D. 卵巢储备功能降低
E. 原发性不孕患者

10. 应用溴隐亭的适应证有
A. 闭经溢乳综合征
B. 高催乳素血症伴不孕症
C. 多囊卵巢综合征
D. 空蝶鞍综合征
E. 垂体腺瘤

六 案例分析题

（1～4 题共用题干）

患者，女性，29 岁。痛经 4 年，未避孕未妊娠 3 年。平素月经规律，多次测基础体温为双相型。妇科直肠子宫陷凹扪及触痛性结节，子宫正常大小，右附件区扪及一直径 6cm 大小囊性包块，张力高，固定，与子宫分界不清，左附件区（-）。B 超：子宫未见异常，右附件区见一 6.7cm×5.4cm 大小囊性包块，其内见致密光点。曾行子宫输卵管碘油造影：双侧输卵管通畅：盆腔弥散欠佳。血 CA125：68.3U/ml。

1. 此患者不孕可能是因为
   A. 无卵泡发育　B. 输卵管不通畅
   C. 黄体功能不足　D. 慢性盆腔炎症
   E. 子宫内膜发育不良　F. 未破卵泡黄素化综合征
2. 诊断主要应考虑
   A. 不孕症　B. 盆腔结核
   C. 子宫肌瘤　D. 慢性盆腔炎
   E. 卵巢恶性肿瘤　F. 子宫内膜异位症
3. 确诊的最好方法是
   A. 腹腔镜检查　B. 宫腔镜检查
   C. 分段诊刮术　D. 阴道镜检查
   E. 盆腔 CT 检查　F. 后穹隆穿刺术
4. 腹腔镜探查见子宫骶韧带见多个紫蓝色小点，右卵巢有一直径 6cm 大小囊性包块，壁厚，色白，包块与子宫右侧壁、阔韧带后叶粘连，其内为巧克力样液体，适宜的手术方式为
   A. 右附件切除术　B. 右卵巢切除术
   C. 双附件切除术　D. 药物保守治疗
   E. 全子宫+双附件切除术
   F. 卵巢子宫内膜样囊肿剥除+盆腔子宫内膜异位灶电灼术

（5～9 题共用题干）

患者，女性，27 岁。婚后 4 年未孕。月经（8～16）天/（1～4）个月。发育良好。妇科双侧卵巢稍增大，余未见明显异常。

5. 为明确诊断，需做的辅助检查是
   A. 腹腔镜检查　B. 阴道镜检查
   C. 男方精液检查　D. 女方基础体温测定
   E. 内分泌检查　F. 输卵管通畅检查

6. 如男方精液检查正常，女方输卵管通畅，最先考虑的疾病为

A. 多囊卵巢综合征
B. 子宫内膜异位症
C. 慢性输卵管炎
D. 输卵管积水
E. 子宫肌瘤
F. 结核

7. 如需进一步了解疾病情况，需进一步行的检查是

A. 血清胰岛素水平的测定
B. 子宫输卵管碘油造影
C. B 超监测卵泡发育
D. 空腹血糖检查
E. 宫颈黏液检查
F. 宫腔镜检查

8. 如上述检查中胰岛素水平明显升高，治疗该因素不孕，最佳方法是

A. 先行二甲双胍治疗胰岛素抵抗，再进行促排卵治疗
B. 宫腔配子移植
C. 氯米芬促排卵
D. 服用己烯雌酚治疗
E. IVF-ET
F. 人工授精

9. 多囊卵巢综合征治疗手段包括

A. 醋酸环丙孕酮加炔雌醇
B. 腹腔镜手术治疗
C. 宫腹镜检查
D. 降低体重
E. 促排卵治疗
F. IVF-ET

（10~13 题共用题干）

患者，女性，32 岁。未避孕未妊娠 3 年。8 年前结婚，婚后夫妻同居一处，感情好，性生活正常规律，每周 2~3 次。5 年前足月分娩一活男婴，现健在；3 年前妊娠 50 多天时自然流产 1 次，流产后无特殊不适。此后上环避孕，3 年前因节育环下移行取环术，此后一直未避孕但未孕至今，现有生育要求。平素偶有下腹部隐痛不适，休息后可自然缓解。既往无传染病史、腹部手术史及其他特殊病史。13 岁月经初潮，月经规律，周期 30 天，经期 5 天，经量中等，偶有痛经。男方查精液无异常。

10. 该患者诊断为

A. 原发性不孕
B. 继发性不孕
C. 相对性不孕
D. 绝对性不孕
E. 药物性不孕
F. 感染性不孕

11. 该患者此种情况需做的不孕症相关的检查为

A. 通过盆腔 B 超监测排卵，了解卵泡生长、发育及排卵情况
B. 查女性激素，了解卵巢功能状态

C. 查腹部 B 超，了解各脏器发育情况

D. 行胸部 X 线摄片，了解心肺情况

E. 行心电图检查，了解心脏情况

F. 行子宫输卵管碘油造影，了解输卵管通畅情况

12. 若该患者输卵管碘油造影见宫腔形态正常，双侧输卵管全程显影，但走行稍扭曲，双侧输卵管伞端有造影剂积聚，提示双侧输卵管伞端不通、双输卵管积液，那么下一步诊断计划为

A. 行腹腔镜下双侧输卵管造口术，术后予输卵管通液治疗

B. 嘱其测基础体温，于体温升高第一天行房

C. 监测排卵，嘱其排卵后 24 小时内行房

D. 行体外受精-胚胎移植术

E. 行丈夫精液人工授精

F. 行宫腔镜检查

13. 若该患者输卵管碘油造影的结果提示：宫腔形态未见异常，双侧输卵管全程均未见显影，则

A. 提示该患者双侧输卵管间质部不通

B. 提示该患者双侧输卵管远端不通

C. 应行体外受精-胚胎移植术助孕

D. 提示该患者子宫发育不良

E. 应行丈夫精液人工授精助孕

F. 应行供精人工授精助孕

参考答案与解析

一、A1 型题

1. B【解析】子宫因素，如子宫畸形、子宫黏膜下肌瘤、子宫内膜炎、子宫内膜结核、子宫内膜息肉、宫腔粘连等均能影响受精卵着床，导致不孕症。

2. B【解析】经阴道超声引导下穿刺卵泡，通过负压吸引收集卵子，是常规收集卵子的方法。最常见的并发症是出血，包括卵巢内部以及卵巢附近血管的出血。

3. B【解析】性交后试验主要应用于免疫因素不孕，应在预测的排卵期进行，并不一定在确定的排卵日。若宫颈黏液拉丝长，放在玻片干燥后形成典型的羊齿状结晶，表明试验时间选择恰当。同时在试验前 3 天内禁止性交，避免阴道用药或冲洗，还应在性交后 2~8 小时取材。用聚乙烯细导管吸取宫颈黏液，涂于玻片上检查。若每高倍视野中有 20 个活动精子为正常；若每高倍视野下少于 5 个活动精子，精子穿过黏液能力差或精子不活动，应疑有免疫问题。宫颈、阴道局部的炎症等影响，可引起宫颈黏液的量及理化性质的改变，从而影响试验结果。因此，有宫颈炎症时不做此检查。

4. B【解析】宫腔镜检查可以观察子宫腔形态，内膜的色泽和厚度，双侧输卵管开口，是否有宫腔粘连、畸形、息肉、黏膜下肌瘤等病变。联合腹腔镜时可分别在输卵管内口插管，注射染料（亚甲蓝），以判别输卵管的通畅度。

5. B【解析】在体外受精过程中，一般会将精子与卵细胞混合，使之自然结合。18～20小时后，可通过显微镜观察到受精卵发育情况。此时，单个受精卵由于只有一个生殖细胞核，因此不能称之为“2 细胞胚胎”，而应该叫做“合子”。当受精卵不断分裂、细胞数量逐渐增多时，才会逐渐形成 2 细胞胚胎、4 细胞胚胎、8 细胞胚胎等。

6. C【解析】子宫腔粘连综合征是指子宫内壁粘连，造成宫腔全部或部分闭塞，导致的一系列症状。子宫腔粘连综合征患者一般均有子宫腔操作史，如人工流产、清宫术、子宫肌瘤剔除术，甚至足月分娩或中期引产后等。更多见于人工流产及反复刮宫术后。由于子宫内膜与肌层的过度创伤，特别是合并感染的情况下，使子宫腔或宫颈管发生粘连。

7～9 D、E、D【解析】不孕症的女性因素如下。①排卵障碍：占 25%～35%。主要原因有：a. 下丘脑-垂体-卵巢轴功能紊乱，包括下丘脑、垂体器质性病变或功能障碍；b. 卵巢病变，如先天性卵巢发育不良、多囊卵巢综合征、卵巢早衰、卵巢功能性肿瘤、卵巢不敏感综合征等；c. 肾上腺及甲状腺功能异常也能影响卵巢功能。②输卵管因素：占 50%。慢性输卵管炎、输卵管发育不全、盆腔炎性疾病后遗症、子宫内膜异位症等都可导致输卵管性不孕。③子宫因素：子宫畸形、子宫黏膜下肌瘤、子宫内膜炎、子宫内膜结核、子宫内膜息肉、宫腔粘连等均能影响受精卵着床，导致不孕症。④宫颈因素：宫颈黏液分泌异常、宫颈炎症及宫颈黏液免疫环境异常，影响精子通过，均可造成不孕症。

10. D【解析】输卵管通畅试验的禁忌证如下。①生殖道急性、亚急性炎症。如阴道清洁度Ⅱ～Ⅲ度。②严重的全身疾病，如心、肺疾病。③碘过敏者。④正常分娩、流产、刮宫或产后 6 周之内；刮取子宫内膜 4 周内。⑤月经期、子宫或宫颈出血。⑥发热。⑦停经尚未排除妊娠。

11. D【解析】子宫内膜异位症导致不孕的原因主要是异位症改变了盆腔的解剖结构，卵巢和输卵管的周围有广泛的粘连，导致输卵管的梗阻或者是扭曲，影响伞端捡拾卵子。

12. B【解析】输卵管感染途径如下。①病原微生物沿生殖道上行蔓延：病原微生物首先侵入外阴、阴道后，或阴道内的菌群沿宫颈黏膜、子宫而进入输卵管黏膜引起输卵管炎的发生。是非妊娠期、非产褥期输卵管炎的主要感染途径。②经淋巴系统蔓延：病原体经外阴、阴道、宫颈及宫体创伤处的淋巴管侵入输卵管及内生殖器其他部分，是产褥感染、流产后感染及放置宫内节育器后感染的主要感染途径。链球菌、大肠埃希菌、厌氧菌多沿此途径蔓延。③经血循环传播：病原体先侵入人体的其他系统，再经血循环感染生殖器，为结核性输卵管炎感染的主要途径。④直接蔓延：腹腔其他脏器感染后，直接蔓延到内生殖器，如阑尾炎可引起右侧输卵管炎。

13. C【解析】测定基础体温不能用于确定闭经部位诊断，确定闭经部位主要做垂体功能检查，可确定原发病因是在卵巢、垂体或下丘脑。

14. B【解析】子宫输卵管碘油造影能明确输卵管异常部位，是目前应用最广，诊断价值最高的方法，并有一定治疗作用。

15. E【解析】参见 A1 型题第 7~9 题解析。

16. A【解析】影响受精卵着床的因素如下。①受精卵本身的因素，受精卵中的精子存在染色体畸形，形成受精卵但没有成功着床，随着月经排出体外，称为生化妊娠。②体内的性激素分泌不足，黄体功能不足造成孕酮分泌不足，从而使胚胎不能正常着床并生长。③输卵管不通，受精卵不能通过输卵管进入子宫内进行着床，容易造成异位妊娠。④子宫的因素，子宫发育畸形、子宫内膜过薄、粘连、炎症等问题，造成受精卵不能正常着床。⑤免疫系统的因素，女性体内的封闭性抗体为阴性时，免疫系统会吞噬或者攻击胚胎，从而影响胚胎着床。所以，宫颈肌瘤不是影响受精卵着床的因素。

17. D【解析】黄体功能不足指黄体期黄体分泌孕酮不足，是月经黄体期<12 天。

18. B【解析】氯米芬是目前临床促排卵的首选药物，用于高催乳素性不孕以外的各种无排卵病征。

19. A【解析】控制性超排卵方案中，短方案：月经第 2 天给予 GnRH 激动剂（短效）至 hCG 注射日，同时给予 Gn（r-FSH 或 hMG）注射，每天使用剂量 150~450U。

20. D【解析】引起宫腔粘连的原因如下。①宫腔操作史：a. 妊娠因素，与妊娠有关的宫腔手术如早期妊娠负压吸宫术、中期妊娠钳刮术、中期妊娠引产刮宫术、产后出血刮宫术和自然流产刮宫术等，这可能是由于妊娠子宫的内膜基底层更容易被损伤，而导致子宫壁互相黏着，形成永久性的粘连；b. 非妊娠因素，子宫肌瘤剜除术（进入宫腔）、子宫黏膜下肌瘤经宫腔摘除术、子宫纵隔切除术、双子宫矫形术等破坏了内膜的基底层，使子宫肌层暴露于宫腔内，导致宫壁的前后粘连。②手术炎症因素：宫内感染子宫结核、宫腔操作术后继发感染、产褥感染、放置宫内节育器术后引起继发感染等。③人为因素：人为地破坏子宫内膜基底层，使之出现宫腔粘连。如子宫内膜电切除术后，宫腔内微波、冷冻、化学药物治疗及局部放射治疗后。④因各种原因刮宫时内膜损伤：如反复多次的刮宫，极易损伤基底层，由此引起的宫腔粘连为损伤性粘连，为最多见。

21. A【解析】在临床上，根据形态特征卵子分为 3 个成熟阶段。①未成熟卵母细胞（GV 期）：胞质内可见生发泡。②中间成熟期卵母细胞（MⅠ期）：胞质内生发泡消失，但卵周间隙中未见第一极体。③成熟卵母细胞（MⅡ期）：胞质内生发泡消失，卵周间隙中可见第一极体。只有 MⅡ期卵属于成熟卵，可以和精子结合，排出第二极体，成为受精卵。

22. A【解析】输卵管堵塞是不孕症的最常见原因。输卵管堵塞的主要原因是输卵管炎症和盆腔腹膜炎。久治不愈的阴道炎、宫颈炎、子宫内膜炎、盆腔炎等各种原因所致的输卵管炎症会使输卵管黏膜被破坏，形成瘢痕、粘连，以致输卵管管腔发生狭窄或者堵塞。

23. B【解析】参见 A1 型题第 3 题解析。

24. B【解析】控制性超排卵方案中，超短方案主要适用于卵巢反应不良、卵泡数量少的患者。月经第2天给予GnRH激动剂（短效），仅用数天，同时给予Gn（r-FSH或hMG）注射，150~450U/天。

25. E【解析】子宫内膜异位症可造成不孕，多为继发性不孕，主要为子宫内膜异位症后造成盆腔粘连，使输卵管功能及卵巢功能障碍所致，同时伴有继发性、进行性逐渐加剧的痛经。

26. E【解析】试管婴儿的适应证如下。①输卵管疾病：双侧输卵管梗阻、手术切除、严重伞端粘连，或输卵管炎症后引起输卵管黏膜不可逆的损伤及丧失了正常蠕动功能、严重子宫内膜异位症或盆腔炎症。②原因不明性不孕症：不孕症夫妇经所有检查均正常，且接受3次以上宫腔内人工授精（IUI）失败者。③男性因素精子过少或弱精症。④免疫性不孕症。⑤子宫内膜异位症。⑥子宫颈因素、未破卵泡黄素化综合征（LUFS）等。

27. A【解析】参见A1型题第3题解析。

28. D【解析】控制性超排卵方案中，超长方案主要适用于子宫内膜异位症或子宫腺肌病的患者。长效GnRH激动剂使用3个疗程，于末次GnRH激动剂第28天开始给予Gn注射。

29. C【解析】宫颈黏液相合试验是将精液与宫颈黏液相混，观察精子的穿透能力。可以用来判断宫颈黏液中是否有抗精子的抗体。检查前禁忌：检查前3天禁止性交。体检前一天的晚8：00应开始禁食。检查应在月经干净后的3~7天。试验时间选在预测的排卵期，在玻璃片上先放一滴新鲜精液，然后取子宫颈黏液一滴放在精液的旁边，距离2~3mm，不要盖玻片加压，以手轻轻摇动玻片，使两滴液体互相接近，在显微镜下观察精子的穿透能力。

30. D【解析】卵巢功能主要检查项目有：基础体温测定、宫颈黏液结晶检查、阴道细胞学检查、子宫内膜病理检查、内分泌测定、B超下监测卵巢的排卵情况。

31. B【解析】有正常性生活，未经避孕1年未妊娠者，称为不孕症。未避孕而从未妊娠者称为原发性不孕；曾有过妊娠而后未避孕连续1年未妊娠者称为继发性不孕。

32. E【解析】输卵管性不孕的治疗如下。①双侧输卵管阻塞的治疗：根据输卵管阻塞部位和程度的不同选择不同的治疗方案。a. 输卵管伞端粘连阻塞可行盆腔粘连松解术和输卵管伞成形术；b. 输卵管间质部阻塞手术复通难度大，复通率低，建议直接行IVF-ET；c. 单纯的输卵管结扎后峡部阻塞可以考虑行结扎部位切除后的输卵管峡部端端吻合术。②输卵管通而不畅的治疗：如通而不畅是由伞端部分阻塞和单侧输卵管峡部阻塞引起，可分别按双侧输卵管阻塞的方法进行治疗；输卵管间质部和峡部部分阻塞的患者，腹腔镜可能没有阳性发现，可以行宫腔镜下输卵管插管疏通术治疗。③输卵管慢性炎症的治疗：仅适用于输卵管粘连、阻塞程度较轻，病变时间短者等，否则治疗效果不佳。可行口服活血化瘀中药，中药保留灌肠和穴位注射，配合超短波物理治疗等方法促进局部血液循环，有利于炎症消除。④体外受精-胚胎移植技术（IVF-ET）：经过输卵管和盆腔整形手术后 6 个月至一年仍不能获得自然妊娠的患者，获得自然妊娠的机会已很低，一般不主张再做成形手术，而建议直接采用 IVF-ET。所以，选项 E 错误。

33. C【解析】宫腔粘连多没有典型症状，主要是月经的改变，月经量少，甚至停经、痛经等。宫腔镜是诊断宫腔粘连的金标准方法，同时也是目前有效的治疗手段。

34. D【解析】基础体温测量的方法：每天早晨醒后，不起床，最好在同一时间段，用口表测量体温。一般情况下，在排卵以前体温总是在 36.5 左右。排卵时体温稍下降。排卵后就上升到 37 度左右，平均上升 0.5 度，一直持续到下次月经来潮，再恢复到原来的体温水平。所以，选项 D 错误，其余都是正确的。

35. E【解析】参见 A1 型题第 22 题解析。

36. D【解析】参见 A1 型题第 23 题解析。

37. C【解析】卵巢早衰是指卵巢功能衰竭所导致的 40 岁之前即闭经的现象。血 FSH 持续在 40U/L 以上，E_2常低于 100pmol/L，P 低于 2nmol/L。

38. A【解析】参见 A1 型题第 21 题解析。

二、A2 型题

1. D【解析】参见 A1 型题第 30 题解析。

2. D【解析】子宫内膜异位症的典型临床表现为继发性痛经、进行性加重，盆腔检查时后倾固定，直肠子宫凹陷扪及触痛结节，附件区触及囊实性包块（附件增厚压痛），根据患者的临床表现和实验室检查，最可能的诊断是子宫内膜异位症。

3. D【解析】患者停经近 2 个月后阴道不规则流血，阴道排出三角形膜样物，并有下腹部压痛及反跳痛，最可能的诊断是输卵管妊娠破裂，根据病情应予剖腹探查。

4. C【解析】不孕是生殖器结核的主要症状，以不孕为唯一主诉。因输卵管首先受累，病变常致伞端或其他节段阻塞、狭窄，或因间质炎症，使输卵管蠕动异常或黏膜纤毛破坏，影响精子或受精卵的输送而致不孕。

5. B【解析】该患者可能存在排卵障碍或输卵管问题，应采取特殊检查来明确诊断。因患者月经规律、血量正常，不存在明显的宫腔内异常反应，不适合做经前期取子宫内膜组织学检查；基础体温测定也不能作为首选检查项目，因为其结果极易受多种因素干扰，可靠性较差；输卵管通液术侵入性强，风险较大，不宜作为首选检查方案；宫腔镜检查有一定的参考价值，但由于其操作技能要求较高，对患者的创伤较大，且仅能观察宫腔内情况，不能直接检查输卵管通畅性，不是首选方案。因此，对该患者最适宜的特殊检查是子宫输卵管碘油造影，可清晰观察输卵管内部情况，确定输卵管是否通畅，进而诊断不孕症的原因，为治疗提供有力依据。

6. D【解析】刮取子宫内膜做病理检查，如为分泌期内膜，则说明有排卵；如为增生期内膜，则无排卵；有腺体增生则考虑有子宫内膜增生；如在出血的第 5 日，取子宫内膜病检，有增生期、分泌期子宫内膜同时存在，则应考虑黄体萎缩不全的可能性。

7. B【解析】患者有不孕症，痛经史。盆腔子宫后位。稍活动，双侧卵巢增大，右骶骨韧带处有触痛硬结。初步怀疑为卵巢癌。进一步辅助检查，可能的阳性检查是 CA125 增高。CA125 对上皮性卵巢癌较敏感，2/3 的患者在症状出现前数周至数月出现升高。50%的Ⅰ期卵巢癌患者和 90%的Ⅱ期以上卵巢癌患者血清 CA125 升高。

三、A3/A4 型题

1~3 D、C、C【解析】首选应做输卵管通畅试验。因不孕症的病因很多，输卵管因素最常见。输卵管通畅试验用于诊断输卵管疾病、了解输卵管堵塞部位等。若输卵管通畅试验发现有异常，应进一步做输卵管通畅治疗，以达到输卵管再通的目的。若输卵管通畅试验未发现有异常，应继续做性交后试验，主要是检查精子的活动力。

4~6 A、C、A【解析】患者典型表现是月经失调，肥胖、不孕史，有高雄激素的临床表现，可初步诊断为多囊卵巢综合征。应首选药物促排卵治疗。氯米芬为一线促排卵药物，氯米芬抵抗患者可给予二线促排卵药物，如促性腺激素等。诱发排卵时易发生卵巢过度刺激综合征（OHSS），需严密监测，加强预防措施。

7~9 E、E、C【解析】月经稀发、继发闭经、泌乳是高催乳素血症的重要临床特征，实验室检查首先要关注 PRL。高催乳素血症患者血清 PRL 水平一般都显著升高，部分患者催乳素水平较高但无溢乳表现。应进一步做的检查是头颅/蝶鞍的影像学检查（MRI 或 CT），有助于明确垂体及鞍区占位性病变。应选用的药物治疗是溴隐亭，溴隐亭对功能性或肿瘤引起的催乳素水平升高均能产生抑制作用。溴隐亭治疗后能缩小肿瘤体积，使闭经、溢乳妇女月经和生育能力得以恢复。

10~15 C、D、C、E、E、C【解析】患者应首先怀疑导致不孕的原因是子宫内膜异位症。首诊应进行腹腔镜诊断和手术治疗。但对于复发性内异症、卵巢功能明显减退的患者，慎重手术。药物治疗首选孕三烯酮，2. 5mg，每周 2 次，月经第 1 天开始，连服 3~6 个月。

16~18 E、A、E【解析】患者 2 年前清宫术后月经量明显减少，可能存在宫腔粘连，多采用宫腔镜直视下分离粘连，可预放置 IUD 支撑，行人工周期 3~6 个月治疗。

四、B 型题

1. C【解析】丈夫患有生殖细胞不发育症，可选择的治疗为供精者精液人工授精（AID）。供精者精液人工授精的适应证如下。①重度男性不育：非梗阻性无精症；重度少精症、重度弱精症、重度畸精症、少弱畸精症；ICSI 受精失败。②家族或遗传性疾病：如血友病、亨廷顿病。③重度 Rh 血型不合。

2. E【解析】对于患有子宫内膜异位症，继发不孕的患者，选择体外受精方式为体外受精-胚胎移植（IVF-ET）技术。

3. D【解析】对于免疫性不孕患者，首选的助孕方式是丈夫精子人工授精（AIH）。AIH

的适应证如下。①射精障碍：解剖结构性，如尿道下裂；神经性，如脊髓损伤；逆行射精，如多发性硬化；心理性，如阳痿。②宫颈因素：宫颈黏液稠厚或宫颈黏液稀少。③轻度男性因素不孕：少精症、弱精症、畸精症、少弱畸精症。④免疫因素：男性抗精子抗体阳性，女性抗精子抗体阳性（宫颈、血液）。⑤不明原因的不孕症。⑥子宫内膜异位症。⑦排卵障碍。⑧男方 HIV 阳性而女方 HIV 阴性的夫妇。

4. B【解析】对于患有地中海贫血的夫妇，应选择的助孕方式是胚胎植入前遗传学诊断（PGD）。PGD 主要用于单基因相关遗传病、染色体病、性连锁遗传病及可能生育异常患儿的高风险人群。

5. B【解析】参见 A1 型题第 26 题解析。

6. D【解析】供胚移植适用于患卵巢功能不良或严重遗传病的女性。

7. E【解析】人工授精主要用于治疗男性不育。

8. A【解析】hCG 是一种由滋养细胞分泌的糖蛋白激素，有促进黄体分泌功能。

9. B【解析】hMG 促使卵泡生长发育成熟。用药时应注意：剂量不宜过大，用药期间应严密观察卵泡生长情况及尿雌二醇浓度，有过度刺激倾向时（如恶心、呕吐、卵巢增大≥5cm 或血雌二醇>200ug 时），不应注射，以免发生过度刺激。

10. E【解析】对下丘脑功能不足，以致 LHRH 分泌不足者，可用 LHRH 诱发排卵。

11. C【解析】雌激素促进宫口松弛、扩张，宫颈黏液分泌增多，性状变稀薄，富有弹性易拉成丝状，有利于精子的存活及穿透。己烯雌酚是人工合成的非甾体雌激素物质，能产生与天然雌二醇相同的所有药理与治疗作用。

12. D【解析】通过子宫内膜检查，可以判断卵巢有无排卵情况，刮取子宫内膜的时间应在经前或月经来潮 6 小时内，最迟不超过 12 小时。

13. C【解析】月经前 2 天子宫内膜为早期分泌期改变提示黄体功能不足。

14. B【解析】月经第 5 天刮宫，内膜病理有分泌期改变提示黄体萎缩不全。

15. A【解析】多卵巢综合征可行 B 超检查，超声检查提示卵巢体积增大或者单侧或双侧卵巢多囊样改变。

16. E【解析】免疫性不孕症可行性交后试验，了解精子的活动度等。

17. D【解析】输卵管炎可行输卵管通畅试验，检查输卵管是否通畅。

18. B【解析】子宫内膜异位症首诊应进行腹腔镜诊断和治疗。

19. C【解析】子宫病变，如子宫肌瘤、内膜息肉、子宫中隔、子宫腔粘连等如果影响宫腔环境，干扰受精卵着床和胚胎发育，可行宫腔镜下切除、粘连分离或矫形手术。

五、X 型题

1. BCDE【解析】输卵管因素不孕的治疗如下。①一般疗法：对男方精液指标正常，女方卵巢功能良好、不孕年限<3 年的年轻夫妇，可先试行期待治疗，也可以配合中医药的调整。②输卵管成形术：对输卵管不同部位阻塞或粘连，可行腹腔镜下输卵管造口术、整形

术、吻合术以及输卵管子宫移植术等，以达到输卵管再通的目的。手术效果取决于伞端组织保留的完整程度。对较大的输卵管积水，目前主张切除或结扎，阻断炎性积水对子宫内膜环境造成的干扰，为辅助生殖技术创造条件。

2. BCDE【解析】多囊卵巢综合征（PCOS）的治疗如下。药物治疗：①调节月经周期，定期合理应用药物，对抗雄激素作用并控制月经周期非常重要。采用方法包括口服避孕药及孕激素后半周期疗法。②降低血雄激素水平，常用药物为地塞米松、环丙孕酮、螺内酯。③改善胰岛素抵抗，常用胰岛素增敏剂。④诱发排卵：氯米芬为一线促排卵药物。手术治疗：①腹腔镜下卵巢打孔术（LOD），对 LH 和游离睾酮升高者效果较好。②卵巢楔形切除术，临床已不常用。

3. ABCE【解析】单基因相关遗传病、染色体病、性连锁遗传病及可能生育异常患儿的高风险人群均是胚胎植入前遗传学诊断（PGD）的适应证。可进行 PGD 检查的是第一极体、第二极体、滋养细胞、卵裂球。

4. ABCDE【解析】氯米芬适应证如下。①因下丘脑功能失调、口服避孕药等原因引起的继发性闭经。②高促性腺激素闭经。③无排卵性异常子宫出血。④排卵障碍。⑤黄体功能不足。

5. ACE【解析】宫腔粘连引起不孕，可经宫腔镜粘连分离术分离粘连后，在宫腔内放入适当大小宫内节育器，3 个月后取出以防再粘连。并可行人工周期治疗 3 个月，促使子宫内膜增生修复。

6. ADE【解析】参见 A1 型题第 30 题解析。

7. BDE【解析】hCG 结构与 LH 极相似，常用于卵泡成熟后模拟内源性 LH 峰诱发排卵，可促进排卵和黄体形成，子宫内膜分泌期改变。

8. ACDE【解析】IVF-ET 与超排卵有关的并发症如下。①卵巢过度刺激综合征：总体发生率约 20%，与所用促超排卵药物的种类、剂量、治疗方案、患者的内分泌状况及是否妊娠等因素有关。②取卵穿刺的损伤与出血：发生率 0.2%，原因为盆腔粘连、穿刺针受力后弯曲改变方向、技术操作不熟练等。③感染：生殖器官或盆腔可能存在慢性炎症的患者，经阴道操作使重复感染的危险升高。④自然流产：发生率 25%左右，与患者普遍年龄偏高和染色体畸变患病率增高相关。⑤异位妊娠：发生率为 2.1%~9.4%，比自然妊娠明显增高。可能与胚胎移植时移植管放入宫腔的深度、移植管内的液体量、移植时注入的速度、植入胚胎数目多少、移植后患者体位、胚胎在宫腔内游走、胚胎与子宫内膜发育的同步性、子宫输卵管患病率高有关。⑥先天畸形：发生率 2.25%左右。⑦多胎妊娠。

9. ABC【解析】卵巢过度刺激综合征（OHSS）的高危因素如下。①年龄与体重系数：年轻女性卵巢 Gn 受体数目较多且对 Gn 更敏感。体重系数（BMI）减小与 OHSS 的发生呈正相关。②高敏卵巢：即卵巢对促排卵药物高度敏感，常见于多囊卵巢患者及年轻（年龄<35 岁）瘦小者。③基础卵巢体积、基础卵泡数目、获卵数：基础卵巢体积大，基础卵泡数目

多，获卵数多等因素均与 OHSS 的发生呈正相关。④卵巢对 Gn 刺激的反应：E_2水平的升高是卵巢受 FSH 作用的结果，也是 OHSS 发生的危险因素。⑤多囊卵巢综合征患者：其内源性 LH/FSH 比值偏高的内分泌特点及卵巢多发性原始卵泡的结构特性，使其对外源性 Gn 刺激更为敏感。⑥控制性超促排卵（COH）药物的种类、剂量和时间：hMG 或 FSH 应用时有较高 OHSS 发生率，其促发 OHSS 发生的可能性大小排序为：hMG>FSH>CC。⑦GnRH 激动剂与 GnRH 抑制剂的应用。⑧应用 hCG 诱发排卵：使用 hCG 诱发排卵和妊娠后支持黄体功能，由于外源性 hCG 及内源性 hCG 的双重素源，使 hCG 总水平增高，从而诱发重度 OHSS 发生率增加。⑨既往有 OHSS 病史者。

10. ABDE【解析】溴隐亭的适应证如下。①分娩后、自发性、肿瘤性、药物引起的闭经。②催乳素引起的月经紊乱、不孕、继发性闭经、排卵减少等。③抑制泌乳，预防分娩后和早产后的泌乳。④产后乳房充血，乳房触痛，乳房胀痛和烦躁不安。⑤催乳素引起的雄激素低下症，如勃起功能障碍和精子减少引起的不育。⑥肢端肥大症与巨人症的辅助治疗。⑦抗帕金森病。与复方左旋多巴联合用于治疗早期帕金森病。用于左旋多巴无效的病例。⑧垂体瘤伴肢端肥大症的辅助治疗。⑨催乳素瘤所引起的高催乳素血症。

六、案例分析题

1. CDF【解析】患者平素月经规律，多次测基础体温为双相型，子宫大小正常，B 超未见异常，双侧输卵管造影通畅，患者不孕的可能排除无卵泡发育、输卵管不通畅和子宫内膜发育不良。

2. AF【解析】患者未避孕未妊娠 3 年，诊断为不孕症。右附件区扪及包块，超声见致密光点，妇科检查直肠子宫陷凹扪及触痛性结节，考虑为子宫内膜异位症。

3. A【解析】确诊的最好方法是腹腔镜检查。

4. F【解析】腹腔镜探查见子宫骶韧带见多个紫蓝色小点，右卵巢有一直径 6cm 大小囊性包块，壁厚，色白，包块与子宫右侧壁、阔韧带后叶粘连，其内为巧克力样液体，考虑为卵巢子宫内膜样囊肿。适宜的手术方式为卵巢子宫内膜样囊肿剥除+盆腔子宫内膜异位灶电灼术。

5. CDEF【解析】患者婚后 4 年未孕，为明确诊断，男方应行精液检查，女方应行基础体温测定、内分泌检查及输卵管通畅检查。

6~8 A、AD、A【解析】如男方精液检查正常，女方输卵管通畅。患者月经不规律，可能存在多囊卵巢综合征伴胰岛素抵抗。应进一步行血清胰岛素水平及空腹血糖检查。若检查中胰岛素水平明显升高，可先行二甲双胍治疗，再行促排卵治疗。

9. ABDEF【解析】多囊卵巢综合征治疗手段包括醋酸环丙孕酮加炔雌醇、腹腔镜手术治疗、降低体重、促排卵治疗、IVF-ET。

10~13 BC、ABF、AD、AC【解析】患者既往有孕产史，现未孕诊断为继发性不孕、相对性不孕。继发性不孕应完善盆腔 B 超监测排卵，完善女性激素及检查输卵管通畅情况。

若患者双侧输卵管伞端不通，可行腹腔镜下双侧输卵管造口术，也可行体外受精-胚胎移植术。若该患者输卵管碘油造影的结果提示：宫腔形态未见异常，双侧输卵管全程均未见显影，提示该患者双侧输卵管间质部不通，应行体外受精-胚胎移植术助孕。

第二十章　计划生育

一、A1 型题

1. 服用甾体避孕药后可引起对下丘脑、垂体的持续性抑制，子宫内膜不应当是
   A. 萎缩型子宫内膜　　B. 静止型子宫内膜
   C. 有时甚至腺瘤性增生　　D. 子宫内膜腺体增生
   E. 分泌型子宫内膜
2. 人工流产负压吸宫术适用于
   A. 妊娠 10 周以内者　　B. 妊娠 12 周以内者
   C. 妊娠 14 周以内者　　D. 妊娠 16 周以内者
   E. 妊娠 18 周以内者
3. 米非司酮用于药物流产，其主要的机制为
   A. 抑制早孕作用
   B. 前列腺素作用，引起子宫收缩
   C. 抗雌激素作用
   D. 丙酸睾酮抑制孕卵生长，达到终止妊娠效果
   E. 抗孕激素，能和孕酮竞争蜕膜的孕激素受体，却不产生孕酮作用，使蜕膜坏死出血
4. 口服避孕药后少数女性出现类似早孕反应等症状的原因是
   A. 雌激素刺激胃黏膜引起　　B. 避孕失败后妊娠的早孕反应
   C. 机体对药物的排斥反应　　D. 自主神经功能紊乱
   E. 感冒所致
5. 关于三相口服避孕的配方组成，下列说法恰当的是
   A. 第一相，雌激素量高，孕激素量低　　B. 第三相，雌激素量高，孕激素量低
   C. 第二相，两种激素量均低　　D. 第二相，两种激素量均高
   E. 第三相，仅含有雌激素
6. 人工流产术后 12 日仍有较多量阴道流血，应首先考虑的是
   A. 子宫穿孔　　B. 子宫复旧不良
   C. 子宫内膜炎　　D. 吸宫不全
   E. 子宫绒毛膜癌

7. 药物流产的禁忌证是
A. 已诊断或可疑异位妊娠者
B. 妊娠 7 周内的女性
C. 生殖道畸形者
D. 剖宫产不足 6 个月
E. 哺乳期妊娠者

8. 药物流产的禁忌证不包括
A. 长期服用抗抑郁药
B. 子宫颈发育不全
C. 肝、肾功能异常
D. 青光眼
E. 癫痫

9. 宫内节育器（IUD）的避孕原理不包括
A. 干扰着床
B. 影响受精卵发育
C. 反射性抑制排卵
D. 宫腔内自然环境改变
E. 宫腔内炎症细胞增多

10. 人工流产综合征的发生原因主要是
A. 长时间仰卧截石位
B. 刺激迷走神经，发生虚脱
C. 吸宫时负压过大
D. 疼痛刺激
E. 精神过度紧张

11. 用铜丝包绕的节育器被认为具有
A. 降解宫颈黏液的作用
B. 杀精子的作用
C. 抑制孕酮产生的作用
D. 使内膜细胞代谢受到干扰，不利于受精卵着床及囊胚发育的作用
E. 防止排卵的作用

12. 人工流产综合征发生的主要原因是
A. 受术者有心脏病
B. 受术者高度精神紧张
C. 人工流产术中出血过多
D. 空气栓塞
E. 人工流产术中对子宫或子宫颈局部刺激引起迷走神经反应

13. 关于短效口服避孕药的避孕原理，下列说法恰当的是
A. 雌激素使宫颈黏液量多，黏稠度增加，不利于精子穿透
B. 子宫内膜受药物中孕激素作用，增殖被抑制，腺体发育不良
C. 加速孕卵在输卵管的运行速度，使之与子宫内膜的发育不同步
D. 孕激素量少，使子宫内膜腺体发育不良
E. 影响下丘脑释放 FSH

14. 关于长效口服避孕药的特点，下列说法不恰当的是
A. 停用长效避孕药时，无须服用短效避孕药作为过渡

B. 长效雌激素储存于脂肪组织内缓慢释放，起长效避孕作用
C. 服药 1 次可避孕 1 个月
D. 不良反应及临床表现类似短效口服避孕药
E. 避孕效果与给药方法有关

15. 妊娠 10 周内的人工流产最常用的措施是
A. 雷夫诺尔羊膜腔注射
B. 天花粉肌内注射
C. 钳刮
D. 负压吸引
E. 缩宫素静脉滴注

16. 避孕方法中成功率最高的是
A. 安全期避孕
B. 使用阴茎套
C. 按时口服短效避孕药
D. 放置宫内节育器
E. 外用避孕药

17. 最不适合行输卵管结扎的时间是
A. 哺乳期女性应排除早期妊娠后再行节育术
B. 人工流产后 48 小时内
C. 月经干净 3~4 天
D. 正常产后 48 小时内
E. 分娩后 1 周以上

18. 妊娠 4 个月，终止妊娠最常用的方法是
A. 依沙吖啶羊膜腔内注射
B. 吸宫术
C. 缩宫素引产
D. 钳刮术
E. 米非司酮引产

19. 含孕酮的活性宫内节育器的避孕机制主要是
A. 使子宫内膜腺体萎缩和间质蜕膜化，不利于受精卵着床
B. 使子宫内膜产生非细菌性炎症反应，对胚胎及精子具有毒害作用
C. 抑制排卵
D. 使子宫内膜细胞代谢受到干扰
E. 能影响精子获能，增强避孕效果

20. 实施经腹输卵管结扎术的合适时间是
A. 正常产后 3~7 天
B. 非妊娠期女性在月经干净后 3~7 天
C. 人工流产术后阴道流血停止时
D. 剖宫产术后 3~4 个月经周期后
E. 非妊娠期女性在月经前 3~4 天

21. 关于宫内节育器的避孕原理，下列说法错误的是
A. 可产生明显的吞噬细胞活动，抑制受精卵和胚胎的正常发育

B. 可损伤子宫内膜而产生前列腺素

C. 带铜节育器可妨碍受精卵着床

D. 带孕酮节育器可使宫颈黏液变稠，妨碍精子运行

E. 宫内节育器放置于子宫内，不会引起非细菌性的异物反应

22. 关于复方短效口服避孕药开始服用的时间，恰当的是

A. 月经周期第7天
B. 月经前5天
C. 月经干净第5天
D. 月经周期第5天
E. 月经周期任意一天

23. 口服避孕药失败的主要原因是

A. 频繁性交
B. 月经周期中突然排卵
C. 由于胃肠吸收障碍
D. 未按要求服药
E. 产生耐药性

24. 我国最常用的输卵管绝育方法为

A. 结扎切断法
B. 抽芯包埋法
C. 伞端切除法
D. 单纯结扎法
E. 粘堵法

25. 关于女用短效口服避孕药的不良反应，下列说法正确的是

A. 类早孕反应是由于孕激素刺激胃黏膜所致

B. 能使经期延长，经量增多，故不适用经量多的女性

C. 白带增多是孕激素作用的结果

D. 体重增加系孕激素引起水钠潴留的结果

E. 服药期间在月经周期前半期发生不规则少量出血，系雌激素不足引起

26. 避孕方法中失败率最高的是

A. 使用阴茎套
B. 安全期避孕
C. 外用避孕药
D. 放置宫内节育器
E. 按时口服短效避孕药

27. 口服避孕药中，长效与短效主要取决于

A. 雄激素
B. 孕激素
C. 雌激素+孕激素
D. 雌激素
E. 孕激素+雄激素

28. 无防护性交后欲采取紧急避孕措施，采用药物避孕应在

A. 120小时内
B. 48小时内
C. 56小时内
D. 72小时内
E. 6小时内

29. 妊娠 60 天时中断妊娠，最常用的方法是
A. 钳刮术
B. 药物流产
C. 负压吸宫术
D. 静脉滴注缩宫素
E. 依沙吖啶羊膜腔内注射法
30. 关于人工流产，下列说法恰当的是
A. 妊娠 10~14 周行吸宫术
B. 妊娠 10 周行钳刮术
C. 人工流产仅指负压吸宫术
D. 术后检查吸出物有无胎囊及绒毛
E. 带器妊娠不能行人工流产术
31. 不是甾体类避孕药不良反应的是
A. 闭经
B. 突破性出血
C. 色素沉着
D. 体重增加
E. 撤退性出血
32. 关于宫内节育器的并发症，下列说法错误的是
A. 宫内节育器嵌顿
B. 月经过多
C. 盆腔炎
D. 宫颈柱状上皮异位
E. 子宫穿孔，宫内节育器异位
33. 不宜服避孕药的疾病有
A. 月经过多
B. 宫颈柱状上皮异位
C. 子宫内膜异位症
D. 阴道炎
E. 血栓性静脉炎
34. 皮下埋植避孕的放置时间为
A. 经前期第 7 天
B. 月经干净 3~7 天
C. 月经干净 3~5 天
D. 月经周期第 14 天
E. 月经期 1~7 天
35. 放置宫内节育器的不良反应包括
A. 下腹痛及腰骶痛
B. 体重增加
C. 类早孕反应
D. 月经减少
E. 皮肤色素沉着
36. 负压吸宫术危害最严重的并发症是
A. 吸宫不全
B. 漏吸
C. 子宫穿孔
D. 羊水栓塞
E. 出血
37. 关于 IUD 放置和随访，下列说法错误的是
A. 无生殖器急性炎症

B. 月经干净后3~7天放置
C. 人工流产术后，宫腔深度10cm以上时可立即放置
D. 放置后1个月、半年、一年定期随访，以后每年复查1次
E. 按宫腔深度放置相应号数的IUD

38. 关于输卵管结扎，下列说法不恰当的是
A. 看到伞端再扎，是避免误扎的主要方法
B. 抽心包埋法失败率最低
C. 术前排空膀胱，可避免术中膀胱受损
D. 出血、血肿是损伤输卵管或其系膜造成
E. 结扎后可因卵巢血液循环障碍而致月经不调

39. 皮下埋植避孕的有效期为
A. 2年　B. 3年
C. 4年　D. 5年
E. 8年

40. 新婚夫妇欲婚后1年要孩子，最恰当的避孕方法是
A. 安全期避孕法　B. 阴茎套
C. 放置宫内节育器　D. 皮下埋植避孕
E. 口服避孕药

41. 带铜节育器可放置的时间是
A. 1~2年　B. 2~3年
C. 4~5年　D. 6~8年
E. 15年

42. 常用短效口服避孕药的远期影响是
A. 与血栓性疾病有一定关系　B. 增加子宫颈癌的发病率
C. 增加乳腺癌的发病率　D. 增加卵巢癌的发病率
E. 增加子宫内膜癌的发病率

43. 放置宫内节育器合适的时间为
A. 经前3~7天　B. 经后8~10天
C. 经后3~7天　D. 经前8~10天
E. 月经期

44. 关于人工流产并发症，下列说法错误的是
A. 术中出血应停止继续操作
B. 吸宫不全及术中出血最常见
C. 哺乳期子宫于术中易发生子宫穿孔

D. 术后阴道流血停止后又有多量流血为吸宫不全
E. 感染开始时多为子宫内膜炎

45. 屈螺酮炔雌醇片的主要特点是
A. 孕激素几乎没有雄激素作用
B. 通常用于治疗多囊卵巢综合征
C. 为单一的孕激素制剂
D. 含第三代孕激素，有雄激素的作用
E. 是激素含量最少的口服避孕药

46. 关于各类避孕药的主要作用机制，下列说法错误的是
A. 短效口服避孕药——抑制排卵
B. 避孕栓——杀精子或使其失去活力
C. 探亲避孕药——抗着床
D. 男用口服棉酚——阻止精子生成
E. 长效避孕针——改变宫腔环境，不利于精子上游

二 A2 型题

1. 患者，女性，24 岁。4 个月前行人工流产术，1 个月前出现阴道不规则流血。外阴正常，阴道侧前壁 1cm×2cm×2cm 紫色结节。子宫稍大，左角处稍软。hCG 阳性。最可能的诊断为
A. 子宫内膜异位症
B. 绒毛膜癌阴道转移
C. 前庭大腺囊肿感染
D. 人流后子宫复旧不全
E. 阴道壁囊肿伴出血

2. 患者，女性，27 岁。7 周前行人工流产术，术中出现心动过缓、血压下降、面色苍白、出汗、胸闷等。恰当的处置应是
A. 静脉注射阿托品
B. 静脉滴注间羟胺
C. 肌内注射肾上腺素
D. 立即输液并输血
E. 终止手术，待病情好转再进行

3. 患者，女性，33 岁。5 天前行人工流产术，发热 2 天，下腹痛，伴脓性白带。腹软，下腹轻压痛，无反跳痛，子宫稍大，压痛明显，两侧附件阴性。白细胞计数 20×10^9/L，中性粒细胞 0.84。应诊断为
A. 急性盆腔腹膜炎
B. 盆腔结缔组织炎
C. 急性子宫肌炎
D. 急性附件炎
E. 急性子宫内膜炎

4. 患者，女性，34 岁。妊娠 40 周剖宫产术后半年，不哺乳、月经已复潮，但周期不规律，平素经量多，有贫血史，首选的避孕方法为
A. 阴茎套
B. 安全期避孕
C. 输卵管绝育术
D. 宫内节育器
E. 口服短效避孕药

5. 患者，女性，24岁。第一胎产后6个月，尚在哺乳中。此种情况应选择的避孕措施是
A. 安全期避孕
B. 阴茎套避孕
C. 长效避孕针
D. 口服短效避孕药
E. 长效缓释避孕药皮下埋植

6. 患者，女性，25岁。无生育史，妊娠42天采用口服米非司酮（RU486）及前列腺素流产，仅6小时排出完整胎囊及绒毛，阴道出血不多，其流产最主要的机制为
A. 抗雌激素作用
B. 抑制早孕作用
C. 前列腺素作用，引起子宫收缩
D. 丙酸睾酮抑制孕卵生长，达终止妊娠效果
E. 抗孕激素与孕酮竞争子宫内膜受体，却不产生孕酮作用，使蜕膜坏死出血

7. 患者，女性，46岁。放置宫内节育器9年，不规则阴道出血半年。宫颈光滑，宫颈防癌涂片检查无异常。首选的治疗为
A. 人工周期治疗
B. 一般止血药治疗
C. 取出宫内节育器
D. 取出宫内节育器+诊刮
E. 抗生素治疗

8. 患者，女性，32岁。哺乳期闭经。宫颈着色，子宫如妊娠3个月大小，质软，双附件正常，做钳刮术，术中夹出黄色脂肪样组织，患者感到有剧烈牵拉样疼痛，伴恶心、呕吐，该患者的诊断是
A. 葡萄胎
B. 异位妊娠
C. 人工流产综合征
D. 子宫穿孔
E. 吸宫不全

9. 经产妇，34岁。平时月经周期稍缩短，经量多。宫颈柱状上皮异位Ⅲ度，宫口松。此种情况最合适的避孕方法是
A. 安全期避孕
B. 阴茎套避孕
C. 外用避孕药
D. 口服短效避孕药
E. 宫内节育器

10. 患者，女性，33岁。3个月前行人工流产术，人流术后月经即停止来潮，测基础体温呈双相曲线，检查盆腔无异常发现，最可能引起闭经的原因是
A. 子宫内膜海绵层和致密层损坏
B. 子宫内膜基底层破坏
C. 卵巢功能早衰
D. 宫颈粘连
E. 妊娠

11. 患者，女性，29岁。妊娠3个月，行人工流产，在扩张宫颈过程中，患者突感左下腹剧痛，头晕胸闷，大汗淋漓，脉搏110次/分，血压70/50mmHg，立即停止手术，观察半

小时，发现左下腹部出现包块，半年前有剖宫产史，该患者恰当的处理方式是

A. 肌内注射镇静药
B. 立即肌内注射维生素 K
C. 头低脚高位
D. 剖腹探查
E. 立即静脉滴注阿托品

12. 经产妇，32 岁。曾足月分娩 2 次。月经周期正常，经量中等。查阴道前后壁明显膨出，重度颗粒型宫颈柱状上皮异位，宫口松，子宫后倾，正常大，附件未见异常。本患者要求避孕，最合适的避孕方法是

A. 安全期避孕
B. 阴茎套避孕
C. 外用避孕药
D. 宫内节育器
E. 口服短效避孕药

13. 患者，女性，36 岁。多次行人工流产术，末次人流在 4 个月前，人流后停经 4 个月，有周期性下腹痛伴肛门坠感。宫颈举痛（+），子宫稍大有压痛，诊断可能是

A. 早期妊娠
B. 内膜异位
C. 异位妊娠
D. 宫颈粘连
E. 月经不调

14. 患者，女性，46 岁。患慢性肾炎多年。半年前曾行人工流产术，现要求避孕指导。此种情况选择最恰当的避孕措施应是

A. 皮下埋植避孕
B. 阴茎套避孕
C. 安全期避孕
D. 口服短效避孕药
E. 行输卵管结扎术绝育

15. 经产妇，36 岁。育有 2 个小孩，放置环形宫内节育器 2 年。此次停经 60 天，恶心、呕吐，4 天不能进食，妇科检查：子宫前位，如妊娠 8 周大小，质软，附件（-），尿妊娠试验（+），尿酮体（+++）。腹部透视 IUD 位置正常，处理方式应为

A. 立即取环
B. 立即行人工流产
C. 肌内注射镇静药及镇吐药
D. 纠正酸中毒后行人工流产，同时取环
E. 立即静脉补充右旋糖酐及葡萄糖

三 A3/A4 型题

（1~3 题共用题干）

患者，女性，23 岁。平素月经规律，身体健康，婚后一年内要求避孕。

1. 应选择的避孕方法为

A. 宫内节育器
B. 输卵管绝育术
C. 口服短效避孕药
D. 安全期避孕
E. 阴茎套

2. 性交后一旦发现避孕失败，事后应采用
A. 阴道冲洗
B. 外用杀精剂
C. 注射长效避孕针
D. 紧急避孕
E. 皮下埋植避孕

3. 首选药物为
A. 复方炔诺酮片
B. 去氧孕烯炔雌醇片
C. 结合雌激素片
D. 醋酸甲羟孕酮
E. 米非司酮

（4~7 题共用题干）

患者，女性，29 岁。停经 12 周确诊为早期妊娠，本人要求终止妊娠。行人工流产负压吸引术时，患者诉恶心，继而出汗、面色苍白，血压 80/60mmHg，心率 56 次/分，子宫无异常情况。

4. 患者最可能发生了
A. 低血糖
B. 直立性低血压
C. 脱水
D. 创伤性休克
E. 人工流产综合征

5. 发生机制是
A. 受术者未吃早饭
B. 受术者精神太紧张
C. 术中出血过多
D. 手术引起迷走神经反射
E. 治疗对心脏的刺激

6. 最适宜的处理方式是
A. 给予镇吐药
B. 给予镇静药
C. 给予阿托品
D. 给予输血
E. 给予心理安慰

7. 为防止出现这种情况，手术者应
A. 术中扩张宫颈时动作轻柔
B. 从 7 号扩张器开始逐渐加大号数
C. 吸宫时负压为 600mmHg
D. 进出宫颈同时吸引宫颈黏膜
E. 为吸净宫腔应多次反复吸刮宫壁

（8~11 题共用题干）

患者，女性，23 岁。婚后 2 个月，停经 45 天，伴轻度恶心。平素月经正常，5 天/28 天，身体健康。

8. 现拟诊为妊娠，需做的帮助诊断的检查是

A. 肝功能检测
B. 尿 hCG 测定
C. 血电解质测定
D. 血常规检查
E. 胃镜

9. 经上述检查后，确诊为妊娠，要求予以终止，需做的检查是
A. 妇科 B 超
B. 腹部 X 线平片
C. 腹部 B 超
D. 磁共振
E. 腹部 CT

10. 该孕妇要求行药物流产，常规选择的药物为
A. 米非司酮+米索前列醇
B. 米非司酮
C. 他莫昔芬
D. 卡前列甲酯栓
E. 甲睾酮

11. 该孕妇药物流产后，暂不要孩子，采用的避孕方法最好是
A. 安全期避孕
B. 阴茎套
C. 口服避孕药
D. 宫内节育器
E. 皮下埋植

（12～14 题共用题干）

患者，女性，45 岁。不规则阴道出血，伴脓性分泌物 4 个月，以性交后阴道出血为特征。宫内节育器避孕 3 年。阴道少量血性分泌物，宫颈口见 IUD 尾丝，周围少量脓性分泌物，宫颈充血，子宫轻压痛，稍增大，双附件区正常。经阴道消炎栓剂治疗，症状无明显好转。

12. 为确诊需行的检查是
A. 阴道分泌物培养+药敏并作常规分泌物镜检
B. 宫腔分泌物培养+药敏
C. 宫颈刮片细胞学检查
D. 阴道镜检查
E. 宫颈活检

13. 最可能的诊断是
A. 子宫内膜癌
B. 宫颈癌
C. 宫颈炎
D. 子宫肌炎
E. 宫内节育器所致出血

14. 最恰当的治疗为
A. 取环术
B. 治疗阴道炎
C. 诊断性刮宫术
D. 冷冻治疗宫颈炎

E. 取环术+诊断性刮宫术

（15~17题共用题干）

患者，女性，30岁。有3次人流史。3个月前人流，此后未有月经，并有周期性下腹痛发作，拟诊宫颈管粘连、宫腔粘连。

15. 妇检最可能的阳性体征是
A. 后穹隆饱满
B. 宫颈充血
C. 卵巢可及
D. 宫颈口开大
E. 宫体增大，有明显压痛

16. 宫颈管粘连最常用
A. 腹腔镜
B. 子宫碘油造影
C. 子宫次全切除术
D. 抗生素+防粘连药物
E. 探针或宫颈扩张器解除宫颈粘连

17. 解除宫腔粘连后，防止再次粘连的方法是
A. 放置宫内节育器3个月+人工周期
B. 阴道局部放置消炎药
C. 全身应用抗生素
D. 宫腔纱布填塞
E. IUD

（18~20题共用题干）

患者，女性，26岁。平素月经规律，5天/28天，身体健康，末次月经2022年2月10日，患者于2022年2月19日，要求采取避孕措施。

18. 首选的方法为
A. 外用杀精剂
B. 短效避孕药
C. 宫内节育器
D. 长效避孕针
E. 安全期避孕

19. 该方法的避孕机制为
A. 杀死精子
B. 抑制卵巢排卵
C. 阻止精子与卵子相遇
D. 阻止精子进入输卵管
E. 改变子宫内膜环境，不利于受精卵着床

20. 采用该方法的注意事项是
A. 无须定期随访
B. 长期使用无须取出
C. 出现不良反应无须治疗
D. 2周内禁忌性交及盆浴
E. 避孕失败，一旦妊娠不必行人工流产

四 B 型题

（1~3 题共用备选答案）

A. 人流术后闭经，周期性下腹痛
B. 人流术后出现下腹剧痛
C. 人流术后阴道流血不止
D. 人流术后继发性不孕
E. 人流术后月经紊乱

1. 人工流产子宫复旧不全表现为
2. 宫颈宫腔粘连综合征表现为
3. 人流后感染表现为

（4~6 题共用备选答案）

A. 过期流产
B. 药流不全
C. 宫腔息肉
D. 滋养细胞肿瘤
E. 子宫内膜炎

4. 患者，女性，23 岁。6 个月前药物流产 1 次，闭经 3 个月后，月经来潮 1 次，量、性均同以往。此后再次闭经，3 个月时 B 超提示宫腔内有变形囊腔。血 hCG 1650U/L，PRL 42ng/ml，考虑此种情况最大可能为
5. 患者，女性，29 岁。药物流产后阴道出血两周仍淋漓不尽，无发热，有轻微下腹痛，B 超提示宫腔内可见直径 1. 1cm 的中低回声团，最大可能为
6. 患者，女性，23 岁。6 个月前药物流产，月经已恢复正常。近 1 个月来不规则阴道出血，无发热，无腹痛，B 超提示宫腔回声不均，似可见两三个稍高回声团块，可疑为

（7~10 题共用备选答案）

A. 诊断性刮宫
B. 改用其他避孕措施
C. 加用维生素 E 继续服药
D. 继续服药加服 1 片避孕药
E. 停止服药 5 天后，服药周期重新开始

7. 患者，女性，30 岁。丈夫刚从外地调回本市，于月经第 5 天，开始服醋酸甲地孕酮片避孕，每日 1 片，出现恶心，应
8. 患者，女性，28 岁。孕 1 产 1，服醋酸甲地孕酮片避孕，于停药后第 2 天时阴道出血，血流量大，应
9. 患者，女性，26 岁。孕 1 产 1，服醋酸甲地孕酮片避孕，于月经第 10 天漏服 1 粒后有少量出血，应
10. 患者，女性，34 岁。孕 2 产 1，连续 3 个周期在停服醋酸甲地孕酮片第 5 天时不转经，应

（11~13题共用备选答案）

A. 异位妊娠
B. 再次妊娠
C. 盆腔感染
D. 宫腔积血
E. 药流不全

11. 患者，女性，30岁。服用米非司酮后两天，突发剧烈下腹痛，伴少量阴道出血，下腹压痛、反跳痛，子宫常大，质软。最可能的诊断是
12. 患者，女性，32岁。药物流产排胎见到完整绒毛，阴道出血两周后干净，但流产后60天仍无月经来潮，尿妊娠试验（+）。最大可能为
13. 患者，女性，34岁。药流后三周阴道出血，多于月经量，尿妊娠试验（+）。最可能的诊断是

（14~16题共用备选答案）

A. 感染
B. 吸宫不全
C. 宫颈裂伤
D. 子宫穿孔
E. 人流综合征

14. 患者，女性，33岁。产后半年哺乳期，出现恶心，尿hCG（+），体检：子宫后倾后屈，6周大小，要求手术流产，手术前测宫腔深9cm，吸宫吸出组织15mg，出血50ml，术中突感下腹剧烈疼痛，探针达12cm时未探及宫底。应考虑为
15. 患者，女性，34岁。因妊娠3个月行手术流产，术后3周一直有阴道出血，血流量大，使用宫缩药及抗炎治疗无好转。体检：宫颈光，宫口开一指，宫体前倾，体温正常。考虑为
16. 患者，女性，29岁。因妊娠半年行手术流产，术中在扩张宫颈时，突然出现面色苍白、出汗、头晕、胸闷。体检：血压80/50mmHg，心率50次/分。考虑为

（17~19题共用备选答案）

A. 子宫穿孔
B. 羊水栓塞
C. 宫颈粘连
D. 人流综合征
E. 人流后感染

17. 患者，女性，30岁。吸宫术后出现闭经伴周期性腹痛，血压正常。诊断为
18. 患者，女性，23岁。吸宫术后3天高热，腹痛，下腹部压痛。诊断为
19. 患者，女性，36岁。钳刮术时烦躁不安，寒战，呕吐，咳嗽，继之呼吸困难，发绀，心率快，血压迅速下降。诊断为

（20~22 题共用备选答案）

A. 使用避孕套　　B. 放置宫内节育器
C. 口服短效避孕药　　D. 外用避孕药
E. 安全期避孕

20. 患者，女性，34 岁。急性病毒性肝炎女性患者，避孕方法最好选择为

21. 患者，女性，46 岁。患慢性肾炎 4 年。宫口松，半年前曾因妊娠行人工流产术，现要求避孕指导。最恰当的避孕措施是

五 X 型题

1. 口服避孕药的作用机制有
A. 改变子宫内膜形态和功能　　B. 改变子宫颈黏液性状
C. 抑制卵泡生长、发育　　D. 阻止受精卵相遇
E. 阻碍着床

2. 避孕套除避孕外，其他益处有
A. 对配偶精液过敏者有保护作用
B. 降低盆腔炎的发生和预防性传播疾病
C. 降低宫颈鳞状上皮内病变及宫颈癌的发生
D. 改变阴道内酸碱度
E. 治疗早泄

3. 输卵管绝育术的并发症是
A. 出血　　B. 感染
C. 脏器损伤　　D. 腹胀
E. 肠粘连

4. 宫内节育器放置的时间可选择在
A. 药物流产不全清宫术后立即放置　　B. 正常产后 3 个月以上
C. 月经干净 3~7 天　　D. 剖宫产术中
E. 剖宫产后半年

5. 手术流产的并发症有
A. 人工流产综合征　　B. 体重增加
C. 子宫穿孔　　D. 吸宫不全
E. 色素沉着

6. 取出皮下埋植剂的指征为
A. 反复发作异常剧烈头痛　　B. 雌激素禁忌者
C. 长期卧床者　　D. 急性视觉障碍

E. 阴道点滴出血

7. 口服避孕药不仅起避孕作用，其他益处还有

A. 降低子宫内膜癌的发生危险
B. 缓解经前期紧张综合征
C. 减少贫血，缓解痛经
D. 不影响内分泌改变
E. 预防血栓形成

六 案例分析题

（1~7 题共用题干）

患者，女性，33 岁。育有一子，月经不规则，现停经 3 个月，伴有恶心、呕吐 1 周，子宫增大如妊娠 7^{+}周大小，附件未及包块。

1. 为进一步明确诊断，应考虑做的辅助检查有

A. 基础体温测定
B. 性激素水平测定
C. 宫颈黏液检查
D. 腹部 CT 检查
E. 腹部 X 线检查
F. 盆腔 MRI
G. 盆腔 B 超检查
H. 尿妊娠试验

2. 该女性患者 B 超检查确诊妊娠，要求人工流产终止妊娠，若行人工流产负压吸引术，关于吸管粗细及负压大小错误的是

A. 妊娠 7 周以下用 5~6 号吸管，负压为 400mmHg
B. 人工流产负压吸引术负压不宜超过 700mmHg
C. 人工流产负压吸引术负压不宜超过 500mmHg
D. 妊娠 7~9 周用 6~7 号吸管，负压为 400~500mmHg
E. 妊娠 9 周以上，用 7~8 号吸管，负压为 500~550mmHg
F. 人工流产时，先储存负压，使负压上升到 400~500mmHg

3. 患者在吸宫流产术中，出现头晕、胸闷，考虑为人工流产综合征，下列表现与之不符合的是

A. 心动过速
B. 心律失常
C. 血压下降
D. 心律不齐
E. 电解质紊乱
F. 面色苍白、出汗
G. 严重者出现昏厥、抽搐
H. 如患有心脏病、贫血、哮喘、慢性肾炎等，缺血缺氧可加重上述症状以致出现心脏骤停

4. 人工流产后 6 天，发热伴有腹痛 2 天，分泌物黄色，考虑流产后合并感染，与此病不相符合的是
   A. 头晕
   B. 贫血
   C. 食欲缺乏、乏力
   D. 下腹压痛伴反跳痛
   E. 移动性浊音阳性
   F. 子宫稍大，压痛阳性
   G. 附件有时可及包块伴压痛
   H. 宫颈举痛，子宫检查，有漂浮感
5. 此时急症应做的检查是
   A. 血常规
   B. 血气分析
   C. 腹部 B 超
   D. 肝、肾功能
   E. 腹部 X 线检查
   F. 血培养+药敏
   G. 血液生化检查
   H. 阴道分泌物培养+药敏
6. 患者有多次人工流产史，此次人工流产后无月经来潮，伴周期性下腹痛，考虑为流产后出现并发症．引起的原因是
   A. 精神过度紧张
   B. 吸宫时负压过大
   C. 扩张宫颈过于粗暴
   D. 吸管带着负压进出宫颈管
   E. 吸净后仍反复吸刮宫壁
   F. 原有子宫内膜发炎史
7. 发生子宫腔粘连后，下列说法正确的是
   A. 发生粘连部位主要位于子宫颈管
   B. 单纯性子宫腔粘连临床多见
   C. 子宫腔粘连多为不完全粘连
   D. 经血排出后，腹痛缓慢才能缓解
   E. 子宫腔粘连分离术后，宫腔可置 IUD
   F. 负压吸引术后，较少发生子宫腔或子宫颈管粘连
   G. 宫腔粘连分离后，可用性激素人工周期疗法 2~3 个月，使子宫内膜逐渐恢复
   H. 处理方式：用探针或小号扩张器慢性扩张宫颈内口，使扇形片性分离粘连，使经血排出

参考答案与解析

一、A1 型题

1. E【解析】服用甾体避孕药抑制下丘脑、垂体的激素分泌，同时直接影响垂体对 LHRH 的反应，不出现排卵前 LH 峰，不发生排卵，因此子宫内膜不可能为分泌型。

2. A【解析】负压吸引术的适应证：妊娠 10 周内要求终止妊娠而无禁忌证，患有某种

严重疾病不宜继续妊娠。

3. E【解析】目前药物流产临床应用的药物为米非司酮配伍米索前列醇。米非司酮是一种类固醇抗孕激素制剂，具有抗孕激素和抗糖皮质激素作用，能和孕酮竞争蜕膜的孕激素受体，却不产生孕酮作用，使蜕膜坏死出血；米索前列醇具有子宫兴奋和宫颈软化作用。

4. A【解析】少数女性服用避孕药后会出现恶心、呕吐、食欲缺乏、头晕、乏力及嗜睡等类早孕反应，这是由于避孕药中的雌激素刺激胃黏膜所致。

5. C【解析】三相口服避孕药是指含有逐渐变化的不同剂量的雌激素和孕激素，以模拟女性月经周期。第一相：主要含有高剂量的雌激素，促进子宫内膜增生。第二相：包含雌、孕激素，但两种激素的剂量均较低，防止过度增生。第三相：含有低剂量的雌激素和孕激素或仅含有孕激素，以维持子宫内膜的稳定状态。

6. D【解析】人工流产术后阴道流血时间长，血量多或流血停止后再现多量流血，应考虑为吸宫不全，血或尿 hCG 检测和 B 超检查有助于诊断。

7~8 A、B【解析】药物流产的禁忌证：①有使用米非司酮禁忌证，如肾上腺及其他内分泌疾病、妊娠期皮肤瘙痒史、血液病、血管栓塞等病史。②有使用前列腺素药物禁忌证，如心血管疾病、青光眼、哮喘、癫痫、结肠炎等。③带器妊娠、异位妊娠。④其他：过敏体质、妊娠剧吐、长期服用抗结核、抗癫痫、抗抑郁、抗前列腺素药等。

9. C【解析】宫内节育器（IUD）的避孕原理有：干扰着床，影响受精卵的发育，宫腔内自然环境改变，宫腔内炎症细胞增多，对抗机体囊胚着床耐受性的免疫，使囊胚崩解。反射性抑制排卵不是宫内节育器的避孕原理，而是甾体激素的避孕原理。

10. B【解析】人工流产综合征指手术时，因疼痛或局部刺激，受术者在术中或术毕出现恶心呕吐、心动过缓、心律不齐、面色苍白、头晕、胸闷、大汗淋漓，严重者甚至出现血压下降、昏厥、抽搐等迷走神经兴奋症状。为宫颈和子宫遭受机械性刺激引起迷走神经兴奋所致，与孕妇精神紧张，不能耐受宫颈扩张、牵拉和过高的负压有关。

11. D【解析】带铜 IUD 的铜离子被子宫内膜吸收，局部浓度升高，改变内膜酶系统活性，并影响 DNA 合成、糖原代谢及雌激素摄入，使子宫内膜细胞代谢受到干扰，影响受精卵着床及囊胚发育。

12. E【解析】参见 A1 型题第 10 题解析。

13. B【解析】短效口服避孕药的主要成分是孕激素，其避孕原理为抑制排卵、增加宫颈黏液黏稠度和抑制子宫内膜增生。即口服避孕药中的孕激素作用于子宫内膜，抑制其增殖，并且使子宫内膜腺体发育不良，从而防止受精卵着床。

14. A【解析】停用长效避孕药，要在使用最后 1 次避孕药后，于月经来潮的第 5 天开始，改服短效避孕药 2~3 个月以作过渡，然后改用其他避孕方法或停用。

15. D【解析】参见 A1 型题第 2 题解析。

16. D【解析】避孕的方法包括宫内节育器、避孕套、药物避孕、节育手术，以及安全期避孕。现在临床采用最多的是宫内节育器，成功率可达 99.9%。口服避孕药（包括紧急避孕药）的成功率较低，一般为 70%~80%；男用阴茎套的避孕成功率为 90%左右。节育手术由于是不可逆的，所以较少采用。安全期避孕的成功率非常低，大约为 50%，特别是女性月经期不准的情况下，避孕成功的概率是无法计算的。

17. E【解析】经腹输卵管结扎术手术时间的选择：①非妊娠期，以月经干净后 3~7 天较为合适。若超过此期限有妊娠的可能，应尽量避免在月经前或月经期施术。②人工流产或取环后，可立即手术，或者在 48 小时内手术，病理性流产应待转经后手术。③产褥期，如顺产，产后 24 小时即可手术，难产或疑有感染可能者，应住院观察 3 天，无异常情况再行手术。④哺乳期未转经者，必须排除早期妊娠，对疑有妊娠者，应先行诊刮术，再行绝育术。⑤中期妊娠引产术，于产后 24 小时后即可手术。⑥剖宫产或其他妇科手术，可同时手术。

18. A【解析】妊娠 4 个月终止妊娠，最常用的方法是依沙吖啶羊膜腔内注射。通过向羊膜腔内注射依沙吖啶，使胎盘脱离子宫壁，引起分娩，从而实现终止妊娠的目的。其他选项在妊娠 4 个月终止妊娠时使用较少。

19. A【解析】含孕酮的活性宫内节育器的避孕机制是使子宫内膜变化不利于受精卵着床，宫颈黏液变稠不利于精子穿透，一部分妇女排卵抑制，有效率达 99%以上。

20. B【解析】参见 A1 型题第 17 题解析。

21. E【解析】宫内节育器的避孕原理是多方面的，主要是子宫内膜长期受异物刺激引起一种无菌性炎症反应，白细胞及巨噬细胞增多，子宫液组成也有改变，使受精卵着床受阻，引起抗生育作用。

22. D【解析】复方短效口服避孕药的服用方法：每次月经周期第 5 天开始服药，每晚 1 片，连服 22 天，中间不要间断，如有漏服应在次晨补服。一般在停药后 2~4 天出现撤退性出血，出血第 5 天再重复服药，若停药后 7 天内无阴道出血，开始服用下一周期的药，以免因延迟服药卵巢可能恢复排卵功能而造成避孕失败。

23. D【解析】口服避孕药失败的最主要原因是服药时间和服药方法错误；也有可能是在服药期间发生呕吐或是腹泻，影响避孕药吸收，导致避孕失败。

24. B【解析】我国最常用的输卵管绝育方法中，效果最好最常用的是抽芯近端包埋法，其次为双折结扎切除法。

25. E【解析】女用短效口服避孕药服药期间，如在月经周期前半期发生不规则少量出血，为雌激素不足所致，可在服用避孕药的同时加服少量雌激素（如炔雌醇）。

26. B【解析】参见 A1 型题第 16 题解析。

27. D【解析】长效与短效口服避孕药的区分主要取决于避孕药中雌激素的成分，长效口服避孕药的雌激素成分为炔雌醚，短效口服避孕药的雌激素成分为炔雌醇。

28. D【解析】服用紧急避孕药应在无防护性交后 72 小时内即服。

29. C【解析】参见A1型题第2题解析。

30. D【解析】人工流产术后应检查确定吸出物有无胎囊及绒毛，检查流产是否完全。

31. E【解析】甾体激素避孕药的不良反应包括类早孕反应、不规则阴道流血（突破性出血）、闭经、体重及皮肤变化，个别妇女服药后出现头痛、复视、乳房胀痛等，可对症处理，必要时停药作进一步检查。

32. D【解析】放置宫内节育器的并发症如下。①节育器异位：原因有子宫穿孔，操作不当将节育器放到宫腔外；节育器过大、过硬或子宫壁薄而软，子宫收缩造成节育器逐渐移位至宫腔外。确诊节育器异位后，应经腹或在腹腔镜下将节育器取出。②节育器嵌顿或断裂：由于节育器放置时损伤子宫壁或带器时间过长，致部分器体嵌入子宫肌壁或发生断裂，应及时取出。若取出困难，应在B超下、X线直视下或在宫腔镜下取出。③节育器下移或脱落：原因有操作不规范，节育器放置未达宫底部；与宫腔大小、形态不符；月经过多；宫颈内口过松及子宫过度敏感。常见于放置节育器后一年之内。④带器妊娠：多见于节育器下移、脱落或异位。一经确诊，行人工流产同时取出节育器。

33. E【解析】短效避孕药的禁忌证：①急慢性肝炎、黄疸史及肝功能不全。②肾功能不全。③各种心脏病和高血压（血压>150/90mmHg）。④糖尿病、甲状腺功能亢进及血栓性疾病。⑤子宫肌瘤及生殖器恶性肿瘤。⑥乳房有肿块。⑦产后哺乳期。⑧45岁以上妇女。⑨有血液病。⑩闭经。所以，血栓性静脉炎不宜服用避孕药。

34. E【解析】皮下埋植避孕法是一种新型的避孕方法，目前已在全世界推广使用。放置的最佳时间是从月经第1天算起，7天内放置皮下埋植，放置部位一般为左臂，肘上7~8厘米处。

35. A【解析】不规则阴道流血是放置宫内节育器（IUD）常见的不良反应，主要表现为经量增多，经期延长或少量点滴出血，一般无须处理，3~6个月后逐渐恢复。少数患者放置IUD后可出现白带增多或伴有下腹胀痛，应根据具体情况明确诊断后对症处理。

36. D【解析】羊水栓塞偶可发生在负压吸宫术后，是危害最严重的并发症。宫颈损伤、胎盘剥离使血窦开放，为羊水进入创造了条件，此时应用缩宫素更可促使羊水栓塞的发生。

37. E【解析】关于IUD的放置和随访：放置IUD时，如存在生殖器急性炎症，应暂缓放置，待治愈后再行放置；放置的最佳时间是月经期结束后3~7天，此时宫颈通畅、宫腔清洁，有利于减少感染和对子宫壁的损伤；人工流产术后，需等到宫腔深度恢复到10cm以上时才能放置，以避免对子宫壁造成过度刺激或损伤。如宫腔深度不足10cm，则需等待适当时间再行放置；放置后需进行1个月、6个月和1年的定期随访，并且每年都要进行复查。观察IUD是否移位、有无感染等；IUD的选择应根据宫腔大小选择合适的IUD型号，而不是按照宫腔深度放置相应号数的IUD。

38. E【解析】输卵管结扎：①寻找提取输卵管是手术的主要环节。术者用左手示指经切口伸入腹腔，沿宫底后方滑向一侧宫角处，摸到输卵管后，右手持卵圆钳将输卵管夹住，轻提至切口外，此为卵圆钳取管法，也可用指板法或吊钩法提取输卵管。只有见到输卵管伞端后才证实为输卵管，术中须同时检查卵巢有无异常。②输卵管结扎的方法有抽心包埋法、输卵管钳夹法和输卵管折叠结扎切除法。抽心包埋法具有血管损伤少、并发症少、成功率高等优点，效果最好且最常用。③排空膀胱，可避免术中膀胱受损。取仰卧位，留置导尿管。④出血或血肿是过度牵拉损伤输卵管或输卵管系膜血管，引起腹腔内积血或血肿造成。⑤术后并发症包括出血或血肿、感染、损伤及输卵管再通。

39. D【解析】一般皮下埋植避孕的有效期为 5 年，5 年以后要到医院进行更换，皮下埋植避孕是属于目前避孕成功率最大以及安全性高的办法。

40. B【解析】阴茎套为男性避孕工具，与其他避孕方法相比，使用方便、没有不良反应。

41. E【解析】带铜 T 形宫内节育器是目前临床常用的宫内节育器，放置时间可达 15 年。

42. A【解析】雌激素可使凝血因子升高，使用较大剂量的雌激素可发生血栓性疾病。

43. C【解析】宫内节育器的放置时间：①月经干净 3~7 日无性交。②人工流产后立即放置。③产后 42 日恶露已净，会阴伤口愈合，子宫恢复正常。④剖宫产后半年放置。⑤含孕激素 IUD 在月经第 3 日放置。⑥自然流产于转经后放置，药物流产 2 次正常月经后放置。⑦哺乳期放置应先排除早期妊娠。⑧性交后 5 日内放置为紧急避孕方法之一。

44. A【解析】人工流产术中出血时，可在扩张宫颈后，宫颈注射缩宫素，并尽快取出绒毛组织。吸管过细、胶管过软或负压不足引起出血，应及时更换吸管和胶管，调整负压。

45. A【解析】屈螺酮炔雌醇片含有与天然孕酮药理特性相近的孕激素——屈螺酮，它有能缓解使用者经前紧张征和痛经的作用。它独有的抗炎皮质激素效应，可以有效消除雌激素可能引起的水潴留，使用者不容易出现浮肿、体重增加的现象，它还具有抗雄激素的效应，对青春痘也有很好的改善作用。

46. E【解析】长效避孕针通过综合环节达到抗生育作用，其主要避孕环节在于抑制排卵。所以，选项 E 错误，其余都是正确的。

二、A2 型题

1. B【解析】患者人工流产术后出现阴道不规则流血，这是绒毛膜癌的主要症状。阴道侧前壁有紫色结节是阴道转移的特征。

2. A【解析】人工流产综合征症状轻者应立即停止手术，给予吸氧，一般能自行恢复。严重者可加用阿托品 0.5~1.0mg 静脉注射。术前重视精神安慰，术中动作轻柔，吸宫时掌握适当负压，减少不必要的反复吸刮，均能降低人工流产综合征的发生率。

3. E【解析】患者症状和体征均符合急性子宫内膜炎的表现。

4. E【解析】凡已婚育龄妇女，身体健康，月经基本正常者，首选的避孕方法为口服短效避孕药。避孕套失效率略高，不够可靠，不能完全保证避孕效果；因为该女性的月经周期不规则，难以准确确定安全期，故安全期避孕不能作为首选；输卵管绝育术一般作为永久性避孕措施，对于年轻女性不是首选；该女性有子宫切口瘢痕，使用宫内节育器可能增加宫腔穿孔和异位妊娠的风险，故宫内节育器也不能作为首选避孕方法。

5. B【解析】阴茎套是哺乳期选用的最佳避孕方式，也可选用单孕激素制剂长效避孕针或皮下埋植剂，使用方便，不影响乳汁质量。

6. E【解析】参见 A1 型题第 3 题解析。

7. D【解析】该患者放置宫内节育器 9 年后有阴道不规则出血，应取出宫内节育器，取 IUD 的同时应行诊断性刮宫，刮出组织送病理检查，排除子宫内膜病变。

8. D【解析】患者宫颈着色，子宫增大，质软，钳刮术中夹出黄色脂肪样组织，患者有剧烈牵拉样疼痛，伴恶心、呕吐，提示子宫穿孔，应立即停止手术。

9. D【解析】参见 A2 型题第 4 题解析。

10. B【解析】患者人工流产术后月经停止来潮，可能存在人流过程中子宫内膜基底层被破坏。人工流产手术时如果损伤了子宫内膜基底层可造成闭经。任何情况下基底层受到损伤，子宫内膜就失去了修复能力。即使卵巢功能正常，月经也不会来潮。

11. D【解析】患者行人工流产在扩张宫颈过程中，突感左下腹剧痛，头晕胸闷，大汗淋漓，脉搏 110 次/分，血压 70/50mmHg，观察半小时发现左下腹部出现包块，半年前有剖宫产史，可考虑患者为子宫穿孔，应立即停止手术。穿孔小，无脏器损伤或内出血，手术已完成，可注射子宫收缩药保守治疗，并给予抗生素预防感染。破口大、有内出血或怀疑脏器损伤，应剖腹探查或腹腔镜检查。故题中患者恰当的处理方式为剖腹探查。

12. E【解析】患者阴道前后壁明显膨出，宫口松，不适宜用宫内节育器；有重度颗粒型宫颈柱状上皮异位，不适宜用阴茎套；安全期避孕法，并不十分可靠，不宜推广；外用避孕药，使用失误时，失败率高，不作为避孕首选。所以，该患者宜选择的避孕方法是口服短期避孕药。

13. D【解析】患者多次行人工流产术，末次人流在 4 月前，人流后停经 4 月，有周期性下腹痛伴肛门坠感，考虑为流产后出现并发症。宫颈举痛，子宫稍大有压痛，最有可能的诊断是远期并发宫颈粘连。

14. B【解析】患者为围绝经期妇女，男用避孕套和宫内节育器为首选，不宜采用口服避孕药和安全期避孕。

15. D【解析】患者放置环形宫内节育器后妊娠，带器妊娠多见于 IUD 下移、脱落或异位。一经确诊，应行人工流产同时取出 IUD。但该患者有酸中毒表现，首先应纠正酸中毒，再行人工流产同时取出 IUD。

三、A3/A4 型题

1~3 E、D、E【解析】年轻新婚夫妇，尚未生育，应选择使用方便、不影响生育的避孕方法。男用阴茎套是较理想的避孕方法，性生活适应后可选用阴茎套。无防护性交后一旦发现避孕失败，事后应采用紧急避孕，包括放置宫内节育器和口服紧急避孕药。首选药物为米非司酮，在无防护性交后 120 小时之内服用米非司酮 10mg 或 25mg，1 片即可。有效率达 85%以上，妊娠率 2%。

4~7　E、D、C、A【解析】参见 A1 型题第 10 题解析。

8~11　B、A、A、B【解析】若受检者尿中含 hCG，可协助诊断早期妊娠。若确诊为妊娠，要求予以终止，应做妇科 B 超检查确诊为宫内妊娠。该孕妇要求行药物流产，应常规选择米非司酮和米索前列醇，服药后应严密观察。药物流产后，暂不要孩子，建立采用阴茎套避孕，这是较理想的避孕方法。

12~14　A、E、E【解析】依据题干信息所述考虑可能有阴道炎、宫颈炎及子宫体炎，经阴道消炎栓剂治疗无效，应进行阴道分泌物培养+药敏并作常规分泌物镜检。最可能的诊断是宫内节育器所致出血，不规则阴道流血是放置 IUD 常见的不良反应。取 IUD 同时需行诊断性刮宫，刮出组织送病理检查，排除子宫内膜病变。

15~17　E、E、A【解析】患者拟诊宫颈管粘连、宫腔粘连，检查应可见宫颈举痛，宫体可稍饱满且有压痛。经消毒后用探针探宫腔，往往在颈管内或宫颈内口处遇到阻力，探入宫腔后即可见暗红色黏稠血液流出，症状立即减轻，即可明确诊断。宫颈管粘连、宫腔粘连治疗主要分手术治疗和药物治疗。手术治疗主要是分离粘连，采用子宫探针或宫腔镜进行分离，同时注意应用抗生素，防止出现感染；西药治疗主要运用雌激素、孕激素周期治疗，以促进子宫内膜生长，建立月经周期。

18~20　C、E、D【解析】凡育龄妇女无禁忌证，可放置宫内节育器（IUD）进行避孕。IUD 的抗生育作用，主要是局部组织对异物的组织反应而影响受精卵着床。活性 IUD 的避孕机制还与活性物质有关。术后休息 3 日，1 周内忌重体力劳动，2 周内忌性交及盆浴，保持外阴清洁。

四、B 型题

1. C【解析】人工流产子宫复旧不全可能会导致宫腔不规则出血，宫腔内有残留淤血，出现疼痛，阴道淋漓不断出血，月经不调等。

2. A【解析】宫颈宫腔粘连综合征根据粘连的部位、程度及面积的不同，临床表现各种各样，如闭经、月经过少、痛经、反复流产及不孕等。月经异常表现为刮宫术后月经减少或闭经，部分患者伴有周期性的下腹疼痛。

3. B【解析】人流后感染一般会导致高热、腹痛、下腹剧烈疼痛，而且会有白带增多、阴道出血、月经不调、腰酸等症状。

4. A【解析】过期流产指胚胎或胎儿已死亡滞留宫腔内未能及时自然排出者。患者有停经反应，前段时间可曾有先兆流产的症状，以后子宫却不再增大或反而缩小。查体宫颈口未开，子宫较停经周期小，质地不软。

5. B【解析】药流不全主要的表现就是小腹酸痛，阴道持续出血，B 超一般显示宫腔内有残留物。

6. C【解析】宫腔息肉患者一般无明显不适症状，有时可出现月经量增多、月经失调或者不孕等情况。B超提示宫腔回声不均，似可见两三个稍高回声团块，提示为宫腔息肉。

7. C【解析】该患者可能是避孕药刺激胃黏膜出现的症状，服用维生素E有利于缓解对胃黏膜的刺激，还可以减少避孕药带来的不良反应。

8. E【解析】参见A1型题第22题解析。

9. D【解析】该患者漏服1粒避孕药发生在避孕周期的第10天（在第8~14颗避孕药内），应立即补服1片，并继续服用剩余的避孕药。同时，建议患者在接下来的7天内采取其他避孕措施，如使用避孕套等。

10. B【解析】该患者在停服第5天时出现了月经异常，首先需要排除是否妊娠。其次，应更换其他避孕措施或其他型号的口服避孕药，以观察效果。

11. A【解析】该患者有阴道少量流血，突发右下腹剧烈疼痛，下腹压痛、反跳痛。符合异位妊娠表现。

12. B【解析】早早孕试验是通过检测尿中是否含有一定的hCG，从而判定是否妊娠。正常非妊娠女性呈现阴性，妊娠女性则为阳性。一般在停经35天尿妊娠试验就会呈阳性反应。

13. E【解析】患者药流3周后阴道持续出血，多于月经量，尿妊娠试验（+）。最可能的诊断是药流不全。

14. D【解析】患者突然感到下腹疼痛，操作时术者突然感到失去宫壁阻力，有无底感，器械进入宫腔的深度远超宫腔实际深度，应考虑子宫穿孔。

15. B【解析】流产手术后阴道流血时间长，血量多或流血停止后再现多量流血，应考虑为吸宫不全，血或尿hCG检测和B超检查有助于诊断。

16. E【解析】应考虑为人工流产综合征。

17. C【解析】宫颈粘连常表现为闭经、腹痛、不孕等。

18. E【解析】参见B型题第3题解析。

19. B【解析】羊水栓塞大多发病突然，开始出现烦躁不安、寒战、恶心、呕吐、气急等先兆症状，继而出现呛咳、呼吸困难、发绀，迅速出现循环衰竭，进入休克或昏迷状态，严重者发病急骤，可于数分钟内迅速死亡。

20. A【解析】安全期避孕效果最差；放置宫内节育器不能避免子宫出血，对肝炎不利；避孕药、避孕针均含雌激素，需在肝内灭活，加重肝负担。所以，急性病毒性肝炎女性患者，避孕方法最好选择避孕套。

21. A【解析】患者46岁，为围绝经期妇女，男用避孕套和宫内节育器为首选，不宜采用复方口服避孕药和安全期避孕。患者有肾炎，宫口松，最好选择避孕套避孕。

五、X 型题

1. ABCE【解析】甾体激素避孕药的作用机制如下。①抑制排卵：避孕药中雌、孕激素负反馈抑制下丘脑释放 GnRH，从而抑制垂体分泌 FSH 和 LH，同时直接影响垂体对 GnRH 的反应，不出现排卵前 LH 峰，排卵受到抑制。②改变宫颈黏液性状：孕激素使宫颈黏液量减少，黏稠度增加，拉丝度降低，不利于精子穿透。单孕激素制剂改变宫颈黏液作用可能为主要的避孕机制。③改变子宫内膜形态与功能：子宫内膜的正常生理变化，为胚胎着床创造必要条件，避孕药抑制子宫内膜增殖变化，使子宫内膜与胚胎发育不同步，不适于受精卵着床。④改变输卵管的功能：在雌、孕激素作用下，输卵管上皮纤毛功能、肌肉节段运动和输卵管液体分泌均受到影响，改变受精卵在输卵管内的正常运动，干扰受精卵着床。

2. ABCDE【解析】避孕套除避孕外，还具有以下益处：①对配偶精液过敏者有保护作用：某些女性可能会对丈夫的精液产生过敏反应，使用避孕套可避免相关过敏症状。②降低盆腔炎的发生率和预防性传播疾病：使用避孕套可减少生殖器官受到感染的风险，从而降低盆腔炎的发生率，此外也可预防性传播疾病等。③降低宫颈鳞状上皮内病变及宫颈癌的发生：使用避孕套可降低 HPV 感染的风险，从而降低宫颈鳞状上皮内病变及宫颈癌的发生率。④改变阴道内酸碱度：避孕套本身是碱性的，可中和阴道内的酸性环境，有助于改善阴道内的微生态平衡。⑤治疗早泄：避孕套可减少男性阴茎的敏感度和刺激度，从而延长性行为时间，有一定缓解早泄的作用。

3. ABCE【解析】参见 A1 型题第 38 题解析。

4. BCE【解析】参见 A1 型题第 43 题解析。

5. ACD【解析】手术流产的并发症包括出血、子宫穿孔、人工流产综合征、漏吸或空吸、吸宫不全、感染、羊水栓塞，远期并发症有宫颈粘连、宫腔粘连、慢性盆腔炎、月经失调、继发性不孕等。

6. ACD【解析】皮下埋植剂放置后，如果发生如下情况应立即取出：①首次发生偏头痛型的头痛。②反复发生异常剧烈的头痛。③急性视觉障碍。④血栓性静脉炎或血栓栓塞症。⑤长期因病卧床不起。⑥肝病症状。⑦明显的血压增高。⑧意外妊娠。⑨可疑异位妊娠时。

7. ABC【解析】口服避孕药的更多功效：①调经。避孕药含有雌激素和孕激素，可以起到调整月经的作用。②缓解痛经。短效避孕药可以减少前列腺素的产生，很大程度上能缓解痛经。对于继发性痛经，短效避孕药可以治疗子宫内膜异位症和子宫腺肌病，它可以抑制外逃的内膜组织，从而控制病情进展。③治疗痤疮。有些短效避孕药有降低雄激素的作用，可减少多毛的症状，达到治疗痤疮的效果。④治疗子宫内膜息肉。子宫内膜息肉是一种很容易复发的疾病，严重时可发展为内膜癌。它的发生原因尚不明确，可能和雌激素的刺激有关。短效避孕药恰恰对其有一定的抑制作用。如果内膜摘除术后服用 3~6 个月，可以显著减少子宫内膜息肉的复发。⑤口服避孕药有一定抑制雌激素的作用。通过大规模的人群调查发现，它可以减少卵巢癌、子宫内膜癌和结直肠癌的风险。

六、案例分析题

1. GH【解析】患者停经 3 个月，且恶心、呕吐 1 周，子宫增大，考虑为妊娠。应行盆腔 B 超检查及尿妊娠试验。

2. B【解析】负压吸引术时，应按妊娠及宫腔大小给予负压，最大负压不超过 500mmHg，胎囊吸出后，负压降至 500mmHg 以下。所以，选项 B 错误，其余选项内容均是正确的。

3. AE【解析】参见 A1 型题第 10 题解析。

4. BEH【解析】流产后合并感染可能会出现头晕、食欲缺乏、乏力，查体可出现下腹压痛伴反跳痛，子宫稍大，压痛阳性，附件有时可及包块伴压痛。

5. AH【解析】流产后合并感染应行血常规及阴道分泌物培养及药敏检查，根据药敏结果决定抗生素种类。

6. D【解析】患者人工流产后无月经来潮，伴周期性下腹痛，考虑为流产后宫颈粘连，引起的原因可能为吸管带着负压进出宫颈管所致。

7. CFG【解析】子宫腔粘连多为不完全粘连，应采取粘连分离术，术后可放置 IUD，给予人工周期治疗 2~3 个月，使子宫内膜逐渐恢复。

第二十一章 妇女保健

一 A1 型题

1. 产后出血率为
   A. 孕产期保健质量指标
   B. 计划生育统计指标
   C. 女性疾病防治工作指标
   D. 孕产妇保健工作统计指标
   E. 女性保健效果统计指标
2. 妊娠期高血压疾病发病率属于
   A. 计划生育统计指标
   B. 女性保健效果统计指标
   C. 孕产期保健质量指标
   D. 孕产妇保健工作统计指标
   E. 女性疾病防治工作指标
3. 产时保健的五防不包括
   A. 防产伤
   B. 防滞产
   C. 防感染
   D. 防窒息
   E. 防早产
4. 围绝经期保健的内容不包括
   A. 定期体检
   B. 保持外阴清洁
   C. 注意锻炼身体
   D. 进行肛提肌锻炼
   E. 进食低蛋白、高维生素食物
5. 法定哺乳时间通常为
   A. 6 个月
   B. 10 个月
   C. 12 个月
   D. 16 个月
   E. 24 个月
6. 女性进行防癌筛查的时间应为
   A. 每 1~2 年 1 次
   B. 每 1 年 1 次
   C. 每 2 年 1 次
   D. 每 3 年 1 次
   E. 每半年 1 次
7. 国际老年学会规定的老年期是指
   A. 55 岁以后
   B. 50 岁以后

C. 60 岁以后
D. 65 岁以后
E. 70 岁以后

8. 降低孕产妇死亡率及围产儿死亡率属于
A. 产时保健
B. 妊娠期保健
C. 哺乳期保健
D. 生育期保健
E. 围婚保健

9. 新生儿开始吸吮母亲乳头的时间是
A. 产后 20 分钟内
B. 产后 10 分钟内
C. 产后 30 分钟内
D. 产后 2 小时内
E. 产后 24 小时内

10. 不属于女性保健范围的是
A. 青春期保健
B. 妊娠期保健
C. 哺乳期保健
D. 儿童期保健
E. 产时保健

11. 女性保健的目的是
A. 提高女性自身素质
B. 促进社会进步
C. 保证女性婚姻自由
D. 维护和促进女性的健康
E. 降低孕妇死亡率

12. 女性保健工作的目的不包括
A. 降低孕产妇死亡率
B. 控制人口出生率
C. 降低围产儿死亡率
D. 控制性传播疾病的传播
E. 促进女性身心健康

二 A2 型题

1. 患者，女性，50 岁。绝经后情绪不佳，则下列不属于绝经前后心理障碍的是
A. 脂代谢异常
B. 性欲减退
C. 易激惹
D. 抑郁
E. 失眠

2. 患者，女性，30 岁。月经紊乱 5 年，经期情绪低落，易发怒。关于异常月经的心理问题，下列说法不恰当的是
A. 中枢神经系统的神经体液因素对子宫血管无影响
B. 情绪障碍可导致月经周期紊乱
C. 与 GnRH 释放有关
D. 与工作高度紧张有关

E. 与环境变迁有关

三 A3/A4 型题

（1~4 题共用题干）

初产妇，26 岁。1 个月前顺利产下一活婴。因科学喂养等问题前来妇幼保健站进行咨询。

1. 妇幼保健站是指
   A. 不设床位但开展门诊业务的妇幼保健机构
   B. 设有正式床位的妇幼保健机构
   C. 仅进行咨询指导的妇幼保健机构
   D. 在地广人稀、基层妇幼保健工作基础薄弱的省或自治区设立的妇幼保健机构
   E. 既不设床位又不开展门诊，仅采用下基层开展业务技术指导的妇幼保健机构
2. 母婴同室是指
   A. 母亲与其婴儿每日至少 12 小时在一起
   B. 母亲与其婴儿每日至少 8 小时在一起
   C. 母亲与其婴儿每日至少白天在一起
   D. 母亲与其婴儿每日至少夜间在一起
   E. 母亲与其婴儿每日 24 小时在一起
3. 母乳喂养的原则是
   A. 婴儿哭闹即哺乳
   B. 夜间尽量不哺乳
   C. 按需哺乳
   D. 定时哺乳
   E. 婴儿患病时多哺乳
4. 关于哺乳期避孕，下列说法恰当的是
   A. 可采用避孕药
   B. 哺乳期无须避孕
   C. 最好使用工具避孕
   D. 产后 6 个月可放置宫内环
   E. 剖宫产后 3 个月可放置宫内环

四 B 型题

（1~3 题共用备选答案）

A. 计划生育统计指标
B. 孕产期保健效果指标
C. 孕产期保健质量指标
D. 孕产期保健工作统计指标
E. 女性病普查普治常用统计指标

1. 女性病患病率是指

2. 住院分娩率是指
3. 产后出血率是指

（4~8 题共用备选答案）
A. 绝育率
B. 人口出生率
C. 新生儿死亡率
D. 住院分娩率
E. 孕产妇系统保健率
4. 期内接受孕产妇系统保健的产妇数/同期产妇总数×100%是指
5. 期内住院分娩的产妇数/期内分娩产妇总数×100%是指
6. 期内生后 28 日内新生儿死亡数/同期活产总数×1000‰是指
7. 某年出生人数/该年平均人口数×1000‰是指
8. 男和女绝育数/已婚有生育能力的育龄妇女数×100%是指

五 X 型题

1. 母乳喂养的好处包括
A. 母乳营养丰富，适合婴儿消化、吸收
B. 母乳喂养省时、省力、经济方便
C. 母乳喂养可以增加母子感情
D. 母乳含有多种免疫物质
E. 上述都不是
2. 女性保健工作目的包括
A. 促进女性身心健康
B. 降低孕产妇死亡率
C. 减少传染病发生
D. 降低围产儿死亡率
E. 减少遗传病发生
3. 挽救儿童生存的四大战略技术是指
A. 计划免疫
B. 母乳喂养
C. 生长发育监测
D. 促进口服补液
E. 各地区妇幼保健院的健全
4. 关于围婚期保健，正确的是
A. 目的是保证健康的婚配，避免近亲问题或遗传病患者之间的婚配或生育
B. 围绕结婚前后，为保障双方及下一代健康即进行的保健服务
C. 主要内容为婚前医学检查，婚前卫生指导和婚前卫生咨询
D. 主要是维护生殖功能的正常，降低新生儿死亡率
E. 有利于预防遗传性疾病的延续
5. 围婚期保健的内容包括
A. 婚育知识宣传
B. 婚前医学检查

C. 异常情况分类指导
D. 降低孕妇死亡率
E. 维护生殖功能的正常

6. 属于女性保健范围的是
A. 青春期保健
B. 哺乳期保健
C. 妊娠期保健
D. 儿童保健
E. 产时保健

7. 关于产科质量，下列说法正确的是
A. 围产医学质量代表一个国家的医疗水平
B. 应建立高危孕妇的二级管理体系
C. 应加强新生儿复苏的培训
D. 建立遗传咨询门诊
E. 防治妊娠及产时合并症

8. 女性保健工作的任务包括
A. 做好女性各期保健
B. 做好计划生育技术指导
C. 做好家庭保健
D. 做好劳动保护
E. 女性心理保健

9. 青春期保健的一级预防包括
A. 合理营养
B. 适当的体格锻炼
C. 早发现疾病和行为偏导
D. 培养良好的个人生活习惯
E. 对女青年疾病进行治疗和康复

六 案例分析题

（1~8 题共用题干）

患者，女性，50 岁。近 6 天白带增加伴外阴瘙痒，体型肥胖，外阴部充血，阴道黏膜充血，分泌物呈黄色泡沫状，宫颈充血，轻度柱状上皮异位，附件未及白斑等异常。

1. 首选的辅助检查是
A. 血常规
B. 尿常规
C. 血培养
D. 宫颈诊刮找癌细胞
E. 阴道分泌物细菌培养
F. 宫颈分泌物查衣原体、支原体
G. 阴道分泌物涂片细胞学检查

2. 初步的诊断是
A. 滴虫阴道炎
B. 淋病性阴道炎
C. 真菌性阴道炎
D. 萎缩性阴道炎
E. 阿米巴性阴道炎
F. 子宫柱状上皮异位

3. 已确诊的治疗方法为

A. 喹碘方口服
B. 青霉素肌内注射
C. 制霉菌素片阴道塞药
D. 甲硝唑口服及阴道塞药
E. 己烯雌酚片阴道塞药
F. 其性伴侣同服甲硝唑片

4. 滴虫阴道炎的传播方式及其特征是

A. 男性感染滴虫后常无症状，易成感染源
B. 经公共浴池、浴盆、浴巾传播
C. 污染器械、辅料的传播
D. 经性交直接传播
E. 经游泳池传播
F. 坐式便器传播
G. 拥抱、握手传播

5. 查滴虫的正确取材及检测方法是

A. 取分泌物时窥阴器不涂润滑剂
B. 在阴道分泌物中找到滴虫即可确诊
C. 最简便的方法是生理盐水悬滴法
D. 取分泌物时注意保暖、及时送检
E. 取分泌物前：12~24 小时避免性交、阴道灌药
F. 滴虫阴道炎或可同时有尿道、前庭大腺滴虫感染

6. 阴道毛滴虫的特点是

A. 阴道毛滴虫应在 25~40℃
B. 阴道毛滴虫应在 50~60℃
C. 阴道毛滴虫应适宜 pH<5
D. 阴道毛滴虫的适宜 pH>7. 5
E. 能在 3~5℃生存达 21 天
F. 在干燥环境中生存 10 小时
G. 在普通肥皂水中能生存到 45~120 分钟

7. 阴道镜检滴虫（+）治疗失败时应采用的治疗方案是

A. 治疗期间可性交
B. 局部用药的治愈率在 50%左右
C. 单独局部用药的疗效比全身用药好
D. 应用甲硝唑 400mg 每日 2~3 次，连服 7 天
E. 不能耐受药物或不宜全身用药者，可选择阴道局部用药
F. 滴虫阴道炎可于月经后复发，治疗后需随诊至症状消失
G. 复发病例多数为重复感染，内裤及洗涤用的毛巾煮沸 5~10 分钟

8. 关于用甲硝唑治疗滴虫明道炎　下列错误的是

A. 首次治疗选择甲硝唑单次日服

B. 口服药物的治愈率为 90%~95%

C. 可见头痛、皮疹、白细胞减少

D. 可选择甲硝唑 400mg，每日 2~3 次，连服 7 天

E. 口服药物偶见胃肠反应；食欲减退、恶心、呕吐

F. 甲硝唑不会通过乳汁排泄，若在哺乳期用药，用药期间可以哺乳

参考答案与解析

一、A1 型题

1. A【解析】产后出血率（%）= 期内产后出血人数/期内产妇总数×100%，是孕产期保健质量指标。

2. C【解析】妊娠期高血压疾病发生率（%）= 期内患病人数/期内孕妇总数×100%，是孕产期保健质量指标。

3. E【解析】产时保健要抓好“五防、一加强”。“五防”：①防感染，应严格执行无菌操作规程，防产褥感染及新生儿破伤风等。②防滞产，注意产妇精神状态，给予安慰和鼓励，密切注意宫缩，定时了解宫颈口扩张情况和胎先露下降，及时识别头位难产。③防产伤，及时发现和正确处理各种难产，提高接产技术是关键。④防出血，及时纠正宫缩乏力，及时娩出胎盘，产后出血仍是我国农村孕产妇死因第一位。⑤防窒息，及时处理胎儿窘迫，接产时做好新生儿抢救工作。“一加强”：指加强对高危妊娠的产时监护和产程处理。

4. E【解析】围绝经期保健的内容如下。①合理安排生活，重视蛋白质、维生素及微量元素的摄入，保持心情舒畅，注意锻炼身体。②保持外阴部清洁，预防萎缩的生殖器发生感染；防治绝经过渡期月经失调，重视绝经后阴道流血。③体内支持组织及韧带松弛，容易发生子宫脱垂及压力性尿失禁，应行肛提肌锻炼，即用力做收缩肛门括约肌的动作，以加强盆底组织的支持力。④此期是妇科肿瘤的好发年龄，应每年定期体检。⑤在医师指导下，采用激素补充治疗、补充钙剂等方法防治绝经综合征、骨质疏松、心血管疾病等发生。⑥虽然此期生育能力下降，仍应避孕至月经停 12 个月以后。

5. C【解析】哺乳期是指产后产妇用自己乳汁喂养婴儿的时期，通常为 1 年。

6. A【解析】女性进行防癌筛查的时间应为每 1~2 年 1 次。

7. D【解析】国际老年学会规定 60~65 岁为老年前期，65 岁以后为老年期。

8. D【解析】生育期保健主要是维护生殖功能的正常，保证母婴安全，降低孕产妇死亡率和围产儿死亡率。

9. C【解析】新生儿出生后 30 分钟以内就要开始与母亲肌肤接触 30 分钟以上，同时帮助新生儿吸吮乳头。新生儿出生后 30 分钟内觅食反射最强，以后逐渐减弱，24 小时后又开

始恢复。

10. D【解析】女性保健范围包括青春期保健、妊娠期保健、产时保健和哺乳期保健，儿童期保健不属于女性保健范围。

11～12 D、B【解析】女性保健工作目的是通过积极的预防、普查、监护和保健措施，做好女性各期保健以降低患病率，消灭和控制某些疾病及遗传病的发生，控制性传播疾病的传播，降低孕产妇和围产儿死亡率，促进女性身心健康。

二、A2 型题

1. A【解析】绝经是妇女一生中的重大转折，由雌激素分泌低下为主的内分泌紊乱常导致形式不同、程度不一的心理障碍。可表现为焦虑、紧张、情绪易波动、易激惹、抑郁、失眠、性欲减退或过盛，还可伴随各种躯体症状与体征。既往经历过心理障碍者可增加绝经期心理障碍的发生率。随着机体逐步适应，内分泌环境重新建立平衡，这些心理反应也会逐渐消失。必要时加强心理咨询、健康教育和激素替代治疗，并鼓励从事力所能及的工作，增加社会文体活动。

2. A【解析】异常月经的心理问题：除闭经外，情绪障碍也有表现为过量出血的，并表现为较重的神经质或明显的精神障碍。可能是下丘脑促性腺激素释放的紊乱或中枢神经系统的神经体液因素对子宫血管的直接作用。正常生活方式受到扰乱，在高度精神压力下工作的妇女常可出现月经过多，经期延长。

三、A3/A4 型题

1. E【解析】妇幼保健站是指既不设床位又不开展门诊，仅采用下基层开展业务技术指导的妇幼保健机构。

2. E【解析】就是指让母亲与其婴儿 1 天 24 小时在一起，医疗及其他操作每天母婴分离不超过 1 小时。

3. C【解析】母乳喂养的原则是按需母乳。

4. C【解析】阴茎套是哺乳期选用的最佳避孕方式，也可选用单孕激素制剂长效避孕针或皮下埋植剂，使用方便，不影响乳汁质量。

四、B 型题

1. E【解析】女性病患病率是女性病普查普治常用统计指标。某种女性病患病率（%）＝某地期内查出某种女性病患者数/某地同期受检女性总数×100%。

2. D【解析】住院分娩率是孕产期保健工作统计指标。住院分娩率（%）＝期内住院分娩产妇数/期内分娩产妇总数×100%。

3. C【解析】产后出血率是孕产期保健质量指标。产后出血率（%）＝期内产后出血人数/期内产妇总数×100%。

4. E【解析】孕产妇系统保健率（%）＝期内接受孕产妇系统保健的产妇数/同期产妇

总数×100%。

5. D【解析】参见 B 型题第 2 题解析。

6. C【解析】新生儿死亡率（‰）= 期内生后 28 日内新生儿死亡数/同期活产数×1000‰。

7. B【解析】人口出生率（‰）= 某年出生人数/该年平均人口数×1000‰。

8. A【解析】绝育率（%）= 男和女绝育数/已婚有生育能力的育龄妇女数×100%。

五、X 型题

1. ABCD【解析】母乳营养丰富，易于消化、吸收，蛋白质、脂肪、糖三大营养素比例适当；母乳喂养经济实惠。母乳不仅对婴儿健康成长有利，而且比其他喂养品成本低廉，经济实惠；母乳喂养有利于增进母子情感。母亲通过婴儿吮吸母亲乳头的刺激，能增进母亲对婴儿的抚爱、关爱、疼爱之情，婴儿通过吮吸母乳，与母亲有切肤之温暖，切肤之亲近，既感到安全，又感到高兴；母乳喂养有利于增强婴儿抵抗力、免疫力。母乳中，尤其是初乳中含有大量的婴儿需要的抗生素，能抗感染。因此，婴儿吮吸了母乳，就增强了婴儿的抵抗力、免疫力。

2. ABD【解析】参见 A1 型题第 11 题解析。

3. ABCD【解析】挽救儿童生存的四大战略技术：计划免疫、生长发育监测、母乳喂养、促进口服补液。

4~5 ABCD、ABC【解析】围婚期保健是围绕结婚前后，为保障婚配双方及其下一代健康所进行的一系列保健服务措施，其内容包括婚前医学检查、婚前卫生指导、婚前卫生咨询。围婚期保健的目的是保证健康的婚配，避免近亲遗传病患者之间的不适当婚配和生育，有利于男女双方能科学地选定终身伴侣，使双方在婚前能从身心两方面做准备，有利于防止各种疾病，特别是遗传性疾病的延续，为减少出生缺陷儿打下良好的基础，是实现人人享有卫生保健，提高全民健康素质的重要保障措施之一。

6. ABCE【解析】参见 A1 型题第 10 题解析。

7. ACDE【解析】高危孕妇可分为三个等级：橙色标识、红色标识、紫色标识。应建立高危孕妇的三级管理：①评分<15 分者由乡（镇）卫生院负责管理，定期检查、随访，动员在乡（镇）卫生院住院分娩。②评分为 15~30 分者由乡（镇）卫生院负责管理，适当增加产检次数，动员在中心乡（镇）卫生院及以上医疗保健机构住院分娩。③评分≥30 分者由乡（镇）卫生院加强日常监管，县（市）及以上医疗保健机构负责诊治，病情缓解后转乡（镇）卫生院负责定期随访，要求在县（市）及以上医疗保健机构住院分娩。所以，选项 B 错误。其余选项均正确。

8. ABDE【解析】女性保健工作的任务：①做好女性各期保健（青春期保健、围婚期保健、生育期保健、妊娠期保健、产时保健、产褥期保健、哺乳期保健、围绝经期保健、老年期保健。②提高产科质量。③积极防治女性病及恶性肿瘤。④做好计划生育技术指导。⑤汇集信息资料。⑥做好女性劳动保护。⑦女性心理保健。⑧女性保健统计指标。

9. ABD【解析】青春期保健应针对青春期女性的生理、心理及社会特点，及其健康和行为方面的问题，以加强一级预防为重点。一级预防包括合理的营养，培养良好的个人生活习惯，适当的体格锻炼和劳动，进行心理卫生和性知识等的教育。二级预防包括早发现疾病和行为偏导以及减少危险因素两个方面，通过学校保健、就业等普及对青少年的体格检查，有利于及早筛查出健康和行为问题，早发现问题有利于二级预防的效果。三级预防包括对女青年疾病的治疗与康复。

六、案例分析题

1~2 G、A【解析】滴虫阴道炎的主要症状是阴道分泌物增多及外阴瘙痒，分泌物典型特点为稀薄脓性、黄绿色、泡沫状、有臭味。检查见阴道黏膜充血，后穹隆有多量白带，呈灰黄色、黄白色稀薄液体或黄绿色脓性分泌物，常呈泡沫状。该患者初步诊断为滴虫阴道炎。其检查方法首选阴道分泌物涂片细胞学检查。

3. DF【解析】滴虫阴道炎的治疗首选甲硝唑，200~400mg 口服，每天3次，7~10天为一个疗程；或一次大剂量口服2g，夫妻双方同时用药。局部用药可选甲硝唑或奥硝唑阴道栓，每晚塞入阴道一次，7~10天为一个疗程。

4. ABCDEF【解析】滴虫阴道炎的传播方式如下。①直接传播：由性交传播，滴虫常寄生于男性生殖道，可无症状或引起尿道炎、前列腺炎或附睾炎，多数阴道滴虫患者的丈夫有生殖道滴虫病。②间接传播：通过各种浴具（如浴池、浴盆、游泳池）、衣物、敷料及污染的器械等传播。

5. ABCDF【解析】取分泌物前24~48小时避免性交、阴道灌洗或局部用药；窥阴器不涂抹润滑剂；分泌物取出后应及时送检，冬天需注意保暖，以避免滴虫活动性下降后影响检查结果。悬滴法取温生理盐水一滴于玻璃片上，在阴道后穹隆处取分泌物少许混于生理盐水玻片上，立即在低倍显微镜下观察寻找滴虫。镜下可见波状运动的滴虫和增多的白细胞。

6. AEFG【解析】阴道毛滴虫是寄生在人体阴道和泌尿道的鞭毛虫，主要引起滴虫阴道炎和尿道炎。毛滴虫对不同的环境适应力很强，能在25~42℃条件下生长繁殖，3~5℃的低温可生存21天，在46℃时仍能生存20~60分钟，脱离人体后在半干燥的条件下也可生存数小时。

7~8 BDEFG、F【解析】滴虫阴道炎初次治疗建议使用甲硝唑片，一次0.2g（一次1片），一日4次，疗程7日。口服药物的治愈率为90%~95%，服药后偶见胃肠道反应，如食欲减退、恶心、呕吐。此外，偶见头痛、皮疹、白细胞减少等，一旦发现应停药。甲硝唑可通过乳汁排泄，哺乳期妇女禁用。不能耐受口服药物或不适宜全身用药的，可选择阴道局部用药，单独局部用药不如全身用药疗效好，局部用药的治愈率在50%左右，甲硝唑片阴道泡腾片200mg，每晚一次，连用7天。滴虫阴道炎常于月经后复发，故治疗后检查滴虫阴性时，仍应每次月经后复查白带，若经3次检查均阴性，方可称为治愈。复发病例多数为重复感染，应注意经期和平时卫生。

妇产科内镜检查

第二十二章 妇产科病史与检查

一 A1 型题

1. 关于基础体温，叙述正确的是
   A. 影响基础体温的激素为孕激素
   B. 每天无论何时测 1 次体温就可以
   C. 正常双相体温升高持续 8 天以上为正常
   D. 每天晚上测体温比较准
   E. 体温正常为单相
2. 关于输卵管通液，正确的说法是
   A. 推注压力不超过 80mmHg
   B. 随时可以做检查
   C. 顺利推注生理盐水无阻力提示输卵管通畅
   D. 输卵管通液只有检查作用，没有治疗效果
   E. 月经净后 3~7 天内行通畅术，禁性生活
3. 末次月经缩写为
   A. GMP
   B. PMP
   C. PML
   D. LMP
   E. GPT
4. 分段诊刮时应注意
   A. 先用探针探查宫腔深度
   B. 手术前不宜检查双合诊
   C. 先刮取宫颈管组织再探宫腔
   D. 刮取可疑组织应彻底刮宫
   E. 麻醉下进行
5. 阴道镜下表面构型为脑回状，局部血管管腔增大，螺旋状，血管间距增大，碘不着色，可能存在
   A. 宫颈柱状上皮异位
   B. 宫颈癌
   C. 宫颈息肉
   D. 宫颈潴留囊肿
   E. 宫颈轻度不典型增生
6. 有关主诉的叙述，不正确的是
   A. 围绕主要症状或体征及其发生和经过的时限描述
   B. 力求简明扼要，通常不超过 20 个字

C. 一般采用症状学名称，避免使用病名
D. 是指患者最先叙述的病症
E. 如有两项可按先后顺序列出

7. 盆腔检查的重要内容是
A. 检查白带性质
B. 观察外阴病变
C. 查看宫颈是否有柱状上皮异位
D. 了解是否有阴道壁膨出
E. 双合诊

8. 阴道镜的放大倍数最大为
A. 40 倍
B. 20 倍
C. 10 倍
D. 200 倍
E. 400 倍

9. 化疗药物外溢皮下引起皮下组织肿胀，处理方式不正确的是
A. 局部用生理盐水封闭
B. 局部用 1/6N 硫代硫酸钠封闭
C. 立即停药
D. 立即冷敷
E. 立即热敷

10. 宫颈锥切术中应
A. 切除标本 12 点做标记送病理切片检查
B. 切口在碘不着色区内 0. 5cm
C. 全身麻醉下进行
D. 深入颈管内 0. 5cm
E. 术后 2 周探查宫颈管有无狭窄

11. B 超示胎盘Ⅲ级表示
A. 胎盘未成熟
B. 胎盘趋向成熟
C. 胎盘成熟
D. 胎盘病变
E. 胎盘成熟趋向老化

12. 生殖道细胞学检查涂片种类不包括
A. 宫颈刮片
B. 宫颈管涂片
C. 子宫内膜诊刮
D. 宫腔吸片
E. 阴道脱落细胞涂片

13. 阴道脱落细胞雌激素高度影响表示为
A. 40/20/40
B. 40/40/20
C. 80/10/10
D. 5/40/55
E. 10/10/80

14. 盆腔检查应采用的体位是
A. 膝胸卧位
B. 平卧位
C. 臀高头低
D. 自由体位

E. 膀胱截石位

15. 关于子宫内膜活组织检查的时间，叙述正确的是

A. 了解卵巢功能，一般在月经来潮 1~2 天内

B. 疑内膜不规则脱落者，应于月经第 1~3 天

C. 原发性不孕患者，应在月经来潮前 1 周

D. 疑子宫内膜结核者，应在经前 1~2 天内

E. 疑内膜增生者，应在经前 1~2 天

16. 子宫肿瘤最常见的症状为

A. 下腹痛　　B. 异常白带

C. 下腹包块　　D. 阴道流血

E. 外阴瘙痒

17. 对于宫颈不典型增生，在阴道镜下多可见

A. 腺体开口区　　B. 细网状血管区

C. 点状血管及镶嵌　　D. 涂碘后碘着色深浅不一

E. 树枝状血管及柱状上皮

18. 阴道脱落细胞主要来源于

A. 输卵管　　B. 子宫腔

C. 阴道下段　　D. 宫颈管

E. 阴道上段和宫颈阴道部

19. 羊膜镜检查的禁忌证不包括

A. 前置胎盘　　B. 先兆早产

C. 胎盘早剥　　D. 过期妊娠

E. 妊娠<37 周，胎儿尚未成熟者

20. 三合诊为

A. B 超、阴道、腹部检查　　B. B 超、阴道镜、腹部检查

C. 直肠、腹部、阴道镜检查　　D. B 超、阴道镜、直肠检查

E. 腹部、阴道、直肠联合检查

21. 采用阴道细胞学检查卵巢功能，最常用的指标是

A. 角化指数　　B. 嗜伊红细胞指数

C. 致密核细胞指数　　D. 巴氏分级

E. 成熟指数

22. 宫腔镜检查的最佳时间为

A. 月经干净后 3 天　　B. 月经干净后 7 天

C. 月经前 3 天　　D. 经前 7 天

E. 月经周期任何时候

23. B超下胚芽的早期图像见于

A. 妊娠4周
B. 妊娠5周
C. 妊娠6周
D. 妊娠8周
E. 妊娠12周

24. 排卵期的确定依据是

A. 基础体温上升前后2~3天
B. 基础体温下降后8天
C. 基础体温上升前8天
D. 基础体温上升4天以后
E. 月经来潮前10天

25. 无周期的持续性出血应最先考虑

A. 宫颈癌
B. 子宫肌瘤
C. 宫颈炎
D. 流产
E. 异位妊娠

26. 影响基础体温的激素为

A. 雌激素
B. 雌二醇
C. 孕激素
D. 睾酮
E. 孕酮

27. 妇科腹腔镜手术时体位为

A. 头低臀高且倾斜15°~25°
B. 头低臀高且倾斜10°~15°
C. 头高臀低且倾斜10°~15°
D. 侧卧位
E. 俯卧位

28. 腹腔镜检查的麻醉方式多选用

A. 局部麻醉+脊椎麻醉
B. 连续硬膜外
C. 局部麻醉+静脉麻醉
D. 脊椎麻醉
E. 全身麻醉

29. 正常宫颈鳞状上皮在涂片上表现为

A. 底层细胞核染色质致密
B. 由表层到底层逐渐成熟
C. 底层细胞为多边形
D. 表层细胞核小固缩
E. 表层细胞为梭形

30. 下腹部包块多来源于

A. 泌尿道
B. 生殖道
C. 腹壁
D. 肠道
E. 腹腔

31. 有排卵的正常月经周期体温曲线为

A. 单相曲线
B. 不规则曲线
C. 正弦曲线
D. 双相曲线
E. 对数曲线

32. 女性阴道出血最常见的病因为
A. 妊娠相关性子宫出血
B. 卵巢内分泌功能失调
C. 生殖器肿瘤
D. 生殖器损伤
E. 生殖器炎症

33. 基础体温呈双相曲线，临床考虑为
A. 结核
B. 伤寒
C. 有正常排卵
D. 细菌感染
E. 盆腔炎

34. 宫腔镜检查最常用的膨宫液是
A. 10%葡萄糖液
B. 5%葡萄糖液
C. 林格液
D. 生理盐水
E. 5%糖盐水

35. 腹腔镜检查时发生大血管出血应
A. 压迫止血
B. 电凝
C. 缝扎止血
D. 止血药物
E. 输血同时开腹手术

36. 不孕症的诊刮应于
A. 排卵前期
B. 月经中期
C. 排卵期
D. 黄体期
E. 月经前或月经来潮 12 小时内

37. 宫颈黏液检查见羊齿状结晶提示
A. 体内无雌、孕激素
B. 体内有一定量的孕激素
C. 体内有一定量的雄激素
D. 体内有一定量的雌激素
E. 体内有一定量的绒毛膜促性腺激素

38. 有关诊断性刮宫的叙述不正确的是
A. 先刮宫腔后刮宫颈
B. 先刮宫颈后探宫腔及刮宫腔
C. 不规则出血患者可随时刮宫
D. 对于不规则出血患者，刮宫即可止血，又可诊断排除宫内膜病变
E. 确定有无排卵应在经前期或来潮 6 小时内刮宫

39. 诊断羊水过多，是指在 B 超下单一最大羊水暗区深度大于

A. 3cm　　B. 4cm
C. 8cm　　D. 16cm
E. 20cm

40. 后穹隆穿刺的指征是
A. 腹部压痛　　B. 盆腔结核
C. 卵巢囊肿　　D. 休克
E. 移动性浊音阳性或 B 超提示盆腹腔液性暗区

41. 腹腔镜检查适用于
A. 结核性腹膜炎史　　B. 膈疝
C. 异位妊娠　　D. 精神病
E. 风心病，心功能Ⅲ～Ⅳ级患者的腹腔检查

42. 围绝经期阴道流血的最常见原因是
A. 无排卵性异常子宫出血　　B. 生殖器肿瘤
C. 排卵性异常子宫出血　　D. 生殖道外伤
E. 子宫内膜息肉

二 A2 型题

1. 患者，女性，28 岁。若诊断为输卵管妊娠破裂，则有价值的病史及体检所见是
A. 有停经史　　B. 下腹坠胀感明显
C. 出现多次呕吐，面色苍白　　D. 一侧剧烈下腹部持续性疼痛
E. 阴道流血少量，与重症贫血外貌不成比例

2. 患者，女性，60 岁。绝经 8 年，阴道排液 7 天，黄色伴有血迹，伴轻度下腹隐痛。妇科检查：宫颈光滑，左附件区有条状占位，大小不清。此患者可能的诊断是
A. 萎缩性阴道炎　　B. 子宫内膜癌
C. 输卵管癌　　D. 卵巢囊肿
E. 宫颈癌

3. 患者，女性，29 岁。停经 40 天，突发性下腹撕裂样疼痛伴肛门坠胀，应首先考虑
A. 异位妊娠　　B. 盆腔炎
C. 肌瘤变性　　D. 难免流产
E. 卵巢囊肿破裂

4. 患者，女性，54 岁。腹胀伴消瘦 5 个月，检查发现患者腹部明显膨隆，为确定是否为卵巢恶性肿瘤，下列体检、病史不重要的是
A. 近期有无腹泻、发热
B. 询问慢性肝肾疾病史

C. 叩诊确定是否有腹水存在

D. 妇科检查触及盆腔肿物或直肠凹陷处砂粒样结节

E. 必要时放腹水后再内诊，并送腹水找癌细胞

5. 患者，女性，49 岁。月经不规律伴经量增多 3 年。本次停经 5 个月后出血已 15 天，量仍多。今出血多、伴头晕。妇科阴道内有多量鲜血和血块，宫颈光滑，宫体大小正常，附件无异常。首选的诊疗措施是

A. 口服止血药

B. 诊断性刮宫，支持疗法

C. 止血药和抗生素静脉滴注

D. 大剂量雌激素止血并支持疗法

E. 大剂量孕激素止血并支持疗法

6. 患者，女性，29 岁。停经 60 日，出现下腹坠胀感 1 日。子宫稍大、呈球形。此种情况不恰当的诊断是

A. 早期妊娠

B. 宫腔积血

C. 子宫肌瘤

D. 卵巢囊肿

E. 子宫腺肌病

7. 患者，女性，56 岁。生育多子，绝经 5 年，一周前出现接触性出血，此种情况最合适的检查是

A. 染色体检查

B. 阴道内取分泌物做镜检

C. 取后穹隆处白带做细菌培养+药敏试验

D. 宫颈黏液涂片看其结晶情况

E. 宫颈刮片细胞学检查

8. 患者，女性，40 岁。生育情况：足月顺产 1 胎，妊娠 8 个月顺产 1 胎，均健在。自然流产 1 次，人工流产 3 次。其生育史的书写应为

A. 2-1-1-3

B. 1-1-3-2

C. 2-0-2-3

D. 1-0-3-3

E. 2-1-3-3

9. 患者，女性，36 岁。发现腹部肿块半年，伴增大 2 周。妇科宫颈光滑，宫体不清。盆腔内触及不规则质硬肿物，妊娠 2 个月大小。B 超示盆腔肿块伴腹水。胸部 X 线片示左侧胸腔积液。该患者可能的诊断是

A. 卵巢恶性肿瘤

B. 梅格斯综合征

C. 子宫肉瘤

D. 子宫肌瘤

E. 克鲁肯贝格瘤

10. 患者，女性，31 岁。继发性不孕，5 年前人工流产 1 次，现有痛经及性交痛。子宫后位，固定，触痛，双附件区增厚。下一步最佳处理方式是

A. 剖腹探查

B. 药物治疗

C. 试管婴儿

D. 物理治疗

E. 腹腔镜检查+药物治疗

11. 患者，女性，30 岁。停经 37 周，4 天前少量阴道出血。今晨出现 30 分钟大量阴道出血，无腹痛。查体：子宫大小符合妊娠周数，张力稍大，胎心率 144 次/分。该患者最可能的诊断是

A. 先兆早产
B. 胎盘早剥
C. 阴道静脉曲张破裂
D. 妊娠合并宫颈癌
E. 前置胎盘

12. 患者，女性，24 岁。突发左下腹痛 3 小时。体格面色苍白，心率 110 次/分，血压 80/60mmHg。B 超提示子宫大小正常，左侧附件区囊性占位，盆腔中度积液。最有价值的病史是

A. 有无晕厥
B. 有无外伤史
C. 有无恶心、呕吐
D. 腹痛情况
E. 有无停经史

13. 患者，女性，27 岁。半年前妊娠 40 周分娩。15 天前出现不规则阴道流血，伴咳嗽及咯血少量。子宫如妊娠 2 个月大，软。左侧附件区扪及活动良好、表面光滑、鹅卵大肿物。胸部 X 线片见两肺中下叶多处片状及棉絮状阴影。此种情况与患者预后无关的项目是

A. 年龄（岁）
B. 病程（月）
C. 先行妊娠
D. 血白细胞总数
E. 血型（ABO）

三 A3/A4 型题

（1~3 题共用题干）

患者，女性，49 岁。月经失调，阴道不规则出血 3 个月。宫颈轻度柱状上皮异位，子宫正常大小，双附件正常。

1. 阴道出血最常见的因素是

A. 子宫内膜异位症
B. 卵巢功能紊乱
C. 子宫黏膜下肌瘤
D. 子宫内膜癌
E. 宫颈不典型增生

2. 可帮助确诊的检查是

A. B 超
B. 阴道镜
C. 宫腔镜
D. 诊断性刮宫
E. 阴道镜+活检

3. 适宜的治疗是

A. 雌激素
B. 雄激素
C. 孕激素+雌激素
D. 子宫切除
E. 止血药物治疗

（4~6 题共用题干）

患者，女性，34 岁。有不规则阴道出血。宫颈刮片示细胞核增大，核浆比例失常，核大小不等，形态各异，核深染，可见双核。

4. 进一步检查首选
A. B 超
B. 子宫镜
C. 阴道镜
D. 碘试验
E. 阴道镜下活检

5. 临床最可能的诊断为
A. 宫颈癌
B. 宫颈息肉
C. 宫颈柱状上皮异位
D. 宫颈尖锐湿疣
E. 宫颈不典型增生

6. 如病理检测可疑为原位癌早期浸润应行
A. HPV 检测
B. 盆腔 CT
C. 宫颈锥切
D. 单纯子宫切除
E. 子宫切除+淋巴结清扫

（7~9 题共用题干）

患者，女性，35 岁。白带增多伴外阴瘙痒 5 天。妇科外阴和阴道黏膜充血，分泌物呈淡黄色泡沫状，宫颈充血，子宫大小正常。

7. 首选的辅助检查是
A. 尿常规
B. 血常规
C. 阴道分泌物细菌培养
D. 阴道分泌物涂片细胞学检查
E. 阴道分泌物悬滴法找滴虫及念珠菌

8. 最可能的诊断
A. 念珠菌性阴道炎
B. 细菌性阴道病
C. 淋病性阴道炎
D. 支原体性阴道炎
E. 滴虫阴道炎

9. 正确的治疗方法是
A. 甲硝唑口服及阴道塞药
B. 己烯雌酚阴道塞药
C. 制霉菌素片阴道塞药
D. 青霉素肌内注射

E. 口服红霉素

（10~12题共用题干）

患者，女性，40岁。子宫肌瘤病史5年。尿频2个月，今晨排尿前摸到下腹部一实性包块。

10. 采集病史时应特别注意询问
A. 痛经
B. 月经量
C. 婚育史
D. 白带改变
E. 末次月经

11. 妇科检查的重点是
A. 外阴情况
B. 白带性状
C. 宫颈形态
D. 双附件情况
E. 子宫位置与大小

12. 最常用的辅助诊断手段是
A. CT
B. 宫腔镜
C. 腹腔镜
D. 盆腔B超
E. 腹部平片

（13~15题共用题干）

患者，女性，26岁。停经44天，少量阴道出血，3天后止，未诊治。现停经5个月，未觉胎动。伴少量阴道出血10天。

13. 查体最可能的发现是
A. 可触及胎体
B. 子宫未增大
C. 腹部膨隆
D. 宫底脐上一指
E. 多普勒可闻及胎心

14. 最可能的诊断是
A. 先兆流产
B. 不全流产
C. 稽留流产
D. 葡萄胎
E. 异常子宫出血

15. 最佳的处理方式是
A. 剖宫取胎
B. 等待自然排出
C. 立即清宫
D. 静滴缩宫素待其自然分娩
E. 检查凝血功能，根据子宫大小决定处理方式

四 B 型题

（1~3 题共用备选答案）

A. 碘试验
B. 阴道镜检查
C. 妇科三合诊检查
D. 子宫颈刮片细胞学检查
E. 宫颈和宫颈管内活体组织检查

1. 确定宫颈癌临床分期必要的检查是
2. 宫颈不典型增生、原位癌或浸润癌具有鉴别诊断价值的检查是
3. 宫颈癌普查筛选首要方法为

（4~6 题共用备选答案）

A. 涂 3%醋酸后色变白，边界清楚，表面光，有极细红点
B. 涂 3%醋酸后色变白，边界清楚，无血管显示
C. 涂 3%醋酸后色变白，有红色细线镶嵌的花纹
D. 血管口径、大小、形态、分支及排列极不规则
E. 表面粗糙稍隆起，无血管显示

4. 异形血管表现为
5. 点状结构表现为
6. 白斑表现为

（7~9 题共用备选答案）

A. 前屈
B. 后屈
C. 前倾
D. 后倾
E. 水平位

7. 宫体朝向耻骨，称为子宫
8. 纵轴形成的角度朝向前方，称为子宫
9. 宫体朝向骶骨，称为子宫

五 X 型题

1. 输卵管通畅术适用于

A. 输卵管炎
B. 输卵管积脓
C. 继发性不孕
D. 评价输卵管绝育术的效果
E. 输卵管结核

2. 妇科病临床常见症状有
A. 腹部不适
B. 外阴瘙痒，白带增多
C. 尿道刺激征
D. 闭经，阴道出血
E. 下腹痛，腹部包块

3. 宫颈活检时应
A. 与月经周期无关
B. 妊娠期不做活检
C. 月经前 1 周内不做活检
D. 钳取组织要有一定深度
E. 如合并阴道炎，应活检后治疗

4. 胎儿镜的适应证包括
A. 抽取脐血
B. 宫内治疗
C. 排除胎儿畸形
D. 胎儿组织活检
E. 检查羊水量的多少

5. 不正常的阴道镜图像为
A. 镶嵌
B. 白色上皮
C. 点状结构
D. 树枝状毛细血管
E. 化生上皮、环绕柱状上皮形成的小岛

6. 下列可引起停经后阴道出血的疾病有
A. 葡萄胎
B. 异位妊娠
C. 不全流产
D. 子宫内膜癌
E. 膀胱结石

7. 异常阴道镜图像有
A. 黄斑
B. 镶嵌
C. 异形血管
D. 白色上皮
E. 点状结构

8. 宫颈活检的取材部位为
A. 复方碘不着色区
B. 复方碘着色区
C. 宫颈鳞状上皮区
D. 阴道镜可疑病变区
E. 3、6、9、12 多点取材

9. 下列能导致下腹部肿块的疾病有
A. 子宫肌瘤
B. 输卵管癌
C. 异位妊娠
D. 卵巢囊肿
E. 子宫腺肌病

10. 基础体温的临床应用有
A. 指导避孕与受孕
B. 了解能量代谢水平

C. 协助诊断月经失调　　D. 协助诊断妊娠
E. 了解体内感染的程度

11. 下列能引起外阴瘙痒的疾病有
A. 糖尿病　　B. 白血病
C. 痔疮　　D. 滴虫阴道炎
E. 细菌性阴道病

12. 宫颈黏液检查临床应用于
A. 预测排卵　　B. 诊断闭经
C. 诊断妊娠　　D. 诊断宫颈感染
E. 了解有无排卵

13. 诊断性刮宫适用于
A. 宫腔积脓　　B. 阴道排液
C. 子宫畸形　　D. 月经失调
E. 不孕症

六 案例分析题

（1~4 题共用题干）

患者，女性，27 岁。未孕，月经规律，曾有盆腔炎史，现停经 1 月余，阴道出血淋漓 5 天，下腹痛 6 小时。

1. 为确诊，首先应做的检查是
A. B 超了解子宫及双附件情况　　B. 腹部平片
C. 尿妊娠试验　　D. 妇科检查
E. 血 hCG 检测　　F. CT

2. 应与（　　）相鉴别
A. 卵巢囊肿蒂扭转　　B. 黄体破裂出血
C. 子宫内膜异位症　　D. 子宫肌瘤
E. 先兆流产　　F. 盆腔炎复发

3. 最可能的诊断是
A. 异常子宫出血　　B. 异位妊娠
C. 不全流产　　D. 难免流产
E. 先兆流产　　F. 子宫肌瘤

4. 此种情况正确的处理方式是
A. 保胎治疗　　B. 输抗炎止血药物
C. 口服叶酸及维生素 E　　D. 绝对卧床休息观察

E. 立即行剖腹探查术　　　　F. 行刮宫术，将刮出物送病理

参考答案与解析

一、A1 型题

1. A【解析】影响基础体温的激素为孕激素，在正常月经周期，排卵前孕酮水平低，排卵后黄体形成，血孕酮上升，血中孕酮达 10ng/ml 以上为排卵的标志。

2. E【解析】输卵管通畅术的术前准备：①月经干净后 3~7 日，术前 3 日禁性生活。②术前半小时肌内注射阿托品 0.5mg 解痉。③患者排空膀胱。

3. D【解析】末次月经缩写为 LMP。

4. C【解析】分段诊刮是先刮取宫颈管的组织，再刮宫体部，将刮出物分别送检。

5. B【解析】早期宫颈癌阴道镜强光照射下表面结构不清，呈云雾、脑回、猪油状，表面稍高或稍凹陷。阴道镜下显示局部血管异常增生，管腔扩大，失去正常血管分支状，相互距离变宽，走向紊乱形态特殊，可呈蝌蚪形、棍棒形、发夹形、螺旋形或绒球等改变。涂3%醋酸后阴道镜下显示表面呈玻璃样水肿或熟肉状，常并有异形上皮。碘试验阴性或着色极浅。

6. D【解析】主诉是患者（来访者）自述自己的症状或/和体征、性质，以及持续时间等内容。主诉是住院病历中第一项内容，要求简明扼要，一般不超过 20 字。通过主诉可估计疾病的大致范围。主诉一般采用症状学名称，避免使用病名。因两组不同疾病的症状就诊时分段书写。

7. E【解析】妇科双合诊是盆腔检查中最重要的一项检查。检查方法：检查者一手的两指或一指放入阴道，另一手在腹部配合检查。目的在于，检查阴道、宫颈、宫体、输卵管、卵巢及宫旁结缔组织以及骨盆腔有无异常。

8. A【解析】阴道镜检查是一种临床诊断手段，它利用光学放大的原理，通过透镜将局部组织放大 5~40 倍，观察局部组织的上皮与血管的形态、色泽、数量等变化，在可疑部位取活检以提高诊断的正确率。对子宫颈癌及癌前病变的早期发现、早期诊断具有一定的价值。

9. E【解析】如在输注化疗药物时出现外渗现象，应马上给予以下处理：立即停止用药。局部采取封闭治疗，一方面局限药物，以免其对周围组织继续的损害；另一方面减轻患者的疼痛。封闭治疗使用 0.4%普鲁卡因，应用局部麻醉的方法在外渗表皮打起一皮丘，皮丘应覆盖或超过药物外渗范围。给予冰袋冷敷药物外渗部位，并嘱患者局部 24 小时内不可接触药物。

10. A【解析】诊断性宫颈锥切术的方法：①受检者蛛网膜下隙或硬膜外阻滞麻醉，取

膀胱截石位，外阴、阴道消毒，铺无菌巾。②导尿后，用阴道窥器暴露宫颈并消毒阴道、宫颈及宫颈外口。③以宫颈钳钳夹宫颈前唇向外牵引，扩张宫颈管并做宫颈管搔刮术。宫颈涂碘液在病灶外或碘不着色区外 0.5cm 处，以尖刀在宫颈表面做环形切口，深约 0.2cm，包括宫颈上皮及少许皮下组织。按 30°~50°向内做宫颈锥形切除。根据不同的手术指征，可深入宫颈管 1.0~2.5cm，呈锥形切除，也可采用环行电切除术（LEEP）行锥形切除。④于切除标本的 12 点处做一标志，以 10%甲醛溶液固定，送病理检查。⑤用无菌纱布压迫创面止血。若有动脉出血，可用肠线缝扎止血。⑥子宫切除手术最好在锥切术后 48 小时内进行，可行宫颈前后唇相对缝合封闭创面止血。不能在短期内行子宫切除或无须做进一步手术者，则应行宫颈成形缝合术或荷包缝合术，术毕探查宫颈管。

11. E【解析】一般来说胎盘Ⅱ级以上胎盘提示胎儿成熟了，如果胎盘达到Ⅲ级则表明胎盘已经成熟，并趋于老化，这会影响胎盘功能，不利于胎儿对营养物质的吸收。

12. C【解析】涂片种类包括阴道脱落细胞涂片法、后穹隆吸片法、宫颈刮片法、宫颈管涂片和宫腔吸片法。

13. E【解析】阴道脱落细胞的分类一般根据核染色质的形态分为 3 种类型，即无核的角化细胞、小碎片样的无核细胞和有核的柱状上皮细胞。因此，阴道脱落细胞的分类比例可以用 40/40/20、5/40/55 或 10/10/80 等数字表示不同类型细胞所占比例。选项 E 中的 10/10/80 符合题干“雌激素高度影响”的描述，因为在高雌激素水平下，阴道上皮细胞通常呈现柱状，在脱落细胞中柱状上皮细胞的比例增加，而角化细胞和小碎片样的无核细胞的数量相应减少，所以，选项 E 正确。

14. E【解析】盆腔检查常规采取的体位是膀胱截石位。在做盆腔检查时除尿瘘患者，有时需膝胸位外，其余均采取膀胱截石位。

15. E【解析】诊断性刮宫的取材时间：①月经周期正常前 1~2 日或月经来潮 12 小时内取材。②闭经，随时可取材。③异常子宫出血，如疑为子宫内膜增生过长，应于月经前 1~2 日或月经来潮 24 小时内取材；如疑为子宫内膜剥脱不全，则应于月经第 5~7 日取材。④不孕症，于月经前 1~2 日或月经来潮 12 小时内取材。⑤疑有子宫内膜癌，随时可取材。⑥疑有子宫内膜结核，于月经期前 1 周或月经来潮 12 小时内取材，取材前 3 日及取材后 3 日每日肌内注射链霉素 0.75g 并口服异烟肼 0.3g，防止结核扩散。

16. D【解析】子宫肿瘤的早期症状不明显，容易被人忽视。阴道出血是子宫肿瘤的早期症状之一，多数患者有不规则的阴道流血的症状，尤其是接触性出血和绝经后的阴道出血。

17. C【解析】在阴道镜下观察宫颈不典型增生时，可见到以下表现：腺体开口区呈现不规则形态，细网状血管区较为模糊或不明显，点状血管及镶嵌则比较明显且密集（选项 D 正确），涂碘后碘着色深浅不一可能出现非均匀性染色，树枝状血管及柱状上皮则很少见。因此，对于宫颈不典型增生，在阴道镜下多可见到点状血管及镶嵌。

18. E【解析】正常阴道脱落细胞有鳞状上皮细胞及柱状上皮细胞，前者来自阴道及宫颈阴道部上皮，后者来自子宫颈管，通常不多见。

19. D【解析】羊膜镜检查的禁忌证：①先兆早产、前置胎盘、宫颈管过度后屈无法放入羊膜镜。②妊娠小于37周者；羊水过多、臀位等。③有生殖道炎症者，如各种阴道炎。④宫颈重度柱状上皮异位者，检查时易导致接触性出血。⑤习惯性早产史或宫颈口松弛者。

20. E【解析】三合诊就是直肠、阴道、腹部的联合检查。一般用示指进阴道，中指进直肠，另手置下腹部协同触摸。

21. C【解析】阴道细胞学检查用于评估女性生殖系统的健康和功能，其中最常用的指标是致密核细胞指数。致密核细胞指数是指在一定数量的阴道上皮细胞中，小而深染的核细胞所占的比例。正常情况下，成年女性的致密核细胞指数应高于50%。通过观察阴道细胞学检查结果中的致密核细胞指数，可以初步判断女性卵巢功能是否正常。

22. B【解析】宫腔镜手术的时间一般选择在月经干净后7天内为宜，此时子宫内膜处于增生期，薄且不易出血，黏液分泌少，宫腔病变易见。

23. C【解析】妊娠6周后B超下可见胚芽声像，并出现心管搏动。妊娠8周可见胎体活动，妊娠囊约占宫腔一半。妊娠9周可见胎儿轮廓。妊娠10周妊娠囊几乎占满整个宫腔。妊娠12周胎儿出现完整形态。

24. A【解析】正常情况下，育龄妇女的基础体温，于月经前半期较低，排卵期更低，在排卵后基础体温会上升0.3℃左右，所以可以通过检测女性基础体温了解到排卵的大致时期，在基础体温上升前后2~3天为排卵期。

25. A【解析】接触性出血或不规则阴道流血应最先考虑宫颈癌，根据病史、症状、妇科检查和/或阴道镜检查并进行宫颈组织活检可以确诊。

26. C【解析】参见A1型题第1题解析。

27. A【解析】妇科腹腔镜手术时取头低臀高（脚高）并倾斜15°~25°位，使肠管滑向上腹部，暴露盆腔手术野。

28. C【解析】腹腔镜诊断性手术可在硬膜外麻醉（局部麻醉）+静脉辅助用药或全身麻醉下进行，手术性腹腔镜应选择全身麻醉为宜。

29. D【解析】宫颈鳞状上皮细胞由底层向表层逐渐成熟，底层细胞为圆形或椭圆形，表层细胞为多边形，核小固缩，细胞核染色质致密。

30. B【解析】下腹部包块多来源于生殖道。

31. D【解析】正常排卵，低温期与高温期明显。曲线效果：正常月经周期28天，基础体温曲线呈现标准的高低温两相变化。从月经开始到排卵日，持续低温14天；排卵后持续高温14天，其中第14天为排卵日。

32. B【解析】阴道出血是除正常月经外，来自女性生殖道任何部位出血的统称，绝大多数出血来自宫体。最常见的病因为卵巢内分泌功能失调，即无排卵性异常子宫出血和排卵性异常子宫出血。

33. C【解析】参见 A1 型题第 31 题解析。

34. B【解析】宫腔镜检查是采用多种膨宫介质膨胀子宫，然后通过一套光学结构系统将光源和子宫镜直接导入子宫腔内，使其能在直视下对子宫腔内的疾病进行诊断和治疗。常用的膨宫介质有 CO_2、5%葡萄糖溶液、32%中分子右旋糖酐（右旋糖酐 70）、羧甲基纤维素钠等。

35. E【解析】妇科腹腔镜手术穿刺部位邻近后腹膜腹主动脉、下腔静脉和髂血管，损伤这些血管可危及患者生命，应避免此类并发症发生。一旦发生应立即开腹止血，修补血管。

36. E【解析】参见 A1 型题第 15 题解析。

37. D【解析】正常情况下，在月经周期第 8~10 天，宫颈黏液涂片可见结晶，排卵期体内雌激素水平达到高峰，涂片出现典型的羊齿状结晶。

38. A【解析】参见 A1 型题第 4 题解析，选项 A 错误。

39. C【解析】羊水最大暗区垂直深度（AFV）≥8cm，诊断为羊水过多。其中 AFV 8~11cm 为轻度羊水过多，12~15cm 为中度羊水过多，>15cm 为重度羊水过多。

40. E【解析】阴道后穹隆穿刺的适应证：①了解盆腔有无积血或积脓。②吸取组织做细胞涂片或病理检查。③对个别盆腔脓肿或输卵管卵巢炎性积液患者，亦可经后穹隆穿刺放液，并将抽出的液体送常规检查或细菌培养。同时于局部注入抗生素治疗。④某些晚期癌肿（如卵巢癌）手术不能切除时，可经后穹隆做药物注射。

41. C【解析】手术性腹腔镜检查的适应证如下。①异位妊娠：明确诊断并了解异位妊娠的部位、性质、病灶大小、毗邻关系、内出血情况等。并且可在确定诊断的情况下起到治疗作用，包括输卵管切除术、输卵管切开取胚及修补术、腹腔镜下输卵管挤压术、腹腔镜下输卵管局部注射甲氨蝶呤等。②子宫肌瘤剔除术：剔除浆膜下、肌壁间、阔韧带内肌瘤。③计划生育及其合并症的诊断和治疗：寻找和取出异位节育器；子宫穿孔后的子宫修补术；输卵管绝育术。④卵巢囊肿剥除，多囊卵巢打孔及楔形切除。⑤子宫切除：子宫小于妊娠 3 个月子宫者。⑥腹腔镜手术治疗：子宫颈癌、子宫内膜癌、卵巢癌等恶性肿瘤的腹腔镜手术治疗。⑦女性不孕症腹腔镜手术：输卵管通畅度评价；输卵管伞部梗阻成形术；输卵管、卵巢粘连分离术；输卵管吻合术；输卵管宫角植入术；子宫内膜异位症的病灶清除及子宫内膜样囊肿抽吸或摘除术。

42. A【解析】围绝经期卵巢功能衰退，排卵不规则，最易出现无排卵性异常子宫出血。

二、A2 型题

1. E【解析】阴道流血少量，与重症贫血外貌不成比例，则考虑有输卵管妊娠破裂所致腹腔内出血。

2. C【解析】原发性输卵管癌好发于绝经期妇女。阵发性阴道排液，为黄色浆液性或血性，常伴阴道不规则出血及下腹痛。手术及病理检查可确诊。

3. A【解析】停经后突发下腹部撕裂样疼痛伴肛门坠胀，首先应考虑异位妊娠的可能。

4. B【解析】慢性肝肾疾病史与卵巢恶性肿瘤关系并不密切。

5. B【解析】患者有月经失调及子宫异常出血症状，首选诊断性刮宫。可以了解子宫内膜变化及其对性激素的反应，同时证实或排除子宫内膜癌、宫颈管癌或其他病变。

6. D【解析】患者停经，出现下腹坠胀感，子宫稍大呈球形，并不支持卵巢囊肿的初步诊断。卵巢囊肿可出现月经紊乱伴下腹痛。瘤体较大呈球形，并可移动，肿块边界清楚。B 超、CT 及 MRI 检查可明确诊断。

7. E【解析】宫颈柱状上皮异位和宫颈癌都可出现接触性出血的症状，为排除宫颈癌，首选宫颈刮片细胞学检查，此检查可发现异常增生、癌变的细胞，是目前发现宫颈癌前期病变和早期宫颈癌的主要方法。

8. B【解析】生育史记录方式：足月产次数—早产次数—流产次数—现在子女数。

9. B【解析】根据患者症状和体征、妇科检查发现卵巢肿瘤质地坚硬，合并胸腔积液和腹水，应考虑梅格斯综合征，如手术证实卵巢肿瘤是纤维瘤，则可确诊。

10. E【解析】该患者继发性不孕并伴有痛经、性交痛，妇科检查扪及粘连不活动的包块，为子宫内膜异位症的典型临床表现。腹腔镜检查是诊断子宫内膜异位症的最佳方法，是借助腹腔镜直接窥视盆腔，在腹腔镜下见到大体病理所述典型病灶或可疑病变进行活组织检查即可确诊。首选药物治疗，防止病情继续发展。

11. E【解析】患者停经 37 周为妊娠晚期，出现无诱因无痛性阴道出血，这是前置胎盘典型的临床表现。应立即做 B 超检查，可清楚显示子宫壁、胎盘、胎先露部及宫颈的位置，并根据胎盘下缘与宫颈内口的关系，确定前置胎盘类型，排除其他疾病、状态。

12. E【解析】患者有突然发作的左下腹痛，面色苍白，血压下降，有腹部包块，盆腔中度积液。这是输卵管妊娠的主要症状。所以，“有无停经史”是最有价值的病史。

13. D【解析】绒毛膜癌预后 WHO 评分表明预后与年龄、病程、先行妊娠、血压有关，与血白细胞总数无关。

三、A3/A4 型题

1. B【解析】阴道出血最常见的因素是卵巢功能紊乱，其他可能原因还包括子宫内膜异位症、子宫黏膜下肌瘤、子宫内膜癌等。但该患者子宫大小和双附件正常，排除了子宫颈癌和卵巢癌等恶性肿瘤的可能性。

2. E【解析】鉴于该患者的情况，阴道镜联合活组织检查可作为确诊检查的首选。阴道镜可观察宫颈、阴道和外阴等部位的异常情况，并直接采取活组织检查。

3. C【解析】该患者 49 岁，处于围绝经期，可能需要进行雌激素和孕激素的替代治疗，以缓解月经失调和阴道出血等症状。如果发现有肌瘤等情况影响到生活质量，可考虑手术切除子宫或子宫内膜异位症病灶。

4~6 E、A、D【解析】患者有不规则阴道出血，宫颈刮片提示疑为子宫颈原位癌（CIS，又称上皮内癌）。CIS 上皮全层极性消失，细胞显著异型，核大，深染，染色质分布不均，有核分裂象。但病变仍限于上皮层内，未穿透基底膜，无间质浸润。进一步检查首选阴道镜下活检，观察宫颈表面有无异型上皮或早期病变，了解病变区血管情况，并选择可疑癌前期病变切取活检组织学标本。宫颈锥切是宫颈原位癌治疗的首选方法。宫颈锥切后病理结果确诊为原位癌者，可以随诊或者 4~6 周后再行子宫切除。如果病理结果为浸润癌，则应选择单纯子宫切除治疗。

7~9 E、E、A【解析】根据患者病史及白带增多伴外阴瘙痒，外阴和阴道黏膜充血，分泌物呈淡黄色泡沫状，考虑可能为滴虫阴道炎，其检查方法为阴道分泌物悬滴法。一旦确诊滴虫阴道炎，一般要给予外用甲硝唑栓，联合口服甲硝唑片治疗，常常需要治疗一周以上。停药后复查，大部分都可以治愈。如果反复发作，除了女方治疗，也建议男方口服甲硝唑片治疗，预防交叉感染。

10~12 B、E、D【解析】经量增多是子宫肌瘤最常见的典型症状，采集病史时应特别注意询问月经量。体检重点应是子宫位置、大小及形态。若肌瘤在前壁、较大，则符合膀胱压迫症状。有明显的膀胱或直肠压迫症状或子宫大于妊娠 10 周大小，为手术指征；最常用的辅助诊断手段是盆腔 B 超，该检查无损伤、可重复，可明确盆腔包块来源，排除妊娠及其相关疾病，明确肌瘤大小、数目、部位等，已成为子宫肌瘤主要诊断方法。

13~15 B、C、E【解析】患者停经后有少量阴道出血，后自行停止。有停经史，无胎动。最可能的诊断是稽留流产。稽留流产时子宫不再增大反而可能缩小，因此查体最可能的发现是子宫未增大。稽留流产因胚胎组织机化，有可能与子宫壁紧密粘连，造成刮宫困难，也可能发生凝血机制障碍。处理前，应常规检查血常规、出凝血时间、血小板、血纤维蛋白原（凝血因子Ⅰ）、凝血酶原时间及 3P 试验等。如有异常，应先纠正，可输新鲜血及适量肝素等；如无异常，用己烯雌酚 5mg，每天 3 次，共 5 天，提高子宫肌对缩宫素的敏感性。清宫前做好输液、输血准备，有条件者，应在 B 超监测下刮宫，防止子宫穿孔。一次不能刮净，可于 5~7 天后再次刮宫。子宫大于妊娠 12 周者，可静脉滴注缩宫素，也可用依沙吖啶或米非司酮进行引产。

四、B 型题

1. C【解析】三合诊是明确宫颈癌临床期别不可缺少的临床检查，主要了解阴道后壁有无肿瘤病灶的浸润、宫颈大小及形态、宫旁组织情况，应同时注意有无肿大的盆腔淋巴结。

2. E【解析】子宫颈癌的鉴别诊断，主要依据子宫颈活组织病理检查，与有临床类似症状或体征的各种子宫颈病变鉴别。

3. D【解析】宫颈刮片细胞学检查是宫颈癌筛查的主要方法，应在宫颈转化区取材。

4. D【解析】异形血管是由于血管的走向与上皮形成不同的角度而构成的不同图像，表现为血管的管径粗细不等、形态不一、走向及间距高度不规则，醋酸作用后无收缩表现。

5. A【解析】点状血管低倍镜下呈逗点状，高倍镜下可见血管末端扩张扭曲，似绒球或鸟巢状，典型的点状血管经 3%醋酸作用后基底变白，边界清楚，血管间距增大，严重者点子粗大，向表面突出，有时许多小点聚集成堆，呈乳头状点状血管。

6. E【解析】白斑是指位于宫颈表面的白色斑块，无须醋酸作用肉眼即可查见，表面平坦或略高出平面呈不规则片状，边界清楚，无异常血管。

7. C【解析】宫体朝向耻骨，称为子宫前倾，是指子宫体向前倾斜，宫颈与阴道和阴道壁垂直或后倾的情况。此时，子宫的前壁靠近膀胱，后壁靠近直肠。

8. A【解析】屈是指宫体与宫颈之间的关系，若两者间纵轴形成的角度朝向前方称为前屈，形成的角度朝向后方为后屈。

9. D【解析】宫体朝向骶骨可称为子宫后倾，是指子宫体向后倾斜，宫颈与阴道和阴道壁垂直或前倾的情况。此时，子宫后壁紧贴直肠，前壁则靠近膀胱。

五、X 型题

1. CD【解析】输卵管通畅术的适应证：①不孕症，男方精液正常，疑有输卵管阻塞者。②检验和评价输卵管绝育术、输卵管再通术或输卵管成形术的效果。③对输卵管黏膜轻度粘连有疏通作用。

2. BDE【解析】一般常说的妇科病主要有宫颈炎、盆腔炎、外阴炎、附件炎等。妇科病症状常见的主要有出血、月经不调、白带异常、外阴瘙痒、下腹痛、下腹部包块等。

3. BCD【解析】宫颈活组织检查的术前准备及要求：①患有阴道炎症、阴道滴虫及真菌感染者应治愈后做活检。②月经前期不宜做宫颈活检，以免与切口出血相混淆，且月经来潮时切口仍未愈合，增加内膜组织在切口上种植的机会。③对病变明显者，可做单点活检以最后明确诊断。对于可疑癌症者，应多点活检取材，一般取 3、6、9、12 点处组织送检。④注意在鳞柱交界处或正常与异常上皮交界处取材，所取组织要有一定的深度，应包括上皮及上皮下组织，以确定间质浸润情况。为提高取材的准确性，可在宫颈阴道部涂以复方碘溶液，选择不着色区取材；也可在阴道镜或肿瘤固有荧光诊断仪的指引下进行定位活检。

4. ABCD【解析】胎儿镜检查的适应证：①胎儿体表畸形或异常。②采取胎儿血液进行产前诊断。③采取胎儿活组织进行产前诊断。④胎儿的宫内治疗。

5. ABC【解析】上皮不正常阴道镜的图像：白色上皮、镶嵌、白斑、碘试验不染色的上皮、腺开口。血管不正常阴道镜的图像：点状血管、异形血管。

6. ABCD【解析】葡萄胎、异位妊娠、不全流产及子宫内膜癌均可引起停经后阴道出血。而膀胱结石最常见的症状是下腹部疼痛和排尿异常。

7. BCDE【解析】参见 X 型题第 5 题解析。

8. ADE【解析】参见 X 型题第 3 题解析。

9. ABCDE【解析】根据下腹部肿块质地不同，分为囊性和实性。囊性肿块多为良性病变，如充盈膀胱、卵巢囊肿、输卵管卵巢囊肿、输卵管积水等。实性肿块除妊娠子宫、子宫肌瘤、卵巢纤维瘤、盆腔炎性包块等为良性外，其他实性肿块均应首先考虑为恶性肿瘤。所以，子宫肌瘤、输卵管癌、异位妊娠、卵巢囊肿及子宫腺肌病均可导致下腹部肿块。

10. ACD【解析】通过观察基础体温曲线，可了解卵巢功能，掌握排卵期，指导避孕，诊断早孕，帮助诊断流产、异位妊娠，并指导不孕症及月经不调的治疗，对妇科临床有一定参考价值。

11. ABDE【解析】糖尿病、白血病、滴虫阴道炎及细菌性阴道病都能引起外阴瘙痒。而痔疮的主要症状是排便时出血、疼痛、肛门瘙痒和痔赘脱垂。

12. ABCE【解析】宫颈黏液检查的临床应用：①预测排卵期，以指导避孕受孕。②诊断妊娠，若月经过期、宫颈黏液检查出现椭圆体连续 2 周以上，则可能为妊娠；若出现羊齿叶状结晶，则提示为月经失调而非妊娠。③估计早孕预后，早孕时涂片若见到不典型结晶，提示孕激素不足，有发展为先兆流产可能。④鉴别闭经类型，闭经原因可能在子宫，若无周期性变化则闭经原因在性腺以上部位。⑤诊断异常子宫出血，了解有无排卵，若于流血或流血当日见到羊齿叶状结晶，提示无排卵。异常子宫出血患者需在无流血时定期检查宫颈黏液。

13. BDE【解析】诊断性刮宫适应证如下。①子宫异常出血：需证实或排除子宫内膜癌、宫颈管癌或其他病变者，如流产、子宫内膜炎等。②月经失调：如异常子宫出血，需了解子宫内膜变化及其对性激素的反应。③阴道异常排液：需检查子宫腔脱落细胞或明确有无子宫内膜病变。④不孕症：需了解有无排卵。⑤闭经：如疑有子宫内膜结核、卵巢功能失调、宫腔粘连等。

六、案例分析题

1~4 ACDE、ABE、B、E【解析】患者出现停经、腹痛、阴道流血等症状，曾有盆腔炎史，应考虑是否存在异位妊娠的可能。为确诊，应做以下检查。①B 超检查：了解子宫及双附件情况，对异位妊娠的诊断尤为常用，阴道 B 超检查较腹部 B 超检查准确性更高。②hCG 测定：是目前早期诊断异位妊娠的重要方法。③尿妊娠试验：临床用于诊断早期妊娠，可用于辅助诊断异位妊娠。④妇科检查：未破裂前表现为子宫增大而软，但小于停经月份，一侧附件可触及小肿物，有轻压痛。破裂后则见阴道后穹窿饱满；宫颈有举痛；子宫稍大而软，出血多时有漂浮感；子宫一侧可触及肿物，质软，边界不清，压痛明显。异位妊娠的鉴别诊断：①早期妊娠先兆流产，先兆流产腹痛一般较轻，子宫大小与妊娠月份基本相符，阴道出血量少，无内出血表现。B 超可鉴别。②卵巢黄体破裂出血，黄体破裂多发生在黄体期，或月经期。但有时也难与异位妊娠鉴别，特别是无明显停经史，阴道有不规则出血的患者，常需结合 β-hCG 进行诊断。③卵巢囊肿蒂扭转，患者月经正常，无内出血征象，一般有附件包块病史，囊肿蒂部可有明显压痛。经妇科检查结合 B 超即可明确诊断。一经确诊，应立即行剖腹探查术，术后行抗炎对症补液治疗。